Röhnelt
Kindergesundheit

Sein heißt: Werden
Leben heißt: Lernen

Aus dem Musical »MOZART«
(Michael Kuntze, Text & Sylvester Levay, Musik)

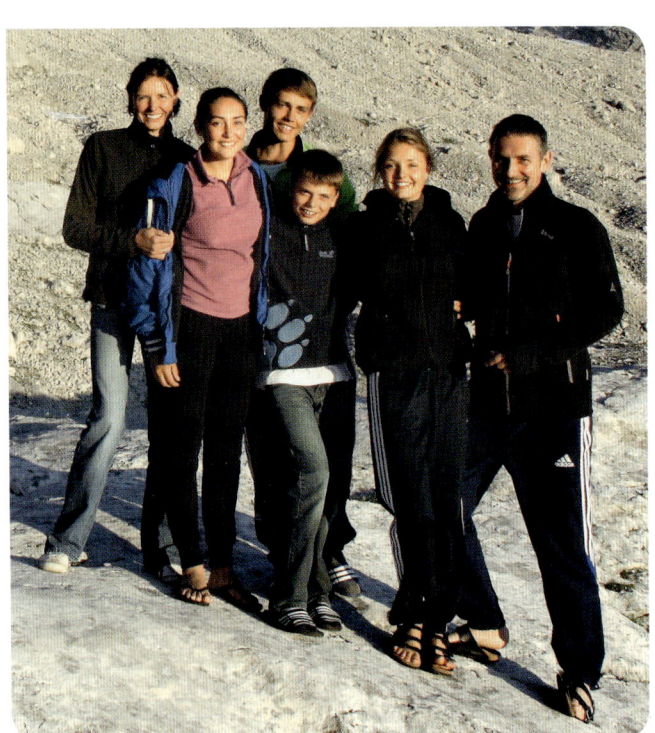

Dr. med. Romanus Röhnelt führt seit 2001 eine Praxis für Kinderheilkunde und Jugendmedizin in Warendorf. Täglich behandelt er dort kranke Kinder: vom Säuglings- bis Jugendalter. Als vierfacher Vater hat er viele Krankheiten selber erlebt und unzählige Nächte am Bett seiner Kinder durchwacht. So kennt er die Sorgen der Eltern: »Es gibt es nichts Schlimmeres, als ein krankes Kind, besonders wenn die Diagnose nicht eindeutig ist.« Hier gibt Ihnen dieses Nachschlagewerk – reich bebildert und mit vielen Tipps – die Sicherheit und Bestätigung, die Sie brauchen.

Dr. med. Romanus Röhnelt

Kindergesundheit

Wie Sie Krankheiten erkennen
Was Sie selbst tun können

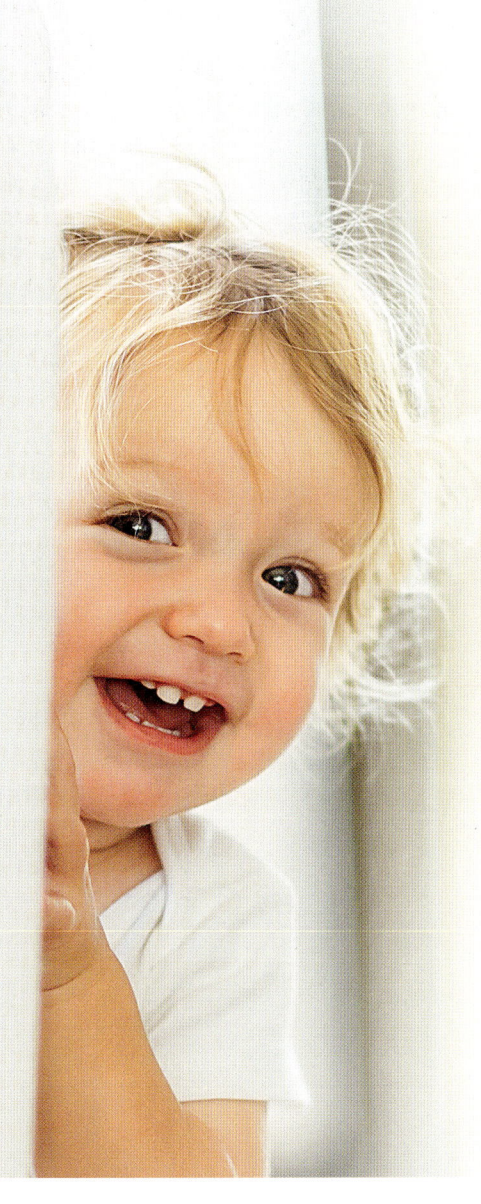

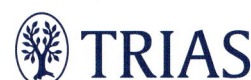

Wir führen durch das Buch.

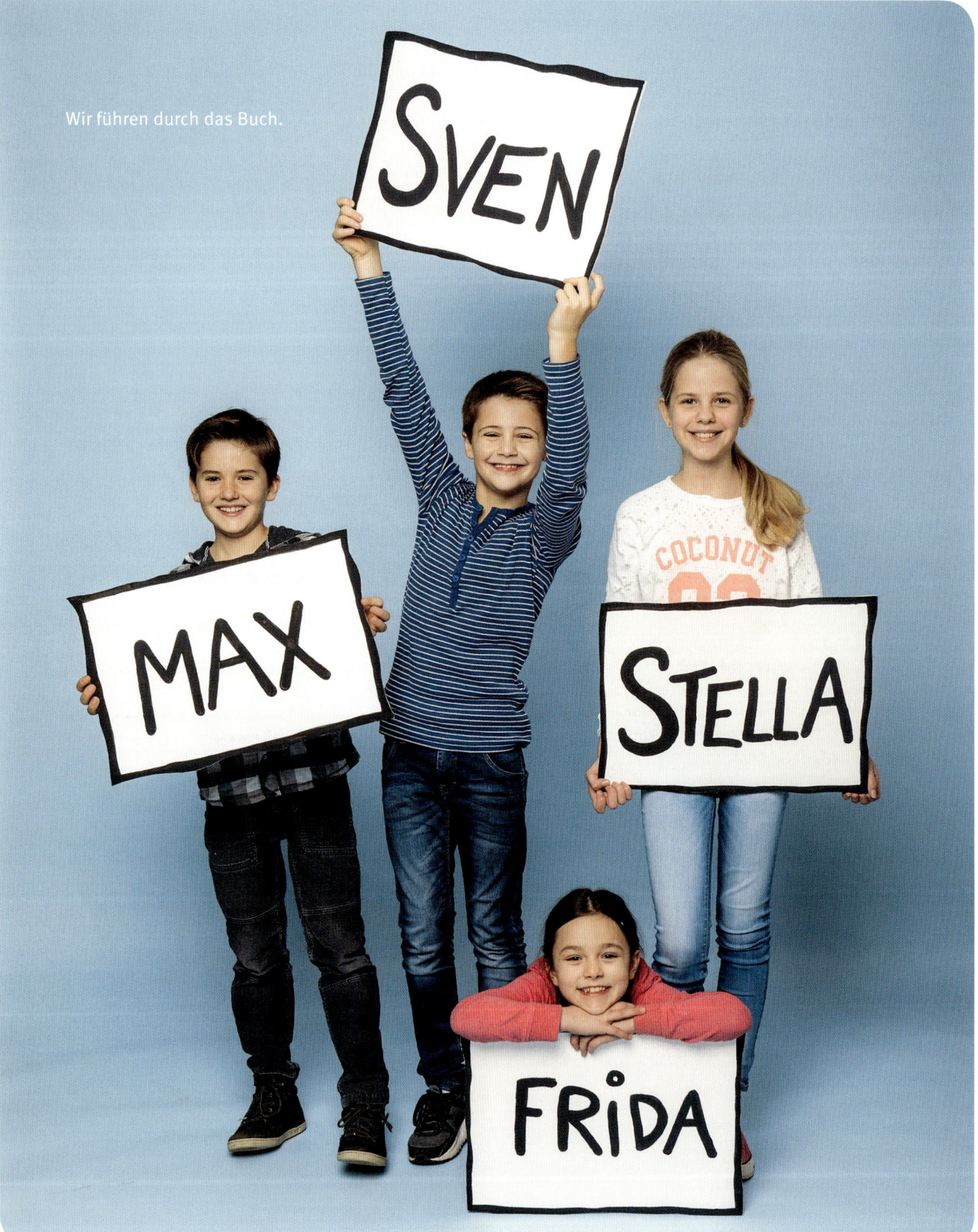

Liebe Leserin,
lieber Leser,

seit über zwanzig Jahren bin ich als Kinder- und Jugendarzt tätig: Es ist schön und spannend zu sehen, wie sich die Kinder entwickeln und wie sie immer mehr zu kleinen Persönlichkeiten heranwachsen. Der jahrelange intensive Kontakt mit Ratsuchenden, insbesondere jungen Familien, aber auch anderen Betreuern, hat mich dazu ermutigt, dieses für medizinische Laien verständliche und reich bebilderte Handbuch zu verfassen.

Es wendet sich an alle, die für Säuglinge und (Klein-)Kinder Verantwortung tragen. Die Geburt und die Neugeborenenzeit werfen ganz andere Fragen auf als die Betreuung eines Säuglings, eines Kleinkindes, eines Kindergarten- oder Schulkindes. Dieser Ratgeber »wächst« daher im ersten Teil mit dem Alter des Kindes mit.

Kinder sind keine kleinen Erwachsenen: Sie unterscheiden sich in vielem sehr von uns »Großen« und teilen sich ganz anders mit. Deshalb werden Sie hier die Hilfen finden, die ich tagtäglich in meiner kinderärztlichen Praxis gebe. Ich lege großen Wert auf die vielen kleinen Probleme des Alltags; ausführliche Angaben z. B. zu Leukämie, Herzfehlern oder spezifischen Stoffwechselkrankheiten werden Sie dagegen nicht finden. Ihr Kinder- und Jugendarzt wird Sie nötigenfalls persönlich beraten.

Bei der Darstellung der verschiedenen Krankheiten lege ich großen Wert auf Bilder, von denen viele im normalen Praxisalltag entstanden sind. Solche Aufnahmen verwende ich seit Jahren zur Erklärung für junge Eltern, deren positives Echo den entscheidenden Anstoß zu diesem Buch gab. Einen großen Raum nehmen die Infektionskrankheiten bei Kindern ein. Durch die Hinweise zu Ansteckungsfähigkeit und Wiederzulassung zu einer Gemeinschaftseinrichtung kann dieses Buch auch für Kindertagesstätten oder Schulen eine nützliche Hilfe sein. Diese Krankheiten finden Sie im zweiten, systematischen Teil des Ratgebers. Alle im Buch verwendeten geschlechtsspezifischen Formulieren gelten immer sowohl für das männliche wie auch das weibliche Geschlecht.

Ich hoffe, dass Ihnen mein Buch ein wertvoller Begleiter über viele Jahre wird, in der Familie, aber vielleicht auch bei Ihrer Arbeit als Hebamme, Erzieherin oder Tagesmutter.

Dr. med. Romanus Röhnelt
Warendorf, im Frühjahr 2017

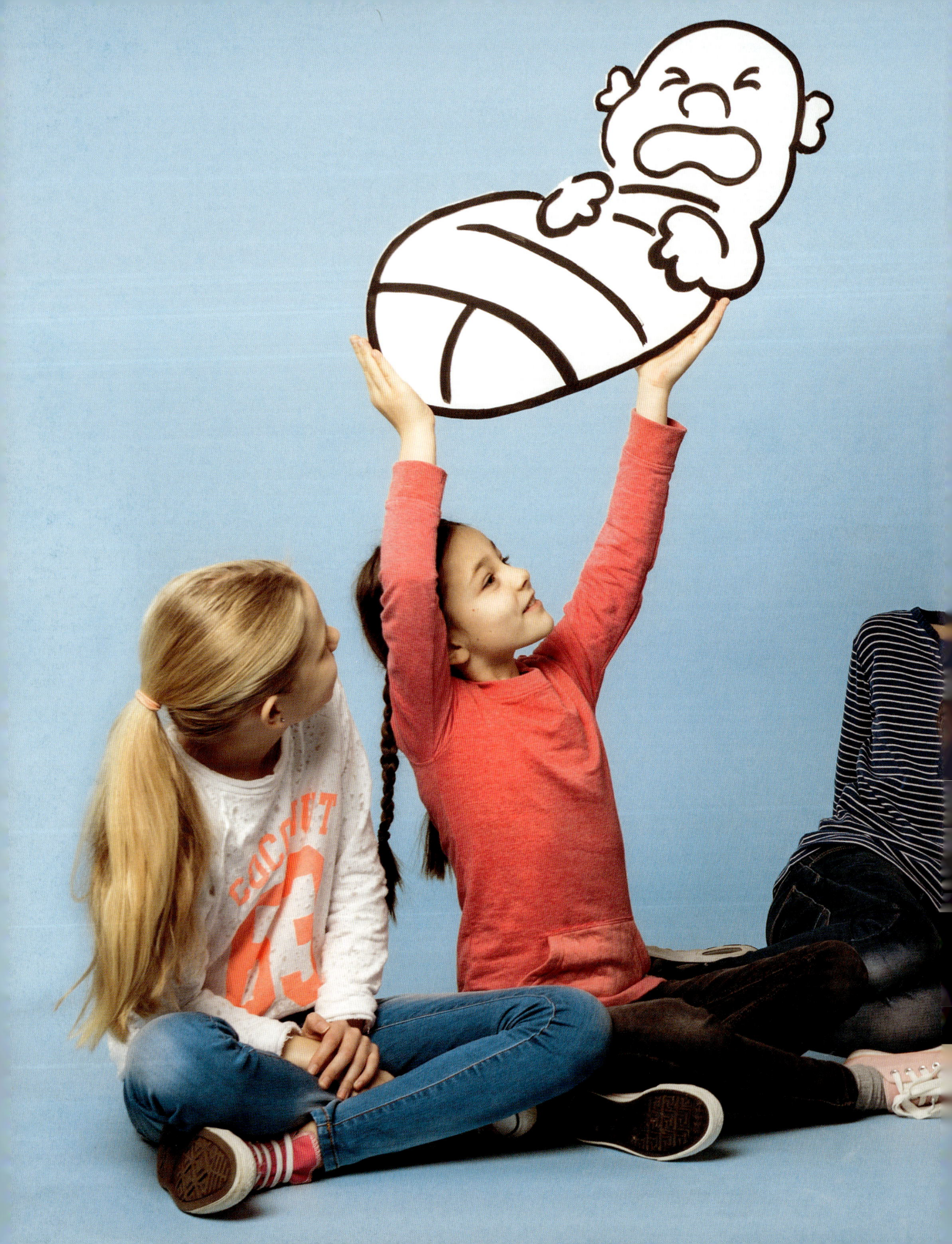

Das erste Lebensjahr

Von einem hilflosen Säugling entwickelt sich Ihr Baby zu einem aktiven Kleinkind, das seine Umgebung erkundet. Ihr Kinderarzt wird Sie in dieser spannenden Zeit begleiten und Ihnen hilfreich zur Seite stehen.

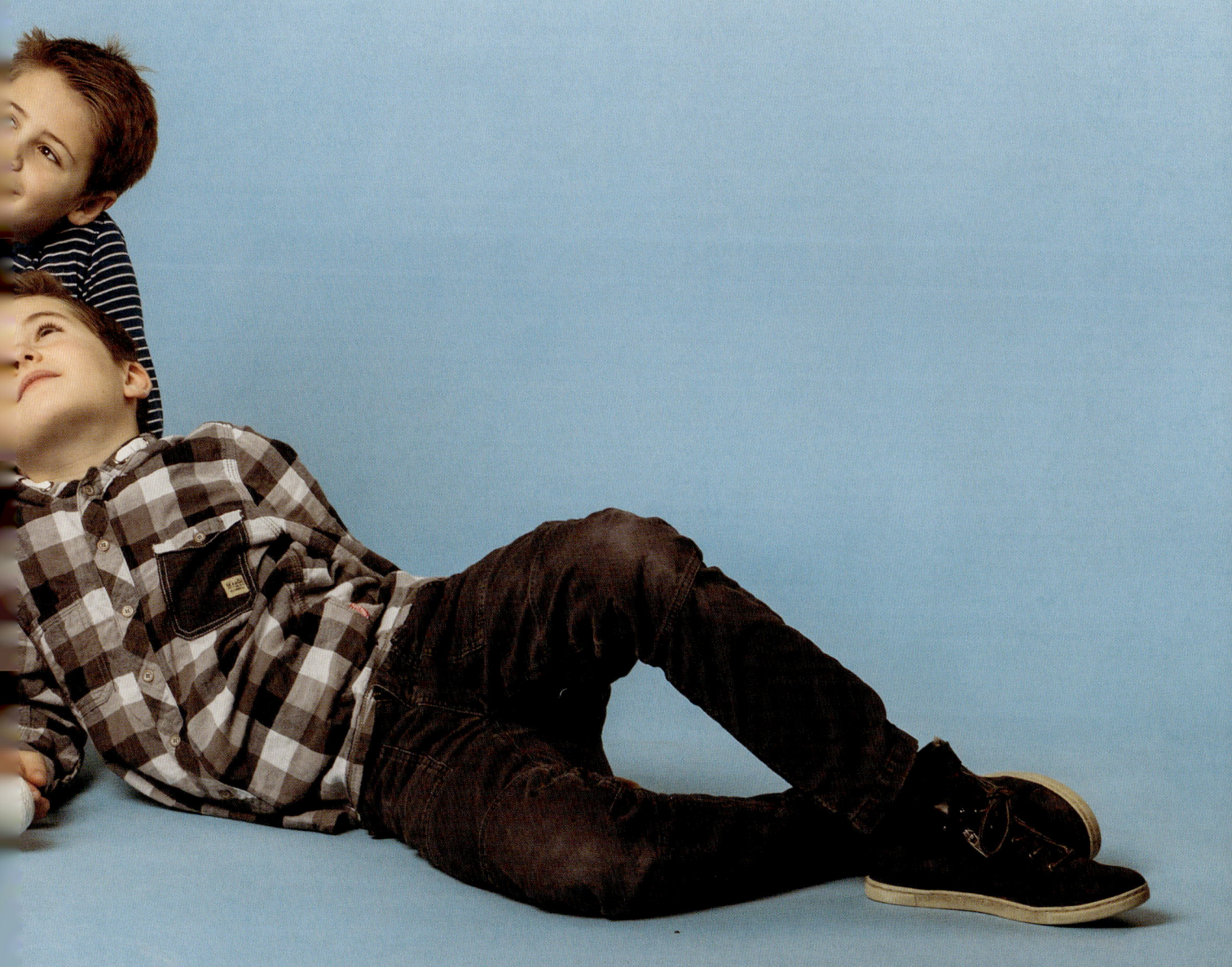

Ein guter Start

Die Geburt eines Babys ist ein einschneidendes Erlebnis für alle Eltern: Endlich ist es da! Sie sind glücklich, aber auch ein bisschen unsicher, ob es diesem kleinen Menschen wirklich gut geht und wie Sie Ihren neuen Alltag meistern werden.

Sie erwarten ein Baby und können es gar nicht abwarten, Ihren Sprössling in den Armen zu halten? Und trotzdem sind Sie ein bisschen verunsichert und fragen sich, ob die Geburt gut verlaufen wird und ob es Ihrem Baby gut gehen wird. Diese Sorgen sind ganz normal und damit sind Sie nicht alleine. Wenn die Schwangerschaft normal verlaufen ist und nicht schon im Vorfeld Komplikationen bekannt sind, wird die Geburt mit sehr großer Wahrscheinlichkeit auch gut verlaufen und Sie werden schon bald Ihr gesundes Baby glücklich in die Arme schließen können.

Wo entbinden?

Eine Geburt ist keine Krankheit. Daher benötigen Sie während der Geburt lediglich die Begleitung und Anleitung einer erfahrenen Hebamme.

Durch die regelmäßigen Vorsorgeuntersuchungen beim Frauenarzt werden sogenannte »Risikoschwangerschaften« früh erkannt. Wir verstehen darunter Schwangerschaften, die durch besondere Umstände kompliziert sind, z. B. ein Schwangerschaftsdiabetes, ein auffälliges Wachstum des Kindes, eine sich abzeichnende Frühgeburt. Ein solches Risiko bedeutet nicht unweigerlich eine tatsächliche Erkrankung oder Gefährdung des Neugeborenen. Mama und Baby sollten aber besonders gut überwacht werden.

Seit solchen Schwangeren empfohlen wird, in einem Krankenhaus mit Maximalversorgung entbunden zu werden, sind echte Notfälle bei Schwangeren ohne Risikofaktoren sehr selten geworden: So muss bei diesen Geburten nur etwa bei 1:4000 mit einem Notfall gerechnet werden. Krankenhäuser mit Regelversorgung, aber auch Hebammen, die eine Hausgeburt leiten, sind in der Versorgung eines »deprimierten«, also in Atmung und Kreislauf schlappen Neugeborenen geschult: Auch hier findet also bei Bedarf eine qualifizierte Versorgung statt.

Die Krankenhäuser vor Ort haben den Vorteil eines (meist) alten und erfahrenen Teams sowie der heimatnahen Lage. Aber auch Geburtshäuser oder eine Hausgeburt können gute Alternativen sein. Hinweise einer Hebamme zur Auswahl des

Geburtsortes finden Sie im Abschnitt »Wo bekomme ich mein Baby?« (Seite 20).

Berücksichtigen Sie diese Informationen und nehmen Sie das Angebot von Kennenlern-Abenden der Geburtskliniken an, um sich ein Bild zu machen. Treffen Sie dann Ihre Entscheidung: Sie sollen sich bei der Geburt wohl und gut aufgehoben fühlen.

Ihr Baby ist da!

Wenn Ihr Baby endlich da ist, wird Ihnen das Neugeborene normalerweise gleich auf die Brust gelegt. So spüren sich Mama und Baby zum ersten Mal über die Haut, was für beide ein tolles Erlebnis ist. Das Baby beginnt sich zu bewegen (was am Ende der Schwangerschaft im Mutterleib wegen des beengten Platzes nicht mehr so gut klappte), vollführt fast Krabbelbewegungen, in deren Verlauf es nicht selten die Brust erreicht und instinktiv zu saugen beginnt. Diesen ersten Kontakt von Mutter und Kind nennt man »Bonding« und er scheint eine große Bedeutung für die Entwicklung einer innigen Beziehung zwischen beiden zu besitzen. Der Geburtshelfer lässt dabei die Nabelschnur auspulsieren und entbindet dann nach einiger Zeit die Mutter von ihrem Kind. Anschließend wird auf die »Nachgeburt« gewartet, also das Ausstoßen des Mutterkuchens (Plazenta). Diese überprüft der Geburtshelfer auf Vollständigkeit, da verbliebene Reste in der Gebärmutter sich infizieren und zu Fieber der Mutter im Wochenbett (»Kindbettfieber«) führen können.

APGAR

Direkt nach der Geburt untersucht der Geburtshelfer das Neugeborene. Nach der 1., der 5. und der 10. Lebensminute hält er seine medizinische Einschätzung des Neugeborenen in Punktwerten von 0–2 fest (siehe Tabelle). Dieses Schema zu Beurteilung eines Neugeborenen hat Virginia Apgar schon 1952 vorgeschlagen.

Für jede der 5 Beobachtungen in der 1. Spalte können bis zu 2 Punkte vergeben werden, maximal 10 Punkte sind also insgesamt möglich. 9–10 Punkte sind optimal, 7–8 Punkte sind lebensfrisch, bei weniger als 7 Punkten sprechen wir von einem »deprimierten« Säugling. Über die Buchstaben des Nachnamens von Frau Dr. Apgar kann man sich die beobachteten Parameter gut merken.

APGAR-Schema

Apgar-Wert	0	1	2
Hautfarbe (**A**ussehen)	überall blau oder weiß	blaue Hände/Füße	rosig
Herzaktion (**P**uls)	keine	unter 100	über 100
Mimik (**G**rimassieren*)	keine	Grimassieren	Schreien
Aktivität	schlaff	träge Beugung	aktive Bewegungen
Atmung (**R**espiratio)	keine	langsam unregelmäßig	gut

* Unter »Grimassieren« wurde früher die Reaktion des Neugeborenen auf das Absaugen von Mund und Nasenbereich verstanden: Das Baby zeigte seine Missempfindung durch Anspannung der Gesichtsmuskulatur. Da ein unauffälliges Neugeborenes heute nicht mehr abgesaugt werden soll, beobachtet der Geburtshelfer die Mimik des Neugeborenen bei der Erstversorgung.

Die erste Untersuchung des Neugeborenen, die Bestimmung des APGAR, des nachfolgend besprochenen Nabelschnur-pH-Wertes, der Körpermaße und die Gabe von Vitamin K stellen die Inhalte der 1. Vorsorgeuntersuchung (U1) dar.

Atmung

Das Wichtigste nach der Geburt ist das Einsetzen der Spontanatmung, die sich meist mit dem ersten Schrei bemerkbar macht, auf den Sie als werdende Eltern so sehnsüchtig gewartet haben. Bislang war Ihr Baby »original verpackt« in der Fruchtblase perfekt aufgehoben und wurde über die Nabelschnur nicht nur mit Nährstoffen, sondern auch mit Sauerstoff versorgt. Sobald das Baby geboren ist und kein Wasser mehr das Gesicht bedeckt (z.B. auch nach dem Auftauchen bei einer Wassergeburt), beginnt es mit der eigenständigen Atmung. Es kann sein, dass Ihr Baby noch nicht ausreichend tief Luft holen kann. Dieses Problem ist vergleichbar mit einem Luftballon, der beim ersten Mal noch sehr schwer aufzublasen ist, weil er noch nicht gedehnt wurde. Dann hilft eventuell der Geburtshelfer mit 2–3 sogenannten Bläh-Atemzügen: Er setzt

⌄ Zyanose (Blausucht) kurz nach der Geburt ist ganz normal.

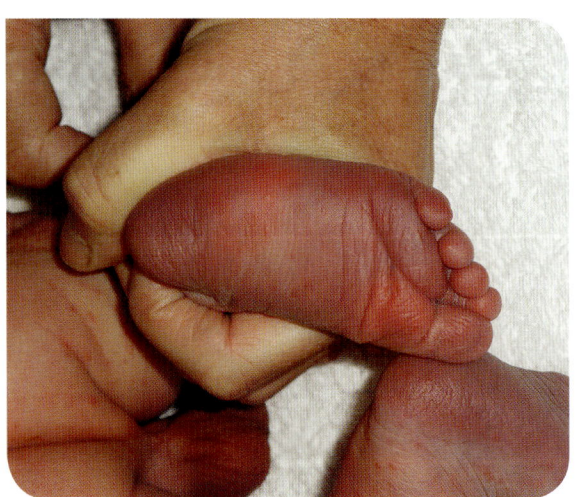

dem Neugeborenen eine Beatmungsmaske auf und drückt Luft in die Lungen, um sie dort für 4–5 Sekunden zu halten. Sie sollten deshalb nicht erschrecken, so ein Bläh-Atemzug ist keine Reanimation, sondern nur eine kleine »Starthilfe« für Ihr Baby.

Die Atmung bleibt auch in den ersten Tagen noch ganz unruhig: Statt langsam und geschmeidig auf Änderungen der Blutgase (Sauerstoff und Kohlendioxid) zu reagieren, ist die Atemregulation bei Neugeborenen häufig noch unreif: Ihr Baby beginnt vielleicht hin und wieder plötzlich ohne vorausgehende Belastung zu hecheln, um nach kurzer Zeit für 10–12 Sekunden eine Atempause einzulegen. Die Änderungen im Atemrhythmus und der Atemhäufigkeit sind »holperig«. Man kann diese noch unreife »Feinabstimmung« mit den Bewegungen der Arme und Beine des Babys vergleichen, die ähnlich ruckartig, manchmal geradezu einschießend anmuten. Dies ist vollkommen normal, solange die Atempausen 15 Sekunden nicht überschreiten. Diese 15 Sekunden fühlen sich für junge Eltern aber wie 2 Minuten an. Wenn sie beunruhigt sind, messen sie bitte die Zeit mit einer Uhr. Wenn Ihr Baby durch Atempausen allerdings blau im Gesicht wird (bitte Licht anschalten!), rufen Sie den Notarzt (Tel. 112) und beginnen Sie mit Atemspenden (Seite 485).

Im Schlaf hat Ihr Baby meist eine ruhige Atmung, die Sie weniger sehen können als vielmehr mit der Hand auf dem Bauch des Babys fühlen werden. Gesunde, schlafende Säuglinge sind nämlich »Bauchatmer« und atmen mit dem Zwerchfell. Bei Ihrem zugedeckten Baby können Sie daher meist keine Atembewegungen beobachten. Wird ein größeres Kind dagegen zum tiefen Luftholen aufgefordert, atmet es zusätzlich mit der ganzen Brustkorb-Muskulatur, was zu einem eindrucksvollen Heben und Senken der Schultern führt.

Falls Sie etwas an der Atmung Ihres Babys beunruhigend finden, z.B. eine erschwerte stöhnende Ausatmung, Husten immer bei Nahrungsaufnahme, ein ständiges stöhnendes Geräusch bei der Einatmung, sprechen Sie bitte Ihren Kinderarzt darauf an.

Nabelschnur-pH-Wert

Bei jedem Neugeborenen wird der pH-Wert aus der Nabelschnur-Arterie bestimmt. Je länger ein Kind während der Geburt ohne Sauerstoff auskommen muss, um so »saurer« ist sein Blut und desto niedriger ist der pH-Wert. Werte von 7,1 oder höher sind normal. Werte unter 7,0 können gefährlich sein und können darauf hinweisen, dass die Sauerstoffversorgung unter der Geburt zu lange nicht ausreichend war. Dann wird der Kinderarzt die Hirnreifung durch Tests und Ultraschalluntersuchung besonders beobachten.

Blauverfärbung des Neugeborenen

Die Haut Ihres Neugeborenen ist von Käseschmiere bedeckt. Direkt nach der Geburt wird die Haut darunter blau erscheinen, besonders an den Körperspitzen, also an Nase, Mund, Händen und Füßen (s. Abb., Seite 14).

Manchmal sind Babys nach der Geburt auch überall blau (Zyanose). Der Geburtshelfer vergibt dann 0 Apgar-Punkte für das Aussehen. Besorgniserregend ist dies nicht, wenn er mit der Atmung und dem Puls des Babys sonst zufrieden ist.

Die Händchen und Füße können noch ein paar Tage blau bleiben, dies ist normal. Eine bleibende Blauverfärbung der Haut am Rumpf sollten Sie mit Ihrem Kinder- und Jugendarzt besprechen.

Zittrigkeit

Während der Schwangerschaft haben Sie über die Nabelschnur einen Großteil der Regulierung von Stoffen Ihres Babys übernommen. Sobald die Nabelschnur durchtrennt ist, muss Ihr Neugeborenes

Woher kommt die Blaufärbung?

In den roten Blutkörperchen wird der Sauerstoff transportiert. Er wird dazu an ein Eiweißkörperchen gebunden, das Hämoglobin (Hb) heißt. Da Neugeborene einen sehr hohen Hb-Wert von etwa 18 g/dl haben, können sie es sich »leisten«, viele rote Blutkörperchen ohne Sauerstoff zu lassen, ohne dass die Sauerstoffversorgung des Körpers gefährdet wäre. Blau wird die Haut, wenn nur mehr als 5 g/dl des Hämoglobins nicht mit Sauerstoff gesättigt sind. Es hat dann immer noch einen »funktionellen« Hb-Wert von 13 und wird somit ausreichend mit Sauerstoff versorgt, trotz der Blaufärbung. Übrigens: Einen solch hohen Hb-Wert von 13 g/dl haben die meisten Mütter am Ende der Schwangerschaft nicht.

vieles erstmals allein bewältigen. Die Aufrechterhaltung eines guten Kalzium-Wertes im Blut gehört ebenso dazu (die Nebenschilddrüse muss erwachen) wie die Regulierung des Zuckerstoffwechsels. Und das dauert abhängig von Schwangerschaftsdauer und mütterlicher Situation etwa einige Stunden für den Zucker und 2–3 Tage für das Kalzium.

Aufgrund des meist recht knappen Zuckergehalts im Blut des Neugeborenen (45 mg% oder mg/100 ml) und evtl. auch niedrigen Kalzium-Gehalts sind viele Babys am 1. und 2. Lebenstag häufig auffällig zittrig. Dauert dies länger als 2 Tage an oder hatten Sie einen Schwangerschafts-Diabetes, wenden Sie sich bitte möglichst bald an Ihren Kinder- und Jugendarzt.

Vitamin-K-Prophylaxe

Bei den Vorsorgeuntersuchungen U1, U2 und U3 bekommt Ihr Baby »Vitamin K« als Tropfen in den

Vitamin K – wichtig für die Blutgerinnung

Ein Vitamin-K-Mangel kann zur Hirnblutung führen. Daher sollte jedes Neugeborene einen sicheren Schutz vor dieser Blutung erhalten, indem es Vitamin K bekommt. Bei Frühgeborenen wird das »Vitamin K« meist gespritzt, sodass eine Wiederholung der Gabe nicht notwendig ist. Obwohl es viele andere Konzepte zur Vitamin-K-Gabe für Neugeborene gibt: In Deutschland bleiben wir aus gutem Grund bei dem Konzept: 2 mg Vitamin K jeweils zur U1, U2 und zur U3.

Mund. Die Leber benötigt dieses Vitamin zur Herstellung wichtiger Gerinnungsfaktoren, die bei Verletzungen der Blutgefäße dafür sorgen, dass die defekten Stellen möglichst schnell wieder abgedichtet werden können. Während der Schwangerschaft ist die Versorgung über den Mutterkuchen mit diesem Vitamin nur gering, die Gerinnungsfähigkeit des Blutes bei der Geburt ist daher nur etwa halb so stark wie bei Erwachsenen. Falls Ihr Baby die gelblichen Vitamin-K-Tropfen wieder ausspuckt, sollten sie nachgegeben werden.

Hörtest (OAE)

Seit 2008 soll jedes Neugeborene in Deutschland nach der Geburt auf seine Hörfähigkeit getestet werden. Etwa 2 von 1000 Babys haben eine angeborene Schwerhörigkeit oder sind taub. Dieser erste Hörtest ist unabhängig von der Mitarbeit des Kindes.

Noch in der Geburtsklinik wird die Schallleitung vom Ohr über das Trommelfell, die Gehörknöchelchenkette bis zu den Sinneshaarzellen des Innenohres (OAE = otoakustische Emissionen) überprüft. Der beste Zeitpunkt ist nach dem 1. und mög-

lichst vor dem 3. Lebenstag. Für diesen Hörtest ist es wichtig, dass das Kind und auch die Umgebung ruhig sind. Am besten wird er also nach einer Milchmahlzeit durchgeführt. Ihr Baby bekommt dazu einen Stöpsel ins Ohr, der einen leisen Ton aussendet. Funktioniert alles richtig, sendet anschließend das Ohr selbst auch einen Ton, den das Gerät misst.

Es leuchtet ein, dass Ohrenschmalz oder Fruchtwasser im Gehörgang oder Schleim im Mittelohr die Untersuchung stören. Nicht jeder auffällige Test stellt also gleich eine Krankheit dar: Von 30 auffälligen Säuglingen im Neugeborenen-Hörscreening ist tatsächlich nur eines am Ohr erkrankt. Dennoch sollte die Untersuchung bei einem HNO-Arzt innerhalb von 1–2 Wochen wiederholt werden, wenn der Test fehlschlägt.

Auch ein anderer Hörtest kann zur Anwendung kommen: Die Hirnstammaudiometrie (AABR = automatisierte Ableitung/Auswertung von auditorisch evozierten Hirnstammpotentialen) ist eine Art spezielles EEG (Hirnstromkurve). An den Kopf des Kindes werden Elektroden gehalten, die messen, ob das an das Ohr gegebene Geräusch auch tatsächlich im Gehirn ankommt. Diese Technik gibt also zusätzlich Auskunft über die Funktion des Nervs, der die Hörimpulse vom Innenohr zum Hirnstamm (also dem Gehirn) weiterträgt. Daher werden die AABR in der Regel zur weiteren Diagnostik benutzt, wenn die OAE auffällig waren.

Sättigungtest (Pulsoxymetrie)

Seit 2017 führen die Entbindungskliniken einen einfachen, aber wichtigen Test beim Neugeborenen nach der 5. Lebensstunde durch: An den Füßen wird die Sauerstoffsättigung mit Licht gemessen. Sie beträgt mindestens 96%. Werte darunter können darauf hindeuten, dass ein Herzfehler bei ihrem Baby vorliegt. Zeigt die Kontrolluntersuchung zwei Stunden später immer noch eine Sättigung unter 96%, wird eine Ultraschalluntersuchung des Herzens vorgenommen.

Stuhlgang beim Neugeborenen

Der erste Stuhl wird als Kindspech oder Mekonium bezeichnet, bis er nach 2 Tagen durch normalen Stuhl abgelöst wird. Während normaler Stuhl zur Hälfte aus Ballaststoffen und zur anderen Hälfte aus mehr oder weniger toten Bakterienresten besteht, ist das Mekonium im Wesentlichen »Zellschrott« (abgestoßene Schleimhautzellen des Darms), das durch die sehr klebrige Erbsubstanz der zerfallenen Zellkerne pechartig klebrig wirkt. Insbesondere Frühgeborene können es schwer haben, diese klebrige Masse herauszudrücken.

⌄ Kindspech oder Mekonium

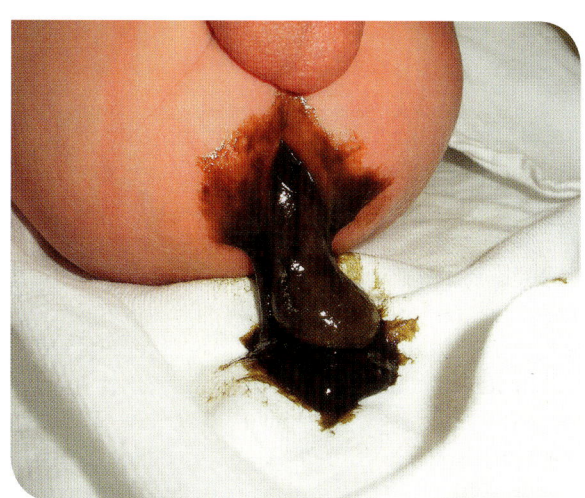

Hat ein Kind bereits vor der Geburt Mekonium in das Fruchtwasser abgesetzt, besteht evtl. die Gefahr, dass diese klebrige Masse in die Atemwege gelangt (Mekonium-Aspiration). Dies passiert aber ausgesprochen selten. Selbst das sogenannte »grüne Fruchtwasser« ist nach heutigem Kenntnisstand nicht automatisch ein Hinweis für Stress unter der Geburt. Entscheidend ist die Einschätzung des Geburtshelfers.

Gelbsucht

Die Gelbsucht (Ikterus) betrifft mehr oder weniger jedes Neugeborene, ist also eine ganz normale Erscheinung.

Die Gelbsucht wird hervorgerufen durch Abbauprodukte der roten Blutkörperchen (Erythrozyten), die bei den Neugeborenen viel kurzlebiger (80 Tage) sind als bei Erwachsenen (120 Tage). Der Farbstoff muss von der Leber über die Galle in den Darm abgegeben werden. Während der Schwangerschaft haben Sie diese Aufgabe für Ihr Baby übernommen, sodass diese Funktion nach dem Durchtrennen der Nabelschnur erst »aufwachen« muss, um die Stoffwechselleistungen selbst zu übernehmen.

In den meisten Entbindungskliniken wird dieser »Gelbsuchtswert« (Bilirubin) unblutig durch einen Fotoblitz ermittelt. Er ähnelt einem Ohrthermometer, wobei eine Sonde auf die Haut des Babys aufgesetzt wird. Das Fachpersonal überwacht den Wert der »Gelbsucht« und achtet darauf, dass der Wert

- nicht zu früh ansteigt,
- nicht zu hoch ist oder
- zu lange erhöht bleibt.

Es geht also um den normalen »Rahmen«, in dem sich die Gelbsucht abspielt. Erst wenn dieser Wert »aus dem Rahmen fällt«, wird der Farbstoff per Blutentnahme gemessen.

An eine behandlungsbedürftige Gelbsucht sollte man denken, wenn

- die Haut des Babys sehr gelb erscheint (für Eltern schwierig zu erkennen)
- das Baby müde ist und viel schläft
- das Baby schlecht trinkt
- das Baby nicht gut an Gewicht zunimmt.
- das Baby zu wenig Urin lässt.

Besteht der Verdacht auf einen zu hohen Bilirubin-Wert (Hyperbilirubinämie), sollten Sie bald Ihren Kinder- und Jugendarzt zu Rate ziehen. Frühgeborene und Termingeborene haben dabei unterschiedliche Grenzwerte für eine notwendige Therapie. Dies kann noch während der Zeit in der Geburtsklinik notwendig werden, aber auch, wenn Sie bereits mit Ihrem Baby daheim sind. Die regelmäßige Beobachtung durch die Hebamme in den ersten 2 Wochen und die Durchführung der U2 am 7.–10. Lebenstag sind dabei entscheidend. Danach ist eine behandlungsbedürftige Gelbsucht ausgesprochen selten.

Es kann sein, dass Ihr Baby dann zur Therapie unter eine blaue Photolampe gelegt wird. Dazu liegt es in einem Inkubator, bekleidet nur mit einer

⌄ Gelbsucht beim Neugeborenen

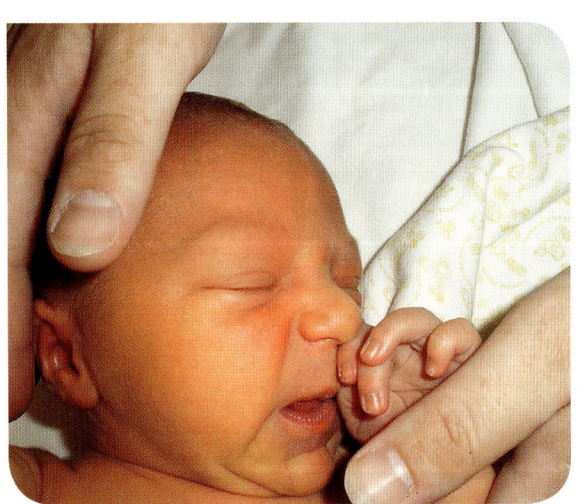

Gestillte Babys sind länger gelb

Gestillte Säuglinge können aufgrund der Sexualhormone in der Muttermilch länger gelb sein als Flaschenkinder. Dies ist ohne Nachteile für das Baby. Ist das Neugeborene wegen der Gelbsucht aber sehr schlapp und nimmt nicht an Gewicht zu, kann Ihnen der Kinderarzt empfehlen, für 3 Tage die Muttermilch abzupumpen und dem Kind stattdessen eine (HA-)Nahrung per Flasche anzubieten. Dies senkt den Bilirubin-Spiegel so ausreichend, dass das Neugeborene wieder mit Kraft und Ausdauer an die Brust geht und eine normale Gewichtsentwicklung zeigt. Entwickelt sich Ihr Baby trotz Gelbsucht gut, ist dies nicht erforderlich.

Windel und einer Augenbinde, die die Augen vor dem UV-Licht schützt. Das UV-Licht spaltet den gelben Farbstoff in der Haut, sodass er nicht mehr nur über die Leber, sondern auch über die Nieren ausgeschieden werden kann. Der »Bili-Wert« (Bilirubin) kann ab Beginn der Phototherapie leider nicht mehr durch den Photoblitz, sondern nur noch durch eine Blutabnahme bestimmt werden.

Gewichtsabnahme

Natürlich soll Ihr Baby an Gewicht zunehmen (gedeihen). Es benötigt aber einen Teil der zugeführten Milch zur Aufrechterhaltung der Körpertemperatur und zum Schwitzen. Je kleiner die Neugeborenen sind, umso mehr Wärme strahlen sie an die Umgebung ab. Deshalb sollten Sie Ihr Baby vor Zugluft schützen und ihm draußen eine Kopfbedeckung aufsetzen.

Weil Ihre Milch erst am 2. oder 3. Tag einschießt, bekommt Ihr Neugeborenes am 1. Lebenstag keine nennenswerte Menge Milch zu trinken. Erst ab dem 2. Lebenstag kann es mit der Vormilch schon etwas Milch erhalten. Dadurch nimmt Ihr Baby zunächst ab. Dies ist bis etwa 10 % des Geburtsgewichts völlig normal. Gegen Ende der 1. Lebenswoche sollte Ihr Neugeborenes aber zunehmen und das Geburtsgewicht zum 10.–14. Tag wieder erreicht haben. Ist das nicht der Fall, sprechen Sie Ihren Kinder- und Jugendarzt darauf an.

Erweitertes Neugeborenenscreening

In der 48. bis 72. Lebensstunde wird in den meisten Ländern der Erde eine Untersuchung auf mögliche angeborene Stoffwechselstörungen oder hormonelle Störungen durchgeführt. Andere Begriffe dafür sind »Fersenbluttest«, »Guthrie-Test«, »Stoffwechseltest«. Die Blutprobe sollte nicht vor der 36. und nicht nach der 72. Lebensstunde entnommen werden. Versäumte Proben sollten unverzüglich nachgeholt werden.

Auch ein vollkommen gesundes Neugeborenes kann eine Stoffwechselkrankheit in sich tragen, die bei Geburt noch nicht sichtbar ist. Ein gutes Beispiel ist die PKU (Phenylketonurie): Kinder mit dieser Erkrankung haben eine Störung im Stoffwechsel der Eiweiße, sodass es zu einer Anhäufung der Aminosäure Phenylalanin (Phe) im Blut kommt. In erhöhter Konzentration ist das Phenylalanin für das Gehirn giftig. Während der Schwangerschaft übernimmt die Mutter die Entgiftung des kindlichen Organismus von diesem Stoff. Wird die Erkrankung durch den Test schnell erkannt, erhält das Neugeborene eine bestimmte Diät und entwickelt sich vollkommen gesund (!) weiter.

Menschen, die diese Erkrankung haben und vor 1968 geboren wurden, also bevor dieser Test zur Anwendung kam, wurden erst auffällig, als das Gehirn bereits unheilbar geschädigt worden

Wie wird das Stoffwechselscreening durchgeführt?

Nach der 36. bis spätestens zur 72. Lebensstunde werden wenige Tropfen Blut aus der Ferse oder einer Vene Ihres Babys auf Filter-Papier getropft und von der Geburtsklinik, der Hebamme oder dem Kinderarzt an ein Labor geschickt. Das Ergebnis erhalten diese etwa nach 5 Tagen.

war: Diese Menschen sind heute Schwerstpflegefälle.

Inzwischen werden durch das Stoffwechselscreening etwa 40 Krankheiten früh genug erfasst, sodass eine rechtzeitige Behandlung eingeleitet werden kann und sich die meisten Kinder normal (!) entwickeln können.

Allerdings werden in diesem Screening-Test nur Krankheiten erfasst, die auch behandelbar sind. Auch viele weitere Krankheiten wären früh erkennbar, die eventuell später im Leben eines Kindes ausbrechen können. Wenn diese aber (noch) nicht heilbar sind, werden sie in diesem Test absichtlich nicht erfasst. Eine Ausnahme wird seit 2016 mit der Früherkennung der Mukoviszidose (cystische Fibrose, Seite 216) gemacht. Diese Krankheit ist zwar nicht heilbar, durch die Früherkennung können die Kinder aber wesentlich besser betreut werden und erreichen gesünder das Erwachsenenalter.

Hautveränderungen des Neugeborenen

Natürlich ist Ihr Baby das schönste Kind der Welt und wird für Sie immer wunderhübsch sein. Nichtsdestotrotz gibt es ein paar Schönheitsmakel, die

Wo bekomme ich mein Baby?

Klinik, Geburtshaus, Hausgeburt oder ambulante Geburt – Möglichkeiten gibt es viele, aber welche ist die richtige? Bei der Entscheidung für den Geburtsort sind vor allem Ihre Wünsche, aber auch Vorerkrankungen und der Schwangerschaftsverlauf wichtig.

Johanna Franke arbeitet seit 2011 Jahren als Hebamme in Warendorf. Hier gibt sie einige hilfreiche Tipps zur Wahl des Geburtsortes.

Ist die Entbindung in einer Klinik sicherer als eine Hausgeburt?

Leider kann die Klinikentbindung nicht als eine pauschal sicherere Alternative zur Hausgeburt angesehen werden. Dies liegt insbesondere im Personalschlüssel der Kreißsäle begründet. Die Kolleginnen in Kreißsälen sind häufig mit mehreren Geburtsbegleitungen betraut. Hinzu kommt, dass im Krankenhaus parallel noch einiges mehr zu tun ist, dazu zählen CTG-Kontrollen, ambulante Fälle, aber auch ein hoher Verwaltungsaufwand.

Im außerklinischen Rahmen dagegen liegt eine 1:1-Betreuung vor, d. h., eine und zum Ende der Geburt sogar häufig zwei Hebammen überwachen ausschließlich eine Gebärende, ohne störendes Telefon in der Tasche oder einen Monitor über dem Gebärbett, der die CTGs der anderen Gebärenden anzeigt. Dadurch fallen eventuelle Komplikationen früher auf und es kommt extrem selten zu echten Notfällen, denn die Frau wird vorher an eine Klinik übergeben.

Aber natürlich ist die außerklinische Geburt nicht für jede Frau eine Option.

Was spricht gegen eine Hausgeburt?

Es gibt viele verschiedene Gründe, warum eine Geburt im Krankenhaus stattfinden sollte, z. B. bei bestimmten Vorerkrankungen der Mutter, einem insulinpflichtigen Diabetes, wenn ein Kaiserschnitt gemacht werden muss oder die Mutter bereits einen Kaiserschnitt hatte, bei einer Mehrlingsschwangerschaft, wenn das Kind in Beckenendlage liegt oder wenn bereits in der Schwangerschaft klar wird, dass das Kind nach der Geburt möglichst schnell von einem Kinderarzt untersucht werden sollte.

Haben Sie sich für eine Geburt zu Hause oder im Geburtshaus entschieden, ist eine Verlegung ins Krankenhaus bei Bedarf aber grundsätzlich möglich und wird auch durchgeführt.

Wie beurteilen Sie die Angst vor einem Notfall?

Wie gesagt: Eine Frau mit einem Risiko sollte nicht zu Hause oder im Geburtshaus gebären. Wenn es nach einer normalverlaufenen Schwangerschaft

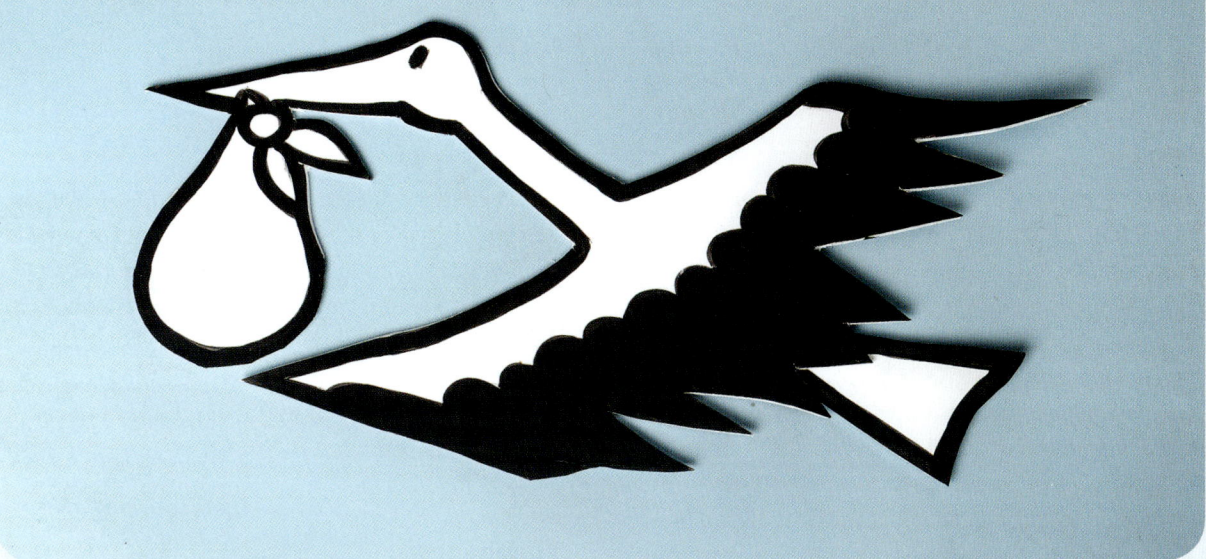

während der Geburt zu Hause oder im Geburtshaus zu Schwierigkeiten kommt, werden diese bemerkt und weitere Schritte eingeleitet. Sollte ein Neugeborenes oder die werdende Mutter bei einer außerklinischen Geburt eine notfallmäßige Hilfe bedürfen, so sind die Hebammen darin geschult und haben bei ihrem Notfallequipment auch eine Maske zur Atemspende und eine Sauerstoff-Flasche dabei sowie Notfallmedikamente, um eine Versorgung bis zum Eintreffen des Notarztes zu gewährleisten.

Was unterscheidet eine Hausgeburt von einer Geburtshausgeburt?

Bei einer Hausgeburt ruft die Frau dann ihre Hebamme, wenn sie das Gefühl hat, die Geburt werde beginnen. Die Hebamme kommt dann direkt nach Hause. Wenn die Untersuchung zeigt, dass es mit der Geburt noch dauert und es der Schwangeren und ihrem Kind gut geht, fährt die Hebammen erst mal wieder und man verabredet sich erneut. Genauso ist es bei einer Geburt im Geburtshaus, nur das sich hier die Familie selbst auf den Weg macht.

Was ist eine ambulante Geburt?

Die Geburt findet in einem Krankenhaus statt. Bei Wohlbefinden von Mutter und Kind können beide nach vier Stunden die Klinik verlassen. Dies geht nur nach vorheriger Absprache mit der betreuenden Hebamme, denn diese geht dann in Rufbereitschaft.

Bei der Beleggeburt hat die Schwangere die Möglichkeit, mit ihrer bereits vertrauten Hebamme zur Geburt in ein Krankenhaus zu gehen. Sprechen Sie vorher mit Ihrer Hebamme ab, mit welchem Krankenhaus sie einen Belegvertrag hat.

Wann sollte ich mir eine Hebamme suchen?

Hebamme und Familie sollten sich frühzeitig kennenlernen. Aktuell herrscht ein Hebammenmangel, was dazu führt, dass sich Frauen mit Entbindungstermin in den Sommermonaten und auch zu Weihnachten bei positivem Schwangerschaftstest schnell um eine Hebamme bemühen sollten. So kann die Familie bereits durch die Schwangerschaft begleitet werden und sich ein natürliches Vertrauensverhältnis aufbauen. Mit Sicherheit ist die frühzeitige Kontaktaufnahme auch vom Wohnort abhängig, aber zumindest eine kurze Rücksprache mit der Hebamme, ob eine Betreuung möglich ist, sollte bis zur 12. SSW erfolgen. Die Hebamme kann durch die möglichst frühe Betreuung auch Ausschlussfaktoren für eine außerklinische Geburt erkennen und dies mit dem Paar besprechen. Leider gibt es wegen der massiv gestiegenen Haftpflichtprämien in Verbindung mit einer unangemessenen Vergütung nur noch wenige Hebammen, die außerklinische Geburtshilfe anbieten. Da kann es passieren, dass sich bei einem Kontakt erst in der 20. SSW keine Kollegin mehr findet, die noch Kapazitäten frei hat.

viele Kinder nach der Geburt aufweisen – und die meist bald wieder verschwinden und nicht besorgniserregend sind.

Neugeborenen-Ausschlag

Viele Kinder werden mit Pickelchen geboren oder entwickeln diese in der 1. Lebenswoche. Auf der Abbildung 1 sehen Sie ein Neugeborenes mit der typischen Blauverfärbung der Haut und mit diesen Pickeln. Sie werden »Erythema toxicum neonatorum« genannt und sind nach 10 Tagen wieder verschwunden, stellen also keinen Grund zur Sorge dar.

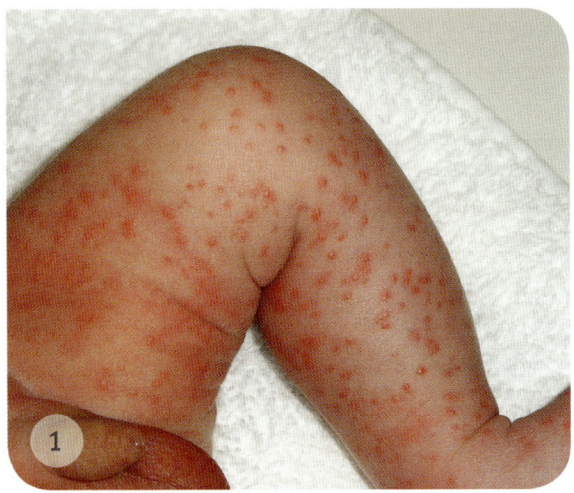

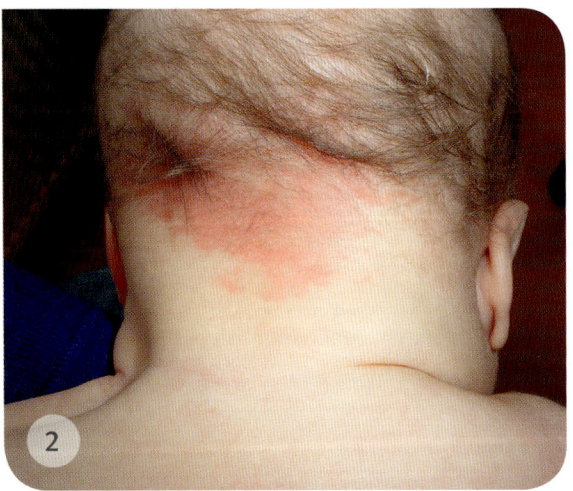

Die Verteilung dieser »Pickelchen« kann durchaus verschieden sein, manche Babys zeigen sie nur am Kopf oder im Genitalbereich, andere überall. Gelegentlich können sie auch blasig erscheinen: Ein Ausstrich aus dem Inhalt dieser Pickelchen zeigt überwiegend einen bestimmten Zelltyp (eosinophile Leukozyten), womit die Diagnose im Zweifelsfall bewiesen wäre.

Storchenbiss

Einige Kinder kommen mit kleinen roten Flecken zur Welt, die ebenfalls nicht ungewöhnlich sind. Der Volksmund führte für diese roten Flecken im Nacken den Begriff »Storchenbiss« ein, da bekanntlich der Klapperstorch die Kinder bringen soll und sie dabei mit seinem Schnabel am Nacken trägt.

Diese Blutschwämmchen können aber auch an anderen Stellen auftreten, etwa am Ohr, an der Nase, der Stirn, dem Oberlid, irgendwo am Körper oder im Genitalbereich. Auch gibt es verschiedene Formen: solche, die regelrecht aus der Haut herauswachsen, andere, die glatt oder nur leicht erhaben sind, oder welche, die wie kleine Mückenstiche aussehen.

Der abgebildete Storchenbiss (Abb. 2) ist harmlos. Die meisten Storchenbisse bilden sich bis zur Einschulung von alleine wieder zurück. Alles Weitere zum Verlauf und zur Frage, ob eine Therapie nötig ist, können Sie im Kapitel »Blutschwämmchen« (Seite 99) nachlesen.

Milien

Die meist an der Nase auftretenden, weißlichen kleinen Erhebungen stellen eine Ansammlung von Hautfetten da und haben keine Krankheitsbedeutung. Es sind kleine Hautzysten, die von Talgdrüsen

❶ Neugeborenen-Ausschlag
❷ »Storchenbiss«

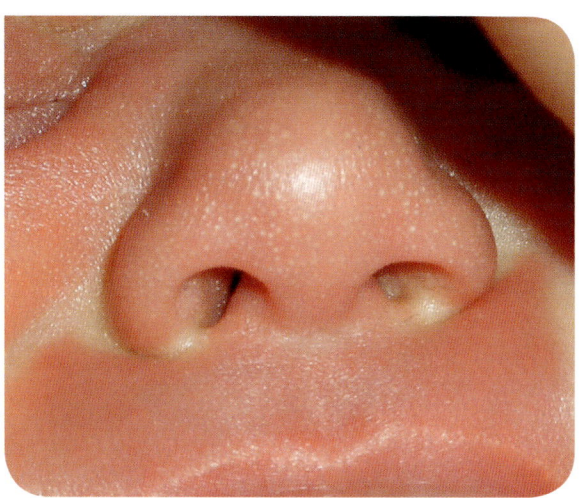

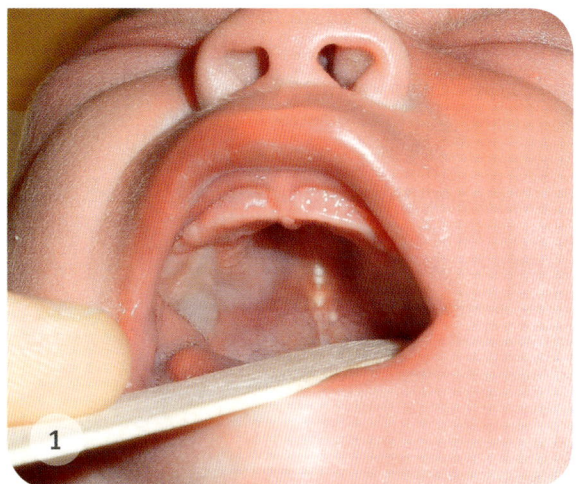

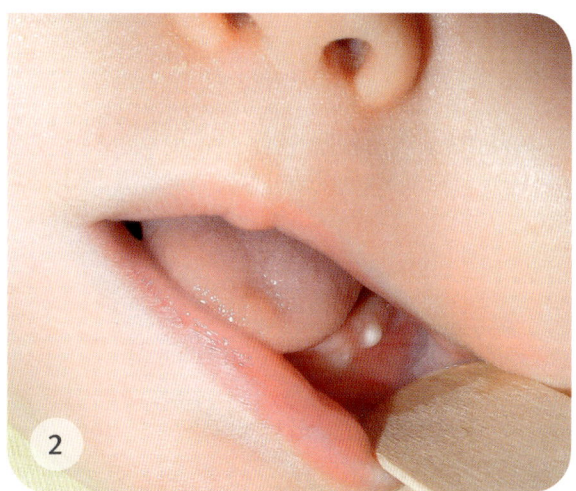

 Milien

ausgehen. Meist verschwinden sie ohne weitere Maßnahmen bis zum Ende des 1. Lebensmonats.

Hornperlen im Mund

Viele Babys weisen im Mund, meist genau in der Mittellinie des Gaumens, kleine weiße Stellen auf (Abb. 1). Diese stellen keine Pilzinfektion im Mund dar, sondern sind Hornperlen oder auch »Epstein-Epithelperlen«. Sie verschwinden meist bis zur 4. Lebenswoche. Wenn diese Hornperlen auf der Zahnleiste zu sehen sind (Abb. 2), wird häufig fälschlich an einen frühen Zahndurchbruch gedacht.

Trockene Haut

Die Haut Ihres Neugeborenen ist wie ein Schwamm: Der hohe Wassergehalt wird im Mutterleib durch die Käseschmiere geschützt. Wird nach der Geburt die Käseschmiere entfernt, trocknet die Haut und sieht aus, als würde sie sich nach einem Sonnenbrand schälen (Abb. 3). Das ist nor-

❶ Hornperlen am Gaumen
❷ Hornperle an der Zahnleiste
❸ Trockene Haut

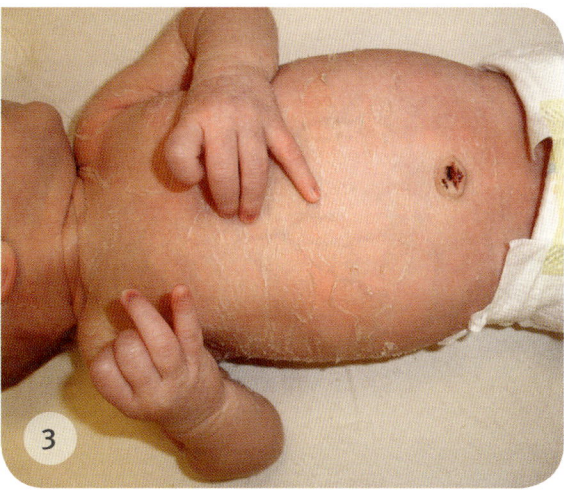

mal und nicht behandlungsbedürftig. Die Haut am Rücken erholt sich meist schneller, da sich durch die Bewegung Ihres Babys in Rückenlage die Schuppen dort besser lösen.

So helfen Sie Ihrem Kind: Die Hautschuppen verliert Ihr Baby von allein. Lediglich in den Beugen am oberen Sprunggelenk kann die Haut so trocken werden, dass sie blutig einreißt. Dann sollten Sie die Haut an diesen Stellen mit Öl (z. B. Maiskeimöl, Olivenöl) 2-mal täglich einreiben.

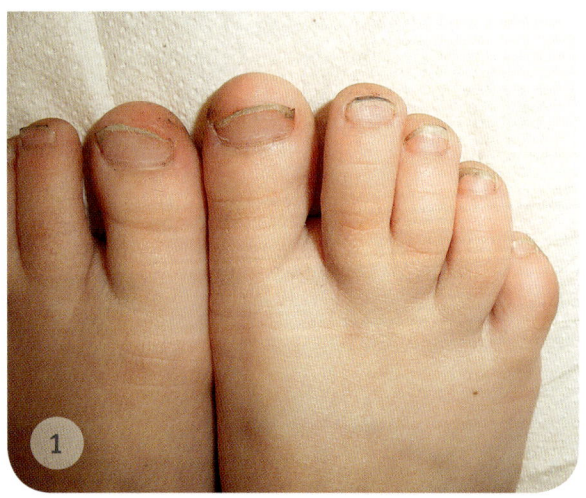

Weitere äußere Auffälligkeiten

Es gibt eine Fülle von weiteren kleinen Auffälligkeiten, die Sie als Eltern in den ersten Tagen bei Ihrem Neugeborenen bemerken können – und die Sie manchmal vielleicht auch beunruhigen. Eine kleine Auswahl häufig in meiner Praxis besprochener Auffälligkeiten habe ich im Folgenden zusammengestellt.

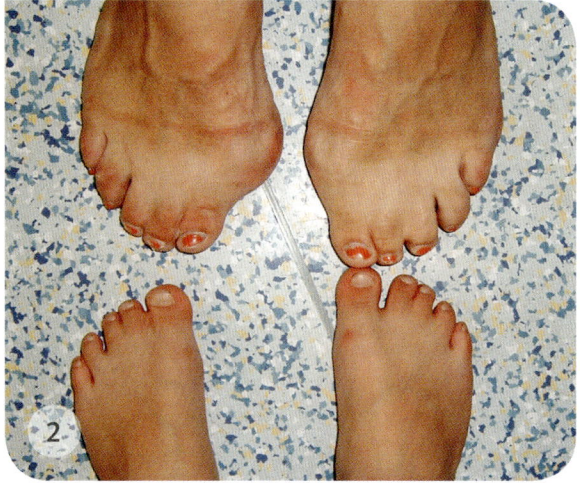

Verwachsene Zehen (Syndaktylie)

Eine häufige, aber harmlose Beobachtung bei einem sonst gesunden Kind ist die Verwachsung der 2. und 3. Zehen, meist nur mit einer Hautbrücke vom Grundgelenk ausgehend (Abb. 1). Das ist kein Grund zur Sorge und auch später wird keine Gehbehinderung bestehen.

Meist hat diese Verwachsung erbliche Ursachen und einer der Eltern oder Großeltern weist auch diese besondere Zehenform auf (Abb. 2).

Seltener sind andere Zehen betroffen oder die Verwachsungen zeigen sich langstreckiger. Auch diese

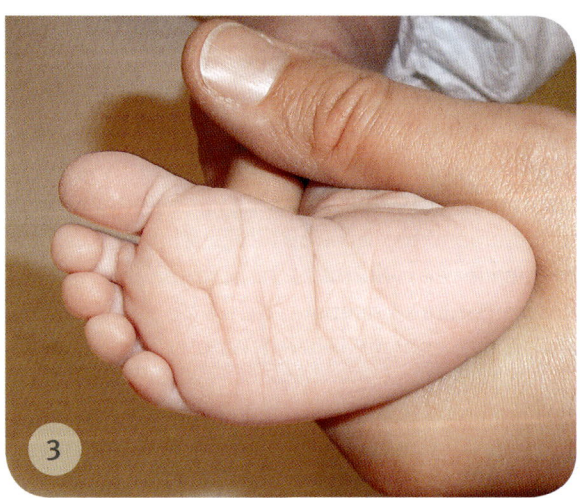

❶ Verwachsung des 2. und 3. Zehs
❷ Mutter und Tocher haben die gleichen Verwachsungen an den Zehen.
❸ Sichelfuß

Abweichung von der üblichen Wuchsform eines Fußes bedeutet keine spätere Gehbehinderung. Eine operative Trennung der Zehen ist daher nicht nötig.

Ebenfalls ungefährlich für die Kinder sind Zehen, die unter oder über dem Nachbarzeh liegen. Wenn Ihr Kind sicher zu laufen beginnt, verschwindet diese Auffälligkeit durch die Spreizung des Vorfußes von selbst.

Sichelfuß

Vergleichbar einer Sichel oder Sense stehen die Füße bei einem Sichelfuß (Pes adductus) in Längsrichtung zum Zeh hin gebogen (Abb. 3). Häufig erscheint als Zeichen der starken Biegung eine »Kerbe« auf der Fußsohle.

Der Kinder- und Jugendarzt versucht, den Vorfuß nach außen zu drücken. Gelingt dies, liegt ein weicher Sichelfuß vor. Die Eltern sollten beim Füttern oder Kuscheln die Vorfußaußenseite streicheln, um damit einen Bewegungsreiz nach vorne außen zu setzen. Ist der Vorfuß nicht nach außen zu korrigieren (fixierter Sichelfuß), wird der Kinderorthopäde bald mit einer Gipsbehandlung starten müssen.

Klumpfuß

Ein Klumpfuß ist eine komplexe Fehlstellung im knöchernen Skelett des Fußes, der Muskeln und des Bindegewebes, die immer behandelt werden muss. Es handelt sich um eine Kombination aus Spitzfuß (Seite 276), Hohlfuß (Seite 276), Sichelfuß (s. o.) und Varusstellung des Rückfußes (Ferse ist nach innen geknickt). Allerdings sind beim Klumpfuß die Komponenten fixiert, lassen sich also durch den Arzt bei der Untersuchung nicht vollständig korrigieren. Die Therapie beginnt in den ersten Lebenstagen mit einer behutsam korrigierenden Stellungsänderung des Fußes, die anschließend jeweils mit einem dünnen Gipsver-

band gehalten wird. Nach einigen Tagen wird der nächste behutsame Korrekturschritt mit einem weiteren Gipsverband gesichert. Nach etwa 8 Wochen kann durch eine gezielte kleine Operation über eine kaum sichtbare Narbe die Achillessehne verlängert werden. Spezielle Schuhe bewahren die Füße vor einem Rückfall. Das Drehen vom Rücken auf den Bauch, das Robben und Krabbeln erlernen diese Kinder in der gleichen Zeit wie ihre Altersgenossen.

Hautanhängsel

Kleinere Anhängsel treten meist am Ohr auf, eine krankhafte Bedeutung kommt ihnen nicht zu. Auch hier ist meist in der Familie eine Ähnlichkeit bekannt, wie die Bilder 1 und 2 auf Seite 25/26 von Mutter und neugeborener Tochter zeigen. Harmlose Anhängsel können aus kosmetischen Gründen in den ersten Lebenswochen entfernt werden, müssen aber nicht. Das alleinige Vorhandensein solcher Anhängsel bei einem sonst gesunden Kind ist harmlos.

❯ Hautanhängsel beim Neugeborenen ...

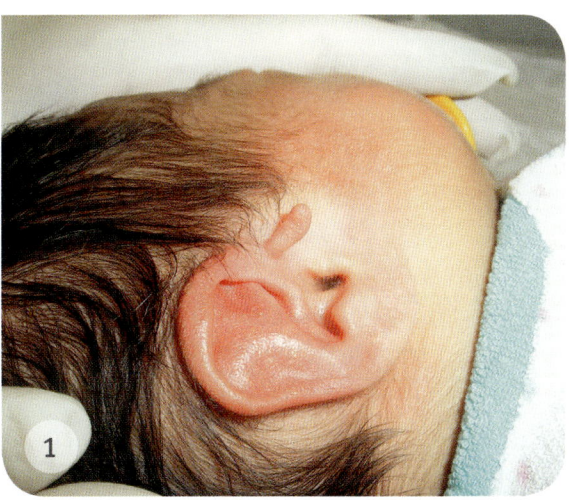

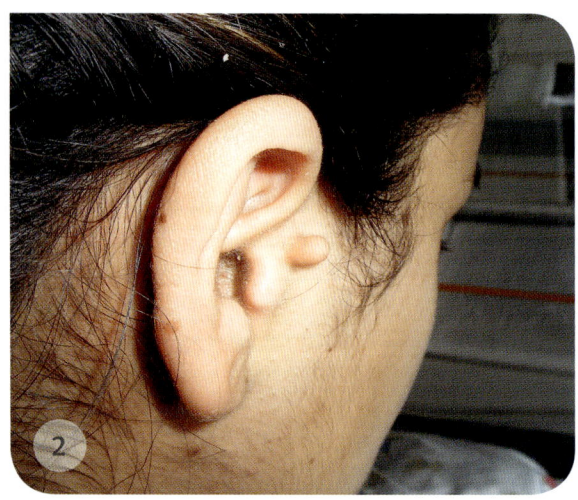

⬖ … und bei seiner Mutter

Schiefes Schreigesicht

Babys haben normalerweise ein symmetrisches Gesicht mit unauffälliger Mundpartie. Sobald sie aber schreien, ziehen manche Kinder einen der beiden Mundwinkel nicht wie den anderen nach unten: Diese Babys zeigen ein »schiefes Schreigesicht« (Abb. 3). Der um den Mund liegende Ring-

⬇ »Schiefes Schreigesicht« mit Fehlen des Mundwinkel-Senkers links

muskel ist regelrecht angelegt, d.h., Mundschluss und Essen sind ohne Probleme möglich. Nur der kleine Muskel, der den Mundwinkel nach unten zieht, ist auf der betroffenen Seite nicht angelegt. Da das Fehlen dieses Muskels keine funktionelle Störung nach sich zieht, ist auch diese Auffälligkeit harmlos und braucht nicht behandelt zu werden. Im Erwachsenenalter später fällt sie nicht auf.

Sehr selten können auch begleitende Fehlbildungen an inneren Organen vorkommen (Cayler-Syndrom). Diese Beobachtung beruht aber in der medizinischen Literatur nur auf kleinen Fallzahlen. Ihr Kinderarzt wird daher nur bei Verdachtsmomenten eine weitergehende Diagnostik vornehmen.

Zusätzliche Brustwarzen

Nicht nur in einem James-Bond-Film, sondern auch im wahren Leben gibt es Menschen mit einer zusätzlichen Brustwarze. Aber keine Angst, die erscheint nie – wie im genannten Film – als eine Warze oder gar als eine dritte Brust, sondern bleibt eine kleine bräunliche Stelle, wie ein Muttermal.

⬇ Zusätzliche Brustwarzen unterhalb der normalen Brustwarze

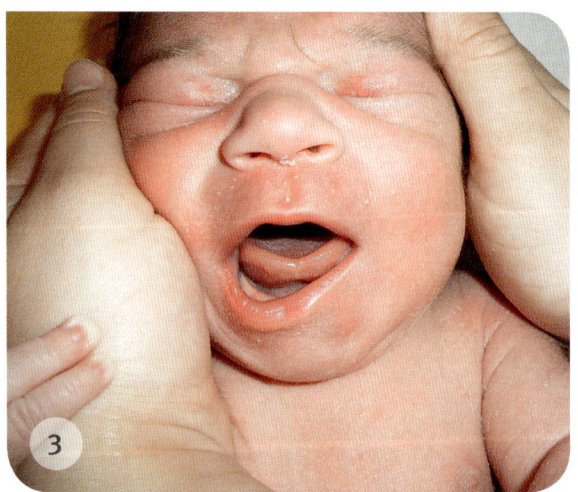

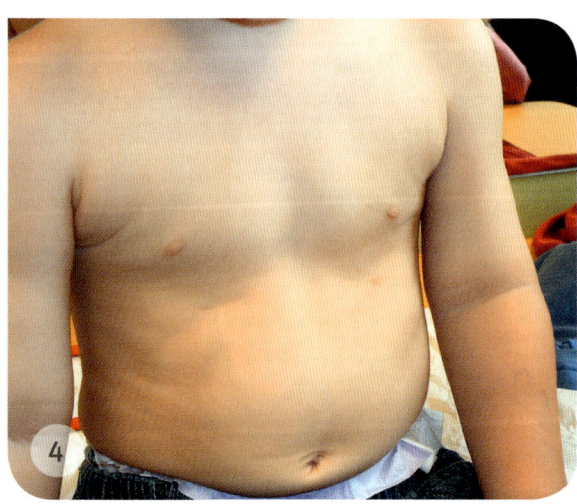

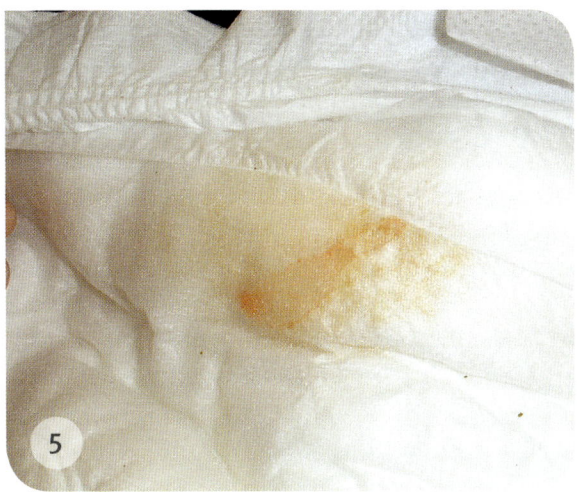

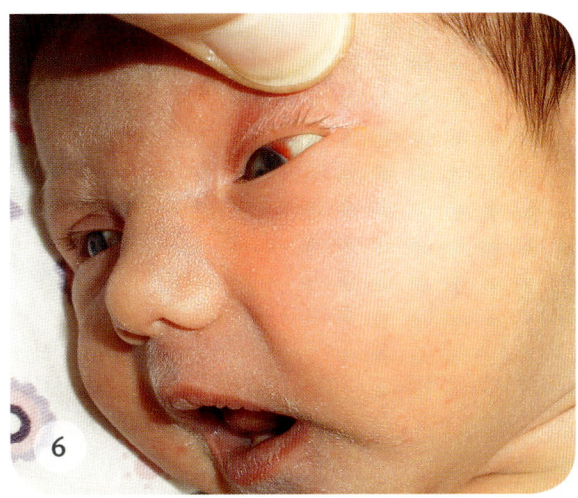

⌃ »Ziegelmehl« in der Windel

⌃ Rotes Auge

Der abgebildete Junge (Abb. 4) hat beiderseits unterhalb seiner Brustwarzen 2 kleine bräunliche Stellen, die je einer »akzessorischen Brustwarze« entsprechen. Entwicklungsgeschichtlich sind dies Reste der Milchleiste, wie wir sie z. B. bei Hunden sehen. Auch hier besteht kein Grund zur Sorge.

Rötlicher Urin

Gelegentlich entdecken Eltern rötliche Urinbeimengungen in der Windel ihres Neugeborenen (Abb. 5). Der Verdacht auf Blut im Urin liegt nahe, ist aber nicht zutreffend: Es handelt sich um rötlich amorphe Uratkristalle (Harnstoff), die sandig wie gemahlene Ziegel sind; daher der Name »Ziegelmehl«. Jenseits der Neugeborenenperiode wird dieses Phänomen in der Regel nicht mehr beobachtet. Ziegelmehl kann 1–2 Tage lang auftreten. Bei län-

ger bestehender Urinverfärbung sprechen Sie Ihren Kinder- und Jugendarzt an.

Rotes Auge

Aufgrund des hohen Drucks, dem ein Baby während der Geburt ausgesetzt ist, kann es zum Aufplatzen eines kleinen Blutgefäßes in der Bindehaut kommen (Hyposphagma- oder Konjunktival-Einblutung). Man sieht dann (meist einseitig) einen kleinen hellroten Blutungsherd in der weißen Bindehaut (Abb. 6). Dieser Befund ist harmlos und braucht nicht behandelt zu werden. Auch Wöchnerinnen können diese harmlose Konjunktival-Blutung nach der Geburt aufweisen; sie entsteht durch das heftige Pressen, was ebenfalls zu einem Aufplatzen der Äderchen führen kann.

Die erste Lebenswoche

Anfangs erscheint Ihr Baby Ihnen vielleicht ein bisschen fremd und ungewohnt. Das ist aber ganz normal, denn Sie müssen sich erst aneinander gewöhnen. Nehmen Sie sich viel Zeit dafür und denken Sie daran: Für Ihr Baby ist alles neu.

Lernen Sie Ihr Baby kennen

In der ersten Lebenswoche werden Sie Ihr Baby viel beobachten, wie es atmet und sich bewegt, wie sich seine Haut verändert, wie es schaut und auf Geräusche reagiert. Manche Eltern untersuchen ihr Kind regelrecht und manches fällt ihnen auf, was sie gerne mit ihrem Kinder- und Jugendarzt besprechen möchten. Zögern Sie nicht zu fragen – es gibt keine dummen Fragen.

Natürlich sollen Sie Ihr Baby kennenlernen. Es ist zwar Ihr eigenes Kind, aber doch irgendwie noch fremd, viele Regungen können Sie noch gar nicht richtig zuordnen. Bedeutet das Schreien jetzt Hunger oder fühlt sich Ihr Baby nicht wohl? Hat es Schmerzen oder sollte die Windel gewechselt werden? Oder ist es vielleicht einfach nur müde und möchte schlafen?

Diese Phase des »Bekanntwerdens« dauert meist etwa 2–3 Monate. Es ist also völlig normal, wenn Sie anfangs im Umgang mit Ihrem Baby unsicher sind und erst langsam Ihre Sicherheit finden – bes-

ser muss man sagen: bis Sie Ihre eigene elterliche Kompetenz entwickeln.

Je unsicherer Sie sich fühlen, umso mehr werden Sie aus der Umgebung vielfältige, leider sich oft widersprechende Empfehlungen zur Pflege und Ernährung Ihres Säuglings bekommen. Versuchen Sie, sich eine eigene Meinung zu bilden. Denn nur Sie als Eltern tragen die Verantwortung für Ihr Baby.

Die Ernährung Ihres Babys

Am Anfang kann die Ernährung Ihres Babys sehr mühsam sein. Dann denken Sie daran: Ihr Baby hat im Mutterleib keine Milch getrunken. Ähnlich wie ein Patient »durch Infusion« bekam Ihr Baby während der Schwangerschaft alle Nährstoffe kontinuierlich über die Nabelschnur von Ihnen. Nach der Geburt muss der Säugling die Nahrung plötzlich – durch den Saugreflex gesteuert – aus Ihrer Brust oder der Flasche trinken. Das kennt Ihr Baby noch nicht. Sättigungsgefühl, ein voller Magen, der Unterschied zwischen Nuckeln und echtem Trinken – das alles muss Ihr Baby erst lernen. Und dazu muss es lernen, auf die Signale seines Körpers zu hören und seinen Rhythmus zu finden. Gar nicht so einfach für so einen kleinen Menschen.

Geben Sie Ihrem Baby bis zum Ende des 4. Lebensmonats ausschließlich Milch, keinen Tee und kein abgekochtes Wasser. Ihr Baby steuert die Nahrungsaufnahme nämlich über das Trinken. Würden Sie Ihrem Baby 100 ml Tee anbieten, fehlten 100 ml Milch in der Ernährung und damit etwa 66 kcal Energie sowie die entsprechende Menge an Kalzium und anderen wichtigen Komponenten der Milch. Ihr Baby verspürt durch das Teeangebot zwar eine Magendehnung und glaubt, es wäre satt, wird sich aber kurze Zeit später umso heftiger über Hunger beschweren.

Sind Sie besorgt, da Ihr Baby breits nach 2 Stunden schon wieder Hunger hat – und das jeden Tag, kann es daran liegen, dass die getrunkene Einzelportion zu gering war (z. B. weil Ihr Kind ein «Genießer» ist, der nach kurzer Zeit einschläft bzw.

nicht immer beide Seiten trinkt), oder die Nahrung ist nicht sättigend genug (z. B. Umstellung von Pre- auf 1er-Milch bzw. von 1er-Milch auf zusätzliche Beikost). Die häufigste Ursache ist allerdings ein schöner Grund: Die Kinder schlafen nachts bereits so lange durch, dass sie zwei oder drei Mahlzeiten »verschlafen«. Die dadurch fehlende Kalorienmenge muss natürlich von woanders hergeholt werden, daher melden sie sich tagsüber entsprechend häufiger. Für die ruhige Nacht dürfen Sie gerne die häufigeren Fütterungen tagsüber in Kauf nehmen.

Muttermilch

Die beste Ernährung für Neugeborene ist Muttermilch. Die Muttermilch ist unerreicht in der Qualität, dem Bedürfnis des Babys bestens angepasst, preiswert, hat immer die richtige Temperatur, ist hygienisch und: immer verfügbar– solange die Mama da ist. Studien belegen, dass Stillen vor dem plötzlichen Kindstod schützen kann, dass es

Vorteile des Stillens für die Mutter

Das Stillen ist nicht nur das Beste für Ihr Baby, sondern hat auch für Sie viele Vorteile:
- Die Rückbildung der Gebärmutter verläuft schneller. Das Saugen an der Brust führt zur Ausschüttung eines Hormons aus der Hirnanhangdrüse, das »Oxytocin« genannt wird. Vielleicht kennen Sie dieses Hormon aus dem »Wehentropf«, wenn der Gynäkologe z. B. bei Überschreitung des Geburtstermins die Geburt »einleiten« muss: Denn Oxytocin führt zu einer starken Kontraktion der Gebärmutter. Durch das Anlegen des Babys wird ein zügiges und komplettes Ausstoßen des Mutterkuchens erreicht (Nachgeburt).
- Würde nach einer Geburt die Gebärmutter (Fruchthöhle) eine längere Zeit in ursprüngli-

cher Größe bestehen bleiben, könnten Sie Blut verlieren und wären der Gefahr einer Infektion der Fruchthöle (Kindbettfieber) ausgesetzt. Je schneller die Rückbildung der Gebärmutter verläuft (bedingt durch die Oxytocin-Wirkung beim regelmäßigen Stillen), umso geringer sind sowohl der Blutverlust als auch die Gefahr einer aufsteigenden Infektion.
- Laborergebnisse geben Hinweise darauf, dass Oxytocin das Brustkrebsrisiko vermindern kann.
- Schließlich gilt Oxytocin als »Kuschelhormon«: die Ausschüttung beim Stillen soll Ihre emotionale Bindung zu Ihrem Baby verstärken.

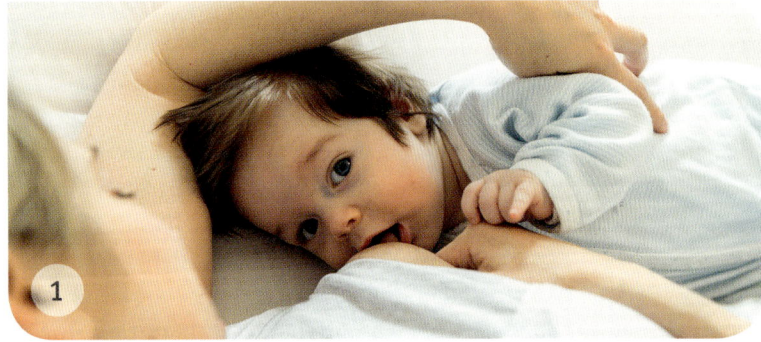

❶ Stillen im Liegen

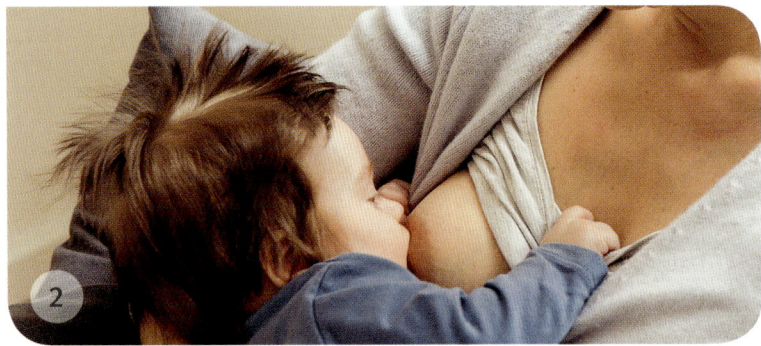

❷ Stillen in Wiegehaltung

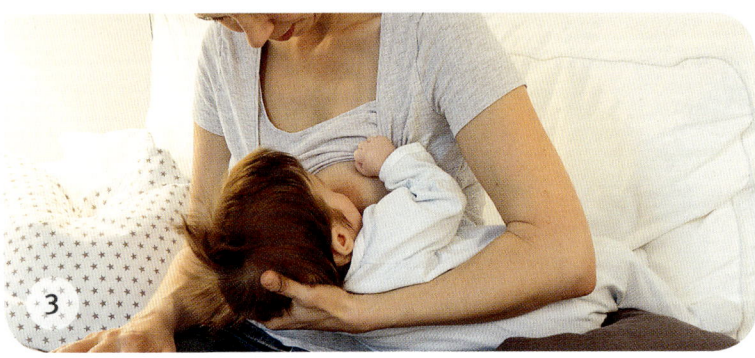

❸ Stillen mit Rückengriff

die Entwicklung des Gehirns und der neuromotorischen Reife unterstützt und vor Infektionen der Atemwege und des Magen-Darm-Trakts schützt.

Die Milch, die am 2.–3. Lebenstag Ihres Kindes in der Brust gebildet wird, nennt man Kolostrum. Sie besitzt zwar weniger Kalorien, dafür aber deutlich mehr Eiweiß. Die Milch vom 6.–10. Lebenstag heißt Übergangsmilch, bis sie etwa ab dem Ende der 2. Lebenswoche der reifen Frauenmilch entspricht. Die Zusammensetzung der reifen Frauenmilch im Vergleich zur Kuhmilch zeigt die Tabelle (Seite 33).

Als Erstgebärende haben Sie noch nie gestillt. Ihre Brust kennt den Vorgang noch nicht und »weiß« gar nicht, wie viel Milch sie geben soll, ob da nur ein Baby trinken möchte oder sogar Zwillinge. Werden Sie nicht ungeduldig und lassen Sie sich nicht frustrieren. Stillen lernen braucht seine Zeit

– für Mama und Baby. Dann aber ist es für viele Frauen eine innige Zeit gemeinsam mit ihrem Kind, die beide sehr genießen.

Manche Kinder saugen so heftig an der Brust, dass es Schmerzen bereitet. Versuchen Sie dann zusammen mit Ihrer Hebamme oder einer Stillberaterin, verschiedene Stillpositionen auszuprobieren, z. B. Stillen im Liegen, in der Wiegehaltung, mit Rückengriff. Ihr Baby sollte dabei seinen Kopf weder drehen, überstrecken, beugen oder neigen müssen. Es sollte möglichst viel von der Brustwarze und dem Warzenvorhof in den Mund bekommen können. Probieren Sie aus, welche Position für Sie und Ihr Kind am besten ist – das kann auch je nach Tageszeit und persönlicher Verfassung variieren.

Manchmal kann durch die Verwendung von Stillhütchen das Stillen für Mutter und Kind vereinfacht werden. Aber bis das Stillen in Gang gekommen ist, sollten Sie auf Stillhütchen und Sauger verzichten. Danach kann ein Stillhütchen wieder helfen, die Stillfähigkeit zu erhalten.

Manche Säuglinge können beim Saugen mit den Kieferleisten eine medizinisch unbedenkliche kleine Blutung an oder hinter der Brustwarze der Mutter auslösen: Wenn Ihr Baby aufstößt, kann auf dem Spucktuch Blut sichtbar sein. Dies stammt dann nicht von Ihrem Baby, sondern aus Ihrer Brust. Dies ist medizinisch ungefährlich, Ihr Kinder- und Jugendarzt kann – falls nötig – mit einem einfachen Test die Herkunft des Blutes feststellen.

Baby Blues
Es kann sein, dass Sie von dem Milcheinschuss (etwa am 3. Tag nach der Entbindung) förmlich überfallen werden. Durch die große Hormonumstellung etwa zur selben Zeit können manche Frauen starke Stimmungsschwankungen erleiden. Das wird gern als »Baby Blues« bezeichnet und klingt ein bisschen wie Swing. Aber es kann manche junge Mutter in ernste Not treiben. Wenn Sie

Anekdote: Stillen und Abitur

Eine Studie untersuchte, welchen Einfluss das Stillen auf den späteren Schulabschluss hat. Es wurde (statistisch eindeutig) festgestellt, dass gestillte Kinder häufiger Abitur machten. Natürlich wird darin gerne ein Argument für den guten Effekt der Muttermilch gesehen. Aber leider wird hier nicht die Qualität der Muttermilch bewiesen, sondern die Studie zeigt, dass engagierte Mütter oft zielstrebig sind. Sie stillen, auch wenn es zu Beginn weh tut; später lernen sie mit ihrem Kind für die Schule, auch wenn es bei den Hausaufgaben Konflikte gibt. Und nicht zuletzt wird in Elternhäusern mit hohem Bildungsstand generell auch häufiger gestillt.

das Gefühl bekommen, dass Sie alles nicht mehr schaffen können, dass die Belastung zu groß wird, oder wenn Sie eine tiefe Traurigkeit überfällt, dann sollten Sie unbedingt um Hilfe bitten: Ihren Partner, Ihre Familie, aber auch Profis, wie z. B. Ihre Hebamme, Lebensberatung, Ehe- und Familienberatung, Caritas, Diakonie, Jugendamt, Gesundheitsamt. Kontaktdaten finden Sie im Internet.

Ein paar Grundregeln für das Stillen
Ihr Baby hat noch nie große Mengen mit dem Mund getrunken und Sie haben bisher noch nie gestillt, deshalb müssen Sie beide erst zu einem »Dream-Team« zusammenfinden. Einer alleine kann das nicht.

Sie spüren die Milchbildung durch beiderseits pralle Brüste, die nach dem Stillen weich werden. Gerade in den ersten Tagen kann es jedoch sein, dass die Brust nach der Stillmahlzeit nicht weich ist. Vorsicht: Es könnte sich um Milchstau handeln. Sprechen Sie dann zeitnah Ihre Hebamme an.

Folgende Tipps helfen Ihnen beim Stillen:

- Legen Sie Ihr Baby unmittelbar nach der Geburt an.
- Schauen Sie Ihr Kind beim Stillen an.
- Verzichten Sie in den ersten Tagen auf Stillhütchen und Sauger, bis das Stillen in Gang gekommen ist.
- Nehmen Sie ruhig eine Stillberatung an. Zögern Sie nicht, sich zu melden, wenn Sie Hilfe benötigen.
- Eine angenehme Stimmung und eine gute Flüssigkeitszufuhr unterstützen die Milchbildung. Trinken Sie mehr, als Sie Durst haben, vor allem nachts. Besonders gut sind Wasser oder Tee.
- Vermeiden Sie medizinisch nicht notwendiges Zufüttern mindestens bis zum 4. Lebensmonat. Auch Tee ist nicht notwendig.
- Legen Sie Ihr Baby bei jeder Stillmahlzeit an beiden Brüsten an.
- In den ersten Tagen legen Sie das Baby häufiger an (8–10-mal am Tag).
- Lassen Sie den Haushalt und die Gartenarbeit ruhig schleifen. Nehmen Sie dafür Hilfe der Familie in Anspruch.
- Verzichten Sie auf das Rauchen.
- Wenn Sie Zitrusfrüchte essen, kann Ihr Baby einen wunden Po bekommen – muss aber nicht. Probieren Sie es aus.
- Gemüse, das bei Ihnen Blähungen verursacht, z.B. Zwiebeln, Erbsen und Kohl, kann auch zu Blähungen bei Ihrem Baby führen. Probieren Sie auch das einfach mal aus.
- Ein schreiender Säugling hat – bis zum Beweis des Gegenteils – Hunger.

Was tun bei Milchstau?

Legen Sie sich ins Bett und ruhen Sie sich aus. Und legen Sie Ihr Baby ruhig häufiger an, denn das Saugen hilft oft sehr gut gegen Milchstau. Wie oben beschrieben können Sie verschiedene Stillpositionen ausprobieren. Achten Sie darauf, dass die Position für Sie entspannend und angenehm ist.

Achtung, Brustentzündung!

Eine verhärtete Brust, die warm und gerötet ist, könnte auch ein Zeichen für eine Brustentzündung sein. Wenn die verhärteten Brustbereiche warm werden, die Brust äußerlich gerötet erscheint oder Sie Fieber bekommen, sollten Sie binnen 12 Stunden einen Arzt aufsuchen.

Vor dem Stillen können Sie Ihre Brüste behandeln, z.B. mit

- feuchter Wärme: entweder mit einem warm-feuchten Waschlappen oder Sie gehen kurz duschen
- kalt-warmen Umschlägen unter Anleitung der Hebamme
- Quarkumschlägen.

Sie können die Brüste auch ausstreichen. Dazu legen Sie sich Taschentücher oder eine Küchenrolle bereit und geben etwas Öl oder Lotion auf die Finger. Dann massieren Sie die Brust spiralförmig von den Seiten beginnend. Die Spirale wird immer enger, ohne jedoch die Brustwarzen zu berühren. Austretende Milch nehmen Sie dem Papier auf. Fahren Sie so lange fort, bis die Verhärtung nicht mehr tastbar ist bzw. nicht mehr schmerzt.

Milcheiweiß-Allergie des gestillten Säuglings

Sehr (!) selten kann ein gestilltes Baby eine Kuhmilcheiweiß-Allergie entwickeln. Intakte Kuhmilcheiweiß-Allergene gelangen über die Muttermilch zum Baby. Ist Ihr Baby allergisch, reagiert es mit übermäßigem Schreien und kann blutig schleimige Stühle haben. Vermutet Ihr Kinder- und Jugendarzt eine solche Allergie, sollten Sie weiterstillen und strikt den eigenen Verzehr aller Kuhmilchprodukte meiden. In den Tagen nach Ihrer Ernährungsumstellung nehmen die Schreiattacken dann normalerweise ab, bei Darmproblemen verschwinden Schleim- und Blutbeimengungen nach spätestens 2 Wochen.

Achten Sie während Ihrer eigenen milchfreien Ernährung auf eine ausreichende Kalzium-Versorgung. Das weitere Vorgehen richtet sich nach dem Baby: Entweder Sie können nach einigen Wochen die Wiederaufnahme von Milch in Ihren Speiseplan versuchen oder Ihr Baby benötigt eine anti-allergische Therapie (DNCG). Die meisten Babys verlieren ihre Milcheiweißallergie vor ihrem 1. Geburtstag.

Im Kapitel »Ernährung bei Milcheiweißallergie« (Seite 128) gehe ich noch genauer auf eine Kuhmilcheiweißallergie ein.

Flaschenfütterung

Wenn Sie nicht stillen möchten oder können, geben Sie Ihrem Baby die Flasche.

Haben Sie oder Ihr Partner eine Allergie, z. B. Heuschnupfen, Neurodermitis oder Asthma, dann sollten Sie in den ersten 4 Monaten ausschließlich eine sogenannte »HA«-Milch (hypoallergene Milch) füttern.

Starten Sie grundsätzlich mit einer sogenannten »PRE«-Milch, die von verschiedenen Anbietern er-

> ## Wichtig!
>
> Wie bei der Brustfütterung gilt auch für Flaschenkinder: Bis zum Ende des 4. Lebensmonats sollten die Babys nur Milch erhalten, keinen Tee oder abgekochtes Wasser (Seite 29).

hältlich ist. Bei der Zubereitung achten Sie genau auf die Anweisung auf der Packung.

Mit normaler Kuhmilch sollten Sie Ihr Baby nicht füttern: Der Energiegehalt von Kuhmilch und Muttermilch ist zwar gleich, für das wesentlich schneller wachsende Kälbchen ist aber die Kuhmilch reicher an Protein und Kalzium sowie Phosphor (vgl. Tabelle). Kuhmilch enthält als Eiweiß wesentlich mehr Casein als Frauenmilch. Das Casein ist aber für Babys schwerer verdaulich (Menschen fehlt dazu im Vergleich zu Kälbchen ein Enzym im Magen). Daher gelangt das Casein bis in den Dickdarm. Im letzten Jahrhundert führte bei ausschließlich Kuhmilch-gefütterten Babys das Casein zu heftigen Durchfällen. Muttermilch enthält nur halb so viel Casein und ist daher wesentlich besser verdaulich. Zur alleinigen Fütterung ist die Kuhmilch also nicht geeignet, zur Zubereitung des Abendbreis, z. B. mit Schmelzflocken ab dem 5.–6. Monat, aber sehr wohl.

Vergleich von Muttermilch und Kuhmilch

Gehalt in 100 ml	Muttermilch	Kuhmilch
Eiweiß [g]	1,3–1,6 (15.–30. Lebenstag)	3,3
Verhältnis Kasein: Molke	40 : 60	80 : 20
Milchzucker [g]	6,9	4,5
Kalium [mg]	54	157
Kalzium [mg]	30	120
Phosphor [mg]	15	92
Brennwert [kcal]	66	67

Wenn Sie Ihrem Baby gerne die Wirkstoffe aus Fenchel oder Kümmel zuführen möchten, können Sie solche Tees kochen und im Kühlschrank aufbewahren. Die Milch wird dann statt mit Wasser mit diesen Tees zubereitet.

Eine Übersicht über die verschiedenen Flaschenmilchen und deren Zusätze gibt die Tabelle (auf Seite 35).

Der Wechsel von einer Milchsorte zu einer anderen sollte »flaschenweise« erfolgen: Bekommt Ihr Baby 6 × am Tag eine Milchflasche z. B. mit einer Pre-Milch und soll nach Rücksprache mit Ihrem Kinderarzt aber auf eine 1er-Milch umgestellt werden, erhält Ihr Baby

- morgen 5 × Pre und 1 × 1er,
- übermorgen 4 × Pre und 2 × 1er usw.,

bis nach einer Woche der Wechsel vollzogen ist. Dabei kann eine Änderung des Stuhls auftreten (etwas fester, grünlich, längere Abstände).

Milchzubereitung

Grundsätzlich können Sie in Deutschland und anderen Ländern mit hohem Industriestandard Leitungswasser zur Zubereitung von Babynahrung benutzen, denn es ist exzellentes Trinkwasser. Die Milchpulver-Hersteller empfehlen für ihre weltweit zu benutzenden Produkte meist das Abkochen von Wasser, was für Zentraleuropa aus kinderärztlicher Sicht nicht notwendig ist.

Folgende Hinweise sollten Sie bei der Milchzubereitung beachten:

- Gehen Sie bei der Milchzubereitung genau nach Packungsanweisung vor.
- Der Nitrat-Gehalt des Wassers sollte unter 50 mg/l liegen, was Sie bei einem eigenen Brunnen unbedingt analysieren lassen sollten.
- In Altbauten wird häufig Blei aus alten Bleileitungen herausgelöst, sodass giftige Mengen im Trinkwasser enthalten sein können. Blei-Wasser-

leitungen finden sich allerdings nur noch in sehr alten Gebäuden.

- Neue Häuser haben Kupferleitungen. Da sich beim Stehen über Nacht bei niedrigem pH-Wert besonders in weichem Wasser Kupfer aus den Leitungen lösen kann, sollten Sie morgens das Wasser erst einmal gut fließen lassen, bevor Sie es für die Zubereitung einer Säuglingsmilch verwenden. Bei einem pH Wert unter 6,7 sollten Sie das Wasser nicht benutzen. Fragen Sie beim örtlichen Wasserwerk nach.
- Haushaltsübliche Wasserfilter werden nicht empfohlen.
- Bereiten Sie Flaschennahrung immer frisch zu und entsorgen Sie nicht verfütterte Reste nach 2 Stunden.
- Das Vaporisieren oder Auskochen von Flaschen und Saugern ist nicht nötig: Sie werden nach Benutzung sorgfältig gereinigt und trocken aufbewahrt.
- Für die Pulvermilchzubereitung müssen Sie das Wasser nicht abkochen; Sie können auch erwärmtes Wasser benutzen.
- Haben Sie Bedenken wegen wegen Qualität des Leitungswassers, z. B. im Urlaub, benutzen Sie abgepacktes »stilles Wasser« mit Aufschrift »geeignet für die Zubereitung von Säuglingsnahrung«, das Sie im Zweifelfall auch von zu Hause mitbringen können.

Welche Mengen soll mein Baby aus der Flasche trinken?

Eine stillende Mutter weiß gar nicht, wie viel ihr Kind an der Brust trinkt. Die Brustmahlzeit ist dann beendet, wenn das Baby satt ist. Bei der Flaschenfütterung sollten Sie der gleichen Idee folgen: Ihr Kind beendet die Mahlzeit – und nicht die Packungsbeilage des Milchherstellers.

Geben Sie Ihrem Baby so viel Milch, wie es möchte. Bereiten Sie nach Möglichkeit so viel Milch zu, dass Ihr Baby immer einen kleinen Rest in der Flasche übrig lässt. Nur so sehen Sie, dass das Baby

Welche Flaschenmilchen und welche Zusätze sind erhältlich?

Milchtyp/Zusatz	Kinderärztlicher Hinweis	Fütterung medizinisch sinnvoll?
Pre-Milch	Säuglingsanfangsnahrung, weitgehend der Muttermilch angepasst kann von Geburt an gefüttert werden, sooft das Kind möchte	ja, Standard
I-er Milch	Säuglingsanfangsnahrung, enthält zusätzlich Stärke, macht etwas länger satt kann von Geburt an gefüttert werden, sooft das Kind möchte	evtl. ja, wenn Säuglinge vor dem vollendeten 4. Monat tags und nachts Trinkintervalle von 3 Std. unterschreiten
II-er Milch oder III-er Milch	Folgenahrung, enthält zusätzlich viel Stärke nicht von Geburt an zu nutzen Anschaffung dieser Milch ist nicht nötig	nein
Kinder-Milch	unnötige Milch, da Kinder ab 10.–12. Monat Familienkost bekommen sollen	nein
Ziegen-, Soja-, Schafs- oder Stuten-milch	als Milchquelle für Säuglinge ungeeignet	Soja-Fertigmilch können Familien aus weltan-schaulichen Gründen nutzen, wenn sie Kuhmilch ablehnen. In der Bundesrepublik ist Sojamilch auch laktosefrei. Für den sehr seltenen (!) Fall einer sehr frühen Milchzuckerunverträglichkeit des Neugeborenen/Säuglings kann diese benutzt wer-den (z. B. Humana SL).
Präbiotika	Kohlenhydrate, die das Wachstum bestimmter Keime im Dickdarm des Säuglings fördern und dadurch gesundheitsförderlich sein sollen.	s. Exkurs »Was lernt die Industrie von der Mutter-milch? (Seite 40)«
Probiotika	Lebende Keime, die den Darm des Säuglings besiedeln und günstige Effekte, z. B. auf das Verhindern einer Neurodermitis, haben sollen.	s. Exkurs »Was lernt die Industrie von der Mutter-milch? (Seite 40)«
LC-PUFA	Langkettige, mehrfach ungesättigte Fettsäuren (long chain poly-unsaturated fatty acids) wer-den von Ungeborenen und Frühgeborenen zur Reifung von Hirnstrukturen benötigt.	ja, s. Exkurs »Was lernt die Industrie von der Mutter-milch? (Seite 40)«
HA	Hypoallergene Milch: notwendig für Säuglinge aus Familien mit atopischen Belastungen (Ekzeme, Neurodermitis, Asthma, Allergien). Steht als HA-Pre, HA-I usw. zur Verfügung. Nutzung bis zum Ende des 4. Lebensmonats	ja, wenn in der Familie Allergien bekannt sind.
eHF	extensiv hydrolysierte Formula. Wird vom Kin-derarzt z. B. für Kinder mit einer Kuhmilch-eiweißallergie verschrieben. Nutzung meist im gesamten 1. Lebensjahr an-stelle jeglicher Milchprodukte.	auf kinderärztliche Verordnung

Kann ich das Fläschchen für mein Baby auch mit »hartem« Wasser machen?

Trinkwasser aus der Wasserleitung ist für die Herstellung von Säuglingsmilch gut geeignet. Häufig werde ich allerdings gefragt, ob dies auch für »hartes« Wasser zutrifft.

Die »Wasserhärte« beschreibt, wie viele Ionen im Wasser gelöst sind: Je mehr, umso härter ist das Wasser. Das Vorhandensein von »hartem Wasser« in der Leitung verursacht bei vielen Menschen etwas Unbehagen, da davon die Spülmaschine kaputtgehen kann – ist das dann nicht auch schädlich für mein Baby?

Zu diesen Ionen zählen Kalzium, Magnesium und – zu sehr geringen Anteilen – auch weitere. Daher kann man sich näherungsweise am Gehalt von Kalzium und Magnesium orientieren. Zum Kalzium gehören auch seine Verbindungen, die sogenannten Calcium-Oxide (CaO), wie Calcium-Hydroxid, Calcium-Carbonat und Calcium-Hydrogencarbonat.

1 Grad deutscher Härte (1 °dH) ist die Kalzium-Konzentration in [mg/l] × 0,14 zzgl. der Magnesium-Konzentration in [mg/l] × 0,23, also:

$1\,°dH = Ca^{2+}\,[mg/l] × 0,14 + mg^{2+}\,[mg/l] × 0,23$

Das Wasserwerk Warendorf gibt z. B. folgende Werte an:

- Kalzium-Konzentration 91,5 mg/l
- Magnesium-Konzentration 6,1 mg/l

In die oben genannte Formel eingesetzt, bedeutet dies eine Wasserhärte von 14,2 °dH (über 14 ist »hart«).

Manchen wir ein (unsinniges) Rechenbeispiel: Wir setzen zum Vergleich die Ionen-Konzentrationen der Muttermilch in die oben genannte Formel ein, also Kalzium 300 mg/l und Magnesium 40 mg/l. Als Ergebnis erhalten wir einen Wert von (theoretisch) 51,2 °dH für Muttermilch. Das Kalzium im Trinkwasser erscheint dagegen vernachlässigbar.

Also: Für die Spülmaschine ist hartes Wasser auf Dauer nicht gut, Ihrem Baby macht es nichts aus und darf gerne benutzt werden.

---

die Mahlzeit selbst beendet hat und nicht nur aufgehört hat, weil die Flasche leergetrunken war. Die Trinkmengen können sich von Kind zu Kind erheblich unterscheiden.

Das Spucken oder Speien (Seite 70) bedeutet in aller Regel nicht, dass zu viel gefüttert wurde. Frühgeborene haben einfach einen noch unreifen Magen-Darm-Kanal, sodass eine vorsichtige Steigerung der Trinkmenge vorgenommen wird. Reifgeborene Säuglinge trinken so viel, wie sie möchten. Das Speien ist Ausdruck des noch unreifen Verschlussmechanismus zwischen Magen und Speiseröhre (Seite 71).

Entscheidend ist die regelmäßige Gewichtszunahme, die bei den Vorsorgeuntersuchungen (oder in den ersten 8 Wochen beim Hausbesuch der Hebamme) kontrolliert und in die Wachstumskurven (s. Abb. rechts) eingetragen wird. So bedeutet z. B. Lauras Gewicht auf der P50-Linie (»50. Perzentile«), dass von 100 gleichaltrigen Mädchen 50 Mädchen so schwer sind wie Laura – oder leichter. Damit sind 50 von 100 schwerer als sie.

Unzureichende Nahrungszufuhr

Die Kontrolle der regelmäßigen Gewichtszunahme ist sehr wichtig, denn es kommt vor, dass ein Kind nicht genügend trinkt und dass Sie es gar nicht merken. Bei Neugeborenen kann dies sowohl bei Flaschen- wie Brustkindern auftreten, bei älteren Kindern in der Regel nur, wenn sie gestillt werden.

Laura, 6 Monate

Warum nimmt sie nicht mehr zu?

≫ *Laura wurde alle 4 Stunden gestillt und bekam die ersten Löffelchen Beikost. Nachts schlief sie durch. Als sie mit ihrer Mutter zur U5 zu mir in die Praxis kam, stellte ich ein deutlich vermindertes Fettgewebe (Dystrophie) fest. Außerdem hatte Laura die Perzentile gewechselt: Früher wuchs sie etwa auf der 50. Perzentile, nun unter der 3. Perzentile (Pfeil). Ich empfahl der Mutter, Laura mit Industriemilch zuzufüttern und nach 10 Tagen wiederzukommen. Innerhalb der Zeit nahm sie 830 g zu. Mit 9 Monaten hatte sie das Gewicht aufgeholt.*

Laura hatte in den letzten Wochen vor der U5 nicht ausreichend an der Brust getrunken, meldete sich aber nicht. Sie zeigte ihrer Mutter also ihren Hunger nicht an, z. B. durch Unruhe, Schreiattacken, Schlaflosigkeit oder nur kurze Schlafphasen nachts. Nur durch die engmaschigen Wachstumskontrollen konnte die unzureichende Nahrungszufuhr rechtzeitig aufgedeckt werden. ◄▪

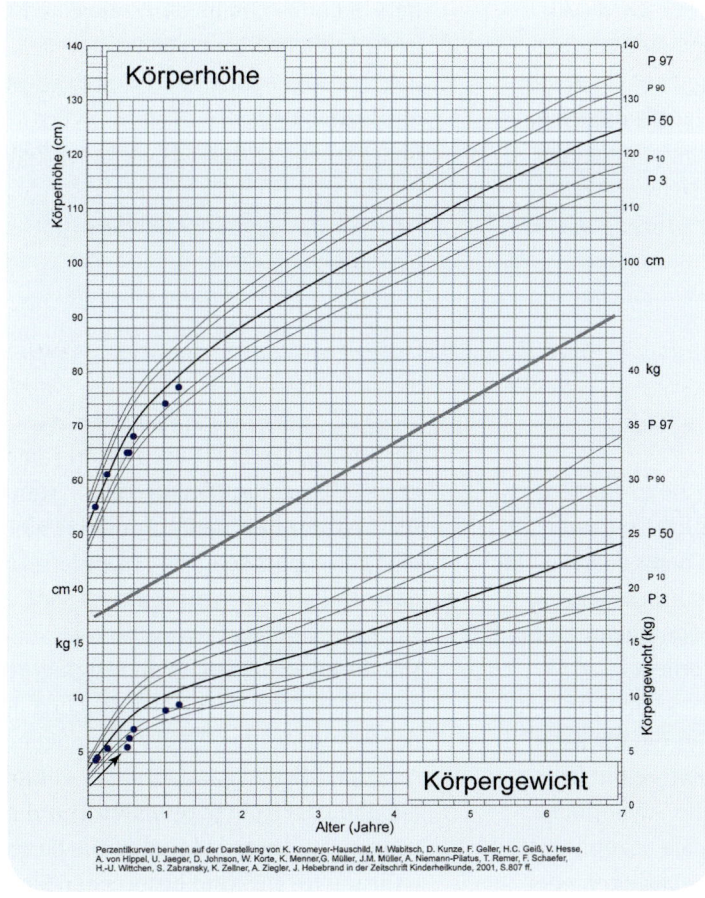

◄ Laura hat zu wenig getrunken

Hintergrundwissen: Muttermilch als Medikament?

Es kursieren Empfehlungen, Muttermilch in die Augen, in die Nase, auf den Nabel oder den Windelbereich zu tropfen, wenn dort eine Entzündung festgestellt wurde. Die Muttermilch enthält tatsächlich verschiedene Faktoren des Immunsystems. Die wichtigsten sind das lösliche Immunglobulin A (IgA), das Laktoferrin und das Lysozym.

Immunzellen des Neugeborenen können selbst lösliches IgA herstellen, benötigen dazu aber 2–3 Wochen. Bis dahin ist das Neugeborene auf die Zufuhr von IgA über die Muttermilch angewiesen. Interessanterweise sinkt nach wenigen Tagen auch die IgA-Konzentration in der Muttermilch – als würde die Mutter das Baby nur für den Lebensstart mit diesem Immunschutz versorgen. IgA ist nötig als Schutz gegen Viren und Bakterien, kann bakterielle Giftstoffe neutralisieren und das Ankleben von Bakterien an der Schleimhaut verhindern. Offensichtlich werden auch Lebensmittelallergene von diesem IgA gebunden, sodass hier ein wesentlicher Schutz des gestillten Kindes z. B. vor einer Kuhmilcheiweißallergie, zu sehen ist.

Laktoferrin ist ein Dieb: Es klaut den Bakterien im Darm das Eisen und wirkt so wachstumshemmend auf die Darmbakterien. Der Anteil des Laktoferrin in der Muttermilch sinkt ebenfalls in der Zeit nach der Entbindung.

Lysozym schließlich ist eine Art »chemische Schere«, die die Umhüllung bestimmter Bakterien aufschneiden kann und dadurch bei der Bakterienabwehr hilft. Die Wirkung ist bei einer Vielzahl von Bakterien abhängig vom Vorhandensein weiterer Faktoren wie Vitamin C oder Peroxid.

Die Inhaltsstoffe der Muttermilch werden beispielsweise zur Therapie eines entzündeten Nabels in den ersten beiden Lebenswochen von mancher Seite als nützlich angesehen. Ein Kinder- und Jugendarzt behandelt Entzündungen **nie** mit Muttermilch.

Einmal mehr ist zu betonen, wie exzellent Muttermilch für ein Baby ist. Kinder- und Jugendärzte freuen sich daher über jedes gestillte Kind. Die Muttermilch dient aber dabei ausschließlich zur Ernährung. Alle anderen Anwendungen werden von Kinder- und Jugendärzten nicht befürwortet.

Zwiemilchernährung

Wenn Ihr Baby gesund ist, sollten Sie grundsätzlich nicht zufüttern. Ist allerdings die Gewichtsentwicklung Ihres Neugeborenen nicht ausreichend, überprüfen Hebamme und Kinderarzt, ob eine Trinkschwäche des Kindes oder eine unzureichende Milchbildung bei Ihnen vorliegt.

Haben Sie nicht genug Milch, stillen Sie Ihr Baby bitte auf jeden Fall weiter, ergänzen Sie die fehlende Milchzufuhr aber per Flasche (Zwiemilchernährung). Für die Flasche können Sie abgepumpte (und eingefrorene) Muttermilch verwenden oder eine Säuglingsanfangsnahrung. Leidet einer in

der Familie (Eltern, Geschwister) an einer Allergie (Heuschnupfen, Allergien, Neurodermitis, Asthma), sollten Sie dafür eine HA-Milch (hypoallergen) benutzen. So vermindern Sie das Risiko, dass Ihr Baby ebenfalls eine Allergie entwickelt.

Ihre Brust wird durch den Säugling regelrecht ausgemolken. Dies ist für den Säugling anstrengender, als nur an der Flasche zu saugen. Bei der Zwiemilchernährung kann es daher vorkommen, dass ein Baby nach einer gewissen Zeit die Brustfütterung zu anstrengend findet. Die beste Form der Ernährung für Ihr Kind besprechen Sie am besten an-

Mythos: Das Zungenbändchen stört beim Trinken

Früher kursierte der Begriff vom »kurzen Zungenbändchen«: Säuglinge, deren Zunge beim Herausstrecken eine typische »Kleeblattform« annahm, wurden zum Durchtrennen des Zungenbändchens geschickt. Es zeigte sich in einer großen Studie aber, dass Kinder mit kurzem Zungenbändchen weder mehr Schwierigkeiten mit dem Trinken noch später mit dem Sprechen hatten als andere Kinder. Daher sollte das Zungenbändchen so belassen werden, wie es ist. Nur wenn Ihr Baby an der Brust nicht richtig saugen kann (fehlende Gewichtszunahme) oder Sie selbst große Schmerzen beim Stillen haben, sollten Sie eine Stillberaterin und Ihren Kinder- und Jugendarzt fragen, ob das zu kurz erscheinende Zungenbändchen die Ursache sein könnte.

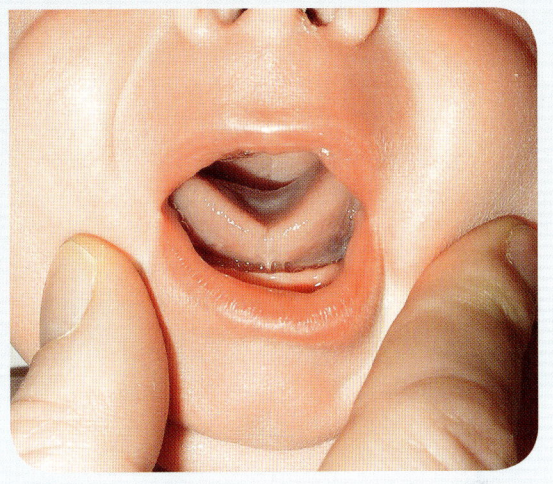

⬆ Das Zungenbändchen sollte normalerweise nicht durchtrennt werden.

hand der Wachstumskurve mit Ihrem Kinder- und Jugendarzt.

Ihr Baby verändert sich

Schon in der 1. Lebenswoche werden Sie viele Veränderungen an Ihrem Baby feststellen. Sie werden beobachten, dass der Nabel nach und nach abtrocknet. Und vielleicht fällt Ihnen auch auf, dass Ihr Baby schielt. Aber das ist kein Grund zur Sorge.

Der Nabel

Nach der Geburt ist der Rest der Nabelschnur noch fest mit dem Nabel verwachsen.

Fassen Sie den Nabel in dieser Phase nicht mit den Fingern an und halten Sie ihn trocken. Früher benutzte man dafür Puder, heutzutage wird täg-

↪ Der Nabel am 1. Lebenstag

lich eine neue Kompresse um den Nabelstumpf gelegt. Die Nachsorge-Hebamme zeigt Ihnen, wie das geht.

Die Windel sollte so gewickelt werden, dass der Nabel außerhalb des Nassbereiches der Windel liegt. Sie können die Windel dazu z. B. nach innen einschlagen. Der Body liegt so auf dem Nabelge-

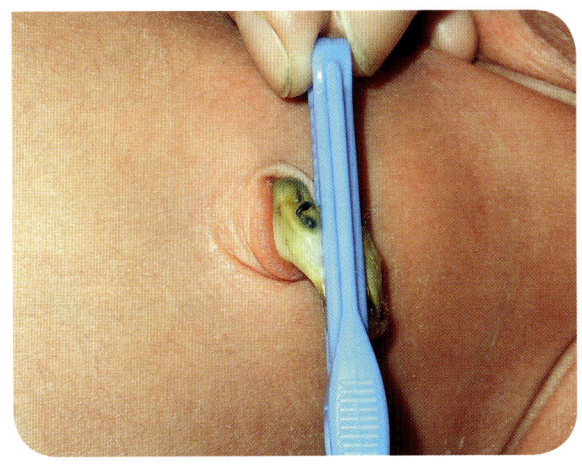

Was lernt die Industrie von der Muttermilch?

Wenn Sie Ihr Baby nicht stillen können oder wollen, werden Sie es mit der Flasche ernähren. Die bei uns erhältlichen Industriemilchen haben eine sehr hohe Qualität, reichen aber bezügliche der Inhaltsstoffe dennoch nicht an Muttermilch heran.

In der Muttermilch ist eine Fülle von Zusatzstoffen enthalten, die sehr viele Funktionen haben: Hormone, Wachstumsfaktoren, Immunglobuline, Zytokine, Enzyme sowie Prä- und Probiotika. Die Milchhersteller versuchen, manche von diesen Stoffen nachzuahmen.

Mehrfach ungesättigte Fettsäuren (PUFA = polyunsaturated fatty acids)

Diese Fette werden vorwiegend als Zellwandbausteine (insbesondere im Gehirn) benötigt. Sie bestehen aus langen Ketten mit 20–24 Kohlenstoffatomen, die Lang-Ketten heißen (long chain = LC-PUFA). Der Körper eines Kindes kann diese LC-PUFA aus Linolsäure (18:2 oder Omega-6) und Linolensäure (18:3 oder Omega-3) herstellen. Diese beiden Fettsäuren sind für uns Menschen essenziell.

Häufige und als wichtig für die Hirnentwicklung erkannte LC-PUFA sind die Arachidonsäure (20:4 oder auch AA, für englisch arachidonic acid, abgekürzt) und eine langkettige Säure mit 22 C-Atomen (griech. »dososa« = 22, also Docosahexaensäure = DHA). Obwohl der Körper diese LC-PUFA (andere Abkürzung: »LCP«) aus den beiden essentielle Fettsäuren Linol- und Linolensäure herstellen kann, werden diese von manchen Herstellern der Säuglingsmilch zugesetzt. Ab 2020 sollen in der EU alle Milchen diese hirn- und sehfördernden Zusätze enthalten.

Je nachdem, was eine Mutter selbst isst, unterscheiden sich die Fettsäuren in ihrer Milch erheblich.

Kohlenhydrate

Die Kohlenhydrate der Muttermilch liegen überwiegend als Milchzucker vor (Laktose), ein kleiner Teil von etwa 10 % als nicht verdauliche Oligosaccharide, also Ballaststoffe. Diese Ballaststoffe werden nicht verdaut, sondern dienen als Ernährung für im Darm lebende Bakterien. Dabei unterstützen diese Oligosaccharide (Präbiotika oder Prebiotika) das Wachstum der sogenannten Bifido-Bakterien (Probiotika). Inzwischen wurden mehr als 130 verschiedene Oligosaccharide in der Muttermilch nachgewiesen.

Für Flaschenmilch werden als Präbiotika Oligosaccharide aus Galaktose (GOS = Galacto-Oligosaccharide) und Fruchtzucker (FOS = Fructo-Oligosaccharide) eingesetzt. Sie zeigen in Studien auch eine durchaus positive Wirkung auf das Wachstum die Bifido-Flora im Darm der Babys. Die große Verschiedenheit der in der Muttermilch vorhandenen Prä-

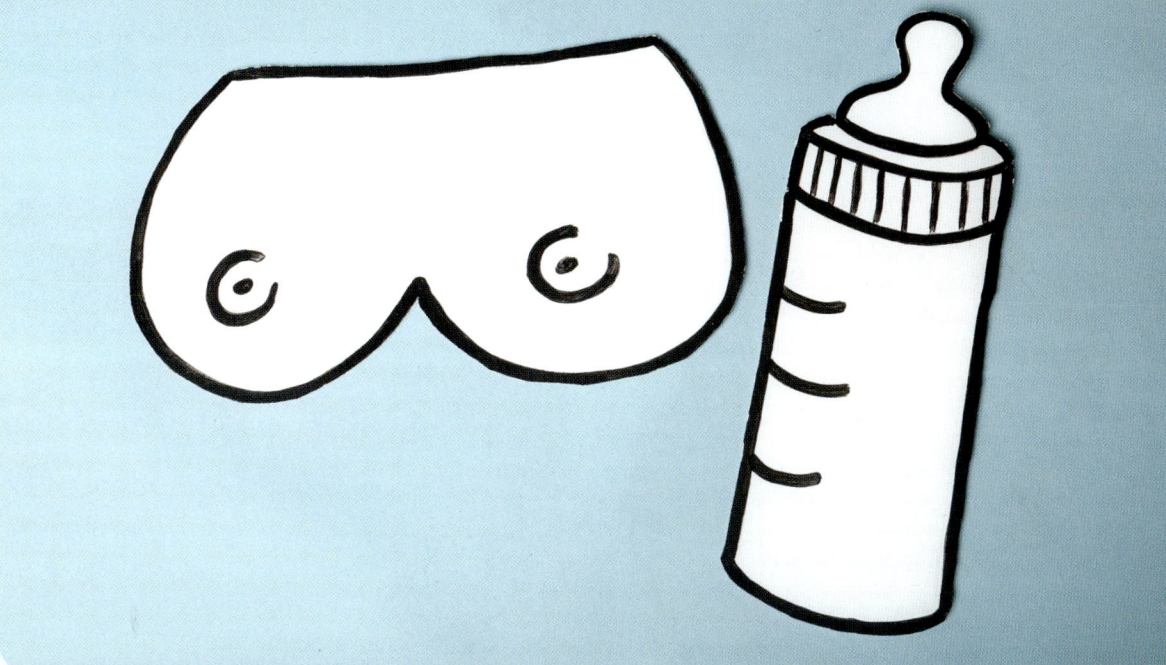

biotika macht es schwierig zu entscheiden, welche tatsächlich sinnvoll einsetzbar sind.

Was sind Probiotika?

Probiotika sind lebendige Mikroorganismen (Bakterien oder Hefen), die im Darm von Menschen einen nützlichen Effekt haben sollen. Bekannt sind Saccharomyces-Zubereitungen (Bäcker-Hefe) in der Therapie von Durchfallerkrankungen sowie Lactobazillen (Milchsäurebakterien) in Joghurts o.Ä. In handelsüblichen Produkten wird der Name der Hauptgruppe meist abgekürzt, z. B. statt Lactobacillus casei nur L. casei oder L. salivarius usw., ebenso bei den Bifobakterien nur B. longum, B. breve usw.

Energiemenge

Gestillte Säuglinge trinken insgesamt etwas weniger und pendeln sich auf einem geringeren Milchdurchsatz ein als Kinder, die mit der Flasche ernährt werden. Daher sind gestillte Kinder im Alter von 3 Monaten im Durchschnitt leichter als Flaschenkinder. Da in diesem Unterschied ein späteres Risiko für Fettleibigkeit von Flaschenkindern gesehen wird (Adipositas-Risiko), überlegt die Milchindustrie, den Proteinanteil in der Säuglingsmilch leicht zu reduzieren.

Muttermilch bleibt unübertroffen

Die Effekte der Muttermilch sind durch sehr viele, von der stillenden Mutter sehr individuell an ihr Kind abgegebene Faktoren und deren Zusammenspiel bedingt und können nicht auf einzelne Faktoren zurückgeführt werden.

Der Ansatz der Industrie, von der Muttermilch zu lernen und der Industriemilch Faktoren für eine bessere Entwicklung der Babys zuzusetzen, ist daher sehr zu begrüßen. Die Forschungsanstrengungen helfen den Kindern sehr gut, die nicht gestillt werden.

Die Qualität der Muttermilch wird dadurch aber trotzdem nicht erreicht. Die nationale Stillkommission schreibt daher: »Werbung für Säuglingsanfangs- oder Folgenahrung, die eine generelle Vergleichbarkeit mit Muttermilch suggeriert oder einzelne Inhaltsstoffe als vergleichbar bewirbt, muss daher nach Ansicht der Nationalen Stillkommission am Bundesinstitut für Risikobewertung (BfR) als irreführend angesehen werden.« (Stellungnahme vom 16. Juli 2012)

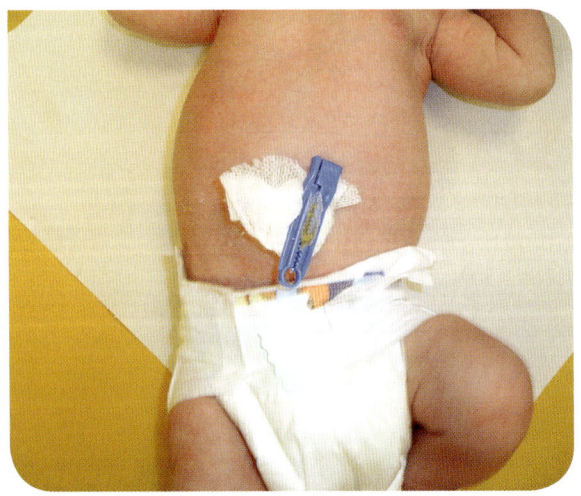

⬆ Pflege des Nabelschnur-Stumpfes

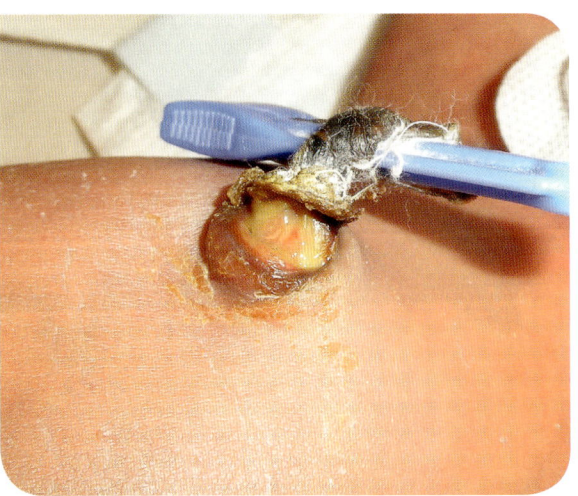

⬆ Der Nabel am 7. Lebenstag

webe und trocknet es. Den Body sollten Sie deshalb in der Anfangszeit täglich wechseln und bei mindestens 60 °C waschen.

Sobald der Nabel trocken ist, können Sie ihn wie die übrige Haut pflegen, baden und abtrocknen.

Etwa in der 2. Lebenswoche löst sich der Nabelschnur-Stumpf vom Bauch. Der Mechanismus des Lösens ist derselbe wie bei einer Entzündung: Der Nabel eitert ab. Dadurch ist – nach Abfall des Nabelschnur-Stumpfes – der Bauchnabel meist schmierig-gelblich belegt und riecht unangenehm. Das Ganze sieht nicht besonders schön aus, aber dieser Vorgang ist vollkommen normal. Durch die trockene und offene Behandlung trocknet der Nabelgrund innerhalb von 2 Tagen und heilt innerhalb einer Woche gut ab.

Nabelbruch

Ein Nabelbruch kann in der 1. Lebenswoche, aber auch bei einem Erwachsenen erstmals auftreten. Die Bauchdecke ist ein Gewebegeflecht von 3 unterschiedlich angeordneten Muskeln und Sehnengewebe. Beim Ungeborenen treten 3 Blutgefäße aus dem Bauch in die Nabelschnur (2 Arterien und

1 Nabelvene), weshalb die Bauchdecke hier eine ringförmige Öffnung des Gewebegeflechts aufweist, also eine natürliche Schwachstelle besteht. Beim Schreien des Säuglings wird der Druck im Bauch mitunter so groß, dass sich der Nabel genau an dieser Stelle vorwölben kann. Dies sieht manchmal wie ein durchgestreckter Finger aus (s. Abb. 1) Je älter der Säugling wird, umso mehr wird sich der Bruchring verkleinern, bis der Nabelbruch verschwunden ist. Eine Therapie des Nabelbruchs ist meist nicht nötig, da er beim Säugling oder Kleinkind in der Regel nicht einklemmt wie ein Leistenbruch. Eine operative Therapie ist ebenso wenig notwendig wie die Anlage eines Bauchwickels.

Die Nabelvene, die vom Nabel zum Zwerchfell zieht, vertrocknet nach der Geburt und verkürzt sich dabei. Auch ein ausgestülpter Nabel wie in der Abbildung 1 wird dadurch ein schöner, nach innen eingezogener Nabel, wenn das Kind größer wird. In den nebenstehenden Abbildungen ist der spontane (ohne Therapie) Verlauf dieser Entwicklung dargestellt.

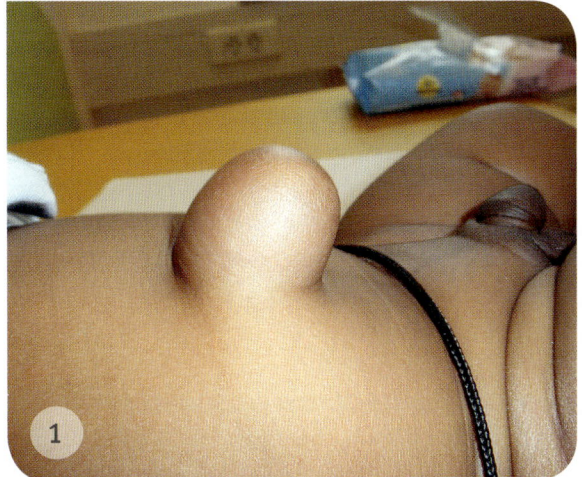

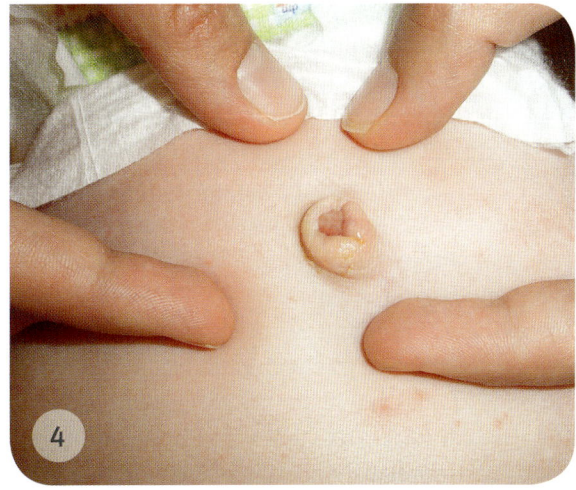

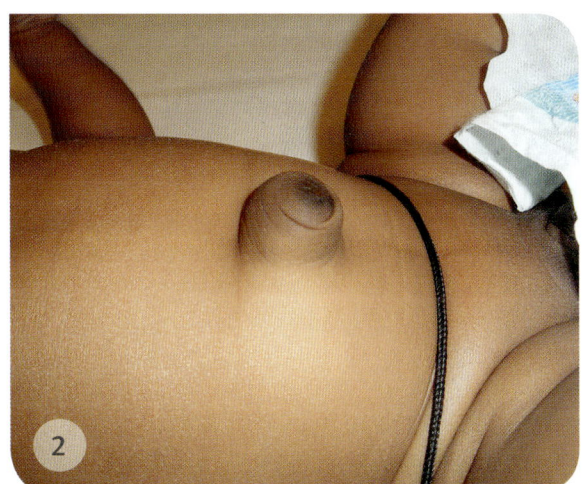

❶ Nabelbruch im Alter von 5 Wochen
❷ Nabelbruch im Alter von 3 Monaten
❸ Nabelbruch im Alter von 6 Monaten
❹ Nabelgranulom

Nabelgranulom

Der Nabelgrund bleibt bei manchen Kindern feucht und gerötet (Abb. 4). Ein solcher Nabel wird von der Hebamme oder dem Kinderarzt getrocknet. Dies wurde früher in aller Regel mit einem Ätzstift durchgeführt. Das ist zwar schmerzfrei, sollte aber nur mit gutem Schutz der umgebenden Haut vorgenommen werden, z. B. durch Vaseline-Abdeckung. Alternativen sind Farbstofflösungen oder konzentrierter Schwarztee.

Ein Nabel, der anhaltend Flüssigkeit absondert, sollte von einem Kinderchirurgen untersucht werden, da es sich dabei um eine nicht verschlossene Verbindung des Nabels zur Harnblase (Urachus-Fistel) oder zum Darm (Stuhlfistel) handeln kann. Dies ist zwar sehr selten, muss aber operativ behandelt werden. Eine solche Fistel kann auch durch Haut gedeckt und deshalb trocken sein.

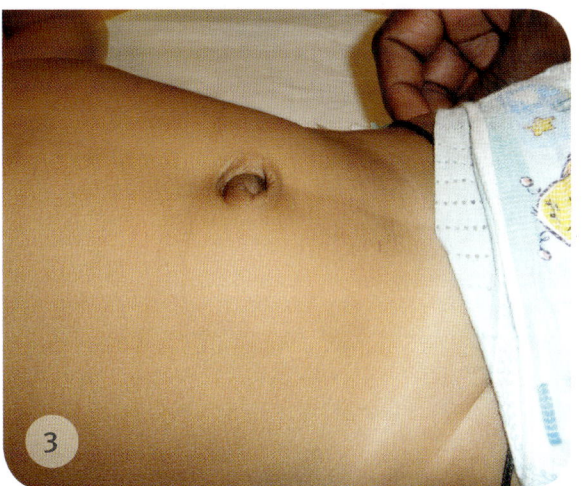

Weibliches Genital

Das äußere Genital Ihrer Tochter wirkt bei der Geburt häufig wulstig und die Scheide sondert ein weißliches Sekret (Weißfluss des Neugeborenen) ab, das über 2–4 Wochen immer weniger wird. In der 1. oder 2. Lebenswoche kann diese Absonderung aus der Scheide auch mal etwas frischblutig sein (Halban-Reaktion).

Diese Blutabsonderung ist meistens nicht so deutlich, in der Regel ist es eher ein Blutschmieren, das Sie nur 1–2-mal mal in der Windel sehen werden. Die »Halban-Reaktion« stellt eine Abbruchblutung der Gebärmutterschleimhaut da, die dem plötzlichen Entzug der mütterlichen weiblichen Hormone geschuldet ist. Sie entspricht also dem hormonellen Ablauf einer Regelblutung und ist völlig ungefährlich. Aufgrund der starken Durchblutung des Genitals ist die Schleimhaut geschwollen: Ein Teil des Vaginalgewebes kann außen sichtbar sein. Der häufig benutzte Begriff »Vaginalpolyp« lässt an eine Krankheit denken, die hier nicht vorliegt: Nach Abklingen der mütterlichen Hormonwirkung verschwindet diese Gewebeschwellung von allein (s. Abb.).

⌄ Kein Vaginalpolyp, sondern eine normale Reaktion eines neugeborenen Mädchens

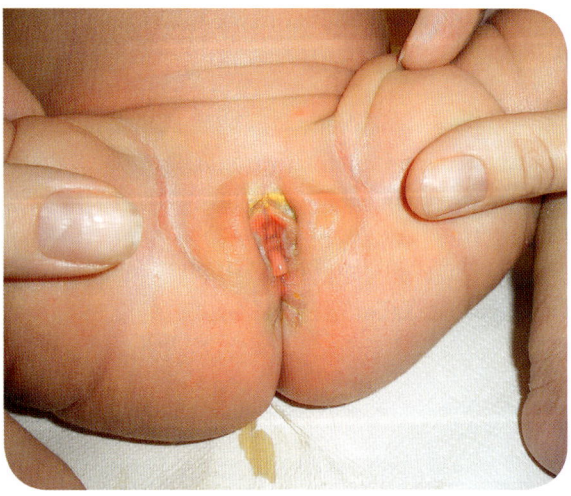

Männliches Genital

Die Vorhaut Ihres Sohnes ist zu Beginn seines Lebens nicht nur vorne eng (Phimose), sondern auch mit der Eichel fest verwachsen. Bitte streifen Sie die Vorhaut deshalb nicht zurück. Wenn Sie das dennoch machen, reißen Sie diese Verbindung ein und es wird eine Narbe entstehen, die später evtl. operativ beseitigt werden muss. Diese Verklebung von Vorhaut und Eichel löst sich innerhalb der ersten Lebensjahre von alleine (Seite 101).

Die Hoden treten während der Schwangerschaft aus dem Bauchraum über die Leistenkanäle in den Hodensack nach außen. Üblicherweise ist der Leistenkanal bei der Geburt geschlossen. Manchmal ist der Hodensack aber deutlich größer, als die beiden kleinen Hoden erwarten lassen (fälschlich als »Wasserbruch« oder »Hydrozele« bezeichnet): Meist liegt dann eine Wasseransammlung im noch offenen Hodengang vor, den Ihr Kinderarzt mittels einfacher Durchleuchtung mit einer Lichtquelle feststellt. Zeigt dieser Durchleuchtungstest einen Wasserbruch an, ist dies harmlos und Sie dürfen beruhigt auf die langsame Größenminderung des Wasserbruchs warten (etwa 3–6 Monate).

Die Hoden sind zur Geburt auf beiden Seiten tastbar. Es gibt aber Jungen, bei denen sich ein oder beide Hoden nicht ertasten lassen (Kryptorchismus) oder bei denen die Hoden noch zu weit oben in der Leiste sitzen (Leistenhoden). Zur Erhaltung der späteren Zeugungsfähigkeit wird heute gesagt, dass die Hoden spätestens mit 6 Monaten auf beiden Seiten gut tastbar sein sollten. Der Kinder- und Jugendarzt wird bei der U5 darauf achten und ggf. eine Therapie einleiten.

Falls Sie eine ungewohnte oder »komische« Veränderung in der Leiste oder am Hoden Ihres Sohnes bemerken und Ihr Kind einen kranken Eindruck macht, sollte Sie sich umgehend (innerhalb von 2 Stunden) beim Kinder- und Jugendarzt oder beim Urologen melden. Eine unterbrochene Blutzufuhr bzw. ein Blutabfluss des Hodens (durch Hodentorsion, Seite 244) oder ein eingeklemmter Leistenbruch (inkarzerierte Leistenhernie) (Seite 244) sind Notfälle.

Augen

Bedingt durch die normale Gelbsucht werden auch die Augen Ihres Babys gelblich (Skleren-Ikterus). Diese Gelbfärbung nimmt langsam ab, beim Flaschenkind schneller als beim gestillten Baby. Das Brustkind kann bei der U3 im Alter von 4–5 Wochen immer noch leicht gelbliche Augen aufweisen: Dies ist in der Regel normal.

Wenn Sie beobachten, dass Ihr Baby schielt, ist dies im Alter bis etwa zur U4 auch normal: Die Neugeborenen sind weitsichtig und schauen durch uns hindurch. Da sie (noch) nicht richtig fixieren können, dürfen sie auch noch schielen: sogar bis zum 3. Monat.

Hat Ihr Baby in den ersten beiden Lebenswochen ein schmieriges Auge, zeigen Sie das unbedingt immer Ihrem Kinder- und Jugendarzt. Eine mögliche Ursache könnte die sogenannte Credé-Prophylaxe sein. Dabei wird den Neugeborenen Silbernitrat in die Augen geträufelt, um eine mögliche Infektion durch »Tripper«-Erreger (Gonorrhoe) aus den mütterlichen Geburtswegen zu verhindern (wird heute meist nicht mehr durchgeführt). Aber auch andere Infektionen am Auge können durch Erreger aus den Geburtswegen auftreten.

Der Kinderarzt untersucht nach den neuen Richtlinien (2016) die Augen mit einem Durchleuchtungstest: In einem abgedunkelten Raum beobachtet er durch eine spezielle Augenlampe den Reflex des Augenhintergrunds. So ist er sich sicher, dass keine angeborene Linsentrübung (Katarakt) vorliegt.

Vorsorgeuntersuchung mit 3–10 Tagen: »U2«

Wie bei jeder Vorsorgeuntersuchung wird Ihr Baby vollständig entkleidet untersucht. Die U2 wird laut den Richtlinien am 3.–10. Lebenstag vorgenommen. Besser ist, die Untersuchung möglichst zwischen dem 7. und 10. Lebenstag zu machen, und das hat mit dem Gewicht zu tun.

Die Neugeborenen nehmen nach der Geburt ab. Diese Abnahme des Körpergewichts darf bis zu 10 % des Geburtsgewichts betragen (Seite 19). Am Ende der 1. Lebenswoche nehmen die Babys wieder zu, meist etwa 15–25 g täglich bzw. 100–150 g wöchentlich (bitte immer nackt und ohne

Tipps für das Gespräch mit dem Arzt

Machen Sie sich vor jeder Vorsorgeuntersuchung Notizen zu dem, was Sie mit Ihrem Kinder- und Jugendarzt besprechen möchten.

- Was ist Ihnen bei Bewegungen und Lautäußerungen Ihres Babys aufgefallen?
- Was hat Sie beunruhigt?
- Welche Tipps zur Säuglings-Pflege widersprechen sich und verwirren Sie, z.B. Internet-Tipps oder solche von Schwiegermutter, Hebamme, Urlaubsvertretungs-Kinderarzt.
- Haben Sie vor bestimmten Dingen panische, d.h. nicht rationale Angst, da Sie selbst etwas Schlimmes erleben mussten (z.B. einen Fieberkrampf)? Teilen Sie diese Ängste und Sorgen Ihrem Kinderarzt mit.

Verstehen Sie etwas nicht, unterbrechen Sie den Arzt und bitten Sie ihn um eine erneute Erklärung, denn Sie sind als Eltern für Ihr Kind verantwortlich und sollten die Beratung verstanden haben.

Windel wiegen). Manche Neugeborene nehmen deutlich mehr zu, was bei unauffälligem Befund von Hebamme und Kinderarzt vollkommen normal ist, nur unterschreiten sollten sie diese Gewichtszunahme nicht.

Falls sich ein Baby gegen Ende der Schwangerschaft in einer Beckenendlage befunden hat oder die Eltern oder ein älteres Geschwisterkind eine Hüftgelenksdysplasie hatten, werden schon bei der U2 die Hüften per Ultraschall untersucht; sonst ist diese Untersuchung bei der U3 (Seite 86) vorgesehen.

Untersuchung des Herzens

Außerdem untersucht der Kinder- und Jugendarzt bei der U2 das Herz Ihres Babys: Häufig werden erst, wenn sich der sogenannte »Ductus Botalli«

(eine kleine Zusatzarterie, die nur Kinder im Mutterleib haben) schließt und sich der Blutfluss im Herzen normalisiert, Herzgeräusche hörbar, die für einen Herzfehler sprechen können.

Etwa eins von 100 Kindern wird mit einem Herzfehler geboren. Dies ist eine große Zahl, aber nicht alle Kinder bedürfen einer Therapie. So darf z.B. bei kleinen bestehenden Verbindungen zwischen den großen Herzkammern (ein Defekt im Septum, also der Herzscheidewand: Ventrikelseptumdefekt VSD) häufig abgewartet werden, ob sich das Löchlein mit dem weiteren Wachstum des Kindes von selbst schließt.

Zu den Herzfehlern werden auch krankhafte Veränderungen an den großen herznahen Blutgefäßen gezählt, wie der Ductus (Seite 48).

Vojta-Diagnostik

Viele Eltern sind überrascht, welche »Turnübungen« der Kinder- und Jugendarzt während der Vorsorgeuntersuchung mit ihrem Baby macht. Es handelt sich dabei um »Lagereaktionen zur kinesiologischen Diagnostik nach Václav Vojta«. Neugeborene und Babys haben eine gänzlich andere Art, sich neurologisch mitzuteilen, als ein reifer Organismus. Damit ein Kinderarzt eine neurologische Störung erkennen kann, muss er daher andere Untersuchungsmethoden anwenden als man sie von einem Neurologen her kennen mag. Dies sind die oben erwähnten Lagereaktionen. Je nach Entwicklungsalter präsentiert ein Baby die Lagereaktionen in einer bestimmten Weise und gibt damit Auskunft über seine neuro-muskuläre Reife. Die Reflexe oder Lagereaktionen sind entwicklungsgeschichtlich alt und repräsentieren zum Teil die Evolution unseres Gehirns. An dieser Stelle soll einer der bekanntesten Reflexe als Beispiel reichen: Beobachtet

man im Zoo eine Schimpansenfamilie, fällt auf, dass das Muttertier das Neugeborene gar nicht festhält. Steht die Mutter auf, fällt das Jungtier etwas nach hinten, was einen Schreckreflex auslöst, der zu einer Festhaltereaktion führt. Dies schützt das Neugeborene vor einem Sturz. Dieser als »Moro« bezeichnete Reflex ist bei neugeborenen Babys auch aktiv. Der Kinderarzt löst ihn aus, indem er das Baby behutsam in seinen Arm fallen lässt: Das Neugeborene nimmt schnell schreckhaft die Arme nach hinten (Moro 1), um anschließend beide Arme langsam zur einer (angedeuteten) Umarmungsreaktion nach vorne zu führen (Moro 2).
Sind mehrere dieser Lagereaktionen nicht altersgemäß, kann sich dahinter eine neuromuskuläre Erkrankung verbergen, am häufigsten eine zerebrale Bewegungsstörung (spätere Spastik) (Seite 55). Dies ist zum Glück sehr selten.

Echte Herzfehler verursachen Krankheitssymptome

Zu den Symptomen für einen echten Herzfehler zählen eine anhaltende Blauverfärbung der Haut, Schwitzen beim Trinken, mangelndes Gedeihen, Wassereinlagerung an den Beinen, Atemstörungen und Verminderung des Allgemeinzustandes. Ihr Kinder- und Jugendarzt berät Sie nach seiner Untersuchung, ob und welche Maßnahmen nötig sind.

Selten hört der Kinderarzt bei der Untersuchung des Herzens Herzgeräusche. Die häufigste Form dieser Herzgeräusche ist ein zufälliges und harmloses Strömungsgeräusch. Ein Kleinkind mit Fieber oder in sehr erregter Grundstimmung kann eine Herzfrequenz von 150–180/Min. aufweisen. Dabei entstehen Wirbel, die der Kinderarzt als »Systolikum« bezeichnet. Die Untersuchung desselben Kindes bei normaler Herzfrequenz (z. B. ein paar Tage später ohne Fieber) wird wieder reine Herztöne zeigen.

Ein seltener Grund für ein auffälliges Herzgeräusch sind sogenannte Sehnenfäden im Herzmuskel. Ein Blick in das Innere einer Herzkammer erinnert an ein Segelschiff: Die Herzklappen werden wie große Segel durch eine Art Takelage (viele feine Sehnenfäden) in der richtigen Stellung gehalten. Manchmal spannt sich ein einzelner Sehnenfaden quer durch die Herzkammer, sodass das vorbeiströmende Blut den Faden zum Surren bringt (ähnlich der Wäscheleine draußen bei Sturm). Eine Therapie solcher Sehnenfäden ist nicht erforderlich.

Wie Sie sehen, sind Herzgeräusche oft harmlos. Ihr Kinderarzt entscheidet nach der Untersuchung aufgrund mehrerer Kriterien, ob Ihr Baby unmittelbar einem Herzspezialisten für Kinder (Kinderkardiologe) vorgestellt werden muss oder ob Sie damit noch warten dürfen oder ob es gar nicht notwendig ist.

Vitamin D und Fluorid

Alle Kinder erhalten ab der U2, also etwa ab dem 7. Lebenstag, täglich eine Tablette mit Vitamin D und Fluorid. Manche nennen sie die »Knochen-Tablette«, da sie zu einer guten Versorgung des Knochens mit Kalzium führt. Sie dient der Verhinderung einer Knochenerweichung (Rachitis-Prophylaxe). In der empfohlenen Tablette sind meistens zwei Wirkstoffe enthalten, die im Folgenden getrennt besprochen werden: Vitamin D und Fluorid. Nach der zurzeit gültigen Empfehlung erhalten die Neugeborenen einmal täglich (Uhrzeit egal) eine Tablette.

Vitamin D

Vitamin D wird zum Aufbau von stabilen Knochen benötigt, denn es fördert die Einlagerung von Kalzium (und Phosphor) aus dem Blut in die Knochen. Fehlt Vitamin D, führt dies zu krankhaft weichen Knochen (Rachitis). 10 % des Vitamin D stammen aus der Nahrung, 90 % werden im Körper gebildet, allerdings nur, wenn genügend Sonnenlicht auf die Haut fällt. Die gut »eingepackten« Babys mit Mützchen und Body sind über den Zeitraum der ersten 2 Winter besonders gefährdet, da zu wenig Son-

Wie gebe ich meinem Baby die Tablette?

Legen Sie die Tablette auf einen Löffel und geben Sie etwas Muttermilch oder Säuglingsnahrung hinzu, dann löst sie sich innerhalb von 20 Sekunden auf. Geben Sie Ihrem Baby dann das Löffelchen direkt vor der Milch-Mahlzeit in den Mund.

Wie funktioniert unser Herz?

Es gibt eine Fülle verschiedener Herzfehler, die in diesem Buch nicht alle besprochen werden können. Hier erkläre ich Ihnen die normale Herzfunktion, damit Sie eine gute Grundlage für das Gespräch mit Ihrem Kinderarzt oder dem Kinderkardiologen haben.

Das Herz vereint zwei Pumpen: Die erste (rechtes Herz) pumpt das Blut aus dem Körper in die Lunge, die zweite (linkes Herz) pumpt es in den Körperkreislauf. Der Blutdruck im Körperkreislauf ist fast 10-mal so hoch wie im Lungenkreislauf. Die Farben der Blutgefäße und der Herzräume zeigen den Sauerstoffgehalt: Rot bedeutet sauerstoffreich und Blau sauerstoffarm. Blutgefäße, die vom Herzen wegführen, heißen Arterien, solche, die das Blut zum Herzen zurückführen, Venen.

Das sauerstoffarme Blut fließt durch eine obere und untere Hohlvene zum rechten Vorhof (Atrium). Dieser pumpt das Blut durch eine Herzklappe mit drei Segeln (Tri-cuspidal) in die rechte Kammer (Ventrikel). Wenn sich nun die Muskulatur der rechten Kammer kräftig zusammenzieht, schließt sich die Herzklappe zum Vorhof, während die Herzklappe zur Lungenarterie (Pulmonalklappe) geöffnet wird und das Blut in die beiden Lungenarterien strömen kann.

In der Lunge kann Kohlendioxyd entweichen (CO_2) und frischer Sauerstoff aufgenommen werden. Das sauerstoffreiche Blut fließt nun durch die Lungenvenen zurück zum Herzen: zuerst zum linken Vorhof und von dort durch die Mitralklappe in die linke Kammer. (Die Mitralklappe hat zwei Segel und erinnerte die Anatomen an die Bischofsmütze, an die Mitra.)

Wenn die linke Kammer sich zusammenzieht, schließt sich die Mitralklappe, die Aortenklappe wird geöffnet und das Blut wird kraftvoll in den Körperkreislauf gepumpt.

Der Ductus

Während sich das Baby im Bauch der Mutter entwickelt, ist Fruchtwasser im der Lunge. Für das (rechte) Herz, welches normalerweise das Blut erst durch die Lunge pumpt, um es dann mit dem linken Herzen in den Körperkreislauf zu pumpen, ist der Widerstand in der Lunge daher zu groß. Es gibt deshalb im Mutterleib eine kleine Umleitung für das Blut: Das rechte Herz pumpt es zwar in die Lungenarterie, von da gelangt es aber durch den Ductus direkt in die Körperschlagader (Ductus arteriosus Botalli).

Sobald das Baby nach der Geburt Luft in die Lungen atmet, sinkt der Blutdruck in der Lungenarterie, sodass das rechte Herz das Blut gut durch die Lunge pumpen kann. Der Ductus verschließt sich nach wenigen Tagen von allein.

Der Ventrikelseptumdefekt (VSD)

Die Kammerscheidewand zwischen der rechten und linken Herzkammer ist gar keine »Wand«. Vielmehr besteht sie aus Muskelbündeln, zwischen denen beim Neugeborenen die »Wand« durchlässig ist, es kann also Blut durchfließen. Wie auf Seite 54 näher beschrieben wird, ist der Blutdruck in der linken Herzkammer, die den Körperkreislauf zu versorgen hat, bis zu 10-mal höher als in der rechten Kammer. Hört der Kinderarzt bei der Untersuchung Ihres Babys ein Geräusch nach dem ersten Herzton (ein Systolikum), liegt meist die Ursache in einem Blutfluss von der linken zur rechten Kammer durch einen VSD vor. Der Kinderkardiologe untersucht mit einem Ultraschallgerät, wie viel Blut durch die Kammerwand (Septum) strömt, und misst den Druck auf beiden Seiten des Septums. Solange die Verbindung klein ist und der Druck in der rechten Kammer niedrig bleibt, besteht in aller Regel keine Gefahr für Ihr Baby und Sie dürfen abwarten, bis sich durch das Wachstum der kleine VSD von alleine verschließt. Ist dagegen die Verbindung zwischen den Kammern zu groß, wird ein Kinderherzspezialist mit Ultraschall beobachten, ob die rechte Kammer durch das Blut aus der linken Kammer zu stark belastet wird. Liegt eine solche Rechtsherz-Belastung vor, muss dieses Loch in der Herzscheidewand operativ geschlossen werden.

Endokarditisprophylaxe

Eine Endokarditis ist eine Entzündung der inneren Herzwand, meist an den Herzklappen durch Bakterien, was zu einer Zerstörung der Herzklappe führen kann. Dann müsste die Herzklappe ausgetauscht werden. Eine Herzklappenentzündung muss daher früh erkannt und zeitnah therapiert werden. Noch besser ist es, die Entstehung einer Herzklappenentzündung zu verhindern.

Aber wie kommen Bakterien über die Blutbahn zum Herzen? Kariös faulende Zähne stellen eine wich-

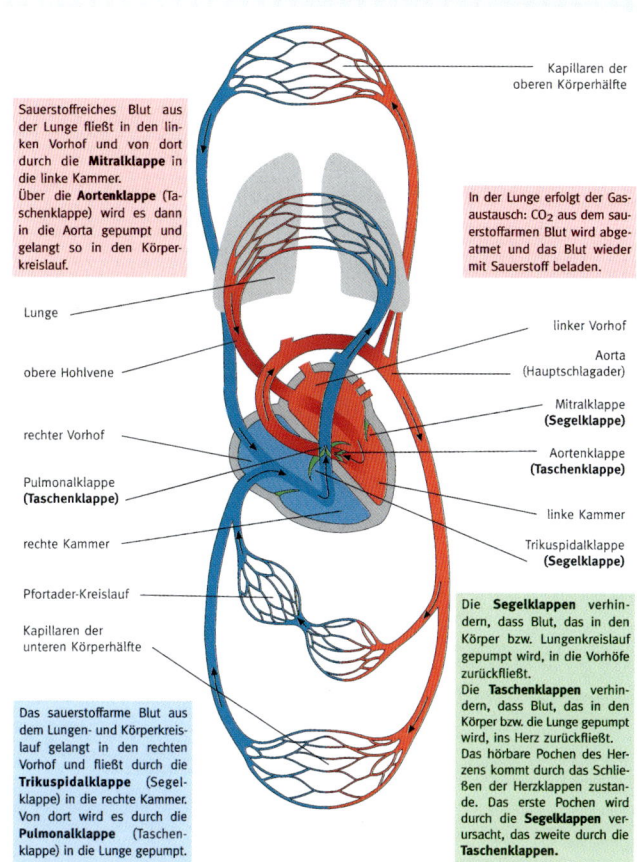

Sauerstoffreiches Blut aus der Lunge fließt in den linken Vorhof und von dort durch die **Mitralklappe** in die linke Kammer. Über die **Aortenklappe** (Taschenklappe) wird es dann in die Aorta gepumpt und gelangt so in den Körperkreislauf.

In der Lunge erfolgt der Gasaustausch: CO_2 aus dem sauerstoffarmen Blut wird abgeatmet und das Blut wieder mit Sauerstoff beladen.

Kapillaren der oberen Körperhälfte

Lunge

obere Hohlvene

rechter Vorhof

Pulmonalklappe **(Taschenklappe)**

rechte Kammer

Pfortader-Kreislauf

Kapillaren der unteren Körperhälfte

linker Vorhof

Aorta (Hauptschlagader)

Mitralklappe **(Segelklappe)**

Aortenklappe **(Taschenklappe)**

linke Kammer

Trikuspidalklappe **(Segelklappe)**

Das sauerstoffarme Blut aus dem Lungen- und Körperkreislauf gelangt in den rechten Vorhof und fließt durch die **Trikuspidalklappe** (Segelklappe) in die rechte Kammer. Von dort wird es durch die **Pulmonalklappe** (Taschenklappe) in die Lunge gepumpt.

Die **Segelklappen** verhindern, dass Blut, das in den Körper bzw. Lungenkreislauf gepumpt wird, in die Vorhöfe zurückfließt. Die **Taschenklappen** verhindern, dass Blut, das in den Körper bzw. die Lunge gepumpt wird, ins Herz zurückfließt. Das hörbare Pochen des Herzens kommt durch das Schließen der Herzklappen zustande. Das erste Pochen wird durch die **Segelklappen** verursacht, das zweite durch die **Taschenklappen**.

⏶ Herzzyklus

tige Eintrittspforte für Bakterien dar, weshalb Sie besonders auf eine sehr gute Mund- und Zahnhygiene achten sollten. Wenn ein Zahnarzt Zähne oder Zahnstein entfernt, besteht ebenfalls ein erhöhtes Risiko, kurzzeitig Bakterien in die Blutbahn einzuschwemmen; genauso wie beim HNO-Arzt, der die Mandeln oder Polypen operiert. Um die Streuung von Bakterien zu vermeiden, sollten bestimmte »Herzkinder« etwa 60 Minuten vor dem ärztlichen Eingriff eine Gabe eines Antibiotikums erhalten. Deshalb bekommen Eltern dieser »Herzkinder« oft einen »Endokarditis-Ausweis« von der Herzklinik, den sie dem behandelnden Arzt vorher zeigen sollten.

nenlicht die nackte Haut erreicht. Es wird empfohlen, das Vitamin D (500 Einheiten bzw. 12,5 µg) täglich bis zum 2. erlebten Frühling zu geben.

Die jüngsten Forschungsergebnisse zeigen, dass das Vitamin D weitere vielfältige Funktionen im Körper ausübt: So schützt es die Hirnnervenzellen, beugt Krebs- und Gefäßerkrankungen vor, kräftigt die Muskeln und das Immunsystem. Nördlich der Alpen ist die UV-Wirkung allerdings schon recht schwach, sodass die Bildung von Vitamin D auch bei dunkelhäutigen Menschen, »Stubenhockern« und mit Sonnenmilch eingecremten Menschen nicht ausreicht: Sie bekommen nicht genug UV-Licht ab.

Ein Vitamin-D-Mangel wird zzt. ab einem Wert von weniger als 20 ng/ml (oder 50 nmol/l) angenommen. Dabei ist die Jahreszeit der Blutentnahme zu berücksichtigen: Im Sommer (Juni-November) liegen bei den meisten Kindern die Vitamin-D-Werte oberhalb von 40 ng/ml.

Fluorid

Fluorid führt an der Schmelzschicht der Zähne zu einer besonders harten und Karies-abwehrenden Oberfläche.

Weil Neugeborene noch keine Zähne haben, entfällt natürlich die Möglichkeit des direkten Aufbringens von Fluorid auf die Zähne, die indirekte Möglichkeit durch Herunterschlucken besteht aber – und dies ist besser als gar kein Fluorid.

Verursachen Vitamin-D-Tabletten Bauchschmerzen?

Für die Gabe von Vitamin D zur Vorbeugung gegen Knochenweichheit (Rachitis) verschreibt Ihr Kinder- und Jugendarzt täglich eine Vitamin-D-Tablette (500 Einheiten Vitamin-D =12,5 µg). Diese gibt es von verschiedenen Herstellern mit und ohne Fluorid:

Wie lange bekommt mein Kind die Fluorid-Tablette?

Säuglinge und Kleinkinder erhalten täglich so lange eine Fluorid-Tablette, bis sie Zahnpasta ausspucken können (meist mit 2½ bis 3 Jahren). Ab dann wird mit einer geringen Menge Zahnpasta (erbsengroß) geputzt und die Fluoridtablette abgesetzt (s. a. Kapitel »Wann und mit welcher Zahnpasta sollen wir unserem Kind die Zähne putzen?«, Seite 135).

ohne Fluorid:
- Vigantoletten 500 I.E. (mit Cellulose)
- Vigantol-Öl 20 000 I.E./ml, 1 Tropfen = 500 E Vit D

mit 0,25 mg Natriumfluorid:
- Fluor-Vigantoletten 500 I.E.
- Zymafluor D D-Fluoretten 500 I.E.
- Zymafluor D 500 c.c. (mit Cellulose)
- Zymafluor D 1000 (diese Tablette enthält 1000 E Vit. D, aber auch nur 0,25 mg Fluorid)

Viele Eltern fragen, ob diese Tabletten Bauchschmerzen verursachen können. Der Fluorid-Anteil kann keine Schmerzen auslösen. Milchzucker dagegen kann in großen Mengen tatsächlich Blähungen und Bauchschmerzen verursachen. Milchzucker (= Laktose) wird den Tabletten als sogenanntes »Sprengmittel« zugesetzt: Damit lösen sie sich leichter auf. Aber die Tabletten enthalten nur sehr wenig Laktose, zwischen 95 mg (Zymafluor D 1000) und 130 mg Milchzucker (D-Fluorette 500 I.E.). Muttermilch enthält pro 100 ml aber 6000 mg Milchzucker. Die in den Tabletten enthaltene geringe Menge an Milchzucker kann also keine Bauchschmerzen auslösen. Ein anderes »Sprengmittel« für Tabletten ist Cellulose.

Zu früh geboren

Wenn Ihr Kind zu früh auf die Welt kommt, sind Sie selbst oft emotional sehr belastet. Sie hatten sich alles doch ganz anders vorgestellt! Dazu kommt die Sorge um Ihr oft winzig kleines Baby. Aber Sie sind nicht allein – nehmen Sie Hilfe an.

Vielleicht haben Sie die Geburt auch traumatisch erlebt: Die viel zu früh beendete Schwangerschaft findet ihre Fortsetzung in einer Apparate-Medizin einer Kinderklinik, die Angst macht und die vor allem die Entwicklung einer emotional schönen Eltern-Kind-Bindung erschwert. Dazu kommen die Sorgen um spezifische Probleme des Frühgeborenen.

Die erste Zeit wird manchmal dadurch erschwert, dass die Diagnose nicht klar ist. Wird sich Ihr Kind normal entwickeln? Wird es behindert sein? Welche Probleme werden sich noch ergeben? Muss Ihr Baby womöglich operiert werden? Wann kommen endlich die Untersuchungsergebnisse?

Die Verunsicherung und die Last der Verantwortung für diesen kleinen Menschen sind nur schwer zu schultern. Aber es gibt nicht nur Ihre Schultern und die Ihres Partners. Solange Sie im Krankenhaus sind, werden sich das Pflegeteam, die Ärzte und die Krankenhaus-Sozialarbeiter um vieles kümmern. Nach der Entlassung übernimmt Ihr Kinder- und Jugendarzt vor Ort die Koordination von Hilfen, den Besuch bei fachärztlichen Kollegen und evtl. notwendiger häuslicher Krankenpflege.

Am Schluss des Buches sind im Kapitel »Wo bekomme ich Hilfe?« (Seite 490) die Stellen aufgeführt, die Ihnen mit Rat und Tat zur Seite stehen und Hilfe anbieten. Der Bundesverband »Das frühgeborene Kind« bietet weiteres Informationsmaterial (www.fruehgeborene.de).

Von der Klinik nach Hause

Als Eltern eines Frühgeborenen erleben Sie drei sehr verschiedene Bereiche der Kinderheilkunde:
- Auf der Intensivstation steht Ihnen notwendigerweise eine große Zahl von Fachkräften Tag und Nacht zur Verfügung (Ärzte, Fachschwestern, psychosozialer Dienst).
- Die Verlegung auf die Frühgeborenen-Station ist natürlich erfreulich, da dieser Weg nur stabilen Kindern vorbehalten ist. Es bedeutet aber auch eine deutlich geringere Dichte an Fachpersonal, was Ihnen sicherlich auffallen wird.

- Nach der Krankenhausentlassung befinden Sie sich mit Ihrem Frühchen im ambulanten Bereich: Sie müssen den Arzt aufsuchen, auf Termine warten, haben keinen sofortigen Ansprechpartner im Schwesternzimmer. Vielleicht macht Sie das unruhig und unsicher. Vor der Entlassung werden Sie aber in der Pflege Ihres Frühchens, der Krankenbeobachtung und ggf. in der Bedienung von Absauger, Monitor und Sauerstoffgerät geschult.

Wenn es medizinisch erforderlich ist, kann Ihr Kinderarzt jetzt am Übergang vom stationären zum ambulanten Bereich eine Kinderkrankenpflegerin verordnen, die in festgelegten Intervallen zu Ihnen nach Hause kommt. Manchmal ist auch eine psychosoziale Unterstützung notwendig, die durch eine Familienhebamme oder heilpädagogische Kraft geleistet wird. Große Kliniken haben meist eine Kooperation mit einer sozialmedizinische Nachsorge eingerichtet, die ärztlich verordnet und durch die Kassen (teilweise) getragen wird. Ein solcher Verband ist z. B. der »Bunte Kreis« (www.bunter-kreis.de).

Trotz großer Fortschritte in der Medizin gehören Frühgeborene zu den Kindern, die nach der Krankenhausentlassung noch Monate bis Jahre eine besondere therapeutische Begleitung benötigen. Ihr Kinder- und Jugendarzt vor Ort ist dabei Lotse und Koordinator im Netzwerk der Hilfen.

Gesundheitliche Risiken von Frühgeborenen

In Deutschland gelten alle Kinder, die vor der vollendeten 37. Schwangerschaftswoche (SSW) geboren sind, als Frühgeborene.

Auch wenn termingeborene Kinder ebenfalls gesundheitliche Probleme aufweisen können, steigen mit jeder Woche, die ein Baby zu früh kommt, die gesundheitlichen Risiken. Die medizinische Versorgung von sehr kleinen Frühgeborenen stellt eine intensivmedizinische Herausforderung dar: Sie werden mit Ihrem Baby plötzlich in die High-Tech-Abteilung einer Hochleistungsklinik katapultiert, die Ihnen den Atem raubt. Nach dem ersten Erschrecken dürfen Sie aber gewiss sein: So wie Ärzte und Pfleger der Abteilung den Umgang mit den Kleinen gelernt haben, so werden Sie es auch erlernen. Manche »Frühchen« meistern ihr junges Leben ohne jegliche spätere Gesundheitseinschränkungen. Grundsätzlich ist die Prognose dabei sehr von der geschafften Schwangerschaftsdauer abhängig. Jeder Tag im Bauch der Mama ist ein gewonnener Tag.

Sie werden daher früh in der Kontaktaufnahme und Pflege Ihres Kindes angeleitet. Ein besonderen Stellenwert nimmt dabei das »Känguruing« ein: Sie oder Ihr Partner legen sich bequem neben den Inkubator Ihres Kindes. Das Frühchen wird Ihnen auf die nackte Brust gelegt und findet den kuscheligen Kontakt meist sehr angenehm. So kann die künstliche, aber notwendige Distanz durch den Inkubator zumindest zeitweise aufgehoben werden und Sie können einen direkten herzlichen Kontakt zu Ihrem Baby aufbauen.

Aufgrund der Unreife haben Frühgeborene jedoch besondere Risiken, die im Folgenden dargestellt werden.

Lunge

Die Lungen dienen zum Gasaustausch: Sauerstoff wird aufgenommen, Kohlendioxyd wird abgeatmet. Dies gelingt, weil die Lungenbläschen (Alveolen) zusammengenommen eine sehr große Oberfläche darstellen. Beim Erwachsenen entsprechen sie z. B. etwa einem halben Tennisfeld ohne äußere Längsstreifen. Die Lungenbläschen sehen fast aus wie die Reben an einem Weinstock. Durch die Luftröhrchen (Bronchus) gelangt die Luft durch immer kleiner werdende »Ästchen« zu der eigentlichen Gasaustauschfläche. Diese sind bei einem Frühchen aber noch nicht richtig fertig.

Ferner ist die Dehnbarkeit der Lungen herabgesetzt. Das können Sie mit einem Luftballon vergleichen. Wenn Sie ihn zum 1. Mal aufblasen, ist das ziemlich schwierig, weil die Spannung des Gummis so groß ist. Wurde ein Ballon einmal aufgeblasen, gelingt es anschließend einfacher. Die Lungenbläschen haben ebenfalls eine Oberflächenspannung. Beim Ausatmen verhindert sie das Zusammenfallen der Lungenbläschen (Kollaps), das Einatmen gelingt dagegen einfacher: Die Lungen lassen sich leichter aufblasen (Compliance).

Ein Ungeborenes beginnt etwa ab der 24. SSW ein Eiweiß zu produzieren, das diese Oberflächenspannung der Lungenbläschen reguliert: das Surfactant. Mit der 34. SSW ist die Menge dieses Surfactants meistens normal, sodass die Lungen nach der Geburt in aller Regel dann gut arbeiten. Vor der 34. SSW können Frühchen einerseits ihre Lungen beim Einatmen nicht gut entfalten und andererseits kollabieren die Lungenbläschen beim Ausatmen. Die Folge ist eine Minderversorgung des Körpers mit Sauerstoff. Die Krankheit heißt »Atemnotsyndrom« oder »acute respiratory distress syndrome« (ARDS) oder »Schocklunge«.

Der überwiegende Teil der Neugeborenen, die an einem solchen ARDS leiden, sind Frühgeborene. Aber auch andere Ursachen können zu einer solchen Schocklunge führen: Termingeborene Kinder mit einer Stressgeburt aus grünem Fruchtwasser, die ein Teil des grünen Fruchtwassers in die Lungen bekommen haben (Mekonium-Aspiration), oder Kinder von einer Mutter mit einem Schwangerschaftsdiabetes.

Der Neugeborenen-Arzt (Neonatologe) hilft diesen Babys auf unterschiedliche Weise:

- Er kann mit einem Beatmungsgerät die Lungen durch einen beständigen »Wind« vor dem Zusammenfallen bewahren. (Sie können sich das vorstellen, wie Wind ein Segel bläht: beständig positiver Druck in den Luftwegen = CPAP = continuous positive airway pressure.)
- Er kann wie mit einer Luftpumpe immer wieder (intermittierend) die gesamte benötigte Luft (mandatory) mit einem gewissen Druck in die Lungen pumpen (IMV = intermittent mandatory ventilation = kontrollierte Beatmung).
- Er kann dem Frühgeborenen das noch fehlende Surfactant, das die Oberflächenspannung reguliert, über einen Lungentubus geben.

Die Versorgung mit Sauerstoff muss gewährleistet sein, damit sich das Gehirn entwickeln kann. Dies soll mit möglichst wenig zusätzlichem Sauerstoff in der Einatemluft geschafft werden (denn der stört die Entwicklung der Augen) und mit möglichst wenig Druck von einer Beatmungsmaschine. Die unreife Lunge reagiert nämlich empfindlich auf diesen Druck und es kommt zu einer Art »Schwielenbildung«: Wie die Haut an den Händen nach

Mit Spritzen die Lungenreifung unterstützen

Kündigt sich eine Frühgeburt an, kann der Arzt der werdenden Mutter von der 24. SSW an eine oder mehrere »Lungenreifungs-Spritzen« geben: Dies fördert kurzfristig die Reifung des Surfactants in den Lungen des Ungeborenen. Der Neonatologe benötigt nach der Geburt dann weniger Sauerstoff und Beatmungsdruck, um dem Baby beim Atmen zu helfen. Leider wird dadurch die Hirnreifung beeinträchtigt, sodass zurzeit auch andere Wege erforscht werden, wie z. B. die Gabe eines Kortison-Sprays über eine Inhalation nach der Geburt.

ungewohnter einseitiger Tätigkeit Schwielen bekommt, verhärtet sich das Lungengewebe nach Beatmung mit hohem Druck. Die Kinder- und Jugendärzte nennen dies eine Umbaulunge oder eine »bronchopulmonale Dysplasie« (BPD).

Herzfehler

Das Baby im Mutterleib pumpt das Blut vom rechten Herzen durch den Ductus direkt in die Körperschlagader. Nach der Geburt schließt sich der Ductus (Seite 48) von allein.

Bleibt allerdings der spontane Ductus-Verschluss aus, spricht man von einem »persistierenden Ductus arteriosus« (PDA), was den häufigsten Herzfehler bei Neugeborenen darstellt. Da der Blutdruck in der Körperschlagader etwa 10-mal so hoch ist wie in der Lungenarterie, fließt das Blut zurück in die Lungenarterie: Das linke Herz muss das Blut also mehrfach in den Körperkreislauf pumpen und wird durch zu viel Volumen belastet. Der Kinderkardiologe kann dies an einer Vergrößerung des linken Vorhofs und der linken Herzkammer im Ultraschall sehen.

Bei einem Frühgeborenen kann der Ductus durch ein Medikament verschlossen werden. Gelingt dies nicht, muss das Baby operiert werden.

Eisenmangel

Viele kranke Neugeborene, besonders aber Frühgeborene, weisen eine behandlungsbedürftige Blutarmut auf. Die Aufrechterhaltung eines guten Hämoglobinwertes im Blut (Hb-Wert) ist für die Sauerstoffversorgung des wachsenden Gehirns notwendig. Auch wenn Eisen-Tropfen nicht angenehm schmecken, etwas Bauchweh bei den Babys auslösen können und der Stuhl dunkel wird, sollten Sie Ihrem Kind im 1. Jahr diese Eisen-Tropfen geben.

Infektanfälligkeit

Das Immunsystem der Neugeborenen ist noch nicht so weit entwickelt, dass es sich gut gegen alle Bakterien und Pilze zur Wehr setzen kann. Üblicherweise wird dies zu Beginn des Lebens dadurch ausgeglichen, dass Sie alle ihre Antikörper mit Ihrem Kind teilen. Alles, wogegen Sie einen Schutz haben, erhält dadurch auch Ihr Baby. Die Menge an mütterlichen Antikörpern im Blut des Ungeborenen wird mit jeder Woche vor der Geburt mehr. Zu früh Geborenen fehlt daher ein großer Teil dieses Schutzschirms: je früher sie geboren sind, leider umso mehr.

Diese sind die beiden Hauptursachen für die erhebliche Infektanfälligkeit der »Frühchen«. Dazu kommt die Infektionsgefahr durch »Fremdmaterialien« wie venöse Zugänge, zentrale Katheter, Röhrchen zum Beatmen und anderes.

Unter Infekten werden hier nicht Husten und Schnupfen verstanden, sondern leider der Eintritt und die Vermehrung von Bakterien in das Blut Ihres Babys. Dies wird als Sepsis oder Blutvergiftung bezeichnet. Ihr Frühchen kann ganz unterschiedlich auf diese gefährliche Situation reagieren: Es kann mehr Sauerstoffbedarf haben, im Blut sauer werden, Nahrungsmittelreste vor dem Füttern im Magen haben oder starke Änderungen an Blutdruck, Puls und der Körperwärme zeigen.

Sie und Ihr Partner werden zu Beginn gründlich in die besondere Hygiene eingewiesen. Wenn Sie unsicher sind, fragen Sie bitte mehrfach nach. Der Besuch durch Kranke, z. B. Geschwister, bei Ihrem Frühchen ist daher nicht ratsam.

Hirnblutung

Ein gesundes Gehirn ist eine der wichtigsten Voraussetzungen für eine weitere gesunde Entwicklung Ihres Neugeborenen. Durch die zu frühe Geburt, den Sauerstoffmangel und die damit verbundene Säuerung des Blutes sowie durch erhebliche Blutdruckveränderungen kann es zum Absterben von Nervenzellen mit kleinen Einblutungen ins Gehirn, aber auch größeren Blutungen im Kopfbereich kommen.

Das Gehirn liegt wie in einem schützenden Wasserbassin: Zum Schädelknochen hin ist ein schmaler Saum an Hirnwasser, der mit dem Wasserraum im Gehirn in Verbindung steht, wo ständig neues Hirnwasser hergestellt wird.

Wird durch eine Hirnblutung der Abfluss des Hirnwassers gestört, staut es sich auf und es entsteht ein Wasserkopf (Hydrozephalus). Manchmal muss keine akute Therapie eingeleitet werden, in der Regel wird aber das Hirnwasser durch einen kleinen Schlauch (shunt) aus dem Gehirn (aus der Hirnwasserkammer = Ventrikel) in die Bauchhöhle (peritoneal) abgeleitet: ein ventriculo-peritonealer Shunt oder VP-Shunt. Damit nicht zu viel Hirnwasser abfließt, wird in der Regel ein von außen verstellbares Ventil eingefügt.

Spastik

Eine Wunde an der Haut heilt, eine Verwundung von Nervenzellen im Gehirn heilt dagegen leider nicht. Führt eine Hirnblutung, ein Kreislaufstillstand oder eine Stoffwechseldefekt zum Absterben von Nervenzellen, kann dies verschiedene Körperfunktionen erheblich stören. Die am häufigsten für dieses Krankheitsbild benutzten Begriffe sind »Spastik« oder »infantile Zerebralparese«. Um zu verstehen, was hier passiert, muss einmal vorausgeschickt werden, wie die Bewegung des Menschen funktioniert.

Im Gehirn findet sich zu jedem Muskel eine Nervenzelle. Die wesentliche Funktion dieser ersten Nervenzelle besteht darin, dem Muskel zu sagen, dass er sich nicht bewegen darf. Diese erste Nervenzelle hat eine lange Nervenfaser bis hinab in das Rückenmark. Dort endet die Nervenfaser an der zweiten Nervenzelle. Diese erhält also ständig von der ersten Nervenzelle die Information, dass sie an den Muskel keine Nervenimpulse weiterleiten darf – und tut es auch nicht. Wenn nun die erste Nervenzelle kurz mal nicht »bremst«, kann die zweite Nervenzelle (endlich) den angeschlossenen Muskel stimulieren. Die zweite Nervenzelle wäre also ständig aktiv, wenn sie nicht von oben, also der ersten Nervenzelle permanent in Schach gehalten würde.

Geht die erste Nervenzelle zugrunde, fällt die »Bremse« für die zweite Nervenzelle weg und sie wird ständige Nervenimpulse zum angeschlossenen Muskel abgeben. Der Muskel verhärtet sich, wird kürzer und kann vom Gehirn nicht mehr korrekt bewegt werden. Dieses Krankheitsbild heißt Spastik. Dabei bildet sich eine Spastik nicht sofort mit Verletzung der ersten Nervenzelle aus: Mitunter dauert es Monate, bis sich das klinische Bild einer spastischen Bewegungsstörung oder infantilen Zerebralparese zeigt.

Die Begleitung von Kindern mit spastischen Bewegungsstörungen fordert ein hohes Maß an guter Zusammenarbeit von Eltern, Ärzten und Therapeuten. Im Zentrum steht die Vermeidung von zu starken Muskel- und Sehnenverkürzungen. Der Kinder- und Jugendarzt verschreibt dazu eine krankengymnastische Übungsbehandlung (Physiotherapie), die dem Erhalt der Gelenkbeweglichkeit durch Dehnen von Muskeln und Sehnen dient. Die Eltern werden in den Therapiestunden angeleitet, wie sie selbst diese Übungen daheim fortsetzen können. Die Therapie beinhaltet auch die Aktivierung bestimmter Reflexbewegungen (Vojta-Therapie), die typische Bewegungsmuster auch einem Neugeborenen mit einer Hirnschädigung zugänglich machen kann.

Ferner veranlasst der Kinderarzt eine heilpädagogische Frühförderung (HPFF), die in einem ganzheitlichen Ansatz die Wahrnehmung des Säuglings intensiviert (Hören, Schmecken, Riechen, Berühren, Tasten) und die Eltern mit in dieses Lernen hineinnimmt. Sie können dadurch ihr Kind selbst besser fördern und gewinnen einen intensiven Kontakt zu ihrem Baby.

Zu einem späteren Zeitpunkt können andere Maßnahmen notwendig werden, die der Kinderarzt dann verordnet. Dazu zählt die Zusammenarbeit mit einem Sozial-pädiatrischen Zentrum (SPZ), einem Kinderorthopäden, ggf. einem orthopädischen Schuhmacher, die Gabe von Botulinum-Toxin in bestimmte Muskeln durch einen Neuropädiater. Durch Botulinum-Toxin kann die Spastik für Wochen bis zu wenigen Monaten deutlich herabgesetzt werden. Die Spastik selbst ist leider nicht heilbar.

Nekrotisierende Enterokolitis (NEC)

Wenn Ihr Frühgeborenes sehr klein ist, beginnt das Füttern auch in sehr kleinen Schritten. Alle 2 Stunden erhält es eine »Mahlzeit« aus lediglich 1–2 ml Flüssigkeit. Die Pflegekräfte prüfen vor einer neuen »Mahlzeit«, ob sich durch die liegende Magensonde noch Reste der Milchmahlzeit von zuvor ansaugen lassen. Ist alles verdaut, erhält Ihr Baby eine neue Portion Milch. Werden aber Reste gefunden, können sie die ersten Anzeichen für eine Transportstörung durch den Darm sein. Sind die Reste allerdings gallig, erscheint das Bäuchlein zudem sehr aufgetrieben und setzt Ihr Frühchen blutige Stühle ab, könnte dies ein Hinweis auf eine »Entzündung des Darmes« (Enterokolitis) sein.

Es handelt sich dabei um eine Funktionsstörung des Darms durch eine Darmwandentzündung, deren Ursache aber unklar ist. Daher ist eine zielgerichtete Therapie auch schwierig. In erster Linie wird Ihrem Frühgeborenen durch konservative Maßnahmen geholfen (Nahrungskarenz, Antibiotika-Gaben). Dennoch lässt sich eine Operation

mit Entfernung des betroffenen (= nekrotischen) Darmabschnittes und einer zeitweisen Verlagerung des Darmausgangs nach außen (künstlicher Darmausgang = Anus praeter naturalis) nicht immer vermeiden.

Netzhautkrankheit von Frühgeborenen

Das Licht fällt durch die Hornhaut und die Linse des Auges und anschließend auf die Netzhaut (Retina). Diese ist zum normalen Geburtszeitpunkt ausgereift, bei zu früh Geborenen allerdings noch nicht.

Während des Wachstums im Mutterleib entwickelt sich die Netzhaut beginnend um eine Zentralarterie in wachsenden Kreisen um den hinteren Augenpol. Die Augenärzte beschreiben die Wachstumsschritte dabei in drei Zonen. Beim Frühchen sind die äußeren Netzhautabschnitte noch nicht mit Blutgefäßen versorgt. Der häufig notwendige zusätzliche Sauerstoff für die Beatmung führt zu einer Störung der weiteren Gefäßentwicklung in der Netzhaut. Am Übergang von bereits mit Gefäßen versorgten Netzhautabschnitt und dem freien Abschnitt entwickeln sich regelrechte Leisten. Sechs Wochen nach der Geburt kann es dann zu »wilden« Gefäßaussprossungen kommen, vergleichbar den wilden langen Trieben bei einer Rose. Diese können später zu einem erheblichen Schaden bis hin zu Blindheit führen.

Von einer Krankheit (pathie) der Netzhaut (retina) bei den unreifen Neugeborenen (praematurorum) spricht man bei unvollständigem Gefäßwachstum in diesen Zonen (Retinopathia praematurorum, RPM). Treten zusätzlich Gefäßveränderungen am hinteren Augenpol hinzu, sprechen die Augenärzte von einer »Retinopathy plus disease«.

Die meisten Frühchen verlieren die Auffälligkeiten an ihren Augen ohne weitere Therapie. Der Augenarzt entscheidet, ob bei Ihrem Baby frühzeitig eine

Verschorfung des Gewebes an der Netzhaut mit einem Laser notwendig ist.

Wer und wann sollte augenärztlich untersucht werden?

Ist Ihr Frühgeborenes vor der 32. SSW bzw. zwischen der 32. und 36. SSW zur Welt gekommen und bekam dann mindestens 3 Tage Sauerstoff, wird es in der 6. Lebenswoche untersucht.

Dazu werden Ihrem Baby mit Augentropfen die Pupillen erweitert und der Augenarzt untersucht das Auge mit einer speziellen Lampe und einer Lupe. Die Untersuchung ist nicht schmerzhaft. Häufig sind die Babys unruhig, was aber eher an dem unangenehmen Licht liegt als an der Untersuchung.

Je nach Ausprägung einer RPM werden tägliche, wöchentliche oder mehrwöchentliche Kontrollen durchgeführt. Ist die Netzhaut vollständig mit Gefäßen versorgt oder ist der krankhafte Befund deutlich rückläufig, kann das Screening abgeschlossen werden.

Sind Kontrolluntersuchungen notwendig?

Je nach Befund vereinbart der Augenarzt mit Ihnen sehr engmaschige oder weite Termine. Da bei Frühgeborenen häufiger Probleme der Augen auftreten (unter anderem Kurzsichtigkeit, Hornhautverkrümmung, Schielen, Sehschwäche), sollten regelmäßige Nachuntersuchungen der Augen erfolgen. Grundsätzlich sollten Sie die Augen bis zum 2. Geburtstag alle 6 Monate und danach bis zum 6. Geburtstag 1-mal jährlich untersuchen lassen, wenn Ihr Kind vor der 32. SSW oder mit einem Geburtsgewicht von weniger als 1500 g zur Welt kam.

Impfungen des Frühgeborenen

Die Impfungen werden bei Frühgeborenen in den von der Ständigen Impfkommission festgelegten Abständen durchgeführt: Dabei orientiert man sich am tatsächlichen Geburtstermin. Die 1. Imp-

fung ist dann die Schluckimpfung gegen Rotaviren (Seite 113) in der 7. Lebenswoche, die 2. Impfung gegen Rotaviren wird gemeinsam mit dem Sechsfach-Impfstoff und gegen Pneumonkokken nach dem vollendeten 2. Lebensmonat durchgeführt. Weitere Informationen dazu finden Sie im Kapitel »Das große Thema Impfen« (Seite 105).

Falls Ihr Frühchen auf seine ersten Impfungen im Krankenhaus reagiert hat, z. B. mit Atempausen oder der Verlangsamung des Pulses, dann sollte es für die 2. Impfung für einen Tag stationär aufgenommen werden.

Je nach Zustand Ihres Frühgeborenen kann eine Impfung gegen das RS-Virus notwendig sein. Lesen Sie dazu bitte den Beitrag im Impfkapitel (Seite 113). Der Schutz der Lungen ist besonders wichtig. Daher sollten Sie auf keinen Fall in der Wohnung rauchen.

So ernähren Sie Ihr Frühgeborenes nach der Entlassung

Frühgeborene haben einen erhöhten Nährstoffbedarf. Nach der Klinikentlassung sollten Sie bis zum Erreichen eines Gewichts von etwa 3 500–5 000 g diesem erhöhten Bedarf Rechnung tragen. Darüber hinaus ist es wichtig, das Aufholwachstum zu beobachten. Deshalb wird Ihr Kinderarzt mit Ihnen möglicherweise häufigere Termine zum Wiegen und Messen ausmachen.

Den erhöhten Energie- und Nährstoffbedarf können Sie durch eine Ergänzung der Muttermilch oder auch durch spezielle Flaschennahrung erreichen.

Muttermilchfütterung

In der Regel erhalten Frühchen abgepumpte Muttermilch. Während des Klinikaufenthaltes wird sie mit einem Nahrungsergänzungsmittel versetzt, das den erhöhten Nährstoffbedarf des Frühgeborenen abdeckt. Die meist benutzten Präparate sind »Aptamil FMS« (für Frauenmilch Supplement, insgesamt dann 80 kcal/100 ml Frauenmilch) und »Nestle Beba FM 85« (insgesamt dann 85 kcal/100 ml Frauenmilch). Diese Supplemente sollten der Muttermilch genau nach Anweisung zugesetzt werden. Sie sind nicht zum alleinigen Verzehr geeignet.

Gedeiht Ihr Säugling gut, ist eine Anreicherung der Muttermilch meist bis zum errechneten Geburtstermin (E.T.) notwendig. Ist Ihr Frühchen untergewichtig, wird es beobachtet. Dann kann eine Anreicherung der Muttermilch bis 3 Monate nach dem errechneten Geburtstermin notwendig sein.

Industriemilchfütterung

Wenn Sie mit der Flasche füttern, sollte Ihr Frühchen ebenfalls eine angereicherte Nahrung erhalten. Dafür stehen z. B. die in der Tabelle genannten Milchen zur Verfügung.

Diese Unterstützung mit Kalorien, Vitaminen und Spurenelementen gilt übrigens auch für termingeborene Kinder mit einem zu geringen Geburtsgewicht für die Schwangerschaftsdauer (SGA = small for gestational age).

Wann Beikost bei einem Frühgeborenen grundsätzlich eingeführt werden soll, ist nicht zweifelsfrei geklärt. Da Beikost pro verzehrtem Volumen weniger Kalorien enthält, muss ein Baby für die gleiche Kalorienzufuhr also deutlich mehr essen können. Die meisten Frühgeborenen schaffen dies gut nach dem vollendeten 4. Monat nach der Geburt. Da dies sehr viel früher als bei einem termingeborenen Kind sein wird, achten Sie – wie im Übrigen beim Reifgeborenen auch – auf die Fähigkeit der Darmausscheidung und der Signale für Lust und Unlust des Babys beim Essen. Ihr Baby zeigt durch seinen guten Appetit, sein wohliges Zufriedensein nach der Mahlzeit und seine regelmäßige Verdauung am besten, was ihm gut bekommt.

Spezifische Schluckprobleme

Sehr kleine Frühgeborenen und lange über Infusion ernährte Kinder zeigen manchmal ein Desinteresse oder eine Abneigung gegenüber ihrem Mund. Ob sie das Schlucken nicht richtig erlernt haben, durch die medizinisch notwendigen Schläuche in Mund und Nase ihren Mund und die orale Stimulation als Quelle der Freude verloren haben oder schlicht die Entwicklung eines gesunden Hungergefühls noch nicht stattgefunden hat, ist nicht sicher. Das Füttern macht insbesondere beim Wechsel von der Milch zu »Stückchen« (= Beikost) häufig große Probleme.

Welche Industriemilchen für Frühgeborene gibt es?

Gewicht	Klasse	Handelspräparate (Beispiele)
weniger als 1 800 g	VLBW (very low birthweight – sehr niedriges Geburtsgewicht)	Beba Frühgeborenen Nahrung Stufe 1 Humana 0-VLB
mehr als 1 800 g	LBW (low birthweight – niedriges Geburtsgewicht)	Beba Frühgeborenen Nahrung Stufe 2 Humana 0
mehr als 3 500 g*	term. (termingeborenes Kind)	Pre-Milchen

* Der Kinder- und Jugendarzt entscheidend anhand des Aufholwachstums, wie lange eine Frühgeborenen-Nahrung gegeben werden sollte. Wächst der Säugling gut, kann diese zum errechneten Termin (E.T.) beendet werden.

Wenn Schluckprobleme vorliegen, das Baby nicht saugen kann, die Kaumuskulatur oder die Zunge zu wenig Spannung aufweisen, die Zunge den Speisebrei immer wieder nach draußen drücken will oder ein ständiger Speichelfluss die Nahrungsaufnahme stört, sollte eine Therapie begonnen werden. Viele Sprachtherapeuten beherrschen eine Technik, durch einfühlsame Stimulation der Lippen und der Gesichtshaut einem Kind einen neuen Zugang zu seinem Mund zu ermöglichen, die Funktion des Schluckens zu fördern und wieder Spaß an der Nahrungsaufnahme zu wecken (»periorale Stimulation«). Manche Therapeuten haben dafür eine Zusatzqualifikation in der sogenannten »Castillo-Morales-Therapie« erworben, die diese Technik in einen ganzheitlichen Zusammenhang mit dem Baby stellt.

Zusammen mit der Logopädin wird der behandelnde Kinder- und Jugendarzt eine solche Fütterstörung bald angehen, damit eine regelgerechte Ernährung über den Mund mit Spaß möglich wird und die Eltern-Kind-Beziehung in diesem wichtigen Feld nicht zu stark belastet wird.

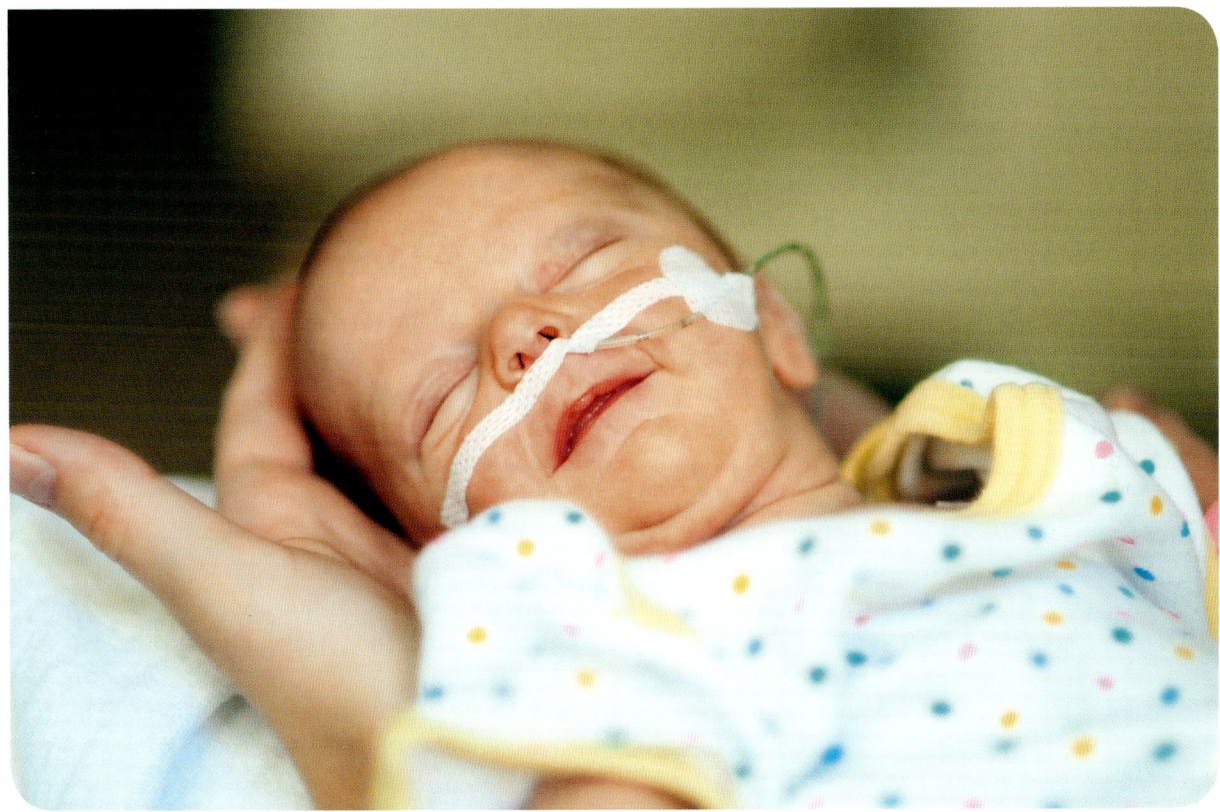

Die ersten Wochen daheim

Endlich zu Hause! Sie haben sich auf diesen Moment sehr gefreut, aber plötzlich werden Sie unsicher: Geht es unserem Baby auch gut? Warum schreit es so viel? Was können wir gegen den wunden Po machen? Was gegen die Pickelchen tun?

Schon Wochen vor der Geburt haben Sie sich überlegt, wie das Leben mit Ihrem Baby sein wird. Sie haben sein Bettchen vorbereitet und einen Wickelplatz. Sie haben sich überlegt, wo Sie Ihr Baby füttern möchten und wo es tagsüber sein wird. Und jetzt ist es endlich so weit: Sie sind wieder zu Hause. Trotz der Vorüberlegungen ist vieles fremd und ungewohnt. Aber keine Sorge, das geht vielen jungen Eltern so. Schon in ein paar Wochen hat sich das Miteinander eingespielt und Sie können sich ein Leben ohne Ihr Baby gar nicht mehr vorstellen.

Vieles wird anders

Die ersten Wochen daheim bedeuten für Sie wie für viele junge Eltern eine erhebliche Umstellung Ihres Lebens. Wenn Sie beide berufstätig waren, wird einer von Ihnen eine Weile zu Hause bleiben und vielleicht den täglichen Kontakt zu den Kollegen schmerzlich vermissen. Bauen Sie sich jetzt auf jeden Fall neue Kontakte auf, damit Ihr Leben nicht nur aus Baby und Warten auf den Partner besteht. Suchen Sie den Kontakt zu anderen Eltern, z. B. über Krabbelgruppen, Volkshochschulen, Kin-

dergärten, Kirchen oder gemeinnützige Einrichtungen. So können Sie die neuen Anforderungen mit anderen jungen Eltern teilen, die ebenfalls mit der bisherigen Berufstätigkeit pausieren, vielleicht auch nicht mehr durchschlafen können, auch einen guten Kinder- und Jugendarzt suchen usw.

Achten Sie auch darauf, dass sich in Ihrem Leben nicht alles nur um das Neugeborene dreht, wie es ihm geht und wie es sich entwickelt. Natürlich ist das wichtig. Aber die neue Aufgabe als Mutter und Vater stellt Sie vor neue Herausforderungen, die zuweilen anstrengend sind. Denken Sie deshalb unbedingt auch an Ihre eigenen Bedürfnisse.

Auch Ihre Partnerschaft verändert sich durch ein Neugeborenes: Der Schlafmangel und das manchmal anstrengende Schreien des Babys können belasten, der Wochenfluss und das Stillen können das sexuelle Bedürfnis der Mutter (oder auch des Vaters) erheblich verändern, der Vater kann sich durch das neue Familienmitglied bei seiner Frau wie ein fünftes Rad am Wagen fühlen. Besprechen Sie solche Dinge und was Sie sonst belastet, miteinander und sich ziehen Sie sich nicht zurück.

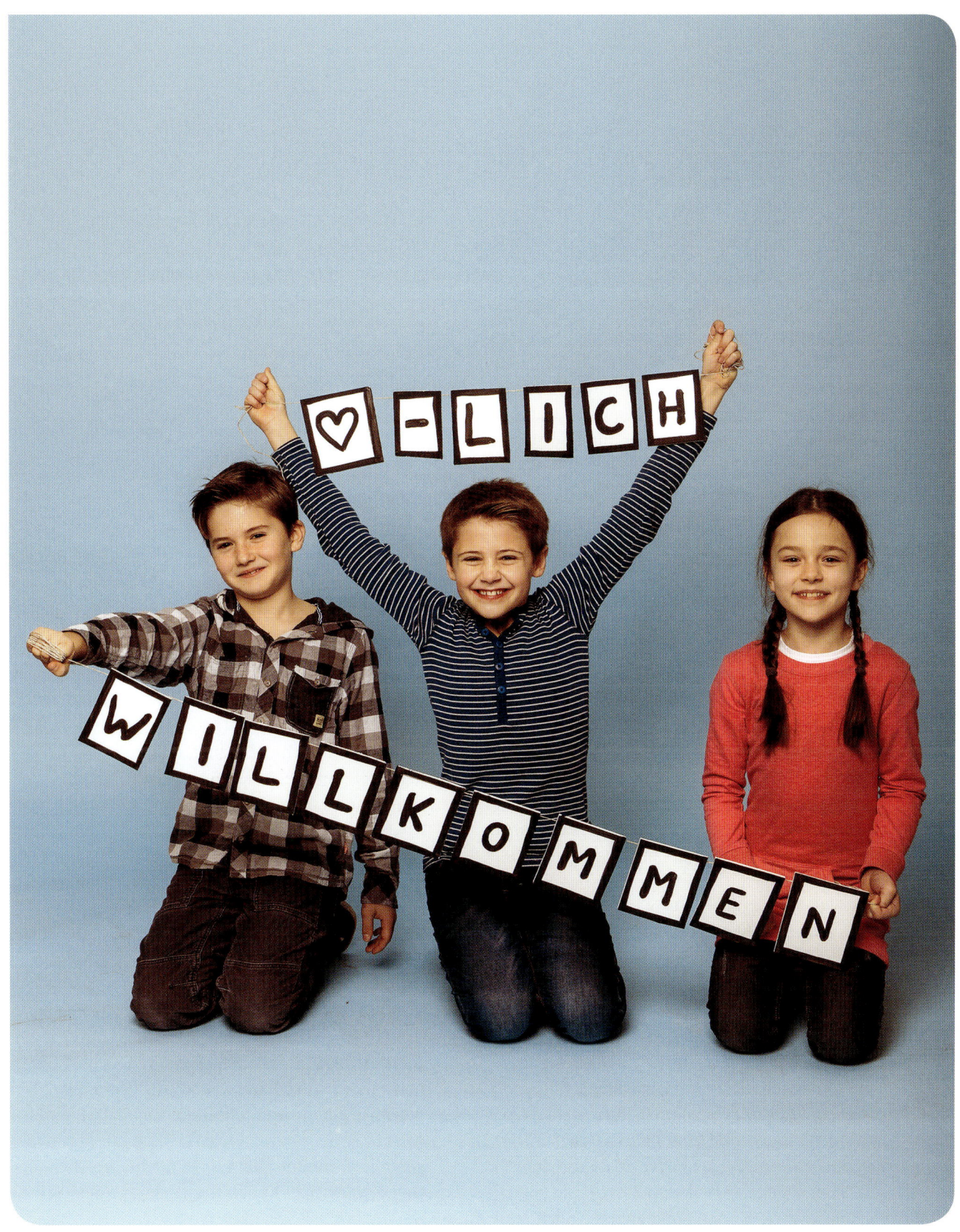

Manchmal drängen sich Fragen auf wie: Schaffe ich das alles? Bin ich glücklich so, wie ich jetzt bin? Manche spüren einen hohen Anspruch an sich gerichtet, eine gute Mutter zu sein, ein liebevoller Vater – ausgesprochen vom Partner, den Großeltern, den Bekannten. Vielleicht kann oder will ich aber diese Erwartung nicht erfüllen? Wenn Sie sich so fühlen oder schlicht überfordert sind, Sie sich endlich wieder einmal nach Ruhe sehnen oder Ihre Kräfte auftanken müssen, dann sprechen Sie darüber offen mit Ihrem Partner. Bei Bedarf können Sie sich auch an Profis wenden, z.B. Hebammen, Kinder- und Jugendärzte, Familienberatung, Schwangerschaftsberatung.

So finden Sie den richtigen Kinder- und Jugendarzt

Eben noch war die Wahl des richtigen Gynäkologen, der besten Hebamme und einer guten Geburtsklinik ganz akut und wichtig. Jetzt ist Ihr Baby da, und schon wieder steht eine Arztwahl an: Ein Kinder- und Jugendarzt muss her, und zwar einer, der nett ist, kompetent, gut erreichbar und vor allem bereit, neue Kinder aufzunehmen. In den ersten Lebensmonaten suchen Eltern gerade mit ihrem 1. Kind den Kinder- und Jugendarzt besonders oft auf. Neben den Vorsorge- und Impfterminen sind es vor allem die häufigen Infekte der oberen Luftwege, die es nötig machen, einen Kinderarzt aufzusuchen, auch wenn dieser dann zum Glück meistens feststellt, dass die Atemwege frei sind und alles in Ordnung ist.

Jeder Kinder- und Jugendarzt betreibt die Medizin etwas anders: eher schulmedizinisch oder pflanzlich-homöopathisch, einfühlsam oder schnell, anthroposophisch oder biologisch. Kurz: Sie sollten sich einen Kinder- und Jugendarzt aussuchen, den Sie gut verstehen, der Sie gut versteht und dem Sie vertrauen können. Dann klappt der für die Entwicklung der elterlichen Kompetenz so wichtige

Elterngeld

Anspruch auf Elterngeld haben Mütter und Väter für 2–12 Monate. Voraussetzungen sind, dass die Eltern

- ihr Kind nach der Geburt selbst betreuen und erziehen,
- nicht mehr als 30 Stunden in der Woche erwerbstätig sind,
- mit ihrem Kind in einem Haushalt leben und
- einen Wohnsitz oder ihren gewöhnlichen Aufenthalt in Deutschland haben.

Zuzahlungen werden bei Mehrlingsgeburten gewährt oder wenn bereits (mindestens) ein Kind unter 3 Jahren daheim ist. Vordrucke für den Antrag gibt es bei Elterngeldstellen, den Krankenkassen, im Krankenhaus und online unter www.familien-wegweiser.de. Weitere Infos finden Sie unterwww.bmfsfj.de.

Austausch zwischen Eltern und Kinder- und Jugendarzt.

Am besten fragen Sie andere Eltern in ihrem Stadtteil, zu welchem Kinder- und Jugendarzt sie gehen und wo sie zufrieden sind. Sollten Sie bei einem Arzt gelandet sein, bei dem Sie ein ungutes Gefühl haben, zögern Sie nicht zu wechseln. Der Kinder- und Jugendarzt soll Sie viele Jahre begleiten, dementsprechend sollten Sie Ihre Wahl sorgfältig treffen. Natürlich können Sie auch das Internet befragen. Arzt-Bewertungsportale sind aber meist schlecht gepflegt (falsche Adressen, Telefon-Nummern usw.). Viele Ärzte haben eine Homepage, die meisten Kinder- und Jugendärzte sind darüber hinaus über den »Berufsverband der Kinder- und Jugendärzte in Deutschland« (BVKJ) zu erreichen. Die Homepage des BVKJ hält übrigens auch eine Reihe guter Informationen für Eltern bereit (http://www.kinderaerzte-im-netz.de/).

Was bedeutet »Diagnose«?

Üblicherweise versteht man unter einer Diagnose die korrekte Bezeichnung für eine Krankheit, die der Arzt erkannt hat. Nach einer internationalen Klassifikation wird dieser Krankheit eine Nummer zugeordnet (ICD – international classification of diseases).

»Diagnose« bedeutet übersetzt aber eigentlich »Entscheidung«. Der Arzt erwägt aufgrund seiner Untersuchungen, um welche Krankheit es sich handeln könnte, und entscheidet sich für die wahrscheinlichste. Eine Diagnose ist also zunächst immer eine »Arbeitsdiagnose«. Daher wird Ihnen Ihr Arzt mitteilen, wie der normale Verlauf einer solchen Krankheit unter der gewählten Behandlung sein sollte.

Ein Beispiel: Der Arzt stellt die Arbeitsdiagnose »kleines Ekzem am Rücken«. Eine Woche später aber bemerken Sie, dass nun überall am Körperstamm kleine rötliche rundliche schuppige Herde dazugekommen sind, und suchen Ihren Arzt erneut auf. Erst jetzt kann er eindeutig die Diagnose »Röschenflechte« stellen. Eine Diagnose kann sich ändern oder entwickeln, beobachten Sie Ihr Baby also und suchen Sie Ihren Kinder- und Jugendarzt gegebenenfalls erneut auf, wenn der Krankheitsverlauf anders ist, als der Arzt es mit Ihnen besprochen hat.

Zu jede Diagnose sollte der Arzt den Patienten, in unserem Falle Sie als die Eltern Ihres Kindes, unbedingt genau aufklären, wie die festgestellte Krankheit üblicherweise verläuft und wann das Kind erneut untersucht werden muss, wenn der tatsächliche Verlauf davon abweicht. Sollten Sie sich nicht ausreichend informiert fühlen, fragen Sie unbedingt nach.

Wenn Ihr Baby krank ist

Auch Babys werden krank – trotz Nestschutz und Muttermilch. Das ist leider ganz normal und nicht zu verhindern. Wenn Ihnen Ihr Baby »komisch« oder krank vorkommt oder Sie sich sein Verhalten nicht erklären können, gehen Sie zu Ihrem Kinder- und Jugendarzt.

Checkliste für die Kinder- und Jugendarztwahl

Der »richtige« Kinder- und Jugendarzt« sollte
- Ihr Kind so behandeln, dass Sie ein gutes Gefühl dabei haben;
- trotz Hektik so viel Zeit für Sie haben, wie Sie benötigen;
- Ihnen als medizinischem Laien schwierige Sachverhalte in verständlichem Deutsch erklären können (schließlich tragen Sie daheim wieder alleine die Verantwortung für Ihr Kind);
- für Sie eine Vertrauensperson sein können;
- auch in Notfällen erreichbar sein.

Guter Tipp für den Arztbesuch

Heute hat fast jeder ein Smartphone. Damit lassen sich Hauterscheinungen, wiederkehrende Zuckungen oder eigenartiger Husten per Foto oder Video einfach aufzeichnen und dem Kinder- und Jugendarzt am nächsten Tag mit in die Praxis bringen. Hautbefunde zu beschreiben ist eine Kunst für sich, ebenso der Husten bei Kindern. Da hilft ein Foto oder ein Video sehr.

Auch Säuglinge können sich schon mitteilen, ihre »Sprache« ist jedoch grundverschieden von der großer Kinder. Der Kinder- und Jugendarzt hat in seiner Ausbildung gelernt, auf kleine Äußerungen zu achten und sie zu deuten (vegetative Symptome, Hautbeschaffenheit, Erregbarkeit, Tonus der Muskulatur usw.). Außerdem ist ein Kinder- und Jugendarzt – wie kein anderer Fachkollege – mit

bislang unerkannten Stoffwechseldefekten oder angeborenen Anomalien bei seinen kleinsten Patienten konfrontiert.

Die Hausapotheke

Ihre Hausapotheke braucht nicht üppig bestückt zu sein, einige wenige Medikamente reichen aus, um in Notfällen das richtige griffbereit zu haben. Der

Was sollte unsere Hausapotheke enthalten?

Notfall	Medikament	Hinweis	Rezept nötig?
Fieber/Schmerzen	Paracetamol 75 mg Paracetamol 125 mg	bis 6 kg Körpergewicht für 7–12 kg Körpergewicht	
Durchfall	z. B. Oralpädon	nach Pack.-Beilage auflösen und ausschl. diese Flüssigkeit geben	
Erbrechen	z. B. Vomacur 40 mg	für 8–25 kg Körpergewicht	
Thermometer			
Entzündungen der Haut	Jodsalbe (z. B. Polysept-Salbe)	max. auf handtellergroßer Fläche anwenden	
Kruppanfall, Asthmaanfall, Wespenstich im Hals, allergischer Notfall	Kortisonzäpfchen (z. B. Infecto CortiKrupp)	Nur im Notfall! Sofortige Kontaktaufnahme mit Arzt notwendig!	ja
Spülmittel getrunken	Dimeticon (z. B. Lefax): 5 ml/Gabe	bei Verschlucken von Spülmittel, Shampoo usw. (Entschäumer)	
Gift aufgenommen	Kohle-Kompretten (20 bis 25 g)	schmeckt aufgelöst nach nichts, sieht aber scheußlich aus: mit geschlossenen Augen trinken lassen, etwa 1 g/kg Körpergewicht	
behinderte Nasenatmung	Nasentropfen (z. B. Otriven 0,025 %)	bis 2. Geburtstag, nur 1 × abends	
(Splitter-)Pinzette		für Splitter, Zecken, Stachel, Dornen …	
Wunden	Verbandsmull sterile Mullkompresse nicht klebende Wundauflage Pflaster: 4 cm breit	2 à 4 cm und 2 à 6 cm 2 × 7,5 × 7,5 cm z. B. Lomatuell Pro 10 × 10 cm (beste Erfindung seit Jahren, aber teuer) z. B. Hansaplast soft *	

* Bitte keine PVC- oder wasserdichte Pflaster verwenden. Diese wirken wie Folie, die Haut darunter wird offenporig (»Waschfrauenhaut«), wodurch sie keine gute Barriere mehr gegen Bakterien darstellt.

Weg zu einer Notapotheke kann besonders nachts sehr weit sein.

Überprüfen Sie Ihre Hausapotheke einmal im Jahr auf abgelaufene Medikamente und entsorgen Sie diese über den Hausmüll. Achten Sie dabei darauf, dass farbige Pillen keinem Kind als »Bonbons« auffallen könnten (z.B. in neutrales Papier einwickeln). Bitte entsorgen Sie Medikamente niemals im WC, denn sie belasten dann das Trinkwasser.

In keiner Hausapotheke sollte die Notfallkarte (Seite 503) fehlen: Telefonnummern des Kinder- und Jugendarztes, des Kinderärztlichen Notdienstes, der Feuerwehr und der Vergiftungszentralen.

Bei Fieber

Gehen Sie mit Ihrem Baby, das fiebert, zum Kinder- und Jugendarzt, im 1.–3. Lebensmonat sogar innerhalb von 8 Stunden. Bei sonst unauffälligen Kindern, die älter als 1 Jahr sind, dürfen Sie 3 Tage warten. Weitere Informationen finden Sie im Kapitel »Fieber« (Seite 231).

Bei Durchfall/Erbrechen

Aufgrund des geringen Gewichts kann ein Brech-Durchfall bei einem Säugling sehr viel schneller zu einem relevanten Verlust von Flüssigkeit und Salzen führen als bei einem größeren Kind. Damit sind allerdings nicht 2 dünne Stühle im Laufe eines Tages gemeint: Wenn Ihr Baby mehr als 5 wässrige Stühle in 24 Stunden bei gleichzeitigem Erbrechen hat, sollten Sie zu Ihrem Kinder- und Jugendarzt gehen.

Bei Erkältungen

Selbst bei stark zugeschwollener Nase wird ein Säugling niemals ersticken. Diese Sicherheit darf jedes Elternpaar haben. Bereits am 1. Lebenstag hat Ihr Baby gelernt, dass es auch durch den Mund atmen kann. Es wird also bei gestörter Nasenatmung den Mund öffnen.

Hat Ihr Baby eine eigenartige Atmung oder Atemaussetzer, melden Sie sich bitte am selben Tag bei Ihrem Kinderarzt. Stellen Sie Husten bei oder direkt nach der Nahrungsaufnahme fest, sollten Sie auch am gleichen Tag zu Ihrem Kinderarzt gehen.

Säuglinge können auf passives Rauchen und ätherische Öle wie Kampfer mit Asthma reagieren. Vermeiden Sie daher beides unbedingt. Dagegen ist das Inhalieren salzhaltiger Luft wie z.B. an Nord- und Ostsee nicht schädlich.

Dr. Google?

Viele Eltern schauen gerne im Internet nach, informieren sich, googeln Symptome, um selbst zur Diagnose zu kommen, oder gehen online in diversen Foren, wo sie sich von »Experten« beraten lassen. Eine kinder- und jugendärztliche Untersuchung mit anschließender Befunderhebung kann durch solche Netzaktivitäten nicht ersetzt werden. Der Arzt übernimmt Verantwortung, Dr. Google nicht! Er ist im wahrsten Sinne des Wortes »verantwortungslos«. Viele Netzseiten sind gespickt mit Werbung und haben meist auch ein verkaufsförderndes Ziel. Hilfreich ist ein Blick ins Impressum oder auf den Firmensitz. Sind die Gesundheitsinformationen oder die Beratung im Netz offensichtlich auf den Verkauf bestimmter Präparate ausgerichtet, sollten Sie solche unseriösen Seiten schnell verlassen.

Bei Unfällen und Bewusstseinsstörungen

Bei Stürzen auf den Boden, z.B. vom Wickeltisch oder aus dem MaxiCosi oder nach Verkehrsunfällen sollten Sie mit Ihrem Baby auf jeden Fall unmittelbar zum Arzt gehen. Aufgrund der noch unreifen Nerven stellen sich Unfallfolgen am zentralen Nervensystem klinisch ganz anders dar als bei einem großen Kind. Sie könnten daher eine Schädelfraktur, Hirnblutung usw. übersehen.

Eine merkwürdige Müdigkeit eines Säuglings oder sogar eine Bewusstseinsstörung sollte noch am selben Tag beim Kinder- und Jugendarzt abgeklärt werden. Dahinter kann sich ein banaler Infekt genauso wie eine Hirnblutung, Krampfanfälle oder ein Stoffwechseldefekt verbergen.

Baden oder Waschen?

Im Gegensatz zu Erwachsenen und älteren Kindern stinken Babys eigentlich nie – außer wenn die Windel voll ist –, sondern sie duften wunderbar nach Baby. Trotzdem müssen Sie Ihr Kind natürlich säubern.

Jeden Tag baden muss aber nicht sein – einmal pro Woche reicht. Das Wasser sollte dabei eine Temperatur von 37 °C haben, kontrollieren Sie das mit einem Thermometer. Sorgen Sie dafür, dass möglichst ein weiterer Erwachsener zum Helfen mit dabei ist, denn Ihr kleines nasses Baby ist ziemlich flutschig.

Geben Sie keine Zusätze ins Wasser, weder wohlriechende Essenzen noch Milch oder Öl. Die Haut Ihres Babys ist in den ersten Wochen für Parfümstoffe noch durchlässig und kann dadurch Allergien entwickeln. Milch oder Öl schwimmt auf der Wasseroberfläche und erreicht die Haut Ihres Kindes erst beim Herausziehen, bleibt dann aber komplett im Handtuch.

Waschen Sie regelmäßig verschwitzte oder verunreinigte Hautpartien am Wickeltisch mit einem Waschlappen. Gehen Sie dabei von oben nach un-

Ein bisschen Dreck hat noch nie geschadet …

Offensichtlich benötigt ein gesundes Immunsystem für seine normale Entwicklung eine mikrobielle Stimulierung. Sie wird durch Infektionen und Kontakt mit Bakterien erreicht. In Studien konnte gezeigt werden, dass Kinder vom Bauernhof mit Großtierhaltung weniger Allergien als andere Kinder entwickelten. Auch wurden in Betten von Bauernkindern viel mehr mikrobielle Produkte gefunden als in denen von Nicht-Bauernkindern. Unabhängig von einem Hof führt auch die steigende Zahl der Geschwister zu einer Minderung allergischer Erkrankungen. Diese Erkenntnisse werden als sogenannte »Hygiene-Hypothese« zusammengefasst. Die Betrachtung von Mikroben ausschließlichen als Krankheitserreger hat sich aufgrund dieser Beobachtung zugunsten von gesundheitsfördernden Mikroorganismen verschoben. Leider sind diese Beobachtungen noch zu neu, als dass sich daraus klare Handlungsempfehlungen ableiten lassen könnten. Natürlich sollte die ganze Familie Hände waschen, im Streichelzoo genauso wie vor dem Essen daheim, und selbstverständlich wird Rohmilch im 1. Lebensjahr weiterhin nicht empfohlen. Aber die Schaffung einer komplett keimfreien Umgebung rund um Ihr Baby kann ebenfalls nicht empfohlen werden. Die Zukunft wird uns sicherlich weitere spannende wissenschaftliche Ergebnisse zum Thema hygienische Bedingungen, Krankheitserreger und Immunsystem liefern.

Eiskalte Händchen und Füßchen

Es gibt Babys, die trotz mehrerer warmer Socken eiskalte Füßchen haben, morgens sind sie bisweilen sogar blau. Oft schwitzen diese Kinder trotzdem an Händen und Füßen. Wenn aber der restliche Körper warm ist und das Baby gut schläft, ist das in der Regel kein Problem. Bei solchen Kindern werden die Extremitäten (Händchen und Füßchen) durch wärmere Kleidung nicht wärmer.

Überlegen Sie mal, ob das bei Ihnen oder Ihrem Partner oder bei jemandem aus der näheren Verwandtschaft ebenfalls so ist. Haben Sie oft kalte Hände, ohne dass Sie frieren, oder auch Schweißfüße? Die kalten Hände und Füße werden oft vererbt, sind aber keine Krankheit, die behandelt werden müsste. Ziehen Sie Ihrem Baby nachts einen normalen Strampler an, zusätzliche Socken sind nicht notwendig. Trotz kalter Hände und Füße friert Ihr Kind nicht.

ten: zuerst das Gesicht und die Augenpartie, dann Halsfalte, Achsel und Leisten, Po und Genital. Geben Sie auch hierbei keine Zusätze ins Wasser.

Die fünf intertriginösen Falten (Achseln, Leisten und vor allem der Hals nach dem 3. Monat) reinigen Sie bei Rötung so, wie dies im Kapitel »Intertriginöses Ekzem« (Seite 84) beschrieben ist.

Ziehen Sie bei Ihrem Sohn die Vorhaut zum Reinigen nicht zurück. Bei Ihrer Tochter brauchen Sie die Rückstände von Käseschmiere und Stuhl zwischen den kleinen und großen Schamlippen nicht zu entfernen. Durch das Baden werden diese Rückstände eingeweicht und nach wenigen Wochen von allein weggespült.

Am Ohr entfernen Sie nur sichtbare Teile von Ohrenschmalz. Bitte benutzen Sie keinen Watteträger, um den Gehörgang innen zu reinigen. Ohrenschmalz funktioniert wie ein langsames, klebriges Transportband, das allen Dreck langsam, aber stetig aus dem Gehörgang herausbringt. Wird Ohrenschmalz durch einen Watteträger in den Gehörgang zurückgestopft, verhärtet es und kann den Gehörgang wie ein Stein verschließen, was zu einer Entzündung des Gehörgangs führt.

Die Haut des gesunden Säuglings benötigt zur Pflege weder Cremes noch Öle.

Ist mein Baby warm genug angezogen?

Viele junge Eltern haben Angst, ihr Baby zu dünn anzukleiden, denn überall hört man, dass ein Baby schnell auskühlt. Daher bringen auch viele Familien für das 1. Baby über dem Wickeltisch eine Wärmelampe an. Was ist dran an dieser Meinung?

Ein Körper kühlt umso schneller aus, je größer die Oberfläche ist. Wenn man sich eine Kugel vorstellt, hat eine große Kugel im Verhältnis zum Volumen eine kleine Oberfläche, wohingegen eine kleine Kugel eine verhältnismäßig größere Oberfläche aufweist. Ein großes Körpervolumen ist also ein Vorteil in der Natur, wenn es sehr kalt ist, z. B. bei Eisbären, Mammuts. Ein kleiner Körper ist dort im Vorteil, wo es besonders warm ist, das ist z. B. bei Wüstenspringmäusen der Fall. Ein Baby ist also tatsächlich vor dem Auskühlen stärker gefährdet als ein bereits älteres größeres Kind.

Babys Sicherheit

Viele Eltern überlegen sich hin und wieder besorgt, was ihrem Baby alles zustoßen könnte. Das ist ganz normal und steigert unsere Aufmerksamkeit. Lassen Sie sich aber nicht verrückt machen, sondern achten Sie auf die folgenden wichtigen Punkte.

Ihr Baby ist noch sehr klein und kann sich nicht selbst fortbewegen. Trotzdem lauern schon ein paar Gefahren, die Sie aber mit wenig Aufwand minimieren oder sogar ganz verhindern können.

Plötzlicher Kindstod (SIDS)

Der »plötzliche Kindstod« (sudden infant death syndrome) gehört zu den schrecklichsten und rätselhaftesten Krankheiten im 1. Lebensjahr von Kindern. Durch wissenschaftliche Erforschung und sich daraus ableitende Empfehlungen für die Lebenssituation von Säuglingen konnte die Häufigkeit von etwa 1200 toten Säuglingen im Jahr 1990 auf weniger als 150 tote Babys im Jahr 2009 in Deutschland gesenkt werden.

Man hat herausgefunden, dass folgende Vorsichtsmaßnahmen die Häufigkeit des plötzlichen Kindstods deutlichen senken können. Halten Sie deshalb bitte diese Regeln strikt ein und besprechen Sie diese auch mit anderen jungen Eltern. So kann es zu einer weiteren Abnahme dieses schlimmen Ereignisses kommen.

- Verzichten Sie in der gesamten Wohnung auf das Rauchen.
- Legen Sie Ihr Baby zum Schlafen immer auf den Rücken.
- Verzichten Sie auf Lagerungs- oder Dreieckskissen.
- Benutzen Sie nur einen Schlafsack und keine Zudecke.
- Geben Sie Ihrem Baby kein Kissen, kein Nestchen, kein Mützchen und kein Kuscheltier mit ins Bett.
- Lassen Sie Ihr Baby im eigenen Bett schlafen, z. B. Beistellbettchen oder Stubenwagen, der möglichst im Elternschlafzimmer stehen sollte.
- Überheizen Sie das Schlafzimmer nicht. 16–18 °C sind eine gute Schlaftemperatur.
- Gestillte Kinder mit Beruhigungssauger sind besser geschützt.

Diese Vorsichtsmaßnahmen gelten für das unbeobachtete Baby beim Nachtschlaf. Tagsüber, wenn Sie Ihr Kind im Blick haben, darf es auch auf der Seite liegen oder seinen Teddy im Bett haben.

Eine der häufigsten Auffinde-Situationen ist das Liegen unter einer Decke o. Ä., wodurch es zu einem Anstau der abgeatmeten Luft kommt (CO_2-Stau): Die Babys sind erstickt. Da es sich dabei um eine nicht-natürliche Todesursache handelt, muss immer staatsanwaltschaftlich ermittelt werden.

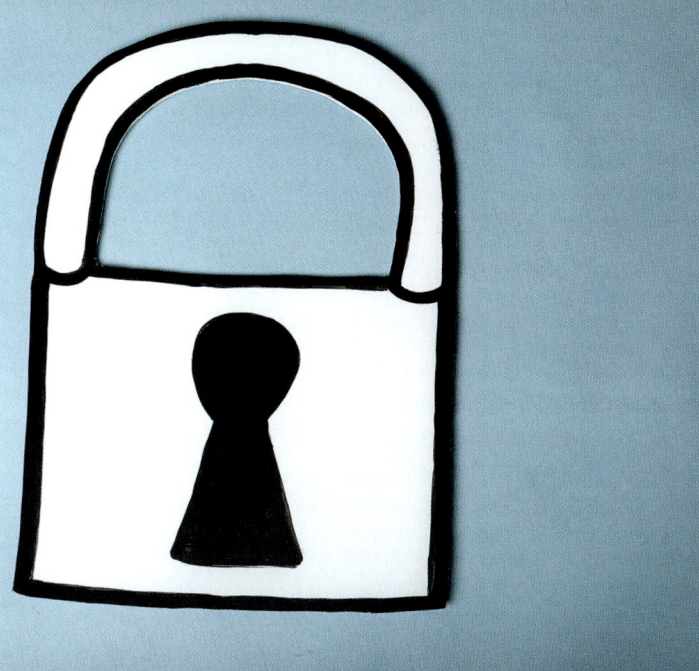

Sehr erfreulich ist, dass viele Entbindungskliniken und Kommunen jungen Familien zur Begrüßung ihres Neugeborenen einen Schlafsack schenken. Die strikte Vermeidung von beweglichen Zudecken hilft wesentlich, die Häufigkeit des plötzlichen Säuglingstodes weiter zu vermindern.

Sicheres Wickeln

Lange bevor sich Ihr Baby sicher vom Rücken auf den Bauch dreht (und zurück), kann ein zufälliges Drehen passieren: Ihr Kind strampelt voll Freude, packt dabei seine Füße und gelangt in eine zufällig koordinierte Seitwärtsbewegung, die zu einer Drehung führt. Da dies unerwartet geschieht, kann es dabei vom Wickeltisch fallen.

Am Wickelplatz sollte daher alles in Reichweite liegen, damit Sie immer eine freie Hand bei Ihrem Baby haben können:
- frische Windeln
- frische Kleidung
- Abfalleimer
- ggf. Pflegeprodukte
- Platz für Waschschüssel und Waschlappen
- frisches Handtuch

Bei Ablenkung droht ein Unfall! Lassen Sie deshalb Ihr Baby niemals allein auf dem Wickelplatz, auch nicht, um nur »mal eben« eine Cremetube aus der Schublade gegenüber herauszunehmen. Wenn Sie den Wickeltisch verlassen müssen, nehmen Sie Ihr Baby mit. Sollte das nicht möglich sein, legen Sie es auf den Teppich.

Kinder haben kein Gefahren-bewusstsein

Machen Sie sich das immer wieder bewusst! Als Baby dreht sich Ihr Kind von der Wickelauflage und stürzt zu Boden. Später kann es eine ungesicherte Treppe herunterfallen, sich an einem Kabel festhalten, an dem gerade ein Wasserkocher mit zwei Liter heißem Wasser hängt, oder an einer Tischdecke Halt suchen, auf der mit heißem Kaffee gefüllte Tassen stehen. Ihr Kind springt ins Wasser, obwohl es noch nicht schwimmen kann, es benutzt Messer, Feuerzeuge und Scheren, ohne sich der Verletzungsgefahr bewusst zu sein. Daher hieß es früher: »Messer, Gabel, Schere, Licht sind für kleine Kinder nicht.« Seien Sie Ihrem Kind also immer einen Schritt voraus, so können Sie viele Gefahren vermeiden.

Achtung!

Lassen Sie Ihr Baby niemals allein auf dem Wickeltisch, auch nicht für eine Sekunde!

Es gibt aber eine ganz einfache Regel, nach der Sie den Kleidungsbedarf Ihres Babys ermitteln können: Ziehen Sie Ihrem Säugling ein Kleidungsstück mehr an, als Sie selbst tragen würden, wenn Sie sich so kleiden dürften, wie Sie wollten. Würden Sie vor lauter Hitze am liebsten nackt im Garten sitzen, bekommt das Baby einen Body an (nackt + 1). Ziehen Sie sich ein T-Shirt an, bekommt das Baby ein Kleidungsstück dazu, also Body und Strampler usw.

Mützen stellen einen wichtigen Schutz gegen Zugluft da. Wegen der relativ großen Oberfläche geben Neugeborene bzw. sehr kleine Säuglinge bis zu 70 % ihrer Wärme über die Kopfhaut ab. Deshalb sollten Sie Ihrem kleinen Baby möglichst auch ein Mützchen aufsetzen.

Speien

Alle Säuglinge spucken oder speien die Milch hin und wieder aus. Vielen Eltern bereitet dies Sorge, was vollkommen unbegründet ist, denn
- gesunde Babys können an hochgewürgter Milch nicht ersticken,
- die Ursache liegt nicht in einer Überfütterung oder Unverträglichkeit begründet und schließlich
- gedeihen die Kinder trotzdem prächtig.

Die Kinder- und Jugendärzte benutzten daher schon früh den Lehrspruch:

»Speikinder sind Gedeihkinder.«

Dennoch erscheint es Ihnen vielleicht manchmal, als würde Ihr Baby mehr spucken, als Sie ihm zu essen gegeben haben. Das Speien ist so lange unbedenklich, wie
- das Baby gedeiht, d. h. zunimmt (ggf. nachwiegen lassen, tägliche Gewichtszunahme etwa 15–25 g bzw. 100–150 g/Woche);

- das Baby keine ausgeprägten, über den Tag verteilte Schreiphasen hat;
- der Stuhl oder das Erbrochene nicht blutig sind und
- das Baby nicht ständig unter Husten leidet.

Gerade Eltern von gestillten Kindern sollten vermeiden, sich daheim eine Waage hinzustellen; die Stillende setzt sich sonst meist selbst unter Druck. Die Hebamme und der Kinder- und Jugendarzt wiegen Ihr Baby regelmäßig, zu Beginn in kurzen Abständen. Dies ist ein sicheres Verfahren, um das gute Gedeihen beobachten zu können.

Nach der Mahlzeit halten Sie Ihr Baby senkrecht auf dem Arm, damit es ein »Bäuerchen« machen kann. Warten Sie etwa ¼ Stunde, bis die Luft aus dem Magen gewichen ist, und helfen Sie Ihrem Baby dabei durch vorsichtiges Klopfen auf den Rücken. Die verschluckte Luft drückt häufig auch etwas Milch mit heraus, was im Liegen schneller passiert. Gelegentlich gelangt die Milch dabei auch durch Mund und Nase: Dies ist kein Grund zur Sorge.

Je nachdem, wie lange nach dem Essen Ihr Baby spuckt, kann die hochgewürgte Milch noch wie Milch aussehen oder wie Wasser, in dem »Quarkstücke« schwimmen; bei Letzterem hat die Verdauung der Milch bereits begonnen.

Manche Eltern bitten dennoch um Hilfe, wenn ihr Baby zu viel speit. Dies kann pflegerische Gründe haben, z. B. wenn das Baby zu oft im Nassen liegt, die Halsfalte wund wurde oder die Mutter schlicht zu viel Wäsche hat, es kann aber auch durch eine nicht optimale Gewichtszunahme begründet sein.

So helfen Sie Ihrem Kind: Sie können die ganze Matratze im Bettchen wie eine schiefe Ebene anstellen. Der Schlafsack des Babys muss dafür an den Seiten breite Bänder besitzen, mit denen er an den Gitterstäben des Bettes fixiert wird, sonst rollt

Ihr Baby evtl. zur Seite. Dann stellen Sie ein Sandsäckchen in seinen Schritt, damit Ihr Kind nicht nach unten rutscht.

Wird Ihr Baby gestillt und erhält abgepumpte Muttermilch, können Sie die Nahrung andicken, z. B. mit »Aptamil AR Andickungsmittel« oder mit »Nestargel Beba« (beide aus Johannisbrotkernmehl hergestellt), Alternativen sind andere Stärkeprodukte aus Mais, Reis oder Haferflocken). Durch das Andicken fließt die Milch nur noch langsam aus dem Magen nach oben. Das lässt dem Kind Zeit, die Milch wieder hinunterzuschlucken.

Schreiattacken: get rhythm!

»Na, schreit es viel?« Das werden Sie vielleicht in den ersten Lebenswochen immer wieder von anderen Eltern gefragt, die vermutlich mit ihren Kindern in der Anfangszeit eine ähnliche Phase durchgemacht haben. Viele Babys schreien in den ersten Wochen und Monaten tatsächlich sehr viel – Sie sind damit nicht alleine.

Und genauso viele Babys haben anfangs auch Ein- und Durchschlafschwierigkeiten (egal, was andere Paradeeltern Ihnen weismachen wollen), es gibt Probleme beim Füttern und immer wieder ist Ihr Baby sehr unruhig. Machen Sie sich keine Sorgen – das ist ganz normal.

Diese Schreiattacken beginnen meist etwa in der 2. Lebenswoche, steigern sich bis in den 2. Lebensmonat und sind meist mit 3–4 Monaten wieder vorüber. So ist der Begriff »Dreimonatskoliken« entstanden, weil die vermeintlichen Kolikschmerzen vor allem in den ersten 3 Lebensmonaten auftauchen.

Denken Sie aber immer daran: Ihr Baby kann sich sprachlich nicht mitteilen. Es quengelt oder schreit, wenn es nicht sofort seinen Hunger ge-

Ursache des Speiens

Der Magen wird durch zwei Schließmuskeln abgedichtet: nach unten zum Dünndarm und nach oben zur Speiseröhre. »Magenpförtner« heißt der Ringmuskel, der den Magen nach unten zum Dünndarm hin abschließt. Wenn sich dieser Ringmuskel anspannt, gelangt nichts mehr vom Magen in den Dünndarm. Der Verschluss des Magens nach oben zur Speiseröhre (Kardia) arbeitet jedoch nicht wie ein Ringmuskel, sondern verschließt durch Muskelverwringung gegenläufiger Muskelfasern, was einen recht komplizierten Mechanismus darstellt. Die dafür nötige Kraft und Koordination des oberen Magenverschlusses bilden sich erst im Laufe des 1. Lebensjahres aus. Das Speien ist also harmlos, solange Ihr Baby gut wächst.

stillt bekommt, nicht gut einschlafen kann oder wenn es spürt, dass es in die Windel machen muss. Schreien ist seine einzige Ausdrucksmöglichkeit.

Vielleicht bekommen Sie gut gemeinte Erklärungen für das Schreien Ihres Babys aus Ihrer Umgebung, zum Beispiel: Wenn das Baby die Beine anzieht, hat es Bauchweh; wenn es beim Schreien Windabgang hat, hat es Blähungen. Aber all diese Hinweise sind in keiner Weise geeignet herauszufinden, warum Ihr Baby schreit.

Was passiert bei »Koliken«?

Schreiattacken laufen immer nach einem ähnlichen Schema ab: Zuerst wird Ihr Baby unruhig und schreit dann immer kräftiger. Dabei zieht es die Beine an, um beim Ausatmen mit guter Bauchmuskelspannung laute Töne zu produzieren. Die Anspannung der Bauchmuskeln führt zu einer Druckerhöhung im Bauch, durch die Winde ab-

Exzessives Schreien

Sehr selten bezeichnen Kinder- und Jugend-ärzte das Schreien von Neugeborenen als möglicherweise krankhaft. Dabei orientie-ren sie sich an einer alten Regel aus den 50er Jahren (Wessel): Wenn ein Baby länger als 3 Stunden am Tag und häufiger als an 3 Ta-gen pro Woche schreit, und das bereits seit 3 Wochen, wird der Kinderarzt eine sorgfäl-tige Untersuchung einleiten, um körperliche Krankheiten auszuschließen, z. B. Gedeih-störungen, »Reflux« (Rückfluss des Magen-inhalts in die Speiseröhre mit Sodbrennen), eine »Milcheiweißallergie«, »Hirnblutung«, Stoffwechselkrankheiten. Alles, was zeit-lich darunter liegt, ist im normalen Bereich – auch wenn es Sie sehr beunruhigt.

gehen. Irgendwann ist Ihr Baby dann wieder ent-spannt.

Die Beobachtung eines schreienden Säuglings mit hartem Bauch und abgehenden Winden, der sich dann wieder entspannt, hat den Schreiattacken den Namen »Koliken« gegeben. In Wirklichkeit ist es aber nicht die Luft im Darm, die den Säugling ärgert, sondern der Windabgang ist die Folge der Bauchpresse. Wer schon einmal in einem Chor mit-gesungen hat, wird während des Einsingens, bei dem auch die Bauchpresse benötigt wird, bei man-chen Chormitgliedern ein Entweichen von Luft aus dem Darm gehört haben. Das passiert nach dem gleichen Prinzip wie bei Ihrem Baby und ist ein ganz normaler Vorgang.

Leider hält sich in den Köpfen vieler Menschen aber hartnäckig die Idee von Blähungen als Ur-sache des Schreiens. Dabei ist es andersherum: Durch das Schreien drückt Ihr Baby Luft aus dem

Darm, die es allerdings überhaupt nicht gestört hat.

»Dreimonatskoliken« oder normale Anpas-sungsschwierigkeiten?

Wenn Sie die Lebenssituation Ihres Babys vor und nach der Entbindung miteinander vergleichen, wird deutlich, dass sich Ihr Kind an die völlig neue Umgebung erst anpassen muss.

Als Embryo und Fötus lag Ihr Baby wohlbehütet im Mutterleib, in einer zwar sehr engen, aber war-men Umgebung. Alles war ständig in Bewegung, es brauchte nicht zu atmen (das erledigte die Mama über die Nabelschnur) und es brauchte nicht zu es-sen (auch dafür sorgte die Mama). Ihr Baby lebte aber keineswegs in völliger Ruhe: Der ständige »Lärm« durch Ihre Darmgeräusche waren vom Ge-räuschpegel her wie eine pulsierende Großstadt zur Rushhour. Und dann kam die Geburt – und mit einem Mal ist alles anders:

Der Geräuschpegel sinkt gewaltig
Statt der ständigen (24-stündigen) Geräusche in Ihrem Bauch, verursacht durch Blutgefäße und Darm, herrscht nun viel mehr Ruhe. Ihr Baby muss sich an diese verhältnismäßige Stille erst gewöh-nen und auch lernen, dass es tagsüber lauter ist als nachts. Diese Entwicklung hin zu einem normalen (»physiologischen«) Tag-Nacht-Rhythmus braucht Zeit. Während dieser Anpassung quittiert Ihr Baby seinen Unmut mit Schreien.

Manche Eltern berichten, ihr Neugeborenes sei erst zur Ruhe gekommen, nachdem sie den Staubsau-ger oder Föhn angestellt hätten oder mit dem Kind im Auto nachts durch die Stadt gefahren seien. Die Neugeborenen bedürfen also der Geräuschkulisse.

Deshalb brauchen Sie nicht leise zu sein, wenn Sie ein Neugeborenes daheim haben. Sie können es in den ersten beiden Monaten auch überallhin mitnehmen: in die Turnhalle, in die Kirche, zu Freunden usw. Erst nach 2–3 Monaten hat sich Ihr Baby an die neue Geräuschkulisse und den Tag-Nacht-Rhythmus gewöhnt. Dann möchte es gerne einen vertrauten regelmäßigen Tagesablauf.

Die Ernährung ist ganz anders

Die Nabelschnur sorgte für eine kontinuierliche Nähstoffzufuhr. Vergleichbar einem Intensivpatienten, der über den Tropf ernährt wird: Ihr Baby bekam im Mutterleib kontinuierlich eine annähernd gleichmäßige Kalorienzufuhr.

Nach der Entbindung sollte Ihr Neugeborenes alle 2–4 Stunden etwas essen. Nach einer Mahlzeit hat es den »Bauch voll« und fällt anschließend ins »Milchkoma«, um nach 4 Stunden wieder ein erhebliches Unruhegefühl zu verspüren. Ihr Baby schreit seinen Unmut heraus: Dass dies »Hunger« ist, weiß es ja noch nicht.

Immer wieder wird jungen Eltern der Tipp gegeben, wegen »Schreiattacken« (die aus der Ferne als Koliken erkannt werden) ihrem Säugling Kümmel- oder Fencheltee zur Bauchberuhigung zu geben. Der Tee enthält aber keine sättigenden Kalorien. Ihr Baby wird sich durch eine Teeportion zuerst kurz beruhigen lassen, da die Magendehnung zunächst Sättigung verspricht. Anschließend wird es aber umso mehr schreien, da der Hunger inzwischen noch größer geworden ist. Darum: Wenn Ihr Baby schreit, hat es – bis zum Beweis des Gegenteils – immer Hunger und sollte seine Milch erhalten. Geben Sie ihm bis zum Ende des 4. Lebensmonats niemals Tee oder Wasser, nur Milch.

Pucken zur Beruhigung

In der Gebärmutter war es zum Ende der 40. Schwangerschaftswoche extrem eng. Ihr Baby kann nach der Geburt aber seine neugewonnene Bewegungsfreiheit kaum genießen, da sie ihm unbekannt und gewöhnungsbedürftig ist. Wenn Ihr Baby also satt ist und dennoch unleidlich, wickeln Sie es wie eine Made fest ein, sodass es seine Arme und Beine kaum bewegen kann (Seite 74). Dieses sogenannte »Pucken« erleichtert Ihrem Neugeborenen den Übergang. Unter Aufsicht darf es auch gepuckt schlafen, aber nicht alleine nachts (Gefahr des plötzlichen Kindstods, Seite 68).

Der Schlaf-Wach-Rhythmus entwickelt sich

In den ersten Lebenswochen wird Ihr Baby sehr unregelmäßig schlafen und wach sein, egal ob es Tag ist oder Nacht. Mit etwa 2–4 Wochen schläft es wahrscheinlich abends etwa zur gleichen Zeit ein und wacht nachts zur gleichen Zeit auf. Vor dem Einschlafen wird es länger wach sein und vermutlich auch oft schreien. Das ist für Sie sicher eine besonders anstrengende Zeit, denn schließlich haben Sie dann einen langen Tag hinter sich und würden auch gern mal die Beine hochlegen und Ihre Ruhe haben. Die gute Nachricht: Das abendliche Schreien deutet in der Regel nicht auf eine Krankheit hin, sondern hat mit dem beschriebenen Anpassungsprozess zu tun – und geht vorbei.

Auf der Abbildung (auf Seite 75) sehen Sie ein Schlaf-Wach-Protokoll eines normalen Babys. Jede Zeile steht für einen Tag, die Schlafphasen sind durch Striche dargestellt. In den ersten Wochen können Sie noch keine Regelmäßigkeit feststellen, dann bildet sich zuerst eine längere Schlafphase in der Nacht heraus, später kommen zwei kürzere am Tag dazu.

Sie können für Ihr Baby ein ähnliches Protokoll anfertigen, wenn Sie eine Übersicht über die Schlafentwicklung Ihres Kindes bekommen wollen oder wissen möchten, ob Ihr Kind wirklich noch so unregelmäßig schläft, wie es den Anschein hat.

Wie reagieren Sie am besten auf das Schreien?

Wie Sie sehen, muss Ihr Baby den Wechsel vom Leben in der Gebärmutter zum Leben nach der

So pucken Sie Ihr Baby

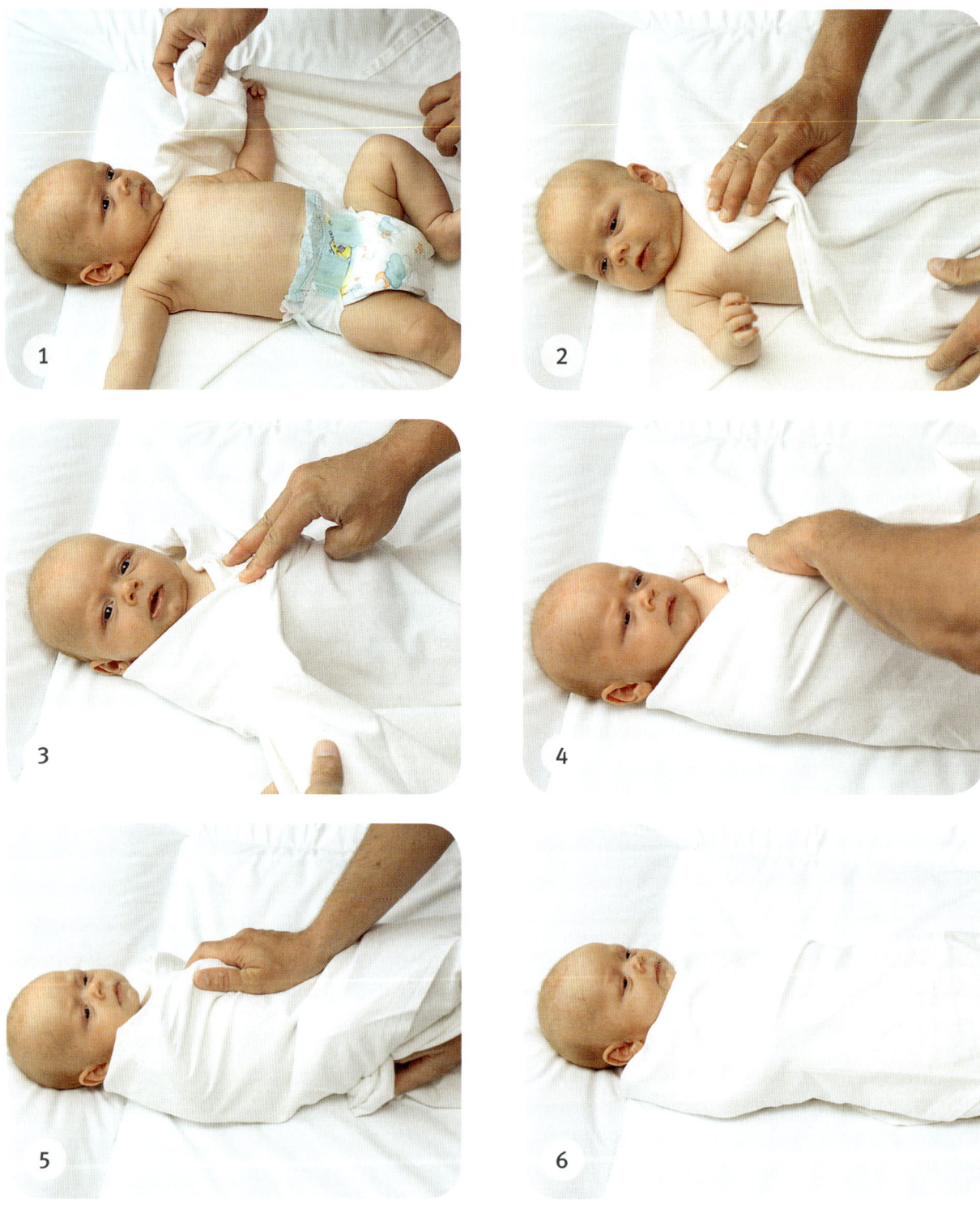

Geburt erst erlernen. Den Rhythmus von satt und hungrig, von aktiv und müde, von laut und leise, von Nahrungsaufnahme und Ausscheidung, von Tag und Nacht, von eng zu weit kennt es noch nicht. Diese Anpassungsvorgänge dauern meist einige Wochen bis Monate und werden von Schreien begleitet sein. Da müssen Sie und Ihr Baby durch – aber es geht vorbei.

Entscheidend ist Ihre Reaktion auf dieses Schreien. Nach der Geburt ist Ihre Zuwendung die einzige Sicherheit für Ihr Baby, denn alles ist neu. Obwohl Ihr Kind unsere Sprache noch nicht versteht, findet zwischen Ihnen und dem Baby eine Kommunikation statt, die mit der Zeit wächst: Sie werden eine natürliche mütterliche und väterliche Kompetenz entwickeln.

Das Wichtigste dabei: Sprechen Sie mit Ihrem Kind, geben Sie ihm seinen Platz im neuen Leben zu dritt, räumen Sie ihm Zeit ein. Natürlich sind Sie zu Beginn sehr unsicher, weil Sie das Schreien Ihres Babys nicht richtig deuten können, aber seien Sie trotzdem geduldig und reagieren Sie auf die Bedürfnisse Ihres Babys.

Wenn die Schreierei zu viel wird, lassen Sie sich helfen, z.B. von Freunden oder Großeltern, die sicher gern hin und wieder einige Stunden auf

❶ Nehmen Sie ein großes Moltontuch, schlagen Sie die oben liegende Ecke ein und legen Sie Ihr Kind mittig darauf.
❷ Schlagen Sie die eine Seite um Ihr Kind und schieben Sie den Rand unter den Körper.
❸ Schlagen Sie nun die andere Ecke über dem Bauch Ihres Kindes zusammen.
❹ Stecken Sie das lose Ende in die Tuchfalte.
❺ Schlagen Sie nun das Tuch unten nach hinten um.
❻ Fest umschlossen von einem Tuch fühlt sich Ihr Kind wohl und geborgen.

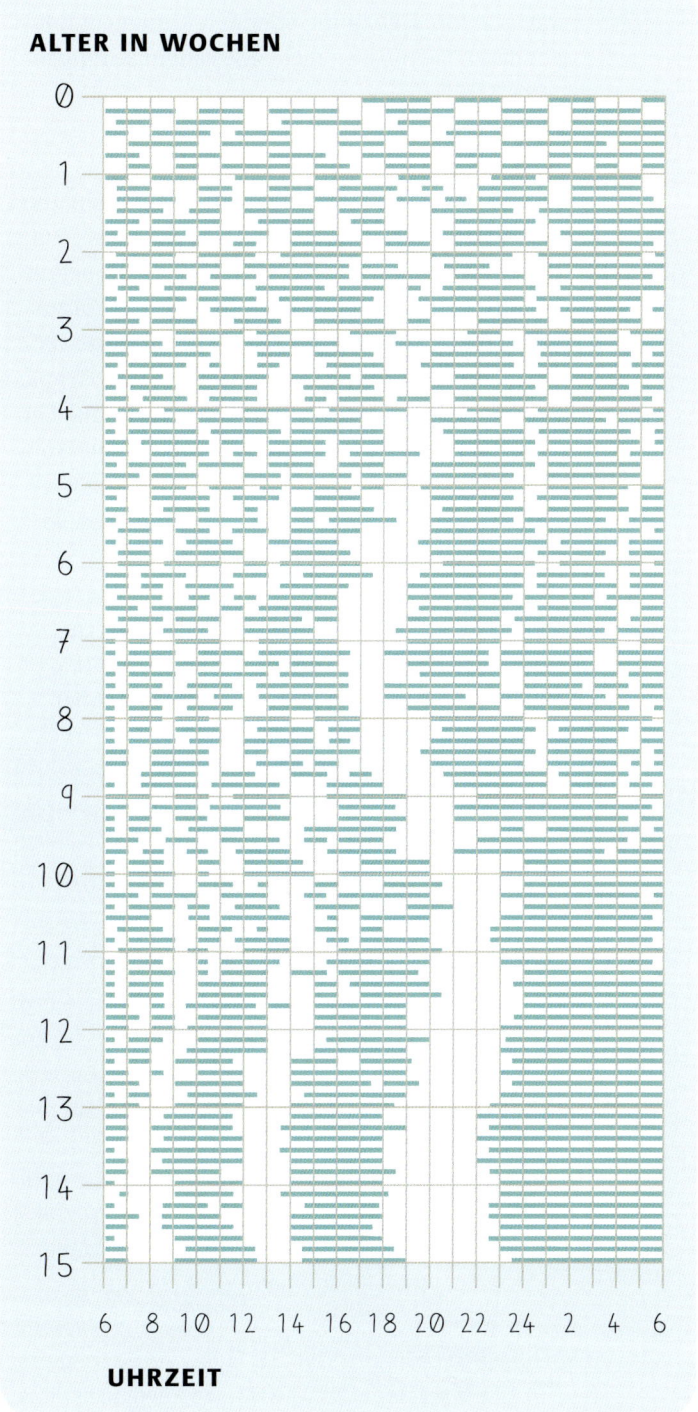

☖ Entwicklung des Schlaf- und Wachrhythmus

Ihr Baby aufpassen. Oder bitten Sie Fachleute um Rat, wie Ihre Hebamme oder den Kinder- und Jugendarzt. Sie müssen nicht alles allein schultern.

Freunde, Familie und Fachleute haben die schöne Aufgabe, Ihre junge Familie zu begleiten und zu beraten. Dabei stehen sie nicht zwischen Ihnen und Ihrem Baby, sondern daneben. Die Verantwortung tragen Sie allein: Trauen Sie sich, Ihre Kompetenz für Ihre Tochter oder Ihren Sohn selbst zu entwickeln. Lassen Sie sich nicht durch Ratschläge verunsichern. Nur selten sind diverse Cremes, Tropfen, Lösungen oder Zäpfchen wirklich notwendig. Ein gesundes Baby benötigt keine Medikamente, sondern liebevolle Eltern. Sie stehen mit Ihrem Kind im Mittelpunkt, alle anderen um Sie als Familie herum.

Und denken Sie daran: Das Glück über die Geburt eines Kindes ist immer verknüpft mit der Unsicherheit, ob man alles richtig macht. Aber: Man kann nicht alles richtig machen. Es ist auch nicht nötig. Menschen sind niemals perfekt, Kinder nicht und Eltern auch nicht.

Tipps gegen das Schreien
Das Schreien eines Säuglings kann sehr an den Nerven zerren – das geht vielen jungen Eltern so. Folgende Tipps können Ihnen helfen, die Schreiattacken zu vermindern bzw. zu verkürzen. Völlig verhindern werden Sie sie allerdings nicht können. Dann denken Sie daran: Schreiende Babys sind ganz normal.
- Verminderung der Reizmenge: Schaffen Sie gemeinsame »Ruhe-Inseln« am Tag. Ein abgedunkeltes Zimmer, sanfte Musik, sanftes Wiegen auf dem Arm, beruhigendes Summen, Zureden oder Singen helfen dabei.
- Übermüdung vermeiden: Nachdem Ihr Baby 1–1½ Stunden wach war, lassen Sie allmählich Ruhe einkehren und bringen Sie Ihr Baby frühzeitig zum Schlafen. Nutzen Sie selbst solche Ruhezeiten zum Erholen (und nicht für Hausarbeiten).

Worauf muss ich achten, wenn mein Baby schreit?

Wenn Ihr Baby schreit, hat es vermutlich Hunger. Ein Säugling will saugen. Geben Sie ihm so viel zu essen, wie er mag. (Was die Packungsbeilage sagt, ist nicht relevant. Die Angaben dort dienen nur bei der erstmaligen Zubereitung als Faustregel.) Wenn das nichts nützt, überprüfen Sie die folgenden Dinge:
- Wechseln Sie die Windel und achten Sie dabei immer auf die Leiste und ggf. die Hoden, ob diese anders aussehen als sonst. Gehen Sie dann bitte zum Kinderarzt – auch nachts.
- Wenn Sie unsicher sind, warum Ihr Baby immer noch brüllt, messen Sie Fieber im Po (rektal). Falls es Fieber hat, gelten die Regeln zum Kinderarztbesuch bei Fieber (Seite 231).

- Der Bauch Ihres Babys sollte immer weich sein (außer wenn es gerade schreit, denn dann macht es eine Bauchpresse und ein harter Bauch ist normal). Haben Sie den Eindruck, dass der Bauch hart ist, obwohl Ihr Baby inzwischen wieder schläft, gehen Sie zum Kinderarzt.
- Die Haut sollte frei von irgendwelchen Flecken sein. Ein krankes Kind mit überall verteilten dunkelblauen Flecken gehört schnell zum Arzt (Hirnhautentzündung durch Meningokokken?, Seite 285), kleine rotblaue Flecken gehören innerhalb von 8 Stunden zum Kinderarzt (Blutentnahme, vgl. Kapitel »Petechien«, Seite 428), rote Flecken am nächsten Tag.

Hilfe, ich bin überfordert!

Ihr Baby ist da – und ganz viel ändert sich auch für Sie als Paar. Vielleicht fällt ein gutes Gehalt weg oder Sie ziehen um, Ihr Partner arbeitet an seiner beruflichen Karriere und Sie überlegen, eine Wohnung oder ein Haus zu kaufen. Diese »Existenzgründungsphase« kann Sie ganz schön stark belasten. Und dann ist Ihr Baby sehr unruhig und schreit viel. Sie kommen kaum zum Schlafen und Ihre Nerven liegen blank. Vielleicht kommen Ihnen dann Gedanken wie: »Eigentlich müsste ich mein Kind doch lieben, stattdessen bin ich nur genervt«; »Ich dachte, eine gute Mutter sein zu können, stattdessen spüre ich den Wunsch nach Zeit und Ruhe für mich ohne Kind«; »Immer habe ich von eine Familie geträumt, aber mit Frau und Kind ist es mir zeitweise so eng, dass ich am liebsten raus möchte.« Das sind vollkommen verständliche und natürliche Reaktionen, deretwegen Sie kein schlechtes Gewissen zu haben brauchen. Leider kann aber eine zu große Überforderung und Erschöpfung der Eltern zu einer gestörten Eltern-Kind-Beziehung führen. Wenn Sie Anzeichen dafür bemerken, zögern Sie nicht und bitten Sie Ihre Hebamme oder Ihren Kinder- und Jugendarzt um Hilfe.

- Zyklischer Wechsel: Ein wiederkehrender Wechsel von Aufwachen, Stillen oder Flaschenfütterung mit anschließendem Nickerchen, Wachphase und Schlafen ist sinnvoll.
- Ausnutzen von Wachphasen: Wenn Ihr Baby wach ist, nutzen Sie die Zeit für entspannte Zwiegespräche und Spiele. Je besser die Wachzeit ist, umso leichter ist das Einschlafen und umso geruhsamer ist der Schlaf.
- Überbrückung von Schreistunden: Wenn Ihr Baby schreit, egal ob am Tag oder am Abend, fahren Sie es im Kinderwagen spazieren oder tragen Sie es im Tragetuch herum. Oft beruhigt es sich dann schneller.
- Timeout für Vater oder Mutter: Wenn Sie eine Anspannung oder Erschöpfung verspüren, legen Sie Ihr Kind ab und versuchen Sie, zuerst selbst zu entspannen. Dann können Sie Ihr Baby beruhigen, denn entspannte Eltern strahlen Ruhe für ihr Baby aus. Wenn es die Berufstätigkeit zulässt, könnten Sie sich mit Ihrem Partner regelmäßig beim Beruhigen abwechseln: Einer übernimmt die geraden, einer die ungeraden Tage (oder einer das Wochenende).

Alles oben Genannte sollte Ihr Kinder- und Jugendarzt Ihnen mitteilen, wenn Sie ihn mit Ihrem Baby aufsuchen und von Schreiattacken berichten. Es leuchtet ein, dass dies den zeitlichen Rahmen einer Notfall-Konsultation beim Arzt erheblich überschreitet. Daher wird leider immer wieder zum Rezeptblock gegriffen und den Eltern eine »Verordnung« über irgendwelche Präparate gegeben. Dies ist zwar für den Praxis-Ablauf ökonomisch, bringt für das Baby aber nichts und stellt eine Gefahr für die Entwicklung der elterlichen Erziehungskompetenz da. Die »sprechende Medizin« ist weitaus wichtiger, als sich die Krankenkassen träumen lassen. Deshalb möchte ich Ihnen Mut machen, es erst einmal mit den oben genannten Tipps zu versuchen. Wenn Sie auch mit diesen Tipps keinen Erfolg haben, melden Sie sich bei Ihrem Kinder- und Jugendarzt für ein ausführliches Gespräch an: Dann nimmt er sich Zeit und kann Ihnen und Ihrem Kind gerecht werden.

Blähungen

Die ausführliche Beschreibung der Schreiattacken im vorigen Kapitel soll nicht bedeuten, dass es gar keine Blähungen oder Koliken bei Kindern gäbe; es gibt sie nur weniger häufig, als landläufig angenommen. Ganz anderes als der Volksmund, der für Schreikinder in den ersten 3 Monaten den Begriff »Koliken« benutzt, sieht ein Kinder- und Jugendarzt an Blähung leidende Kinder meist im Zusammenhang mit Darmkrankheiten (Morbus Hirschsprung, Milchzucker- und Fruchtzuckerunverträglichkeit, chronische Verstopfung u. Ä.). Neurologisch kranke Kinder können auch ein falsches Schluckmuster entwickeln (Luftschlucker = Aerophagen).

Wenn Ihr Kind echte Blähungen hat, fällt Ihnen ein aufgetriebener Leib auf. Wenn der Kinderarzt daraufklopft, gibt es einen trommelähnlichen Klang. Ihr Kind leidet unter Schmerzen, die meist in Wellen kommen und gehen, also »kolikartig« verlaufen.

Was hilft bei Blähungen und Schmerzen?

- Körnerkissen: Durch Wärme (oder Streicheln, Windsalbe) wird über eine Bahnung bzw. segmentale Hemmung (Seite 238) eine Linderung der Schmerzen erreicht. Die Wärme überlagert sozusagen den Schmerz.
- Bauchmassage: Die Massage des Bauches mit oder ohne Salbe bzw. Öl nutzt den gleichen neurologischen Trick wie das Körnerkissen: Die mechanische Stimulation lindert den empfundenen Schmerz.
- Kümmel beruhigt den Darm und ist daher ein altbewährtes Hausmittel zum Lindern von Bauchweh. Manche traditionellen Gerichte werden wegen der erwarteten Blähungen von vornherein mit Kümmel gekocht. Sie können die Flaschenmilch Ihres Babys statt mit Wasser mit vorbereitetem Kümmeltee zubereiten. In Apotheken sind Kümmel-Zubereitungen auch als Lö-

sung (z. B. Iberogast) erhältlich. Der Alkoholanteil in Iberogast kann bei Säuglingen und Kleinkindern im Mund jedoch unangenehm brennen. Tipp: Halten Sie einen Metall-Löffel unter heißes Wasser, geben Sie darauf die Tropfen und warten Sie, bis der Löffel abgekühlt ist; der Alkohol ist dann größtenteils verdampft.

- Als Karminativa werden in der Homöopathie Stoffe zur Darmreinigung und gegen Blähungen verstanden wie z. B. Carum carvi oder Flores chamomillae (Kamille). Die Anwendung erfolgt im Kontext der Homöopathie, die bekanntlich keinen medizinischen Wirkmechanismus besitzt.
- Dimeticon (z. B. in Sab simplex) ist ein Entschäumer und sorgt für eine Minderung der Oberflächenspannung, wodurch Luftblasen im Magen-Darm-Trakt in sich zusammenfallen. Auch bei versehentlichem Verschlucken von Spülmitteln wird Dimeticon erfolgreich angewendet. Hinweis: Da die Schmerzen bei Blähungen im Dickdarm entstehen und das Medikament nach Einnahme 3–4 Stunden benötigt, bis es vom Mund zum Dickdarm gelangt, kann es auch erst nach 3–4 Stunden wirken. Sind die Schmerzen früher vorüber, wurde die Heilung nicht durch das Dimeticon verursacht. Bei regelmäßigen Blähbeschwerden sollte Dimeticon auch regelmäßig eingenommen werden, d. h. etwa alle 6 Stunden.
- Wenn Sie Ihr Baby nicht stillen, können Sie pre- oder probiotische Industriemilch verwenden oder Milchsäurebakterien in Form von Pulver oder Tropfen zur Nahrung dazugeben (Lakteol, Bigaia).
- Schließlich bleibt, was alle Eltern kennen: das nächtliche Umherwandeln mit dem Baby im Fliegergriff: Selbst übermüdet, aber doch glücklich mit dem endlich friedlich schlummernden Kind im Arm, schlurfen Sie Stunde um Stunde durch das Haus, zu Beginn noch Lieder singend, dann eher stumpf, bis Sie nicht selten erschreckt mit Ihrem Kind im Arm erwachen, weil Sie beide irgendwann in zärtlicher Erschöpfung miteinander friedlich eingeschlafen sind …

Stuhlgang

Ihr Neugeborenes kann bei jeder Nahrungsaufnahme den Darm entleeren. Sobald etwas »oben reinkommt«, darf etwas »unten raus« (sogenannter »Magen-Darm-Reflex« oder »gastrokolischer Reflex«). So gesehen sind Babys echte Durchlauferhitzer.

Der Stuhl ist bei Neugeborenen dünnflüssig und erinnert zunächst an Durchfall. Mit der Zeit ändern sich Festigkeit und Stuhlhäufigkeit: Es kann sein, dass ein gestilltes Baby erst nach 10–14 Tagen (!) erneut Stuhl absetzt. Eine gut zu merkende Hebammenregel für die Häufigkeit des Stuhlgangs bei einem gestillten Säugling lautete früher:

»Sieben Mal täglich bis alle sieben Tage«

Wenn Sie Ihr Kind ausschließlich stillen, ist eine »Verstopfung« (Obstipation) nicht zu erwarten. Wenn Sie Ihr Baby mit der Flasche füttern, hat es regelmäßigen Stuhlgang, spätestens alle 3–4 Tage.

Entscheidend ist vor allem die Festigkeit des Stuhls: Er sollte eine weiche bzw. geformte Masse sein, keine Stuhlsteine oder »Würstchen« mit tiefen Rissen und Spalten darin. Niemals sollte Blut am Stuhl kleben. Gehen Sie dann bitte unbedingt zum Kinder- und Jugendarzt. Ein Baby, das Flaschenmilch bekommt, darf gerne 15–20 Minuten mit hochrotem Kopf drücken und versuchen, den Stuhl nach außen zu befördern. Von einer Verstopfung (Obstipation) sprechen wir erst bei fehlendem Stuhlgang über 3–4 Tage.

Gerne dürfen Sie Ihrem Baby vorsichtig den Bauch massieren; in aller Regel ist eine Hilfe in Form von Analstimulierung mittels Thermometer oder Gabe von abführenden Zäpfchen nicht nötig. Sollten Sie dennoch das Gefühl haben, dass sich Ihr Baby mit dem Stuhl quält, kann Ihnen Ihr Kinderarzt Glycerin-Zäpfchen verschreiben. Haben Sie keine, können Sie auch ein Fieberthermometer nehmen, etwas Öl an die Spitze geben, es etwa 2 cm tief in den Anus einführen und vorsichtig zwischen den Backen hin- und herbewegen. Auch dies führt zu einer Aktivierung der Ausscheidungsfunktion.

Für die Vorsorgeuntersuchung nach 4 Wochen (U3) wurde 2016 eine Stuhlfarbenkarte eingeführt, bei der Sie ankreuzen sollen, wie der Stuhl Ihres Kindes daheim ausschaut: Die Farben 5–7 gelten dabei als auffällig (s. a. Kapitel »Stuhlfarbe«, Seite 88). Durch diesen Test soll eine frühzeitige Erkennung einer seltenen Störung bei Neugeborenen möglich werden: die Verminderung oder sogar das komplette Fehlen der Gallengänge. Vor der Geburt wurde der gelbe Farbstoff von der Mutter »entsorgt«, daher ist ein solches Kind bei der Geburt auch gesund. Erst wenn nach Durchtrennen der Nabelschnur das Baby die Galle allein ausscheiden muss, kann das Fehlen der Gallengänge nicht nur einer anhaltenden Gelbsucht führen, sondern zusätzlich (!) zu einem stark aufgehellten Stuhl. Dieser sieht dann nicht mehr gelb oder orange oder grün aus, sondern wie heller Lehm.

Sobald Sie nach einigen Monaten Beikost einführen, ändert sich die Stuhlmenge drastisch, da das Baby nun deutlich mehr Ballaststoffe ausscheiden muss, also »nicht verdauliche Faserbestandteile«. Der Darm ist ein Muskelschlauch, der den Speisebrei regelrecht durchwalken muss. Er transportiert durch koordiniertes Zusammenziehen von Ring- und Längsmuskeln den Darminhalt weiter analwärts. Durch die ballaststoffreiche Kost wird die Darmmuskulatur trainiert und vermag die Stuhlmassen immer besser vorwärts zu transportieren. Dieses »Bodybuilding für die Darm-Muskulatur« benötigt jedoch etwas Zeit. Aus diesem Grund wird empfohlen, die Beikost langsam aufzubauen (s. Kapitel »Beikost und Stuhlgang«, Seite 124). Jedes Kind ist da im Tempo etwas verschieden.

Warten auf den Stuhlgang

Ihr gestilltes Baby hat tagelang nur Pipi in der Windel. Obwohl Sie wissen, dass das durchaus normal ist, sind Sie verunsichert und fragen sich, ob es Ihrem Kind auch wirklich gut geht. Das ganze Essen muss doch irgendwann wieder raus!

Während Sie sehnsüchtig auf den Stuhlgang Ihres Babys warten – obwohl Windeln ohne großes Geschäft natürlich angenehmer zum Wechseln sind –, machen Sie sich vielleicht Gedanken, wie lange es noch dauern wird. Anderen Eltern geht das genauso, wie Sie am folgenden Text von Tatje Bartig-Prang sehen:

Der Kacktag

Sie haben gerade aufgehört, darüber nachzudenken, ob genug, zu viel oder zu wenig in der Windel ist. Sind Sie sicher? Ha! Denn jetzt kommt's dick: Als hätte jemand einen Schalter umgelegt, hört Ihr Baby plötzlich auf, Häufchen in die Windel zu machen. Diese hübschen gelben Häufchen, an die Sie sich doch schon so gewöhnt hatten. Die sie einschätzen konnten. Die immer da waren.

Zunächst stört Sie das Ausbleiben der Kackophonie gar nicht. Schließlich sind SIE ja nicht so eine Mutter, die wegen jedes Kacks gleich Panik schiebt. SIE wissen ja, dass gestillte Babys mal länger ihren Darm nicht entleeren. Jetzt gehen die Tage ins Land.

Tag 1. Sie bemerken, dass da etwas nach der gewohnten Chronologie überfällig ist.

Tag 2. Sie schauen einfach mal.

Tag 3. Sie sind immer noch tiefenentspannt.

Tag 4. Auch andere Familienmitglieder und Selten-Wickler schöpfen Verdacht. Auf Nachfragen antworten Sie aber locker mit: Ist bei Stillbabys total normal!

Tag 5. Sie jagen die Suchmaschine durchs Web und stoßen auf die Information, dass »eine Woche ohne Stuhlgang« absolut im Rahmen sei. Sehr schön. Das dachten Sie ja gleich.

Tag 6. Jetzt sind es sechs Tage. Also fast eine Woche. Nun könnte aber langsam mal ... Schließlich stillen Sie Ihr Baby nach wie vor ein Dutzend Mal am Tag oder häufiger.

Tag 7. Offiziell ist die Woche nun um. An Tag 7 sollst du ... kacken? Aber es passiert nichts. Ihr Baby trinkt gut. Sieht fröhlich aus. Weint nicht mehr als sonst. Macht also eigentlich rundherum einen guten Eindruck. Hmmm.

Tag 8. Über eine Woche. Das gibt's doch nicht. Also ab in ein gutes Forum. Puuh, Glück gehabt, Sie sto-

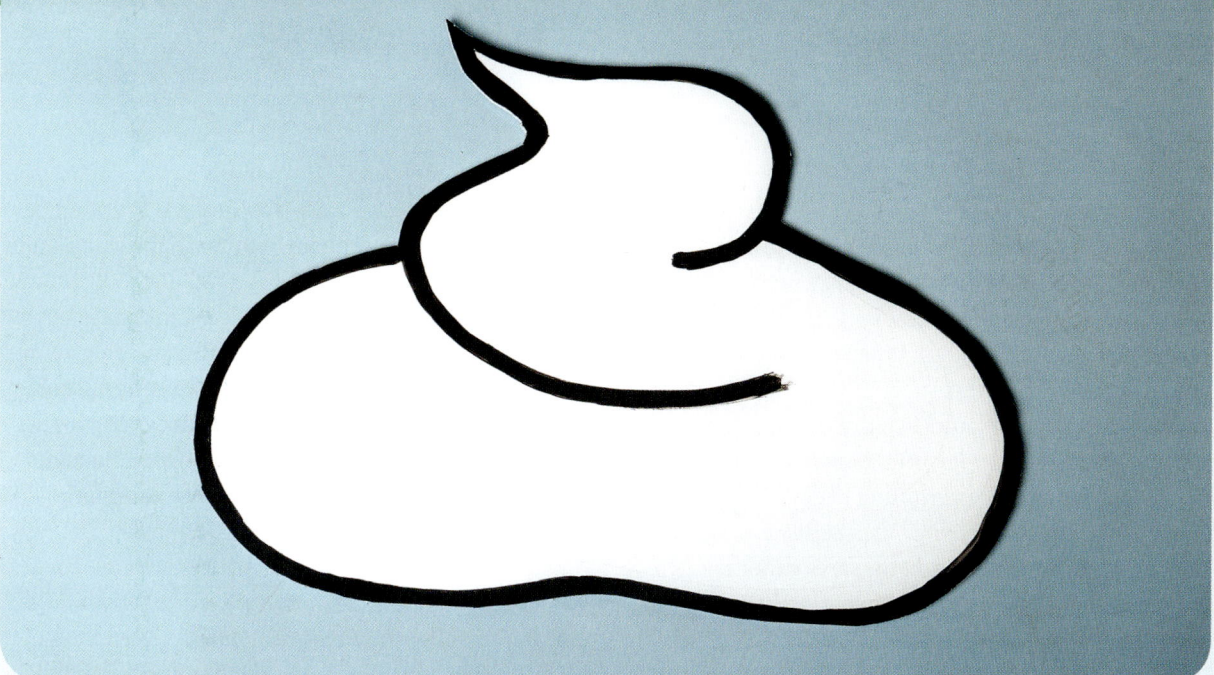

ßen hier auf viele Stillbabys, die locker 10 Tage ohne Häufchen schaffen. Und fühlen sich gleich wieder optimistisch.

Tag 9. Ihre innerliche Frist hat sich dank Online-Tribe noch mal verlängert, aber Ihr Mann kriegt langsam die Krise. Sie finden heraus, dass der sonst so lockere Typ, mit dem Sie zusammenleben, sich tatsächlich heimlich mit Ihrer Mutter beratschlagt hat. Die steht nämlich jetzt mit Pflaumensaft vor der Tür, den sie ihrem Enkelkind gegen die vermeintliche Verstopfung einflößen möchte. Oh, Mann! Als Sie die Steinobstintervention erfolgreich abgewendet haben, nehmen Sie sich statt des Babys heute mal Ihren Mann zur Brust. Sonst sind 10 Tage ohne Stuhlgang bald sein kleinstes Problem.

Tag 10. Die letzte Frist läuft ab. Ihre Schwiegermutter hält Sie für einen verantwortungslosen Hippie. Und Sie können sich jetzt leider nicht mal mehr mit Ihrem Mann beratschlagen, denn dem haben Sie ja gestern blumig geschildert, warum er völlig überreagiert hat und dass er gefälligst mal Vertrauen in die natürlichen Verdauungsfunktionen Ihres Babys haben soll.

Tag 11. Sollen Sie jetzt wirklich zum Arzt? Erst mal die Hebamme anrufen. Die ist ja bis zum Ende der Stillzeit für Sie da. Die Hebamme lacht und versichert Ihnen, dass mit hoher Wahrscheinlichkeit alles in Ordnung sei, aber sie komme mal vorbei, wenn es recht sei. Es ist recht, und Sie bekommen die offizielle Absolution, die Ihnen den Gang zum Kinderarzt spart. Trotzdem schlurfen Sie an …

Tag 12. Zombiemäßig durchs Haus; Ihre ohnehin schon kurzen Schlafphasen werden überschattet von surrealistischen Träumen, in denen große und kleine Kackwürste in allen Farben des Regenbogens an Ihnen vorbeisegeln.

Tag 13. KACKPLOSION. Und – Erleichterung! Irgendwann musste es ja schließlich raus. Sie sind in erster Linie erleichtert, aber doch auch ein bisschen erstaunt, denn entgegen allen Erwartungen sieht der Stuhl auch nach mehreren hundert Stunden Verweildauer im Baby noch weich und geschmeidig aus – jedenfalls keineswegs so, wie bei Ihnen und mir, wenn wir fast zwei Wochen lang nicht auf dem Klo gewesen wären. Dann hätten wir nämlich im besten Fall einen Diamanten produziert, realitätsnäher wäre aber ein Darmverschluss. Nicht so bei Ihrem kleinen Wonneproppen: Ihr Baby lächelt selig, während es die kleinen Därme wieder freipustet. Das nächste Mal sind Sie schon entspannter und können den Tag der Kackplosion, kurz Kacktag, auch immer sicherer voraussagen.

(aus Tatje Bartig-Prang: Pipi. Kacka. TRIAS 2015)

Invagination

Bei Säuglingen ist der Darm noch besonderes beweglich. Dadurch kann er sich in sich selbst einstülpen. Am ehesten ist dies mit Strümpfen vergleichbar, die Sie nach dem Waschen und Trocknen aufeinanderlegen und dann zum Wegräumen ineinanderstülpen. So kann sich der (Dünn-)Darm z. B. im Rahmen einer leichten Magen-Darm-Grippe oder nach einer Impfung gegen Rotaviren (Seite 113), ein Stückchen in sich selbst einstülpen. Dies verursacht akut heftigste Schmerzen: Ihr Baby krümmt sich, kann blass werden, kurze Zeit später ist es wieder entspannt. Nach etwa 2 Stunden ist Ihr Kind erneut angespannt, schreit (wie sonst nicht) und kann dann blutigen Stuhl absetzen. Ein solches Kind gehört rasch in eine Kinderklinik. Der Kinder- und Jugendarzt kann beim Abtasten des Bauches meist das eingestülpte Stück Darm ertasten: es fühlt sich an wie eine Walze im Bauch. Im Ultraschall ist das erkrankte Darmstück eindeutig zu sehen. Durch einen Einlauf kann anschließend das Stück Darm wieder auseinandergeschoben werden. Eine Operation ist in der Regel nicht erforderlich.

Entscheidend ist die frühe Erkennung der Invagination. Wenn Sie also das Gefühl haben, dass das Schreien Ihres Babys viel schlimmer ist als sonst oder es sich »komisch« verhält, sollten Sie zu Ihrem Kinder- und Jugendarzt gehen.

Entzündungen im Windelbereich

Ein roter Po wie bei einem Pavian und ein sehr unglückliches Baby – vor allem beim Wickeln: Fast alle Eltern erleben hin und wieder, dass ihr Baby wund ist, einige vermuten dahinter auch bestimmte äußere Auslöser wie eine Erkältung, bestimmte Nahrungsmittel oder das Zahnen.

Manchmal verschwindet die Entzündung am Po ganz schnell wieder von alleine, in einigen Fällen sollten Sie aber aktiv werden und die Wunden behandeln. Was nie schadet: immer mal wieder Luft an den Po lassen, denn die Windel umhüllt ihn wie einen Plastikbeutel und lässt dort ein tropisches Klima entstehen. Die Windelhersteller achten zwar auf ein gut saugfähiges Vlies, z. T. mittels hoch absorbierender Zusätze, um die Feuchtigkeit aufzunehmen. Dennoch kann es zu intensiver Reizung der Haut durch Stuhl und/oder Urin kommen.

Es gibt eine reiche Auswahl an Windeln: ob Papier- oder Stoffwindeln, ob Heilwolle oder Zellstoff. Das Material sollte in jedem Fall eine gute Feuchtigkeitsaufnahme gewährleisten, damit Ihr Baby nicht wund wird. Ferner sollte sich Ihr Kind mit angelegter Windel gut bewegen können und die Windel sollte einen sicheren Auslaufschutz besitzen. Und schließlich spielt der Preis eine nicht unerhebliche Rolle.

Wenn Ihr Baby Flecken oder Schmerzen im Windelbereich hat, kann dies verschiedene Ursachen haben. Eines aber gibt es sicherlich nicht: eine Windelunverträglichkeit. Hautveränderungen sind nicht auf Begleitstoffe in einer Windel zurückzuführen.

Windeldermatitis

Auf der nebenstehenden Abbildung ist die häufigste Form einer Entzündung im Windelbereich, die sogenannte Windeldermatitis, gezeigt. Es handelt sich um eine gleichmäßige, flächenhafte Reizung der Haut z. B. durch aggressiven Urin oder Stuhl oder durch zu selten gewechselte Windeln. Wenn Sie die Haut berühren, z. B. beim Saubermachen, schmerzt das Ihr Baby.

So helfen Sie Ihrem Kind: Am besten benutzen Sie zum Pflegen des Baby-Popos weiche Öltücher. Hilfreich sind häufige Windelwechsel, ein kurzzeitiger Verzicht auf Obst (auch von Ihnen, wenn Sie stillen) und eine klassische Wundsalbe (z. B. Calen-

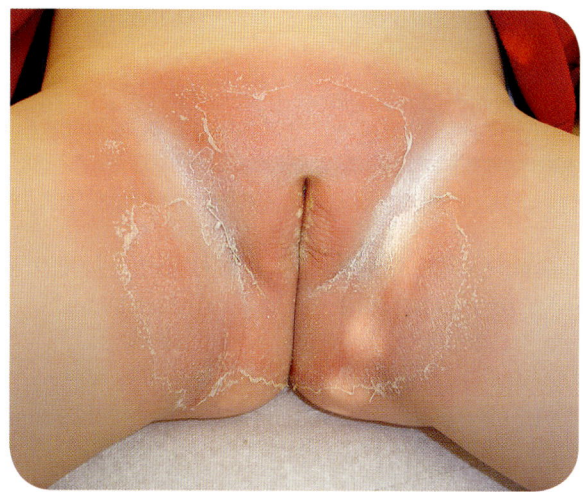

⌃ Windeldermatitis

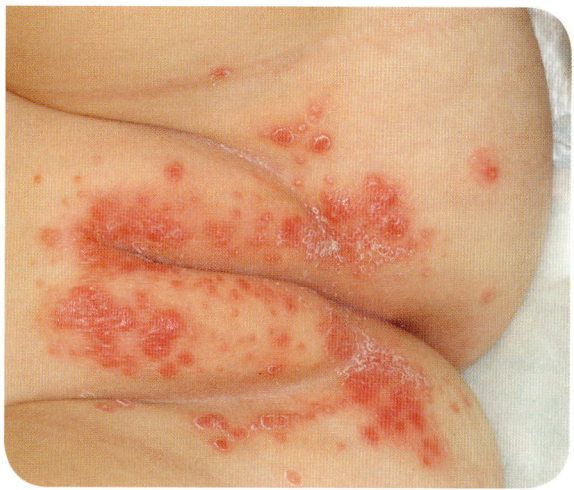

⌃ Typischer Windelsoor

dula/Zink/Panthenol). Die Haut erholt sich in der Regel rasch.

Falls sich die Rötung ausbreitet, können Sie Ihr Baby abends in ein warmes Salzwasser-Sitzbad setzen. Ein gehäufter Teelöffel Haushaltssalz pro Liter Wasser ergibt eine hautberuhigendes, halbisotones Bad, das Sie auf 37 °C bringen (Temperatur bitte messen!). Baden Sie Ihr Kind in einer niedrigen Wanne 6 Minuten so, dass nur der Po im Salzwasser liegt.

Windelsoor

Windelsoor ist eine Pilzinfektion der Haut. Typischerweise sehen wir rote, schuppende und erhabene »Pickelchen« (Papeln), die von einer Gesäßhälfte zur anderen wie gespiegelt aussehen.

Eine häufige Ursache des Windelsoors ist zunächst die flächenhafte Reizung der Haut durch eine Windeldermatitis (Seite 82). Dadurch ist die Haut im Windelbereich oberflächlich »offen«. Hier können sich nun zusätzlich Pilze ansiedeln, meist am Rand der Rötung. Einige Tage später entwickelt sich ein Saum von kleinen roten Flecken.

Pilze leben als normale Bewohner in unserem Darm; daher ist der Nachweis dieser Pilze in einer Stuhluntersuchung wenig hilfreich. Im Vergleich zu Darmbakterien sind Pilze aber eine sehr kleine Gruppe von Darmbewohnern. Wenn z. B. durch eine Antibiotika-Therapie die Wachstumsbedingungen der Bakterien im Darm verschlechtert werden, können die Pilze besser überleben und sich vermehren. Ein Windelsoor kann daher im Anschluss an eine antibiotische Therapie wahrscheinlicher auftreten.

Ein Windelsoor ist bis zum Alter von etwa 2½ Jahren in erster Linie Ausdruck des noch unreifen Immunsystems Ihres Babys und nicht Ausdruck einer mangelnden Hygiene der Eltern.

Der Kinder- und Jugendarzt wird eine Salbe mit einem Antimykotikum (also ein spezifisches Medikament gegen Pilze) empfehlen. Bei der Untersuchung wird er auch auf den Mundraum achten, da der Magen-Darm-Kanal eine funktionelle Einheit ist und ein gleichzeitiger Pilzbefall im Mund vorliegen könnte (s.a. Kapitel »Mundsoor«, Seite 95).

Ätzdermatitis

Bei der Ätzdermatitis tritt am Po eine flächenhafte Rötung mit z. T. rundlichen, blutigen Stellen auf. An diesen Hautbezirken ist die obere Hautschicht regelrecht weggeätzt (s. Abb.). Das kommt z. B. bei durchfälligen, wässrigen Stühlen vor. Gerade gestillte Säuglinge können aber in den ersten Lebenswochen bei jeder Milchmahlzeit eine Darmentleerung haben (Magen-Darm-Reflex oder »gastrokolischer Reflex«, Seite 79). Dabei verlässt der Stuhl zu schnell den Dickdarm, sodass er noch ätzend ist. Auch bei Durchfallkrankheiten treten solche Hautveränderungen bei Neugeborenen und Kindern auf.

So helfen Sie Ihrem Kind: Zur Behandlung werden die blutigen Areale mit einer Gerbsäure betupft, die Sie wahrscheinlich als schwarzen Tee im Haus haben. Brühen Sie zwei Beutel schwarzen Tee mit 200 ml Wasser auf, lassen Sie ihn 20 Minuten ziehen, nehmen Sie die Teebeutel heraus und wringen Sie sie aus. Diesen Sud tupfen Sie 2-mal täglich mit einem Watteträger auf die entzündete Haut auf. In der übrigen Zeit des Tages tragen Sie eine Zinkpaste recht dick auf, die wie eine Isolier-

schicht zwischen dem aggressiven Stuhl und der Haut wirkt.

Diese Ätzdermatitis sieht furchtbar aus, heilt aber mit diesen Maßnahmen sehr schnell ab.

Intertriginöses Ekzem

Bei einem intertriginösem Ekzem finden sich feuchte, gerötete und etwas unangenehm riechende Areale auf der Haut Ihres Babys (s. Abb.). Sie können überall dort auftreten, wo Haut auf Haut liegt: in den Beugen von Leiste, Achsel, manchmal auch Kniekehlen, unter dem Kinn oder sogar in den Falten der kleinen »Babyspeck«-Röllchen am Oberschenkel. Es handelt sich um eine Hautirritation bedingt durch ein Mix aus abgeschilferten Hautzellen (daher fettig), Schweiß, Hautpilzen und Bakterien.

So helfen Sie Ihrem Kind: Reinigen Sie diese Areale kräftig mit einem Öltuch, waschen Sie sie anschließend mit Wasser ab und föhnen Sie sie. Vorsicht: Nicht zu heiß föhnen. Achten Sie bei Ihrem Sohn bitte darauf, dass er nicht in den Föhn uriniert. Sollte diese Behandlung nicht ausreichen, halten

❤ Ätzdermatitis

❤ Intertriginöses Ekzem

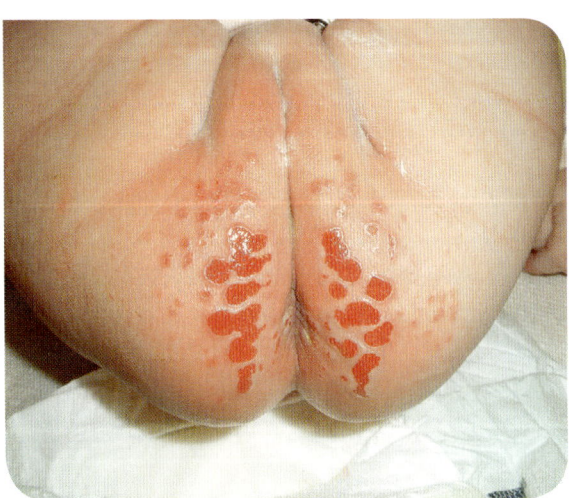

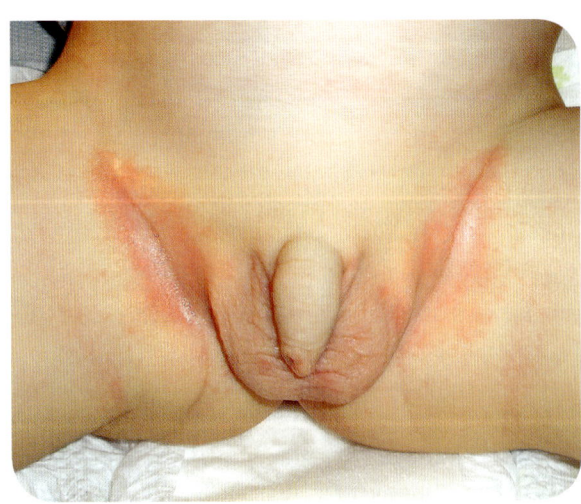

Sie die Haut unbedingt trocken: Verwenden Sie also keine Creme und keinen Puder. Creme verursacht einen »fetten Deckel«, unter dem die Entzündung weitergärt, Puder wird durch zu viel Feuchtigkeit matschig. Gegebenenfalls hilft Zellstoff, z.B. ein Taschentuch, um die Feuchtigkeit aufzunehmen. Sehr hilfreich ist es, wenn Sie 1–2-mal täglich konzentrierten schwarzen Tee als Gerbstoff aufbringen (vgl. Ätzdermatitis, Seite 84). Nützt das nichts, nehmen Sie Kontakt mit Ihrem Kinder- und Jugendarzt auf. Nur in seltenen Ausnahmefällen wird der Einsatz von antibiotischen Salben oder Kortison notwendig sein.

Windelflechte

Obwohl der Windelbereich ein ständig feuchtes Milieu bietet, können auch hier Ekzeme oder Flechten auftreten: trockene, rissige und schuppende rote und scharf begrenzte Hautstellen sind typisch (s. Abb.). Juckreiz zeigen die Säuglinge meist aber nicht. Hier hilft meist nur eine kortisonhaltige Creme. In der Regel wird aus einer Windelflechte später keine Schuppenflechte. Daher ist die Zuordnung zu einer echten Flechte (Psoriasis) oder einem Ekzem nicht einfach. Vielleicht wird es

⌄ Windelflechte

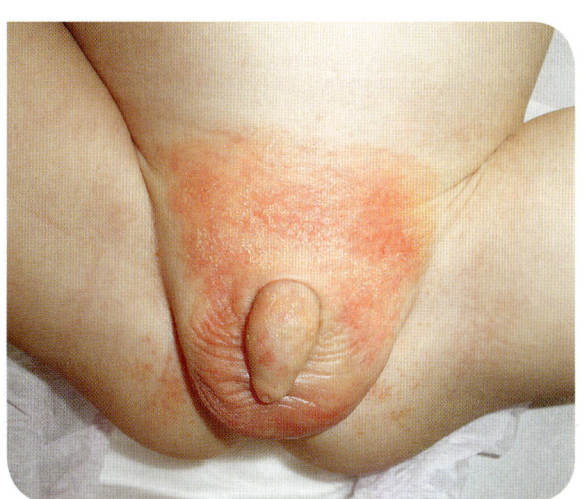

für dieses Krankheitsbild in Zukunft daher einen anderen Namen geben.

»Popo-Scharlach« (Erysipel des Anus)

Diese Krankheit wird durch Streptokokken verursacht und kommt bei Säuglingen selten vor. Sie wird ausführlich im Kapitel über Hautkrankheiten (Seite 420) beschrieben. Dennoch sollten Sie den Unterschied zu den übrigen Windelentzündungen bereits jetzt schon kennen (s. Abb.). Ihr Kinder- und Jugendarzt wird in aller Regel nach einem Abstrich die Therapie mit einem Antibiotikum (Saft) einleiten.

Pemphigus

Schließlich möchte ich auf eine Hauterkrankung hinweisen, die zwar nicht häufig vorkommt, aber sich unangenehm schnell zum Schlechten entwickeln kann. Auf der Abbildung sehen Sie Blasen im Windelbereich. Man nennt diese Blasen einen »Pemphigus neonatorum«, der meist durch eine Hautinfektion durch Staphylokokken hervorgerufen wird, die bei einem Säugling auch eine Blutvergiftung auslösen können. Eine solche Hautverän-

⌄ »Popo-Scharlach«

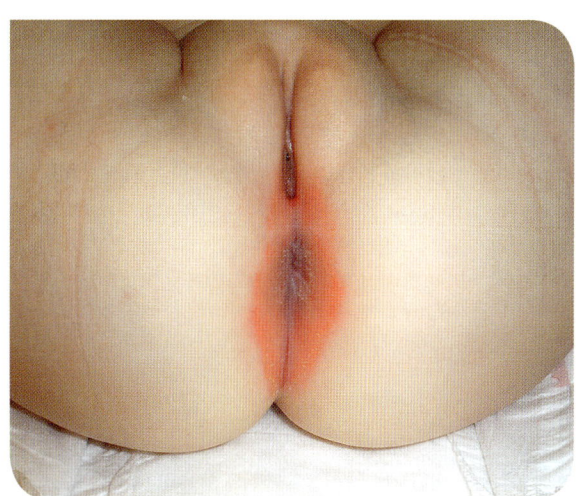

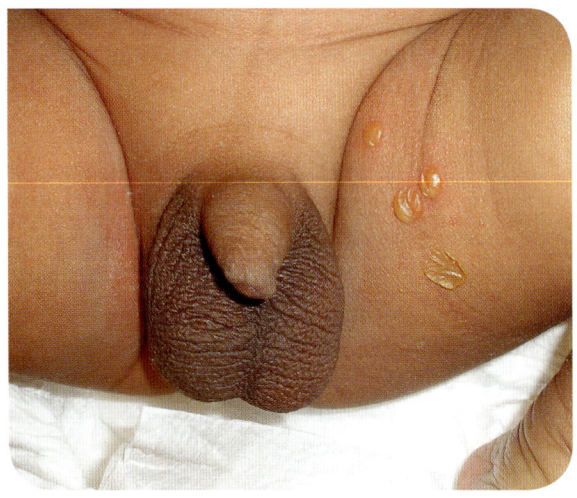

△ Pemphigus

derung sollte schnell mit einem Saft antibiotisch behandelt werden.

Vorsorgeuntersuchung mit 4–6 Wochen: »U3« (Paed.Check 0.1)

Im Alter von etwa 4 Wochen ist ein Baby immer noch ein echtes Neugeborenes: Es schläft viel, schreit, trinkt und hat meist noch relativ wenige Wachphasen.

Vor der Untersuchung bittet Sie Ihr Kinder- und Jugendarzt, einen Fragebogen auszufüllen (bei den Vorsorge-Untersuchungen U3 bis U6 folgen die Fragen den sogenannten Papousek-Empfehlungen). Dabei geht es um Verhaltensweisen Ihres Babys, aber auch um die Zufriedenheit und das Wohlergehen der Eltern. Dieser Fragebogen ist für den Arzt ein hervorragendes Hilfsmittel, um schnell Problemfelder in einer Familie auszuloten. Nehmen Sie sich bitte für das Ausfüllen etwas Zeit.

▶ Der Kinderarzt untersucht die Hüfte per Ultraschall.

Bei der U3 in der 4.–6. Woche untersucht der Kinder- und Jugendarzt die neurologischen Reifezeichen (Vojta-Reaktionen) Ihres Babys, achtet auf Sehen und Hören, bespricht mit Ihnen die Ernährung und kontrolliert, ob der Stoffwechseltest tatsächlich gemacht wurde. Außerdem untersucht er an den Hüften Ihres Kindes mit einem speziellen Griff (Ortolani-Zeichen), wie stabil der Hüftkopf in der Pfanne sitzt und stellt anschließend die Reife der Hüfte nach bestimmten Kriterien per Ultraschall fest.

Hüftgelenksdysplasie

Das Hüftgelenk soll einerseits eine gute Beweglichkeit bieten, andererseits muss es stabil genug sein, das Gewicht des Körpers zu halten. Dieses Kugelgelenk ist also ein Kompromiss aus beidem. Wir können uns den Hüftkopf als Kugel vorstellen, die in einer Schale – der Hüftpfanne – beweglich gelagert ist.

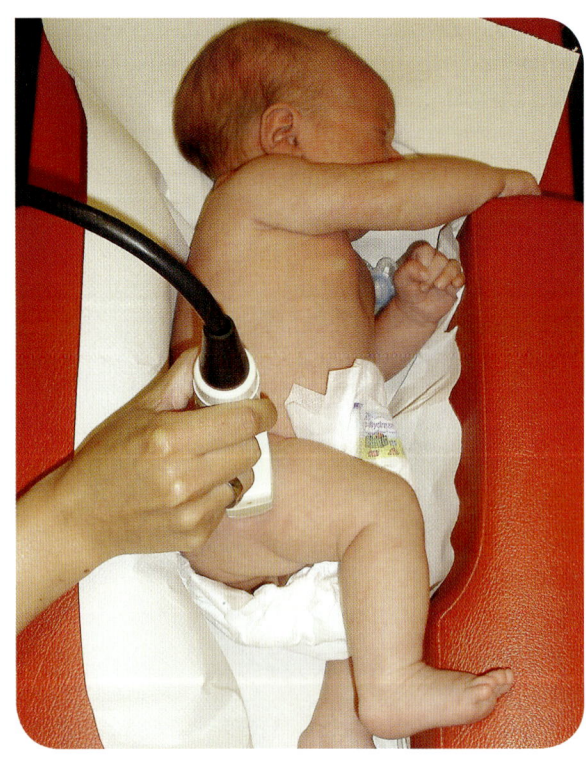

Ihr Kinder- und Jugendarzt hat die Aufgabe, die Stabilität der Hüftpfanne zu checken: Dafür bestimmt er im Ultraschall den Winkel der Pfanne (s. Abb.), der mehr als 60° betragen sollte. Steht die Hüftpfanne zu steil, besteht die Gefahr, dass der Hüftkopf nach oben herausrutscht. Eine solche Hüfte ist unreif und wird fehlgebildet genannt (dysplastisch).

Die Ursache kann unbekannt sein, in der Familie häufiger vorkommen oder durch eine Becken-End-Lage (BEL) bedingt sein. Bei Letzterer führt die unnatürlich starke Beugung zu einem Herausdrängen des Hüftkopfes aus der Pfanne. Kinder aus Familien, in denen die Eltern oder ein Geschwisterchen bereits an einer Hüftgelenksdysplasie erkrankt sind bzw. waren oder die in einer BEL gelegen haben, werden daher meist schon bei der U2 an den Hüften per Ultraschall untersucht.

Wie wird eine Hüftgelenksdysplasie behandelt?

In den Ländern, wo Mütter ihr Neugeborenes in einem Tuch eng an ihrem Körper tragen, kommt die Hüftgelenksdysplasie kaum vor: Durch die Spreizung der Beine des Neugeborenen werden die Hüftköpfe etwas in die Hüftpfannen gedrückt, sodass die weitere Verknöcherung richtig geleitet wird. Wer sein Baby gerne eng bei sich tragen möchte, findet hier also eine gute medizinische Begründung.

Ähnliches geschieht durch das »breite Wickeln«: Wird über die Windel ein länglich gefaltetes Handtuch zwischen die Beine gelegt und durch den Body in Position gehalten, führt dies ebenfalls zu einem therapeutischen Spreizen im Hüftgelenk. Das breite Wickeln wird für solche Babys empfohlen, die bei einer vorgezogenen Hüft-Ultraschalluntersuchung (bereits bei der U2 statt der U3) eine noch unreife Hüfte aufweisen.

Wenn Ihr Kinderarzt bei der U3 eine unreife Hüfte feststellt, verschreibt er eine Vorrichtung zum Spreizen (Spreizhose, Beugeschiene), durch die das Wachstum der Hüften sehr effektiv therapiert wird. Eine solche Beugeschiene verhilft der Säuglingshüfte zu einer Lage, wie sie die ungeborenen Kinder in der Gebärmutter normalerweise einnehmen. Durch den innigen Kontakt zwischen Hüftkopf und Hüftpfanne kommt es rasch zu einem ge-

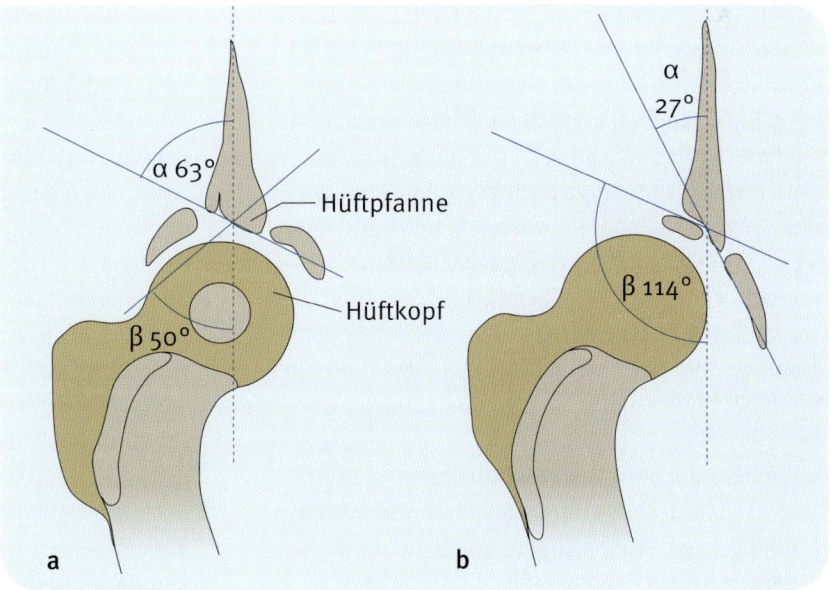

⟲ a) gesunder Hüftkopf,
  b) fehlgebildeter Hüftkopf

sunden Hüftgelenk. Für die Erwachsene sieht diese Beugeschiene sehr unbequem aus, aber Sie können beruhigt sein: Ihr Baby gewöhnt sich sehr schnell an diese fixierte Spreizung. Die Schiene sollte regelmäßig an die Größenentwicklung Ihres Kindes angepasst werden, was der verschreibende Arzt macht (Kinderarzt bzw. Orthopäde).

Untersuchung der Nieren

Viele Kinder- und Jugendärzte untersuchen bei der U3 auch die Nieren der Babys, um eine Reifungsverzögerung der Nierenentwicklung frühzeitig zu erkennen. Diese kann sich darin zeigen, dass das Nierenbecken oder der Harnleiter erweitert sind bzw. der Verdacht besteht, dass Urin aus der Blase bis zum Nierenbecken zurückfließt (Reflux). Dadurch können Bakterien in die Niere gelangen und eine Nierenbecken-Entzündung auslösen. Die Therapie findet in enger Zusammenarbeit mit einem Schwerpunktarzt für kindliche Nierenerkrankungen statt (pädiatrischer Nephrologe).

Meist erhalten die Babys mit Reflux eine niedrig dosierte Dauertherapie mit einem Antibiotikum, bis die Harnwege eine normale Form zeigen (4–6 Monate, vielleicht auch 12 Monate lang). Die Eltern werden angeleitet, bei Fieber selbst einen Urinbeutel zu kleben. So kann der Arzt durch die Urinuntersuchung eine Harnwegsinfektion ausschließen. Bei dem Urinbeutel handelt es sich um eine Art schlanken Gefrierbeutel, der oben und unten verschlossen ist, aber an der oberen Seitenwand eine ovale Öffnung hat, die von einer Klebefläche umrandetet ist. Diese Klebefläche wird nach guter Trocknung der Windelhaut auf die großen Schamlippen geklebt oder auf den Penis, sodass der Urin des Babys genau in den Beutel hineinläuft.

Bei Fieber oder sonstigen Auffälligkeiten sollten Sie Ihr »Nieren-Baby« mit angeklebtem Beutel dem Notdienst oder Ihrem Kinder- und Jugendarzt vorstellen.

Stuhlfarbe

Seit 2017 sollen die Eltern den Stuhl ihres Babys mit den 7 Farben auf einer Stuhlfarbenkarte vergleichen und dies mit dem Kinder- und Jugendarzt bei der U3 besprechen (vgl. Kapitel »Stuhlgang«, Seite 79). Der Stuhl ist normalerweise von bräunlicher Farbe, die durch die Galle hervorgerufen wird. Die Galle wird dem Stuhl im Zwölffingerdarm zugeführt, um Fette so zu verpacken, dass die Darmschleimhaut sie aufnehmen (emulgieren) kann und damit auch die fettlöslichen Vitamine resorbieren kann. Kleine Patienten mit einem Verschluss der Gallenwege werden durch die sich auch im Blut aufstauende Galle gelb – an der Haut und in den Augen. Da viele gestillte Kinder zum Zeitpunkt der U3 noch gelb sein dürfen (»Still-Ikterus«), fällt eine Störung der Galle-Ausscheidung u. a. durch den »entfärbten« Stuhl auf: Dieser wird lehmartig hell.

Schiefer Hinterkopf

Im Kapitel zur Vorbeugung des plötzlichen Kindstodes (SIDS) (Seite 68) habe ich deutlich gemacht, dass ausschließlich die Rückenlage zum Schlafen empfohlen wird. Dadurch konnte die Zahl zur Tode gekommenen Säuglinge sehr eindrucksvoll vermindert werden.

Parallel dazu traten jedoch immer häufiger Kopfverformungen auf. Da auch Babys eine »Schokoladenseite« haben, führt das ständige Liegen in Rückenlage auf der gleichen Seite aufgrund des noch bestehenden weichen und formbaren Knochens auf der entsprechenden Seite zu einer Abflachung des Hinterkopfes; dies wird Plagiozephalie genannt.

Durch das enorme Wachstum des Gehirns wird der knöcherne Schädel im 1. Lebensjahr allerdings noch kräftig von innen auseinandergedrückt, sodass man im 2. Lebensjahr meist kaum noch etwas von dieser Lagedeformität sehen wird.

Ihr Kinder- und Jugendarzt wird in der Vorsorgeuntersuchung diese Verformung beurteilen, andere Krankheiten ausschließen oder ggf. eine Schweregradeinteilung (z. B. nach Argenter) vornehmen lassen.

Wenn der Kinder- und Jugendarzt bei Ihrem Baby eine Lagedeformität des Kopfes festgestellt hat, beachten Sie bitte Folgendes:

- Lassen Sie Ihr Baby nur auf dem Rücken schlafen, ohne Keil- oder andere Kissen.
- Legen Sie es tagsüber in Ihrem Beisein auf den Bauch, solange es mag (»tummy time«).
- Stellen Sie das Bettchen oder den Stubenwagen so, dass die nicht betroffene Seite zum Raum liegt. Dann muss sich Ihr Baby zu interessanten Geräuschen oder zum Licht über die nicht betroffene Seite wenden. Dadurch wird seine Schokoladenseite entlastet.
- Legen Sie sich beim gemeinsamen Spiel an die nicht betroffene Seite Ihres Babys, auch so wird Ihr Kind animiert, seinen Kopf auf die andere als die Lieblingsseite zu drehen.

Ist die Ausprägung des »schiefen Köpfchens« zu stark, wird der Kinder- und Jugendarzt je nach den Möglichkeiten vor Ort geeignet Maßnahmen für Ihr Kind empfehlen. Meist wird er eine krankengymnastische Behandlung verschreiben, nur bei schwer betroffenen Kindern auch eine Helmtherapie. Dabei umschließt der maßgefertigte

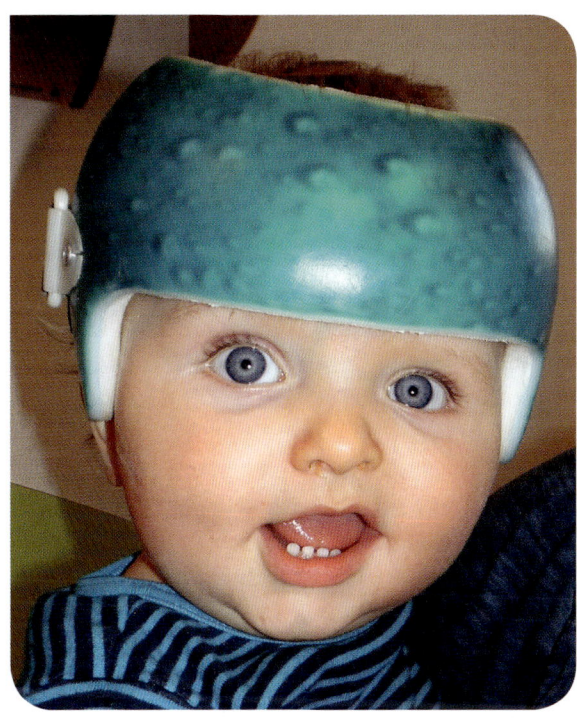

⬙ Helmtherapie

⬙ Lagedeformität des Hinterkopfs vor und nach der Helmtherapie

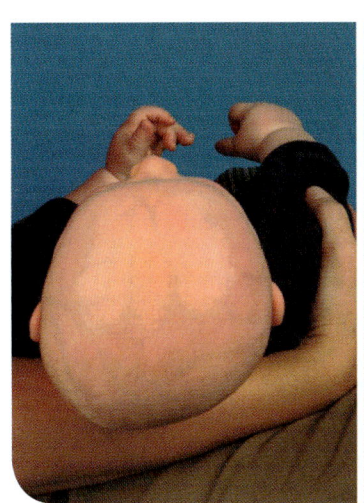
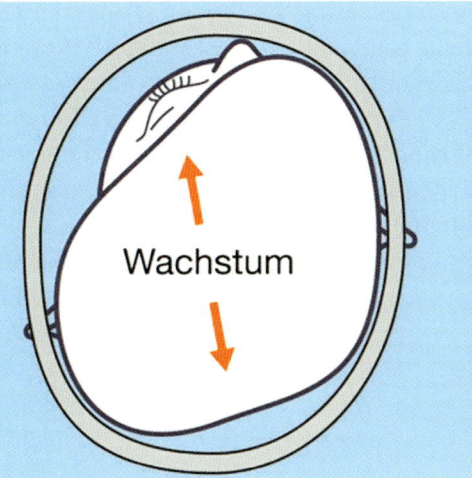
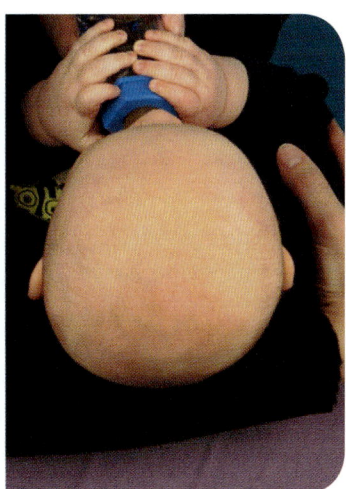

Wachstum

Helm das Köpfchen, außer an der Seite, wo die Deformität besteht. Das Köpfchen wird nun dorthin weiterwachsen, wo Platz ist. Diese Therapie ist schmerzfrei und nach ein paar Tagen hat sich Ihr Baby an den Helm gewöhnt.

Atlasblockierung, Asymmetrien, »KISS«

Manche Säuglinge liegen auf dem Rücken wie ein angedeutetes C, sind also in der Längsachse schief. Bei der Untersuchung durch den Kinder- und Jugendarzt zeigen sie eine einseitig betonte Muskelspannung am Rücken, vermeiden den Blick zur betroffenen Seite und reagieren mit Unwohlsein auf ein vorsichtiges Kopfwendemanöver. Die stillende Mutter berichtet nicht selten von einer »anstrengenden Seite« beim Stillen, die das Kind nicht so gerne mag. Dies wird als Atlasblockierung oder Asymmetrie bezeichnet.

Diese Atlasblockierung kann mit weiteren Auffälligkeiten verknüpft sein: unklare Schreiattacken (also deutlich mehr als 3 Stunden Schreien am Tag ohne sonstige medizinische Begründung), einseitige Bewegungseinschränkung des Kopfes, mundmotorische Schwäche. Eine andere häufig benutzte Bezeichnung für diese Atlasblockierung ist »KISS«, was für »Kopfgelenk-induzierte-Symmetrie-Störung« steht. »KISS« ist allerdings keine anerkannte Krankheitsdiagnose nach dem ICD-Schlüssel.

Nach Ausschluss anderer medizinischer Ursachen für eine solche Schiefhaltung (Augenmuskel-Lähmung, Bluterguss im Kopfnicker-Muskel, Wirbelkörper- oder Rippenfehlbildungen) sollte daher eine Therapie eingeleitet werden. Folgende Therapien gibt es:
• Manual-Therapie
• Kranio-Sakral-Therapie
• Atlastherapie nach Arlen
• Osteopathie.

Diese Therapien werden von Orthopäden, Manualtherapeuten mit und ohne krankengymnastische Vorbildung und anderen durchgeführt. Ihr Kinder- und Jugendarzt kennt in der Regel die Leistungserbringer vor Ort und wird Sie lotsen. Sollten Sie für die Behandlung Ihres kranken Kindes selbst etwas bezahlen müssen, ist Vorsicht geboten: Die Behandlung von Krankheiten übernehmen die Krankenkassen in Deutschland auf Rezept.

Bedenken Sie aber bitte auch, dass der Begriff »Atlasblockierung« eine Bedeutungsinflation erlebt hat. Viele von der Norm abweichende Verhaltensweisen (z. B. wenn ein Kind nicht oder spät krabbelt, nicht (durch-)schläft, nicht essen will, ungeschickt ist, sich nicht konzentrieren kann) werden in der Laienpresse gerne mit einer Atlasblockierung in Verbindung gebracht. Hier hat sich leider ein regelrechter Markt entwickelt, der die Sorgen der Eltern geschickt aufgreift. Fragen Sie bei Unsicherheiten in der Entwicklung Ihres Kindes Ihren Kinder- und Jugendarzt.

Tränen-Nasen-Gang-Verengung

Wenn ein Mensch weint, so sagt der Volksmund, heult er »Rotz und Wasser«. Die vielen Tränen gelangen also über eine Verbindung, den Tränen-Nasen-Gang, von den Augen in die Nase. Auf der Abbildung ist schematisch der Weg der Tränen von der Tränendrüse bis zur Nase dargestellt. Wenn die Tränen nicht ablaufen können, staut sich die Tränenflüssigkeit gemeinsam mit den darin gelösten Zellbestandteilen auf.

Bei Neugeborenen liegt häufig eine (meist einseitig) angeborene Enge des Tränen-Nasen-Gangs an der Mündung in die untere Nasenmuschel vor. Meist befindet sich dort ein zusätzliches dünnes Häutchen (Hasner'sche Membran). Die Tränen stauen sich oberhalb dieses Häutchens zurück, das Auge sieht verschmiert aus. Da dieser »Schmier«

grau-gelblich ist, wird er häufig mit Eiter verwechselt (s. Abb.). Tatsächlich handelt es sich aber um Zellschrott (Detritus), also abgeschilferte Zellen der Tränendrüse oder der Bindehaut, die sonst in die Nase abgeflossen wären. Diese Zellen zerfallen und bilden das »flüssige Sandmännchen«, vergleichbar dem »Schlafsand« des großen Kindes.

Davon zu unterscheiden ist das spätere Tränenträufeln, das so typisch für Kleinkinder mit ständigen Infekten der oberen Luftwege ist und ein Kind so klassisch »krank« aussehen lässt. Hier sorgt eine Schwellung der Nasenschleimhaut für die Abfluss-Störung über den Tränen-Nasen-Gang, dann meistens beidseitig. Wie aus diesem vollkommen harmlosen Tränenaufstau dann doch eine Bindehautentzündung werden kann, ist im Kapitel »Bindehautentzündung« (Seite 258) erklärt.

Erst ab dem 2. oder 3. Lebensmonat produziert Ihr Baby eine normale Menge Tränenflüssigkeit. Ab jetzt können Sie neben dem »Schmier« auch die typisch »nassen« Augen entdecken, sodass manchmal ein Tränen-Tröpfchen aus einem Auge läuft.

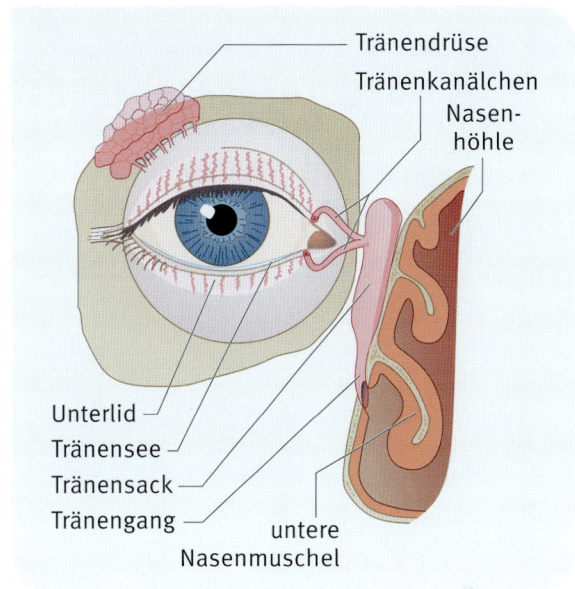

⬆ Schema des Tränen-Nasen-Gangs

Sehr selten liegt dem Tränenlaufen eine fehlende Anlage des Tränen-Nasen-Gangs zugrunde. Dann muss in einem Zentrum für Augenheilkunde eine Wiederherstellungs-OP durchgeführt werden.

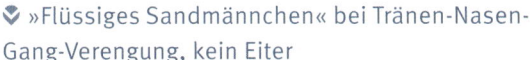

⬇ »Flüssiges Sandmännchen« bei Tränen-Nasen-Gang-Verengung, kein Eiter

⬇ So können Sie Ihr Baby bei behindertem Tränen-Abfluss massieren.

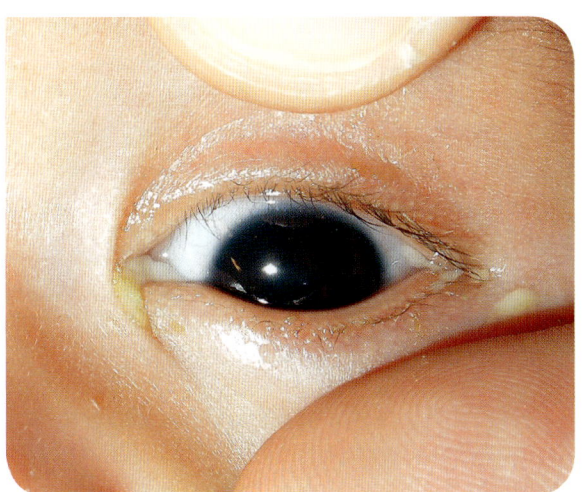

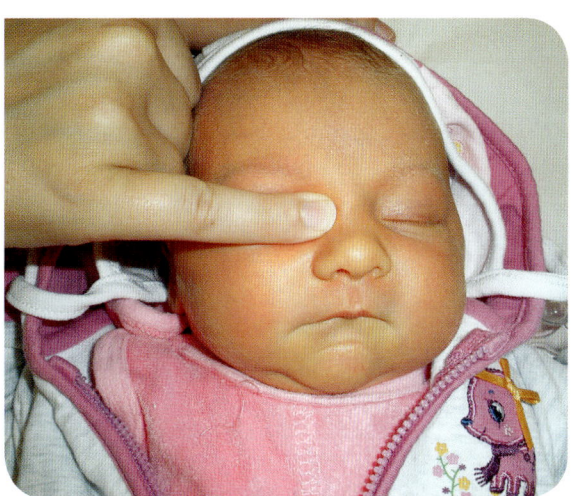

Die Vorsorgeuntersuchungen

Bei den sogenannten »Us« untersucht Ihr Kinderarzt Ihr Kind in festgelegten Abständen gründlich. So können Entwicklungsstörungen und Krankheiten früh erkannt und behandelt werden. Außerdem gibt er Ihnen wichtige Hinweise zur Entwicklung Ihres Kindes.

In Deutschland sind die Termine für Vorsorgeuntersuchungen für Babys und Kinder sowie Jugendliche fest vorgegeben. Ziel ist die Erhaltung der Gesundheit durch Aufklärung über gesundheitsförderliches Verhalten (Primärprävention). Der Kinder- und Jugendarzt informiert Sie bei den Vorsorgeuntersuchungen über richtige Ernährung, Mundhygiene, Impfungen, Bewegung bei Kindern, Zuwendung durch die Eltern, die normale Entwicklung von Kindern, Abweichungen davon mit und ohne Krankheitswert, Vitamin-D- und Fluorid-Gaben usw. Es geht aber auch um die frühe Erkennung von Krankheiten oder Störungen der normalen Entwicklung, damit möglichst frühzeitig eine Therapie eingeleitet werden kann (Sekundärprävention). Dies wendet Schaden von Ihrem Kind ab und kann auch trotz einer angeborenen oder erworbenen Krankheit gravierende Folgen für Ihr Kind mildern. Die Krankenkassen haben den Sinn der vorbeugenden Behandlung (Prävention) erkannt und fördern diese, übrigens auch bei Erwachsenen.

Was sollten Sie zur Vorsorgeuntersuchung mitbringen?

- das Untersuchungsheft,
- den Impfpass,
- die Versichertenkarte des Kindes,
- ggf. einen Spickzettel mit Ihren Fragen an den Kinderarzt,
- eine saubere Unterlage,
- den Schnuller Ihres Babys (auf Englisch »pacifier«, was schön auch mit »Friedensstifter« übersetzt werden kann).

Was soll früh erkannt werden?

Es geht um Störungen im Stoffwechsel und der Organfunktionen. Ferner stehen die Entwicklungsschritte des Hörens, Sprechens und Sehens sowie der Motorik im Mittelpunkt (s.a. Kapitel »Rasante Entwicklung«, Seite 167). Bei jeder Vorsorgeuntersuchung wird Ihr Kind komplett körperlich untersucht. Dem Alter des Babys entsprechend werden Sie auf Maßnahmen z. B. zur Verhütung des plötzlichen Kindstodes, der Kariesprophylaxe, der Allergievorbeugung und zur Unfallverhütung hingewiesen.

Kontrolle von Größe und Gewicht

Bei jeder Vorsorgeuntersuchung werden auch die Größe und das Gewicht Ihres Kindes kontrolliert. Jeder Mensch hat eine andere Statur. So auch schon

Kindervorsorgeuntersuchungen in Deutschland

»U«	Zeitpunkt	Schwerpunkte der Untersuchung
U1	durch den Geburtshelfer bei Geburt	erste Vitamin-K-Gabe, APGAR, Nabelschnur-pH-Wert
U2	3.–10. Lebenstag	zweite Vitamin-K-Gabe, ab 36. Lebensstunde Blutentnahme zum Stoffwechselscreening, Hörscreening
U3	4.–5. Lebenswoche	letzte Vitamin-K-Gabe, Ultraschalluntersuchung der Hüften, ggf. der Nieren
U4	3.– 4. Monat	erste Impfung, soz. Kontaktaufnahme
U5	6.–7. Monat	ggf. Nachholen der 3. Impfung, Hörvermögen
U6	10.–12. Lebensmonat	erste Lebendimpfung, Fortbewegung
U7	21.–24. Lebensmonat	Entwicklung der Sprache
U7a	34.–36. Lebensmonat	Entwicklung
U8	46.–48. Lebensmonat	Entwicklung, Hörtest
U9	60.–64. Lebensmonat	Entwicklung, Schulimpfung
U10*	7–8 Jahre	»Grundschulcheck«
U11*	9–10 Jahre	Schulleistung, Sozialverhalten, Medienverhalten, Kieferanomalien
J1	frühes Jugendlichenalter	ggf. Jugendlichen-Impfung, Sexualverhalten, Körperhygiene, Sucht, ggf. bei Mädchen Impfung gegen Gebärmutterhalskrebs
J2*	16–17 Jahre	Nachholen von Impfungen, Sexualverhalten, Körperhygiene, Sucht

Hinweis: Die mit Sternchen markierten Us werden noch nicht (Stand 2016) von allen Kassen in Deutschland übernommen.

die Neugeborenen: Es gibt schmale, dicke, kleine und kurze Kinder und schon auch regelrechte Riesen. Der Kinder- und Jugendarzt begleitet das »Gedeihen« Ihres Babys, indem er die Messwerte in sogenannte Perzentilen im Untersuchungsheft einträgt.

Elternzufriedenheit

Die neuen Untersuchungshefte des Berufsverbandes der Kinder- und Jugendärzte laden zu Beginn der Vorsorge zum Ausfüllen sogenannter »Elternfragebögen« ein. Die Fragen folgen bei der U3 bis U6 (= Paed.Check 0.1 und 1.0) den Empfehlungen von M. Papousek, bei den großen Vorsorgen U7–U9 den Empfehlungen nach G. Esser und M. Laucht (Paed.

Check 2.0 bis 9.0). Auch ohne große Worte können Sie so signalisieren, ob Sie vielleicht jemanden zum Zuhören brauchen, ob Sie sich durch Ihr Kind doch zu stark belastet fühlen oder ob Sie in der neuen Situation als Familie (Wegfall eines Gehalts oder des täglichen Kontakts zu Arbeitskollegen) gerne Hilfen in Anspruch nehmen möchten.

Diese Angaben sind – genauso wie die gesundheitlichen Angaben zu Ihrem Kind im U-Heft – personenbezogene medizinische Daten. Das U-Heft sollte Dritten daher nur mit Ihrem ausdrücklichen Einverständnis zur Einsicht vorgelegt werden. Für andere Institutionen wie KiTas, Schulen oder Versicherungen ist es ausdrücklich nicht bestimmt.

So helfen Sie Ihrem Kind: Einen behinderten Tränen-Abfluss bei Ihrem Baby können Sie mit einer Massage behandeln, die die Mündung des Tränen-Nasen-Ganges in die Nase freigeben soll. Führen Sie dazu bitte zweimal täglich etwa 30 Sekunden lang die Massage wie unten beschrieben durch, zunächst 2 Wochen lang. Stellen Sie sich bei der Tränen-Nasen-Gang-Massage eine Linie vor: durch beide Augen gerade durchgezogen. Auf dieser Linie nähern Sie sich mit einem sauberen kleinen Finger mit kurzem Fingernagel, bis die Fingerspitze den knöchernen Nasenrücken an der Seite berührt. Nun drücken Sie den Finger tiefer, bis der hintere Teil der Fingerbeere den Augapfel fühlt. Massieren Sie nun mit dem Finger den Bereich zwischen Augapfel und knöchernem Nasenrücken mit kreisenden Bewegungen so stark, dass Ihr Fingernagel vorne etwas weiß wird. Die Richtung der kreisenden Massage ist das Ohrläppchen der Gegenseite.

Ziel ist einerseits, die beiden Tränenkanälchen so zuzudrücken, das der Druck nicht nach oben entweicht, und andererseits Druck auf den Tränen-Nasen-Gang auszuüben, damit die Hasner'sche Membran »gesprengt« wird.

⌄ Nasen-Absauger

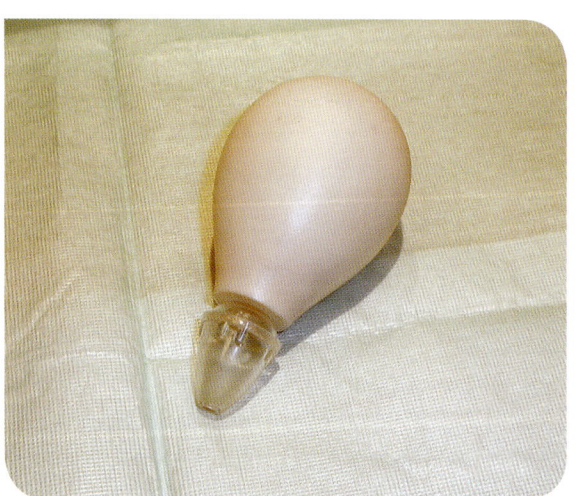

Röcheln beim Säugling

Es vergeht kein Tag in einer kinder- und jugendärztlichen Praxis, an dem nicht eine Familie mit einem gesunden, friedlich schlafenden Säugling vorstellig wird, der immer wieder – besonders nachts – röchelnde Atemgeräusche macht. Er hustet nicht auffällig viel, hat kein Fieber und atmet ruhig.

Neugeborene und Säuglinge haben viel engere Luftwege als ein großes Kind oder gar ein Erwachsener. Daher kann in Rückenlage durch die Entspannung des Schlundbereiches ein röchelndes Geräusch entstehen. Dies ist keine Krankheit und wird immer wieder im 1. Lebensjahr auftreten.

Solange der Mund Ihres Babys im Schlaf geschlossen bleibt bzw. Ihr Kind beim Trinken nicht absetzen muss, um Luft durch den Mund zu holen, darf es gerne Geräusche beim Atmen machen.

Auch bei einem richtig erkälteten, röchelnden Säugling wird in aller Regel eine Therapie nicht notwendig sein. Ist die Nasenatmung – wie oben beschrieben – aber tatsächlich sehr stark einge-

⌄ Nasenputzer

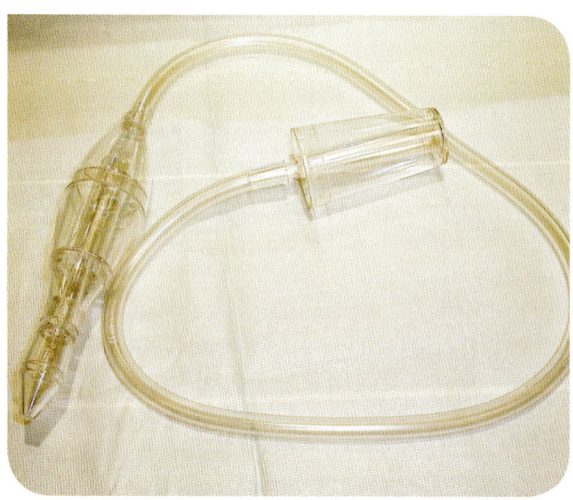

schränkt, sodass Luftholen durch die Nase kaum noch möglich ist, können Sie neben den Nasentropfen (z. B. hypertone Salzlösung) auch Absaughilfen einsetzen.

Abschwellende Nasentropfen mit einer Prozentangabe auf der Packung (0,025 %) wirken abschwellend, indem sie die Blutzufuhr drosseln. Dadurch wird die Nasenschleimhaut zwar schön dünn, allerdings mit der Nebenwirkung, dass deutlich weniger Nährstoffe und Immunfaktoren zur Nasenschleimhaut gelangen. Diese Nebenwirkung wird umso stärker, je häufiger am Tag Nasentropfen angewendet werden. Für ein paar Tage ausschließlich einmal zur Nacht sind diese Tropfen bei einem Baby erlaubt.

Manche Eltern haben das Bedürfnis, die Nasenatmung ihres Babys durch Absaugen von Sekret zu unterstützen. Dazu können Sie einen kleinen Gummiball verwenden, der auf der Nasenseite einen Konus besitzt, sodass Sie die Spitze nicht zu weit in die Nase einführen können (s. Abb.).

Eine andere Möglichkeit ist der sogenannte »Nasenputzer«, ein Aufsatz für den Haushaltsstaub-

sauer (s. Abb.). Er wurde vom TÜV München geprüft und erzeugt bei 1200 W Saugleistung des verwendeten Staubsaugers einen Unterdruck von 0,2 bar. Dieser Unterdruck wird auch auf einer Säuglingsstation zum Absaugen eingesetzt.

Eine ähnliche, aber einfachere Konstruktion wird über die Saugkraft der Eltern betrieben (ohne Abb.). Statt des Staubsaugers saugen die Eltern an einem Röhrchen und erzeugen dadurch einen Unterdruck, über den – ähnlich wie beim Nasenputzer – das Sekret in eine Kammer gezogen wird.

Wie eingangs erwähnt, werden Sie solche Hilfsmittel in aller Regel nicht einsetzen müssen. Fragen Sie Ihren Kinder- und Jugendarzt.

Mundsoor

Die häufigste Infektionskrankheit im Mundbereich von Säuglingen ist ein Mundsoor oder Pilzbefall. Die Infektion beruht nicht auf einem Fehler der Pflege, sondern die Keime für diese Infektion sind überall in der Luft vorhanden. Ein Baby (bzw. Kleinkind bis zum Alter von etwa 2½ Jahren) hat

❧ Beginnender Mundsoor

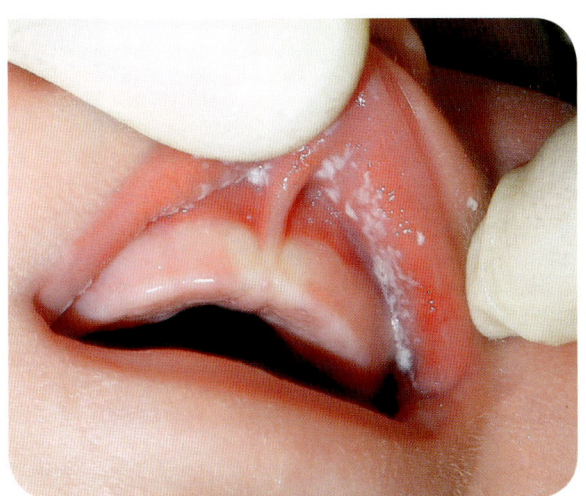

❧ Ausgeprägter Mundsoor

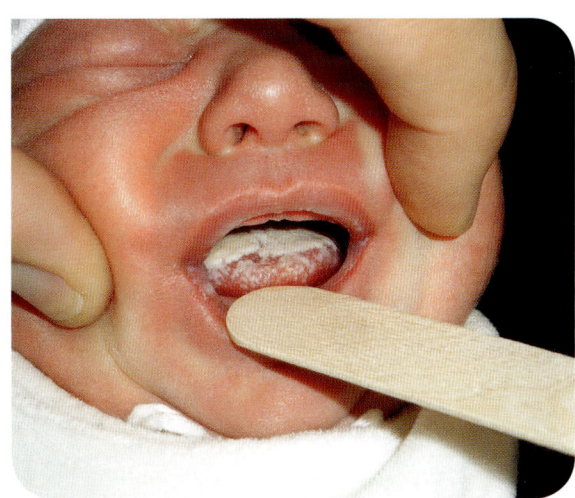

noch eine natürliche Schwäche des Immunsystems und kann sich nur schwer gegen bestimmte Keime wie z. B. Pilze zur Wehr setzen. Daher können sich diese Keime im Mund vermehren.

Zu Beginn sind weißlich glasige Flecken an der Innenseite der Lippe, dann in den Wangentaschen und schließlich dickere weißliche bis gelbliche Beläge auf der Zunge zu sehen (s. Abb.). Dies ist für Ihr Baby nicht schmerzhaft. Ihr Kinder- und Jugendarzt wird gegen den Pilzbefall ein Antimykotikum gegen Pilze als Gel oder Tropfen verordnen. Während der Behandlungszeit sollten Sie die Sauger und Schnuller unbedingt täglich auskochen. Wenn Sie stillen, reicht es, wenn Sie Ihre Brust nach dem Stillen mit einem frischen feuchten Waschlappen (bei 60° gewaschen) abwischen und anschließend mit einem Einmaltuch abtrocknen.

Ist der Mundsoor vorüber, brauchen Sie Sauger und Schnuller nicht mehr zu sterilisieren. Reinigen Sie sie im Handspülwasser und lagern Sie sie anschließend trocken, z. B. im Geschirrschrank auf einem Einmaltuch. Bitte nicht in verschlossenen Dosen aufbewahren, dort können auf dem feuchten Silikon Pilzsporen keimen.

Häufige Hautveränderungen

Ihr Baby hat viele Monate lang im Mutterleib verbracht, umgeben von Fruchtwasser, und seine Haut war durch die Käseschmiere gut geschützt. Nach der Geburt ist die Haut Ihres Kindes einer völlig neuen Umwelt ausgesetzt und daran muss sie sich erstmal anpassen. Wenn Sie bisher vergeblich auf das warten, was man gemeinhin Baby-Pfirsichhaut nennt, dann seien Sie beruhigt: Sie wird kommen, die zarte, weiche und samtige Babyhaut, auch bei Ihrem Kind. Aber vielleicht müssen Sie erst einmal durch eine Phase, die Sie eher an die Pubertät erinnert als an ein süßes Baby. Zum Glück sind die meisten Hautveränderungen bei Säuglingen ganz harmlos.

Milchschorf

Beim Milchschorf (oder seborrhoischem Ekzem) finden Sie am Kopf Ihres Kindes, auch im behaarten Bereich, gelbliche Krusten, die fast fingernagelgroße Platten bilden können (s. Abb.). Diese erinnern an übergekochte, leicht angebrannte Milch. Die Haut ist dabei gerötet und schuppt sich. Der Körperrumpf ist seltener betroffen als der Kopf.

⌄ Milchschorf am Kopf

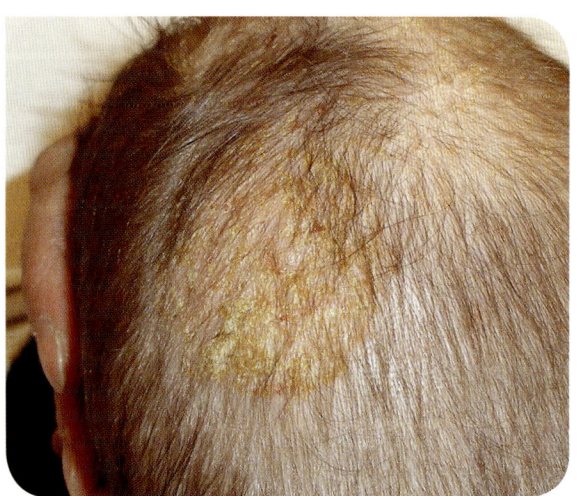

⌄ Milchschorf im Gesicht

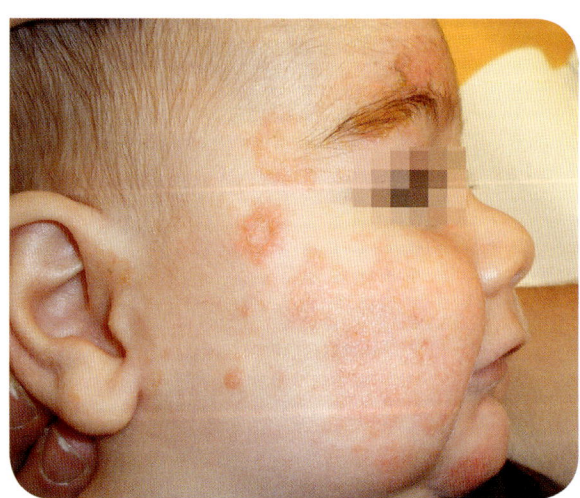

Milchschorf und Neurodermitis lassen sich bei schwacher Ausprägung nicht gut voneinander unterscheiden. Der Milchschorf verliert sich aber innerhalb der ersten beiden Lebensjahre meist vollständig.

Die Ursache des Milchschorfs ist unklar: Sebum ist ein Körperfett (Talg), das sich über den Augenbrauen, am behaarten Kopf und hinter den Ohren sammelt. Abwaschen mit Wasser gelingt daher nicht gut.

So helfen Sie Ihrem Kind: Vorweg: Sie müssen die Krusten nicht entfernen, da sie mit der Zeit ohnehin weniger werden. Wenn Sie sich aber an dem Milchschorf stören, können Sie die gelblichen Krusten am besten lösen, wenn Sie die Kopfhaut zunächst für 15–30 Minuten einölen: bei Säuglingen unter 6 Monaten am besten mit Oliven- oder Maiskeimöl, über 6 Monaten auch mit handelsüblichen Babyölen. Versuchen Sie dann, die Krusten im Badewasser mit einem feinzinkigen Kamm abzuschieben. Dies tut dem Baby nicht weh. Beim 1. Mal werden Sie nicht allzu viel von den Krusten entfernen können; wenn Sie die Prozedur aber an jedem Abend wiederholen, ist nach etwa 5 Ta-

gen der Kopf gut befreit. Die Krusten kommen leider wieder, aber jedes Mal werden es weniger. In hartnäckigen Fällen wenden Sie sich an Ihren Kinder- und Jugendarzt. Besteht der Verdacht auf eine Infektion mit bestimmten Hautpilztypen, wird er eine spezifische Therapie einleiten.

Haaranlagestörung

Vielleicht haben Sie bei Ihrem Baby bemerkt, dass es eine eigenartige Narbe am Kopf hat (s. Abb.). Was wie Narbengewebe erscheint, ist tatsächlich aber eine angeborene Störung der Hautbildung in diesem kleinen Bereich (Aplasia cutis congenita). Das sich dort bildende Ersatzgewebe schließt zwar die Lücke, weist aber keine normale Hautstruktur auf: keine Haarbildung (bei längerem Haar fällt dies später nicht auf!), keine Schweißdrüsen, keine Pigmentproduktion (Achtung: Sonnenbrandgefahr!). Eine Therapie ist bei den üblichen kleinen Arealen nicht notwendig.

»Baby-Akne«

Ab der 3.–4. Lebenswoche haben viele Neugeborene eine Art »Pickelchen« (s. Abb.), die schon an

⏷ Haaranlagestörung

⏷ »Baby-Akne«

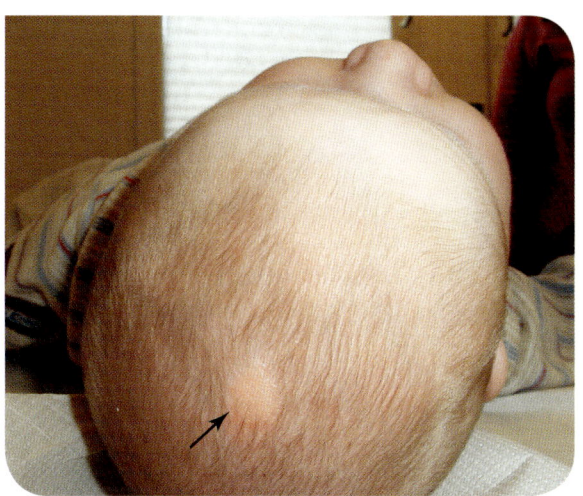

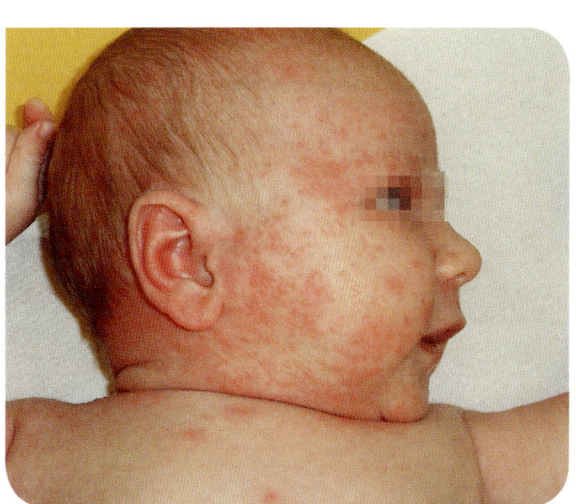

solche Pickel erinnert, wie wir sie aus der Pubertät kennen. Tatsächlich entsprechen auch die betroffenen Hautareale demjenigen Befallsmuster, das wir von Jugendlichen kennen: Dekolletee, Gesicht, Nacken und oberer Rücken. Daher trägt diese Hauterscheinung auch den Namen »Akne infantum« bzw.

❶ Blutschwämmchen mit 3 Monaten
❷ Dasselbe Blutschwämmchen ohne Therapie mit 3 Jahren
❸ Blutschwämmchen mit 7 Tagen
❹ Dasselbe Blutschwämmchen ohne Therapie mit einem Jahr

»Säuglingsakne«. Die Babys sind gesund und haben keinen Juckreiz. Die Akne verschwindet spurlos – allerdings meist erst nach 4–6 Wochen.

Hauptursache für diese Akne ist der zügige Abbau von mütterlichen Sexualhormonen im Blut des Säuglings, also eine Art »Hormonumstellung«, genau wie in der Pubertät. Zusätzlich gibt es Hinweise für die Beteiligung bestimmter Hautpilze, die in aller Regel aber nicht therapierelevant sind.

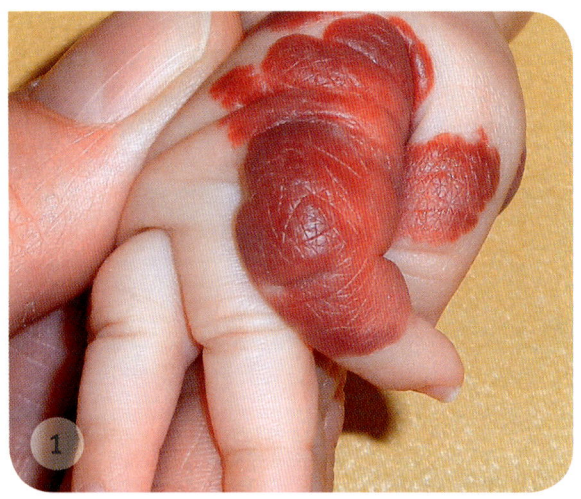

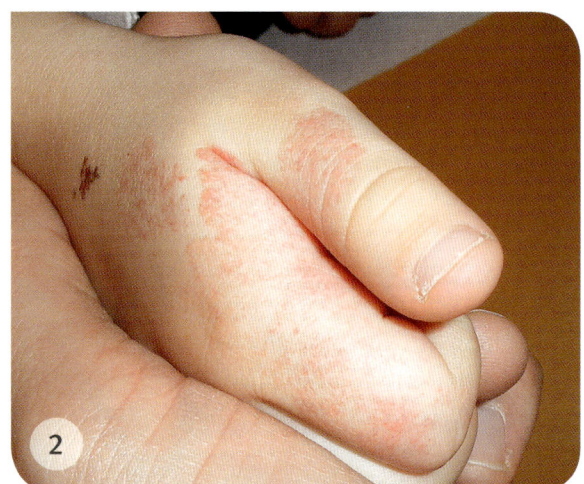

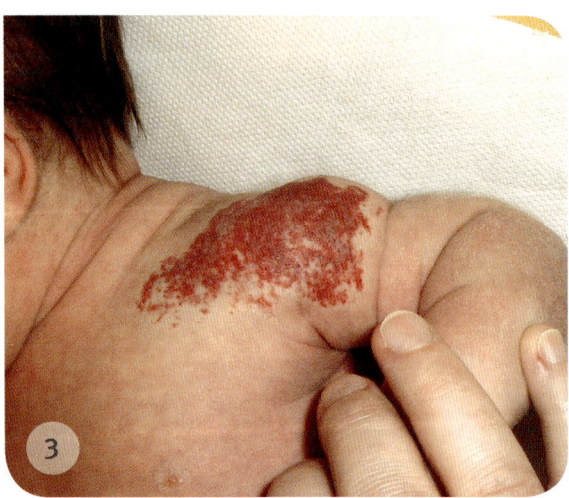

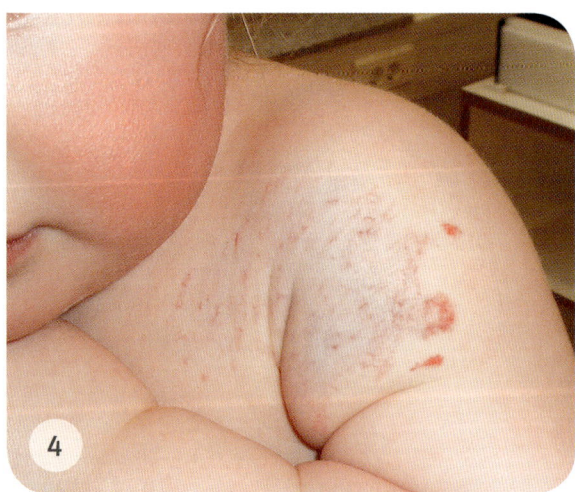

Blutschwämmchen

Blutschwämmchen oder Hämangiome sind gutartige Wucherungen von Gefäßzellen. Jeder 10. Säugling weist solche Blutschwämmchen auf oder entwickelt diese innerhalb der ersten 6 Lebensmonate. Nach dem 6. Lebensmonat vertrocknen diese Schwämmchen meist und bilden sich zurück. Ihr Kinder- und Jugendarzt wird die Blutschwämmchen untersuchen und festlegen, ob sie behandelt werden müssen, was jedoch nur selten der Fall ist.

Auf den nebenstehenden Abbildungen ist der Handrücken desselben Kindes dargestellt, mit 3 Monaten und mit 3 Jahren. Die sichtbaren Veränderungen sind »spontan« erfolgt, d. h., es wurde in der Zwischenzeit keine Therapie durchgeführt.

Als weiteres Beispiel soll das Schwämmchen eines Kindes an der linken Schulter dienen, das kurz nach der Geburt und mit einem Jahr fotografiert wurde.

Machen Sie selbst ein Foto des Blutschwämmchens (mit einem Lineal als Maßstab), damit Sie die Entwicklung objektiv beobachten können. Das erste Foto sollten Sie mit 6 Monaten aufnehmen, weil bis dahin Schwämmchen noch wachsen können.

Der Kinder- und Jugendarzt bespricht mit Ihnen, ob das Blutschwämmchen einer Therapie bedarf. In der Regel sind dies Hämangiome, die
- schnell wachsen,
- das Sehen oder Hören stören,
- das Atmen oder Essen behindern,
- im Windelbereich lokalisiert sind und sich daher häufig entzünden können,
- aus kosmetischen Gründen für Ihre Familien sehr belastend sind.

Zur Therapie stehen verschiedene Verfahren zur Auswahl, je nach Typ des Blutschwämmchens: Ne-

ben Laser (Farbstofflaser), Vereisen (Kryotherapie) und operativer Behandlung wurde in letzter Zeit sehr erfolgreich ein Medikament eingesetzt, das eigentlich zur Bluthochdrucktherapie benutzt wird (Propranolol). Falls die Notwendigkeit zur Therapie besteht, wird Ihr Kinder- und Jugendarzt zusammen mit einer Kinderklinik die entsprechende Therapie auswählen und überwachen.

Veränderungen der Brust

In der 2. Lebenswoche kann bei manchen Neugeborenen ein Anschwellen der Brust bemerkt

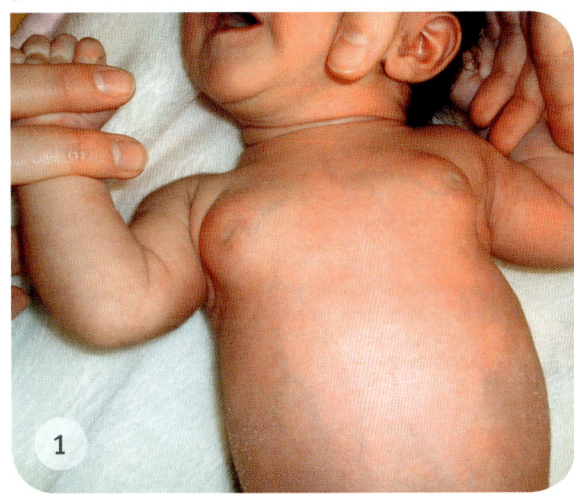

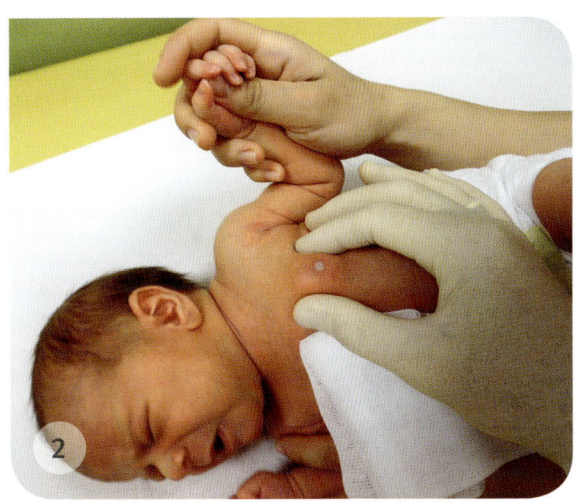

❶ »Hexenmilch«
❷ Brustdrüsenschwellung

werden (s. Abb. 2, S. 99). Das Baby ist dort offensichtlich auch berührungsempfindlich. Gelegentlich entleert sich eine trübe, grau-weißliche Flüssigkeit. Es handelt sich hierbei um das Phänomen der »Hexenmilch«, wie es früher hieß (s. Abb. 1, S. 99).

Ihr Neugeborenes erhält während der Schwangerschaft über die Nabelschnur auch Ihre mütterlichen Sexualhormone. Diese veranlassen, dass bei manchen Babys die Milchdrüsen reifen. Daher können neugeborene Mädchen und Jungen (!) die auf

den Bildern dargestellte Milchbildung aufweisen. Eine Entlastung von dieser Milch ist in der Regel nicht nötig. Die vorübergehende Milchbildung ist also völlig normal.

Nur bei offensichtlich schmerzhaftem Milchstau wird Ihr Kinder- und Jugendarzt behutsam den Säugling wie auf dem Bild dargestellt entlasten. Bitte machen Sie dies nicht selbst. Es besteht die Gefahr einer Brustdrüsenentzündung.

Brustdrüsenentzündung

Es gibt auch Neugeborene mit einer Brustentzündung (Mastitis). Diese führt nicht nur zu der dargestellten Schwellung, sondern auch zu einer ausgeprägten Rötung und Überwärmung der Haut über der Brust. Fieber kann zu Beginn fehlen. Da es zu einer Keimeinschleppung von der Haut in die Brustdrüse gekommen ist, sollte zeitnah eine antibiotische Therapie begonnen werden.

Weibliches Genital: Schamlippenverklebung

Bei jungen Mädchen tritt gelegentlich eine teilweise oder fast komplette Verklebung der kleinen Schamlippen auf. Die Ursache für diese Verklebung ist unklar. Früher wurde die Benutzung von Zinkpasten oder Feuchttüchern an der Scheide als Ursache diskutiert. Die überwiegende Zahl der von mir betreuten Familien wäscht ihre Töchter grundsätzlich nur mit warmem Wasser und einem Waschlappen, dennoch tritt die Verklebung auch bei ihnen auf. Die Urinausscheidung ist in al-

❤ Schamlippenverklebung vor dem Öffnen

❤ Schamlippenverklebung nach Lösen der Verklebung durch den Kinderarzt

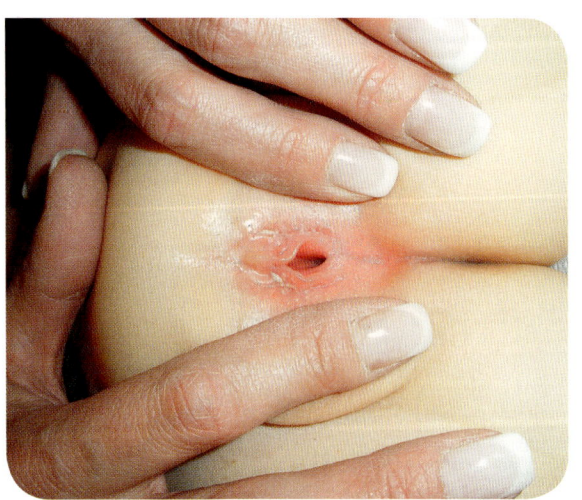

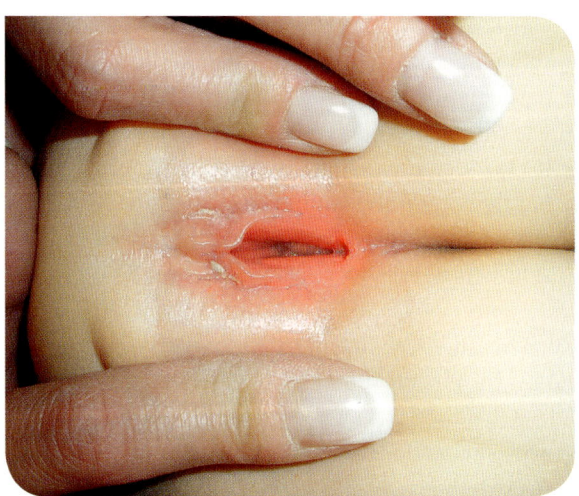

ler Regel durch diese Verklebung nicht gestört. Andererseits entsteht durch die meist zum Damm hin auftretende Schamlippenverklebung eine kleine Tasche, in der sich zum Damm hin Urin sammeln kann. Dies kann später zu Harnträufeln oder Juckreiz im Genitalbereich führen.

Ihr Kinder- und Jugendarzt wird Ihrer Tochter eine Östrogen-Creme verschreiben, die Sie 2 Wochen lang 2-mal täglich auf die dünne häutige Verklebung der kleinen Schamlippen auftragen, damit sich das Häutchen lockert. Manchmal löst sich die Verklebung in diesen 2 Wochen schon durch das Dehnen beim normalen Wickeln. Falls das nicht gelingt, wird Ihr Kinderarzt die Verklebung mit einem Watteträger und Salbe vorsichtig lösen.

Auf den Abbildungen sehen Sie eine solche Verklebung vor und nach dem Lösen. Achten Sie bitte auf den deutlichen Größenunterschied der Öffnung zum Scheidenvorhof. Der Verklebungsrand wird 1 Woche lang mit der gleichen Östrogen-Creme nachbehandelt. Anschließend sollten Sie beim Wickeln regelmäßig auf die Größe der Öffnung zum Scheidenvorhof achten und aufmerksam werden, falls die Schamlippen wieder verkleben.

❥ Zellschrott unter der Vorhaut

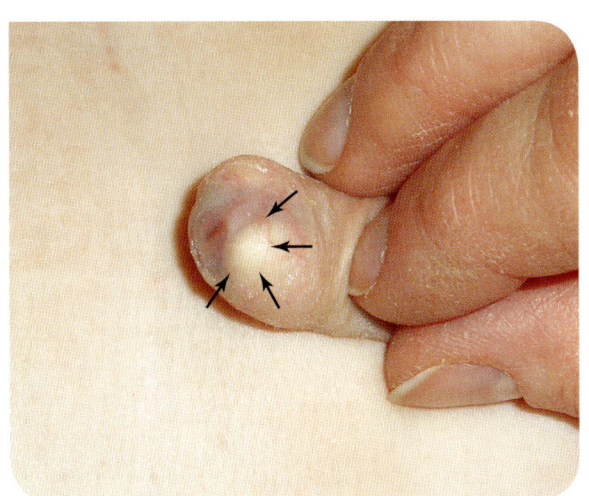

Übrigens: Das Jungfernhäutchen spannt sich erst am Eingang zur Scheide auf, liegt also deutlich tiefer und wird durch das Öffnen nicht verletzt.

Männliches Genital: Vorhautverengung und Hoden

Alle Jungen werden mit einer mehr oder weniger ausgeprägten Vorhautverengung geboren. Diese wird »Phimose« genannt. Eltern sollten an der Vorhaut nicht manipulieren: also keinesfalls die Vorhaut zurückziehen, denn dabei kann es zu Einrissen und Narben kommen (Bild 3, S. 269). Die innere Seite der Vorhaut und die äußere Seite der Eichel sind fest miteinander verwachsen.

Nach und nach kommt es in den ersten Lebensjahren bei den meisten Jungen zu einer Lösung dieser beiden Strukturen voneinander und man kann die Vorhaut über die Eichel ziehen. Diese Lösung der Vorhaut von der Eichel geschieht aber häufig nicht von vorne nach hinten, sondern in kleinen Inseln, die dann gelblich durch die Vorhaut schimmern und an Eiter erinnern können. (s. Abb.).

❥ Freigesetzter Zellschrott unter der Vorhaut – kein Eiter!

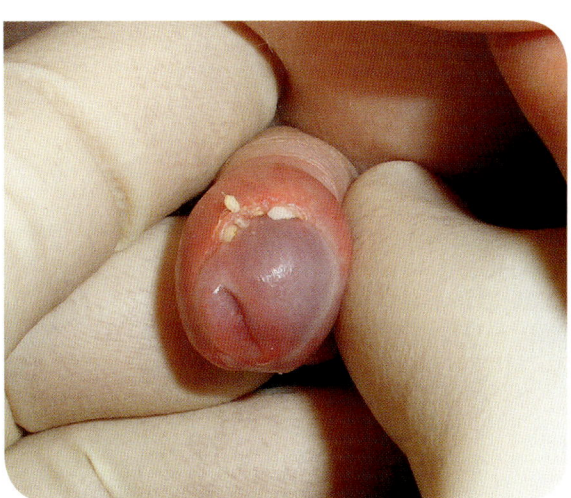

Aber es handelt sich hier um Zellschrott (Detritus), nicht um Eiter. Auch mit den weißlichen Ablagerungen des erwachsenen Mannes (Smegma) hat dieser Zellschrott nichts zu tun. Am ehesten ist der Zellschrott mit dem vergleichbar, was wir als »Sandmännchen« morgens im nasalen Augenwinkel finden: Auch hierbei handelt es sich um abgeschilferte Zellen der Bindehaut und der Tränendrüse, die durch das Salz der Tränen wie Sand erscheinen (vgl. Abb. »Flüssiges Sandmännchen«, Seite 91).

Streift ein kleiner Junge die noch fest klebende Vorhaut zu weit nach hinten, kommt es zu einem blutenden Einriss zwischen Eichel und Vorhaut oder er legt eine dieser »Zellschrott-Inseln« frei und es entleert sich ein weißlich-gelblich krümeliges Sekret (s. Abb.).

Mit spätestens 5 Jahren sollte die Vorhaut komplett über die Eichel gezogen werden können, auch bei erigiertem (steifem) Penis. Ihr Kinderarzt wird das bei der U9 überprüfen. Stellt er dann immer noch eine Phimose (Seite 268) fest, wird er eine Creme verschreiben, die die Vorhautverengung meist innerhalb von 4–6 Wochen beseitigt.

Ihr Baby wird größer

Im 1. Lebensjahr macht Ihr Baby riesengroße Entwicklungsfortschritte: Aus dem hilflosen Säugling wird ein aktives Kleinkind, das sich alleine fortbewegen und alleine essen kann, das seine ersten Zähnchen bekommt und leider auch mal krank wird.

In den ersten beiden Monaten ist Ihr Baby ganz schön gewachsen – nicht nur körperlich, sondern es ist inzwischen auch eine kleine Persönlichkeit geworden und nimmt seine Umwelt bewusst war. Es erkennt Sie und Ihren Partner, die Geschwister und andere Personen, die es oft sieht. Es lächelt Sie an und Sie schmelzen vor Glück dahin. Jetzt ist es ganz wichtig für Ihr Kind, dass es einen guten Kontakt zu Ihnen aufbaut. Sprechen Sie deshalb viel mit Ihrem Baby, erzählen Sie ihm, was Sie machen, wenn Sie es wickeln, benennen Sie Dinge in seiner Umgebung. Auch wenn es noch nicht alles versteht, spürt es so, dass es geliebt wird.

Vorsorgeuntersuchung mit 3–4 Monaten: »U4« (Paed.Check 0.3)

Im Alter von etwa 3 Monaten wird die 4. Vorsorgeuntersuchung durchgeführt. Wie schon bei den ersten Us wird Ihr Baby gemessen und gewogen. Ihr Kinder- und Jugendarzt trägt die Ergebnisse in das gelbe Heft ein und untersucht Ihr Baby außerdem gründlich.

Dann macht sich der Arzt ein Bild von der Entwicklung Ihres Kindes: Er erwartet ein »soziales Wesen«, d. h., Ihr Baby erkennt seine Eltern und Betreuer und sollte Sie mit einem Lächeln beschenken. Aber auch mit Fremden nimmt es Kontakt auf.

Bei der Geburt war Ihr Baby noch weitsichtig: Es sah zwar in der Ferne gut, was in seiner Nähe war, aber noch nicht. Jetzt verfolgt es mit den Augen einen Gegenstand oder ein Gesicht. Bis zum 4. Monat dürfen Babys schielen, danach nur noch bei Müdigkeit.

Keinen Termin verpassen

Der Berufsverband der Kinder- und Jugendärzte bietet einen nützlichen Service an, um Impfungen und Vorsorgetermine nicht zu verpassen: http://www.kinderaerzte-im-netz.de/impfen/vorsorge-und-impferinnerung/ Tragen Sie dort einfach das Geburtsdatum Ihres Kindes und Ihre E-Mail-Adresse ein und Sie werden automatisch an alle Termine erinnert.

Ihr Kind spielt mit Gegenständen in den Händen und führt diese zum Mund. Dabei sollte es beide Hände abwechselnd benutzen. Wenn Ihr Baby auf dem Rücken liegt und an seinen Händen hochgezogen wird, hat es eine gute Kopfkontrolle.

Die meisten Säuglinge erhalten mit 3 Monaten (also als U4-Kinder) ihre ersten gespritzten Impfungen. Genauere Informationen zum großen Thema Impfen finden Sie im nächsten Kapitel (Seite 105).

Ab jetzt sollte Ihr Baby einen festen Tag-Nacht-Rhythmus haben, sodass sich Wachphasen, Schlafen und Essen regelmäßig und verlässlich abwechseln – was jedoch noch lange nicht heißt, dass Ihr Baby nachts durchschlafen muss. Spätestens ab dem 3.–4. Lebensmonat wird Ihr Baby auf Unruhe im Tagesablauf mit eigener Unruhe reagieren. Versuchen Sie deshalb, Zeiten des Essens und der Entspannung mit Regelmäßigkeit einzuhalten.

Sie können diesen Tag-Nacht-Rhythmus durch Rituale gut unterstützen, z. B. so: Nach dem gemeinsamen Abendessen geht's zum Wickelplatz, wo Sie Ihr Baby in immer gleicher Weise für die Nacht waschen und umziehen. Dabei darf gescherzt und gekitzelt werden, die drei Zähne werden geputzt – erst spielerisch, dann richtig. Mit dem wohl riechenden und gut gelaunten Baby geht's dann zur »Kussparade«: um den Familienmitgliedern gute Nacht zu sagen. Auch dabei darf noch mal geblödelt und herzlich gelacht werden. Dann gehen Sie mit Ihrem Baby zurück ins Kinderzimmer und schauen – jetzt ruhiger – miteinander noch ein Buch an, erzählen eine kurze Geschichte und singen miteinander ein leises Lied. Vielleicht machen Sie auch ein Fingerspiel und legen dann Ihr Baby wach ins Bett-

Warum sabbert mein Baby plötzlich so viel?

Bei den meisten Kindern nimmt ab dem 3. Monat das Speicheln stark zu. Ihr Baby steckt seine Fingerchen in den Mund oder kaut auf Spielzeug herum. Das liegt an den wachsenden Zähnen, die sich im Kiefer bewegen, aber jetzt noch nicht durchbrechen. Es handelt sich also noch nicht um die sogenannten »Zahnungsbeschwerden« (Seite 133).
Da die Säuglinge nur einen sehr kurzen Hals haben, kann sich in der Halsfalte durch das Speicheln leicht eine Hautreizung entwickeln. Deshalb sollten Sie einmal am Tag die Halsfalte vorne auf eine solche Rötung hin untersuchen (intertriginoses Ekzem).

So helfen Sie Ihrem Kind:
Legen Sie unter die Schulterblätter Ihres Babys eine Handtuchrolle, damit der Kopf überstreckt wird und Sie gut an die Halsfalte gelangen. Rei-

nigen Sie die Falte mit Öl, waschen Sie mit Wasser nach und föhnen Sie sie anschließend. Dann betupfen Sie die Falte mit schwarzem Tee (Seite 84).

❖ Hautreizung in der Halsfalte

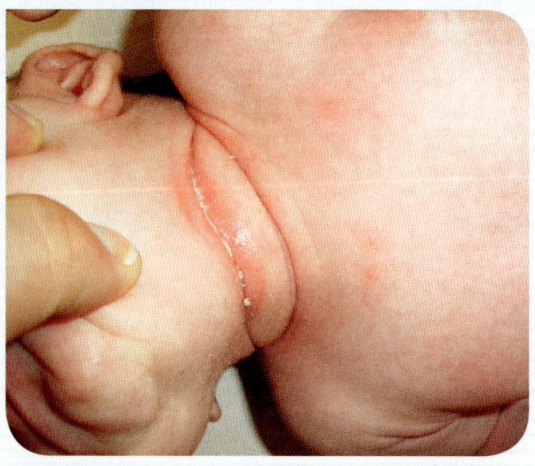

chen. Ein leiser Dank für den schönen Tag, ein zärtlicher gemeinsamer Gedanke an die Familienmitglieder und vielleicht ein Gute-Nacht-Gebet mit einem Kuss beenden den Tag.

Das große Thema Impfen

Impfen ist gerade in der letzten Zeit wieder ein heftig diskutiertes Thema. Impfgegner bezweifeln den Sinn und Zweck des Impfens und warnen vor schlimmen Nebenwirkungen und gefährlichen Inhaltsstoffen in den Impfdosen – Impfbefürworter appellieren an das Gewissen der Eltern und warnen vor schlimmen Komplikationen bestimmter Kinderkrankheiten. Junge Eltern, die sich selbst noch nicht eingehend zum Thema Impfen informiert haben, stehen ratlos da und fragen sich: »Impfen – ja oder nein?«

Die Häufigkeit von (Kinder-)Krankheiten hat sich besonders durch die Einführung von Impfungen erheblich senken lassen. Wer kennt noch die Pocken? 1887 starben noch über 100 000 Menschen in Deutschland, nach der flächendeckenden Einführung der Impfung im Jahr 1896 sind die Pocken seit 1926 in Deutschland ausgerottet, seit 1976 weltweit. Zahlen aus Amerika belegen ebenfalls den deutlichen Rückgang an Krankheiten im Jahr 2006: Haemophilus influenzae B (im 6-fach-Impfstoff enthalten) nur noch 270 Fälle (statt über 20 000), Masern nur noch 55 Erkrankte statt zuvor 530 000. Diese Liste ließe sich beliebig fortsetzen.

In der Bundesrepublik Deutschland besteht keine Impfpflicht. Da die Impfungen aber die wirksamsten und wichtigsten Vorsorgemaßnahmen der modernen Medizin überhaupt sind, werden die Standardimpfungen offiziell empfohlen. Die »Ständige Impfkommission« (STIKO) legt fest, wann welche Impfungen für den Bereich Deutschland sinnvoll sind. Diese Kommission beschließt unabhängig und gestützt auf Beobachtungen zu Verlauf

und Häufigkeiten von Infektionskrankheiten in Deutschland einmal im Jahr, welche Impfungen ggf. angepasst werden müssen (Robert Koch-Institut:https://www.rki.de). Ähnliche Empfehlungen gibt es für Österreich (Öffentliches Gesundheitsportal Österreichs: https://www.gesundheit.gv.at/Portal.Node/) und für die Schweiz (Bundesamt für Gesundheit: www.bag.admin.ch

Die modernen Impfstoffe sind gut verträglich, sodass gravierende Nebenwirkungen nur sehr selten beobachtet werden. Dennoch polarisiert dieses Thema stark, sodass unsichere, junge Eltern je nach Informationsquelle eher zu Impfbefürwortern oder -gegnern werden. Häufig wird dabei zur Diskussion gestellt, ob der Beginn der Impfungen schon im 3. Lebensmonat angemessen ist. Aus den Ausführungen zum »Nestschutz« (Seite 123) wird deutlich, dass genau zu diesem Zeitpunkt ein Säugling seinen eigenen, aktiven Impfschutz aufbauen sollte, da der Nestschutz in seiner Stärke deutlich abnimmt.

Werden genügend viele Kinder eines Jahrgangs geimpft, können sich bestimmte Infektionskrankheiten nicht mehr ausbreiten. Dies wird »Herden-Immunität« genannt und schützt andere Kinder, die selbst wegen einer Krankheit nicht geimpft werden konnten.

Der Sinn von Impfungen ist in aller Regel die Vermeidung von Todesfällen oder zumindest schwerwiegenden Erkrankungen durch Infektionskrankheiten, die unten im Einzelnen besprochen werden. Die schulmedizinische Haltung ist hier eindeutig: In der Güteabwägung des Impfens überwiegen eindeutig die Argumente für das Impfen.

Die Impfempfehlungen der STIKO
Da es regelmäßig zu Änderungen bzw. Anpassungen der Impfempfehlungen der STIKO kommt, sollten Sie sich aktuell bei Ihrem Kinder- und Ju-

Impfkalender 2016/17 (Standardimpfungen) für Säuglinge und Kleinkinder bis 2 Jahre in Deutschland. (Die Altersangaben geben an, wie alt das Kind sein muss: 2 Monate ist es also nach Beginn seines 3. Lebensmonats.)

Impfung	6 Wochen	2 Monate	3 Monate	4 Monate	11–14 Monate	15–23 Monate
Rotaviren	x	x	(x)			
Tetanus*		x	x	x	x	(x)
Diphterie*		x	x	x	x	(x)
Keuchhusten*		x	x	x	x	(x)
Kinderlähmung*		x	x	x	x	(x)
Haemophilus influenzae b (Hib)*		x	x	x	x	(x)
Hepatitis B*		x	x	x	x	(x)
Pneumokokken		x		x	x	(x)
Meningokokken C					x	
Mumps/Röteln					x	x
Masern					x	x
Windpocken					x	x

*: Diese 6 Impfungen werden bei der 6-fach-Impfung in einer Phiole zusammengespritzt.
(x): Nachholimpfung, falls die Impfserien unvollständig sind.

gendarzt oder im Internet über www.rki.de informieren. In der Tabelle sind die aktuellen Impfempfehlungen für das Jahr 2017 abgedruckt.

Die im Folgenden aufgeführten Impfungen sollen in der Bundesrepublik alle Kinder und Erwachsenen (je nach Alter) erhalten. Sie stellen nicht nur einen Schutz des Einzelnen dar, sondern dienen der Volksgesundheit. Je mehr Menschen geimpft sind, desto seltener bricht eine Krankheit aus; sie kann sogar zum Teil ganz ausgerottet werden.

Aus diesem Grund übernimmt der Staat die Versorgung derjenigen Bürger, die (sehr selten) durch eine dieser Impfungen zu Schaden gekommen sein könnten. Da jedes Bundesland eine eigene Impf-

kommission unterhält, können die Empfehlungen leicht voneinander abweichen. Die im Folgenden zusammengefassten Impfungen stellen eine bundeseinheitliche Empfehlung dar.

Gruppe der Tot-Impfstoffe

Von Tot-Impfstoffen spricht man, wenn abgetötete Bakterien (oder Viren) oder Bruchstücke davon zum Impfen benutzt werden.

Tetanus (Wundstarrkrampf)

Früher starben viele Neugeborene an Nabeltetanus: Da die Mutter nicht immun gegen Wundstarrkrampf war, konnte sie auch ihrem Baby keine Immunität als Nestschutz mitgeben. Durch unsteriles Abbinden des Nabels kam es zur Nabelinfektion.

Tetanus-Sporen (die Überlebensform dieser Bakterien) leben überall, auch im Staub. Jede Wunde wird also Kontakt mit Tetanus-Sporen bekommen. Unter Luftabschluss (abgestorbener Nabelanteil, schlecht heilende Wunden, im Krieg auch Schussverletzungen) keimen die Sporen aus und die lebenden Bakterien bilden das Tetanus-Toxin. Zu Beginn wirkt ein Patient überreizt und zeigt eine Schluckstörung für den eigenen Speichel, nach spätestens 2 Wochen breiten sich Krämpfe aus: beginnend im Gesicht mit vollkommen entstellter mimischer Muskulatur über die Arme zu den Beinen. Bei Befall der Atemmuskulatur endet der Tetanus tödlich. Die Impfung führt zu einer guten Immunität gegen das Toxin.

Der Vollständigkeit halber sei hier erwähnt, dass bei Verletzungen auch eine sogenannte »Passiv-Impfung« gegen Tetanus zum Einsatz kommen kann (Tetagam). Das Kind erhält aus einer Spritze direkt die schützenden Antikörper gegen das Tetanus-Gift, die es nach der oben genannten Aktiv-Impfung selbst erst mit seinem Immunsystem bilden müsste, was bis zu 14 Tage dauert. Durch die Passiv-Impfung ist es sofort vor einer Erkrankung gefeit. Eine solche Impfung ist notwendig, wenn die Wunde zu verdreckt ist oder die letzte aktive Impfung zu lange zurückliegt.

Diphtherie

Menschen, die sich mit Diphtherie infiziert haben, erscheinen zu Beginn, als hätten sie eine leichte Grippe: fiebrig, entzündeter Hals und Schluckschmerzen. Dann werden sie richtig krank, riechen komisch aus dem Hals und zeigen auf den Mandeln helle flächige Beläge. Durch die Enge am Kehlkopf tritt bei Kindern der typischer Husten auf, der als bellend bezeichnet wird und den richtigen »Krupp« (Seite 211) darstellt. Diese lokale Entzündung kann zum Tod durch Ersticken führen (die

Diphtherie hieß daher früher auch »Würge-Engel der Kinder«). Bei Kindern bzw. bei erwachsenen Patienten, die den Krupp überlebt haben, droht nach wenigen Wochen der Giftstoff aus den Bakterien zu wirken: Es kann zu einer Entzündung des Herzmuskels und einer Nervenlähmung kommen.

Wie beim Tetanus ist auch hier die Impfung nicht gegen das Bakterium, sondern gegen das Toxin gerichtet. Auch Geimpfte können daher das Bakterium (Corynebakterium) im Hals tragen und andere anstecken. Sie können aber selbst nicht an den Toxinfolgen erkranken.

Im Impfausweis findet man meist die Abkürzung »D« für Diphtherietoxin-Impfung. »d« ist kein Schreibfehler, sondern bedeutet einen geringeren Toxingehalt für Impfungen ab dem 5. Lebensjahr. Da das Immunsystem von Babys und Kleinkindern schwächer reagiert, muss die zugeführte Antigen-Menge deutlich größer als bei einem 5-jährigen Kind sein. Daher erhalten sie eine höhere Dosis als Kinder und Erwachsene.

Keuchhusten

Beim Husten stecken wir uns über Speicheltröpfchen gegenseitig an. In Kapitel »Infektionskrankheiten« sind die genauen Hintergründe zum Keuchhusten (Pertussis, Seite 382) beschrieben. Hier sei nochmals die Warnung wiederholt: Je kleiner der Säugling, umso gefährlicher ist der Keuchhusten – unter 6 Monaten stirbt einer von 100 an den Folgen der Keuchhusteninfektion.

Früher wurde ein Ganzkeim-Impfstoff benutzt. Weil Zweifel an der Sicherheit des Impfstoffs geäußert wurden, wurde ein neuer Impfstoff entwickelt, der nur noch bestimmte Bruchstücke des Bakteriums beinhaltet (a-zellulärer Impfstoff, meist abgekürzt mit acP, Pac oder Pa). Ein solcher Impfstoff wird seit den 80er-Jahren erfolgreich eingesetzt. Die Zweifel an der Sicherheit des ursprünglichen Impfstoffes konnten später ausgeräumt werden.

Hinweis:
Die Kombination aus den drei oben genannten Impfstoffen (Diphterie, Tetanus und Keuchhusten: TdPa) wird folgenden Personengruppen empfohlen:
- allen Kindern vor der Schule
- jungen Eltern bei Kinderwunsch oder nach der Geburt eines Kindes
- allen Kontaktpersonen von Neugeborenen (Hebammen, Kinder- und Jugendärzte, Tagesmütter, Erzieherinnen)
- Schwangeren im letzten Drittel der Schwangerschaft, um das Baby besser zu schützen.

Kinderlähmung

Nach einer Infektion mit Poliomyelitis-Viren (z.B. über unsauberes Trinkwasser oder Tröpfchen) kann es (selten) zu einer schlaffen Lähmung kommen. Die infizierten Nervenzellen, die die motorischen Impulse vom Rückenmark auf die Muskeln übertragen (Alpha-Motoneurone), verlieren vorübergehend (einige Monate) ihre Funktion, bei 10 % der Gelähmten bleibt die Lähmung ein Leben lang bestehen. Wenige sterben durch Atemlähmung. Durch die lange Ausscheidung der Viren über den Stuhl (bis zu 6 Wochen) sind auch die meist gesunden Virusträger lange infektiös. Jeder, der nicht geimpft ist, kann sich anstecken, auch Erwachsene. Daher ist »Kinderlähmung« ein irreführender Begriff. Nach den Auslösern der Kinderlähmung wird die Krankheit auch Polio genannt.

Da keine Therapie zur Verfügung steht, bleibt nur der Impfschutz: Im Vordergrund steht die gespritzte Impfung, die allein (IPV = injizierbare Polio-Vakzine) oder in Kombination (wie 6-fach-Impfstoffe für Säuglinge) gegeben wird. Die früher benutzte »klassische Schluckimpfung« (oral) wird auf Empfehlung der WHO seit 2015 nicht

mehr verabreicht, da sie sehr selten schlaffe Lähmungen verursachen kann.

Wenn Sie in Krisengebiete reisen, z.B. im Nahen Osten, sollte unbedingt ein Polio-Impfschutz bestehen.

Haemophilus influenzae b (Hib)

Trotz des Namens hat dieses Bakterium nichts mit der Influenza (»Grippe«) zu tun. Es ist ein Bakterium, das eine Schleimkapsel bildet, mit deren Hilfe es sich der noch unreifen Immunabwehr von Kleinkindern widersetzen kann. Wenn dieser Keim in die Blutbahn gelangt, kann er eine Blutvergiftung (Sepsis), Hirnhautentzündung (Meningitis, Seite 285) und eitrige Entzündung an den Gelenken (Arthritis) verursachen. Bei nicht geimpften Kleinkindern spielt zudem die Entzündung des Kehldeckels (Epiglottitis, Seite 212) eine wichtige Rolle: Die schwer kranken Kinder zeigen eine kloßige Sprache, können kaum ihren Speichel herunterschlucken und ziehen die Luft beim Einatmen hörbar ein. Manche Eltern fühlen sich an einen Pseudokrupp (Seite 210) erinnert. Bei der Epiglottitis husten die Kinder meist aber nicht.

Vorsicht Halsverengung!

Durch die Impfung gegen Haemophilus gibt es kaum noch Kleinkinder, die an einer Epiglottitis erkranken. Viele Notärzte kennen das Krankheitsbild daher nicht mehr. Wird bei einem ungeimpften Kind der Verdacht auf einen »Pseudokrupp« geäußert, sollte die Untersuchung des Rachens nur im Beisein eines Narkosearztes im Krankenhaus erfolgen, da dies bei einer Epiglottitis zu einer erheblichen Verengung des Halses führen kann.

Hepatitis B (HBV)

Das Hepatitis-B-Virus (HBV) verursacht bei einem Teil der Patienten eine chronische Leberentzündung, die wiederum bei einem Teil der Erkrankten in einen Leberkrebs übergeht. Eine Leberentzündung zeigt sich meist durch dunklen Urin und lehmfarbenen hellen Stuhl verbunden mit einer Gelbfärbung des Augenweiß.

Übertragen wird das Virus über Blut, Sperma, infizierte Nadeln von Fixern, aber auch von einer infektiösen Mutter auf ihr Baby (bei der Geburt oder beim Stillen). Da sich nach Einführung der Impfung gegen HBV bei Risikogruppen an der Häufigkeit der Hepatitis-B-Infektion wenig geändert hatte, wurde die Impfempfehlung auf alle Kinder ausgedehnt – mit gutem Erfolg. Ist eine Mutter zum Zeitpunkt der Geburt ansteckend oder ihr Immunstatus unbekannt, wird das Neugeborene innerhalb des 1. Lebenstages gegen Hepatitis B aktiv geimpft, anschließend darf die Mutter stillen.

Pneumokokken

Wie bei Haemophilus-Bakterien besprochen, besitzen auch die Pneumokokken eine Schleimkapsel, die fast wie ein »Tarnumhang« einen Schutz vor den Angriffen des menschlichen Immunsystems bietet. Besonders gefährdet sind Babys (noch unreifes Immunsystem) und Kleinkinder unter 2 Jahren sowie alte Menschen (wieder immunschwächelnd).

Drei Krankheiten werden durch Pneumokokken verursacht: die Mittelohrentzündung (Seite 218), die Lungenentzündung und – besonders folgenreich – die eitrige Hirnhautentzündung (Seite 285) bzw. Blutvergiftung. Ein Viertel der Patienten trägt Folgeschäden (insbesondere Taubheit), etwa 4–5 % sterben an der Krankheit.

Da über 90 verschiedene Typen von Pneumokokken existieren, wird für die beiden betroffenen Altersgruppen genau ermittelt, welche Pneu-

mokokken-Typen am häufigsten vorkommen. Die Kinderimpfung enthält die häufigsten 13 Typen bei Babys. Die Erwachsenen-Impfung enthält 23 der Typen, die im Alter am meisten vorkommen; dieser Erwachsenen-Impfstoff ist anders aufgebaut und bei Babys nicht wirksam. Neuere Daten legen nahe, auch Senioren einmal mit dem Kinder-Impfstoff und erst danach mit dem Erwachsenen-Impfstoff zu impfen.

Die meisten Länder impfen zweimal im 1. Lebenshalbjahr und einmal im 2. Lebensjahr (2 + 1 Schema). Nur Frühgeborene werden im 1. Lebensjahr 3-mal geimpft.

Leidet ein Kind an einer chronischen Krankheit (z. B. Asthma, Anfallsleiden, Diabetes, Zerebralparese), sollte es – sofern nicht in den ersten 2 Lebensjahren schon geschehen – einmalig den Baby-Impfstoff erhalten und nach 6 Monaten den Erwachsenen-Impfstoff. Die Impfung mit dem Erwachsenen-Impfstoff sollte dann alle 6 Jahre wiederholt werden.

Meningokokken

Wie bei den Pneumokokken existiert eine ganze Reihe von unterschiedlichen Meningokokken, die als Typ A, B, C, Y, W135 bezeichnet werden. Eine typische Infektion bei Kleinkindern und Jugendlichen wird durch Meningokokken der Gruppe C hervorgerufen, während Säuglinge häufiger an Typ B erkranken. Auch Meningokokken benutzen einen »Tarnumhang«, um der Immunabwehr von Kleinkindern zu entkommen (= Schleimkapsel).

Gelangen Meningokokken in die Blutbahn, erkrankt das Kind an einer Hirnhautentzündung (Meningitis, Seite 285), die sich mit erheblichem Tempo verschlimmert – einschließlich einer Blutvergiftung (Sepsis). Die Meningokokken-C-Impfung wird für alle Kinder in Deutschland ab dem 1. Geburtstag empfohlen. Die Meningokokken-B-Impfung gilt zzt. nur für Kinder mit be-

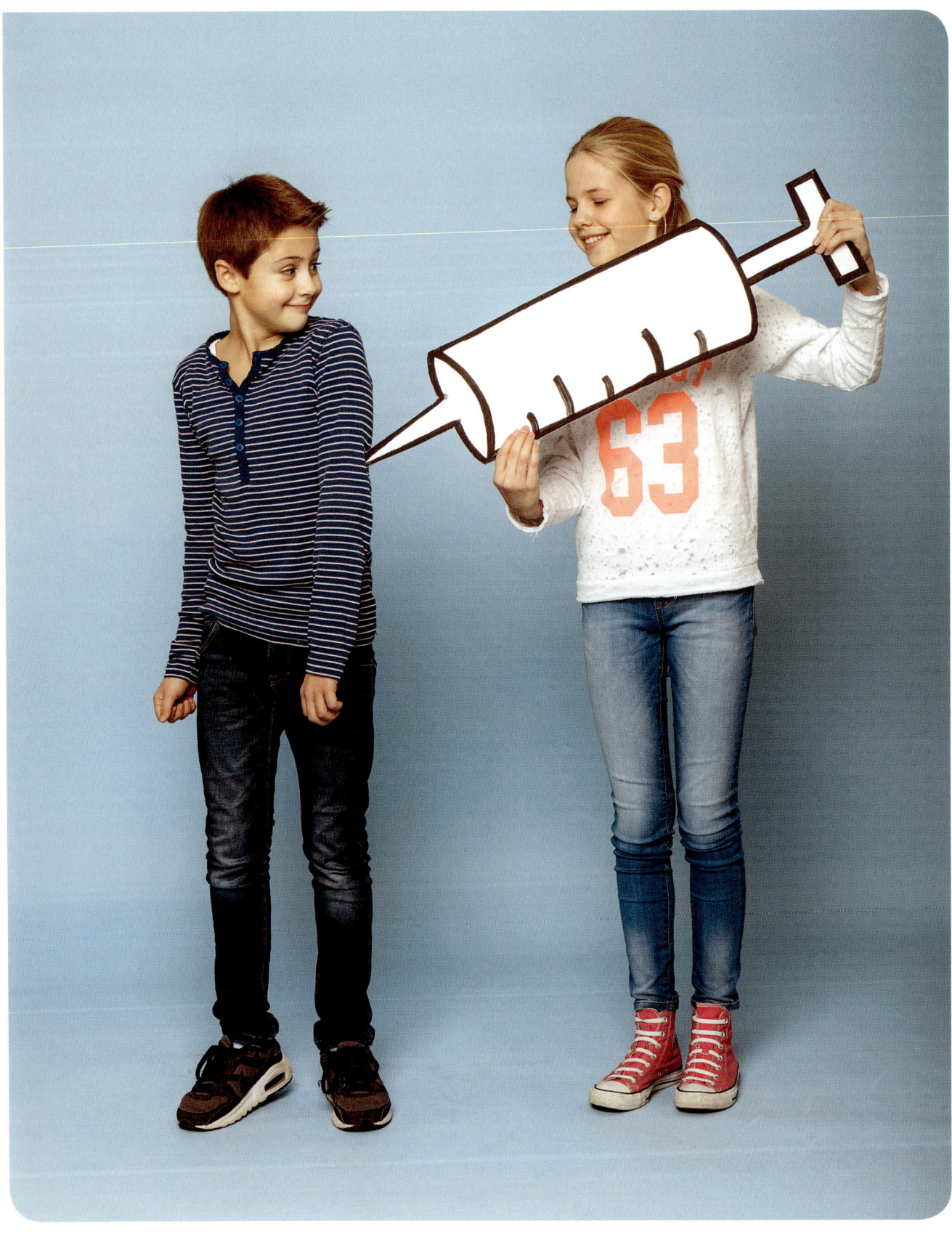

sonderen Grundkrankheiten bzw. ist nur im Land Sachsen für alle empfohlen.

Beide Impfungen werden, sofern sie im 2. Lebensjahr erstmalig erfolgen, nur einmal verabreicht.

Gebärmutterhalskrebs (HPV)

Ein Gesundheitsbuch über Kinder hat glücklicherweise wenig mit Krebs zu tun, aber die hier beschriebene Impfung gegen Gebärmutterhalskrebs (Zervix-Karzinom) ermöglicht es dem Kinder- und Jugendarzt erstmals, durch eine gezielte Immunisierung gegen humane Papilloma-Viren (HPV) einem Krebs in späteren Jahren vorzubeugen.

Von den HPV gibt es viele verschiedene Typen. Sie verursachen an der Haut und der Schleimhaut Warzen (am Penis, Scheidenvorhof, Anus und am Kehlkopf) und Karzinome (v. a. am Gebärmutterhals besonders durch die Typen 16, 18, 31, 45).

Erkrankt in Deutschland eine Frau an einem Gebärmutterhalskrebs, ist eine HPV-Infektion so gut wie immer die Ursache. Die Übertragung geschieht beim Geschlechtsverkehr, aber auch beim Petting.

Alle Mädchen sollen ab dem 9. Geburtstag 2 Impfdosen erhalten (mit 6 Monaten Abstand). Bis zum 18. Geburtstag werden Nachholimpfungen von den Kassen erstattet (im Bundesland Sachsen ist die Impfung bis zum 26. Geburtstag empfohlen). Sinnvoll sind diese Nachimpfungen bei jungen Frauen, die bislang keinen Geschlechtsverkehr hatten. Ab dem 14. Geburtstag begonnene Impfungen erfolgen in 3 Impfdosen. Nur im Bundesland Sachsen wird zzt. eine Impfung auch der Jungen und Männer empfohlen, und zwar grundsätzlich mit allen HPV-Typen in der Zeit vom 9. bis 26. Geburtstag.

Zurzeit werden in Deutschland zwei Impfstoffe angeboten, beide schützen vor den krebserregenden Hochrisiko-Typen HPV 16 und HPV 18. Das Präparat Gardasil® 9 führt zusätzlich zu einem Schutz gegen HPV 6 und HPV 11, die Genitalwarzen verursachen, und weitere 5 krebserregende Typen (zugelassen 2016).

Gruppe der Lebendimpfstoffe

Wird ein Menschen mit Lebendimpfstoffen geimpft, können sich die enthaltenden Viren tatsächlich vermehren, sie sind aber abgeschwächt und können daher einen Immungesunden nicht ernsthaft krank machen. Oft enthalten Lebendimpfstoffe Spuren von Antibiotika, die in seltenen Fällen eine Allergie auslösen können (z. B. Neomycin).

Alle Kinder ohne Symptome einer Immunmangelerkrankung sollen nach dem vollendeten 11. Lebensmonat zweimalig gegen Mumps, Masern, Röteln (MMR) und Windpocken (Varizellen) geimpft werden. Meist wird die MMR+V-Impfung im Rahmen der U6 mit einem Jahr durchgeführt, die wichtige Zweitimpfung kurz danach im 15.–23. Lebensmonat, in Sachsen im 6. Lebensjahr.

Wie bei jeder anderen Impfung kann am selben Tag Fieber auftreten. Bei den Lebendimpfungen kann dies jedoch auch noch ein 2. Mal geschehen, wenn sich die abgeschwächten Impfviren im Körper des Impflings vermehrt haben: also etwa nach einer Woche. Gelegentlich entwickeln Kinder im Rahmen der Fieberreaktion auch einen Fieberkrampf. Nach einer Woche kann ein masernähnlicher Ausschlag auftreten, der weder ansteckend ist noch den Impfling ernsthaft krank macht. Auch ein windpockenartiger Ausschlag kommt vor, der für Menschen mit intaktem Immunsystem aber nicht ansteckend ist.

Mumps

Da keine Therapie gegen Mumps (Seite 360) verfügbar ist, bleibt nur die Impfung, um einen Schutz gegen Folgekrankheiten der Mumps-Infektion zu erlangen. Das sind z. B. Hirnnervenstörungen v. a.

mit Taubheit, selten Krampfleiden, bei Erkrankung der Hoden oder Eierstöcke Unfruchtbarkeit. Sehr selten kann die Impfung selbst zu einer Hörstörung führen.

Geimpft werden sollen
- alle Kinder,
- nach 1970 Geborene mit unklarem Impfstatus oder ohne Impfung oder mit nur einer Impfung in der Kindheit,
- Menschen, die in Gesundheitsdienstberufen in der unmittelbaren Patientenversorgung, in Gemeinschaftseinrichtungen oder Ausbildungseinrichtungen für junge Erwachsene tätig sind.

Alle werden vorzugsweise mit dem MMR-Impfstoff geimpft. Wenn jemand eine Mumps-Erkrankung durchgemacht hat und ein ärztliches Attest vorliegt, braucht er nicht geimpft zu werden.

Masern

Eine Therapie gegen Masern (Seite 359) ist nicht verfügbar. Um die Spätfolgen einer Maserninfektion zu verhüten, z. B. eine Lungenentzündung oder eine Hirnentzündung mit 20 % tödlichem Ausgang, hilft nur die Impfung.

Geimpft werden sollen
- alle Kinder,
- nach 1970 geborene Personen mit unklarem Impfstatus, ohne Impfung oder mit nur einer Impfung in der Kindheit,
- Menschen, die im Gesundheitsdienst oder in Gemeinschaftseinrichtungen, z. B. Erzieherinnen, Lehrer, tätig sind.

Alle werden vorzugsweise mit dem MMR-Impfstoff geimpft.

Röteln

Zur Beschreibung der Röteln-Krankheit lesen Sie bitte im Kapitel »Infektionskrankheiten« (Seite 363) weiter. Die Röteln-Lebendimpfung wird sehr gut vertragen, gelegentlich zeigt sich ein vorübergehender Röteln-artiger Ausschlag. Eine isolierte Röteln-Impfung kann auch bei Hühnereiweißallergie (Seite 121) durchgeführt werden.

Geimpft werden sollen
- alle Kinder,
- ungeimpfte Frauen oder Frauen mit unklarem Impfstatus im gebärfähigen Alter (2-mal) und nur einmal geimpfte Frauen im gebärfähigen Alter (1-mal),
- ungeimpfte Personen oder Personen mit unklarem Impfstatus, die in Einrichtungen der Pädiatrie, der Geburtshilfe und der Schwangerenbetreuung oder in Gemeinschaftseinrichtungen tätig sind (1-mal).

Alle werden vorzugsweise mit dem MMR-Impfstoff geimpft.

Windpocken

Zur Krankheit »Windpocken« bzw. Gürtelrose (Varizellen) lesen Sie bitte das Kapitel »Infektionskrankheiten« (Seite 367). Die Impfung gegen das Varicella-Zoster-Virus (VZV) wurde 2004 für alle Kleinkinder eingeführt, da
- eine Windpockeninfektion für Neugeborene lebensgefährlich verlaufen kann,
- die Windpocken durch die vielen kleinen Hautverletzungen Wegbereiter einer gefährlichen bakteriellen Infektionskrankheit der Haut sind (Streptokokken-Infektion) und schließlich
- auch größere Kinder und Erwachsene an einer Windpocken-Lungenentzündung und Kleinhirninfektion ernsthaft erkranken können.

Da es sich um einen Lebendimpfstoff handelt, dürfen Schwangere und Menschen mit einer Immunstörung nicht geimpft werden.

Der Impfplan sieht vor, die 1. Impfung im Alter von 11–14 Monaten zusammen mit der MMR-Impfung zu geben, aber dafür eine andere Impfstelle zu wählen. Der Grund dafür ist die Beobachtung, dass bei der getrennt gegebenen Impfung seltener Fieber auftrat. Die 2. Impfung im Alter von 15–23 Monaten wird in einer Spritze mit MMR gegeben.

Rotaviren

Rotaviren gehören zu den häufigsten Erregern schwerer Magen-Darm-Infektionen bei Säuglingen und Kindern. Die meisten dieser Infektion heilen von allein aus.

In Deutschland und Österreich sind 2 Impfstoffe gegen Rotaviren auf dem Markt, die Babys 2- bzw. 3-mal als Schluckimpfung bekommen. Beginn ist im Alter von 6 Lebenswochen. Es handelt sich um abgeschwächte lebende Viren. In der Schweiz wird die Impfung aufgrund dortiger Gegebenheiten nicht empfohlen.

Der Impferfolg für Deutschland wird als sehr gut bezeichnet. Bei den Nebenwirkungen wird zzt. diskutiert, ob das Auftreten von Invaginationen (Seite 82) – dabei stülpt sich der Darm in sich selbst ein – oder eines Kawasaki-Syndroms (eine Entzündung der kleinen und mittleren Arterien, Seite 382) häufiger auftritt.

Die Impfviren werden, da es eine Schluckimpfung ist, mit dem Stuhl ausgeschieden und können als Schmierinfektion beim Wickeln auch auf Erwachsene übergehen. Für Immunschwache kann dies ein Problem werden, gesunde Erwachsene werden quasi kostenlos mitgeimpft. Die Impfung sollte bis zum Alter von 16 Wochen (Rotarix®) bzw. von 20–22 Wochen (RotaTeq®) abgeschlossen werden.

Weitere sinnvolle Impfungen

Über die bereits genannten Impfungen hinaus können weitere Impfungen sinnvoll sein, weil
- ein Mensch aufgrund seines Alters oder von Grundkrankheiten besonders empfänglich für

die zu verhütende Krankheit ist (Indikationsimpfung) oder
- der Beruf oder eine Reise mit einem besonderen Infektionsrisiko verbunden ist (berufsbedingte oder Reiseimpfung).

Eine Regulierung von Impfschäden über die öffentliche Hand (früher Versorgungsamt) ist bei Reiseimpfungen und berufsbezogenen Impfungen nicht gegeben.

RSV-Impfung

RSV steht für »respiratory syncytial virus« und verursacht eigentlich eine normale Erkältung. Frühgeborene oder Babys mit Herzfehler können an den unteren Atemwegen aber so schwer erkranken, dass eine Beatmung nötig wird. Diese schwere RSV-Infektion heißt Bronchiolitis (Entzündung der kleinsten Bronchien); aus einer Bronchiolitis kann sich eine Lungenentzündung entwickeln.

Ein Baby mit einer Bronchiolitis ist richtig krank, zeigt eine beschleunigte und erschwerte Atmung, hustet, will nicht mehr richtig essen, kann Atemaussetzer haben und zeigt eine aschfahle Hautfarbe (als Zeichen der Kreislaufschwäche). Eine ursächliche Therapie steht leider nicht zur Verfügung. Die erheblichen Atemschwierigkeiten werden durch Inhalation, Flüssigkeitsgabe und Verdünnen des Schleims behandelt. Je nach medizinischen Erfordernissen wird diese Therapie in einer Kinderklinik durchgeführt.

Um eine Bronchiolitis zu verhindern, wird besonders gefährdeten Babys alle 4 Wochen der Impfstoff gespritzt. Begonnen wird meist im Oktober mit Anfang der Infektsaison. Der Zeitpunkt der letzten Spritze hängt von dem Verlauf der Erkrankung in einer Region ab; meist ist im April die letzte Impfung.

Die RSV-Impfung ist eine sogenannte »Passivimpfung«. Das Baby bekommt bereits fertige Antikörper gegen die Krankheit gespritzt: Es muss die Antikörper also nicht erst bilden, sondern ist direkt nach der Impfung immun, also geschützt.

Da die Impfung sehr teuer ist, wird vom gemeinsamen Bundesausschuss (G-BA) genau festgelegt, wer diese Impfung erhalten soll. Neben Frühgeborenen, die daheim noch Sauerstoffbedarf oder eine andere Therapienotwendigkeit wegen der Lungenunreife haben (z. B. Umbaulunge (BPD)) sind dies auch Kinder mit bestimmten angeborenen Herzfehlern.

Influenza

Die Grippe wird durch verschiedene Influenza-Viren ausgelöst, die auch bei Vögeln und Schweinen vorkommen. Dadurch können die Viren Eigenschaften des Erbguts austauschen, die sie irgendwo auf der Welt in Mensch, Vogel oder Schwein erworben haben. Das macht eine jährliche Neuimpfung nötig, da sich die Eigenschaften der Influenza-Viren von Jahr zu Jahr verändern. Die WHO legt fest, welche Grippevirus-Stämme im nächsten Herbst/Winter höchstwahrscheinlich bei uns gefährlich sein werden. 3 oder 4 dieser Stämme werden dann in die Impfstoffproduktion aufgenommen (IIV3 steht für drei inaktivierte Influenza-Viren, IIV4 entsprechend für 4 Stämme).

Nach einer Inkubationszeit von nur 1–2 Tagen kann ein Kind mit Grippe sehr unterschiedliche Beschwerden haben: So zeigt etwa ein Drittel der Kinder keine (!) Krankheitszeichen, ein weiteres Drittel erscheint nur erkältet mit Husten und Schnupfen und lediglich ein Drittel wird als »typisch Influenza-erkrankt« bezeichnet: mit typisch gleichzeitigem Beginn von Fieber, Abgeschlagenheit, Kreislaufschwäche, Muskel- Hals- und/oder Kopfschmerzen.

Wer als gesunder Mensch von der Influenza heimgesucht wird, kann 1–2 Wochen krank und ans Bett gefesselt sein. Komplikationen bei ansonsten Gesunden sind selten, es kann aber u. a. eine Entzündung der Muskulatur auftreten. Kinder können nicht mehr Treppen steigen. Auch eine Lungenentzündung oder eine Herzmuskelentzündung sind möglich.

Kinder sind bis etwa 1 Woche nach Beginn der Erkrankung ansteckungsfähig. Eine Therapie mit einem Neuraminidase-Hemmer ist nur bei einem schweren Verlauf oder bei solchen Vorerkrankungen zu erwägen, die auch eine Grippe-Impfung indizieren würde.

Bestimmte Personengruppen sind deutlich häufiger von einem schweren Verlauf einer Grippe betroffen und sollen daher geimpft werden. Die öffentliche Empfehlung gilt für:
- Menschen über 60 Jahre
- Schwangere ab dem 2. Trimenon, bei erhöhter gesundheitlicher Gefährdung infolge eines Grundleidens ab dem 1. Trimenon
- Kinder, Jugendliche und Erwachsene mit erhöhter gesundheitlicher Gefährdung infolge eines Grundleidens, wie z. B.
  - chronischer Krankheiten der Atmungsorgane (inklusive Asthma und COPD)
  - chronischer Herz-Kreislauf-, Leber- und Nierenkrankheiten
  - Diabetes mellitus und anderer Stoffwechselkrankheiten
  - chronischer neurologischer Krankheiten, z. B. Multipler Sklerose mit durch Infektionen getriggerten Schüben
- Personen mit angeborener oder erworbener Krankheit des Immunsystems
- HIV-Infektion
- Bewohner von Alten- oder Pflegeheimen

In Sachsen und Baden-Württemberg besteht eine allgemeine Empfehlung zur Grippe-Impfung für alle, sodass Impfschäden auch von den Ländern versorgt werden.

Für Kinder stehen 3 verschiedene Impfstoffe zur Verfügung:

- der übliche Spaltimpfstoff (ein Totimpfstoff, der aus Virusbruchstücken besteht); er wirkt gegen 3 oder 4 Grippevirus-Stämme
- Impfstoffe mit gereinigten Untereinheiten. Diese enthalten nur die Eiweiße aus der Virushülle, die man aus der Typisierung von Influenza-Viren kennt: das Hämagglutinin (H) und die Neuraminidase (N).
- ein nasaler Impfstoff für Kinder zwischen 2 und 6 Jahren (Fluenz®, mit abgeschwächten Lebendviren).

Der nasale Impfstoff hat den Vorteil, dass das Einsprühen in die Nase schmerzlos ist und der Schutz (zumindest in dieser Altersklasse) besser als bei der gespritzten Impfung ausfällt. Ob wir in Zukunft allen Kindern die Impfung mit dem Nasen-Grippeimpfstoff anbieten werden, steht noch nicht fest. Die Erfolge des britischen »Grippe-Impfprogramms Saison 2014/15« zumindest sind vielversprechend.

Wenn Kinder erstmalig gegen Grippe geimpft werden, sollen sie 2-mal geimpft werden, mit 4 Wochen Abstand. Dabei erhalten sie (meist bis zum 3. Geburtstag) jeweils die halbe Dosis.

»Kokon-Strategie«

Leidet ein Kind an einer chronischen Krankheit und braucht eine Grippe-Impfung, kann aber selbst nicht geimpft werden, verfolgt der Kinder- und Jugendarzt die sogenannte »Kokon-Strategie«: Dabei werden alle mit dem Kind eng zusammenlebenden Personen (Eltern, Geschwister, vielleicht auch Großeltern) geimpft. Dadurch wird ein schützender Raum (»Kokon«) gebildet, sodass das Kind nur mit deutlich geringerer Wahrscheinlichkeit erkranken kann.

Kinder mit einer Hühnereiweißallergie (Seite 121) können nicht ohne weiteres geimpft werden.

Hepatitis A

Hepatitis-A-Viren (HAV) verursachen eine Leberentzündung, die mit zunehmendem Alter immer schwerer verläuft. Bei Kindern zeigt sich die Entzündung meist mit nur wenigen Symptomen. Im Vollbild leidet der Patient an einer Gelbsucht mit dunkelgelbem Urin und lehmfarbenem Stuhl, ist schlapp und hat Bauchschmerzen. Eine Infektion mit dem HAV-Virus erfolgt über

- »dreckiges« Trinkwasser, das durch Fäkalkeime verunreinigt wurde
- Lebensmittel, die mit diesem Wasser »gewaschen« (Obst, Salat) oder abgeschreckt wurden (Nudeln).

Bei einer Studie an Urlaubern aus Nordafrika hatten Rucksack-Touristen etwa doppelt so häufig eine Hepatitis A erworben wie Hotel-Touristen.

Daher sollten Sie sich und Ihre Familie impfen lassen, wenn Sie in Länder mit schlechter Trinkwasserqualität (z. B. Mittelmeer-Anrainer) reisen möchten und wenn Sie häufig Meeresfrüchte essen.

Nach dem 1. Geburtstag darf der Kinder- und Jugendarzt Ihr Kind gegen HAV impfen: zweimal mit 6 Monaten Abstand. Der Impfschutz reicht dann über 10 Jahre. Meist melden sich Familien jedoch so kurzfristig, dass nur noch eine Impfung durchgeführt werden kann. Bereits diese eine Impfung reicht aber für einen Schutz gegen HAV im Urlaub aus. Eine öffentliche Impfempfehlung liegt nicht vor.

FSME

Hinweise zur Erkrankung an einer Frühsommer-Meningoenzephalitis (FSME) finden Sie im Kapitel »Zecken« (Seite 397). Auf Seite 506 ist eine Karte zum Verbreitungsgebiet abgebildet.

Wie auch bei anderen Virusinfektionen sind die Krankheitsverläufe mit zunehmendem Alter schwerwiegender als bei Kindern. Für einen Urlaubsschutz sollten zwei Impfungen erfolgt sein. Beide in Deutschland zugelassenen Totimpfstoffe dürfen auch nach einem »urlaubsfreundlichen« Schnell-Immunisierungs-Schema durchgeführt werden (Encepur: Tag 0 und Tag 7, FSME IMMUN Tag 0 und Tag 14 bzw. Tag 21 bei Erwachsenen). Damit der Schutz über dem Urlaub hinaus länger anhält, sollte nach etwa 12 Monaten eine Auffrischung erfolgen.

In der Schweiz hält der Impfschutz gegen FSME nach der Grundimmunisierung 10 Jahre (eidgenössische Kommission für Impffragen, www.ekif.ch), in Deutschland sind auf dem Beipackzettel im Moment noch 3 Jahre angegeben. Hier ist bald eine Änderung zu erwarten.

Die Verträglichkeit der Impfung ist gut, lediglich mit Fieber ist gelegentlich zu rechnen.

Menschen mit einer Hühnereiweißallergie (Seite 121) können nicht ohne weiteres mit diesem Impfstoff geimpft werden.

Gelbfieber
Gelbfieber ist eine viral verursachte Erkrankung, die durch Mücken übertragen wird. Nach dem Stich durch eine infizierten Mücke fiebert der Patient binnen einer Woche für ein paar Tage hoch auf. Nach einer kurzen Fieberpause tritt die namengebende Gelbsucht (Leberentzündung) mit erneutem Fieber auf. Der Krankheitsverlauf kann sehr schwerwiegend sein. Eine Therapie ist nicht möglich, die Sterblichkeit ist hoch.

Die Impfung ist für die Einreise in bestimmte Länder vorgeschrieben, bei manchen Ländern nur dann, wenn man aus einem Gelbfieber-Endemiegebiet einreisen möchte. In Deutschland wird die Gelbfieberimpfung nur durch spezielle Gelbfieber-

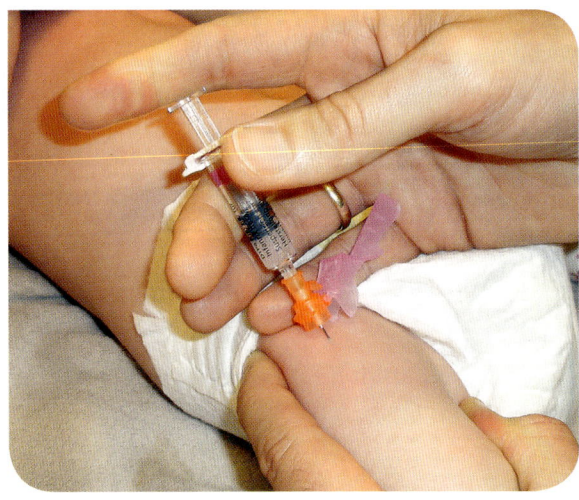

⬆ Ein Baby wird geimpft.

impfstellen durchgeführt. Die einmalige Impfung (Schutzdauer etwa 10 Jahre) darf bei Menschen mit einer Hühnereiweißallergie (Seite 121) nicht durchgeführt werden. Ihr Kinder- und Jugendarzt informiert Sie vor Ihrer Reise, ob ein Gelbfieberimpfschutz für Sie und Ihre Familie nötig ist.

So läuft das Impfen in der Praxis
Zuerst wird Ihr Kinder- und Jugendarzt Sie über die empfohlene Impfung aufklären und Gelegenheit für Fragen geben. In manchen Praxen wird eine schriftliche Einwilligung der Eltern eingeholt, in anderen reicht das mündliche Einverständnis.

Der Kinder- und Jugendarzt impft Ihr Baby in den Oberschenkelmuskel (s. Abb.), ab dem 1. Geburtstag in den Oberarm. Leider bereitet das Impfen Ihrem Kind Schmerzen. Allerdings wird die Impfung von den meisten Eltern als belastender empfunden als von den Babys selbst: Auf dem Arm der tröstenden Mutter strahlen die meisten Kinder nach wenigen Augenblicken wieder.

Vier Aspekte sind für die Impfangst entscheidend:
• Der Schmerz ist sehr kurz.

- Meist lassen sich Babys durch ihre Eltern innerhalb von Sekunden wieder beruhigen.
- Kleinkinder übernehmen instinktiv die Stimmung des begleitenden Elternteils: Sind die Eltern »cool«, hat auch ihr Kind meist keine Angst.
- In einer Studie wurde großen Kindern (älter als 4 Jahre) vor der Impfung Eis-Spray auf die Impfstelle gesprüht. Es zeigte sich eine sehr angenehme Schmerzlinderung, sodass die Kinder vor späteren Impfungen deutlich weniger Angst hatten.

Insgesamt brauchen auch Sie als Eltern daher keine Angst vor einer Impfung Ihres Kindes zu haben.

Um den Impfschmerz zu lindern, werden auch andere Vorgehensweisen genutzt. So kann dem Baby Zuckerlösung oder Traubenzucker angeboten werden, oder der Kinderarzt und die Helferin geben beide Impfstoffe gleichzeitig. Auch das Schnullern oder Stillen während der Impfung wirkt schmerzlindernd. Kinder ab 2 Jahren können gut abgelenkt werden, z. B. mit einem Bilderbuch, Spielzeug oder Luftanhaltespielen. Vielen Kindern vermittelt das Sitzen auf dem Schoß der Eltern mehr Sicherheitsgefühl, als wenn sie allein auf der Untersuchungsliege sitzen. Fragen Sie Ihren Kinder- und Jugendarzt, was seine besten Erfahrungen sind.

Es gibt auch Kinder, für die das Pflaster auf dem Arm nach dem Impfen schlimmer als der »Pieks« selbst ist. Dann wartet man mit einem Tupfer etwa 2–3 Minuten, bis kein Blut mehr aus der Stichstelle herauskommt, danach kann das Kind die Praxis verlassen. Andere Kinder dagegen sind sehr stolz auf ihr Pflaster und zeigen es strahlend jedem, den sie treffen.

Begleiterscheinungen beim Impfen

Beim Impfen können Begleiterscheinungen auftreten, die aber normal sind und die Sie nicht zu beunruhigen brauchen.
- Es kann sein, dass die Impfstelle rot, heiß und hart wird (s. Abb.). Zur Linderung des Druckgefühls können Sie die Stelle kühlen oder mit Mückensalbe einreiben.
- Ihr Baby kann für einen Tag »grippig« erscheinen: etwas müde sein, vielleicht auch missmutig, es schläft mehr als sonst und isst evtl. weniger.

❧ Rötung an der Impfstelle am Oberarm: Einstich unter dem Pflaster, Hautreaktion entsprechend der Nadellänge von 3 cm – schräg angesetzt – weiter unten.

❧ Impfmasern

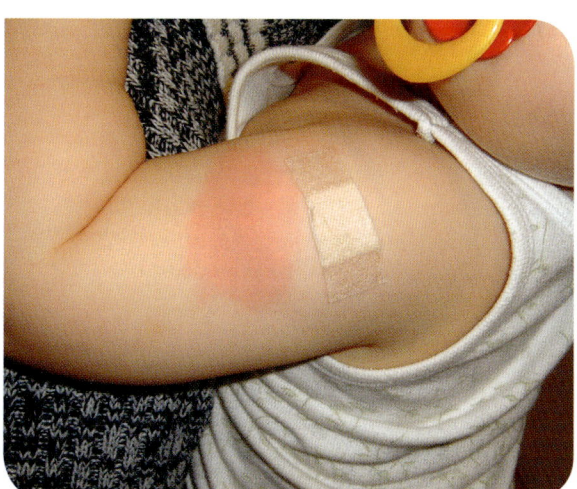

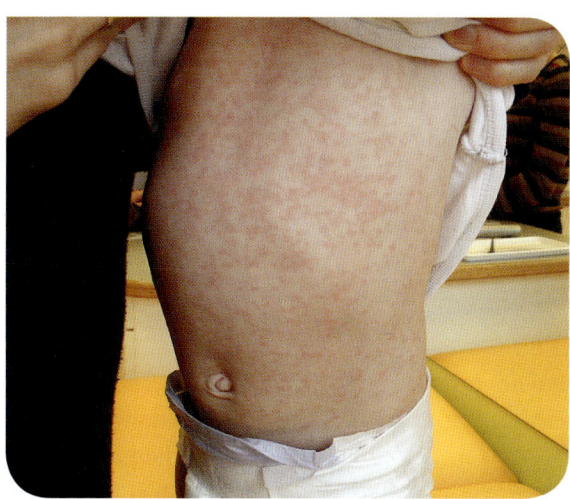

Was ist eine »übliche Impfreaktion«?

Das Paul-Ehrlich-Institut (PEI), Bundesamt für Sera und Impfstoffe, hat die »üblichen Impfreaktionen« folgendermaßen definiert:

- eine für die Dauer von 1–3 Tagen (gelegentlich länger) anhaltende Rötung, Schwellung oder Schmerzhaftigkeit an der Injektionsstelle
- Fieber unter 39,5 °C (bei rektaler Messung), Kopf- und Gliederschmerzen, Mattigkeit, Unwohlsein, Übelkeit, Unruhe, Schwellung der regionären Lymphknoten
- im gleichen Sinne zu deutende Symptome einer »Impfkrankheit« (1–3 Wochen nach der Impfung), z. B. leichte Ohrspeicheldrüsen- (= Parotis-)Schwellung oder ein Masern- bzw. Windpocken-ähnliches Exanthem oder kurzzeitige Gelenkbeschwerden (Arthralgien) nach der Verabreichung von auf der Basis abgeschwächter Lebendviren hergestellten Impfstoffen gegen Mumps, Masern, Röteln oder Varizellen.

Alles, was darüber hinausgeht, sollten Sie Ihrem Kinder- und Jugendarzt mitteilen. Der Arzt ist verpflichtet, alle Krankheitserscheinungen nach einer Impfung an das Paul-Ehrlich-Institut zu melden, die im Zusammenhang mit der Impfung stehen könnten und über die genannten Impfreaktionen hinausgehen.

- Ihr Baby kann auch Fieber bekommen.
- Manchmal ist an der Impfstelle ein »Knubbel« zu tasten. Dies ist eine Reaktion des Körpers auf Begleitstoffe im Impfstoff, meist gegen das Aluminium-Hydroxid. Ohne diesen Zusatz wirkt eine Impfung aber nicht gut. Diese Reaktion kann 4–6 Wochen tastbar sein und verschwindet dann von selbst.

Wenn diese Nebenwirkungen länger als einen Tag anhalten oder Sie sich Sorgen machen, suchen Sie bitte Ihren Kinder- und Jugendarzt auf.

»Impfkrankheiten«

Eine seltene, aber harmlose Nebenwirkung von Impfungen ist die Ausbildung einer Impfkrankheit, also eine abgemilderte Form der Krankheit, gegen die geimpft wurde. Diese kann nur nach Gabe von Lebendimpfstoffen auftreten.

Bei Impfmasern entwickeln sich maserntypische Flecken, ohne dass Ihr Kind ansteckend wäre oder Masern als Erkrankung durchzumachen hätte. Auf der Abbildung sehen Sie ein Mädchen am 12. Tag nach seiner 1. Masernimpfung, das neben dem Ausschlag noch eine leicht erhöhte Temperatur hatte.

Nach einer Windpockenimpfung können Impf-Windpocken auftreten. Diese können auch mit Fieber einhergehen, sind aber nicht ansteckend.

Nach einer Mumps-Impfung kann es vorübergehend zu einer Schwellung der Ohrspeicheldrüse kommen.

Sehr selten kommt es vor, dass ein Baby binnen eines Tages nach der Impfung plötzlich blass erscheint, nicht reagiert und seine Muskulatur schlapp und schlaff ist. Diese Reaktion heißt »hypoton-hyporesponsive Episode«. Nach wenigen Minuten verschwinden die Symptome von allein.

Bedingt durch die hervorragende Volksgesundheit treten schlimme Infektionskrankheiten wie Wundstarrkrampf und Diphtherie kaum noch auf, dagegen tritt die Wahrnehmung von Impfnebenwirkungen oder Impfschäden in den Vordergrund. Dies ist aus der Sicht von Eltern verständlich – objektiv gesehen ist die Risikowahrnehmung falsch. Sie ist vergleichbar der Angst vor einem Flugzeugabsturz, obwohl die Autofahrt zum Flughafen – objektiv – wesentlich gefährlicher ist. Im Rahmen der steten Gesundheitsüberwachung sind die Ärzte verpflichtet, Nebenwirkungen oder Verdachtsfälle von Impfkomplikationen zu melden (Infektionsschutzgesetz IfSG). Diese werden in einem öffentlich zugänglichen Register veröffentlicht: www.pei.de, dort auf »UAW-Datenbank« an der linken Leiste klicken.

Häufige Fragen zum Impfen

In meiner Praxis stellen mir Eltern viele Fragen zum Impfen. Die häufigsten habe ich hier zusammengefasst.

Ist Quecksilber im Impfstoff schädlich?

Die zzt. in Deutschland zugelassenen Impfstoffe sind thiomersalfrei (quecksilberfrei). Eine Ausnahme bilden Grippe-Impfstoffe, die bei einer weltweiten Grippewelle (Pandemie) ausgegeben würden. Thiomersal war früher in Impfstoffen enthalten. Diese organische Quecksilberverbindung (Ethylquecksilber) wird deutlich schneller wieder aus dem Körper ausgeschieden als Methylquecksilber, das u. a. über die Nahrung (z. B. aus Fisch) aufgenommen wird.

Verursacht die Masernimpfung Autismus?

Ein Arzt (Dr. Wakefield) diskutierte vor Jahren eine angebliche Assoziation zwischen der Masernimpfung und dem gehäuften Auftreten von kindlichem Autismus. Wie sich später herausstellte, stimmte diese Annahme nicht und der entsprechende Artikel wurde offiziell von der berühmten wissenschaftlichen Zeitschrift »The Lancet« zurückgezogen. Dennoch halten sich in Impfkritiker-Kreisen hartnäckig und unbegründet die Gerüchte, dass ein Zusammenhang bestehe.

Darf man nach einer Impfung Sport machen?

Von Leistungssport nach einer Impfung wird abgeraten, normale körperliche Belastungen oder lockeres Training, z. B. Schulsport, stellen kein Problem dar.

Kann man trotz einer Impfung krank werden?

Wie überall in der Medizin gibt es keine 100%ige Sicherheit. Die zugelassenen Impfstoffe bieten aber einen weitestgehenden Schutz, wenn die sogenannte Grundimmunisierung abgeschlossen ist. Vor einigen Jahren mussten wir beispielsweise feststellen, dass die Keuchhustenimpfung von Babys nicht so lange wirkt wie gedacht: In der Grundschulzeit erkrankten Kinder trotz Impfung. Daher wurde von der STIKO festgelegt, alle Kinder vor der Schule noch einmal gegen Keuchhusten zu impfen. Ein anderes Beispiel: Auch wenn ein Kind zweimal gegen Mumps geimpft wurde, kann es dennoch (selten) zu einer Mumpsinfektion kommen. Bei Mumpsverdacht werden Ärzte deshalb trotz zweier dokumentierter Impfungen eine Diagnostik einleiten. Masern dagegen werden nach zweimaliger Impfung nicht beobachtet.

Kann bei gestillten Kindern auf Impfungen verzichtet werden?

Muttermilch ist die beste Ernährung für Ihr Baby. Zusätzlich bieten die in der Muttermilch enthaltenen Antikörper einen gewissen Schutz gegen Krankheitserreger. Am wichtigsten ist aber der Nestschutz durch Ihre mütterlichen Antikörper, die über die Nabelschnur zu Ihrem Kind gelangt sind. Er wirkt aber nicht gegen alle Krankheiten und lässt nach 3 Monaten deutlich nach. Ein wichtiges Beispiel für einen fehlenden Schutz stellt eine mögliche Keuchhusteninfektion des Babys dar, die durch Muttermilch nicht effektiv verhindert werden kann. Der Nestschutz gegen Keuchhusten scheint am besten, wenn die Schwangere im letzten Drittel der Schwangerschaft geimpft wird. Im Impfstoffbeipackzettel ist zzt. aber noch beschrieben, dass eine Impfung nur dann in der Schwangerschaft erfolgen soll, wenn dies »eindeutig erforderlich ist«. Dieser Text soll in Zukunft geändert werden.

Darf eine stillende Mutter geimpft werden?

Ja. Wenn Sie stillen, dürfen Sie alle Impfungen erhalten, außer die gegen Gelbfieber. Insbesondere sollten Sie einen Impfschutz gegen Keuchhusten besitzen bzw. erhalten, damit Sie Ihr Baby nicht anstecken können. Obwohl die Keuchhustenimpfung für eine Frau »in den ersten Tagen nach der Geburt des Kindes« empfohlen ist, wird in den meisten Entbindungskliniken nicht geimpft. Sprechen Sie bitte daher Ihren Kinder- und Jugendarzt bei der ersten Vorstellung Ihres Babys auch auf Ihren Impfschutz (und den des Vaters) an. Der Arzt kann Sie beraten und ggf. mit impfen.

Wann werden Frühgeborene geimpft?

Frühgeborene werden mit der Rotaviren-Schluckimpfung im Alter von 6 Lebenswochen geimpft. Die ersten gespritzten Impfungen (Sechsfach und Pneumokokken) folgen nach dem vollendeten 2. Lebensmonat. Ein Frühchen der 30. SSW erhält die ersten Impfungen also zu einem Zeitpunkt, wo es »eigentlich« noch gar nicht geboren wäre. Wurde nach der 1. Impfung im Krankenhaus eine Störung des Kreislaufs oder der Atmung beobachtet, sollte das Baby für die Folgeimpfung stationär aufgenommen werden.

Wo impft der Arzt?

Die empfohlene Stelle zum Impfen ist der Oberarm. Spritzen ins Gesäß sind out. Lediglich Babys werden aufgrund ihrer geringen Muskelmasse bis etwa zum 10. Lebensmonat in den seitlichen Oberschenkelmuskel (Seite 116) geimpft.

Darf in der Schwangerschaft geimpft werden?

Ja und nein: Es kommt darauf an, was und wann geimpft werden soll. Totimpfstoffe (Tetanus, Pertussis, Diphtherie) können im 2. und 3. Schwangerschaftsdrittel geimpft werden, im 1. Drittel der

Schwangerschaft aber nur bei besonderer Begründung.

Lebendimpfstoffe wie z. B. gegen Mumps-Masern-Röteln (MMR) oder Windpocken sollen während der Schwangerschaft und 4 Wochen vor einer Schwangerschaft nicht geimpft werden.

Eine Impfung gegen Grippe (Influenza-Totimpfstoff) ist im 3. Schwangerschaftsdrittel sogar empfohlen (bei besonderen Risiken der Schwangeren sogar im 2. Drittel).

Wenn Sie schwanger werden möchten, sollten Sie sich vorher gegen Masern, Mumps, Röteln und Keuchhusten impfen lassen. Nehmen Sie Folsäuretabletten ein, sobald Sie die Pille absetzen, denn Folsäure wirkt nur in den ersten 8 Schwangerschaftswochen gegen den offenen Rücken beim Baby.

Darf man vor eine Operation geimpft werden?

Vor einer geplanten OP sollten 14 Tage vorher keine Lebendimpfstoffe und 3 Tage vorher keine Totimpfstoffe verabreicht werden. Eine Notfall-OP ist dagegen jederzeit möglich. Nach einer Operation müssen keine Mindestabstände eingehalten werden.

Dürfen Krampfpatienten geimpft werden?

Auch Kinder, die schon einmal einen Krampfanfall hatten oder eine sogenannte »Krampfbereitschaft« im EEG gezeigt haben, dürfen ohne Probleme geimpft werden. Hatte Ihr Kind schon einmal einen Fieberkrampf, können Sie die prophylaktische Gabe eines fiebersenkenden Medikaments mit Ihrem Kinder- und Jugendarzt besprechen: am Tag der Impfung (etwa 5 Stunden nach der Impfung) und bei Lebendimpfstoffen 8 Tage später noch einmal.

Gibt es Mindest-Abstände zwischen Impfungen?

Die Impfstoffhersteller haben bestimmte Impfabstände getestet und deren Wirksamkeit bewiesen.

Soll ein Baby gegen Diphtherie geschützt werden, wird es zum Zeitpunkt »0« sowie 1 und 2 Monate später und dann mindestens 6 Monate später erneut geimpft. Diese Impfabstände sollten nicht unterschritten werden.

Anders verhält es sich bei unterschiedlichen Impfungen: Nach der Impfung mit einem Lebendimpfstoff (z.B. Masern) sollte man 4 Wochen warten, bis irgendeine andere Impfung erfolgt. Wurde ein Kind mit einem Totimpfstoff geimpft (z.B. gegen Tetanus), kann wenige Tage später erneut eine Impfung gegen eine andere Erkrankung mit einem Tot- oder Lebendimpfstoff erfolgen.

Sollte man eine Impfpflicht einführen?

Trotz der überwältigenden, die Gesundheit schützenden Wirkung von Impfungen lehnen immer wieder einzelne Menschen Impfungen ab. Die Gründe – abgesehen von Angst – sind meist medizinisch nicht nachvollziehbar. In der Bundesrepublik steht es jedem frei, sich impfen zu lassen – oder nicht. Der Staat darf für Impfungen werben und versuchen mit Argumenten zu überzeugen, aber keinen Menschen zur Impfung verpflichten (von besonderen infektiologischen Geschehen wie Epidemien abgesehen). Der Respekt vor der Freiheit des Einzelnen wiegt mehr als das berechtigte Interesse der Allgemeinheit. Impfpflicht: nein.

Hühnereiweißallergie und Impfung

Hühnereiweiß kann in nennenswerter Menge nur dann in den Impfstoff gelangen, wenn die Impfviren in Hühnerembryonen vermehrt wurden. Diese Herstellungsart betrifft zzt. nur Impfstoffe gegen Gelbfieber und Grippe (Influenza). Grippeimpfstoffe, die ohne Hühnerei-Produktion hergestellt werden, sind für Kinder noch nicht zugelassen (z.B. Optaflu®).

Für Hühnereiweißallergiker gibt es eine Empfehlung der amerikanischen Gesundheitsbehörde CDC: Eine notwendige Grippe-Impfung darf durchgeführt werden, wenn zuvor lediglich eine Nesselsucht nach Ei-Genuss auftrat, dies gilt allerdings nicht für den nasalen Impfstoff, denn hierzu liegen noch zu wenig Daten vor. Anschließend ist eine 30-minütige Überwachung durch einen Kinder- und Jugendarzt erforderlich. Wer allerdings auf den Kontakt mit Hühnereiweiß mit Ohnmacht, Asthma oder Erbrechen reagierte oder daraufhin eine notärztliche Versorgung benötigte, sollte erst von einem pädiatrischen Allergologen untersucht und beraten werden. (Quelle: Centers for Disease Control and Prevention www.cdc.gov).

Impfstoffe, die durch Kultivierung von Viren in Hühnerbindegewebszellen (Fibroblasten) oder anderen Zellkulturverfahren vermehrt wurden, besitzen wissenschaftlich gesehen keine Bestandteile, die einen allergischen Schock durch Hühnereiweiß hervorrufen können. Dies trifft für Masern-Mumps-Röteln-, Tollwut- und FSME-Impfstoffe zu.

Wenn ein Kind allerdings in der Vergangenheit mal mit einer allergischen Reaktion (Nesselsucht, Lippenschwellung) oder einem allergischen Schock auf Hühnereiweiß reagiert hat (d.h. mit der Notwendigkeit einer notärztlichen Versorgung), sollte es erst vom Kinder- und Jugendarzt an Lippe und Zunge mit ungekochtem Hühnereiweiß in Berührung gebracht werden (Provokation) und anschließend sorgfältig auf Zeichen einer allergischen Reaktion hin untersucht und beobachtet werden. Dann darf geimpft werden, wenn das Kind 30 Minuten klinisch beobachtet wird.

Wie funktionieren Impfungen?

Was passiert, wenn Krankheitserreger in unseren Körper eindringen? Wie lange hält der Nestschutz an? Wieso werden wir nicht krank, wenn wir geimpft sind? Solche Fragen stellen Sie sich vielleicht, bevor Sie mit Ihrem Baby zum Impfen gehen.

Unser Immunsystem besteht aus einer unspezifischen (oder angeborenen) und einer spezifischen (oder erworbenen) Abwehr. Zur unspezifischen Abwehr zählt die Abwehr durch die Haut, die Schleimhäute, aber auch durch unspezifische Fresszellen und sogenannte natürliche Killerzellen. Zur spezifischen Abwehr gehören Zellen, die Bakterien und andere Krankheitserreger auffressen oder zerstören können (zellgebundene Abwehr) sowie Zellen, die hochspezifische Antikörper produzieren, ins Blut absondern und darüber Eindringlinge entfernen (»flüssige«, d. h. im Blutwasser befindliche Abwehr).

Wer sich z. B. mit Diphtherie ansteckt, kann durch den Giftstoff der Bakterien den gefürchteten echten Krupp erleiden und daran ersticken oder kurz nach der Infektion an einer Herzmuskelentzündung erkranken. Ist die Infektion überstanden, erkrankt man nie wieder daran, auch wenn man Kontakt mit einem Diphtherie-Patienten hat. Warum? Durch die Infektion bilden sich im menschlichen Körper Abwehrzellen mit einer »Gedächtnis-Funktion«: Treffen diese erneut auf den Diphtherie-Giftstoff (Toxin), werden sie derart zielgerichtet und schnell zur Abwehr stimuliert, dass das Toxin im Körper bekämpft wird, bevor es Schaden anrichten könnte: Der Patient ist »immun« gegen Diphtherie.

So funktionieren Impfungen

Bei einer Impfung erhält das Kind ein Antigen gespritzt, das dem Erreger oder dem Giftstoff sehr ähnlich sieht. Nach Abschluss der Impfserie ist es dann vor einer natürlichen Infektion genauso gut geschützt wie nach einer zurückliegenden »echten« Infektion – aber ohne das Risiko der Krankheit. So werden potentiell tödliche Krankheiten dem Immunsystem »simuliert«, damit es das Kind bei »echtem Kontakt« vor der »echten Krankheit« schnell und gezielt schützen kann.

Leider sind nicht alle Antigene von Krankheitserregern für unser Immunsystem gleich gut zu erkennen. Bei Säuglingen und Kindern machen vor allem die Bakterien Sorge, die eine Art »Tarnumhang« benutzen: Statt gut erkennbarer Antigene aus Eiweiß haben sie eine Kapsel aus verketteten Zuckern um sich (Polysaccharid-Kapsel). Wird einem Baby diese Kapsel geimpft, entwickelt es leider keine gute Immunität, denn es werden keine Gedächtniszellen (T-Lymphozyten) gebildet. Die Forscher haben daher einen Trick angewandt: Als »Lokomotive« benutzen sie ein gutes Antigen für T-Lymphozyten aus Eiweiß; an diese Lokomotive wird der »Tarnumhang« angekoppelt: Nun erkennt der T-Lymphozyt das Eiweiß und

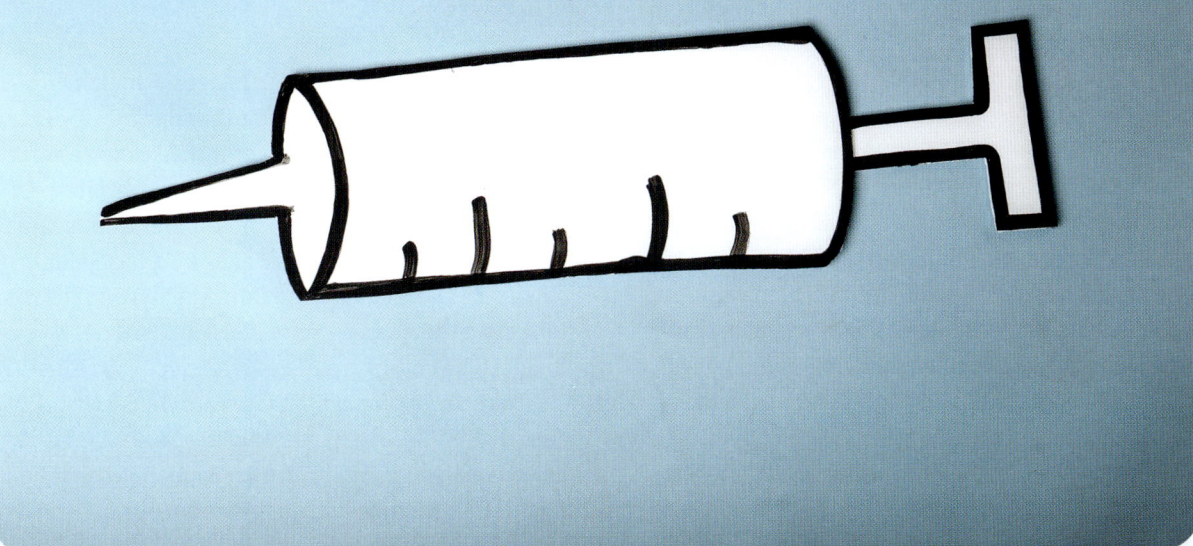

gleichzeitig den Tarnumhang. Dadurch entstehen auch bei einem Baby Gedächtnis-Zellen (T-Lymphozyten) für eine Polysaccharid-Kapsel. Solche Impfstoffe nennen wir »Konjugat«-Impfstoffe und nutzen sie für Impfungen gegen Pneumokokken, Meningokokken und Haemophilus influenzae B (alles Keime mit einem »Tarnumhang«).

Nestschutz

Der Nestschutz ist eine Art besondere Impfung für Neugeborene. Eine schwangere Frau hat in ihrem Blut eine Fülle von Antikörpern gegen viele Infektionskrankheiten, die sie selbst einmal durchgemacht hat. Diese Antikörper werden über die Nabelschnur an das noch ungeborene Kind weitergegeben. Dieser Vorgang wird gegen Ende der Schwangerschaft immer effektiver. Das Neugeborene wird von seiner Mutter »passiv immunisiert« und verfügt damit über eine große Palette an schützenden Antikörpern. Zusammenfassend wird dies als »Nestschutz« bezeichnet. Einem zu früh geborenen Baby entgeht ein großer Teil dieses Nestschutzes und macht es anfälliger für Infektionen als ein Neugeborenes, das termingerecht zur Welt kam.

Hat eine Mutter beispielsweise selbst als kleines Mädchen Windpocken gehabt, wird sie die schüt-

zenden Antikörper gegen Windpocken ihrem Neugeborenen mitgeben. Erwartet diese Mutter ihr 3. Kind und haben die größeren Geschwister zum Zeitpunkt der Geburt Windpocken daheim, so kann die Wöchnerin mit ihrem Neugeborenen ohne Probleme nach Hause entlassen werden: Mutter und Baby werden in aller Regel nicht erkranken.

Ein anderes Beispiel: Ist eine Mutter nicht gegen Tetanus geimpft, kann sie keinen Tetanus-Schutz an ihr Neugeborenes weitergeben. Wird der Nabel – wie leider häufig in Dritte-Welt-Ländern – mit unsterilem Bast abgebunden, kann das Neugeborene Nabeltetanus entwickeln und daran sterben.

Die mütterlichen Antikörper im Blut sind schwimmende Eiweißkörperchen und werden nach einer gewissen Zeit abgebaut. Im 3. Monat nach der Geburt kommt es zu einer deutlichen Abnahme der Menge dieser Antikörper im Blut des Babys. Dies ist der Monat, in dem die Kinder- und Jugendärzte weltweit den Säuglingen einen eigenen, jetzt aktiven Schutz aufbauen. Das Baby erhält dann nicht wie von der Mutter fertige Antikörper, sondern es wird mit Bruchstücken von Bakterien geimpft. Das Baby entwickelt dadurch hochspezialisierte Zellen, die bei Bedarf die schützenden Antikörper in großer Menge herstellen können (s. o.).

Ernährung im 1. Lebensjahr

Jede Mama freut sich auf die ersten Essversuche ihres Babys. Bestimmt sind auch Sie schon ganz gespannt, wie Ihrem Baby der erste Brei schmeckt. Wird das erste Löffelchen im Mund bleiben oder spuckt Ihr Liebling alles wieder aus, weil es sich so »fremd« anfühlt? Wird das Baby mit verschmiertem Mündchen begeistert nach mehr verlangen oder ist es eher zurückhaltend und braucht mehr Zeit, um sich an das neue Essen zu gewöhnen?

Bis zum Ende des 4. Lebensmonats sollten Sie Ihr Baby ausschließlich mit Muttermilch oder industriell hergestellter Säuglingsanfangsnahrung füttern. Bitte geben Sie ihm keinen Tee oder Wasser, denn – wie bereits mehrfach erwähnt (Seite 29) – stillt die Magendehnung durch Tee oder Wasser zwar zunächst das Hungergefühl Ihres Babys, da sie aber keine sättigenden Kalorien enthalten, wird das Hungergefühl nach kurzer Zeit umso schlimmer durchbrechen.

Ab dem 5. Monat führen Sie langsam Beikost ein (s. u.). Bis eine Milchmahlzeit komplett durch einen Brei ersetzt ist, kann es mehrere Tage dauern; das ist bei jedem Kind etwas anders. Erst danach starten Sie mit einer neuen Breiart, durch die eine weitere Milchmahlzeit ersetzt wird. Unten ist ausgeführt, wie Sie die Breimahlzeiten zubereiten: erst den Mittags-Brei (Gemüse-Kartoffeln), dann den Abendbrei und schließlich den milchfreien Getreide-Obst-Brei nachmittags.

Mit Beginn der Breifütterung kann Ihr Baby auch zusätzlich fast alles vom Tisch zum Probieren bekommen: Leberwurst, Joghurt, Fisch, Konfitüre usw. Geben Sie ihm etwa die Hälfte eines gestrichenen Teelöffels oder lassen Sie es etwas von Ihrem Finger ablecken. Der Salzgehalt dieser »Probierlöffel« ist zu vernachlässigen. Dieses spannende Probieren dient der Allergievermeidung und weckt die Neugier des Kindes auf Essen.

Nicht angebracht sind im 1. Lebensjahr Honig, Frischeiprodukte (bzw. nicht durchgekochtes Eigelb) und Produkte aus roher Milch. Honig kann Clostridien-Sporen enthalten, die im unreifen Darm eines Säuglings auskeimen und Giftstoffe produzieren können, Roh-Ei kann Salmonellen (Seite 255) enthalten und Roh-Milchprodukte vor allem E.-coli-Keime (Seite 255).

Ab dem 10. Monat sollten Sie Familienkost einführen. Bieten Sie Ihrem Baby an, was auf dem Tisch steht und was es schon kauen kann. Sonst können Sie die Familienkost auch passieren.

Außerhalb der Mahlzeiten sollten Sie Ihr Kind nicht füttern. Das Ziel sind etwa 3 Hauptmahlzeiten und 2 Zwischenmahlzeiten, vorzugsweise mit Obst. Zuckerfreie Getränke dürfen Sie dagegen jederzeit anbieten.

Beikost und Stuhlgang

Der Wechsel von Milch zu Brei führt zur Änderung des Stuhlverhaltens. Manche Säuglinge tun sich etwas schwer mit dem Herausdrücken der nun durch die Ballaststoffe größeren Mengen Stuhls. Es ist durchaus erlaubt, dass ein Baby 15–20 Minuten mit hochrotem Kopf »drückt«, bevor es sein »Geschäft« erledigt hat. Wenn der Stuhl zu hart ist, sollten Sie mit dem Ersatz der nächsten Milchmahlzeit durch Brei noch warten.

Der Darm ist nämlich ein Muskelschlauch, der den Speisebrei regelrecht durchwalken muss. Er transportiert durch koordiniertes Zusammenziehen von Muskelringen den Darminhalt weiter analwärts. Durch die ballaststoffreichere Kost wird die Darmmuskulatur trainiert und vermag die Stuhlmassen immer besser vorwärts zu transportieren. Dieses »Bodybuilding« für die Darmmuskulatur benötigt jedoch etwas Zeit. Aus diesem Grund wird empfohlen, die Beikost langsam einzuführen.

Was muss ich bei der Beikost beachten?

Die Nahrung für Ihr Baby brauchen Sie nicht in sterilen (vaporisierten) Gefäßen zuzubereiten: Sie können alles Essgeschirr in normalem Handspülwasser oder in der Spülmaschine reinigen. Alles sollte sauber sein, aber nicht steril. Ausnahmen:

- Wenn Ihr Baby eine Pilzinfektion im Mund hat (Mundsoor, Seite 95), sollten Sie Schnuller und ggf. Sauger einmal am Tag auskochen.
- Zum Einwecken oder Einfrieren von Lebensmitteln (z. B. selbstgekochtes Kartoffel-Möhren-Mus) benutzen Sie sterile Gefäße. Gießen Sie dazu die Gläschen und deren Deckel in der Spüle mit kochendem Wasser aus, füllen Sie dann den Brei ein und frieren Sie alles ein.

Bei den Zutaten für den Brei dürfen Sie gerne abwechseln: So wird Ihr Kind frühzeitig an verschiedene Geschmacksrichtungen herangeführt. Babys brauchen aber kein zusätzliches Salz und auch keinen Zucker.

Was kann ich meinem Baby wann geben?

Nach und nach ersetzen Sie die Milchmahlzeiten durch Breie. Wie bereits erwähnt gehen Sie langsam vor, damit Ihr Baby genug Zeit hat, sich an die neue Ernährung zu gewöhnen.

Erster Brei: Gemüse-Kartoffel-Fleisch-Brei

Dieser Brei eignet sich gut als Mittagsmahlzeit. Beginnen Sie klassisch mit reinem Karottenmus (z. B. Fertigprodukt); Sie können aber auch mit Brokkoli, Kohlrabi, Blumenkohl, Fenchel oder Pastinake beginnen.

Bei nicht zu hartem Stuhl geben Sie dann Kartoffeln hinzu (2 Teile Karotten auf 1 Teil Kartoffeln). Dazu kommen pro 150–200 g Brei etwa 10 g Fett, d. h. etwa ein Esslöffel Öl (Raps- oder Maiskeimöl) oder Butter im Wechsel.

Verträgt Ihr Kind Kartoffeln und Gemüse gut und isst es mit Appetit, geben Sie auch Fleisch hinzu (bis zu 6-mal wöchentlich), das 1–2-mal pro Woche durch fettreichen Fisch wie Lachs ersetzt werden kann.

Beispielrezept für den ersten Brei:
- 90–100 g Gemüse
- 40–60 g Kartoffeln
- 20–30 g Fleisch
- 8–10 g Rapsöl

Dünsten Sie Gemüse, Kartoffeln (und Fleisch) in wenig Wasser weich, pürieren Sie es und geben Sie zuletzt Fett dazu. Ist der Brei zu fest, können Sie noch etwas abgekochtes Wasser hinzufügen.

Sie können mehrere Breiportionen auf einmal kochen, diese in Tagesportionen aufteilen und einfrieren (z. B. in Gefrierdosen oder Gläschen). Geben Sie dann aber das Fett erst nach dem Auftauen hinzu. Tauen Sie die Portionen erst direkt vor dem Füttern auf, z. B. im Wasserbad oder in der Mikrowelle (dann mischen Sie bitte gut durch – so vermeiden Sie einzelne zu heiße Stellen).

Beikost und Eisprung

Das Zusammenspiel einer Mutter mit ihrem Baby ist faszinierend. Wird ein Baby ausschließlich gestillt, findet bei der Mutter meist kein Eisprung statt. Zwar ist dies keine sichere Verhütungsmethode, aber die Natur hilft sich so, dass meist eine weitere Schwangerschaft erst einmal nicht eintritt. Wenn allerdings die erste Brustmahlzeit durch einen Brei ersetzt wurde, findet häufig wieder ein Eisprung statt. Spätestens mit den ersten Löffeln Brei sollten Sie sich also Gedanken zur weiteren Familienplanung – oder Verhütung – machen.

Zweiter Brei: Vollmilch-Getreide-Brei
Der Vollmilch-Getreide-Brei eignet sich gut als Abendmahlzeit.

Beispielrezept für den Milch-Getreide-Brei:
- 200 g Milch (1,5–3,5 % Fett)
- 20 g Schmelzflocken oder andere Vollkornprodukte für Säuglinge
- 20 g Obstsaft oder Obstpüree

Kochen Sie das Getreide laut Packungsvorschrift in Milch auf bzw. streuen Sie es in heiße Milch ein. Den Obstsaft rühren Sie nach dem Abkühlen ein.

Viele Eltern sind verwundert, wenn sie zur Zubereitung des selbstgemachten Vollmilch-Getreide-Breies richtige Kuhmilch nehmen sollen. Die allergieauslösenden Teile der Milch, also das Casein und die Molke, sind in der Kuhmilch und in der Industriemilch identisch. Die Unterschiede im Protein-, Kalzium- und Kohlenhydratgehalt (vgl. Tabelle, Seite 33) sind für die Fütterung einmal am Tag mengenmäßig unerheblich. Im Rahmen der Vermeidung von Nahrungsmittelallergien ist die Verwendung normaler Kuhmilch zur Breiherstellung sogar sehr zu empfehlen. Man weiß heute, dass ein früher Kontakt (nach dem vollendeten 4. Lebensmonat) mit möglichen Allergenen die Entstehung von Allergien vermindert statt verstärkt.

Hinweis für Säuglinge mit Eltern mit Zöliakie

Wenn die Mutter oder der Vater an Zöliakie leidet, führen Sie Getreideprodukte erst ab dem vollendeten 4. Lebensmonat ein, nicht vorher. Um eine Zöliakie zu verhindern, achten Sie darauf, dass die Einführung glutenhaltiger Lebensmittel (Getreidebrei, Brot) bei gleichzeitiger (Mutter-)Milch-Ernährung geschieht.

Zusätzliches Zuckern von Nahrungsmitteln für Ihr Baby sollten Sie vermeiden. Achten Sie bitte auch bei Fertignahrung darauf, dass der Hersteller Zucker nicht bei den Zutaten aufführt.

Dritter Brei: milchfreier Getreide-Obst-Brei
Als Nachmittagsmahlzeit eignet sich ein milchfreier Getreide-Obst-Brei, der ebenfalls gerne selbst zubereitet werden kann.

Beispielrezept für den Getreide-Obst-Brei:
- 20 g Schmelzflocken
- 90 g Wasser
- 100 g Frischobst oder Obstpüree (z. B. aus dem Gläschen, ohne Zuckerzusatz)
- 5 g Rapsöl

Bereiten Sie aus den Schmelzflocken (oder Grieß, Reisflocken) und Wasser laut Packungsvorschrift einen Brei zu. Nach dem Abkühlen mischen Sie den Obstbrei und das Öl unter. Für die Herstellung eines Obstpüree aus hartem Obst wie z. B. Apfel eignet sich eine Glasreibe.

Getränke
Wenn der 3. Brei eingeführt ist, bieten Sie Ihrem Baby Wasser zum Trinken an. Die Breie enthalten neben den Feststoffen so viel Flüssigkeit, dass Sie Ihr Baby erst ab dem 3. Brei mit zusätzlicher Flüssigkeit versorgen müssen. Sie können Wasser aus der Wasserleitung nehmen und brauchen es nicht abzukochen. Zuckerzusätze wie z. B. Apfelsaft sind nicht sinnvoll.

Obst
Geben Sie Ihrem Baby Obst als kleinen Nachtisch, ab dem 10. Monat auch als Zwischenmahlzeit anstelle des Getreide-Obst-Breis. Anfangs sollten Sie das Obst besser pürieren (Mus). Dafür kochen Sie einen Apfel oder eine Birne in wenig Wasser ohne Zuckerzusatz. Sie können auch eine Banane zerdrücken und mit etwas Wasser geben.

Alissa, 6 Monate

Schock nach dem 1. Fläschchen

>> *Alissa wurde 5 Monate ausschließlich mit Muttermilch ernährt. Als ihre Mutter sie zum 1. Mal mit Pre-Milch füttert, erbricht Alissa plötzlich mehrfach, ihre Haut wird aschfahl und sie wirkt irgendwie »komisch schläfrig«. Deshalb alarmiert die Mutter den Notarzt. Dieser muss eine aktive Kreislaufstützung durchführen und bringt Alissa zur nächstgelegenen Kinderintensivstation. Diagnose: Schock, Verdacht auf allergische Ursache nach Milchzufuhr.*

In der Blutuntersuchung werden spezifische Immunglobuline der Klasse E (IgE) gegen Kuhmilcheiweiß gefunden, wodurch die Diagnose bewiesen ist. Alissa wird bis zum 1. Geburtstag komplett auf Kuhmilch verzichten müssen (keine Milch, Butter, Jogurt oder Milchbrötchen usw.). Ich verschreibe eine besondere Milch (extensiv hydrolysierte Säuglingsmilch, Seite 35), mit der Alissa ohne Gefahr gefüttert werden kann. Nach dem 1. Geburtstag wird – entsprechende Notfallmedikamente liegen bereit – bei Alissa die Verträglichkeit von Milch in der Kinderarztpraxis getestet, beginnend mit 0,1 ml. Viele Kinder vertragen nach dem 1. Geburtstag die Milch ohne Probleme. So auch Alissa: Da sie im Test bis zu 10 ml natürliche Kuhmilch gut vertragen hat, darf sie ab sofort auch alle anderen Milchprodukte zu sich nehmen. ‹‹

Leon, 7 Monate

Woher kommt die Neurodermitis?

>> *Leon leidet an einer Neurodermitis und hat bereits das 2. Mal mal eine Therapie mit Kortison erhalten. Ich empfehle der Familie eine Blutuntersuchung, um zu klären, ob Nahrungsmittel ein möglicher Auslöser für die Hautverschlechterung sein könnten. Dazu werden aus einem Röhrchen Blut die Antikörper vom Typ IgE gegen die wichtigsten Standard-Nahrungsmittel untersucht (Weizen, Milcheiweiß, Ei-Eiweiß, Soja, Erdnuss, Sellerie, Karotte, Haselnuss). Die Antikörper gegen Nuss und Milcheiweiß sind deutlich erhöht (RAST-Klasse 4), sodass ich eine 1–2-wöchige Auslass-Diät verordne, während deren Leon keine Milchprodukte bekommen darf. Tatsächlich beruhigt sich die Haut deutlich. Um zu beweisen, dass die Hautberuhigung tatsächlich von der Kuhmilchpause stammt, wird anschließend in der Praxis eine Kuhmilchbelastung (Provokation) durchgeführt (0,1 bis 100 ml, dauert etwa 2 Stunden). Verschlechtert sich die Haut in den Tagen nach der Belastung nicht, darf normale (Säuglings-)Milch wieder in die Nahrung aufgenommen werden. Bei einer Verschlechterung verschreiben wir Kinderärzte bis zum 1. Geburtstag eine besondere Milch (extensiv hydrolysierte Säuglingsmilch, Seite 35) und führen den Test (Provokation) dann erneut durch.*

Im Kapitel »Neurodermitis« (Seite 406) finden Sie weitere Informationen. ‹‹

Milch

Mit Einführung der Beikost erhält Ihr Baby 2 Mahl-zeiten aus Milch (Muttermilch oder industriell her-gestellte Säuglingsmilch). Gegen Ende des 1. Le-bensjahres können Sie dann auf pasteurisierte Milch (1,5 %–3,5 % Fett) als zweimaliges Milchge-tränk umstellen. Die Milch sollten Sie Ihrem Kind dann aber nicht mehr in der Flasche, sondern in einem Becher geben. Alternativ können Sie ihm an-dere Milchprodukte wie Joghurt anbieten.

Ernährung bei Milcheiweißallergie

Bereits geringe Mengen an Milcheiweiß reichen aus, um bei einem Kind mit Milcheiweißaller-gie Symptome auszulösen. Allerdings reagieren nicht alle Kinder in der gleichen Weise allergisch. Folgende Formen der Milcheiweißallergie (oder Kuhmilchprotein-Allergie) werden unterschieden:

- Schock nach Milchzufuhr (Seite 127)
- Spätreaktion an der Haut (Neurodermitis-Schub) oder an den Lungen (Asthma) (Seite 127)
- Magen-Darm-Reaktion

Magen-Darm-Reaktion

Fast jeder Säugling hat in den ersten Monaten seine ausgeprägten Schreiattacken, pupst viel, zieht die Beine beim Schreien an, verweigert manchmal die Flasche, hat dünne Stühle. Alle diese Beschwer-den sind unspezifisch und können bei einem ge-sunden Kind vorkommen, aber auch bei einem Kind mit einer Milcheiweißallergie.

Daher helfen manchmal die Beobachtungen der Eltern:

- Haben Sie Blut im Stuhl Ihres Babys gesehen?
- Geht Ihr Kind hungrig an die Flasche, verweigert sie aber nach wenigen Schlucken schreiend (je-des Mal!)?
- Hat Ihr Kind nach Einführung von Kuhmilch an Gewicht abgenommen?
- Ist Ihr Baby nach der Flasche – anstatt selig zu schlummern – richtig aufgedreht und schreit?

Bei den oben genannten Beispielen (Schock, Neuro-dermitis) haben Sie erfahren, dass Ihr Kinder- und Jugendarzt aus dem Blut Ihres Kindes einen Aller-gietest auf Kuhmilcheiweiß durchführt, bei größe-ren Kindern zusätzlich einen Prick-Test auf Milch. Aber genauso unspezifisch wie die Beschwerden des Säuglings sind die Ergebnisse der beiden Tests: Beide können negativ sein, und dennoch leidet das Kind an einer Kuhmilcheiweißallergie.

Ihr Kinderarzt kann zusätzlich einen Test auf ver-borgenes Blut im Stuhl als Ausdruck einer allergi-schen Dickdarmentzündung durchführen (s. Abb.). Dafür erhalten Sie eine Pappkarte, die 3 Felder zum Aufstreichen von 3 Stühlen an verschiedenen Ta-gen besitzt. Bei Ihrem Kinder- und Jugendarzt wird die Karte dann »entwickelt«: Der blaugrüne Rand zeigt Blut im Stuhl an, sodass – auch bei nur einem auffälligen Feld – der Beweis für Blut im Stuhl er-bracht ist.

Zurzeit wird in der Forschung geprüft, ob der Nachweis von Calprotektin im Stuhl (ein Protein, das bei Entzündungen des Darms im Stuhl deut-lich erhöht gemessen wird), zur Sicherung der Dia-

⬇ Positiver Haemoccult-Test: Der blaugrüne Rand zeigt Blut im Stuhl an.

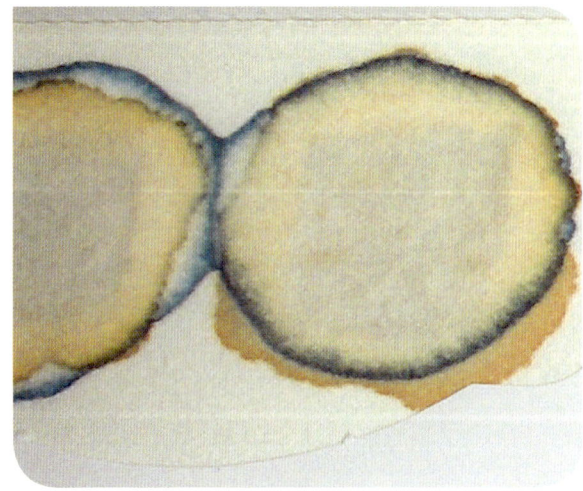

Hinweis für Säuglinge aus Allergie-gefährdeten (= atopischen) Familien

Wenn Sie oder Ihr Partner an Heuschnupfen, Neurodermitis oder Asthma leiden, sollten Sie Ihrem Baby die ersten 4 kompletten Lebensmonate ausschließlich Muttermilch oder eine sogenannte »HA-Milch« (hypoallergen) geben. Unnötig sind andere Milchen, z. B. von Ziege, Schaf oder Stute. Nicht zu empfehlen ist Soja-Milch, denn sie kann ebenfalls Allergien auslösen. Nach den aktuellen Leitlinien wirkt Fischkonsum im 1. Lebensjahr allergievermeidend. Ein Beginn der Beikost erst nach der 26. Woche bedeutet eine höhere Allergiegefahr. Halten Sie keine Katzen und vermeiden Sie Schimmelpilzwachstum in der Wohnung. Das Wichtigste scheint aber die Vermeidung des Passivrauchens zu sein.
Quelle: Leitlinie »Allergieprävention«, AWMF Register Nr. 061/016 von 03.2009. Sie finden diese Leitlinie unter www.awmf.org

gnose einer Kuhmilcheiweißallergie benutzt werden kann.

Ist die Diagnose einer Kuhmilcheiweißallergie sehr wahrscheinlich, wird Ihr Kinderarzt für 2–4 Wochen eine besondere Milch verordnen, deren Milcheiweiß sehr stark zerkleinert wurde (extensiv hydrolysierte Formula = eHF, Seite 35). Sehr selten benötigen Kinder eine Milch, deren Eiweiß praktisch in die Aminosäurenbestandteile aufgelöst worden ist (Aminosäuren-Formula = AAF). Nach meiner Erfahrung wirken die Kinder aber bereits nach wenigen Tagen erheblich entspannter, schlafen ruhiger und essen mit Appetit ohne Schreiattacken. Bleibt das Baby durch die Nahrungsumstellung für 2–4 Wochen frei von Beschwerden, wird in der Kinderarztpraxis eine Belastung mit Kuhmilch durchgeführt. Verträgt das Baby dies gut, kann anschließend mit normaler Säuglingsmilch weiter gefüttert werden. Beim Wiederauftreten von Beschwerden erhält das Kind die Spezialmilch bis zum 1. Geburtstag weiter.

Wichtig im Vergleich zur Milch**zucker**unverträglichkeit: Eine Allergie ist mengenunabhängig, es reichen also kleine Mengen aus. Milchzucker löst bei Unverträglichkeit keine Dickdarmentzündung aus, sondern Blähungen und Durchfall.

Wird bei Ihrem gestillten Baby eine Milcheiweißallergie festgestellt (sehr selten!) (Seite 32), sollten Sie weiter stillen, selbst gar keine Milch und keine Milchprodukte verzehren.

Verschlucken

Bei Säuglingen und Kleinkindern besteht die Gefahr, dass sie sich an Kleinteilen verschlucken. Insbesondere bei Spielzeugen wird daher der unten stehende Aufkleber angebracht.

Säuglinge können sich aber auch beim Essen verschlucken. Im Hals verlaufen zwei »Röhren«, hinten die Speiseröhre und vor ihr die Luftröhre. Beim Schlucken tritt der Kehlkopf nach oben, wodurch der Kehldeckel die Luftröhre verschließt und Nahrungsbestandteile nur in die Speiseröhre gelangen. Gelangt etwas Festes oder Flüssiges aus Versehen in den Kehlkopf oder die Luftröhre, »verschlucken« wir uns.

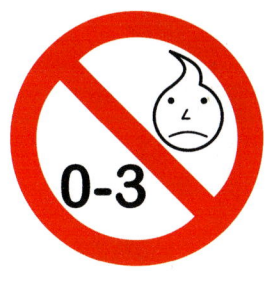

❯❯ Verschluckbare Kleinteile

Der Notfallgriff bei Ersticken/Verschlucken

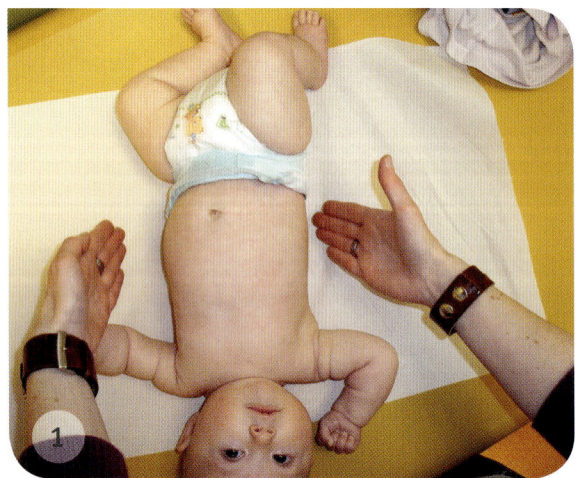

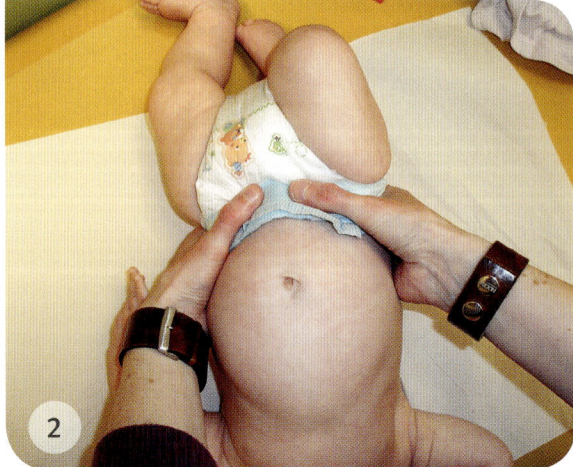

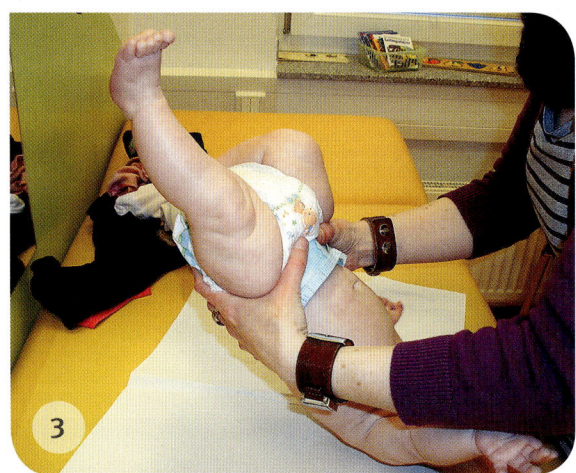

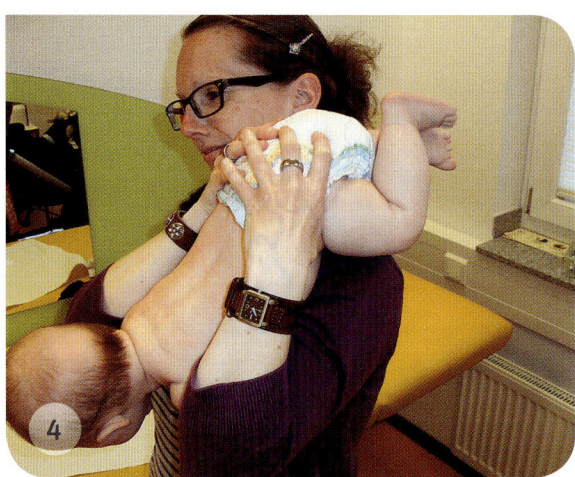

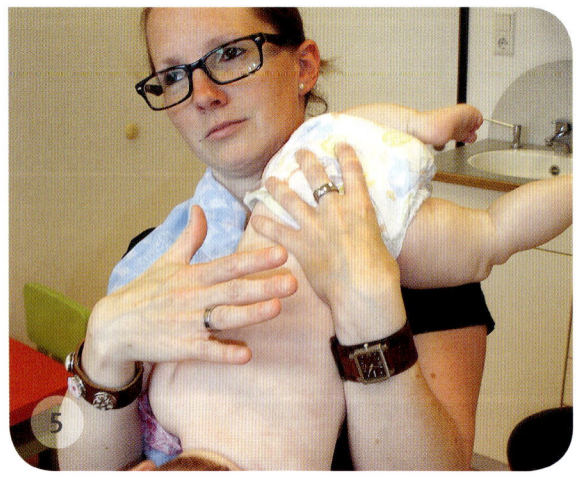

❶ Legen Sie das Baby auf den Boden und nähern Sie sich von seiner Kopfseite.

❷ Umfassen Sie das Becken des Babys, indem Sie es mit dem Daumen vorn und mit den Fingern hinten umgreifen.

❸ Heben Sie das Baby hoch.

❹ Drücken Sie das Baby an die eigene linke Halsseite.

❺ Lösen Sie die rechte Hand und klopfen Sie mit ihr 5–7-mal zwischen die Schulterblätter des Babys.

Etwa ab dem 6. Lebensmonat sollen Sie Ihrem Baby etwas zum Essen in die Hand geben, z. B. eine Dinkelstange, ein Stück Brötchen. Weniger geeignet sind Salzstangen oder Laugenbrezeln, bitte auch keine Kekse geben. Aber auch beim Pürieren von Speisen können wenige größere Stücke übrig geblieben sein und zum Verschlucken führen.

Ein »Kleinteil« in der Luftröhre (also auch ein Stück Kartoffel, eine Erdnuss, ein Stückchen von einer Dinkelstange) führt zu sofortigem und starkem Hustenreiz. Wenn dieser Hustenschauer als bedrohlich empfunden wird oder Ihr Kind durch eine nicht mehr ausreichende Atmung bereits blau geworden ist, sollten Sie seinen Kopf in Tieflage bringen und den Rücken des Kindes kräftig zwischen den Schulterblättern beklopfen. Bitte nicht im Sitzen klopfen, da dann der Fremdkörper nur gelockert wird und – der Schwerkraft folgend – in tiefere Atemwegsabschnitte gelangt.

Ist das Kind bereits blau, kann ein Erwachsener in der Regel der Fremdkörper mit den Fingern nicht mehr erreichen: Er steckt bereits zu tief im Kehlkopf (oder tiefer). Der auf Seite 130 beschriebene Notfallgriff kann den verschluckten Gegenstand wieder ans Tageslicht befördern. Alle, die mit einem Säugling oder Kleinkind zu tun haben, sollten ihn einmal »trocken« üben.

Vorsorgeuntersuchung mit 6 Monaten: »U5« (Paed.Check 0.6)

Die meisten Kinder sind bei der U5 rechte Wonneproppen: Der Anpassungsprozess liegt lange hinter ihnen, das Zahnen hat meist noch nicht begonnen. Sie bilden Vokale, üben Lippen- und Zungenlaute und brabbeln so fröhlich vor sich hin.

Wie bei jeder Vorsorgeuntersuchung wird Ihr Baby auch bei der U5 komplett entkleidet gewogen, gemessen und untersucht.

Es sollte sich zu einem Geräusch hinwenden, das es interessant findet. Einen Gegenstand kann es nicht nur mit den Augen verfolgen, sondern wendet auch seinen Kopf dorthin.

Wenn einer der Eltern als Kind geschielt hat oder eine Hornhautverkrümmung aufweist, sollte Ihr Baby bereits mit 6 Monaten beim Kinder- und Jugendarzt oder Augenarzt untersucht werden.

Ihr Kind greift und spielt bereits mit Gegenständen. Es stützt sich auf dem Bauch ab und kann so seine Umgebung betrachten. Und es beginnt sich fortzubewegen, indem es sich umdreht oder wie eine Kompassnadel um sich selbst dreht. Manche Kinder sitzen schon, andere drehen sich noch nicht vom Bauch zurück in die Rückenlage: Die Spanne des Normalen ist in dem Alter weit und Sie brauchen sich keine Gedanken zu machen, wenn Ihr Baby viel weniger »kann« als andere in demselben Alter, die Sie aus der Krabbelgruppe kennen.

Ihr Kinder- und Jugendarzt wird bei der Vorsorgeuntersuchung auf Ihre Beobachtungen ausführlich eingehen und Ihre Fragen beantworten.

Unheimlich!

Das sogenannte »Heimlich-Manöver« kennen Sie aus dem Erste-Hilfe-Kurs; es ist aber nur für die Nothilfe bei einem Erwachsenen geeignet, der sich verschluckt hat: Sie umfassen den Bauch des Patienten von hinten, verschränken Ihre Finger ineinander und üben einen kräftigen Impuls auf den Bauch aus, der für den Patienten wie ein Hustenstoß wirkt. Bei Babys und Kindern wenden Sie bitte den auf Seite 130 beschriebenen Notfallgriff an.

Macht Chlorwasser krank?

Babyschwimmen macht Eltern und Kindern viel Spaß. Heutzutage nimmt schon eines von vier Babys an Schwimmkursen teil. 2011 hat das Umweltbundesamt allerdings mitgeteilt, dass »Verdachtsmomente bestehen, dass Schwimmen in gechlortem Beckenwasser insbesondere durch das Babyschwimmen Asthma auslösen kann«. Manche Eltern erwägen daher, mit ihrem Baby statt in gechlortem Wasser in einer Sole schwimmen zu gehen. Leider sind keine Empfehlungen verfügbar, die sich eindeutig für oder gegen das Chlorwasser aussprechen.

Trotzdem empfehle ich Kindern unter 1 Jahr, die aus einer Familie mit Allergierisiko stammen, das Schwimmen in Chlorwasser nicht. Eine Allergie gegen Chlor gibt es allerdings nicht. Die Belastung der Atemwege stammt aus einer Reaktion des Chlors mit Urin- und Schweißbestandteilen, die zum Anstieg der Trichloramin-Konzentration in der Hallenbadluft führen. Unbedenklich seien Werte von weniger als 0,2 mg pro Kubikmeter. Säuglinge mit regelmäßigem Schwimmbadwasserkontakt erleiden aber häufiger Durchfälle als andere Babys. Die inzwischen eingeführte Schluckimpfung gegen den wichtigsten Erreger des Durchfalls bei Kindern (Rotavirus, Seite 113) sollte daher abgeschlossen sein, ehe Sie mit Ihrem kleinen Schatz das Schwimmbad zum 1. Mal besuchen.

Das sollten Sie vor dem Schwimmbadbesuch bedenken:

- Familien mit Allergiebelastung (Asthma, Heuschnupfen, Neurodermitis) sollten erst den Rat ihres Kinder- und Jugendarztes einholen.
- Die Rotavirus-Impfung sollte abgeschlossen sein (2 oder 3 Impftermine, je nach Impfstoff).
- Ziehen Sie Ihrem Baby bitte immer Schwimmwindeln an.

Die Haut Ihres Babys ist in der Regel jetzt so widerstandsfähig, dass Duftstoffe in Cremes und Badezusätzen seine Haut nicht mehr irritieren und ab jetzt benutzt werden dürfen.

Untersuchung der Hoden

Mit 6 Monaten sollten beide Hoden Ihres Sohnes den Weg durch die Leisten in den Hodensack gefunden haben. Außerhalb des Bauchraumes liegen die Hoden 2–4 °C kühler, was für die Reifung der (später einmal) Spermien produzierenden Zellen von großer Bedeutung ist.

Lässt sich ein Hoden nicht ertasten, muss Ihr Kinder- und Jugendarzt feststellen, was die Ursache ist:

Gleithoden

Der Hoden lässt sich bei der Untersuchung in den Hodensack herunterziehen, gleitet aber sofort wieder in die Leiste hinauf. Diese Situation muss durch eine Operation korrigiert werden.

Pendelhoden

Der Hoden kann in den Hodensack heruntergezogen werden, er verbleibt dann auch dort. Ist es jedoch zu kalt im Zimmer oder der Arzt berührt die Innenseite des Oberschenkels und löst dadurch einen überschießenden Reflex eines Muskels aus, zieht sich der Hoden wieder hoch in den Leistenkanal (Cremaster-Reflex). Ein solcher Hoden muss im Gegensatz zum Gleithoden nicht behandelt werden.

Verborgener Hoden

Tastet der Kinder- und Jugendarzt den Hoden auf einer Seite nicht, kann er auf dieser Seite entweder gar nicht angelegt sein oder irgendwo im Bauchraum verborgen liegen (Kryptorchismus). In diesem Fall wird er den Hoden mit technischer Hilfe suchen (Ultraschall, MRT). Gelingt die Suche nach dem Hoden so nicht, wird mittels einer Bauchspiegelung unter Narkose nach dem Hoden gesucht.

Das therapeutische Ziel ist, dass der auffällige Hoden bis spätestens zum 1. Geburtstag im Hodensack zu liegen kommt. Die Leitlinien zur Therapie sehen dazu ab dem 6. Monat zunächst eine Hormontherapie vor, die wegen der Nebenwirkungen und geringen Erfolgsaussichten kritisch gesehen wird. Anschließend wird der Leisten-Hoden durch eine OP in den Hodensack verlagert. Der Kinderarzt arbeitet vor Ort mit den Urologen zusammen, die eine solche Therapie durchführen. Beide werden Sie bzgl. einer OP und einer möglichen Hormontherapie beraten.

Ein beidseitiges Fehlen der Hoden erfordert eine Hormonuntersuchung beim Kinderurologen.

Hilfe – die Zähne kommen!

Ab dem 3. Lebensmonat beginnen die meisten Säuglinge viel zu speicheln und beißen auf ihren Händchen oder Spielzeugen herum (Seite 104). Ursache sind die Milchzähne, die sich im Kiefer bewegen und drücken, aber noch nicht durchbrechen, was meist im 6.–8. Monat geschieht. Der Zeitpunkt des ersten Zahndurchbruchs Ihres Babys ist vergleichbar mit dem bei Ihnen oder Ihrem Partner damals. Es gibt auch Familien, in denen die Kinder erst zum 1. Geburtstag ihren 1. Zahn bekommen. Mit etwa 2½ Jahren ist das Milchgebiss meist komplett.

Was passiert beim Zahnen?

Die Milchzähne drücken aus dem Kiefer heraus und müssen dazu die Knochenhaut durchstoßen. Wer sich schon einmal das Schienenbein verletzt hat, kennt diesen starken Schmerz an der Knochenhaut.

Wenn Kinder »zahnen« (meist nach dem 6. Lebensmonat), können sie ihre Eltern deshalb gelegentlich auch mit nächtlichen Schreiattacken und Durchschlafstörungen vom Schlafen abhalten. Der normale Nachtschlaf zeigt einen Wechsel von Tiefschlaf-Phasen und Traum-Phasen. Letztere werden wegen der dabei zu beobachtenden schnellen Augenbewegung auch als REM-Phasen (rapid eye movement) bezeichnet. In jeder dieser REM-Phasen kann eine Störung wie das Zahnen zu Unruhe führen.

Die meisten Kinder bekommen ihre 20 Milchzähne aber ohne große Probleme. Entgegen der weit verbreiteten Meinung verursacht Zahnen kein Fieber.

Wie kann ich meinem Baby helfen?

Wenn Ihr Baby an einem Zahndurchbruch sehr leidet, können Sie Verschiedenes ausprobieren und sehen, was ihm am besten hilft. Bitte lesen Sie auch die Gedanken zur Schmerztherapie bei Kindern (Seite 239).

Seien Sie auf jeden Fall für Ihr Baby da, wenn es Sie braucht. Durch die Nähe zu den Eltern, die vertraute Stimme und manchmal auch nur Ihre haltende Hand nehmen Sie Ihrem Baby die Angst, die durch die Schmerzen ausgelöst wird. Die meisten Säuglinge benötigen nichts weiter.

Osanit-Kügelchen gehören zur homöopathisch ausgerichteten Behandlungsmethoden. Osanit – bestehend aus Camomilla, Calcium phosphoriucm u. a. – besitzt selbst keine schmerzlindernde Wirkung und kann daher nicht als Schmerzmittel gegeben werden. Findet die Gabe dieser Kügelchen eingebettet in die elterliche Sorge und das Dasein für das Baby statt, ist dagegen nichts einzuwenden.

Bernsteinkettchen: Bernstein wird im naturheilkundlichen Bereich für unterschiedliche Beschwerden eingesetzt. Der Einsatz bei Säuglingen ist wegen der nächtlichen Strangulationsgefahr und der Gefahr des unbeobachteten Verschluckens der Steine kinderärztlich nicht empfohlen.

Zahnungsgel enthält ein Lokalanästhetikum (oberflächliches Betäubungsmittel), das eine gute schmerzlindernde Wirkung z. B. auf der Schleimhaut im Mund entfaltet. Durch Speicheln und die Zungenbewegungen des Babys erlischt die Wirkung nach etwa 20 Minuten. Es ist damit eine reine Einschlafhilfe, aber keine Durchschlafhilfe. Die meisten Säuglinge mit Zahnungsproblemen schlafen durch das Gel gut ein, wachen aber immer wieder auf. In diesem Fall sollten Sie kein Zahnungsgel einsetzen.

Paracetamol ist ein reines Schmerzmittel. Wenn in seltenen Fällen der beruhigende und zärtliche Beistand der Eltern nicht ausreichen sollte, kann ein Paracetamol-Zäpfchen gut helfen. Die Kinder- und Jugendärzte empfehlen bei belastendem Zahnen die Gabe einer gewichtsentsprechenden Menge von Paracetamol beim ersten Aufwachen. Aufgrund der begrenzten Wirkdauer (ca. 5 Stunden) sollten Sie Ihrem Kind das Paracetamol nicht schon zum Schlafengehen geben.

Zahnen und Erkältungen

Insbesondere bei leicht erkälteten Babys können Eltern häufig nicht unterscheiden, ob die gestörte Nachtruhe durch
- eine behinderte Nasenatmung,
- eine Hustenattacke oder
- das Zahnen

verursacht wird. Prüfen Sie zuerst, ob Ihr Baby Hunger oder eine volle Windel hat. Falls beides nicht der Fall ist, gehen Sie am besten praktisch vor: Geben Sie Ihrem Kind abends vor dem Einschlafen in beide Nasenlöcher Nasentropfen zum Abschwellen (»0,025 %ige« Tropfen bis zum Alter von 2 Jahren). Erst wenn es zum 1. Mal aufwacht und schreit, geben Sie ihm ein dem Gewicht entsprechendes Schmerzmittel (meist Paracetamol), wodurch es für etwa 5 Stunden schmerzfrei ist und einen ruhigen Schlaf haben sollte.

Gibt es »Zahnungsstuhl«?

Regelmäßig beobachten Kinder- und Jugendärzte Säuglinge bzw. Kleinkinder, die zur Zeit des Zahnens häufiger Stuhlgang haben (2–4-mal täglich), sogenannten »Zahnungsstuhl«. Die Stühle stinken auffällig und enthalten sichtbare Nahrungsreste. Die Kinder erscheinen den Eltern und Betreuern gesund, essen und gedeihen ohne Probleme, erbrechen nicht und sind auch bei der körperlichen Untersuchung durch den Arzt gesund. Lediglich der wunde Windelbereich bereitet Kummer, ist aber durch eine dick aufgetragene Zinkpaste und häufigeren Windelwechsel meist gut zu behandeln.

Eine andere Bezeichnung für diese Art von Durchfall eines sonst vollständig gesunden und gut gedeihenden Kleinkindes ist »Toddler's Diarrhoe«. Ursache ist eine vorübergehend beschleunigte Darmpassage, nicht das Zahnen. Hier handelt es sich um ein zufällig zeitliches Zusammentreffen von unabhängigen Ereignissen. Ob nun eine Änderung der Darmflora oder ein vorübergehendes »Reizdarmsyndrom« (colon irritabile) verantwortlich ist, bleibt unerheblich, da diese Art von Durchfall nicht behandlungsbedürftig ist und nach (spätestens) wenigen Wochen von alleine aufhört.

Grundsätzlich gilt: Zähne machen Zähne – kein Fieber, keine Infektneigung und keinen Durchfall!

Zähneputzen – müssen das auch schon kleine Kinder?

Viele Eltern wissen um die Notwendigkeit des Zähneputzens. Dennoch höre ich oft zwei Gründe, wenn ich bei der Vorsorge eines Kindes Karies feststelle:

- Das Kind sei so abwehrend, dass die Eltern ihm schon fast Gewalt antun müssten, um es beim Zähneputzen zu halten.
- Das Kind schreie so laut, das die Eltern Angst hätten, die Nachbarn würden das Jugendamt verständigen.

Leider ist unsere Ernährung so Karies-auslösend, dass um das Zähneputzen kein Weg herumführt. Der Einstieg sollte daher schon beim Baby spielerisch erfolgen (s. u.); so gewöhnt sich Ihr Kind an den allabendlichen Ritus des Putzens und erfährt dies als Normalität.

Wer dies versäumt hat, wird leider Stress mit dieser notwendigen Routine bekommen. Die Bändigung des Kindes ist dann oft schlimmer ist als das eigentliche Putzen. Erklären Sie Ihrem Kind immer wieder, dass es nicht festgehalten werden zu braucht, wenn es bereitwillig allein vor dem

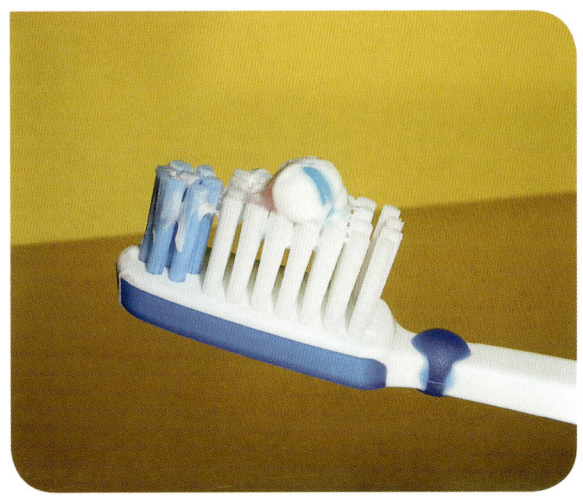

⬘ Eine erbsengroße Menge Zahnpasta

Waschbecken stehenbleibt. So klappt es in der Regel gut.

Wann und mit welcher Zahnpasta sollten wir unserem Kind die Zähne putzen?

Schon bevor die Zähne sichtbar sind, sollten Sie Ihr Baby spielerisch an die »Aktivitäten« seiner Eltern im Mund gewöhnen: Zu Beginn massieren Sie die Kieferkämme mit Ihrem Finger, später dann mit einer Noppenbürste.

Zahnpasta als Fluorid-Quelle

Fluorid entfaltet direkt am Zahnschmelz eine gute Karies-hemmende Wirkung. Besonders effektiv ist daher das Aufbringen des Fluorids direkt auf die Zähne, z. B. durch fluoridhaltige Zahnpasta oder eine gelutschte Fluorid-Tablette. Verzehrtes Fluorid (z. B. im Speisesalz) hat keine so große Wirkung wie das lokal aufgebrachte Fluorid.

In der Kinderzahnpasta sind ca. 500 ppm Fluorid enthalten, d. h. 500 »parts per million« also 500 g Fluorid pro 1 000 000 g Zahnpasta oder anders: 0,5 mg Fluorid in 1 g Zahnpasta. Wird beim Zähneputzen einmal täglich ca. 0,5 g Zahnpasta benutzt (erbsengroße Menge, vgl. Abb.) und Ihr Kind würde die Zahnpasta komplett verschlucken, dann würde es etwa 0,25 mg Fluorid aufnehmen. Dies entspricht genau der Menge, die in der Fluorid-Tablette für Kinder bis zum Alter von 2 Jahren enthalten ist.

Fluorid-Gaben gehören zur wirksamsten Vorbeugung gegen Karies, natürlich neben dem Zähneputzen selbst und einer guten Mundhygiene.

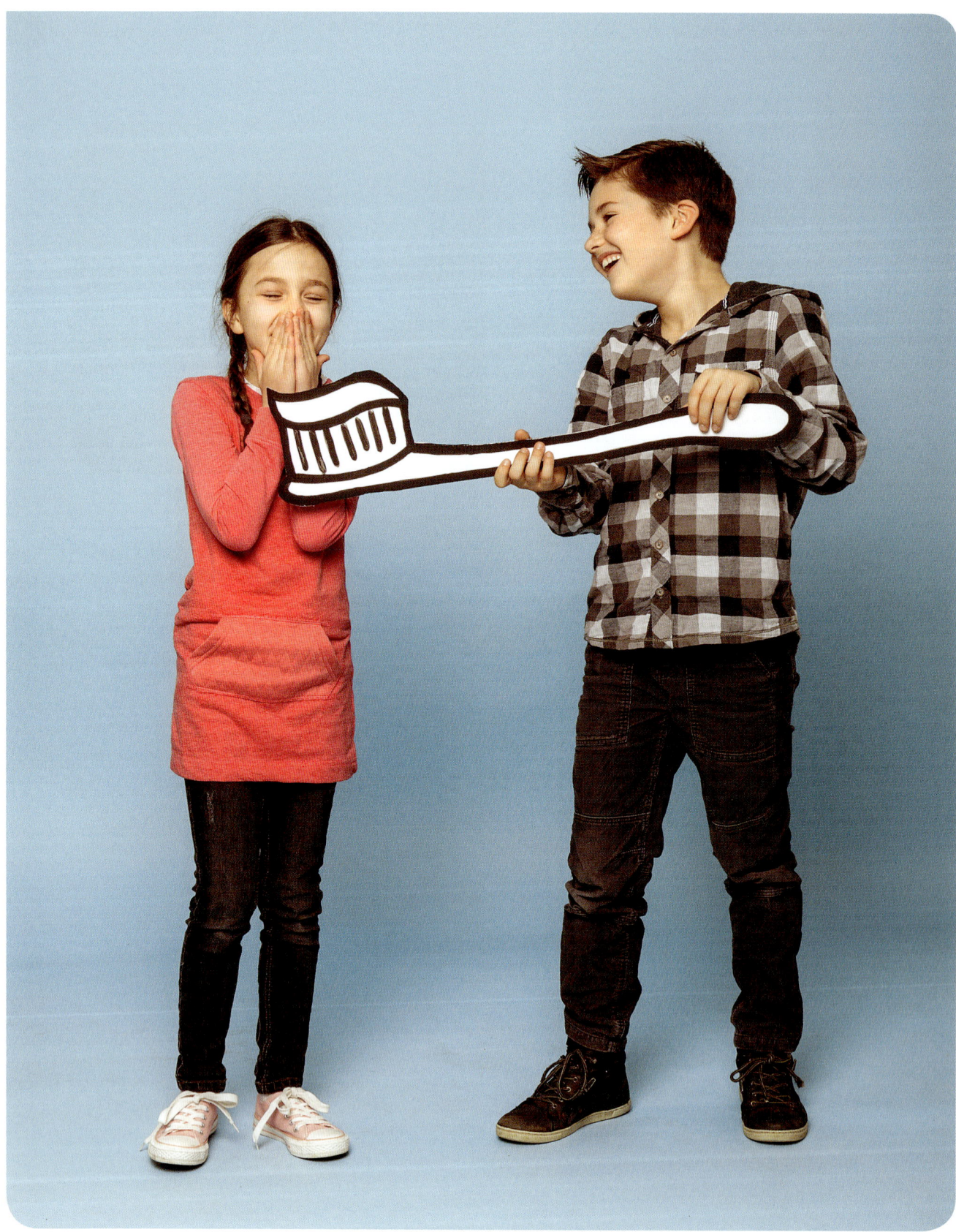

Sobald die ersten Zähne durchgebrochen sind, sollten Sie sie 1-mal täglich mit einer Bürste ohne Zahnpasta putzen. Nach dem 2. Geburtstag erhöhen Sie das Putzen dann auf 2-mal täglich.

Das Zähneputzen mit Zahnpasta ist effektiver als ohne. Die Kinder- und Jugendärzte empfehlen eine Kinderzahnpasta ohne Fluorid bis zu dem Zeitpunkt, ab dem Ihr Kind die Zahnpasta regelmäßig ausspuckt, was meist mit 2½–3 Jahren der Fall ist. Wird fluoridhaltige Zahncreme verschluckt, gelangt eine nicht kalkulierbare Menge in den Körper: Ein Zuviel an Fluorid sieht man aber erst, wenn die bleibenden Zähne mit hellen (»opaken«) Flecken im Zahnschmelz durchkommen.

Bis zum sicheren Ausspucken von Zahnpasta sollte Ihr Kind eine Fluorid-Tablette (Seite 50) nehmen, wenn das Trinkwasser weniger als 0,3 mg/l Fluorid enthält. Erfragen Sie den Wert für Ihre Wohnung bei den Stadtwerken.

Zusätzliche Fluoridquellen sind die Nahrung (angerührte Milchnahrung < 0,03 mg/l) und fluoridiertes Speisesalz. Wenn Sie Wasser aus einem Hausbrunnen verwenden, sollten Sie sich nach Vorliegen der Analyse mit Ihrem Kinder- und Jugendarzt über die grundsätzliche Notwendigkeit einer Fluorid-Gabe verständigen.

Die Empfehlungen zur täglichen zusätzlichen Fluorid-Gabe bei einem Trinkwasser-Fluorid von unter 0,3 mg/l und der Nutzung von fluoridiertem Speisesalz ist in der unten stehenden Tabelle aufgeführt. Eine ausführliche Stellungnahme der Deutschen Gesellschaft für Zahn-, Mund- und Kieferheilkunde und der Kinder- und Jugendärzte zur Fluoridbenutzung finden sie im Internet (zuletzt aktualisiert: 2013, www.awmf.org/leitlinien).

Sobald Ihr Kind die Zahnpasta regelmäßig ausspuckt, putzen Sie seine Zähne mit einer fluoridhaltigen Kinderzahnpasta. Eine erbsengroße Menge ist ausreichend (s. Abb.). Setzen Sie die Flu-

Altersabhängiger Einsatz von Vitamin-D-Tabletten und Fluorid. Diese Angaben beziehen sich auf eine Region mit niedrigem Trinkwasser-Fluorid (< 0,3 mg/l) und der häuslichen Nutzung von fluoridiertem Speisesalz (ab dem 1. Geburtstag auch für das Kind empfohlen)

Alter	Vitamin D	Fluorid	Zähne putzen	Speisesalz mit Fluorid
0–1 Jahr	500 E	0,25 mg	1-mal tgl. ohne Zahnpasta ab dem 1. Zahn	nein
1.–2. Geburtstag	500 E	0,25 mg	1-mal tgl. ohne Zahnpasta ab dem 1. Zahn	ja, Hauskost
im 3. und 4. Lebensjahr	–**	Sobald Zahnpasta regelmäßig ausgespuckt wird, 2-mal tgl. mit 500 ppm Fluorid enthaltender Kinderzahnpasta* putzen. Sonst 0,5-mg-Fluorid-Tablette 1-mal tgl. lutschen.		ja, Hauskost
ab ca. 5. Geburtstag	–**	–	2-mal tgl. mit Fluorid(1000 ppm***)-Zahnpasta	ja, Hauskost

* Es reicht die Menge einer Erbse (vgl. Abb. S. 135)
** Achtung: dunkelhäutige Kinder benötigen meist eine fortgesetzte Vitamin-D-Zufuhr, wenn nicht ausreichend Fisch (Hering, Aal, Lachs, Bückling) bzw. Eierspeisen verzehrt werden.
*** Wenn erhältlich. Sonst weiter mit 500 ppm und ab 6. Geburtstag 1450 ppm fluoridhaltige Zahnpasta

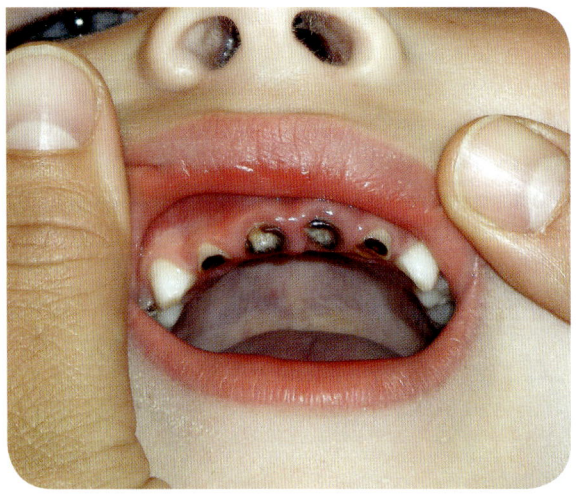

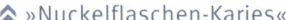
⌃ »Nuckelflaschen-Karies«

orid-Tablette jetzt ab, da Ihr Kind das Fluorid über die Zahnpasta bekommt. Ihr Kind sollte nicht Ihre Erwachsenen-Zahnpasta benutzen, weil sie zu viel Fluorid enthält. Erwachsenenzahnpasta wird erst ab einem Alter von 5–6 Jahren empfohlen.

Vier gute Regeln für das Zähneputzen
- Sie als Eltern sind alleine für die Zahnpflege Ihres Kindes verantwortlich. (Karies entsteht meist durch mangelndes elterliches Putzen.)
- Eine fluoridhaltige Zahncreme ist besser als eine Fluorid-Tablette, denn das Fluorid, das direkt auf den Zahnschmelz gelangt, schützt am effektivsten. Runtergeschlucktes und über den Blutweg zum Zahn gelangendes Fluorid ist schlechter, aber immer noch besser als gar kein Fluorid. Die Zahnpasta sollte aber in jedem Fall ausgespuckt werden.
- Wer schreiben kann, kann auch alleine Zähne putzen – also etwa ab der 1.–2. Klasse. Ist Ihr Kind noch jünger, sollten Sie nachputzen oder es beim Putzen beaufsichtigen.
- Eine Tüte Gummibärchen – am Stück aufgegessen – hat weniger Karies-Risiko, als wenn Ihr Kind den ganzen Tag über Bärchen für Bärchen futtert.

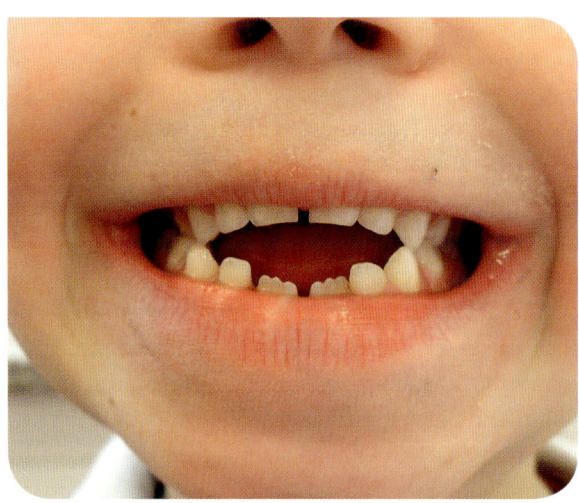
⌃ Offener Biss

Die heißgeliebte Nuckelflasche
Da viele Eltern Schwierigkeiten mit dem Schlaf ihrer Sprösslinge haben, geben sie ihrem Säugling bzw. Kleinkind gerne eine Nuckelflasche zur Beruhigung mit ins Bett. Dies ist nicht sinnvoll. Der wichtigste Auslöser von Karies ist das ständige Umspülen der Zähne mit zuckerhaltigen Lösungen. Dies führt typischerweise zu einem Verfaulen zunächst der oberen Schneidezähne (s. Abb.) und wird daher auch »Nuckelflaschen-Karies« oder »nursing bottle syndrome« genannt (wissenschaftlich: early childhood caries = ECC).

Die verfaulten Zähne müssen gezogen werden, damit die bleibenden Zähne nicht schon im Kiefer beschädigt werden. Die entstandene Zahnlücke verursacht Sprechstörungen.

Geben Sie deshalb Ihrem Kind keine süßen Getränke und vermeiden Sie das Dauernuckeln an einer Flasche. Auch die Milchflasche nachts nach dem 1. Geburtstag ist schlecht für die Zähne. Wenn Ihr Kind nach dem 1. Geburtstag nachts Durst hat, dürfen Sie ihm gern Wasser in einem Becher anbieten. Eine Dauernuckelflasche (auch mit Wasser) gehört nicht in ein Kinderbettchen.

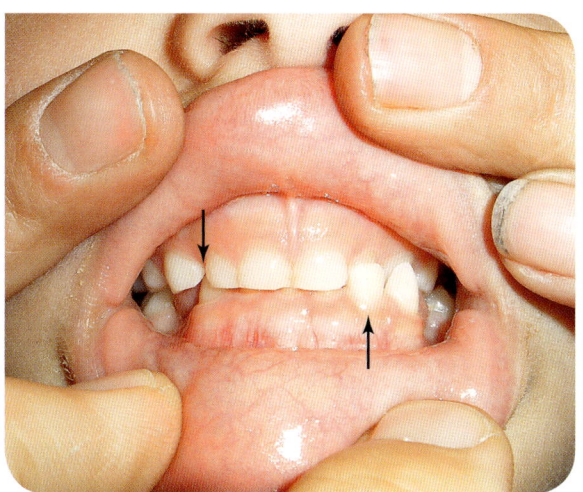

⌃ Kreuzbiss

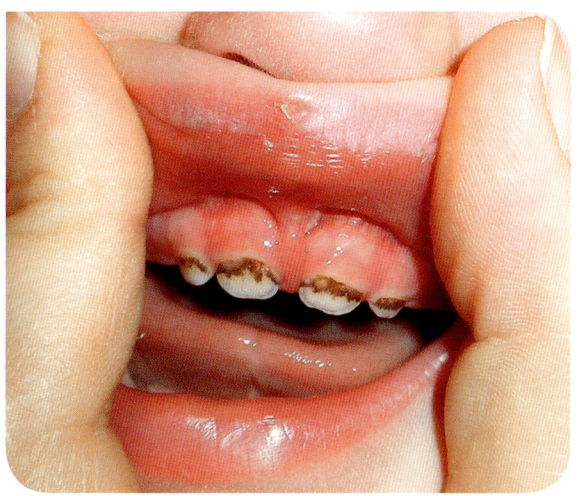

⌃ Schwarzer oder brauner Zahnstein auf dem Milchzahngebiss

Offener Biss

Ein ständiger »Fremdkörper« zwischen den Zähnen (Daumen, Flasche oder Schnuller) kann einen falschen Wachstumsimpuls für den Kiefer und/oder die Zähne geben. Obwohl der Schnullergebrauch beim gestillten Kind nachweislich sogar einen Schutz vor dem plötzlichen Kindstod darstellt, kann die Nutzung dieser »Fremdkörper« das Wachstum der Zähne beim älteren Säugling und Kleinkind falsch beeinflussen. Die häufigste Form ist dabei der sogenannte »offene Biss« (s. Abb.), bei dem die Zähne beim Mundschluss mittig eine Lücke lassen.

Der Kreuzbiss (s. Abb.) entsteht meist durch ungleiches Kieferwachstum, selten durch ein einseitiges Lutschen (z. B. auch am Zipfel eines Tuches oder Kuscheltieres): Der Unterkiefer rechts schließt richtig, links steht er jedoch im Vorbiss.

Bei den Vorsorgeuntersuchungen achtet Ihr Kinder- und Jugendarzt auf die Zahngesundheit und gibt im Einzelfall besondere Ratschläge. Bei einer Fehlstellung der Zähne durch Lutschen sollten Sie Ihrem Kind den Schnuller oder Daumen oder Zipfel nach dem 3. Geburtstag abgewöhnen. Eine kiefer-

orthopädische Korrektur findet in aller Regel erst nach dem Zahnwechsel statt. Ihr Zahnarzt wird Sie hierzu beraten.

Zahnstein

Bei manchen Kindern wird ein brauner oder schwarzer Zahnstein auf dem Milchgebiss beobachtet, der keine Karies bedeutet. Er sieht nur etwas unschön aus. Einen Krankheitswert besitzt diese Veränderung im Kleinkindalter nicht. Erst später gehört die Entfernung des Zahnsteins zu den zahnärztlichen Prophylaxe-Aufgaben. Lassen Sie, wenn Sie unsicher sind, vom Kinder- und Jugendarzt oder dem Zahnarzt abklären, ob es sich um Zahnstein oder Karies handelt.

Zähneknirschen

Viele Kinder knirschen – besonders nachts – mit den Zähnen. Für das Kind selbst stellt dies keine Schlafstörung dar, es stört aber häufig andere und entsetzt vor allem die Eltern. Mitunter wird das Knirschen (Fachausdruck: Bruxismus) so heftig betrieben, dass sich die Kinder die Zähne regel-

Westfälische Schnuller-Entwöhnung

Zur Schnuller-Entwöhnung gibt es viele Methoden von der Schnuller-Fee bis zum Schnuller-Baum. Diese Methoden haben den Nachteil, dass sie zu einem bestimmten Zeitpunkt funktionieren müssen.

Am einfachsten gelingt die Entwöhnung so, wie es die meisten westfälischen Familien vormachen: Nachdem nur noch ein Schnuller im Haushalt vorhanden ist und dieser auch nur noch zum

Einschlafen benutzt wird, schneiden die Eltern mit einer Nagelschere eine etwa stecknadelkopfgroße Lücke in das Silikon. Das Kind bemerkt die Macke, das Nuckelbedürfnis ist aber noch größer. Jeden Abend wird diese Lücke wieder um ein stecknadelkopfgroßes Stück vergrößert. Das Gefühl im Mund wird dadurch langsam, aber stetig unattraktiver. Nach etwa 6 Wochen ist das Kind dann von seinem Schnuller entwöhnt.

recht abschmirgeln: Der Rand der Schneidezähne erscheint wie mit dem Lineal gezogen (s. Abb. unten).

Das Zähneknirschen beim Kind dient nicht, wie häufig vermutet, dem Stressabbau, sondern führt in erster Linie physiologisch zur Einstellung eines gesunden Bisses von Ober- zu Unterkieferzähnen (Okklusion), da das Wachstum des Kiefers ein fortlaufender Prozess ist. Bei Tieren soll es zum nächtlichen Schärfen der Zähne dienen.

Ein Schutz der Zähne sollte erst dann erfolgen, wenn an Ober- und Unterkiefer die bleibenden

Zähne durchgebrochen sind und sich berühren (meist Ende der 1. Klasse): Der Zahnarzt wird dann ggf. eine Nachtschiene anpassen, die ein weiteres »Abhobeln« der Zahnspitzen verhindert.

Zum Zahnarzt – ab wann?

Wenn Ihr Kind Zahnschmerzen hat, sollten Sie mit ihm selbstverständlich bald zu einem Zahnarzt gehen. Besser ist es allerdings, wenn Ihr Kind seine ersten Erfahrungen beim Zahnarzt ohne Schmerzen macht.

An dieser Stelle möchte ich daher für das Angebot der zahnärztlichen Vorsorgeuntersuchungen werben: Ab dem 30. Lebensmonat, also kurz vor dem 3. Geburtstag (wenn alle Milchzahne da sind), sollten Sie Ihr Kind einmal jährlich von einem Zahnarzt untersuchen lassen. Es handelt sich hierbei um eine empfohlene Untersuchung aller Kinder, genau wie Sie es von den Vorsorgeuntersuchungen beim Kinder- und Jugendarzt kennen.

Der Zahnarzt kann so frühzeitig auf eine fehlerhafte Zahnstellung, falsche Zahnpflege oder ungünstige Essgewohnheiten hinweisen. Außerdem

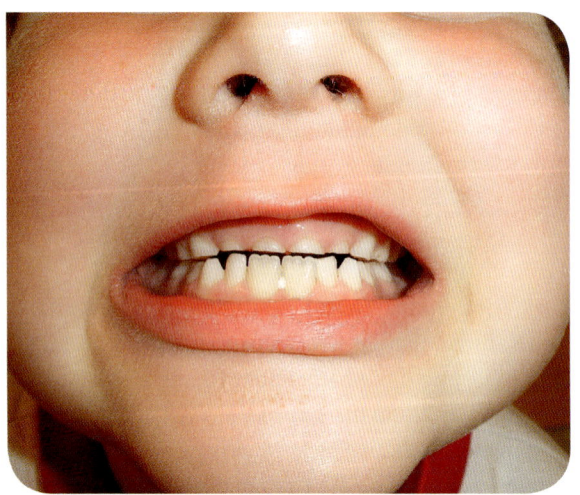

◂ Abgeschmirgelte Schneidezähne des Milchgebisses im Oberkiefer durch Zähneknirschen

lernt Ihr Kind den Zahnarztbesuch als einen normalen und nicht angsteinflößenden Besuch kennen. Das klappt besonders gut, wenn Sie sich gleichzeitig auch untersuchen lassen.

Vorsorgeuntersuchung mit 10–12 Monaten: »U6« (Paed.Check 1.0)

Die U6 heißt bei den Kinder- und Jugendärzten intern »Schrei-U«, denn die meisten Babys fremdeln zu dieser Zeit und sind auf Menschen außer Mama oder Papa sehr schlecht zu sprechen. Spätestens mit Beginn der körperlichen Untersuchung schreien die Kleinen in der Regel. Wenn Sie mit Ihrem Kinderarzt etwas besprechen möchten, sollten Sie dies also besser vor der körperlichen Untersuchung tun.

Viele Fragen der Eltern richten sich auf die Entwicklungsfortschritte: meist, weil andere Babys gleichen Alters schon etwas können, was das eigene noch nicht vermag. Im Kapitel über die Entwicklung (Seite 170) habe ich die Spannbreite des Normalen aufgezeigt. Der Kinderarzt beurteilt das Kind ganzheitlich, sodass er nach seiner Untersuchung und aus Kenntnis der Familie die Entwicklung als normal, beobachtungswürdig oder auch als krank einstuft. Der Befund und ggf. notwendige weitere Untersuchungen oder Therapien werden mit den Eltern besprochen und im U-Heft festgehalten.

Mit der U6 wird Ihr Baby »befördert«: War es bislang ein Säugling, sprechen wir nun von einem Kleinkind. Denn inzwischen kann Ihr Kind schon mit Daumen und Zeigefinger nach einem kleinen Gegenstand greifen und mit dem Zeigefinger auf etwas zeigen. Die vielen schönen Silbenwiederholungen, die Ihr Kind daheim vor sich hin erzählt, wird es in der Praxis vermutlich nicht vorführen wollen, aber Ihr Arzt wird Sie danach fragen.

Ihr Kinder- und Jugendarzt bespricht mit Ihnen auch die weitere Ernährung: Die Umstellung auf Familienkost sollte begonnen haben und in 2–3 Monaten sollten Sie Ihrem Kind keine säuglingstypische Nahrung mehr geben. Außerdem erklärt Ihnen der Arzt die Fortsetzung der empfohlenen Impfungen. Schließlich gibt er Ihnen auch noch Hinweise zur häuslichen Unfallprävention, ein Thema, das mit zunehmender Mobilität an Wichtigkeit gewinnt.

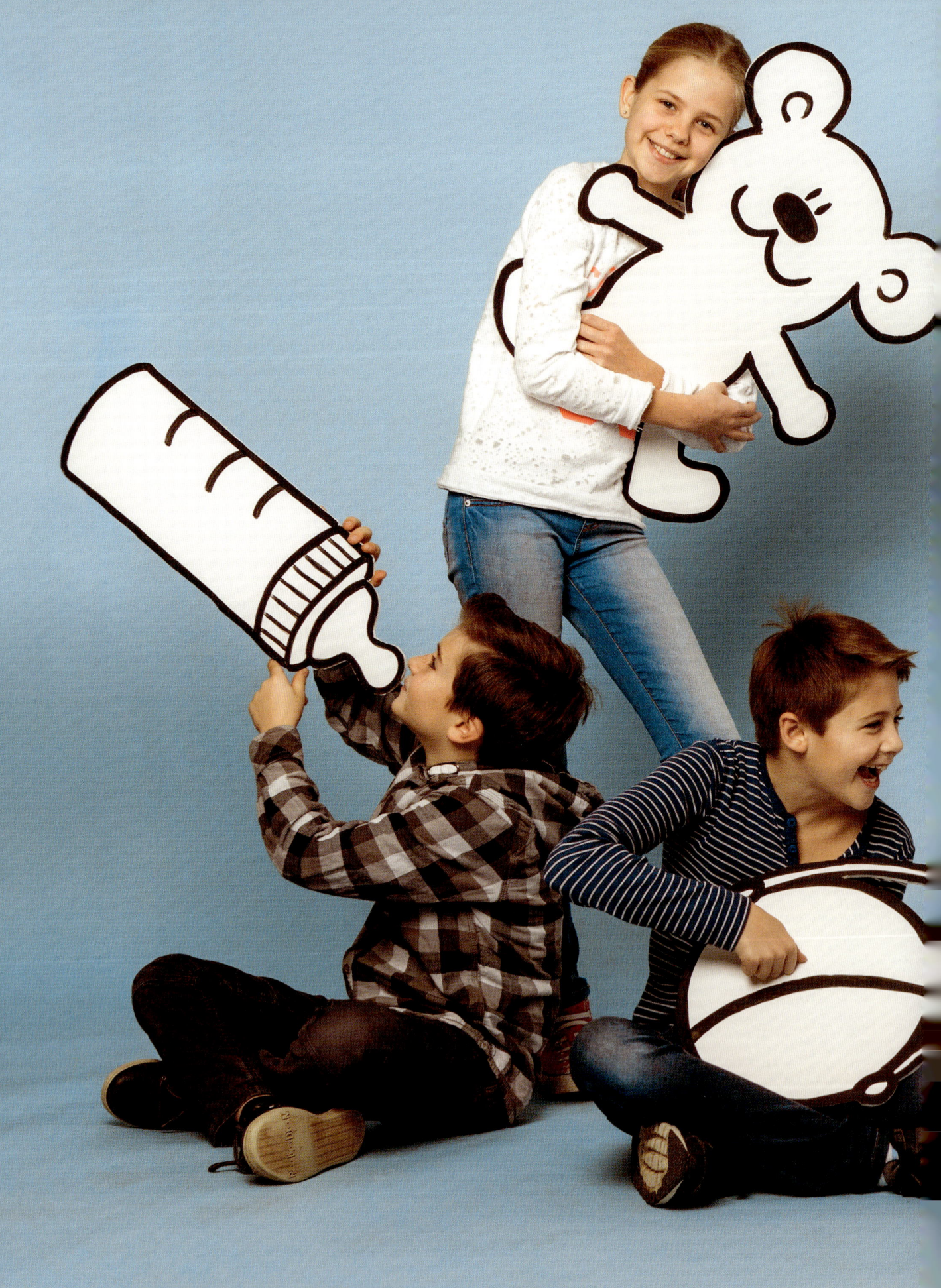

Das Kleinkindalter

Auf dem Weg vom Kleinkind zum Schulkind macht Ihr Kind viele kleine Entwicklungsschritte: Es sitzt mit am Tisch, lernt laufen und sprechen, benutzt allein die Toilette und saust auf seinem Roller herum.

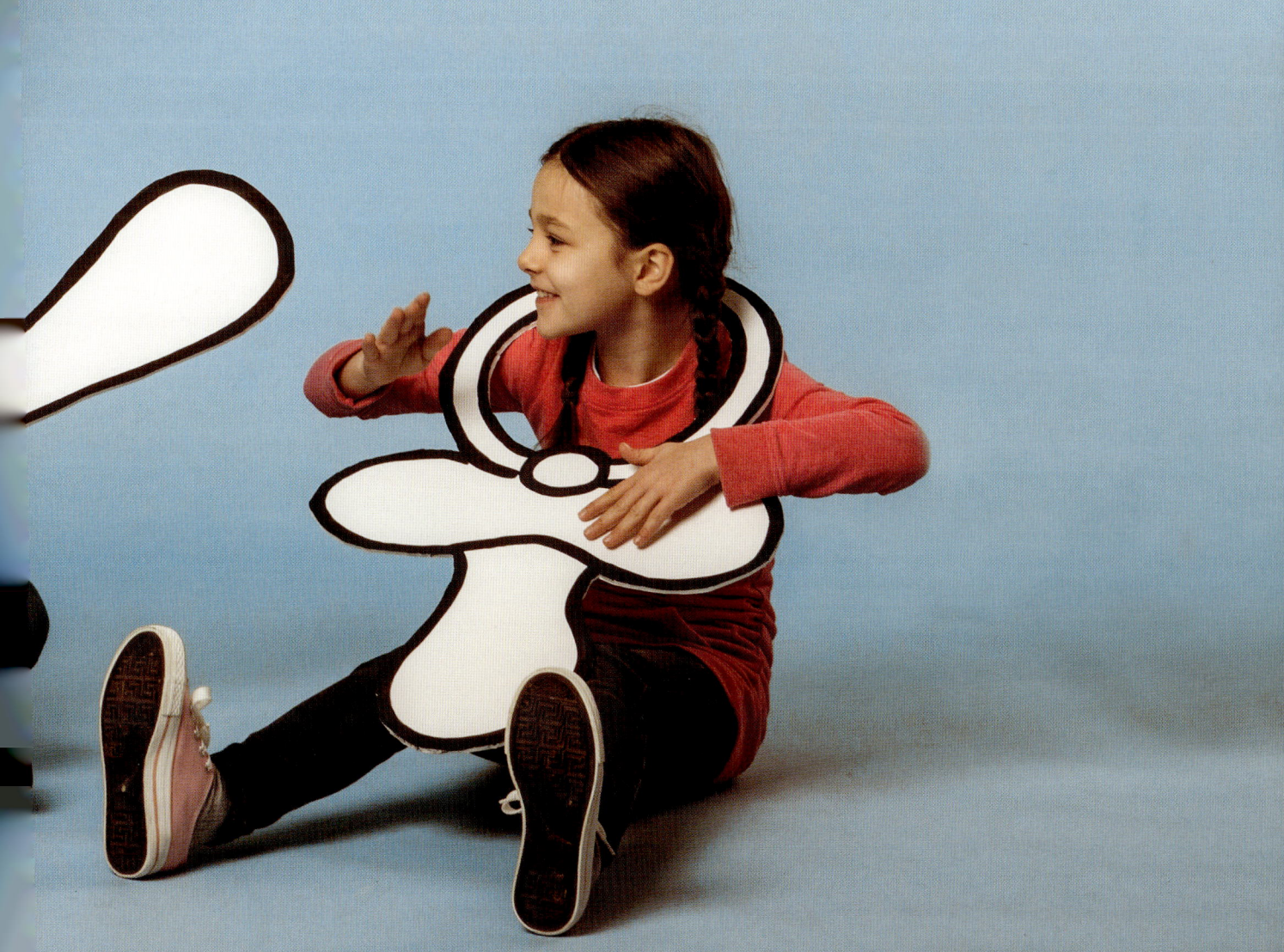

Die Ernährung nach dem 1. Geburtstag

Mit 1 Jahr darf Ihr Kind schon ganz normal am Familientisch mitessen und braucht keine Babynahrung mehr. Genießen Sie die gemeinsamen Mahlzeiten und lassen Sie sich überraschen, welche Vorlieben Ihr Sprössling entwickelt.

Ganz stolz sitzt Ihr Liebling mit 10–12 Monaten mit am Tisch und versucht sogar schon, alleine mit dem Löffel zu essen. Vieles geht noch daneben, aber mit ein bisschen Übung klappt es jeden Tag ein bisschen besser.

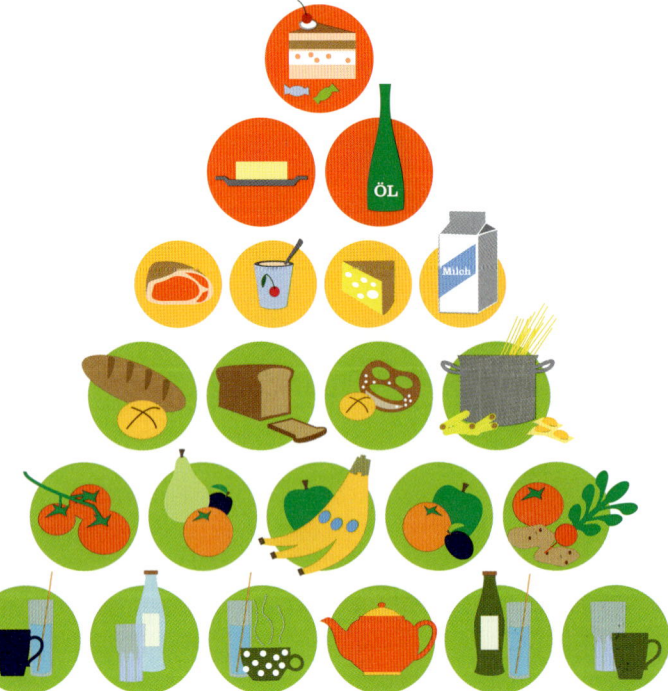

Mit den Essgewohnheiten geben wir ein großes Stück Kultur innerhalb der Familie an unsere Kinder weiter. Dazu gehört vor allem die Zeit, die wir beim gemeinsamen Essen miteinander verbringen. Dabei darf jeder von seinen Erlebnissen erzählen. Das gelingt natürlich nur, wenn nicht gleichzeitig der Fernseher oder ein Radio laufen oder Sie ständig auf Ihr Handy schauen.

Geben Sie Ihrem Kind alles zu essen, was Sie selbst auch gerne essen. Nach dem 1. Geburtstag sind weder spezifische Getränke noch Kleinkindprodukte nötig. Sie müssen nicht mehr salzarm kochen und auch gegen eine Portion Pommes frites mit Ketchup ist nichts einzuwenden, wenn dies nicht zur Regel wird.

Wenn Sie sich selbst bisher ungesund ernährt haben, ist der gemeinsame Familientisch die beste Gelegenheit, auch Ihren eigenen Speiseplan einmal zu überdenken und anzupassen. Sie sind allein dafür verantwortlich, was Ihr Kind isst, was Sie selbst essen und ob Sie dabei ein Vorbild sein wollen.

◅ Die Ernährungspyramide

Sind Farbstoffe schlecht für Kinder?

»Safran macht den Kuchen gel« (= gelb) singen wir mit den Kindern in »Backe, backe, Kuchen«. Lebensmittelfarben machen Gummibärchen bunter und das Leben schöner.

Immer? Naja – die Beimischung der Farben zu Lebensmitteln hat schon etwas Ambivalentes: Einerseits freue ich mich über die frisch aussehende Wurst, den appetitlichen Käse oder die einladende Butter auf dem Brötchen: Ich habe als Kunde eine »Farb-Erwartung« an Lebensmittel, die durch das Einfärben befriedigt wird. Aber Farbstoffe können auch ungesund sein und sogar Krebs erregen. Vor einiger Zeit kam die Gruppe der sogenannten »Azofarbstoffe« unter Verdacht, dass sie bei Kindern ein Aufmerksamkeits-Defizit-und-Hyperaktivitäts-Syndrom (ADHS) verursachen könnten. So wurde 2010 in der Europäischen Union festgelegt, dass solche Lebensmittel mit einem Warnhinweis (»Kann Aktivität und Aufmerksamkeit von Kindern beeinträchtigen«) gekennzeichnet werden müssen, die folgenden Azofarbstoffe enthalten: Tartrazin (E 102), Gelborange S (E 110), Azorubin (E 122), Allurarot (E 129) oder Cochenillerot A (E 124) und Chinolingelb (E 104, was allerdings kein Azofarbstoff ist).

Ob dieser Verdacht auf ADHS so stimmt, ist nicht ganz sicher. Das Krankheitsbild des ADHS ist viel zu komplex, um nur eine Ursache wie die Azofarbstoffe als Auslöser zu haben. Wie sollen sich Eltern angesichts dieser Warnung also verhalten? Das Thema ist ähnlich brisant wie die Meldungen der Zeitschrift ÖkoTest zu Schwermetall-belastetem Spielzeug oder Regenkleidung für unsere Kindergartenkinder. Dass die Industrie Wege finden muss, Lebensmittel und Kinderkleidung ohne Gefahrenpotential für Kinder herzustellen, ist ein Gebot der Vernunft. Andererseits ist alles häufig eine Frage der Dosis – wie in der Medizin: »Pharmakon« heißt übersetzt »Gift«. Wenn ein Arzt ein Medikament aber gewichtsentsprechend anwendet, heilt diese eigentlich giftige Substanz das Kind, aber eben nur, wenn es in der korrekten Dosis gegeben wird.

Deshalb: Kein Kind wird an einem Zappelphilipp-Syndrom erkranken, wenn es mal ein paar Süßigkeiten mit Farbstoffen isst. Übrigens: Die Gummibärchen des größten deutschen Herstellers enthalten nur natürliche Farbstoffe.

Entsprechend der Ernährungspyramide sollten Sie auf den Tisch bringen:

- reichlich Wasser bzw. zuckerfreie Getränke (ich empfehle in der Regel Wasser aus der Wasserleitung)
- reichlich pflanzliche Lebensmittel wie Obst, Gemüse, Getreide, Kartoffeln
- mäßig tierische Lebensmittel wie Fleisch, Wurst, Eier, Milch, Fisch
- wenig Fett, Süßigkeiten, Fastfood oder Snacks.

Honig ist nach dem 1. Geburtstag erlaubt. Ungeeignet bleiben dagegen bis zum 3. Geburtstag rohe tierische Produkte wie Tatar, Rohmilch und Rohei.

Ich empfehle Ihnen drei Hauptmahlzeiten, die jeweils ¾ Stunde dauern dürfen. Dazu kommen zwei Zwischenmahlzeiten von etwa ½ Stunde, zu denen es vorzugsweise Obst gibt. Dazwischen sollten Sie Ihrem Kind nichts anbieten, es muss nicht ständig mit einer Brezel oder Apfelstücken »gestillt« werden. Nach dem Essen räumen Sie den Tisch ab. Wenn Ihr Kind nichts oder nur wenig gegessen hat, sollten Sie ihm bitte nicht eine Stunde später etwas

Süßes geben – Kinder sind sehr schlau und lernen solche Mechanismen in Windeseile.

Wechseln Sie mit den Jahreszeiten auch die Lebensmittel. Kinder sollten lernen, dass es nicht zu jeder Zeit alles Obst und Gemüse gibt bzw. dass manche Sachen von weither kommen. Vielleicht können Sie gemeinsam mit Ihrem Kind auf den Markt gehen und es in einem Rahmen, den Sie vorgeben, Gemüse und Früchte auswählen lassen.

Und ganz wichtig für die Entwicklung eines natürlichen und gesunden Essverhaltens: Setzen Sie die Mahlzeiten oder das Essen allgemein weder zum Strafen noch als Belohnung ein.

Die normale Gewichtsentwicklung bei Kindern

Kinder brauchen unterschiedlich viel zu essen, manche gedeihen mit »einer Nudel mit Ketchup« mittags, andere benötigen drei Brote abends. Ihr Kind sollte die Menge seines Essens selbst bestimmen dürfen. Es kann auch sein, dass Ihr Kind plötzlich wesentlich mehr isst als normalerweise. Kurz darauf stellen Sie dann fest, dass es kräftig gewachsen ist. Danach wird es wieder weniger essen. Solche als »Wachstumsschub« bezeichnete Phasen sehr unterschiedlichen Essverhaltens beobachten alle Eltern.

Ob ein Kind zu wenig oder zu viel isst, werden Sie zusammen mit Ihrem Kinder- und Jugendarzt feststellen, wenn es bei der Vorsorgeuntersuchung (Seite 92) gemessen und gewogen wird. Alle Ergebnisse trägt er in das gelbe Heft in sogenannten Perzentilen ein: Größe, Gewicht, Body-Mass-Index (BMI, Seite 162) und Kopfumfang.

Es liegt dann eine normale Entwicklung vor, wenn die gemessenen Werte alle etwa auf derselben Kurve liegen. Das Wachstum muss nicht in der Mitte der Kurve liegen, schließlich gibt es auch große oder kleine Kinder, kräftige oder schlanke. Ein Kind sollte sich aber für eine der Kurven »entscheiden« und dieser im Wachstum treu bleiben. Das wird »stetiges« Wachstum genannt.

Bewegung – der perfekte Partner der gesunden Ernährung

Kinder wollen und sollen sich bewegen – nur leider lockt auch der Computer oder der Fernseher mit spannenden Spielen und Filmen. Wenn Sie jedoch ein paar Dinge berücksichtigen, kann Ihr Kind so aufwachsen, dass es weder Haltungsschäden noch Entwicklungsrückstände bekommt. Kinder sollten »artgerecht gehalten« werden, dazu zählt:

- Unter 4 Jahren sollten Kinder überhaupt nicht fernsehen, über 4 Jahre bis zum Ende Grundschule maximal 30 Minuten täglich.
- »Parken« Sie Ihr Kind nicht vor dem Bildschirm, sondern schauen Sie Filme und Fernsehsendungen mit ihm gemeinsam an.
- Bewegen Sie sich gemeinsam mit Ihrem Kind so oft es geht. Sicher gibt es bei Ihnen in der Nähe verschiedene Möglichkeiten: einen Spielplatz, ein Schwimmbad, Eltern-Kind-Turnen oder Ausflüge in die Natur. Sie werden sehen, das tut auch Ihnen gut.
- Legen Sie kürzere Entfernungen zur KiTa, zum Einkaufen, zur Bank oder zum Sport möglichst zu Fuß zurück, auch wenn Kinderwagen oder Buggy eine höhere Geschwindigkeit versprechen.
- Ja, eine Kaffeetafel ist lecker und verführerisch und vor allem gemütlich. Wenn Sie sich aber mit anderen Familien bewusst draußen zum Spielen treffen, bekommen alle ihre Portion Bewegung – und gegen ein schönes Picknick ist auch nichts einzuwenden.

Verbringen Kinder ihre Zeit vor allem mit dem Tablet, dem Fernseher oder der Spielkonsole, werden sie später durch die verpassten Gelegenhei-

Mein Kind ist eine Naschkatze!

Süßes zu mögen ist eine Grundeigenschaft von uns Menschen und keine böse Absicht. Unsere Vorfahren in der Steinzeit waren darauf angewiesen, schnell und sicher Quellen für süße Kohlenhydrate zu identifizieren und diese dann schnell zu vertilgen, um die Energiespeicher aufzufüllen. Die Kehrseite ist allerdings, dass sich Süßigkeiten in größeren Mengen sehr negativ auf das Gewicht und den Zahnschmelz auswirken können – vielleicht nicht sofort, aber doch bald. Da Ihr Kind aber nicht aus bösem Willen nascht, sollten Sie behutsam gegensteuern. Dazu gehört das eigene Vorbild (!) im Essverhalten, Ihr Einkauf (was nicht da ist, kann Ihr Kind auch nicht naschen) und ggf. auch ein klärendes Wort mit anderen Familienmitgliedern. Liebe muss nicht immer durch den Magen gehen. Achten Sie bei Ihrer Naschkatze besonders auf das Zähneputzen, gestatten Sie ihr hin und wieder etwas Süßes und leben Sie Ihrem Kind vor, wie man verantwortlich mit Süßigkeiten umgehen kann.

ten – z. B. auf dem Klettergerüst, im Wald oder beim Sport – schwerer zur körperlichen Sicherheit finden, z. B. bei komplexen Bewegungsabläufen, bei der Entwicklung des Gleichgewichtsempfindens oder körperlicher Geschicklichkeit. Fördern Sie deshalb die Freude an der Bewegung, die jedes Kind von Natur aus hat.

Probleme mit der Ernährung

Die meisten Kinder essen alles, was die Eltern auch essen. Aber trotzdem gibt es immer mal wieder Probleme: Vielleicht will Ihr Kind plötzlich kein Gemüse mehr essen, oder ihm schmecken angeblich keine Äpfel mehr, es will nur noch Nudeln ohne alles zum Mittagessen und das Brot bitte ohne Belag. Meistens sind das Phasen, die nach ein paar Tagen oder Wochen vorbei sind. Häufig können Sie auch leicht Alternativen anbieten: Statt Äpfel gibt es dann Birnen und den Belag kann man auch zum Brot dazu essen. Achten Sie auf eine möglichst ausgewogene Ernährung und seien Sie erfinderisch, was die Zusammenstellung und das Anrichten des Essens betrifft. Sie wissen ja: Das Auge isst mit!

Schwieriger wird es, wenn Ihr Kind eine Nahrungsmittelallergie (Seite 152) oder eine Unverträglichkeit entwickelt. Wenn Sie das vermuten, ist Ihr Kinder- und Jugendarzt der 1. Ansprechpartner.

Mein Kind isst kein Gemüse und kein Obst

Auf verpackten Lebensmitteln steht häufig: 100 g des Lebensmittels enthalten 37 % der Referenzmenge des Tagesbedarf an Kohlenhydraten oder Salz oder gesättigten Fettsäuren usw. Aber Hand aufs Herz: Rechnen Sie tatsächlich den Bedarf Ihres Kindes anhand von Tabellen aus und kaufen Sie danach ein? Wohl eher nicht.

In drei großen Studien wurde festgestellt, dass Kinder in Deutschland durch die Nahrung gut mit Vitaminen und Spurenelementen versorgt werden. Grundsätzlich dürfen Sie also darauf vertrauen, dass Ihr Kind keinen Mangel leidet. Dies setzt allerdings eine gesunde Mischkost voraus, für die natürlich Sie als Eltern zuständig sind. Häufigstes Problem durch die verbreitete Fast-Food-Ernährung ist die zu hohe Energiedichte der Lebensmittel: die Kinder werden zu dick. Es herrscht also kein Mangel, sondern eine Überernährung (zumindest bezüglich der Kalorien) vor.

Wenn Sie eine ausgewogene Mischkost anbieten, aber Ihr Kind »leksch« (westfälisch) oder »schläggich« (schwäbisch) ist – es verweigert also viele Lebensmittel und probiert nur wenig vom Tisch –, können Sie es zum Einkaufen mitnehmen und an der Obst- oder Gemüse-Theke mit aussuchen lassen. Selbstgekauftes schmeckt oft viel besser.

Wenn Ihr Kind ein bestimmtes Gemüse nicht mag, können Sie ihm ein anderes oder etwas Obst als Alternative anbieten. Manche Kinder mögen auch kein gekochtes Gemüse. Dann servieren Sie ihm eine rohe Karotte statt gekochter Karotten, die die anderen Familienmitglieder essen.

Bedenken Sie auch, dass Kinder selten Obst aus der Obstschale nehmen. Schneiden Sie Obst und Gemüse für Ihr Kind immer in altersentsprechende Stücke und bieten Sie es häufig an: Kleine Kinder möchten kleine Stücke essen, größere Kinder lieben es vielleicht, an langen Karottensticks zu knabbern. Oder legen Sie aus verschiedenen klein geschnittenen Obst- oder Gemüsesorten lustige Gesichter. Dann macht das gesunde Essen gleich viel mehr Spaß.

Apfelkrone und Apfelteiler

Für die »Apfelkrone« stechen Sie zuerst das Kerngehäuse aus dem Apfel aus. Dann schneiden Sie von der Seite ein fortlaufendes Zickzackmuster, sodass der Apfel unsichtbar halbiert wird. Hebt Ihr Kind die obere Hälfte ab, erscheinen beide Hälfen wie zwei (Apfel-)Kronen. Mit einem Apfelteiler stechen Sie in einem Arbeitsgang das Kerngehäuse aus und schneiden den Apfel gleichzeitig in Achtel. Ältere Kinder können das schon allein – dann schmeckt der Apfel natürlich viel besser!

Vorsichtig sollten Sie dagegen sein, wenn Ihr Kind immer eine Alternative zur häuslichen Kost einfordert. Besonders das 3. Lebensjahr stellt Sie als Eltern durch das erwachende Ich Ihres Kindes auf manchmal harte Proben (s. u. Beispiel von Leni). Hier geht es nicht um Geschmack oder Vorlieben eines Kindes, sondern um sein natürliches Ausprobieren, wie weit es sich den Vorgaben der Eltern widersetzen kann. Ein wenig sollte ein Kind auch in der Art zu essen von den Eltern geführt werden. Verweigert Ihr Kind das Essen, können Sie es mangels Alternative auch mal mit »knurrendem Magen« ins Bettchen bringen – die nächsten Mahlzeiten verlaufen dann besser.

Leni, 2¼ Jahre

Nur noch Pizza

❯❯ *Die Mutter von Leni sucht meine Sprechstunde auf, da ihr das Essverhalten der Tochter Sorgen bereitet: Die Kleine esse abends nur noch Pizza. Auf meine erstaunte Frage, wie dies denn zugehe, antwortet sie, dass Leni nach einem netten abendlichen Pizza-Essen vor drei Monaten an den Folgeabenden jegliches Brotessen verweigert und einen Heidenaufstand gemacht habe, um ihren Willen nach einer erneuten Pizza durchzusetzen. Seitdem backe die Mutter daher ihrem Töchterchen nun allabendlich eine Pizza auf.*

Manchmal werden Eltern von ihren Kindern so geschickt um den Finger gewickelt, dass sie das erzieherische Problem dahinter gar nicht bemerken. ◖◗

Häufiges Trinken und Wasserlassen

Wenn die Kinder trocken sind, sollten sie nachts grundsätzlich zum Wasserlassen nicht mehr aufstehen müssen und tagsüber nicht mehr als 5–7-mal auf die Toilette gehen.

Diabetes mellitus

Die bei Kindern typische Zuckerkrankheit ist der Diabetes Typ 1. Er ist gekennzeichnet durch ein Fehlen des Hormons Insulin. Dadurch klappt der Transport des Zuckers vom Blut in die Körperzellen nicht mehr: Einerseits bleibt dadurch der Zucker im Blut »liegen«, der Blutzucker steigt an (verursacht viel Durst und große Urinmengen), andererseits erhalten die Körperzellen nicht mehr genug Energie (verursacht Müdigkeit und Leistungsknick).

In Deutschland leiden etwa 30 000 Kinder und Jugendliche an einem Diabetes Typ 1, das typische Erkrankungsalter liegt etwa zwischen 10 und 15 Jahren, kann aber auch schon bei 18 Monaten liegen. Die Therapie mit Insulin-Spritzen oder -Pumpen sowie durch die Schulung der Kinder und deren Familien ist inzwischen so gut geworden, dass die Kinder und Jugendlichen (fast) unbegrenzt alterstypischen Aktivitäten nachgehen können und kaum Spätkomplikationen an den Augen und den Nieren auftreten. Dazu werden sie durch besonders qualifizierte Kinder- und Jugendärzte betreut.

Immer wieder kommen Kinder in meine Praxis, die viel mehr als altersgerecht trinken und entsprechend oft auf die Toilette müssen. Vonseiten der Großeltern kommt dann als Erstes der Verdacht auf eine Zuckerkrankheit. Und dies ist nicht so abwegig: Beim Diabetes mellitus versagt immer mehr die körpereigene Produktion von Insulin. Das Insulin wird aber benötigt, um den Zucker aus dem Blut in die Körperzellen zu befördern, wo der Zucker zur Energiegewinnung benötigt wird. Folglich bleibt der Zucker im Blut »liegen«. Überschreitet der Blutzucker einen Wert von etwa 180 mg/dl, schafft die Niere es nicht mehr, diesen Stoff zurückzuhalten: Wie über eine Staumauer fließt der Zucker nun ab und bindet dabei viel Flüssigkeit. Der dadurch süß schmeckende Urin hat früher zur Namensgebung der Krankheit geführt: Diabetes mellitus bedeutet »honigsüßer Durchfluss«.

Durch einen erhöhten Blutzucker muss das Kind also viel mehr Wasser lassen als sonst. Weil es dadurch austrocknen würde, entwickelt es auch viel mehr Durst als sonst. Dies kennen Großeltern vielleicht vom Alterszucker oder dem eigenen Diabetes. Eine diabetische Stoffwechsellage wird sich also durch einen beständig zu hohen Flüssigkeitsbedarf und zu viel Wasserlassen bemerkbar machen: tags **und** nachts.

Der Kinder- und Jugendarzt checkt daher mit den Eltern die Trinkmenge (mit Uhrzeit) und die Urinmengen (wenn es geht auch mit Uhrzeiten). In einem Urintest lässt sich sehr einfach nachweisen, ob Zucker darin enthalten ist (der gehört hier nicht hinein).

Sind die Zuckerwerte im Urin und Blut unauffällig, muss der Flüssigkeitsbedarf des Kindes und dessen Urinausscheidung in einem Ein-/Ausfuhrprotokoll über 24 Stunden notiert werden. Bei unauffälligen Werten liegt häufig eine vorrübergehende Eigenart des Kindes vor: habituelle Polydipsie – das Kind hat sich das viele Trinken angewöhnt, ohne dass dies einer Krankheit entspricht.

Bei auffälligen Werten kann sich auch ein Diabetes insipidus dahinter verbergen: Solchen Kindern fehlt ein Hormon, das den Nieren ein Stopp-Signal für ihre Urinproduktion gibt. Dieses Hormon kann im Blut gemessen werden (ADH = antidiuretisches Hormon oder auch »Vasopressin« genannt). Ist tatsächlich davon zu wenig vorhanden, bekommt Ihr

Kind nach Abklärung der Ursache das Hormon regelmäßig als Tablette oder Nasenspray.

Häufiger und/oder dünner Stuhl

Die übliche Stuhlfrequenz sollte zwischen 3-mal am Tag und alle 3 Tage liegen. Beobachten Sie bei Ihrem Kind, das älter als 2 Jahre ist, immer mehr als 3 Stühle am Tag, die immer dünn sind (nicht wässrig, aber breiig), stellt sich die Frage nach einer Erkrankung des Darms.

Ihr Kinder- und Jugendarzt wird Sie nach der Stuhlfarbe (üblicherweise braun) genauso fragen wie nach Ernährungsgewohnheiten und Änderung der Stuhlfrequenz im Zusammenhang mit der Nahrung. Er wird Ihr Kind untersuchen, messen, wiegen und die Daten mit denen im Untersuchungsheft vergleichen. Außerdem wird er eine Stuhlprobe im Labor auf Zeichen einer Entzündung und auf Durchfallerreger untersuchen lassen. Wenn der Stuhl mikrobiologisch in Ordnung ist, können die häufigen Stühle das Zeichen eines Reizdarmsyndroms (Colon irritabile) sein. Bei Erwachsenen werden viele symptomatische Therapieansätze versucht, aber eine ursächliche Therapie mit bewiesener Wirkung ist nicht bekannt. In der Kinderheilkunde ist ein Reizdarmsyndrom glücklicherweise sehr selten.

Häufig ist dagegen eine nur einige Tage bis wenige Wochen dauernde Form des Reizdarmsyndroms um den 1. Geburtstag herum, der von deutschen Kinderärzten gerne als »Zahnungsstuhl« (Seite 134) und von amerikanischen Ärzten als »Toddler's diarrhoe« (Kleinkinddurchfall) bezeichnet wird.

Eine seltene Ursache von durchfälligem Stuhl ist eine Verstopfung. Dies klingt widersprüchlich, lässt sich aber leicht erklären: Wenn ein Kind regelrechte Stuhlsteine im Enddarm sitzen hat, stellen diese ein Passage-Hindernis dar. Die Stuhlsäule

oberhalb davon wird nicht weitertransportiert und bleibt im »Stau« stecken. Die Darmbakterien können nun diese Stuhlsäule weiter zersetzen, bis ein mit Gasblasen durchsetzter Brei entsteht, der als dünne Masse die Stuhlsteine umfließt und als Durchfall in der Hose landet. Der Kinderarzt tastet in aller Regel die zugrunde liegenden Stuhlsteine durch die Bauchdecke und hilft Ihrem Kind mit stuhlregulierenden Maßnahmen. Vor allem sollte Ihr Kind dann auf Schokolade, Kakao und Bananen verzichten und gleichzeitig verstärkt ballaststoffreiche Kost zu sich nehmen. Außerdem kann Ihr Arzt ein Pulver zur Verbesserung des Wassergehalts im Stuhl (Quellungsmittel) verschreiben, das Ihr Kind aufgelöst trinken kann. Oder Sie rühren das Pulver ins Essen ein.

Mangelerscheinungen

Bezüglich einer Mangelernährung verdienen in Deutschland nach aktuellem Kenntnisstand lediglich folgende drei Aspekte Aufmerksamkeit:

Vitamin D

Der Mangel an Vitamin D führt zur Knochenweichheit (Rachitis). In letzter Zeit wird dieser Mangel auch mit sehr vielen anderen Krankheitsbildern in Verbindung gebracht, z. B. Krebs, Störung der Immunfunktion, Herzinfarkt, Autoimmunerkrankungen, Konzentrationsstörungen und viele andere mehr.

Deshalb erhalten Säuglinge für die ersten 1½ Jahre vom Kinder- und Jugendarzt eine Vitamin-D-Tablette (Seite 47). Bei Kindern ab 1½–2 Jahren reichen etwa 2-mal 15 Minuten Sonne pro Woche mit nackten Armen und Beinen, um selbst ausreichend Vitamin D bilden zu können. Da dies im Winter kaum möglich ist, sind die Vitamin-D-Werte dann deutlich niedriger als im Sommer. Hilfreich ist es, wenn Sie jeweils 1–2-mal wöchentlich fetten Fisch (z. B. Lachs, Makrele, Hering, Aal, Sardine) und eine

Eierspeise servieren, denn diese Nahrungsmittel sind reich an Vitamin D.

Eine Mangelversorgung mit Vitamin D kann bei solchen Kindern beobachtet werden, die krankheitsbedingt kaum rauskommen oder die einen dunklen Hauttyp aufweisen. Auch die (Voll-)Verschleierung fördert einen Vitamin-D-Mangel. In der Jugendmedizin sprechen wir auch von den »neuen« Stubenhockern, also den Jugendlichen, die statt draußen zu spielen die Zeit drinnen vor ihren PCs und Spielkonsolen verbringen.

Da man vom Vitamin-D-Mangel bei größeren Kindern in der Regel nichts merkt, ist die Beachtung der Empfehlungen zur Ernährung und Bewegung von großer Bedeutung (www.in-form.de). Gehen Sie jeden Tag mit Ihrem Kind raus, legen Sie möglichst die Wege zur KiTa, zur Schule, zum Einkaufen oder zur Bank mit Ihrem Kind zu Fuß zurück und planen Sie wenig sitzende Spiele im Tagesverlauf ein. Wenn Sie gerne einen Kaffee trinken (wie der Autor), können Sie auch eine Thermoskanne mit in den Wald oder auf den Spielplatz nehmen.

Eisen

Der Körper hat einen ausreichenden Eisenpool, der mithilfe des Laborwertes »Ferritin« gemessen wird. Ist der Eisenspeicher leer, wird sich allmählich auch eine Eisenmangel-Anämie (Blutarmut) einstellen: Die Kinder erscheinen blass, sind müde, antriebsarm und zeigen evtl. Haarausfall.

Bedingt durch eine einseitige Ernährung oder eine nicht reflektierte vegetarische Ernährung kann es selten zu einem Eisenmangel bei Kindern kommen. Dem können Sie durch eine gesunde Mischkost mit Fleischwaren und Eiprodukten entgegenwirken.

Wird trotz guter Versorgung ein Eisenmangel bei Ihrem Kind entdeckt, besteht der Verdacht auf eine Eisenaufnahmestörung im Darm, wie sie z. B. bei der Zöliakie (Seite 158) vorkommt.

Fluorid und Folsäure im Salz

Wohnen Sie in einem Fluoridmangelgebiet (dies können Sie bei den Stadtwerken erfragen), sollten Sie Salz mit Jod und Fluorid kaufen. Haben Sie einen Kinderwunsch, sollte das Salz auch Folsäure enthalten. Letztere ist wichtig zur Verhütung eines offenen Rückens beim Baby. Dieser Schutz durch mit Folsäure angereichertes Salz ist wichtig, während sich beim Ungeborenen die Organe ausbilden: also in den ersten 8 Wochen der Schwangerschaft.

Jod

Seit in Deutschland das Speisesalz mit Jod versetzt wird, wird eine deutliche Verbesserung der Jodversorgung beobachtet. Das Jod wird vorwiegend von der Schilddrüse zur Herstellung des Schilddrüsenhormons gebraucht. Fehlt Jod, entwickelt sich zuerst ein Kropf oder eine Struma – also eine viel zu dicke Schilddrüse –, die sich mit der Zeit knotig umbaut und in der sich Areale unabhängiger Schilddrüsen-Produktion entwickeln (autonome Adenome).

Bei Neugeborenen sind die Folgen einer schlechten Schilddrüsenfunktion viel dramatischer: Das Baby benötigt eine gute Schilddrüsenfunktion zur Reifung seines Gehirn. Fehlt das Hormon, führt dies zu einer schweren geistigen Behinderung. Im Neugeborenen-Screening wird eine solche schwere Störung mit untersucht.

Damit bleibt die gute Jodversorgung während der Schwangerschaft, aber auch für die ganze Familie eine wichtige Aufgabe: Bevorzugen Sie deshalb beim Kauf von Salz zum Kochen jodiertes Speisesalz.

Nahrungsmittelallergien

Die häufigsten Allergie-auslösenden Nahrungsmittel sind Kuhmilcheiweiß (Seite 128), Ei-Eiweiß, Erdnuss, Fisch, Soja, Nuss und Weizen. Aber auch viele andere Nahrungsmittel können eine Allergie auslösen, allerdings deutlich seltener.

Diese Allergien zeigen sich in einer Verschlimmerung einer Neurodermitis, eines Asthma bzw. in immer wieder auftretenden Episoden einer Bronchitis; seltener zeigt sich eine Nahrungsmittelallergie durch Augen- und Nasenlaufen oder eine Nesselsucht (Seite 202). Eine sehr seltene Form der Unverträglichkeit ist der allergische Schock: Hierbei werden durch Nahrungsmittel Botenstoffe im Körper freigesetzt (s. u.), die binnen Minuten zu einem Abfall des Blutdrucks führen. Dadurch bleibt dem Gehirn nicht mehr genug »Druck« zum Arbeiten, das Kind wird ohnmächtig, kann zusätzlich asthmatische Beschwerden bekommen und im Rahmen dieser schweren Reaktion in Lebensgefahr geraten. Rufen Sie in diesem Fall den Notarzt (Tel. 112) und befolgen Sie die Anweisung im Kapitel »Kreislaufkollaps« (Seite 481).

Daher kommt Ihrer Beobachtung eine ganz entscheidende Rolle zu: Wann hat Ihr Kind Beschwerden? Wie lange ist das Intervall zwischen Aufnahme eines Nahrungsmittels und Beginn der Beschwerden? Zum Beispiel: Wenn Ihr Kind einen Erdnussflip isst, schwellen dann die Lippen sofort an und muss es stark und angestrengt husten? Isst Ihr Kind Fisch und seine Haut verschlimmert sich innerhalb von 1–2 Tagen?

Aufgrund der von Ihnen gemachten Beobachtungen wird Ihr Kinder- und Jugendarzt die Diagnostik einleiten: Bei kleinen Kindern wird er Blut abnehmen, bei großen wird er einen Prick-Test (Seite 338) am Arm durchführen oder beide Verfahren kombinieren.

Aber diese Tests sind lediglich als Hinweis zu werten, nicht als Beweis. Entscheidend bleibt, ob nach dem Genuss dieser Nahrungsmittel tatsächlich auch Beschwerden auftreten. Diese werden durch die Freisetzung eines Botenstoffes (Histamin) hervorgerufen, der aus den sogenannten Mastzellen stammt.

Könnte es eine Nahrungsmittelunverträglichkeit sein?

Eigentlich ist es ganz einfach: Wenn Ihr Kind nach dem Verzehr von Kiwi regelmäßig Durchfall bekommt, lassen Sie Kiwis einfach weg. Viele Familien stellen (vorübergehende) Unverträglichkeiten bei ihren Kindern fest. Solange es sich nicht um Grundnahrungsmittel handelt und das Kind nach dem Verzehr des Nahrungsmittels keine Kreislaufreaktion (Blutdruckabfall, Atemprobleme) gezeigt hat, lassen Sie dieses Lebensmittel einfach eine Weile weg und versuchen es nach einiger Zeit – in Absprache mit Ihrem Kinder- und Jugendarzt – erneut.

Das Lebensmittel-Tagebuch

Das wichtigste Instrument zur Entdeckung einer Nahrungsmittelunverträglichkeit bleibt das Tagebuch. Wenn Sie über 3–4 Wochen neben den verzehrten Lebensmitteln die Beschwerden notieren, kann man häufig die verdächtigen Lebensmittel einkreisen.

Machen Sie dazu bitte in einem Schulheft eine Tabelle mit einer kleinen Spalte für die Uhrzeit und je einer großen Spalte für die gegessenen Lebensmittel und die Beschwerden. Alles – auch ein Gummibärchen oder einen Keks bei Oma – tragen Sie mit Uhrzeit ein. Nur so lassen sich auch drei Tage

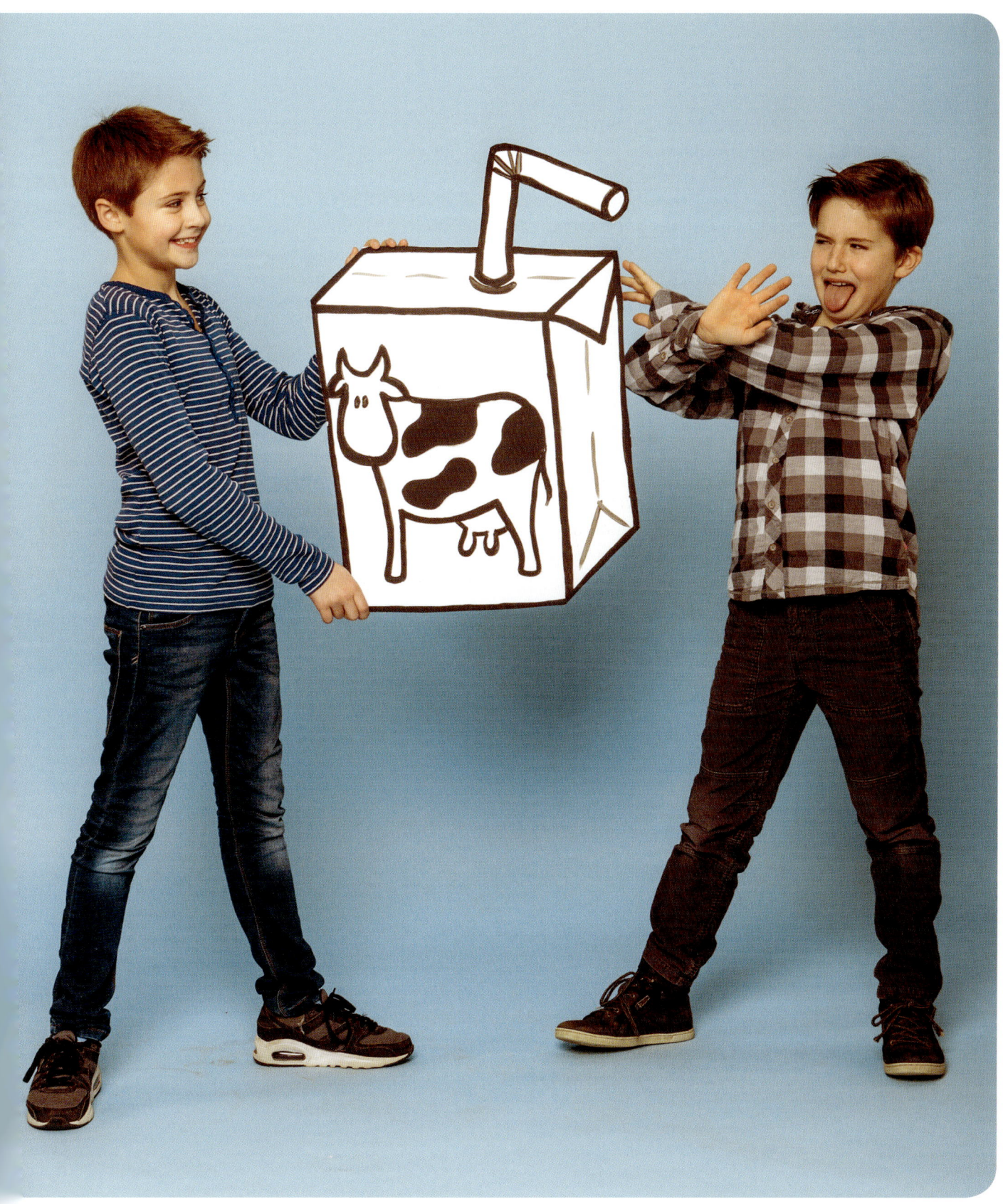

zurückliegende Lebensmittel als möglicherweise auslösend für Beschwerden erkennen.

Wie sieht die Therapie bei einer Nahrungsmittelallergie aus?

Lassen Sie zunächst das entsprechende Nahrungsmittel weg und informieren Sie alle Betreuer Ihres Kindes, z. B. KiTa, Tagesmutter, Großeltern, Schule. Ihr Kinder- und Jugendarzt wird einen Allergiepass ausstellen.

Muss auf Grundnahrungsmittel verzichtet werden, z. B. Weizen, Ei, Milch, besprechen Sie mit einer Ernährungsassistentin der Speiseplan für Ihr Kind sorgfältig. Ihr Arzt wird Ihnen eine Überweisung geben, die Kosten übernimmt die Krankenkasse.

Zu Ihrer Beruhigung: Meistens verschwinden die häufigsten Allergien gegen Ei und Milch im Kindesalter bald: Zum 1. Geburtstag oder kurze Zeit später vertragen die Kinder diese Nahrungsmittel meist wieder.

In der näheren Zukunft werden aus der Forschung sicherlich neue Behandlungsaspekte in die Praxis kommen. Dazu zählt die Toleranzinduktion. Man versteht darunter – wie bei den regelmäßigen Allergie-Spritzen im Rahmen einer Pollenallergie – die stetige und langsam steigende Gabe des Allergie-auslösenden Lebensmittels, bis das Kind das Lebensmittel ohne Nebenwirkung verträgt.

Vorsicht!

Keine geeigneten Maßnahmen zur Diagnose einer Allergie sind Auspendeln, Bioresonanz, Bestimmung von Immunglobulinen der Klasse G gegen Nahrungsmittel oder Ähnliches.

Pseudoallergie gegen Nahrungsmittel

Im vorigen Kapitel ging es um echte Nahrungsmittelallergien. Durch das verantwortliche Allergen wird über eine Antikörperreaktion ein Botenstoff (Histamin) freigesetzt, der für die Beschwerden verantwortlich ist.

Davon zu unterscheiden sind falsche allergische Reaktionen, die zwar ähnliche Beschwerden wie eine Nahrungsmittelallergie verursachen, aber keine Allergie darstellen, daher die Bezeichnung »pseudoallergische Reaktion«.

Wird (zu viel) Histamin mit der Nahrung selbst zugeführt, können die gleichen Beschwerden wie bei einer Allergie auftreten (Histamin-Intoleranz). Besonders reich an Histamin sind Sauerkraut, Käse, Rotwein (Letzteres ist eher für Eltern interessant) und Thunfisch aus Konserven, der z. B. auf die Pizza kommt. Manche Menschen führen eine durchaus normale Menge an Histamin mit der Nahrung zu, haben aber eine Enzymschwäche im Abbau des Histamins (Diaminoxidase-Mangel), was zu erhöhten Histamin-Spiegeln führt.

Neben Histamin können weitere Stoffe in der Nahrung Histamin-ähnliche Wirkungen verursachen, z. B. Serotonin in Nüssen und Bananen, Tyramin in Käse und Tomaten.

Vor allem bei Erwachsenen ist ferner das China-Restaurant-Syndrom bekannt: Bedingt durch die Soja-Sauce, die viel Glutamat enthält, können nach dem Essen Schwitzen, rote Flecken auf der Haut und eine schnelle Herzschlagfolge beobachtet werden.

Kohlenhydrat-Unverträglichkeiten

Kohlenhydrate, wie z. B. Milchzucker, werden über die Schleimhaut des Dünndarms aufgenommen.

Allergenarme Diät

Können Sie durch die Beobachtung Ihres Kindes kein Nahrungsmittel ausmachen, das die Beschwerden auslösen könnte, aber der Leidensdruck Ihres Kindes ist weiterhin sehr hoch, wird eine sogenannte oligoallergene (mit sehr wenigen möglichen Allergenen) Diät eingeführt, bei der Ihr Kind anfangs nur sehr wenige Allergene verzehrt. Dabei wird mit einer Nahrung ohne großes Allergiepotential begonnen (z. B. eine Woche nur Reis, Kartoffeln und Wasser). Anschließend werden alle 2–3 Tage einzeln (!) neue Lebensmittel zur Diät hinzugefügt und auf Beschwerden geachtet. Dieses Verfahren ist leider aufwendig, erfordert eine hohe Disziplin bei Eltern und Kindern und dauert lange. Doch nur durch dieses systematische Vorgehen kann der Übeltäter identifiziert werden.

Der Dünndarm enthält üblicherweise keine Bakterien. Gelangen die Kohlenhydrate aber (z. B. durch eine Krankheit) in nennenswerter Menge in den Dickdarm, treffen sie dort auf eine unglaublich große Menge lebender Darmbakterien: das Mikrobiom (früher Darmflora genannnt). Diese freuen sich nun über das »Futterangebot« – das sie üblicherweise nie erreicht – und verstoffwechseln die Kohlenhydate.

Dadurch treten im typischen Fall folgende Symptome auf:
• Bauchweh
• Blähungen
• Durchfall

Milchzuckerunverträglichkeit

Eine Milchzuckerunverträglichkeit präsentiert sich meist gar nicht so dramatisch. Vielmehr wenden sich Eltern an den Kinder- und Jugendarzt, da ein Kind »immer mal wieder« über Bauchweh klagt. Der Kinder- und Jugendarzt findet dann bei der Untersuchung (nicht immer, aber immer mal wieder) Luft im Bauch. Die Beschwerden der Kinder sind abhängig von der zugeführten Milchmenge: Werden sehr große Mengen von Milchprodukten konsumiert, kommt es zu den oben genannten typischen Symptomen.

Jedes Baby erhält mit der Muttermilch Milchzucker. So sind etwa 6–7 g in 100 ml Muttermilch enthalten. Im Dünndarm wird der Milchzucker

Warum gibt es eine Milchzuckerunverträglichkeit?

Nach der Stillphase ist es »eigentlich« nicht mehr notwendig, Milchzucker spalten zu können, da die Natur keine weitere Milchzufuhr vorgesehen hatte. Vor etwa 10 000 Jahren begannen die Menschen jedoch, in bäuerlichen Gemeinschaften mit Viehzucht sesshaft zu werden, sodass seit dieser Zeit der Verzehr von Milch auch für die Zeit nach dem Stillen normal wurde. Durch Variationen am Gen für die Milchverträglichkeit entstanden unterschiedliche Bevölkerungsgruppen: Menschen, die kaum Milchzucker spalten können und folglich Milch nicht gut vertragen (z. B. Asiaten), und welche mit guter bis sehr guter Milchverträglichkeit (z. B. in Mittel- und Nordeuropa).

(Laktose) durch ein Enzym (Laktase) aufgespalten, sodass die beiden Bestandteile Traubenzucker und Galaktose dann über die Schleimhaut aufgenommen werden. Wird der Milchzucker nicht gespalten, rutscht er bis in den Dickdarm hinein, wo sich die vielen Darmbakterien (das Mikrobiom) über das nun üppige Nahrungsangebot freuen und den Milchzucker vergären. Dabei entstehen Kohlendioxyd, Wasserstoffgas und Wasser, die für die Beschwerden verantwortlich sind.

Wie wird Milchzuckerunverträglichkeit getestet?

Geben Sie Ihrem Kind zunächst in Absprache mit dem Kinder- und Jugendarzt 5 Tage lang gar keine Milchprodukte, also weder Milch noch Joghurt, Butter, Brötchen, Eis usw. Am 6. Tag bieten Sie Ihrem Kind möglichst viel Milch an. Haben sich die Bauchschmerzen in den ersten fünf Tagen beruhigt und treten sie mit Durchfall und übelriechendem Windabgang am 6. Tag wieder auf, ist die Diagnose einer Milchzuckerunverträglichkeit wahrscheinlich. Zu Bestätigung wird der Arzt entweder einen Atemtest oder eine Blutuntersuchung veranlassen, bei der die Gene Ihres Kindes auf Milchzuckerunverträglichkeit hin untersucht werden.

Wie sieht die Therapie aus?

Verzehren Sie nicht »zu viele« Milchprodukte. Da die Beschwerden in Abhängigkeit von der zugeführten Milchmenge auftreten, müssen Sie ausprobieren, wo etwa die persönliche Grenze Ihres Kindes liegt: Vielleicht kann Ihr Kind einen kleinen Joghurt gut vertragen (150 ml), isst es aber zusätzlich noch ein Milchspeiseeis, kommt es wieder zu Bauchweh. Grundsätzlich können Sie aber auch Milchprodukte kaufen, die laktosefrei sind. Manche Erwachsene sprechen befriedigend auf eine Unterstützung der Nahrung mit dem Milchzucker spaltenden Enzym Laktase an, z. B. Lactrase®. Wegen der begrenzten Wirksamkeit dieser Nahrungsergänzung setzen wir Kinderärzte grundsätzlich auf die Zufuhr milchzuckerfreier Milch.

Fruchtzuckerunverträglichkeit des Darms

Fruchtzucker (Fruktose) kommt in vielen Früchten vor, z. B. Äpfel, Rosinen, aber auch in Marmeladen, Frucht-Joghurts, Honig, Kartoffeln, Mais usw. Anders als der Milchzucker muss der Fruchtzucker nicht gespalten werden, um ins Blut zu gelangen. Er wird durch ein »Transportersystem« (GLUT-5) von der Darmseite direkt in die Dünndarmzellen geschleust. Ist das Angebot an Fruchtzucker zu groß oder die Kapazität dieses Transporters er-

---

Wie funktioniert ein Atemtest?

Beim Verdacht auf eine Unverträglichkeit, z. B. von Milchzucker, wird Ihr Kinder- und Jugendarzt einen Atemtest veranlassen. Dazu sollte Ihr Kind verständig genug sein, um diesen auch durchführen zu können, also etwa 5 Jahre alt. Es erhält eine auf sein Körpergewicht abgestimmte Menge des verdächtigen Kohlenhydrats (z. B. Milchzucker) und soll in regelmäßigen Abständen über 2½–3 Stunden in einen Apparat pusten, der die Wasserstoffgas-Konzentration (H_2-Gas) in der Ausatemluft misst. Hat das Kind einen kranken Dünndarm, so wird das unter Verdacht stehende Kohlenhydrat unverdaut in den Dickdarm rutschen, um dort von den vielen Darmbakterien vergoren zu werden. Dies erzeugt Bauchweh, Windabgang, wässrigen Durchfall und das Auftreten von Wasserstoffgas in der Ausatemluft, zu dessen Produktion ein Mensch nicht in der Lage ist. Der Wasserstoffgehalt der Ausatemluft kann über eine entsprechende Apparatur gemessen werden.

Keine Verwechslung mit Fruktose-Intoleranz

Eine vererbte Fruktose-Intoleranz ist eine sehr seltene, angeborene Stoffwechselstörung und etwas vollkommen anderes als die beschriebene Fruchtzuckerunverträglichkeit. Auch diese Kinder haben keine Probleme, solange sie gestillt werden. Erst nach Beginn der Obstfütterung treten Erbrechen, Durchfälle und Gedeihstörungen auf. Das eigentliche Problem ist aber die Unterzuckerung der Säuglinge und der Kreislaufschock. Der aktivierte Fruchtzucker (genauer: Fruktose-1-Phosphat) staut sich auf und sorgt in den Körperzellen für einen »Stromausfall«: Die Energieversorgung bricht zusammen, was sich mit Muskelzittern, Schweißausbrüchen und Krampfanfällen zeigt. Schließlich fällt das Kind ins Koma. Diese Störung wird im Neugeborenen-Stoffwechsel-Screening nicht erfasst. Weitere Hinweise zur hereditären Fruktose-Intoleranz (HFI) finden Sie auch auf der Homepage der Selbsthilfegruppe (http://fructoseintoleranz.de/). Nach der Diagnose »Fruktose-Intoleranz« werden Sie durch eine Ernährungsberaterin geschult und Ihr Kind entwickelt sich mit Verzicht auf Fruchtzucker wieder gut.

schöpft, »rutscht« der Fruchtzucker in den Dickdarm, wo er, wie beim Milchzucker erläutert, vergoren wird und die typischen Beschwerden auslöst (Bauchweh, Windabgang, Durchfall).

Hat Ihr Kinder- und Jugendarzt den Verdacht auf eine Fruchtzuckerunverträglichkeit, können Sie zunächst durch eine Diät, bei der komplett auf Fruchtzucker verzichtet wird, beobachten, ob Ihr Kind beschwerdefrei wird. Schwierig ist dieser Verzicht u. a. deshalb, weil auch in normalem Haushaltszucker Fruchtzucker enthalten ist. Haushaltszucker ist Rohrzucker (anderer Name: Saccharose) und ist zusammengesetzt aus einem Molekül Traubenzucker und einem Molekül Fruchtzucker. Die Bestätigung des Verdachts erfolgt dann ebenfalls mit Hilfe eines Atemtests (Seite 156).

Wie sieht die Therapie aus?

Nach Bestätigung des Verdachts auf Unverträglichkeit von Fruchtzucker wird Ihr Kinder- und Jugendarzt eine Beratung bei einer Diätberaterin verordnen. Ihre Familie wird geschult, auf die für Ihr Kind »richtige« reduzierte Menge an Fruchtzucker zu achten. Da Traubenzucker die Aufnahme von Fruchtzucker fördert, sind Lebensmittel, die möglichst gleich viel von beiden Zuckerarten enthalten, günstiger für Ihr Kind, z. B. Bananen oder Nahrungsmittel, die mit Rohr- oder Rübenzucker gesüßt sind. Außerdem können Sie über Tabellen feststellen, welche Lebensmittel Sorbit (auch ein Zucker, der die Fruchtzuckeraufnahme behindert) enthalten, die dann ebenfalls gemieden werden sollten.

Auch bei der Fruchtzuckerunverträglichkeit kann ein Nahrungsergänzungsmittel Linderung bringen, durch das der Fruchtzucker im Dünndarm in Glukose umgewandelt wird (Glucose-Isomerase, Fructaid®). Bevor Sie dazu greifen, sollten Sie aber auf jeden Fall einen Termin mit einer Diätberaterin ausmachen. Meist sind dann keine weiteren therapeutischen Eingriffe mehr erforderlich.

Sorbitunverträglichkeit

Sorbit ist ein Zucker, der in Diabetiker-Kost als Zuckeraustauschstoff enthalten ist (E 420). Natürlicherweise findet man ihn in Obst wie Birnen, Pflaumen und Weintrauben. Auch Kaugummi wird damit gesüßt: Ein Zahn-Dragee enthält etwa 840 mg Sorbit. Da Sorbit die Aufnahme von Fruchtzucker behindert, können Beschwerden wie bei einer Fruchtzuckerunverträglichkeit entstehen. Die Diagnose kann durch die typische Anamnese oder auch durch einen Atemtest (Seite 156) gestellt werden. Eine Diätberatung ermöglicht der Familie, die Nahrungsauswahl so zu gestalten, dass die Sorbitaufnahme reduziert wird und das Kind keine Beschwerden mehr haben wird.

Zöliakie

Kinder mit einer Zöliakie vertragen eine bestimmte Eiweißsorte im Getreide nicht, das Gluten. Die Folgen sind eine Zerstörung der Darmzotten. Das äußert sich durch immer wiederkehrende Bauchschmerzen, Störung in der Nährstoffaufnahme mit fehlendem Gedeihen, Gewichtsabnahme oder Eisenmangel und gelegentlich auch Durchfälle. Die Diagnose wird durch eine Blutuntersuchung gestellt (Nachweis erhöhter Werte für Antikörper gegen die humane Transglutaminase) und durch eine Magen-/Dünndarmspiegelung mit Gewebeentnahme aus dem Dünndarm bewiesen.

Wie sieht die Therapie aus?

Die Therapie besteht in einer lebenslänglichen glutenfreien (und nicht nur glutenarmen!) Diät. Dadurch wird Ihr Kind schnell beschwerdefrei und entwickelt sich normal weiter. Im Speiseplan muss Getreide (Mehl, Roggen, Weizen, Hafer, Gerste usw.) vollständig gemieden werden. Problematisch ist diese glutenfreie Kost dadurch, dass viele Lebensmittel in irgendeiner Weise Getreideprodukte enthalten, meist als Bindemittel, diese aber nicht

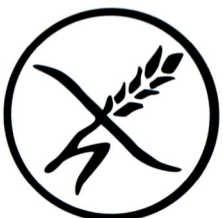

◄ Kennzeichnung glutenfreier Lebensmittel

Was passiert bei einer Zöliakie?

Erst 1997 wurde die Ursache der Zöliakie erkannt: Die Transglutaminase 2, ein Enzym im Darm, verändert das Gluten so, dass es sich besser an eine bestimmte Komponente des Immunsystems binden kann. Dadurch wird eine Autoimmunreaktion gegen den Darm ausgelöst, die die Darmzotten zerstört. Nicht alle Menschen weisen diese bestimmte Komponente des Immunsystems auf – wer eine andere Variante dieser Immunsystem-Komponente trägt, kann daher auch keine Zöliakie entwickeln.

auf der Zutatenliste deklariert sind. Eine große Hilfe ist das Engagement vieler Firmen, Produkte ohne Gluten durch eine durchgestrichene Ähre kenntlich zu machen. Die Deutsche Zöliakie Gesellschaft führt das Glutenfrei-Symbol als eingetragenes Warenzeichen und vergibt es im Rahmen eines Lizenzvertrages an nationale Hersteller und Vertriebe glutenfreier Lebensmittel.

Wird die glutenfreie Diät nicht (konsequent) eingehalten, bleiben Bauchschmerzen und Eisenmangel leider bestehen. Die meisten Familien stehen zu Beginn der Diät wie vor einem unüberwindlichen Berg. Die gesamte Küche muss wegen des Meidens von Gluten auf den Kopf gestellt werden, entweder nehmen die gesunden Familienmitglieder auch an der Diät teil oder es werden nur für das erkrankte Kind besondere Brote, extra Brotmesser, Pfannen usw. angeschafft. Es ist sehr zu empfehlen, unmittelbar nach Diagnosestellung ein Gespräch mit einer anderen betroffenen Familie zu führen, die seit Jahren mit einer Zöliakie lebt: So kann man sich »anstecken« lassen von einer gewissen Gelassenheit, dass die Ernährungsumstellung gut zu bewältigen sein wird. Ferner erhält die Familie eine Diätberatung. Erfahrungsgemäß klappt das Kochen

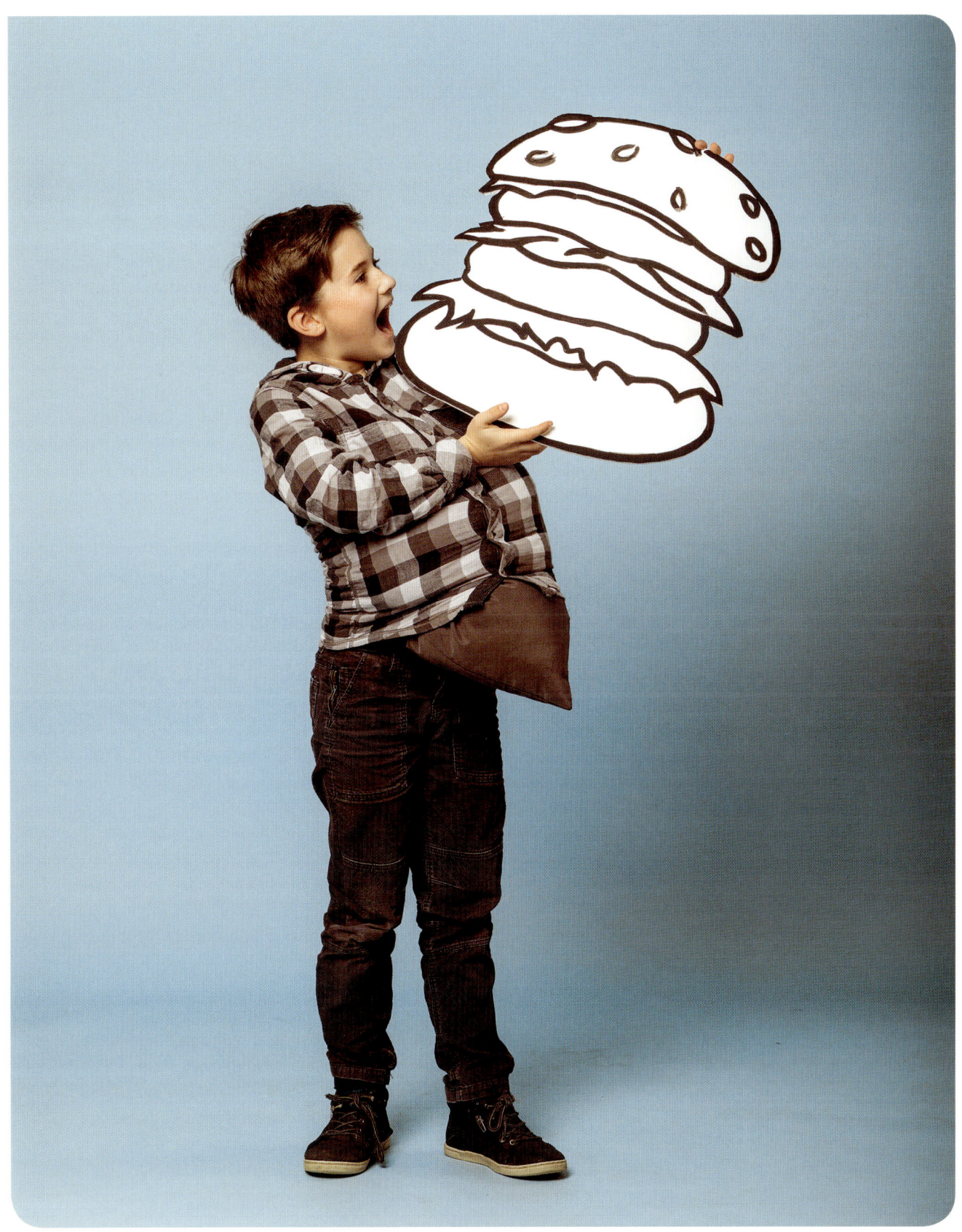

nach wenigen Wochen ohne Probleme. Lediglich im Urlaub und beim Essengehen kann die häufig fehlende Kennzeichnung »glutenfrei« Schwierigkeiten bereiten.

Die Kinder werden regelmäßig durch Blutentnahme auf den oben genannten Antikörper dahingehend getestet, ob sich der Wert normalisiert hat und im normalen Bereich bleibt. Zusätzlich untersucht der Kinder- und Jugendarzt regelmäßig die Schilddrüse und den Blutzucker.

Eine große Hilfe ist die Mitgliedschaft in der »Deutschen Zöliakie Gesellschaft e.V.« (www.dzg-online. de/), von der Familien umfangreiches Informationsmaterial zugesandt bekommen.

Übergewicht

Eine Mutter berichtet in der Praxis: »Wenn ich meinen Spatz von der KiTa abhole, ist er immer hungrig. Ich bin erleichtert, wenn ich an den Schokoriegel gedacht habe, den er so gerne isst. Daheim muss ich mich dann oft noch um die Wäsche kümmern und ein paar Rechnungen bezahlen. Deshalb freue ich mich, dass er vorm Fernseher Spaß hat und keine Dummheit anstellt. Zum Abendbrot mag er gerne eine Fertig-Pizza, die auch schnell fertig ist. Gestern habe ich ihn nach den Erlebnissen

in der KiTa gefragt, und da fing er an zu weinen: Er hätte schon wieder beim Wettrennen verloren und die anderen Kinder sagten, er sei zu fett, deshalb durfte er nicht mitspielen.«

Kinder mit Übergewicht erleiden Nachteile, vor denen Eltern, Ärzte aber auch die Gesellschaft sie schützen wollen:
- Bewegungen werden beschwerlich.
- Sie schwitzen sehr schnell.
- Sie können sich kaum sportlich betätigen und haben meist keine Freude daran.
- Die Attraktivität ihrer Person leidet. Häufig haben sie Schwierigkeiten, Freunde zu finden. Später tun sie sich schwer mit der ersten Liebe oder bei der Stellensuche.
- Dicke Kinder werden häufiger zur Zielscheibe von Mobbing.

Diese Beeinträchtigungen führen zu Traurigkeit, Rückzug und vermindertem Selbstwertgefühl.

Aber auch im gesundheitlichen Bereich treten früher oder später Probleme auf:
- Gelenkverschleiß an Knien und Hüften kommt bei Übergewichtigen häufiger und früher vor als bei Normalgewichtigen.
- Deutlich öfter als andere Menschen erleiden sie einen Herzinfarkt oder Schlaganfall, leiden an einem Diabetes mellitus (Typ 2) oder Bluthochdruck.

Sarah, 12 Jahre

Immer schon groß und schwer

>> *Anhand der dargestellten Kurve ist zu sehen, dass das Körpergewicht von Sarah immer oberhalb der 97. Perzentile wächst. Man könnte sagen: Sie ist dick. Ein Blick auf die Größe zeigt aber, dass sie dabei aber auch sehr groß ist. Die BMI-Kurve verläuft ähnlich wie die Gewichtskurve, zeigt zwar einen sehr kräftigen Wuchs an, die Kurve bleibt aber stetig parallel zur ersten Perzentile. Die Entwicklung ähnelt dem Wachstum der Mama damals: groß und kräftig. Damit ist ein therapeutisches Eingreifen bezüglich Gewicht oder Größe nicht notwendig.* <<

❯ Sarah ist immer schon groß und schwer.

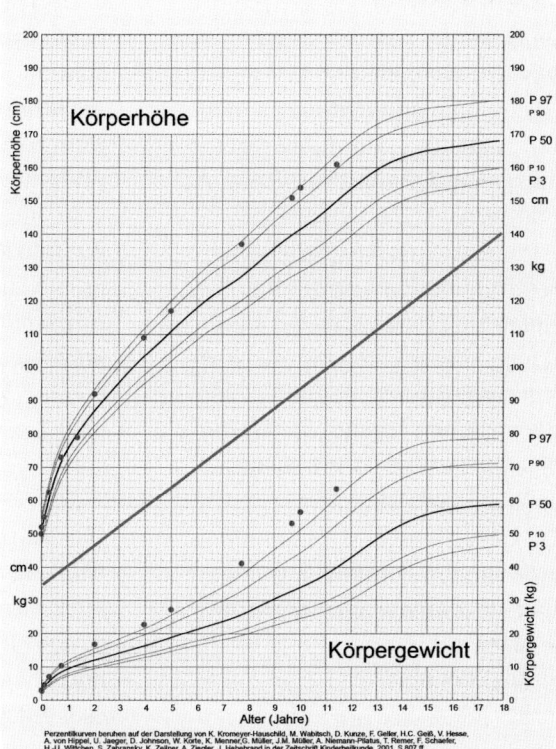

❯ Ihr BMI verläuft ähnlich wie die Gewichtskurve.

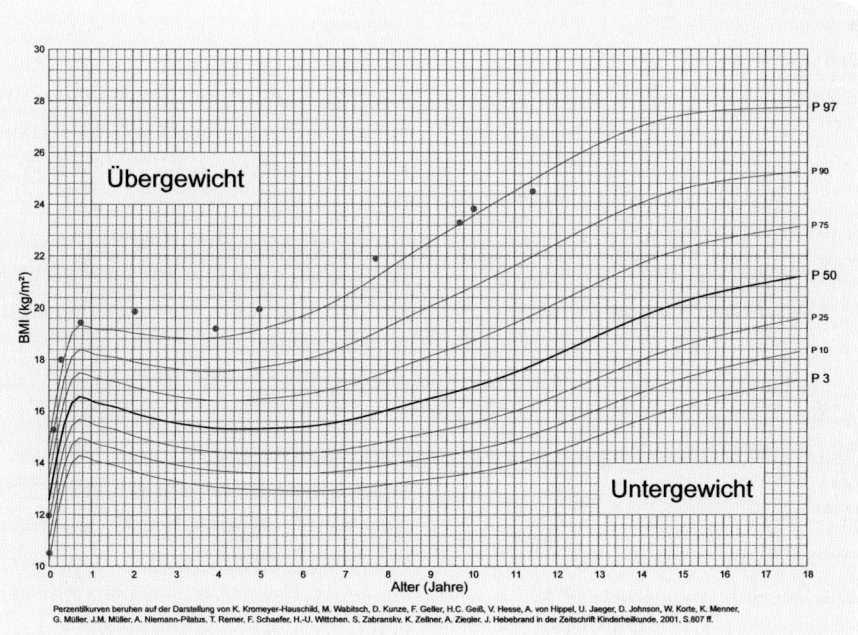

Wie ist Übergewicht definiert?

Adipositas liegt vor, wenn der Anteil des Fettmasse am Körpergewicht mehr als 20 % beträgt (bei Frauen 30 %). Das kann man natürlich nicht messen. Daher wurde ein Index eingeführt, über den man die Fettmasse ungefähr abschätzen kann. Der sogenannte »Body-Mass-Index« errechnet sich aus dem Gewicht in Kilogramm geteilt durch die Körpergröße in Quadratmetern (BMI = kg/m^2). Im Internet finden Sie auf der Seite der Deutschen Kinder- und Jugendärzte einen BMI-Rechner (http://www.kinderaerzte-im-netz.de/mediathek/bmi-rechner), im Vorsorgeheft rechnet der Kinder- und Jugendarzt bei jeder Vorsorge den BMI aus und trägt ihn in die Wachstumskurve ein.

Bei Kindern und nicht ausgewachsenen Jugendlichen wird der BMI in Perzentilen eingetragen, dabei gelten folgende Grenzwerte:
• BMI > 90. Perzentile: Übergewicht
• BMI > 97. Perzentile: Adipositas

Bei ausgewachsenen Jugendlichen und Erwachsenen gilt:
• BMI 18,5–25: normal
• BMI > 25: Übergewicht
• BMI > 30: Adipositas

Was ist die Ursache von Übergewicht?

Für Übergewicht gibt es verschiedene Ursachen, die natürlich auch unterschiedlich behandelt werden müssen.

Familiäre Veranlagung

Es gibt Menschen, bei denen kleine zusätzliche Essensportionen schnell zu einer Erhöhung des Gewichts führen, andere können täglich eine Tafel Schokolade zusätzlich essen, ohne auch nur ein Gramm zuzunehmen. Der Volksmund bezeichnet diese Extreme als gute und schlechte »Futterverwerter«. Bei den Vorsorgeuntersuchungen beurteilt der Kinder- und Jugendarzt das Wachstum anhand der Perzentilen und der Größe bzw. des Gewichts in der Familie. Ein Kind, das von kräftigen Eltern stammt, selbst immer kräftig war und stetig auf dieser »kräftigen Kurve« weiterwächst, wird durch diätetische Maßnahmen vermutlich keine wesentliche Änderung an seinem Gewicht erreichen können.

Zu viele Kalorien – zu wenig Bewegung

Es ist klar: wer zu viel isst, wird dick. Die Nahrungsmittel haben pro Gramm sehr unterschiedliche Brennwerte. Grundsätzlich kann als Anhalt dienen: 1 g Kohlenhydrate (z. B. Kartoffeln) oder oder Eiweiß (z. B. Fleisch) haben einen »Brennwert« von etwa 4,1 kcal, 1 g Fett etwa 9,3 kcal.

Die Süßgetränke führen die Liste der falschen Ernährung an: In einem Glas Cola (200 ml) sind 22 g Zucker enthalten. Dies entspricht 7 Stück Würfelzucker! In 200 ml Apfelsaft-Schorle sind immerhin noch 12 g Zucker drin, was etwa 4 Stück Würfelzucker entspricht. Die Weltgesundheitsorganisation (WHO) empfiehlt bei 4–6-jährigen Kindern nicht mehr als 19 g Zucker pro Tag.

Meiden Sie daher Süßgetränke jeglicher Art in Ihrem Haushalt, außer bei besonderen Anlässen und Feiern. Leitungswasser in Deutschland ist gut kontrolliert und bestens als Trinkwasser geeignet.

Ein Eis am Stiel (z. B. Nogger Choc) stellt dem Körper 225 kcal Energie zur Verfügung. Diese Energie verbraucht ein Erwachsener, wenn er ½ Stunde lang stramm wandert. Wandert er nicht, speichert er diese Energie in Form von Fett – und wird dick.

Hormonstörungen

Hormonstörungen wie Schilddrüsenunterfunktion, Nebennierenrinden-Hormonüberschuss oder Tumore der Hirnanhangdrüse sind bei Kindern selten Ursachen eines Übergewichts. Ihr Kinder- und Jugendarzt wird nach der Untersuchung Ihres Kindes mit Ihnen besprechen, welche Laborwerte ggf. erhoben werden sollten.

Sind Süßungsmittel schädlich für Kinder?

Da der regelmäßige Genuss von Limonaden, Torten und anderen Schleckereien dick macht, könnte man auf die Idee kommen, Kindern das Leben durch Süßstoffe zu versüßen. Denn diese lösen keine Karies aus und machen nicht dick. In der EU sind zzt. elf Süßstoffe zugelassen: Acesulfam K (E 950), Aspartam (E 951), Cyclamat (E 952), Saccharin (E 954), Sucralose (E 955), Thaumatin (E 957), Neohesperidin DC (E 959), Steviolglycoside (E 960), Neotam (E 961), Aspartam (E 962) und Advantam (E 969).

Ferner wurde für Erwachsene in der EU eine als unbedenklich erachtete Menge für die tägliche Aufnahme festgelegt: Sie liegt für Süßstoffe etwa zwischen 5 und 40 mg für jedes Kilogramm Körpergewicht. Wenn also ein erwachsener Diabetiker diese Süßstoffe benutzt, ist sicherlich nichts dagegen einzuwenden.

Bei Ihrem Kind legen Sie dagegen erzieherisch noch die Geschmacksrichtung fest: Nach der süßen Muttermilch soll es den Weg zum ungezuckerten Getränk (Leitungswasser oder Tee) finden. Das gelingt natürlich nicht, wenn es bei »süß« bleibt, auch wenn es keine Kalorien hat. Geben Sie Ihrem Kind deshalb grundsätzlich keine Süßgetränke – auch nicht, wenn sie mit Süßungsmittel gesüßt sind. Ausnahmen bei besonderen Gelegenheiten sind natürlich erlaubt.

Eine andere Gruppe von Süßungsmitteln sind die sogenannten Zuckeraustauschstoffe wie z. B. Sorbit (E 420). Sorbit wird vom Körper nicht verdaut, ist daher kalorienfrei. Sorbit wirkt in größeren Mengen abführend (etwa ab 20 g; zum Vergleich: Ein Kaugummi enthält 1–1,5 g Sorbit). Kinder kommen an dieses Süßungsmittel meist durch Verzehr von Süßigkeiten bei den Großeltern (mit Diabetes), durch Kaugummi oder Zahnbonbons.

Was können Sie gegen Übergewicht tun?

Essen soll grundsätzlich Spaß machen. Es hat eine wichtige Funktion im Zusammenleben der Familie und beim Zusammensein mit Freunden. Beim Essen geben wir einen Teil unserer Kultur weiter, z. B. durch die Auswahl der Gerichte und die Art, wie wir miteinander essen. Daher sollten Sie das Essen nicht zum Feind erklären. Sie sollten nicht nur versagen und verbieten, sondern Ihrem Kind gesunde Lebensmittel und Freude an Bewegung vermitteln.

Diät-Empfehlungen gibt es wie Sand am Meer, sie folgen Trends und Moden und finden sich vor allem in Frauen- und Fitnesszeitschriften. Ein wichtiger psychologischer Grund, der bei vielen Trend-Diäten tatsächlich zur Gewichtsminderung führt, ist das bewusste Essen. Aufgrund der üblichen Einseitigkeit der meisten Diäten sind diese aus kinder- und jugendärztlicher Sicht aber strikt abzulehnen. Was aber hilft gegen Übergewicht?

Ernährungsberatung

In wenigen Einzelsitzungen werden der Familie die Grundzüge einer gesunden Ernährung erläutert, z. B. die Bedeutung der Ernährungspyramide, die Wichtigkeit von Ballaststoffen, Vitaminen und Elektrolyten sowie der Flüssigkeitsbedarf. Außerdem wird Ihr Tagesablauf besprochen: Welche Getränke werden konsumiert? Was bieten Sie beim Spielen oder beim Fernsehen an? Wie viele Mahlzeiten gibt es?

Diese Beratung kann allerdings nur Wissensgrundlagen vermitteln. Das Wissen allein ändert aber keine Gewohnheiten. Hier sind Sie also gefragt, Ihr neu erworbenes Wissen im Alltag anzuwenden.

Schulung

Strukturen und Abläufe in der Familie müssen wirksam und anhaltend geändert werden, sonst sind alle Bemühungen zum Scheitern verurteilt. In Kursen lernen die Kinder zusammen mit ihren Eltern nicht nur neue Kochrezepte kennen, sondern der Speiseplan wird erweitert und nach leckeren Alternativen zu kalorienträchtigen Lebensmitteln für diese Familie gesucht. Die Krankenkassen bieten solche Kurse in Eigenregie an. Rufen Sie einfach mal an. Auch kirchliche und karitative Organisationen helfen oft weiter, z. B. »pfundige kids«, »power kids«.

Kur

Manche Krankenkasse bieten in Deutschland nach Ausschöpfen der Möglichkeiten vor Ort Kurmaßnahmen für Kinder gemeinsam mit ihren Eltern an. Hier können die oben genannte Ernährungsberatung und die Schulung zusammen durchgeführt werden. Zusätzlich können Sie die Lerninhalte direkt auf ihre Alltagstauglichkeit überprüfen. Nach der Rückkehr aus der Kur muss dann allerdings die ganze Familie an einem Strang ziehen: Mama und Papa, alle Kinder und auch die Großeltern.

Bewegung

Wege zum Einkaufen, zur Schule, zum Sport, zu Freizeitaktivitäten usw. sollte die ganze Familie – soweit möglich – zu Fuß oder mit dem Rad zurücklegen. Sie als Eltern dienen dabei als Vorbild. Mindestens 90 Minuten sollte sich ein Kind bzw. Jugendlicher am Tag bewegen. Der Bewegung steht meist das Sitzen beim Medienkonsum entgegen. Begrenzen Sie daher den Medienkonsum auf eine altersangemessene Zeit.

Folgende Richtzeiten gelten für den Medienkonsum:
- unter 3 Jahren: keine
- bis 6 Jahren: max. 30 Minuten
- bis 11 Jahre max. 60 Minuten
- ab 12 Jahren max. 2 Stunden

Um die Medienzeiten kurz zu halten, sollten Sie Alternativen anbieten, z. B. überlegen, wo sich Ihr Kind draußen bewegen kann und was ihm Spaß macht. Sicherlich gibt es in der Nähe einen Spielplatz, vielleicht auch eine Wiese zum Ballspielen. Sie können Ihr Kind im örtlichen Sportverein anmelden. Oft gibt es Gruppen, bei denen nicht auf Leistung geachtet wird, sondern wo der Spaß an der Bewegung im Vordergrund steht. Sie können auch einen regelmäßigen Schwimmtag für die ganze Familie einführen. Und natürlich sollten Sie Regeln und Zeiten für die Mediennutzung vereinbaren und diese dann auch durchsetzen.

Sport

Sport ist für übergewichtige Kinder ein besonders schwieriges Thema, denn dicke Kinder sind langsamer und meist ungelenker als normalgewichtige Kinder. Der sportliche Erfolg ist entsprechend gering und somit leidet auch die Motivation. Überlegen Sie, welche Sportart geeignet ist und Ihrem Kind auch Spaß machen würde.

Wird nach dem Sport gemeinsam geduscht, schämen sich ältere übergewichtige Kinder oft wegen ihrer Körperfülle. Wenn Ihr Kind deshalb nicht zum Sport gehen möchte, sollte es daheim duschen dürfen, aber am Sport teilnehmen können.

Wenn Sie nicht mehr weiterwissen

Wenn Sie das Gefühl haben, dass Ihr Kind besonders leidet, und Sie ihm nicht helfen können, suchen Sie Hilfe bei Fachleuten, z. B. bei einem Kinder- und Jugendpsychotherapeuten. Ihr Kinder- und Jugendarzt arbeitet mit den Kinderpsychologen vor Ort eng zusammen und kennt sie. Fragen Sie ihn nach Namen und Adressen.

Das Selbstwertgefühl stärken

Rückzug und Traurigkeit führen häufig zu einer weiteren Gewichtszunahme. Die freundliche Aufnahme in Gruppen zur Freizeitgestaltung schafft die Basis für Anerkennung und Freundschaften. Dazu zählen z. B. die freiwillige Feuerwehr, Malteser, DRK, Johanniter, Chöre in Gemeinden oder Musikschulen, Hobbyvereinigungen wie Modellbau und Pfadfinder, Messdiener und offene Jugendarbeit am Ort. Es muss nicht immer und ausschließlich der Sportverein sein.

Viele dieser Gruppen bieten in den Ferien spezielle Freizeitangebote an. So kann Ihr Kind unverbindlich ausprobieren, ob es ihm dort grundsätzlich gefällt. Und vielleicht ist das dann auch der Start in eine sinnvolle und schöne Freizeitgestaltung.

Was kann die Gesellschaft tun?

Wenn Sie sich über gesunde Ernährung sowie über die Bedeutung von Bewegung und das richtige Maß dafür informiert haben, müssen Sie dieses Wissen im Alltag konsequent anzuwenden. Das gelingt natürlich nur, wenn die ganze Familie mitzieht. Diese wiederum ist eingebunden in das gesellschaftliche Leben. Ohne Hilfe Ihrer Umgebung werden Sie den langen und manchmal beschwerlichen Weg wahrscheinlich nicht schaffen.

Kindergärten und Schulen sollten sich der Vorbildfunktion für junge Familien bewusst sein, regelmäßige Bewegung in den Tagesablauf einbauen und Kindergärten bewusst auf Medien verzichten. Kein Kind muss bereits im Kindergarten lernen, wie eine PC-Maus bedient wird. Und ein Fernseher oder Computer gehört nicht in das Kinderzimmer eines (Grund-)Schulkindes.

Süßwaren, Fast Food und Süßgetränke sollten in Schulen nicht verkauft werden. In Ganztagsschulen besteht das Problem, dass einem Caterer häufig nur eine geringe Gewinnmarge bleibt. Deshalb ver-

> ## Wissenswertes zu Ernährung und Bewegung
>
> Die Bundesregierung hat mit dem Anstoß des »nationalen Aktionsplanes für gesunde Ernährung und mehr Bewegung« (www.in-form. de) viel Kraft gebündelt. Auf dieser Seite finden Sie z. B. Rezepte für gesunde leckere Speisen, Bewegungsspiele und vieles mehr.

suchen viele, durch zusätzlichen Verkauf von Fast Food und Süßigkeiten den Umsatz anzuheben. Hier sollten sich alle Beteiligten einer Schule einig sein, ob dies tatsächlich so gewünscht ist oder nicht.

Kindergärten und Schulen sollten bei Veranstaltungen darauf hinwirken, dass Kinder nicht ständig etwas zu essen bekommen. Auch Sportvereine dürfen die omnipräsenten Dosen mit Salzbrezeln und Apfelstückchen ablehnen. Kein Kind verhungert nach einer Stunde mit Bewegungsspielen.

Untergewicht

Neben zu dicken Kindern gibt es auch Kinder, die nicht genügend an Gewicht zulegen. Den Eltern fällt das oft nicht auf, aber der Kinder- und Jugendarzt wird es beim Messen und Wiegen im Rahmen der regelmäßigen Vorsorgeuntersuchungen feststellen und nach der Ursache suchen.

Wächst ein Kind bis zum 1. Geburtstag normal, nimmt aber im Laufe der folgenden Monate deutlich ab, kann eine Nahrungsmittelunverträglichkeit (Seite 152) dahinterstecken. Nach entsprechender Diagnose und Ernährungsumstellung entwickeln sich diese Kinder meist normal weiter.

Auch seelische Belastungen können der Grund für die Gewichtsabnahme eines Kindes sein. Allerdings kommen solche psychischen Essstörungen im Kleinkindalter nur sehr selten vor. Meist liegt eine Trennungssituation vor bzw. eine Situation, die vom Kind als Trennung empfunden wird. Dies kann beispielsweise ein – für das Kind – viel zu früher Kindergartenbesuch sein, den es als eine traumatische Trennung von seiner Mutter empfindet und auf den es mit der Verweigerung der Nahrungsaufnahme reagiert. Ein Kleinkind gehört zu seiner Mutter. Aus diesem Grund werden Eltern im Krankenhaus mit aufgenommen, wenn ein Kind stationär bleiben muss; aus diesem Grund kann es auch nötig sein, einen Kindergarteneintritt um mehrere Monate zu verschieben.

Andere Essstörungen wie Bulimie und Magersucht beginnen überwiegend im Jugendlichen-Alter und werden daher in diesem Buch nicht besprochen.

Nur Eltern – oder auch (noch) Paar?

Die erste Zeit mit einem Kind ist spannend, total schön, aber auch anstrengend, manchmal richtig nervig – und auf jeden Fall zeitintensiv. Wer mehrere Kinder bekommt, wird über Jahre hinweg weder aktuelle Filme noch Regisseure namentlich kennen. Die Tage sind voll. Manchmal kommt in diese »Familien-Gründungsphase« als zusätzliche Belastung noch die Karriereplanung, der Meister, ein Studienabschluss, der Erwerb von Eigentum.

Daher möchte ich Ihnen zum Ende des 1. Lebensjahres Ihres Kindes folgende Gedanken mitgeben:

Verlieren Sie bei diesen vielen Aufgaben rund ums Kind Ihre eigene Ehe bzw. Ihre Partnerschaft nicht aus dem Blick. Wie das Kind, die Wohnung und der Garten gepflegt werden, so sollte sich auch Ihre Partnerschaft immer wieder erneuern dürfen: Wenn der Nachwuchs ein bisschen älter ist – nach Ende der Fremdelphase, etwa ab 1 ½ bis 2 Jahren –, kann ein- bis zweimal pro Jahr ein trau-

Fühlen Sie sich wohl als Mutter – als Vater?

Jeder erlebt seine neue Rolle als Vater oder Mutter anders. Folgende Fragen können wie ein Spiegel sein, manches mag vielleicht auch erst in den nächsten Jahren zutreffen. Wenn Sie sich in mehreren der Fragen nicht wiederfinden, sprechen Sie doch einfach mal Ihren Kinder- und Jugendarzt an.

- Macht es Ihnen Spaß, mit Ihrem Kind zusammen zu sein?
- Machen Ihnen die gemeinsamen Mahlzeiten Freude?
- Wenn sich Ihr Kind mal die Knie aufschlägt: trösten Sie dann zuerst (oder schimpfen Sie)?
- Darf ihr Kind auch mal Einbahnstraßen und Sackgassen beschreiten? Gewähren Sie zum Lernen auch mal Misserfolge?
- Haben Sie trotz Stress im Alltag Zeit, Lust und Freude, sich Ihrem Kind zuzuwenden, mit ihm Zeit zu teilen, zu spielen und ihm zuzuhören?

tes Wochenende der Eltern allein (ohne Kind, ohne Freunde) ein lohnendes Ziel sein. Die Patentante oder die Großeltern freuen sich sicher, die Verantwortung für das Kleine kurzzeitig zu übernehmen. Und Ihrem Kind tut die Intensivierung seiner Nähe zu weiteren engen Bezugspersonen gut.

Und dann sind Sie endlich allein und tun sich vielleicht schwer damit: Zu viel dreht sich sonst um den Alltag, sodass Sie – ohne Alltag – möglicherweise plötzlich sprachlos sind. Reden Sie trotzdem miteinander, erinnern Sie sich an Zeiten ohne Baby, teilen Sie Ihre Interessen, bleiben Sie einfach im Bett liegen, machen Sie Erwachsenen-Dinge – das gemeinsame Wochenende sollte tatsächlich nur Ihnen gehören …

Rasante Entwicklung

Die ersten Schritte, das erste Wort, zum ersten Mal alleine die Leiter zur Rutsche hochklettern, alleine Laufrad fahren – vieles gelingt Ihrem Kind in den nächsten Monaten zum 1. Mal. Es wird sehr stolz darauf sein – und Sie natürlich auch.

Ihr Baby entwickelt sich rasant. Im Laufe der ersten Lebensjahre wird aus Ihrem anfänglich noch völlig abhängigen und unselbständigen Säugling ein kleiner Mensch, der sich an seinen ersten Schritten versucht, seine ersten Worte von sich gibt und merkt, dass er mit seinem Verhalten Menschen und Dinge beeinflussen kann. Es gleicht einem Wunder, wenn aus einem Neugeborenen ein Kleinkind mit eigener Persönlichkeit wird. Und dann dauert es gar nicht mehr lange und Ihr Liebling geht schon in den Kindergarten.

Was ist normal?

Gerne wird in einschlägigen Büchern über »Meilensteine« der Entwicklung bei Kindern gesprochen. Man versteht darunter bedeutende und auffällige Veränderungen der Motorik und in Verhaltensweisen, z.B.
- Hochziehen und alleine stehen
- erste einzelne Wörter sprechen
- freihändiges Gehen (mehr als 3 Schritte)
- Dreiwortsätze sprechen können
- Wechselschritt beim Treppensteigen

- die Benutzung von »ich«
- und vieles andere mehr.

»Alle Kinder hüpfen schon auf einem Bein, aber mein Kind noch nicht. Ist mein Kind krank, wenn es sich nicht »normal« verhält?« Vielleicht stellen Sie sich solche Fragen auch hin und wieder, wenn Sie Ihr Kind mit anderen vergleichen, aber das sollten Sie nicht tun. Manche Kinder laufen mit 10 Monaten schon frei, andere krabbeln in diesem Alter noch nicht einmal und beide sind »normal«.

Zum Vergleich stellen wir uns vor, wir würden bei Erwachsenen »Meilensteine der Entwicklung« festlegen, die sähen dann z.B. so aus:
- mit 18 Jahren den Führerschein bestanden
- mit 23 eine eigene Bude
- mit 25 eine gute Stelle
- mit 30 das eigene Auto
- mit 35 verheiratet
- mit 40 Abteilungsleiter/-in und zwei Kinder

Sind dies Meilensteine? Wäre ich »krank«, wenn ich den Führerschein erst mit 23 gemacht hätte?

Bitte halten Sie sich drei wesentliche Einsichten immer vor Augen:

1. Es gibt keinen Zeit-Punkt, zu dem ein Kind etwas können muss. Vielmehr erwarten wir innerhalb eines Zeit-Fensters, dass Kinder bestimmte Dinge erlernen. Im Kapitel über Schulschwierigkeiten (Seite 302) wird dieses Thema noch einmal ausführlich aufgegriffen.

2. Wie groß dieses Zeit-Fenster (in Wochen oder Monaten) ist, hängt dabei sehr von den Begabungen und Eigenschaften ab, die das Kind von seinen Eltern geerbt hat (»Der Apfel fällt nicht weit vom Stamm«).

3. Wie sich ein Kind dann aber konkret weiterentwickelt, ist abhängig von den persönlichen Erfahrungen, die es machen darf. Diese ergeben sich aus altersgemäßen Anregungen.

Hockt ein Kind viele Stunden täglich vor dem Fernseher, wird seine Begabung vermutlich verschüttet und zugedeckt. Andererseits kann aus einem schwach begabten Kind durch altersgemäße Anregung kein hochbegabtes Kind gemacht werden. Das Fehlen altersgemäßer Anreize lässt angelegte Begabungen aber verkümmern.

Was alles zu einer altersgemäßen Anregung und »artgerechten Haltung« dazugehören kann, habe ich in der folgenden (sicher nicht vollständigen) Liste für Sie zusammengestellt:

- Hören Sie ihrem Kind zu.
- Spielen Sie miteinander.
- Betrachten Sie gemeinsam Bilderbücher.
- Machen Sie miteinander Musik.
- Nehmen Sie die Mahlzeiten gemeinsam ein, aber ohne Radio- oder Fernsehbegleitung.
- Malen und kneten Sie zusammen. Im Sommer macht auch Spielen im Matsch Spaß.
- Im Winter können Sie Teig für Kuchen oder Brot gemeinsam kneten.
- Besuchen Sie einen Zoo und beobachten Sie zusammen die Tiere.
- Ermöglichen Sie Ihrem Kind, mit Gleichaltrigen zu spielen.
- Lassen Sie Ihr Kind vieles ausprobieren, auch wenn manches danebengeht und es enttäuscht ist.
- Loben Sie Ihr Kind.

··

Goethe

Selbstbildnis

>> Johann Wolfgang von Goethe hat die offensichtlichen Ähnlichkeiten von Eigenschaften eines Menschen mit seiner Familie schmunzelnd in folgendes Gedicht gefasst:

Vom Vater hab' ich die Statur,
des Lebens ernstes Führen,
vom Mütterchen die Frohnatur
und Lust zu fabulieren.
Urahnherr war den Schönsten hold
das spukt so hin und wieder;
Urahnfrau liebte Schmuck und Gold,
das zuckt wohl durch die Glieder.
Sind nun die Elemente nicht
aus dem Komplex zu trennen,
was ist denn an dem ganzen Wicht
Original zu nennen? <<

··

Simon, 15 Monate

Er läuft einfach nicht!

>> *Die Eltern des kleinen Simon suchen mich in meiner Praxis auf. Sie sind beunruhigt, weil Simon schon 15 Monate alt ist, zwar inzwischen krabbelt, aber immer noch nicht frei läuft wie die anderen Kinder gleichen Alters in seiner Krabbelgruppe. Bei der Untersuchung kann ich keine Auffälligkeiten feststellen, daraufhin frage ich die Eltern nach ihrer eigenen motorischen Entwicklung. Der Vater berichtet, dass er selbst auch erst mit 18 Monaten frei gelaufen sei, die Mutter mit 15 Monaten. Da ich bei Simon keine neurologischen Probleme festgestellt habe, kann ich die Eltern beruhigen: Ihr Kind ist nicht krank, sondern familiär begründet langsamer in seiner grobmotorischen Entwicklung. Das nennen wir »Stallgeruch«.* ◄*

Karla, 4 Jahre

Warum ist sie so zurückhaltend?

>> *Karla kommt mit ihrer Mutter in meine Praxis. Sie fällt im Kindergarten auf, weil sie immer allein spielt und wenig bis gar nicht auf andere Kinder zugeht. Dabei ist sie nicht unglücklich, spricht mit ihren Eltern altersentsprechend gut, lacht, ist fröhlich und kann sich beim Vorlesen von Geschichten gut in die Personen hineinfühlen. Ich untersuche Karla gründlich, kann aber nichts feststellen. Auf Nachfrage berichtet ihre Mutter, dass auch sie bis zur weiterführenden Schule ein Mauerblümchen gewesen sei. In der 6. Klasse war sie dann aber auch mal Klassensprecherin. Karla scheint sich also genau wie ihre Mutter zu entwickeln.* ◄*

Tom, 3 Jahre

Tom mag nicht klettern und Laufrad fahren

>> *Die Mutter von Tom ist bei der Vorsorgeuntersuchung mit 3 Jahren (U7a) betrübt, da ihr Sohn der Einzige auf der Straße sei, der nicht Laufrad fahren wolle, und auf dem Spielplatz wolle er nicht aufs Klettergerüst. Insgesamt sei er sehr vorsichtig. Wenn er mit Papa die Kugelbahnen aufbaue, sei er dagegen sehr geschickt und zeige große Freude. Sein großer Bruder sei auch so gewesen: Er könne zwar Rad fahren, mache es aber nicht gern. Dafür male und bastle er lieber. Tom entwickelt sich also genau wie sein älterer Bruder.* ◄*

Justin, 2½ Jahre

Wann spricht er endlich richtig?

>> *Die Erzieherin aus dem Kindergarten rät den Eltern von Justin, einen Termin mit mir zu vereinbaren, weil Justin nicht spricht, zumindest nicht so, wie die anderen Kinder in seiner Gruppe. Er verstehe zwar alles, könne auch gut mit den anderen Kindern kommunizieren, aber die Erzieher sehen eine Entwicklungsauffälligkeit, die abgeklärt wer-*

den sollte. Bei der U7 mit 2 Jahren hatte ich die Bemerkung »Late talker« (Seite 177) in das U-Heft geschrieben. Das ist die Beschreibung eines Kindes, das einen guten Wortschatz zum Sprachverständnis besitzt, die Wörter aktiv aber nicht in der üblichen Menge formulieren kann. Im Gespräch stellt sich dann heraus, dass Justins Vater auch ein Late talker war und erst mit 3½ Jahren altersgerecht sprach. Der Hinweis auf die damalige Entwicklung des Vaters entspannt die Eltern und bei einem späteren Besuch teilen sie mit, dass Justin seit dem letzten Monat bereits viele neue Wörter spreche. Manchmal brauchen Eltern einfach viel Geduld. ◄

··

»Normalverteilung« und »Grenzsteine« in der Entwicklung

Das Erreichen oder Nichterreichen von Entwicklungsabschnitten wird gerne an »Meilensteinen der Entwicklung« und an bestimmten Zeitpunkten festgemacht – und leider von vielen auch so verstanden, dass ein Kind etwas zu einem bestimmten Zeitpunkt können muss. Aber es handelt sich um Entwicklungszeitfenster, in denen Kinder etwas erlernen. In der Kinderheilkunde benutzen wir – wie in der Medizin üblich – die Standardnormalverteilung, um »Normalität« zu beschreiben.

Im Kapitel über Schulschwierigkeiten ist eine solche Standardnormalverteilung (Seite 325) dargestellt, anhand derer man die Einteilung nach dem Intelligenzquotienten erkennen kann. Die Normalverteilung gilt aber für alle Merkmale bei uns Menschen. Der Mittelwert einer solchen Normalverteilung wäre mit einem »Meilenstein« gleichzusetzen. Der mag gerne zur groben Orientierung dienen, wird aber nur wenigen Kindern gerecht. Daher nehmen wir nicht den Mittelwert, sondern betrachten, zu welchem Lebensalter 90 % aller Kinder diese Fähigkeit, z. B. das Laufen, tatsächlich beherrschen. Dieses Alter nennen wir Grenzstein: So können 90 % aller Kinder mit 18 Monaten laufen. Jenseits der Grenze, wenn also ein Kind von 19 oder 20 Monaten noch nicht laufen kann, warten jedoch keine Krankheitsbegriffe und Katastrophen. Vielmehr sollten Eltern und Erzieherinnen diesem Kind ihre besondere Aufmerksamkeit schen-

ken. Es ist also zunächst einmal kein krankes Kind, sondern ein Risikokind. Im folgenden Text wird das Grenzstein-Alter z. B. mit »≤ 12 Monate« angegeben.

Nach meiner Erfahrung führt die schlichte Verwechslung der Begriffe »**Meilen**steine der Entwicklung« (= Mittelwert) mit »**Grenz**steinen der Entwicklung« (= statistisch noch normal) bei vielen Müttern, Pekip-Gruppen und Erzieherinnen leider zu dramatischen Befürchtungen einer nicht normal verlaufenden Entwicklung der Kinder.

Selbst ein Kind, welches in der kinderärztlichen Untersuchung auffällig ist, muss noch lange nicht krank sein oder ein Problem haben. Eine Auffälligkeit ist noch keine Diagnose. Erst aus der Kenntnis des gesamten Kindes, seiner Entwicklung bisher, seiner Eltern und ggf. Geschwister wird der Kinder- und Jugendarzt seine Beurteilung erstellen und mit den Eltern besprechen.

Das Schöne an dieser Normalverteilung ist, dass alle Kinder anders sind – und trotzdem normal. Das Zusammenleben der Menschen wird durch diese Unterschiede so abwechslungsreich und spannend. Stellen Sie sich vor, alle Männer stünden auf den gleichen Frauentyp. In der Bundesliga stünde keiner mehr im Tor, weil alle super Mittelstürmer wären. In einem Orchester säßen nur Flöten, keine Geigen und keine Pauke – welch ein einseitiger Klang. In der Schule leben kleine Auf-

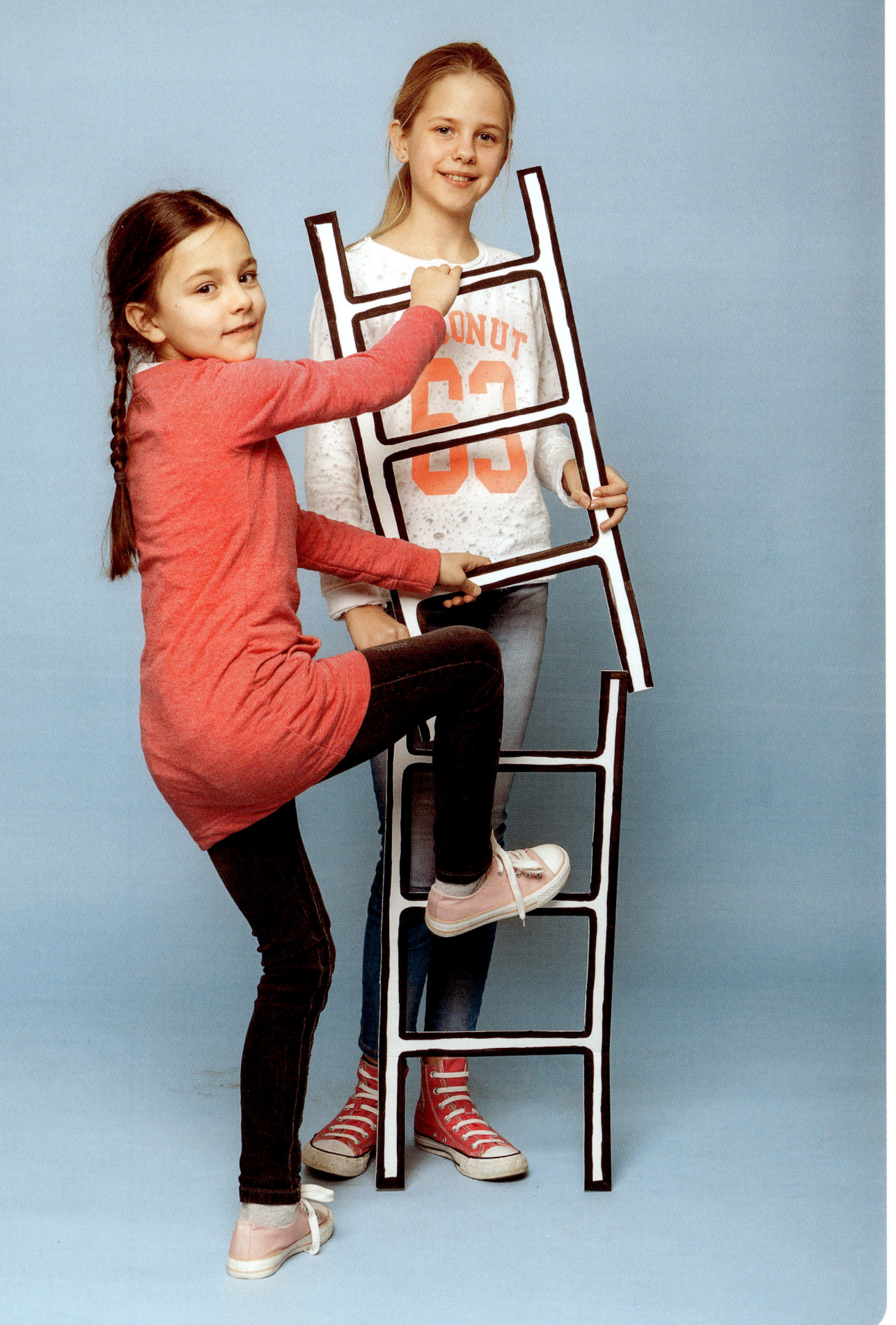

führungen davon, dass einige Kinder toll spielen und vorsprechen können, andere machen die Beleuchtung, wieder andere schminken so gekonnt, dass es ohne ihre Fertigkeiten nur halb so schön wäre. Und im Berufsleben erst: Was wäre ein Welt nur mit Kinderärzten, nur mit Dachdeckern, nur mit Verkäuferinnen?

Vielfältigkeit bereichert unser Leben

Haben Sie Mut, in der Andersartigkeit Ihres Kindes etwas Aufregendes und Tolles zu sehen, etwas, was Ihr Kind unterscheidbar macht von anderen, es ein Individuum sein lässt. Wir sind – leider politisch gewollt – auf ein Gleis gesetzt worden, das einer Gleichmacherei aller Menschen das Wort redet. Chancen sollen für alle Kinder gleich sein. Die Menschen sind aber nicht gleich. Versuchen wir, diese Unterschiede nicht zu leugnen oder wegtherapieren zu wollen.

Die Aufgabe eines Kinder- und Jugendarztes bei den Vorsorgeuntersuchungen ist es, Ihr Kind in seiner Entwicklung zu begleiten. Bei der Beurteilung berücksichtigt er das Grenzstein-Konzept, aber auch seine Kenntnis des Kindes, dessen individuelle Entwicklung und dessen Herkunftsfamilie. Wird bei einem Kind eine offensichtliche Entwicklungsabweichung festgestellt, empfiehlt er eine frühzeitige Förderung.

Im Folgenden stelle ich die kindlichen Entwicklungsschritte nach Themen gegliedert vor. Das ist zwar etwas akademisch, da sich ein Kind immer ganzheitlich entwickelt. So bekommen Sie aber eine gute Übersicht und finden am schnellsten, wonach Sie suchen. Der Vollständigkeit halber wiederhole ich hier auch nochmal die Entwicklungsschritte im 1. Lebensjahr.

Sehen

Die Entwicklung der Sehfähigkeit bei Kindern ist von den Eltern kaum wahrnehmbar. Auch wenn das Kind jeden »Krümel« oder »jedes Flugzeug am Himmel« sieht, ist das keine Sicherheit, dass die Sehschärfenentwicklung altersentsprechend verläuft. Ganz anders als z. B. bei der motorischen Entwicklung ist die Früherkennung von Sehstörungen an ärztliche Untersuchungen mit Apparaten gebunden.

Auch das Kind selbst bemerkt die eigene Sehstörung nicht, da es mit ihr aufwächst, sie also für »normal« hält. Wird eine Sehstörung allerdings nicht früh genug erkannt und behandelt, resultiert daraus eine Sehschwäche (Amblyopie).

Entwicklung der Sehfähigkeit

Bei der Geburt war Ihr Baby weitsichtig: Es konnte in die Ferne sehen, aber noch nicht gut erkennen, was sich in seiner unmittelbaren Nähe befand. Ab dem 3. Monat erkennt Ihr Baby seine Eltern und Betreuer und sollte sie mit einem Lächeln beschenken. Es verfolgt dann mit den Augen einen Gegenstand oder ein Gesicht und kann räumlich sehen. Bis zum 4. Monat dürfen Babys schielen, danach nur noch, wenn sie müde sind.

Wenn einer der Eltern als Kind geschielt hat oder eine Hornhautverkrümmung aufweist, sollten Sie Ihr Baby bereits mit 6 Monaten durch einen Kinder- oder Augenarzt oder eine Orthoptistin (Fachkraft für Patienten, die wegen Schielens oder Nervenleiden nicht richtig sehen können) untersuchen lassen. Mit 6 Monaten verfolgt Ihr Baby einen Gegenstand nicht nur mit den Augen, sondern wendet auch seinen Kopf.

Zwischen dem 5. bis 8. Lebensmonat kann Ihr Kind gezielt nach Gegenständen greifen. Schielen sollte Ihr Baby jetzt auch nicht, wenn es müde ist.

Mit etwa 12 Monaten bevorzugt Ihr Kind farbige Gegenstände und es kann auch bei »Schlummerlicht« noch alles gut erkennen.

Eine Augenuntersuchung aller Kinder mit spätestens 2 Jahren (also ein Augen-»Screening«) ist in Deutschland, der Schweiz und Österreich (noch) nicht vorgesehen, obwohl einige Krankenkassen es bereits freiwillig in ihren Leistungskatalog aufgenommen haben. Die Kinder- und Jugendärzte und die Augenärzte halten eine solche Frühuntersuchung aber für notwendig, da die bisherigen Untersuchungsmethoden nicht geeignet sind, Sehstörungen frühzeitig und zuverlässig zu erkennen.

Welche Seheigenschaften sollten untersucht werden?

Der Augenarzt kann verschiedene Seheigenschaften untersuchen. Sinnvoll für Kinder ab 1 Jahr (bei familiärem Risiko ab 6 Monaten) sind folgende, die

❖ Mit Hilfe des Autorefraktors kann eine behandlungsbedürftige Kurz- bzw. Weitsichtigkeit, aber auch eine unterschiedliche Brechung der Augen und eine Stabsichtigkeit frühzeitig erkannt werden. (Mit freundlicher Genehmigung der Fa. PlusoptiX, Nürnberg).

auch mit dem Autorefraktor (s. u.) erkannt werden können. Dazu wird lediglich ein abgedunkelter Raum benötigt, die Kinder bekommen keine Augentropfen.

Sehschärfe

Die Sehschärfe gibt an, wie weit zwei Punkte auseinanderliegen dürfen, damit sie noch als zwei Punkte erkannt werden. Eine gute Faustregel besagt, dass, wer gut Zeitung lesen kann (Nahvisus) und aus 45 m Entfernung (Fernvisus) noch gut die Nummernschilder der Autos vorlesen kann, eine gute Sehschärfe hat.

Eine Sehschärfe (Visus) von 1 ist definiert als das Vermögen zur Unterscheidung von 1 Winkelminute (Visus = 1.0 oder laienhaft auch als 100 % bezeichnet). Zum besseren Verständnis: Ein Kreis hat 360°, ein Grad kann weiter unterteilt werden in 60 Winkelminuten. Ein Visus von 1 heißt also, der kleine Patient erkennt noch zwei Punkte, die nur 1/60 Grad voneinander entfernt sind.

Wer als Jugendlicher noch zwei Punkte mit einem Abstand von 0.5 Winkelminuten unterscheiden kann, hat definitionsgemäß einen Visus von 2 oder 200 % (was natürlich wenig Sinn macht, aber an der Definition liegt). Bei Neugeborenen beträgt die

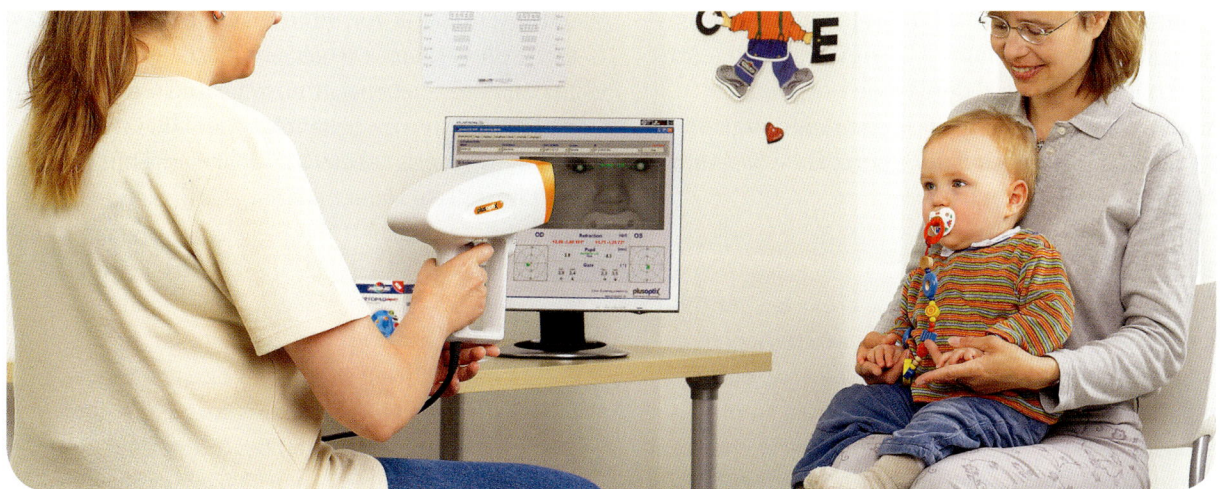

Sehschärfe 0.01, am Ende des 1. Lebensjahres beträgt das Sehen von einfachen Sehzeichen 0.4, am Ende des 2. Lebensjahres 0.6 und mit etwa 4 Jahren 1.0. Auch danach steigt die Sehschärfenentwicklung noch weiter an und kann durchaus über 1.2 liegen (s. o.).

Brechungsstörung (Kurz- oder Weitsichtigkeit)

Alle Säuglinge sind bei Geburt weitsichtig, da der Augapfel noch zu kurz ist (Hyperopie). Mit wachsendem Augapfel und besserer Fähigkeit zur Lichtbrechung werden die Kinder immer normalsichtiger. Ein kurzsichtiges Kind hat einen relativ zu langen Augapfel (Myopie). Beide Augen sollten gleich scharf sehen. Ist die Brechung der Augen unterschiedlich, nennt man dies eine Anisometropie. Bei der Schattenprobe (Skiaskopie) untersucht der Augenarzt ein Lichtphänomen am Auge des Kindes, welches einen Rückschluss auf eine Weit- oder Kurzsichtigkeit zulässt. Die Untersuchung der Kinder soll sehr früh eine behandlungsbedürftige Brechungsstörung (Kurz- bzw. Weitsichtigkeit) ausschließen. Bei Kindern unter 2 Jahren gelingt dies am besten mittels einer automatisierten Untersuchung mit Hilfe des so genannten »Autorefraktors« (s. Abb., Seite 173).

Stabsichtigkeit

Eine Stabsichtigkeit entsteht, wenn nicht nur ein Brennpunkt auf der Netzhaut abgebildet wird, sondern mehrere Brennpunkte übereinander eine Art Stab bilden; dies wird durch eine Hornhautverkrümmung hervorgerufen (Brennpunktlosigkeit = Astigmatismus). Auch das wird mit Hilfe des Autorefraktors untersucht.

Schielen

Schielen (Strabismus) stellt eine große Gefahr für eine spätere Schwachsichtigkeit dar. Das Schielen erzeugt Doppelbilder (Diplopie), die das Gehirn auf Dauer nicht gemeinsam verarbeiten kann. Das schielende Auge wird ausgeblendet. Dadurch kann sich das räumliche Sehen nicht oder nur einge-

»Du machst dir die Augen kaputt!«

Ergebnisse von Studien haben in letzter Zeit den klassischen Elternspruch bestätigt: »Halt das Buch beim Lesen weiter weg! Du machst dir die Augen kaputt!« Das ständige »Zu-nah-Schauen« führt tatsächlich zu einer Kurzsichtigkeit, z. B. vor dem Laptop, dem Smartphone oder auch beim Lesen. Zwei Stunden täglich an der Sonne (sprich: draußen) können dem wirksam vorbeugen, weil Ihr Kind dann immer auch in die Ferne schaut.

schränkt entwickeln. Ein Kind, das schielt, ist funktionell einäugig. Säuglinge können etwa ab dem 3. Monat räumlich sehen. Ein Schielen nach dem 3. Monat sollte immer abgeklärt werden, ebenso ein ständiges Schielen ab der Geburt. Ab dem 6. Monat ist mit Hilfe eines Autorefraktors ein Ausschluss des Schielens möglich, etwa ab dem 2. Geburtstag kann ein Kind mit Hilfe einer besonderen Karte (Lang-Test) darauf getestet werden.

Amblyopie

Amblyopie bedeutet eigentlich »stumpfes Auge«, es liegt also eine Schwachsichtigkeit oder verminderte Sehschärfe vor, ohne dass eine organische Ursache dies erklärt. Da die Sehschärfenentwicklung in den ersten Lebensjahren am stärksten verläuft, ist eine frühzeitige Behandlung am effektivsten. Mit dem 10.–12. Lebensjahr, spätestens mit der Pubertät ist diese abgeschlossen, damit ist das Sehen so stabil, dass keine Therapie mehr greifen würde.

Subjektive Sehstörung

Bisher habe ich Seh-Störungen beschrieben, wie sie Ihr Kinder- oder Augenarzt bezeichnet und wie Sie selbst solche Störungen bei Ihrem Kind vermuten könnten. Darüber hinaus kann sich Ihr Kind

Woran kann ich Sehstörungen selbst erkennen?

Wenn Sie eine der folgenden Beobachtungen bei Ihrem Kind machen, sollten Sie mit Ihrem Kinder- und Jugendarzt sprechen:

- älter als 4 Monate: Schielen, fehlender Blickkontakt, kein Lächeln
- 4–8 Monate: kein Verfolgen von Gegenständen, schiefe Kopfhaltung
- etwa 1 Jahr: dauernde Rötung, Tränenfluss, Zwinkern, Augenreiben, erhöhte Lichtempfindlichkeit
- 2–4 Jahre: tollpatschiges Um-/Anstoßen, sehr kleiner Abstand zum Spielzeug, im Kindergartenalter keine Lust zum Malen und Ausschneiden
- Schulkind: ständige Kopfschmerzen nach der Schule, Teilleistungsstörungen (wie Lese-Rechtschreibschwäche, Dyskalkulie), Leseunlust, Klagen über Doppelbilder, Zukneifen eines Auges

aber mit anderen Beschwerden an Sie wenden, z.B.: »Mami, ich seh' alles nur noch ganz klein!« Oder: »Ich sehe wie durch ein Fernglas.« Die Veränderungen des Gesehenen (alles größer oder kleiner sehen, wie durch ein Fernglas oder auf einmal farblos sehen) entstehen dabei nicht im Auge, sondern durch eine kurzzeitige (Sekunden bis wenige Minuten dauernde) Wahrnehmungsänderung im Gehirn. Solche subjektiven Sehstörungen (»Metamorphopsien«) können Ihr Kind etwas irritieren, haben aber bei sonst gesunden Augen keinen Krankheitswert.

Hören

Bei allen Neugeborenen wird noch in der Geburtsklinik ein Hörtest (Seite 16) durchgeführt. Den-

noch sollten Sie immer darauf achten, ob sich Ihr Baby bei lauten oder ungewohnten Geräuschen erschrickt. Falls das nicht der Fall sein sollte, sprechen Sie mit Ihrem Kinder- und Jugendarzt.

Ab dem 6. Monat sollten Sie ein sogenanntes »Richtungshören« bei Ihrem Kind feststellen können: Ihr Baby wendet sich jemandem zu, wenn es von der Seite angesprochen wird.

Mit 18–24 Monaten versteht Ihr Kind kleine Aufträge: »Hole dein Kuscheltuch aus dem Wohnzimmer!«, »Lege deinen Teddy auf das Bett!«

Situationsverständnis ≠ Sprachverständnis

Kinder entwickeln rasch ein kluges Verständnis für Situationen. Das Familienleben macht es ihnen da auch leicht, schließlich sind viele Abläufe immer wieder ähnlich. Ein nicht hörendes Kind kann daher durchaus mit einem sprechfaulen Kind verwechselt werden, wenn Sie sich darauf verlassen, dass Ihr Kind bei Dingen des Alltags lieb und hilfsbereit ist: Soll etwa der Tisch gedeckt werden, hilft es mit, kleidet sich die Mutter an, greift auch das Kind zur Hose.

Richten Sie deshalb kleine Aufträge ohne (!) Mimik oder Gestik an Ihr Kind, um das Sprachverständnis

Woran kann ich eine Hörstörung selbst erkennen?

Wenn Sie eine der folgenden Beobachtungen bei Ihrem Baby machen, sprechen Sie Ihren Kinder- und Jugendarzt darauf an:

- Ihr Kind erschrickt sich nicht bei ungewohnten Geräuschen.
- Es brabbelt nicht (ab dem 5. Monat).
- Ihr Kind wendet den Kopf nicht in Richtung eines Geräuschs (ab 6. Monat).

zu überprüfen, z. B. »Hol das Bilderbuch aus dem Schrank«. Entscheidend ist aber auch das Verstehen von unsinnigen Aufträgen, z. B. »Leg das Klötzchen in deinen Schuh.«

Haben Sie den Verdacht, dass Ihr Kind nicht richtig hören kann, sollte bald die Ursache festgestellt werden (Gehörgang, Mittelohr, Innenohr, zentrale Hörverarbeitung). Eine solche Untersuchung führt ein spezialisierter HNO-Arzt durch, der sich »Pädaudiologe« nennt.

Sprechen

Wenn Ihr Baby im Bettchen liegt und fröhlich vor sich hin brabbelt, würden Sie sicher gerne verstehen, was es sagt. Aber bis es verständliche Wörter sprechen kann, dauert es noch sehr lange. Ihr Baby hört Ihre Stimme, versteht zwar noch nicht die Wörter, aber Ihre Stimmung. Deshalb sollten Sie mit Ihrem Baby von Anfang an viel sprechen und alles kommentieren, was Sie gerade tun.

Erst mit etwa 2 Jahren kann Ihr Kind in kurzen Sätzen etwas erzählen. Manche Kinder reden dann später wie ein Wasserfall und Sie wünschen sich einen Knopf zum Abstellen. Andere sind eher still und in sich gekehrt und erzählen nur auf Nachfrage, was sie im Kindergarten erlebt haben.

Für das Sprechen lernen ist es ganz wichtig, dass Ihr Kind richtig und gut hören kann (Seite 175). Haben Sie da Bedenken, sprechen Sie Ihren Kinder- und Jugendarzt an. Er wird dann eine Hörprüfung vornehmen.

Sprachentwicklung

Ähnlich wie beim Laufen lernen ist auch bei der Sprachentwicklung eine enorme Spannbreite des Normalen zu sehen: »Die enorme Variabilität kennzeichnet die Normalität.« (Prof. G. Szagun)

Nach einigen Wochen mit Ihrem Kind können Sie meist im Schreien Unterschiede erkennen: ob es

Stottern – kein Grund zur Sorge

Ein spannendes Phänomen zwischen dem 2. und 4. Lebensjahr ist eine normale entwicklungstypische Redeunflüssigkeit, die früher als »Entwicklungsstottern« bezeichnet wurde: Sprachgesunde Kinder von nicht stotternden Eltern beginnen plötzlich in ihrem Redefluss zu stocken, sei es durch Wiederholen von Wörtern oder Satzteilen (»der... der... der Ball«). Dieses Phänomen verschwindet in aller Regel nach 6–12 Monaten. Innerhalb der Familie, aber auch im Kontakt mit Freunden und im Kindergarten sollte so einem Kind genug stressfreie Redezeit eingeräumt werden, wenn es etwas sagen möchte. Nutzen Sie dazu positive Gesprächsverstärker (»Wirklich?«, »Ja!«, »Sag mal genau«), um Ihrem

Kind das Sprechen zu erleichtern. Eine Therapie ist in der Regel nicht nötig.
Eine echte Stotterstörung sollte vermutet werden, wenn die beschriebenen Redeunflüssigkeiten auch bei einem Elternteil vorliegt, länger als 1 Jahr andauern, Ihr Kind sein Sprechverhalten dadurch geändert hat (z. B. sehr angestrengt, leise oder auffällig langsam spricht) oder wenn es offensichtlich unter der Störung leidet. Ferner zeigen »echte Stotterer« Blockierungen (»Ich war ... gestern auf der Kirmes«) oder Dehnungen (»Gleich holt mmmmmmich Mama ab«). Solche Redefluss-Störungen werden durch eine Sprachtherapie (Logopädie) behandelt. Ihr Kinder- und Jugendarzt gibt Ihnen dafür eine Überweisung.

Late talker

Es kann manchmal bis zum 3. Geburtstag dauert, bis ein Kind Mehrwortsätze spricht. Bis dahin versteht es alles, was man von ihm will. Nur reden will es selbst nicht. Hat sich der Kinder- und Jugendarzt überzeugt, dass keine Hörstörung besteht, wird ein erst mit 3 Jahren zu sprechen beginnendes Kind im angloamerikanischen Raum als »Late talker« (später Sprecher) bezeichnet. Es handelt sich hier also nicht um ein »sprachentwicklungs-verzögertes« Kind.

hungrig ist, Unbehagen ausdrückt, übermüdet ist oder Schmerzen hat (≤ 3. Monat).

Bald darauf hören Sie eine regelrechte Babyspra-che: Es übt Vokale, Lippen- und Zungenlaute (lei-der manchmal auch mit Karottenbrei im Mund ...) und Juchzgeräusche (≤ 6 Monate).

Bevor erste Wörter kommen, »spielt« Ihr Baby mit Silben oder Silbenketten (»wa-wa«). Es »erzählt« gerne auch für sich allein. Dies verleitet manchen Erwachsenen dazu, mit dem Baby auch nur noch »dutzi-dutzi« zu reden. Gerne dürfen Sie Ihrem Baby eine Silbe wie zum Spiel anbieten, aber reden sollten Sie mit Ihrem Kind auch in diesem Alter richtig (≤ 9. Monat).

Manche Kinder sagen mit 1 Jahr schon »Mama«, das muss aber noch nicht sein. Häufig ist »Mama« zu dieser Zeit auch noch kein Wortgefäß, in dem die Mama auch »drin« ist; vielmehr steht es für »Mutter«, »Essen« und »Hunger«. Ihr Kinderarzt er-wartet in dem Alter längere Silbenketten (»da-da-da«, »ba-ba-ba«, »mam-mam«) (≤ 12 Monate). Erst mit etwa 15 Monaten bedeutet »Mama« tat-sächlich auch die Mutter und »Papa« den Vater.

Sind Sie besorgt wegen der Sprachentwicklung Ihres Kindes?

Eltern haben häufig einen 7. Sinn für Ihr Kind. Wenn Sie das Gefühl nicht loswerden, dass mit der Sprachentwicklung Ihres Kindes et-was nicht stimmt, lassen Sie zu allererst das Hörvermögen beim Kinder- und Jugendarzt oder HNO-Kollegen überprüfen. Beim Klein-kind wird der HNO-Arzt eine OAE-Testung (Seite 16) vornehmen lassen, die unab-hängig von der Mitarbeit des Kindes ist. Spä-testens ab dem 5. Geburtstag kann der Pi-lotentest (mit Kopfhörern) durchgeführt werden. Hierbei muss Ihr Kind signalisieren, wann und wo es etwas hört – dies setzt eine entsprechende Mitarbeit voraus.

Mit 1½ Jahren setzt meist die »Sprachexplosion« ein, die zu einem sprunghaften Anstieg der be-nutzten Wörter führt. Diese sind nicht unbedingt alle verständlich, beinhalten auch viele lautmaleri-sche Aspekte wie »wau-wau« für den Hund u.Ä.

Mit etwa 2 Jahren versteht Ihr Kind Aufforderun-gen (Sprachverständnis) und führt sie aus, z.B.: »Hol den Teddy aus dem Wohnzimmer.« Die meis-ten Kinder in dem Alter beherrschen mindestens die Einwortsprache.

Die Sprachentwicklung verläuft rasant, aber bei jedem Kind anders. Mit etwa 3 Jahren benut-zen die Kinder ihren eigenen Namen, erzählen in 3–5-Wort-Sätzen und benutzen dabei Satzkons-truktionen mit Hauptwörtern, Verben und auch schon Präpositionen.

Mit etwa 4 Jahren kann Ihr Kind Sätze gramma-tikalisch richtig bilden und sollte auch die Kon-sonanten alle richtig aussprechen (Blume, Glas, Kleid). Ihr Kind kann Geschichten in der richtigen Reihenfolge wiedergeben und die Benutzung von »Ich« klappt durchgehend. Und spätestens jetzt geht es mit den vielen »W«-Fragen los, z. B. »Warum ist der Himmel blau?«. Diese Fragen können manchmal von entwaffnender Einfachheit sein und Sie können sie dennoch nicht beantworten. Sätze werden meist durch das typische »und dann …«, »und dann …« endlos verkettet.

Mit etwa 5 Jahren beherrscht Ihr Kind die kursiv geschriebenen Silben wie *sch*arf, *ach*, R, etwa ½ Jahr später kommen sch, zw, k/g, *ich* hinzu. Lispeln darf Ihr Kind bis etwa zum Ende des 1. Schuljahres (dann ist meist der Durchtritt der mittleren vier Schneidezähne abgeschlossen).

Das gemeinsame Lesen oder Anschauen von Bilderbüchern fördert die Sprachentwicklung Ihres Kindes. Auch dem elterlichen Gespräch zuhören, z. B. bei Tisch, fördert Sprache. Nehmen Sie sich die Zeit dafür.

In der nicht-kinderärztlichen Eltern-Beratung von Vorschulkindern fehlt leider oft die Kenntnis der so genannten Grenzsteine sprachlicher Entwicklung.

»Gehfrei« – keine gute Hilfe!

Ein »Gehfrei« ist eine Lauflernhilfe, die gerne an junge Familien verschenkt wird, da es die motorische Entwicklung von Kindern fördern soll. Von Kinder- und Jugendärzten wird dieses Spielzeug nicht empfohlen: Es gehört zu den unfallträchtigsten »Spielsachen« im 1. Lebensjahr und führt recht häufig zu einer Spitzfußstellung, die das Gehen lernen erschwert. Benötigen Kinder beim Laufen noch Hilfe, schieben viele instinktiv einen Küchenstuhl vor sich her. Gegen diese Art von Hilfe – auch nett gestaltet als Lauflernwagen – ist nichts einzuwenden.

Viel zu viele Kinder, die gesund sind, werden mit »Sprach- oder Sprechstörungen« etikettiert. Die Entwicklungsschritte laufen bei jedem Kind etwas anders ab, auch in anderem Tempo. Eingeschränkte Deutschkenntnisse oder – bei größeren Kindern – eine Lese-Rechtschreib-Störung sind kein Grund für eine Sprachtherapie.

Liegen körperlich oder seelisch bedingte Erkrankungen der Stimme und des Schluckens vor, eine Entwicklungsstörung der Sprache oder Störungen durch Taubheit oder eine Stotterstörung, die länger als 6–12 Monate andauert, wird Ihr Kinderarzt nach der entsprechenden Untersuchung eine Sprachtherapie verordnen.

Bewegen

Ihr neugeborenes Baby liegt in seinem Bettchen und bewegt sich kaum. Bis es fröhlich die Treppe hoch- und runterhüpfen kann, ist es ein weiter Weg, auf dem es viel üben muss. Aber Babys sind da unermüdlich: Sie wollen sich fortbewegen, sie wollen unbedingt einen Ort ohne Hilfe erreichen. Wie überrascht werden Sie sein, wenn Ihr Kind plötzlich hinter Ihnen herkrabbelt. Und wie sehr freuen Sie sich über seine ersten Schritte!

Im Gespräch mit anderen Eltern werden Sie feststellen, dass manche Kinder schneller sind als andere. Machen Sie sich aber keine Gedanken, wenn Ihr Kind zu den langsameren gehört. Solange es die »Grenzsteine« erreicht, ist alles in Ordnung.

Robben, Krabbeln, Laufen

Ihr neugeborenes Baby wird bald wacher: Wenn Sie es auf den Bauch legen, stützt es sich auf den Unterarmen etwas ab und hebt den Kopf (≤ Ende 3. Monat, s. Abb.). Allerdings mögen viele Babys zu diesem Zeitpunkt die Bauchlage noch nicht so gern, da das Halten des Kopfes in der Nackenmus-

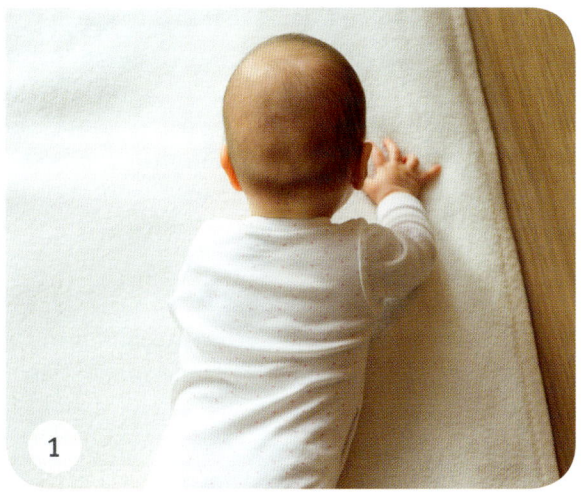

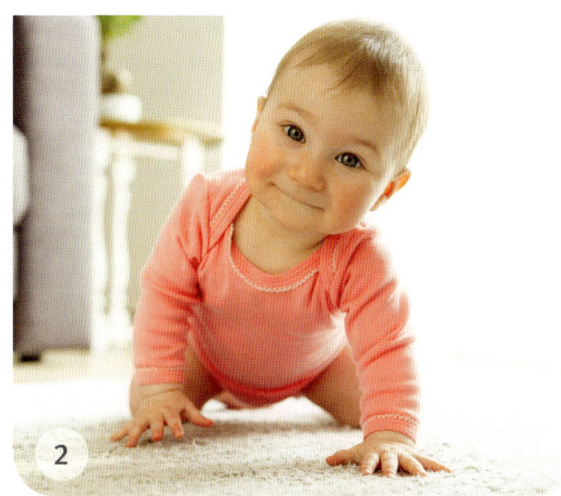

❶ Spätestens am Ende des 3. Lebensmonats stützt sich Ihr Baby auf den Unterarmen ab und hebt den Kopf etwas an.
❷ Mit etwa 9 Monaten krabbeln viele Kinder, 8 % jedoch nicht – ohne krank zu sein.
❸ Mit 15 Monaten läuft Ihr Kind, hält sich dabei aber noch fest.

kulatur unangenehm wird. Dann legen Sie es wieder in die Rückenlage.

Mit einem halben Jahr hebt Ihr Baby sein Köpfchen und beugt die Beinchen, wenn Sie es aus der Rückenlage langsam hochziehen (≤ 6. Monat). Bieten Sie ihm in Bauchlage etwas Interessantes zum Schauen an, hebt es den Kopf und verfolgt den Gegenstand.

Kurze Zeit später sitzt Ihr Baby frei. Sie können es dann prima im Sitzen füttern (≤ 9. Monat). Es stützt sich im Vierfüßler-Stand ab und bewegt sich irgendwie, z.B. durch Rollen, Robben, Kreiseln, Schieben. Etwa 8 % der Kinder krabbeln nicht (!), ohne dass dies einer Krankheit entspräche.

Mit etwa 1 Jahr (≤ 12 Monate) kann Ihr Kleinkind sicher zwischen Bauch- und Rückenlage allein wechseln. (Ab jetzt sprechen wir nicht mehr von

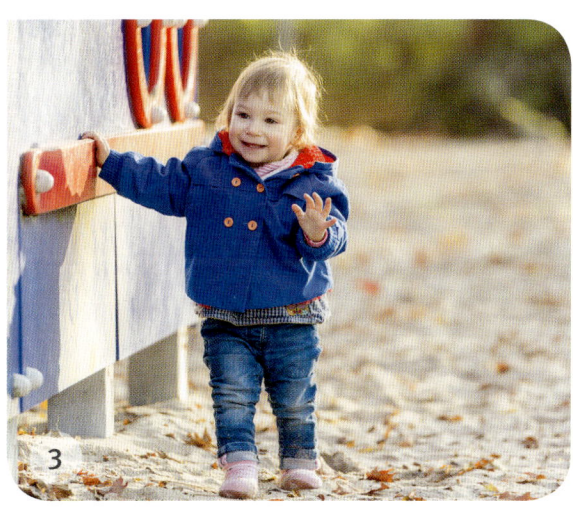

Säugling oder Baby: Ihr Liebling wird mit 1 Jahr zum Kleinkind »befördert«.)

Bald darauf geht Ihr Kind mit Festhalten, z.B. indem Sie es an den Händen halten oder es sich selbst an Möbeln oder anderen Gegenständen hält (≤ 15. Monat, s. Abb.). Mit spätestens 1½ Jahren (≤ 18. Monat) kann Ihr Kind allein ohne Hilfe gehen, auch wenn es noch etwas tollpatschig aussieht.

Sobald es laufen kann, kann Ihr Kind seinem Forscherdrang weiter nachgehen: Es kann interessante

Dinge vom Boden aufheben, ohne dass es sich dazu hinsetzen oder -knien müsste (≤ 24 Monate). Auch kann es nun normale Treppen (keine Stiegen) mit Hilfe eines Geländers oder der Hand eines Erwachsenen bewältigen. Dabei erklimmt es eine Stufe nach der anderen mit beiden Füßen (Nachstellschritt).

Mit 3 Jahren rennen die Kleinen schon wie Große: Zum Gewichtsausgleich pendeln die Arme mit den Beinen über Kreuz. Wenn sie wollen, können sie mitten in der Bewegung prompt stoppen (≤ 36 Monate). Die meisten Kinder können beidbeinig hüpfen, sogar schon eine Stufe von der Treppe herunter. Das Trampolin wurde in den letzten Jahren zu einem echten Renner unter den Spielsachen. Aufgrund der rasant gestiegenen Verletzungszahlen durch Trampolinunfälle beachten Sie bitte: immer nur ein Kind auf dem »Trampo« und keine Spielsachen auf der Hüpffläche.

Seit Einführung der Laufräder fahren nur noch wenige Kinder mit dem Dreirad. Aber egal welches Fahrzeug: Die Kleinen verdienen ihren Führerschein und können ihr Spielzeug gut steuern. Mit 4 Jahren können sie einen Weitsprung aus dem Stand heraus, bei dem sie ein DIN-A4-Blatt überspringen (≤ 48 Monate).

Das »große« Kleinkind mit fast 5 Jahren bewältigt die Treppe nun im Wechselschritt (jeder Fuß berührt eine eigene Stufe), wozu es keine weitere Hilfe mehr benötigt: weder ein Geländer noch eine Elternhand. Hat ein Kind – was Ballsport betrifft – nicht »zwei linke Hände«, wird es einen zugeworfenen Ball irgendwie auffangen können (≤ 60 Monate).

Greifen mit Pinzetten und drei Spitzen …

Wenn Sie die Handfläche Ihres Neugeborenen berühren, greift es sofort zu und lässt nicht mehr los. Das ist der sogenannte »Handgreifreflex«,

der unbewusst abläuft und sich nach und nach verliert.

Sobald Ihr Baby in der Nähe gut sehen kann, erwacht die Freude an Gegenständen, die es vor sich in der Körpermitte halten kann: auch seine eigenen Händchen gehören dazu (≤ 3. Monat).

Mit einem halben Jahr kann Ihr Baby Spielsachen greifen, vielleicht sieht das noch etwas plump aus, aber es kann sie auch von einer in die andere Hand übergeben (≤ 6. Monat).

Mit dem freien Sitzen hat es dann beide Hände zum »Forschen« frei und kann Dinge auch beidhändig halten und untersuchen (≤ 9. Monat).

Mit 1 Jahr wird dieses Festhalten von Dingen feiner: meist zwar noch nicht als Pinzettengriff, aber schon nur noch mit Daumen und Zeigefinger, wobei der Zeigefinger noch gestreckt ist (Scherengriff) (≤ 12 Monate).

Bald kann Ihr Kind geschickt und mit Freude kleine Bausteine aufeinandersetzen, zuerst nur zwei, (≤ 15 Monate), aber bald werden es immer mehr.

Die Fingerfertigkeiten werden nun immer feiner: Ihr Kleinkind kann zielgerichtet auf eine bestimmte Stelle im Bilderbuch zeigen, fühlt in Tastbilderbüchern bewusst ein Stück Stoff oder Leder, ein Fell o. Ä. und gibt Ihnen auf Aufforderung etwas, was es gerade in der Hand hält (≤ 18 Monate).

Der bereits genannte Pinzettengriff, also das Ergreifen eines Gegenstandes mit den Spitzen von Daumen und Zeigefinger, z. B. einen Knopf aufheben, gelingt mit 2 Jahren. Hat Ihr Kind Freude am Malen (was viele Jungen nicht haben!), hält es einen Stift noch in der Faust (≤ 24 Monate).

Ein Jahr später wird der Pinzettengriff um den 3. Finger erweitert, was Ihrem Kind ein viel sicheres Greifen ermöglicht (Dreipunktgriff). Die Bilderbücher leiden auch nicht mehr so sehr, weil das Umblättern geschickter vonstattengeht; auch dünne Seiten halten jetzt (≤ 36 Monate).

Mit 4 Jahren kann Ihr Kind einen Malstift im Dreipunktgiff halten. Das heißt nicht, dass Ihr Kind auch damit malen kann, denn dies erfordet Übung. In der kinderärztlichen Vorsorgeuntersuchung (U8) malen die meisten Kinder einen Menschen als sogenannten Kopffüßler: also einen Kreis mit vielleicht einem Mund und 2 Augen als Kopf, an dem 2 lange Beine wie Tentakeln herabbaumeln (≤ 48 Monate).

Bis zur nächsten Vorsorgeuntersuchung kann Ihr Kind immer besser mit Malstiften umgehen. Viele Kinder können mit etwa 5 Jahren schon Großbuchstaben schreiben und eigene »Werke« mit dem Namen »signieren«. Auch das Ausschneiden gelingt immer besser (≤ 60 Monate). Beim Ausschneiden »fallen die Jungen allerdings häufig durch«: Wer lieber dem Papa an der Werkbank hilft und erst dann glücklich ist, wenn er ölverschmiert Schrauben und Muttern miteinander verbunden hat, wird auf dem Papier häufig nicht so geschickt sein wie das Mädchen, das gerne am Tisch sitzt und mit viel Eifer seine Kunstwerke hervorzaubert. Übung macht den Meister.

Spielen

Spielen macht Spaß, die Art des Spielens ist aber auch ein Spiegelbild des Interesses und des Vermögens. Daher ist es spannend, Kinder beim Erwerb solcher Fähigkeiten zu begleiten.

Zu Beginn erkundet Ihr Baby die Dinge mit dem Mund: Alles wandert irgendwie in den Mund und wird vielleicht vorher angeknabbert, auch Mamas Finger. Dabei benutzt Ihr Kind beide Hände und betrachtet die Spielsachen auch (≤ 6 Monate).

Mit 1 Jahr hat Ihr Baby viel Freude beim Versteckenspielen: Wenn sich Papa hinter seinen Händen verbirgt und dann wieder zum Vorschein kommt, lacht Ihr Liebling begeistert. Aber auch verdeckte Spielsachen kann es nun selbst aufdecken (≤ 12 Monate).

Mit Spielsachen kann man tatsächlich spielen: rasseln, schütteln, kippen, Formen ertasten, Oberflächen befühlen. Ihr Baby erkundet die Eigenschaften von Spielgeräten immer genauer (≤ 15 Monate).

Mit der Zeit spielt Ihr Kind Ihr Verhalten nach, es »telefoniert«, »kocht« oder »liest« in einem Buch (≤ 18 Monate).

Bei der U7 mit 2 Jahren schaut der Kinder- und Jugendarzt u. a., wie geschickt Ihr Kind Bauklötze aufeinanderstapelt; meist sind es schon Türme mit 3 Klötzchen. Viele Kinder mögen (leider) Ausräumspiele. Die Handtasche der Mama erfreut sich da genauso großer Beliebtheit wie die Schubladen in der Küche oder im Wohnzimmer. Dabei ist Ihr Kind aufmerksam und konzentriert (≤ 24 Monate).

Die Konzentration beim Spielen nimmt immer weiter zu, bald kann Ihr Kind mit Puppen und Autos, aber auch schon mit Konstruktionsspielzeug wie Playmobil oder Lego gut hantieren. Mit einem Stift »kritzelt« es, viel zu erkennen ist meist noch nicht. Aber Ihr Kind wird begeistert das »Kunstwerk« erklären (≤ 36 Monate).

Die W-Fragen bringen Sie ganz schön in Bedrängnis. Wer weiß schon, warum der Himmel blau ist oder warum der Kleber klebt? Auch Eltern dürfen zugeben, dass sie nicht alles wissen. Ihr Kind vergleicht Dinge und erkennt die Unterschiede: Was ist größer, schwerer, länger? (≤ 48 Monate).

Für die Verkehrserziehung wichtig: Ihr Kind kann die Ampel-Farben erkennen. Haben Sie Zweifel daran, kann Ihr Kinder- und Jugendarzt anhand eines Farbtests die Farbtüchtigkeit Ihres Kindes überprüfen. Es muss bei diesem Test nicht unbedingt schon die Zahlen beherrschen, das Nachfahren der erkannten Figuren mit einem Pinsel beweist auch die Farbtüchtigkeit. Rollenspiele stehen ganz oben auf der Hitliste, am liebsten mit einfachen Verkleidungen (≤ 60 Monate).

Emotionen

Beim Kuscheln und Schmusen erleben Sie eindeutige – nicht sprachliche – Signale Ihres Babys, wie es die gemeinsame Nähe empfindet. Sie können sogar schon richtig mit Ihrem Kind sprechen, es versteht vieles, vor allem Ihre freundliche Zuwendung und Offenheit ihm gegenüber. Ihr Baby wird dies in seiner »Sprache« auch eindeutig zurückgeben (≤ 12 Monate). Die typische Reaktion bei einer Untersuchung durch den Kinderarzt in diesem Alter ist tatsächlich der sich vergewissernde Blick des Kindes zur Mutter, »ob der (Arzt) das auch darf«.

Wenn ein Elternteil in der Nähe ist, kann sich ein 2-jähriges Kind durchaus auch mal 15–30 Minuten alleine beschäftigen (≤ 24 Monate). Bedenken Sie: Eine dauernde Animation Ihres Kindes ist nicht Ihre Aufgabe.

Mit 3 Jahren gelingt das Getrenntsein von den Eltern ganz gut mit einer anderen Bezugsperson (≤ 36 Monate), sodass um diesen Zeitpunkt herum in diesem Verhalten eine Kindergartenreife gesehen werden kann. Näheres lesen Sie bitte im Kapitel »Wann in die KiTa?« (Seite 186).

Mit dem Älterwerden erwacht das Wissen, ein Mädchen oder ein Junge zu sein (s. »Doktorspiele«, Seite 185). Die Kinder erleben Gefühle wie Stress, Enttäuschung, Kummer, Freude oder Angst und können damit selbst umgehen (≤ 48 Monate).

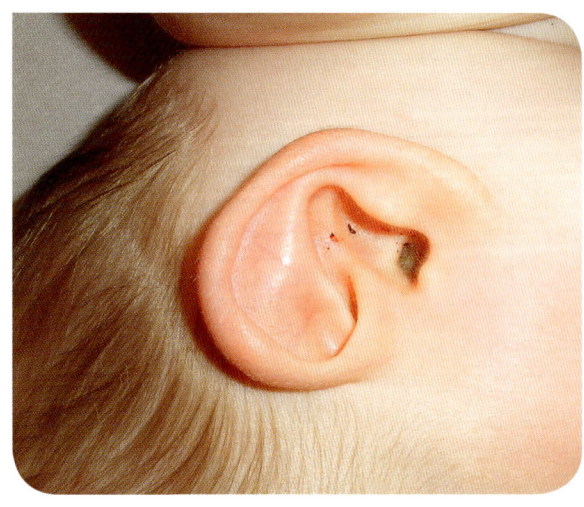

⬘ Ohrmuschelverletzung nach Selbststimulation

Große Kindergartenkinder sind bei Erschöpfung, Müdigkeit, Traurigkeit oder Schmerz immer noch schmusig und suchen dann gerne die Geborgenheit im Kuscheln mit den Eltern. Sie können inzwischen nicht nur über tolle Dinge und Erlebnisse berichten, sondern auch unerfreuliche Dinge erzählen (≤ 60 Monate).

Selbststimulation

Babys und Kleinkinder zeigen manchmal eine wahre Freude, wenn sie sich ohne Kleidung an der nackten Haut berühren können: So rubbeln und kratzen sie gerne ihren Bauch, bis er ganz rot aussieht, allerdings ohne dass dort zuvor ein auffälliger Hautbefund gewesen wäre. Kleine Jungen ziehen sich den Penis fast bis zur Nase, was eigentlich Schmerzen bereiten müsste. Mädchen und Jungen ziehen oder kratzen an oder in den Ohrmuscheln, sodass ich bei Untersuchungen immer wieder Säuglinge mit kleinen verkrusteten Blutungsherden (s. Abb.) sehe. Warum die Kinder dies tun, wissen wir nicht. Es stellt aber keine Krankheit dar.

Eine ähnliche Freude haben Kleinkinder beim Schaukeln ihres Köpfchens: Nach dem Zu-Bett-Bringen bewegen sie minutenlang das Köpfchen von rechts nach links und zurück. Manche zeigen offensichtlich Spaß daran wie später beim Trampolinspringen, andere sind wie in Trance. Das Hin-und-her-Werfen des Köpfchens heißt »Jactatio capitis« und ist genauso unbedenklich wie das Hin-und-her-Werfen des gesamten Körpers (»Jactatio corporis«). Angehörige einer muslimischen Ordensgemeinschaft, die Derwische, beherrschen einen Drehtanz, der sie in Ekstase oder Trance versetzt. Wer einmal den Tanz der Derwische gesehen hat, versteht die stimulierende Wirkung einer »Jactatio capitis« bei Kindern sehr gut.

Ihr Nuckelbedürfnis befriedigen Babys an der Brust oder mit dem Saugen am Schnuller (englisch: pacifier – Friedensstifter). Wenn ab dem 3. Geburtstag allerdings eine Veränderung am Zahnwuchs (offener Biss (Seite 139), Kreuzbiss, Seite 139) offenbar wird, sollten Sie sich vom Schnuller trennen.

Selbststimulation im Genitalbereich

Ein weiterer Bereich der Selbststimulation ist der Genitalbereich. Schon kleine Mädchen haben Freude, wenn sie sich selbst gefühlvoll am Scheideneingang oder an der Klitoris berühren. Mitunter benötigen sie dafür keine Hände, sondern spannen immer wieder die Oberschenkelmuskulatur an, was genauso angenehme Gefühle bereiten kann. Dieses Spielen mit sich selbst führt manchmal zu einer sichtbaren Erregung des Kindes: Es atmet schwer, wird im Gesicht rot und ist angespannt, bis sich nach kurzer Zeit die Anspannung löst. Obwohl es sich dabei nicht um einen Orgasmus handelt, sind die anwesenden Erwachsenen meist sehr betreten und können das Phänomen eines »masturbierenden Kindergartenkindes« nicht einordnen.

Die Kinder dürfen das! Den Genitalbereich haben wir Menschen, damit er uns Freude berei-

ten kann. Um dem Ganzen die Peinlichkeit zu nehmen schlage ich Eltern und Erzieherinnen vor, dies »Schubbeln« zu nennen. Den Mädchen sagen wir, dass sie sich gerne gefühlvoll an der Scheide berühren dürfen, nur sollte es seinen Platz haben: Ich esse mein Eis auch nicht auf der Toilette. Zum Schubbeln sollte man allein sein, saubere Hände haben und aufpassen, dass man sich nicht weh tut. Passiert es doch im Stuhlkreis im Kindergarten, kann die Erzieherin gerne sagen: »Melanie, nicht hier schubbeln, geh bitte in die Puppenecke, da bist du für dich allein.« Das Thema »Schubbeln« sollte nicht tabuisiert und den Kindern auch kein schlechtes Gewissen gemacht werden.

Kleine Jungen haben mehrfach täglich eine Erektion, die auch durch Berühren des Genitales hervorgerufen werden kann, z. B. bei der Untersuchung durch den Kinderarzt. Eine Erregung mit rotem Kopf bis hin zur offensichtlichen Lösung einer Anspannung wird bei Jungen im Kindesalter jedoch nicht gesehen.

Soziale Entwicklung

Ihr Kind erlernt nicht nur Fein- oder Grobmotorik, sondern auch das Verhalten gegenüber anderen. Dies bedarf immer wieder einer Weiterentwicklung und der Korrekturen.

Ich, du und wir

Schon früh interessiert sich Ihr Baby für Gesichter und Personen. Mama und Papa sind meistens die Ersten, denen es ein bewusstes Lächeln schenkt (≤ 3 Monate). Aber auch Fremden gegenüber wird Ihr Baby freundlich sein: Hier zeigt sich erstmals ein soziales Wesen.

In der weiteren Entwicklung ist Ihr Kind abhängig von Ihrer Zuwendung. So beobachte ich immer wieder, wenn ich bei der Untersuchung mit einem Baby Kontakt aufnehme, es anspreche und mich ihm nähere, dass es sich nach kurzer Zeit zur Mama umwendet, um von ihr quasi ein »Okay« für diese Kontaktaufnahme zu holen. Geben Sie Ihrem Baby ein zustimmendes Lächeln, wendet es sich weiterhin offen und freundlich auch dem fremden Doktor zu (≤ 6 Monate).

Die starke Bindung an eine Bezugsperson führt in der Folgezeit zum regelrechten »Kleben«, meistens an der Mutter, sodass z. B. eine weiter weg wohnende Oma oder ein regelmäßig auf Montage arbeitender Vater als fremd erkannt werden (»Fremdeln«, ≤ 9 Monate). Beginn und Dauer der Fremdelphase und der Beginn einer schönen Offenheit gegenüber anderen Kindern ähnelt meist der Entwicklung der Eltern damals. Es spielt aber auch eine große Rolle, ob Ihr Kind die Gelegenheit zum Beziehungsaufbau hat, z. B. durch Geschwister oder regelmäßige Treffen mit anderen Familien. Am wichtigsten sind und bleiben aber die Eltern als Hauptbezugspersonen. Der Kontakt zu ihnen ist meist durch ein freundliches Miteinander geprägt (Nähe, Berühren, Kuscheln).

Mit 1 Jahr kann Ihr Kind schon aktiv ohne Worte Kontakt zu jemandem aufbauen. Es kann dabei durch ein Lächeln signalisieren, dass es sich über einen Kontakt freut, oder ihn mit seiner Zuwendung eröffnen. Es kann aber auch sein Desinteresse zeigen und den Kontakt verändern oder beenden.

Bald lässt sich Ihr Kind gerne zum Spielen animieren: Sing- oder Nachmachspiele und Fingerspiele macht es begeistert mit und es liebt Wiederholungen in Reimen oder Rhythmen (≤ 15 Monate). Aber es kann sich auch bereits allein beschäftigen, indem es Dinge »untersucht« oder Schubladen ausräumt.

Ihr Kind entwickelt immer mehr Verständnis für Worte und Situationen: Ein Verbot (»Nein!«) führt zum (kurzen) Innehalten im Hantieren, z. B. mit der teuren Vase. Bei Verabschiedungen winkt es fröhlich (≤ 18 Monate).

Das Spiel von 2-jährigen Kindern ist meist ein friedliches Nebeneinander, noch kein Miteinander. Dennoch ist die Freude, mit anderen Kin-

Erziehen ist gar nicht so einfach!

Das Erwachen des Ichs stellt Sie als Eltern vor enorme Herausforderungen. War das 1. Lebensjahr geprägt durch ein liebevolles und enges Miteinander sowie durch die Begeisterung für die neuen Entwicklungsschritte Ihres Kindes, brauchen Sie nun viel Zeit für das Aufstellen von Regeln und für deren Durchsetzung. Sind Sie und Ihr Partner in Bezug auf die Regeln immer der gleichen Meinung? Sind Sie stark genug, die notwendigen Grenzen zu setzen und deren Einhaltung auch zu überwachen? Nur wer eigene Kinder hat, kennt die Erfahrung, wie nah Liebe und Zorn da manchmal nebeneinanderliegen.
Erziehen haben die meisten Eltern nicht gelernt.

Es ist daher keine Schande, sich Hilfe zu holen. Fragen Sie bei Problemen die Erziehungsberatung oder Ihren Kinder- und Jugendarzt. In meiner Praxis begegnen mir immer wieder Eltern, die Angst haben, dass das Jugendamt ihnen ihre Kinder wegnimmt, wenn sie Erziehungsprobleme öffentlich zugeben. Aber keine Sorge: Die in der Erziehungsberatung oder beim Kinder- und Jugendarzt gemachten Angaben unterliegen der Schweigepflicht. Wünschen Sie selbst Hilfe durch das Jugendamt, ist es die Aufgabe der Mitarbeiter, Sie so zu unterstützen, dass Ihre Familie zusammenbleiben kann und nicht auseinandergerissen wird.

Doktorspiele

Nach dem 4. Geburtstag erreicht die soziale Entwicklung eine Reife, die immer mehr durch das Interesse für andere geprägt ist. Die Kinder spielen mit anderen, kopieren im Rollenverhalten Vorbilder, z. B. die Eltern (»Mutter-Vater Kind-Spiel«), bestimmte Erlebnisse (»Wir spielen Polizist«) oder wiederkehrender Ereignisse wie Arztbesuche, Vorsorgeuntersuchungen und Impfungen.

Das Nachspielen von Arztbesuchen eröffnet den Kindern die Möglichkeit, sich intensiv spielerisch anderen zuzuwenden und sich vom Anderssein faszinieren zu lassen. Die Kinder stillen ihre Neugier. Zum Instrumentarium des »Arztkoffers« gehören ein Hörrohr, eine Ohrenlampe, ein Reflexhammer und die Spritze. Wird neben den Ohren und dem Herzen auch der Genitalbereich einer gründlichen Inspektion unterzogen, ist dagegen so lange nichts einzuwenden, wie sich beide Kinder dabei wohlfühlen und kein Altersunterschied besteht. Gerät eins der Kinder dabei in eine ablehnende oder verstörte Stimmung, sollten Sie das Spiel behutsam beenden.

Doktor spielen ist nur eins von vielen Spielen. Wenn genug untersucht wurde, werden die Kinder auch wieder andere Spiele interessant finden.

dern zusammenzukommen, sehr groß (≤ 24 Monate). Wenn es daheim Besuch empfängt, kann auch ein sehr friedliebendes Kind in der »Revierverteidigung« seiner Spielsachen mal grob werden, was es in der Wohnung anderer oder in der KiTa sonst nicht macht. Etwa um den 2. Geburtstag herum beginnt Ihr Kind, sich selbst zu erkennen. Damit erwacht das »Ego« Ihres Kindes, was besonders im 3. Lebensjahr (Box, S. 184) die Erziehungskunst der Eltern auf eine harte Probe stellt.

Mit 3 Jahren wird das Spiel der Kinder langsam ein Miteinander, wenn auch noch nicht lange und noch mit wechselnden Spielkameraden. Dabei sprechen die Kinder miteinander und tauschen Spielsachen aus. Sie ahmen Tätigkeiten der Erwachsenen nach, z. B. Rollenspiele wie das »Mutter-Vater-Kind-Spiel«. Daheim helfen sie gerne bei häuslichen Tätigkeiten mit (≤ 36 Monate).

Das Erlernen von sozialem Verhalten ist ähnlich wie das Laufenlernen: Ohne Beulen und Blessuren klappt es meistens nicht. Dies sollte aber niemanden entmutigen, weiterzulernen. Nicht jeder, der ein anderes Kind im Kindergarten mal gebissen hat, leidet gleich an einer aggressiven Sozialverhaltensstörungen. Manchmal muss ein Kind auch erst lernen, was einem anderen Kind wehtut und mit welchem Verhalten es eher keine Freunde finden kann. In so einem Fall können Sie Ihrem Kind erklären, dass das Beißen, Schubsen usw. wehtut und dem anderen Kind keine Freude macht. Im Spielzeuggeschäft können Sie erklären, dass dort 15 andere Autos stehen, die genauso aussehen wie das daheim – daher kann ein Kind schon mal denken, das Auto des Freundes sei sein eigenes. Manchmal kann auch ein Dreijähriger schon antworten, warum er sich gerade so und nicht anders verhalten hat: Fragen Sie Ihr Kind.

Mit 4 Jahren kann Ihr Kind Spiele mit Regeln nachvollziehen, sodass auch ein verregneter Familien-Sonntag nett überbrückt werden kann, z. B. mit Brett- oder Kartenspielen am Tisch oder mit Bewegungsspielen im Raum (≤ 48 Monate). Es lohnt sich, dazu mal in die Stadtbücherei zu gehen, hier gibt es meist eine gute Auswahl an Büchern für Spiele daheim. Ihr Kind wird nun auch bereit sein, Dinge mit anderen zu teilen, z. B. ein paar Gummibärchen.

Das »große« Kindergartenkind freut sich darüber, andere Kinder besuchen zu dürfen, und lädt auch gerne Freunde zu sich ein (≤ 60 Monate).

Du bekommst ein Geschwisterchen

Einen besonderen sozialen Reifungsprozess durchlaufen Kinder bei der Geburt eines Geschwisterchens. Das erstgeborene Kind steht meist im Zentrum elterlicher (und großelterlicher) Liebe. Die Geburt eines Geschwisterchens führt zu einer manchmal schmerzlich erlebten Minderung dieser Liebe, empfunden wie eine Trennung von der Mutter: Natürlich ist Mama noch da, aber eben nicht mehr in dem Zeitumfang wie vorher.

Ihr Erstgeborenes kann nun auf verschiedene Weise auf diese Trennung reagieren:

- Es wird wütend auf den »Eindringling« und zeigt manchmal impulsiv, manchmal demonstrativ Aggressionen gegen das Neugeborene.
- Es wirbt um die Liebe der Mutter, indem es Verhaltensweisen an den Tag legt, die es beim Geschwisterchen als auslösend für die mütterliche Zuwendung sieht: Es schreit wieder, imitiert Babysprache, benutzt wieder den Schnuller, kotet wieder ein, will sich wieder füttern lassen. Dies wird »Rückschritt« (Regression) genannt.
- Es lernt die neue Rolle als »großer« Bruder oder Schwester schnell, imitiert mütterliches Verhalten, indem es sich um das Baby sorgt und beim Füttern und Pflegen dabei sein möchte.

In dieser Phase ist Ihr Partner aufgerufen, die neue Rolle des »großen« Kindes zu stützen, indem er mit ihm tolle Sachen unternimmt, die mit dem Baby noch gar nicht gehen. Je nach Alter können die beiden z. B. ins Schwimmbad gehen oder auf den Spielplatz, ein Stadtfest besuchen oder daheim zusammen einen Kuchen backen. Dabei kann das Kind selbst den Mixer halten und den Kuchen mit Smarties verzieren … Hilfreich sind auch Kinderbücher, die das Hineinwachsen in die neue Rolle

kindgerecht beschreiben. Sie müssen diese Bücher gar nicht kaufen, sondern können sie auch in der Stadtbücherei ausleihen.

Wann in die KiTa oder in den Kindergarten?

Diese Frage lässt sich leider nicht eindeutig beantworten, da mehrere Aspekte zu berücksichtigen sind. Zudem wird die Frage, ob eine Betreuung dem Baby oder Kleinkind schadet oder nützt, sehr kontrovers diskutiert. Vorab: Es gibt kein »optimales Kindergartenalter«, es hängt sehr von den besonderen Rahmenbedingungen der Familie, des Kindes und der KiTa ab. Der folgende Fragenkatalog zu den drei Bereichen hilft Ihnen, die für Ihre Familie richtige Entscheidung zu treffen.

Fragen, die Sie sich stellen sollten

- Sind Sie gerne daheim mit Ihrem Kind oder möchten Sie lieber bald wieder Ihrem Job nachgehen?
- Müssen Sie wieder arbeiten gehen, da es sonst finanziell knapp wird?
- Fühlen Sie sich als Rabenmutter, wenn Sie Ihr Kind in die KiTa geben?
- Legen Sie Wert auf einen überschaubaren Rahmen wie z. B. bei einer Tagesmutter? Vielleicht ist das dann für 1–2 Jahre vor dem KiTa-Besuch eine Alternative.

Wie schätzen Sie Ihr Kind ein?

- Ist es eher zurückhaltend? Braucht es lange, um auf andere Kinder zugehen zu können?
- Oder ist es ein »Hansdampf«, der sich mit Freuden ins Getümmel stürzt?

Sie spüren beim Zusammenkommen mit anderen, wie intensiv Ihr Kind Freundschaften sucht oder früher Anregungen bedarf. Mit 2½–3 Jahren berichten viele Eltern, dass es ihrem Kind daheim langweilig wird und es sich tatsächlich auf den Kindergarten freut.

Was ist Ihnen an der KiTa wichtig?

Schauen Sie sich eine KiTa oder auch mehrere KiTas genau an:

- Gefallen Ihnen die Räume, auch die Schlaf- bzw. Ruhe-Räume und das Außengelände?
- Wie laut ist es?
- Wie gehen die Kinder miteinander um? Und wie die Erzieherinnen mit den Kindern?
- Sagt Ihnen die Ernährung in der KiTa zu?
- Wie sieht der Betreuungsschlüssel aus?

Ein Kleinkind benötigt eine verlässliche Beziehung zu einer Betreuungsperson – das ist sogar wichtiger als Bildung. Dies gelingt nur bei guter Kontinuität des Personals und natürlich dem entsprechenden Betreuungsschlüssel. Als Anhaltspunkt kann dienen: für 1–3-Jährige eine Person für vier Kinder, bei Säuglingen eine Person für zwei Babys.

Insgesamt gibt es also keine Richtlinie, an die Sie sich halten können. Checken Sie die oben genannten drei Bereiche mit Ihrem Partner und treffen Sie dann Ihre Entscheidung. Der Zeitpunkt des Kindergarteneintritts sollte zu Ihrem Kind genauso passen wie zu Ihnen. Sind sie ratlos, scheuen Sie sich nicht, sich von Ihrem Kinder- und Jugendarzt, von Erzieherinnen oder von der Erziehungsberatungsstelle beraten zu lassen.

Lösen von den Eltern

Die Trennung von den Eltern klappt in der Regel mit Hilfe der Erzieherinnen und einer systematisch durchgeführten und auf die Bedürfnisse des Kindes abgestimmten Eingewöhnungsphase gut. Die meisten Einrichtungen haben Eingewöhnungsprogramme ausgearbeitet, die alle Neulinge mehr oder weniger schnell durchlaufen, je nach Temperament der Kinder. In der Eingewöhnungsphase bleiben Mutter oder Vater eine gewisse Zeit mit dem Kind zusammen in der KiTa. Ziel ist, dass das Kind von dieser sicheren Basis aus die fremde Umgebung des Kindergartens kennenlernen und zur Bezugserzieherin Vertrauen fassen kann.

Die Trennung von der Familie kann aber dadurch erschwert werden, dass Mutter oder Vater das Kind gar nicht weggeben möchten. Die meisten Kinder haben feine soziale Antennen und merken dies. Häufig können sie sich dann – wie erwartet – nur schwer von den Eltern lösen. Je zuversichtlicher und positiver die Eltern an den Beginn der Kindergartenzeit herangehen, desto eher werden auch die Kinder Gefallen an der neuen Lebenssituation finden, die viel Spannendes und Neues mit sich bringt.

Blasenkontrolle

Wenn Sie die Windelberge betrachten, die Sie einkaufen, fragen Sie sich vielleicht: Wann ist mein Kind endlich trocken? Die meisten Kinder können ihre Blase tagsüber ab dem 3. Geburtstag und nachts nach dem 5. Geburtstag kontrollieren. Es gibt auch in diesem Entwicklungsbereich vollkommen normale Spätentwickler, aber auch solche Kinder, die mit 1½ Jahren schon trocken sind: Jedes Kind hat seine Zeit, in der es auf die Signale seines Körpers achtet.

Wenn Ihr Kind älter als 4 Jahre ist und tagsüber noch einnässt oder älter als 6 Jahre und nachts ins Bett macht, sollten Sie Ihren Kinder- und Jugendarzt darauf ansprechen.

Kinder, die nach dem 6. Geburtstag nachts noch einnässen, können behandelt werden. Dies sollte aber nur erfolgen, wenn dies die Kinder (nicht nur die Eltern!) auch tatsächlich wollen und Leidensdruck besteht. Sonst darf man gerne ein weiteres Jahr abwarten.

Die Pflegekasse übernimmt die Kosten für die Windelversorgung nachts (90 Windeln im Quartal). Ihr Kinderarzt stellt dafür ein Rezept (Hilfsmittel) aus, das Sie über Ihre Krankenkasse einreichen.

Eine begriffliche Klärung soll nicht unerwähnt bleiben: Ein Kind, das noch nie länger als 6 Monate trocken war, wird mit dem Begriff des »primären Einnässens« beschrieben. War hingegen ein Kind schon mindestens 6 Monate lang trocken und beginnt dann mit dem nächtlichen Einnässen, sprechen wir von »sekundärem Einnässen« (Seite 309), was meist Ausdruck einer Belastungssituation ist.

So helfen Sie Ihrem Kind: Mit folgenden Tricks können Sie Ihrem Kind helfen, trocken zu werden:

- Lassen Sie Ihr Kind zuschauen, wenn Sie oder ältere Geschwister auf die Toilette gehen (Lernen am Vorbild).
- Regen Sie Ihr Kind an, Sie auf der Toilette nachzuahmen (Motivation).
- Achten Sie auf eine bequeme Sitzposition auf dem WC: Die Oberschenkel sollten waagerecht sein; ein Fußbänkchen ist hier sehr hilfreich. Oder Sie stellen ein Töpfchen auf dem Boden.
- Auf der Toilette sollte es nicht zu kalt oder zu zugig sein. Ein Bilderbuch hilft Ihrem Kind beim Sitzenbleiben.
- Schicken Sie Ihr Kind zur Toilette, wenn Sie merken, dass es muss – und begleiten Sie es, aber ohne Zwang.

Kontrolle über den Stuhlgang

Auch beim sogenannten »Sauberwerden«, also der bewussten Kontrolle der Stuhlausscheidung, gibt es eine erhebliche Streubreite der normalen Entwicklung. Dieser Reifungsvorgang ist meist genetisch festgelegt, lässt sich also nicht durch irgendwelche Maßnahmen beschleunigen, wohl aber erheblich stören.

In den meisten Familien deutsch-russischer Herkunft sind die Kinder mit 18 Monaten sauber und trocken, dies ist offensichtlich ethnisch festgelegt (wie z.B. auch Kurzsichtigkeit und Alkohol-Unver-

träglichkeit bei Asiaten). Für zentraleuropäische Familien kann nach der Grenzsteinregel gelten: Etwa zum 4. Geburtstag sollte ein Kind Kontrolle über seinen Darm haben.

Wenn Ihr Kind für die eigene Ausscheidung sensibilisiert ist, gibt es Ihnen verschiedene Signale, z.B. verkriecht es sich zum Drücken oder macht von sich aus auf eine volle Windel aufmerksam, indem es daraufzeigt oder »Stinker« oder »Kacka« sagt. Manche Kinder erleben den Druck im gefüllten Enddarm als unangenehm und signalisieren dies den Eltern als »Aua Bauch«.

Wie bei der Blasenkontrolle gelten auch beim Sauberwerden die oben genannten Tipps. Üben Sie auf Ihr Kind keinen Druck aus, sauberwerden zu müssen. Damit Sie nicht täglich 2–3 Hosen waschen müssen, sollten Sie die Windel versuchsweise erst dann weglassen, wenn Ihr Kind tatsächlich 10–14 Tage sauber geblieben ist. Und auch dann sollten Sie immer noch eine Ersatzhose, Windeln und Wickelutensilien dabei haben, wenn Sie unterwegs sind.

Anders als das Wasserlassen hat die Stuhlentleerung etwas mit Loslassen und Verschenken zu tun. Manche Kinder sind vom Verhalten her in sich gekehrt, lassen sich nicht in die Karten gucken, zeigen wenig Mimik, lassen im wahrsten Sinne des Wortes nichts raus.

Viele Erwachsene kennen aus dem Urlaub das Gefühl, zu Beginn nicht gut auf das »fremde« Klo gehen zu können – es klappt einfach nicht. Wird bei Kindern der Reifungsprozess des Sauberwerdens gestört, kann es zu empfindlichen, lang andauernden Schwierigkeiten mit Verstopfung, ggf. Stuhlschmieren und Einkoten kommen.

Verstopfung

Jedes 5.–6. Kind hat während der Kleinkindzeit mal Verstopfungen (Obstipation). Damit meine ich nicht einen voll gestillten Säugling, der mitunter erst nach 14 Tagen wieder Verdauung hat, sondern große Säuglinge und Kinder.

Beim Säugling kann nach Beginn der Zufütterung durch die Ballaststoffe die Stuhlmenge so groß werden, dass die Darmmuskulatur (Seite 124) erst lernen muss, damit umzugehen. Auch wenn Ihr Baby schon gerne und gut vom Löffel isst, sollten Sie in so einem Fall die Breimenge sehr langsam steigern und längere Zeit Milch zufüttern, die ebenfalls quellend wirkt.

Für alle Altersstufen gilt: Bestimmte Nahrungsmittel können »stopfen« und sollten gemieden werden, v.a. Banane, Schokolade und Kakao.

Die Ursache der Verstopfung bei Kleinkindern ist in aller Regel nicht eine körperliche, sondern eine Kopfsache. Normal ist bei Kleinkindern eine Stuhlhäufigkeit von 3-mal täglich bis alle 3 Tage einmal. Zudem sollte der Stuhl eine geformte Masse bzw. eine geformte Wurst sein, keine Stuhlsteinchen. Die Festigkeit kann an Lehm oder Töpferton erinnern, der Stuhl sollte aber keine Risse aufweisen.

Wenn ein Kind verstopft ist, führt das Herausdrücken von harten Stuhlmassen zu Schmerzen. Das Kind lernt dann, dass das Absetzen von Stuhl (Defäkation) schmerzt, und wird immer mehr versuchen, den Stuhlgang aktiv zu unterdrücken, z.B. durch absichtliches Zusammenziehen des Schließmuskels, Wegdrücken des Stuhls auf einer Treppenstufe, Hinsetzen mit der Analritze auf Armlehnen, Hocken auf die Ferse usw.

Sobald ein Kind einmal beim Stuhlgang geblutet hat (meist durch einen Riss am Anus), kann es der Therapie bedürfen, bis es wieder gelernt hat: Verdauung braucht gar nicht schmerzhaft zu sein.

Dazu verschreibt der Kinderarzt in der Regel ein Quellungsmittel (kein Abführmittel!), das – je nach Dosis – den Stuhl feucht und damit weich hält. Diese Therapie kann durchaus Wochen bis Monate dauern – aber keine Angst, ein Gewöhnungseffekt gegenüber dem Quellungsmittel setzt nicht ein.

Nur sehr selten, und dann bei Schulkindern, dickt der Stuhl ein, weil sie zu wenig trinken bzw. zu viel schwitzen, was sich durch Flüssigkeitszufuhr ausgleichen lässt. Die Liste der hiervon betroffenen Kinder führen die halbstarken Fußballer an, die auf Turnieren vor lauter Begeisterung das Trinken vergessen und nachmittags oder abends unter quälenden Bauchschmerzen leiden.

Zu den seltenen körperlichen Ursachen zählt eine Entzündung am Anus (Seite 420), ein Riss in der Analschleimhaut (Anal-Rhaghade), sehr selten eine Schilddrüsenunterfunktion oder eine Milcheiweißallergie (bei Kindern unter 2 Jahren, Seite 128).

So helfen Sie Ihrem Kind:
- Achten Sie darauf, dass die Ernährung frei von bzw. arm an stopfenden Nahrungsmitteln ist: kein Kakao, keine Schokolade, keine Bananen, keine Tomaten und kein Weißbrot. Geben Sie Ihrem Kind stattdessen viel anderes Obst, viel Gemüse und Körnerbrot. Milchprodukte stopfen nicht und dürfen verzehrt werden. Lediglich bei unter Zweijährigen kann sich selten hinter einer Verstopfung eine Milcheiweißallergie (Seite 128) verbergen.
- Das »Abführen« von unten, also ein Einlauf mit Salzlösungen oder die Gabe von Glycerin-Zäpfchen, sollte die Ausnahme sein: Zu sehr werden die Kinder auf »das Popo-Loch« fixiert und beim Einführen ggf. traumatisiert. Sinnvoller ist die Hilfe »von oben«: Der Kinder- und Jugendarzt verschreibt ein Quellungsmittel, das nicht abführt – also auch nicht zu Störungen der Nährstoffaufnahme führen kann –, sondern den Stuhl lediglich weich hält.

- Problematisieren Sie bei größeren Kindern »Verstopfung« nicht, sondern sprechen Sie gar nicht mehr über ihren Stuhlgang. Je besorgter Sie um den nicht abgesetzten Stuhl des Kindes herumschleichen, umso größer wird der stopfende Stuhlstein im Bauch des Kindes.
- Nutzen Sie zum Erlernen eines guten Stuhlverhaltens den Magen-Darm-Reflex: Wenn der Magen durch die Nahrungsaufnahme gut gedehnt wird, erhält der Enddarm vom Gehirn das Signal, sich entleeren zu dürfen. Dies macht durchaus Sinn: Kommt oben neues Futter rein, muss unten Platz geschaffen werden und das Kind trennt sich gerne vom »alten Futter«. Setzen Sie größere Kinder mit Verstopfung daher jeweils 10 Minuten nach den drei Hauptmahlzeiten auf die Toilette. Sorgen Sie vorher für eine gemütliche, nicht zwanghafte Atmosphäre: Bilderbücher liegen bereit und ein Höckerchen für die Füße verhindert ein Abdrücken der Oberschenkel durch die Klobrille.

Ihr Kinder- und Jugendarzt wird die Entwicklung begleiten und ggf. andere Ursachen ausschließen.

Nachtschweiß

Kleinkinder sind vegetativ labil, das bedeutet: Viele Körperfunktionen laufen noch nicht so »rund« wie bei einem Erwachsenen.

Ein Beispiel für diese noch nicht eingespielten Körperfunktionen bei Kleinkindern ist das nächtliche Schwitzen. Ohne Fieber oder andere Krankheitszeichen fallen Eltern nasse Haare und ein völlig verschwitzter Schlafanzug auf. Dies kann öfters auftreten. Immer wieder berichten Familien, die nur eine sehr dünne Matratze auf einem Brett statt auf einem Lattenrost haben, dass die Matratze nach mehreren solcher Nächte von unten verschimmelt sei. Hierbei handelt sich allerdings nicht um eine Störung, die behandelt werden muss. Wenn Ihr Kinder- und Jugendarzt bei seiner Untersuchung ein gesundes Kind vorfindet, darf die Reifung solcher Regulationsvorgänge abgewartet werden.

Beim Erwachsenen ist Nachtschweiß dagegen ein Krankheitssymptom, das mit dem Hausarzt besprochen werden muss.

Die Vorsorgeuntersuchungen bis zum 5. Geburtstag

Bis zum Schulbeginn ist in Deutschland jedes Jahr eine Vorsorgeuntersuchung vorgesehen – im Prinzip laufen sie immer gleich ab. Ihr Kinder- und Jugendarzt achtet vor allem darauf, dass sich Ihr Kind altersentsprechend entwickelt.

Die Vorsorgeuntersuchungen sollen auch über das 1. Lebensjahr hinaus Krankheiten vermeiden helfen, indem die Familie zu einer gesunden Lebensführung ermuntert wird, durch die Krankheiten gar nicht erst auftreten können (Primärprävention: »Man baut einen Zaun um den Brunnen«). Stellt der Kinder- und Jugendarzt eine Krankheit in einer Frühphase fest, z. B. Asthma oder Skoliose, kann eine Therapie ein Fortschreiten der Krankheit und die Entwicklung von Folgekrankheiten verhindern (Sekundärprävention: »Das Kind droht in den Brunnen zufallen, es wird aber festgehalten«).

Diese Vorsorgeuntersuchungen werden in Deutschland, der Schweiz und Österreich ähnlich durchgeführt, es gibt allerdings leichte regionale Unterscheide bezüglich des Zeitpunkts und der Anzahl der Vorsorgen.

Die Eingangsfrage Ihres Kinder- und Jugendarztes lautet immer, ob Sie mit der Entwicklung Ihres Kindes zufrieden sind. Eine gute Form der standardisierten Erfassung von Elternangaben stellen die Fragebögen des Berufsverbandes der Kinder- und Jugendärzte dar. Zu Beginn der Vorsorge wird Ihnen ein Fragebogen ausgehändigt. Auf diesem Mannheimer Elternfragebogen (MEF) sollen Sie ankreuzen, ob in den letzten Monaten Probleme bei bzw. mit dem Kind aufgetreten sind. Die Fragen sollen nur mit Ja oder Nein beantwortet werden. Dadurch weiß Ihr Kinderarzt, dass die mit Ja markierten Problembereiche auch als echte Probleme in der Familie empfunden werden. Im Gespräch kann er dann ausloten, ob und welche Hilfen notwendig sind. Manchmal ist der Fragebogen auch Anlass, bei einem separaten Termin ohne Kind erst einmal in Ruhe die Problemfelder zu besprechen. Wir Kinder- und Jugendärzte benutzen zzt. von der U3 bis zur U6 die Fragebögen nach M. Papousek und bei älteren Kindern die nach Esser bzw. Esser und Laucht.

Bei der Untersuchung durch die Arzthelferin werden – dem Alter entsprechend – die Sinne Ihres Kindes gecheckt: Sehschärfe, räumliches Sehen, Farbtüchtigkeit, Hörschwelle beider Ohren. Ferner wird Ihr Kind gemessen, gewogen und der Kopfumfang wird bestimmt. Alle Messwerte werden in sogenannten Perzentilen im gelben Untersuchungsheft eingetragen, um ein stetes Wachstum beurteilen zu können. Anhand des Impfbuches wird geschaut, ob Impfungen ergänzt oder aufgefrischt werden müssen.

Um den Entwicklungsstand bezüglich des Sozialverhaltens, der Fein- und Grobmotorik sowie der Sprache abschätzen zu können, nutzen die kinderärztlichen Praxen unterschiedliche Skalen. Wie im Kapitel »Was ist normal?« (auf Seite 170) dargelegt, stellen solche Skalen auch eine Art Perzentilen (Häufigkeitsverteilungen) dar: So kann z. B. erwartet werden, dass 75 % aller Kinder mit 2¼ Jahren ein abgebildetes Tier benennen können oder sich mit 3¼ Jahren unter Anleitung ankleiden können.

Aber nicht erschrecken, wenn Ihr Kind eine Aufgabe nicht erfüllen kann. Das führt nicht gleich zur Feststellung einer Entwicklungsverzögerung in diesem Bereich. Ihr Kinder- und Jugendarzt beurteilt Ihr Kind ganzheitlich, einschließlich seiner Geschichte und der bisherigen Entwicklung, seiner Stärken und Schwächen. Im Klartext: Kann Ihr Kind mit 5 Jahren keinen Hampelmann-Sprung, ist sonst aber gesund, handelt es sich genauso wenig um eine Koordinationsstörung wie bei dem 4-jährigen Jungen, der mit einer Schere nichts ausschneiden kann, aber mit Lego tolle Sachen baut.

Ihr Kinder- und Jugendarzt selbst führt die körperliche Untersuchung durch. Dabei wird er Ihr Kind entkleidet von Kopf bis Fuß untersuchen. Wahrenddessen wird er verschiede Themen ansprechen, z. B. Ernährung, Sonnenschutz, Mediennutzung, Pflege. Durch die Einbeziehung Ihres Kindes in die Gespräche verschafft sich der Arzt einen Eindruck von seiner sozialen Kompetenz, der sprachlichen Wendigkeit, dem Hörvermögen und der Eltern-Kind-Interaktion. Er wird beobachten, wie interessiert das Kind an der Untersuchung teilnimmt, ob es ängstlich oder sogar widerstrebend mitmacht, sich gänzlich verweigert oder teilnahmslos ist. Zusammen mit den Eltern wird er eine Beurteilung der zuvor erhobenen Befunde

vornehmen. Zum Schluss wird der Arzt weitere Aspekte, z. B. Unfallprävention, ansprechen.

Natürlich haben Sie auch die Möglichkeit, Fragen zu stellen. Machen Sie sich am besten vorher Notizen auf einem Stichwortzettel, damit Sie nichts vergessen.

Vorsorgeuntersuchung mit 2 Jahren: »U7« (Paed.Check 2.0)

Mit 2 Jahren hat der Einstieg in das »Zickenalter« bereits begonnen. In Ihrem Kind erwacht das »Ego«. Es erkennt sich im Spiegel als »Ich« und sein Lieblingswort ist häufig »Nein« oder »Selber«. Viele Dinge des Alltags werden zum Konflikt: Manche Kinder werden mit Schlafanzug in die KiTa gebracht, weil sie das Ankleiden verweigern. Einschlafen, Essen, Schuhe anziehen: Vieles wird problembeladen. Dies stellt Sie vor enorme Herausforderungen. Meist erreicht diese »Bock«-Phase mit etwa 3 Jahren ihren Höhepunkt. Begriffe wie »grenztestendes Verhalten«, »Autonomie-Bestreben« oder »Individuations-Entwicklung« beschreiben diese Phase sehr akademisch, viele Eltern empfinden sie jedoch einfach nur als sehr anstrengend und nervenaufreibend (Seite 184). Teilen Sie Ihrem Kinder- und Jugendarzt mit, wenn Ihnen die Belastung zu groß erscheint. Es gibt vielfältige unterstützende Angebote (Seite 490) für junge Familien.

Mit 2 Jahren kann Ihr Kind kurz auf einem Bein stehen, zeigt ein reifes Gangbild (häufig noch mit Innenrotation der Füße, Seite 278), kann sich auf der Stelle drehen und in der Hocke etwas vom Boden aufheben. Es kann die Leiter zur Rutsche hochklettern, aus Holzklötzchen Türme bauen und Rosinen aus einem schmalen Becher kippen, um an sie heranzukommen.

Die meisten Kinder beherrschen Zweiwortsätze, die aus etwa 50 Vokabeln gebildet werden und zu denen auch Lautmalereien wie »wau-wau« und »miau« gehören. Nicht alle Wörter sind für Fremde verständlich. In der Kontaktaufnahme zeigt Ihr Kind Verständnis für Ihre Stimmungen. Es zeigt selbst Mimik und Gesten, die gut zu der erlebten Situation passen. Das Spielverhalten ist eher noch ein Nebeneinander als ein Miteinander. Einige Minuten lang kann sich Ihr Kind allein mit einem Gegenstand beschäftigen.

Eine Arzthelferin wird das Sehvermögen Ihres Kindes kindgerecht überprüfen, damit eine Fehlsichtigkeit ausgeschlossen werden kann (oder alternativ der Augenarzt mit Apparaten). Eine Hörtestung wird nur bei Verdacht auf eine Hörstörung oder bei einer Sprachentwicklungsverzögerung durchgeführt.

Vorsorgeuntersuchung mit 3 Jahren: »U7a« (Paed.Check 3.0)

Weil die Kinder in der Regel bei der U7a noch trotziger als bei der U7 sind, wird diese Vorsorgeuntersuchung bei Kinder- und Jugendärzten gerne auch »Zicken-U« genannt. Da sich aber immer mehr die Vernunft an die Seite des großen Ego gesellt, können Sie Ihrem Kind inzwischen auch einiges erklären: Es versteht die Notwendigkeit bestimmter Verhaltensweisen, z.B. im Straßenverkehr, am Küchenherd usw. Durch den Wunsch, alles »selber« zu machen, gelingt Ihrem Kind nun auch vieles schon: Ankleiden (mit ein paar Tipps), mit Besteck essen, Knöpfe schließen.

Ihr Kind kann kontrolliert mit überkreuztem Armschwung rennen und plötzlich stoppen. Treppen kann es meist im Wechselschritt steigen. Wenn es genug Gelegenheit dazu hatte, kann Ihr Kind ohne Gleichgewichtsprobleme mit dem Laufrad fahren. Mit dem Dreirad oder Trettrecker kommt es ein paar Meter voran. Vielleicht trägt es auch Rennfah-

rergene in sich und ist schon ein wahrer Meister auf zwei- bis vierrädrigen Gefährten.

Die Sprache Ihres Kindes ist inzwischen auch für Fremde gut verständlich. Auch ehemalige »Late talker« (späte Sprecher, Seite 177) können sich nun mitteilen. Lippenlaute klappen gut, Rachenlaute häufig noch nicht. Durch das Sprechen gelingt Ihrem Kind der Kontakt zu anderen Kindern besser, es beginnt mit anderen zu spielen und imitiert Rollen, z.B. Kuchen backen, Puppe füttern.

In der Sauberkeitsentwicklung sendet Ihr Kind selbst Signale aus, wenn es so weit ist. Ihr Kinder- und Jugendarzt wird auch über das Thema Trocken- und Sauberwerden mit Ihnen sprechen.

Vorsorgeuntersuchung mit 4 Jahren: »U8« (Paed.Check 4.0)

Mit etwa 4 Jahren verfügen Kinder über soziale Antennen und suchen Kontakte auch außerhalb der Familie. Ihr Kind berichtet nach dem Kindergartenbesuch von anderen Kindern, meist fallen dabei immer wieder die gleichen 2–3 Namen anderer Spielkameraden, für die Ihr Kind offensichtlich mehr Interesse bzw. Zuneigung zeigt. Die Trennung von den Eltern klappt gut. In sein Spiel bezieht Ihr Kind zunehmend andere mit ein, sodass immer mehr Rollenspiele entstehen.

Es kann aber auch sein, dass Ihr Kind durchaus zögerlich im Zugehen auf andere ist. Es beobachtet lange, ergreift selten die Initiative, steht eher am Rand, in der 2. (oder gar 3.!) Reihe. Das muss nicht bedenklich sein, entscheidend ist, dass die soziale Kompetenz Ihres Kindes über die Monate wächst.

Ihr Sprössling versteht Präpositionen, z.B. »unter«, »auf«, »neben«, »über«, »hinter«, »vor«. Wenn er während der Vorsorgeuntersuchung seine Scheu abgelegt hat, entwickelt sich mit dem Kinder- und

Jugendarzt bereits ein richtiges Gespräch, in dem Ihr Kind sprachlich gute Sätze mit Haupt- und Nebensatzstrukturen bildet. Es versteht alle Aufforderungen und kann die längere von zwei Linien ebenso benennen wie die größere Anzahl von zwei Bausteinhäufchen.

Redeflussunregelmäßigkeiten wie Stottern sind normal und sollten nach 6 Monaten nachuntersucht werden (Entwicklungsstottern, Seite 176). Bei familiärer Belastung oder anderweitig auffälliger Sprachentwicklung wird Ihr Kinder- und Jugendarzt eine weitergehende Diagnostik empfehlen. Artikulationsschwierigkeiten mit Rachenlauten (g, k, r, ch) dürfen noch auftreten, sollten aber nach 6 Monaten ebenfalls vorüber sein. Vereinbaren Sie in dem Fall einen Kontrolltermin.

Die Grundlage einer normalen Sprachentwicklung ist ein gutes Hörvermögen. Daher wird in Deutschland seit 2017 bei jedem U8-Kind ein Hörtest durchgeführt.

Nico malt nicht – hat er eine feinmotorische Störung?

Hat Ihr Kind keine Gelegenheit gehabt oder wahrgenommen, etwas zu erlernen, kann es das natürlich nicht. Wer nie ins Schwimmbad geht, kann nicht schwimmen lernen. Wer keinen Stift in die Hand nimmt, weil alles andere (z. B. auf Bäume klettern, Indianer spielen, Roller fahren, im Sand buddeln) wichtiger ist, wird einen Stift auch nicht gut benutzen können. Ist ein solches Kind dagegen geschickt mit Papas Akkuschrauber, kann es Playmobil oder Legoteile mit Freude zusammenfügen, liegt keine feinmotorische Störung vor. Es hat lediglich keine Übung mit dem Stift.

Ihr Kind kann einen Ball zielgerichtet werfen, aber vielleicht noch nicht fangen. Das ist aber normal. Es kann geschickt auf einer Linie balancieren, steht problemlos aus der Hocke auf und kann auf einem oder beiden Beinen hüpfen (manche Kinder hüpfen beidbeinig noch wie im Pferdegalopp). X-Beine sind normal. Das Fußgewölbe, welches im Stehen meist wie bei einem Knick-Senkfuß (Seite 276) erscheint, baut sich im Zehenstand schön auf.

Bei der Vorsorgeuntersuchung werden die Kinder gebeten, einen Menschen zu malen. Die Helferin beobachtet dabei, wie geschickt das Kind den Stift führt und wie gegenständlich die Zeichnung wird: Meist handelt es sich um den typischen »Kopffüßler«, d. h., alle Kinder in dem Alter malen ei-

❤ Bild eines 4-jährigen Jungen, der feinmotorisch gesund ist, aber keine Übung im Malen hat.

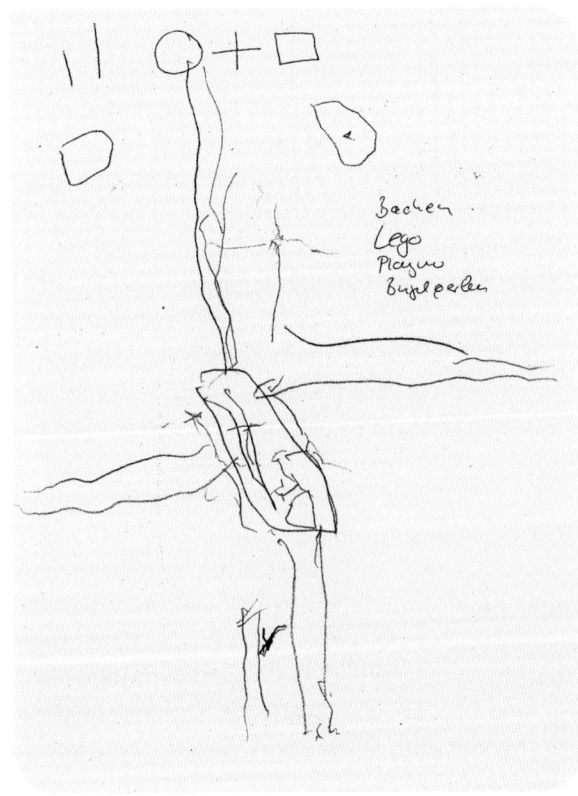

nen Kopf mit Augen und vielleicht einem Mund, an dem Kopf sitzen direkt die Beine.

Auf der Abbildung sehen Sie das typische Bild eines Jungen, wie es uns in der Praxis häufig begegnet: Viele Jungen spielen lieber draußen, haben keine Lust zum Malen und haben dies folglich also auch nie geübt. Sie gehen mit dem Stift genauso ungelenk um, als würde ich ihnen in der Praxis zum ersten Mal einen Tennisschläger in die Hand drücken, um ihre grobmotorischen Fähigkeiten zu überprüfen. Wegen der fehlenden Übung damit würden sie mit dem Tennisschläger ähnlich ungeschickt umgehen wie mit dem Stift. Der Junge, von dem das Bild stammt, spielt aber feinmotorisch geschickt mit Lego, mit Playmobil, schraubt und bastelt mit dem Vater in der Garage, backt mit der Mama, beherrscht einen Sparschäler und kann Gurken raspeln. Mädchen dagegen führen einen Stift meist schon geschickt im Drei-Punkte-Griff und bringen schöne Gemälde zu Papier.

Vorsorgeuntersuchung mit 5 Jahren: »U9« (Paed.Check 5.0)

Mit etwa 5 Jahren hüpft Ihr Kind sicher auf einem oder beiden Beinen. Es kann rückwärts auf einer Linie balancieren, einen Ball werfen und fangen. Wenn es Gelegenheit zum Lernen hatte, kann Ihr Kind ohne Stützräder Fahrrad fahren.

Auch Jungen sollten mit dem Malen begonnen haben, den Griff eines Stiftes an drei Stellen festhalten (Drei-Punkte-Griff) und beim Malen eines Menschen sechs Elemente darstellen können: Körper, Kopf, Arme, Beine. Wer das noch nicht kann, weil er zum Malen keine Lust oder zu wenig Gelegenheit hatte, sollte dies jetzt langsam üben, denn schließlich geht's in einem knappen Jahr in die Schule. Lassen Sie Ihr Kind z.B. täglich vor dem Mittagessen 5 Minuten Bilder ausmalen. Ist eines fertig, wird es mit Datum abgeheftet. Nach

3–4 Monaten besprechen Sie dann die ganze Mappe mit dem Kinder- und Jugendarzt. Mädchen und Jungen können jetzt mit einer Schere einfache Formen ausschneiden.

Bis auf die S-Laute (Lispeln) beherrscht Ihr Kind nun alle Laute. Das Lispeln verschwindet meist mit dem Zahnwechsel (etwa am Ende der 1. Klasse). Falls nicht, sprechen Sie Ihren Kinder- und Jugendarzt darauf an.

Grammatikalisch spricht Ihr Kind nun korrekte Sätze. Seine Erzählungen sind in der Abfolge der Ereignisse schlüssig. Außerdem kann es Materialien beschreiben, z.B. Eis ist kalt, Holz ist hart und Pudding ist weich.

Ihr Kind kann ohne Fehler bis 20 zählen. Wenn das nicht klappt, wird meist die 17 ausgelassen. Hat Ihr Kind kein Verständnis für Mengen oder Serien (wie 1, 2, 3, 4, …) sollten Sie das im Alltag üben, z.B. »Gib mir 8 Kartoffeln aus dem Netz« oder »Hole 12 Fischstäbchen aus der Gefrierpackung« oder »13 Gummibärchen für dich und 13 für deine Schwester« usw.

8–15 % der Kinder nässen nachts noch ein, die Kontrolle der Blase tagsüber sollte aber genauso klappen wie das Saubersein. Bei Jungen gilt ab nun eine Vorhautverengung (Phimose, Seite 268) als behandlungsbedürftig.

Irgendwann zwischen dem 5. und 6. Geburtstag wird aus Ihrem Kleinkind ein Junge bzw. ein Mädchen. Dieser Wechsel ist nicht so dramatisch wie in der Pubertät. Dennoch ist der Zuwachs an Selbstständigkeit, Sicherheit und Persönlichkeit enorm. Die mit 6 Jahren in vielen Ländern angesetzte Schulpflicht passt mit der Reife meist überein. So kann ein 5-jähriges Kind, das bei der U9 noch als verspielt, wenig offen und mit nur kurzer Konzentrationsspanne beschrieben wurde, 6 Monate später eine entfaltete Persönlichkeit darstellen.

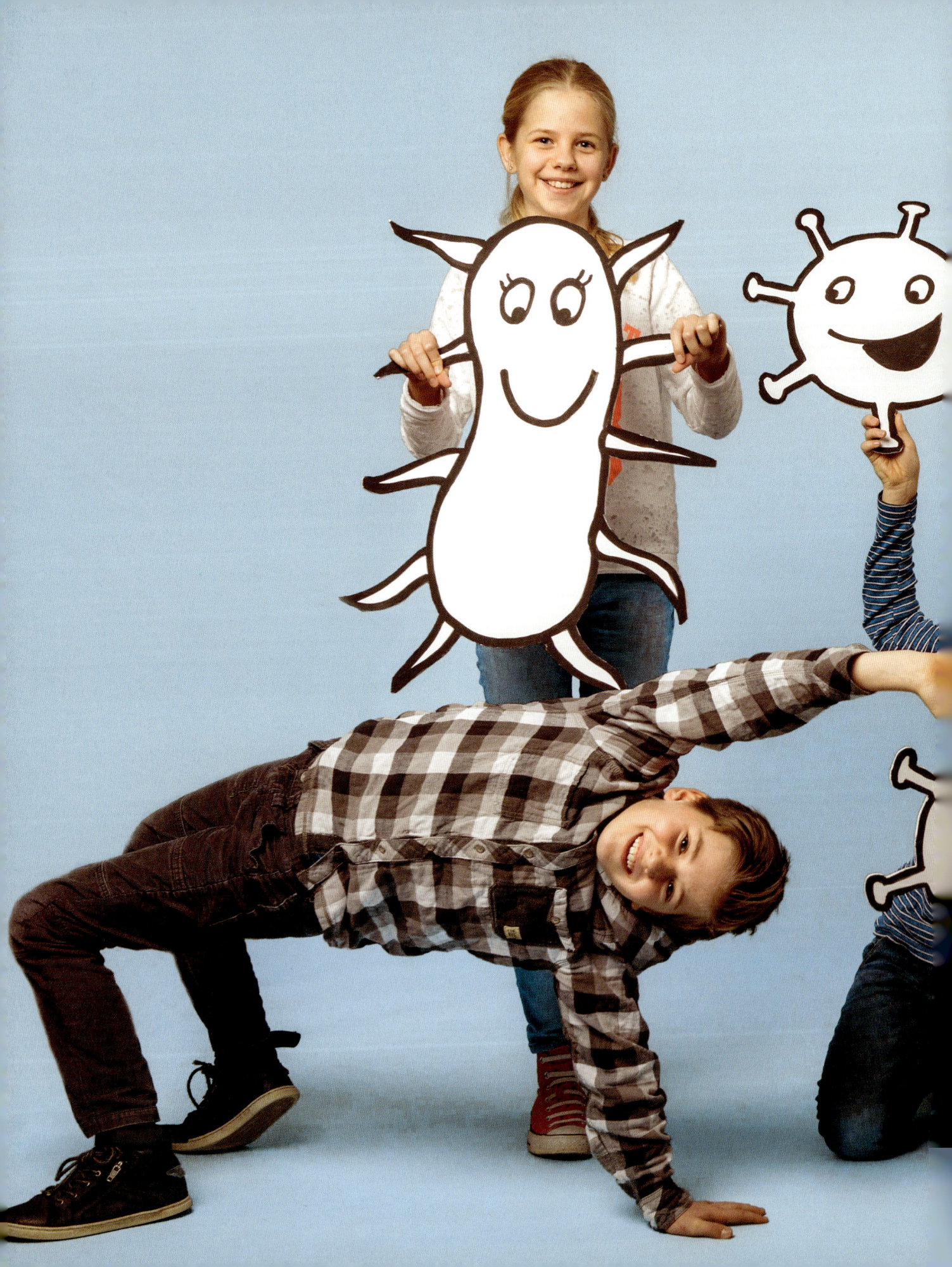

Typische Erkrankungen ab der Kindergartenzeit

Der Einstieg in die Kindergartenzeit ist ein neuer Lebensabschnitt. Er bedeutet die Trennung von den Eltern und (leider) auch immer wieder heftige Auseinandersetzungen mit Krankheitserregern aller Art.

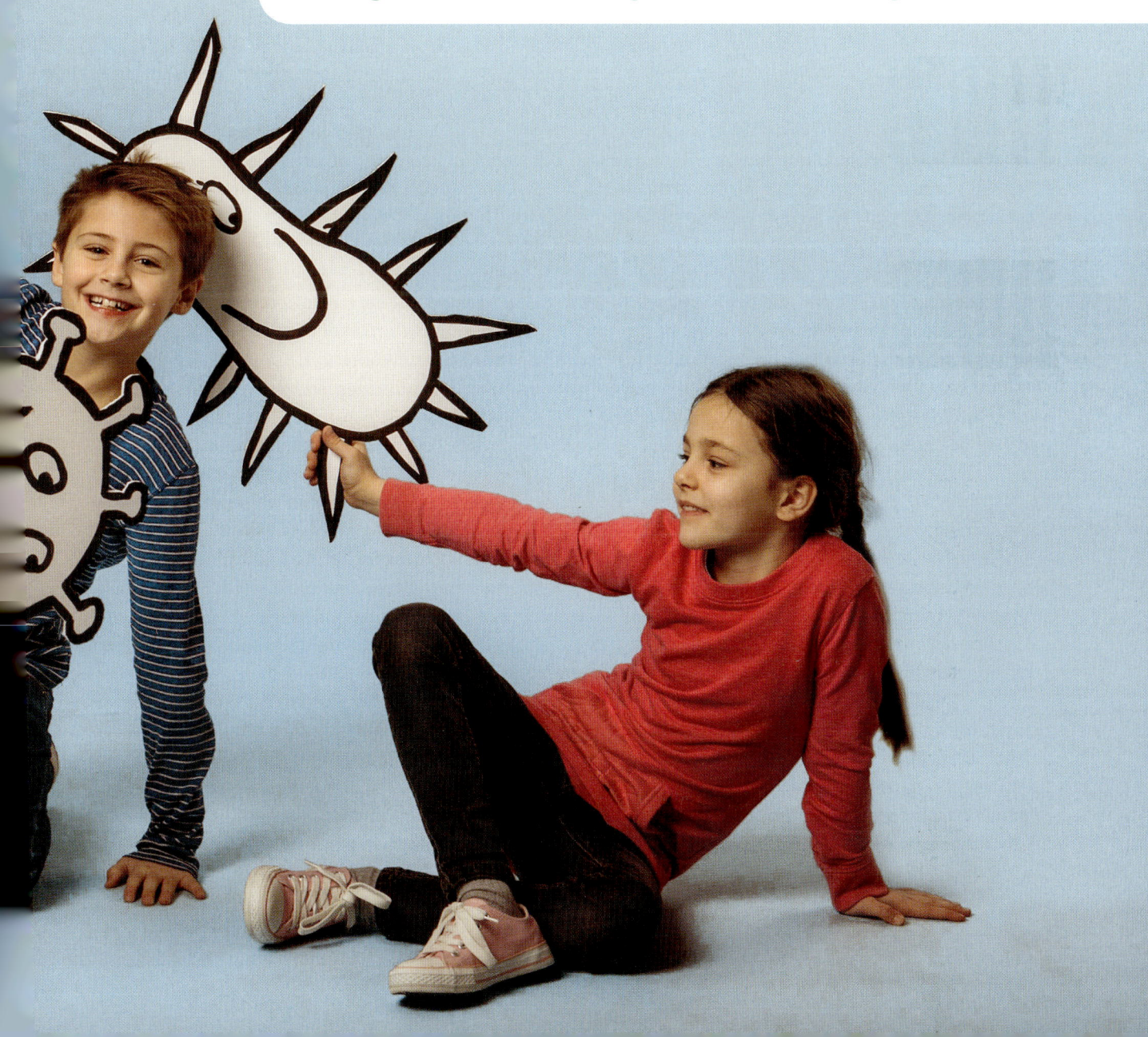

Infektionen der oberen Luftwege

Husten, Schnupfen, Heiserkeit – das sind die typischen Erkrankungen der oberen Atemwege – und niemand wird davon verschont. Besonders in den Wintermonaten schnieft und hustet es um uns herum fast überall.

Ha-tschi! Schon wieder läuft die Nase, Ihr Liebling hustet und ist quengelig. Er hängt dauernd an Ihrem Rockzipfel und möchte am liebsten ständig kuscheln.

Infekte der oberen Luftwege sind der häufigste Vorstellungsgrund beim Kinder- und Jugendarzt überhaupt. Etwa mit dem 1. Geburtstag geht's los, spätestens aber zum Kindergarteneintritt ist Ihr Kind gefühlt ständig krank, hat Husten, Schnupfen und auch leichtes Fieber.

Beim Husten und Niesen entweichen Speicheltröpfchen (Aerosole) mit hoher Geschwindigkeit aus den Atemwegen; die großen Tropfen fallen schnell zu Boden, die kleinen Aerosole (auch Aerosol-Kerne genannt) können über Stunden in der Luft schweben. Jeder im Zimmer atmet diese Speicheltröpfchen ein. Das Tückische daran ist, dass diese Aerosole im Innern angefüllt sind mit Tausenden von oft unterschiedlichen Viren. Ein Aerosol ist daher vergleichbar mit einem »trojanischen Pferd«: Kaum werden die Aerosole von anderen Kindern oder Familienangehörigen eingeatmet, bleiben sie an der Schleimhaut der Nase oder des Rachens hängen, platzen auf und die Viren verschaffen sich Zutritt zu den Schleimhautzellen. Daher sind auch junge Eltern auf einmal wieder so häufig krank wie früher, als sie selbst Kinder waren.

Und eine weitere Tatsache ist tückisch: Viele der etwa 200 Infektviren können sich in ihrem Aussehen verändern. Während z. B. Windpockenviren immer gleich aussehen, sodass das Immunsystem sie nach einmaligem Kontakt immer wiedererkennt und bekämpfen kann, verändern die Erkältungsviren ihre Oberfläche. Eine Mutter wird also ein Virus, das sie an ihr Kind weitergegeben hat (Küssen, Schnuller ablecken, Husten), nach zwei Wochen von ihrem Kind zurückbekommen. Ihr Immunsystem wird es aber nicht wiedererkennen, weil es sich in der Zwischenzeit verändert hat, und sie erkrankt erneut.

Eine Erkältung kommt also nicht in erster Linie durch Kälte. Die kalte Luft ist trocken und »ärgert« unsere Schleimhäute etwas, die für Infektionen angreifbarer werden. Die Kälte zwingt uns aber, ins Haus zu gehen: Mit vielen Menschen auf engem Raum wird die oben beschriebene Verbreitung von

Kreisende Infektionen stoppen

Zur Vermeidung von »kreisenden Infektionen« oder »Infektketten« in der Familie sollten Sie Folgendes beachten:

- Schmusen Sie »trocken«, d. h., vermeiden Sie Speichelkontakt und verzichten Sie auf Küsse.
- Husten Sie in den Ellenbogen hinein, nicht in die Hand, denn mit der infizierten Handfläche berühren Sie z. B. Türklinken, auf die der Nächste beim Öffnen greift.
- Waschen Sie alle vor jedem Essen die Hände.
- Außerhalb geschlossener Räume ist die Ansteckungsgefahr extrem niedrig. Gehen Sie deshalb auch mit einem kranken Kind viel raus, schützen Sie es dabei jedoch vor Zugluft. Bei Fieber sollten körperliche Anstrengungen vermieden werden.
- Am effektivsten und preiswertesten können Sie das Einatmen solcher Aerosole vermeiden, indem Sie einen Mundschutz tragen. Aber die meisten Menschen empfinden das für daheim eher als unangemessen.
- Geben Sie nach Rücksprache mit Ihrem Kinder- und Jugendarzt bei einem Reizhusten einen Hustenstiller. Die Ansteckungsfähigkeit Ihres Kindes nimmt dadurch ab.

Versuchen Sie, diese Verhaltensweisen mit der ganzen Familie einzuüben. Je älter Ihre Kinder werden, desto besser klappt es.

Speicheltröpfchen wesentlich erleichtert. Eine Erkältung kommt also nicht primär von der nicht zugeknöpften Jacke oder der verlorenen Mütze.

Ein normales Kleinkind kann etwa 8–10-mal im Jahr einen Infekt der oberen Luftwege haben (auch mit erhöhter Temperatur), ohne dass Ihr Kinder- und Jugendarzt eine krankhafte Infekthäufung diagnostizieren wird. Geschieht dies in den Herbst- und Wintermonaten, kann ein im Übrigen gesundes Kind alle drei Wochen einen entsprechenden fieberhaften Infekt erleiden, insbesondere dann, wenn es regelmäßig Kontakt mit anderen Kindern hat.

Aber keine Sorge: Diese gehäuften Infekte sind zwar anstrengend, gehören medizinisch aber meist zu den sogenannten »Bagatell-Infektionen«. Sie stellen das »Bodybuilding« des Immunsystems dar. Die immer wieder geübte Bekämpfung von viralen Infektionen stärkt das Immunsystem der Kinder viel effektiver, als es käufliche »Immunstimulanzien« könnten.

Zu Beginn reagieren viele Eltern von Kleinkindern besorgt und denken z. B. über Immundefekte nach. Sie erleben die Situation angespannt, weil ihr Kind leidet und sie für eine Betreuung sorgen müssen, wenn sie berufstätig sind. Ihr Kinder- und Jugendarzt berät Sie, ob die Art und Häufigkeit der Infekte im normalen Rahmen liegen oder ob weitergehende Untersuchungen durchgeführt werden sollten.

Ein typischer grippaler Infekt zeigt viele sehr unterschiedliche Krankheitssymptome:
- Ausschlag
- Husten
- Übelkeit
- gelegentlich Erbrechen
- gelegentlich Durchfall
- Gelenkschmerzen
- Fieber
- Kopfschmerzen
- Schnupfen
- Schwindel

- Mittelbauchschmerzen
- Augenbrennen
- Muskelschmerzen

Auch wenn Mutter und Kind denselben Virusinfekt haben, kann sich der Krankheitsverlauf bei beiden deutlich unterscheiden. Sie können sich die Symptome eines grippalen Infekts wie die abgebildeten Zettel an einem schwarzen Brett vorstellen: welche und wie viele Zettel (=Symptome) Sie oder Ihr Kind bei der Erkältung bekommen, ist sehr unterschiedlich – trotz des gleichen Virus mal mit ein oder zwei Zetteln (Symptomen), mal mit allen. Das Symptom »Fieber« ist dabei nur eines von vielen.

Übrigens: »Grippe« ist die deutsche Bezeichnung für die echte Influenza. Die hier beschriebenen Erkältungen sollten dagegen als »grippaler Infekt« oder »Erkältung« abgegrenzt werden. Aufgrund der Nähe der Atemwege zu den Augen tritt leider häufig auch eine Bindehautentzündung (Seite 258) zusammen mit einem Infekt der oberen Luftwege auf.

Häufige Hauterscheinungen bei Erkältungen

Schon wieder Punkte – auch das noch! Dabei ist Ihr Kind doch schon total erkältet. Das hatte Ihnen gerade noch gefehlt. Jetzt sind Sie unsicher, ob sich dahinter vielleicht eine ansteckende Kinderkrankheit verbirgt oder ob die ganze Sache harmlos ist.

Unspezifischer Ausschlag

Die meisten der etwa 200 Erkältungsviren können im Kleinkindalter einen Ausschlag (Exanthem) auslösen. Diese Ausschläge verunsichern viele Eltern. Im Kapitel »Die klassischen Kinderkrankheiten« (Seite 358 ff.) sind **typische** Ausschläge dargestellt, die einen hohen Wiedererkennungswert haben.

Bei den Exanthemen im Rahmen der hier beschriebenen banalen Infekte der oberen Luftwege handelt es sich dagegen um eher **unspezifische**, wenig spektakuläre und häufig nur vereinzelt auftretende Ausschläge, die überwiegen am Körperstamm zu sehen sind.

Für uns Kinder- und Jugendärzte stellen diese unspektakulären Ausschläge die große Gruppe der sogenannten »unspezifischen Virusexantheme« da. Bei vielen Kleinkindern treten diese Exantheme etwa 1–3 Tage nach Beginn einer Erkältung auf.

❤ Verschiedene Symptome eines grippalen Infekts

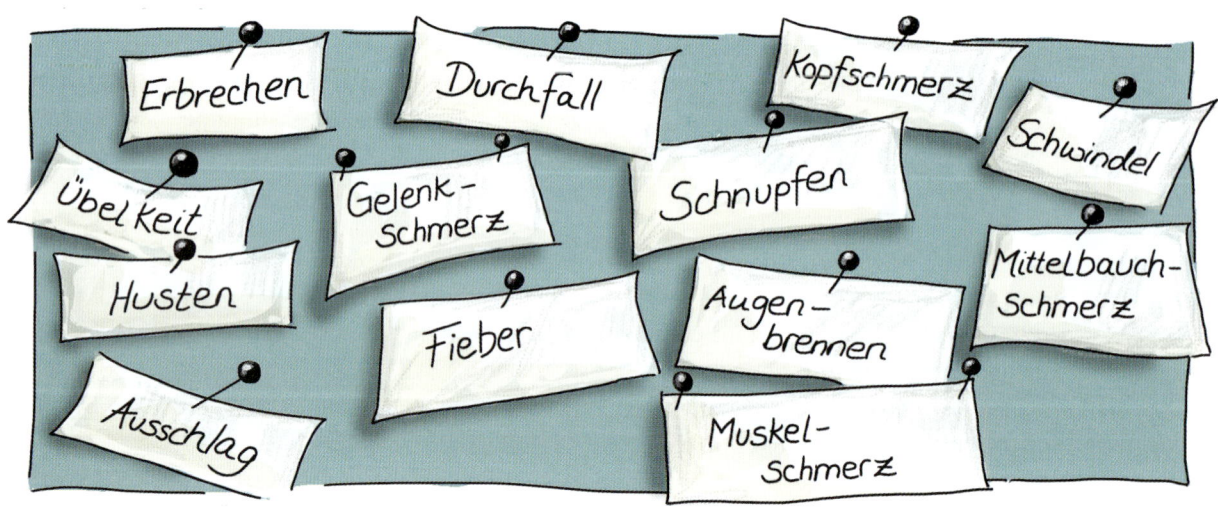

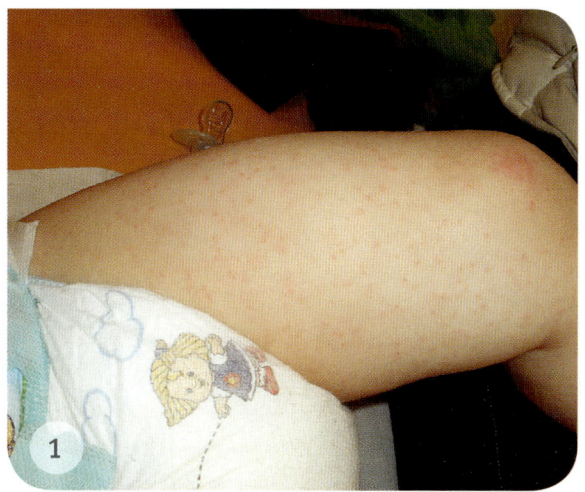

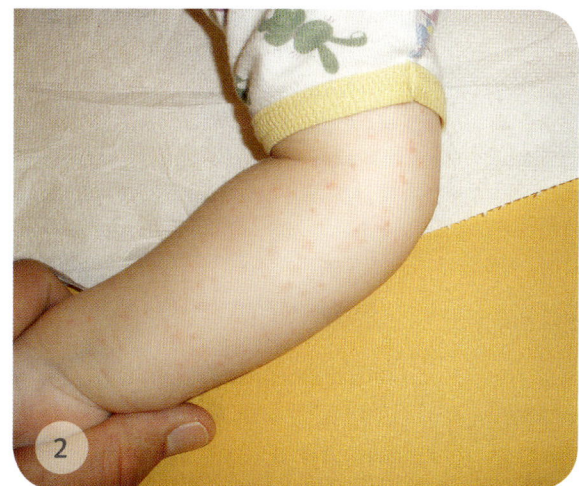

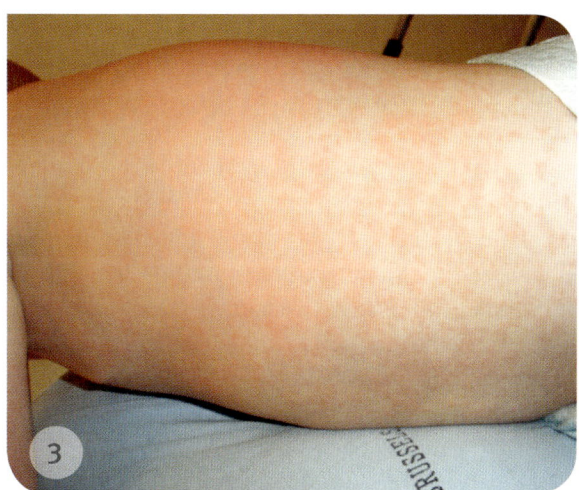

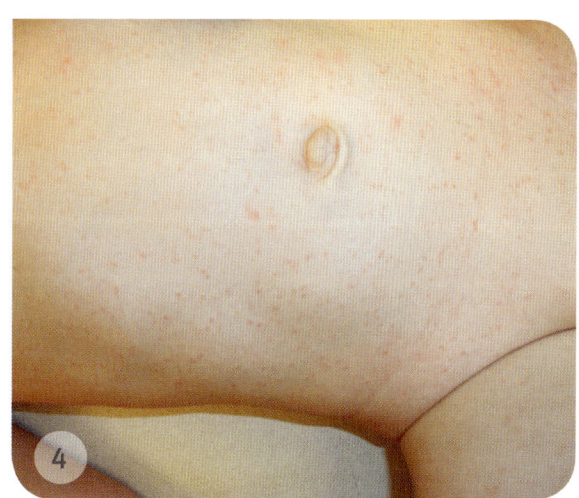

❶ Unspezifischer Ausschlag am Bein bei einer Erkältung
❷ Auch am Arm können unspezifische Ausschläge bei Erkältungen auftreten.
❸ Manchmal sind unspezifische Ausschläge bei Erkältungen auch flächig …
❹ … oder eher vereinzelt und unscheinbar.

Ihr Kinder- und Jugendarzt wird nach seiner Untersuchung entscheiden, ob es sich um ein unspezifisches Exanthem handelt oder ob eine weitere Diagnostik eingeleitet werden muss. Da die unspezifischen Virus-Exantheme in aller Regel keine Be-

schwerden verursachen, ist eine Therapie nicht nötig. Sehr selten kann ein juckreizstillendes Medikament nötig werden, wenn Ihr Kind abends nicht einschlafen kann.

Kinder mit solchen unspezifischen Virusexanthemen sind genauso ansteckend (bzw. genauso wenig ansteckend!) wie Kinder mit einem banalen Schnupfen. Eine schöne Beschreibung für diese Ausschläge ist daher: »Es handelt sich um einen Schnupfen, den man sehen kann.«

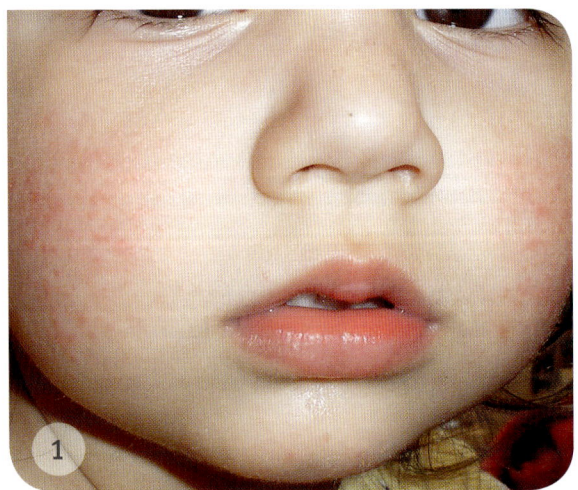

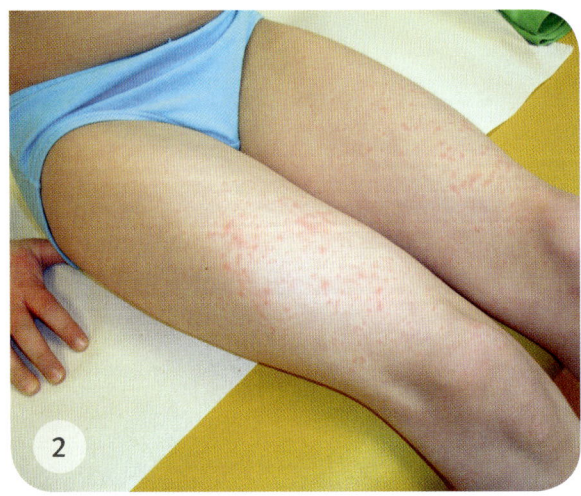

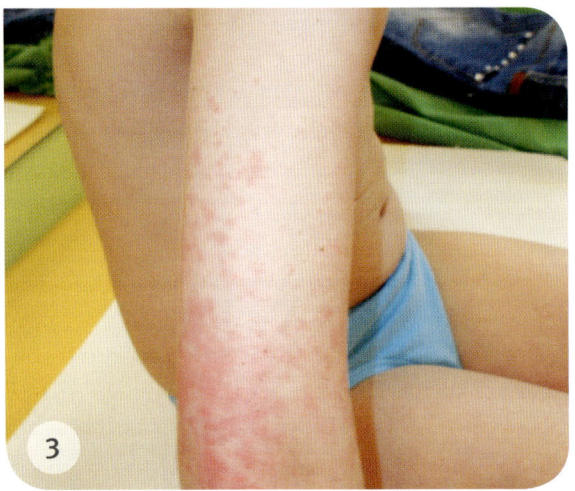

❶ GCS im Gesicht
❷ GCS am Bein
❸ GCS am Arm

feststellen konnte. Die Hautveränderungen können deutlich länger sichtbar bleiben, als es für die anderen unspezifischen Exantheme üblich ist, nämlich bis zu drei Monaten. Daher gilt für das GCS: Der Besuch einer Gemeinschaftseinrichtung ist erlaubt. Da beim Umziehen für Sport und Schwimmen jedem der Hautbefund und die Harmlosigkeit erklärt werden müssten, ist für die Dauer des Exanthems davon abzuraten.

Gianotti-Crosti-Syndrom (GCS)

Eine Sonderform des unspezifischen Ausschlags ist das sogenannte Gianotti-Crosti-Syndrom (GCS). Obwohl eine größere Zahl verschiedener Viren diesen Ausschlag verursachen können, sind die Hautveränderungen doch recht typisch. Zu sehen sind kleine rote, erhabene Pickelchen, umgeben von leicht entzündeter Haut. Juckreiz und Fieber bestehen nicht. Die betroffenen Hautbereiche sind der Oberarm, das Gesicht, seltener die Beine (dann streckseitig), nie der Körperstamm. In älteren Büchern wird eine Verbindung zu einer möglichen Leberentzündung hergestellt, die ich bislang nicht

Nesselsucht

Trotz der Erkältung war Ihr Kind draußen spielen – schließlich tut frische Luft gut und hilft gegen den Husten. Als Ihr Kind wieder in die Wohnung kommt, jammert es: »Mama, da am Arm, da juckt es mich so sehr!« Sie entdecken große Quaddeln und fragen sofort, ob es vielleicht an die Brennnesseln hinten im Garten gekommen ist. Aber nein, Ihr Kind hat ganz woanders gespielt. Woher kommen die Quaddeln dann?

Neben unspezifischen Virusexanthemen gibt es auch noch eine andere Art von Ausschlag, die

Unsere Hände sind Keimüberträger Nummer 1!

Indem Sie einige einfache Grundregeln der Händehygiene beachten, können Sie Ihr Kind vor Erkrankungen schützen. Wie bereits beschrieben können Krankheitserreger über Speicheltropfen übertragen werden, z. B. über Türklinken und Spielzeug. Diese Speicheltröpfchen sind angefüllt mit Tausenden von Viren. Dadurch, dass Sie selbst oder Ihr Kind Dinge anfassen, wandern die Keime von dort auf Ihre Hände, z. B. beim Berühren von Spielsachen, Türklinken in öffentlichen Gebäuden, Haltegriffen im öffentlichen Nahverkehr, Haustieren.

Wenn Sie und Ihre Familie zwei einfache Regeln beachten, haben es Keime schwerer, sich weiterzuverbreiten bzw. in Ihren Körper zu gelangen:

- vor dem Essen immer Hände waschen
- nicht mit den Fingern im Gesicht spielen (Nasenbohren, Daumen- oder Fingerlutschen)

Das Robert-Koch-Institut empfiehlt, dass das normale Händewaschen mindestens 20 Sekunden dauern sollte. Berücksichtigen Sie dabei die gesamte Hand einschließlich der Fingerzwischenräume. Seife kann die mechanische Reinigung unterstützen. Zum Schluss trocknen Sie die Hände gründlich ab. Obwohl die Verminderung der Keimzahl durch das Händewaschen gar nicht so hoch ist, wird sie doch als ausreichend angesehen.

Für ein erfolgreiches Händewaschen mit Kindern gibt es tolle bunte oder schaumige Seifen, die den Spaßfaktor bei dieser Angelegenheit erhöhen und zum regelmäßigen Händewaschen motivieren.

---

ebenfalls während oder kurz nach Beginn einer Erkältung mit mäßig bis sehr stark juckenden Hautveränderungen auftritt: die Nesselsucht (Urticaria). In der Regel zeigen sich dabei kleine Quaddeln oder Nesseln wie nach dem Kontakt mit Brennnesseln. Diese Nesseln haben der Erkrankung auch den Namen gegeben. Solch eine Quaddel tritt übrigens auch bei der Durchführung eines Allergietests auf (Prick-Test, Seite 338).

Verwirrend ist die Vielzahl unterschiedlicher Verläufe der Nesselsucht: Typisch ist das Nebeneinander von flächenhafter Rötung und Quaddeln. Aber die Nesselsucht kann sich auch ohne Quaddeln zeigen: mal mit großflächigen, mal mit kleinflächigen Rötungen. Gelegentlich sehen die Quaddeln wie Girlanden aus, da der Rand erhaben ist, sie zentral aber durch Blutarmut im Gewebe abblassen (s. Abb. 5, Seite 204).

Meist dauert die Nesselsucht 3–5 Tage. In dieser Zeit wechselt das Erscheinungsbild sehr stark: Innerhalb von wenigen Stunden können diese Hautveränderungen komplett (!) verblassen, um dann an anderer Stelle mit anderer Intensität wieder aufzuflammen: Wie Ebbe und Flut kommen und gehen die Flecken.

Die Ursache dieser Nesseln ist meist eine Reaktion der Haut auf einen beliebigen viralen Infekt, selten auch nach dem Genuss von Lebensmitteln oder der Einnahme von Medikamenten. Die Nesseln zeigen also nicht eine bestimmte Virusinfektion bei Kindern an, sondern treten Infekt-assoziiert auf. Einmal im Leben bekommen die meisten Kleinkinder im Anschluss an einen Infekt solche Nesseln. Bei Erwachsenen gibt es dagegen ganz andere Verlaufsformen und Ursachen. Diese reichen von allergischen Urticarien, über physikalische (Kälte, Licht, Druck) bis hin zu chronischen Verlaufsfor-

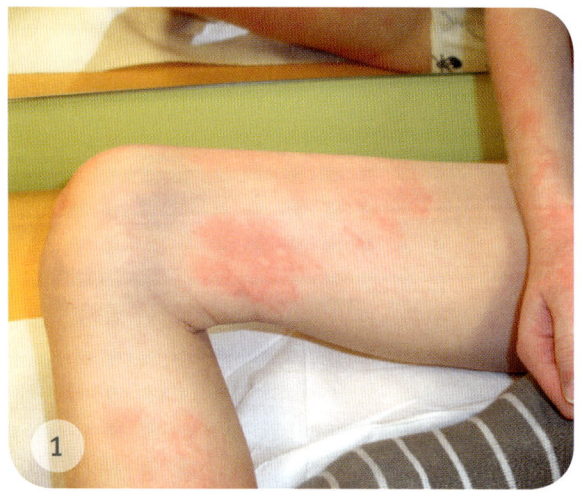

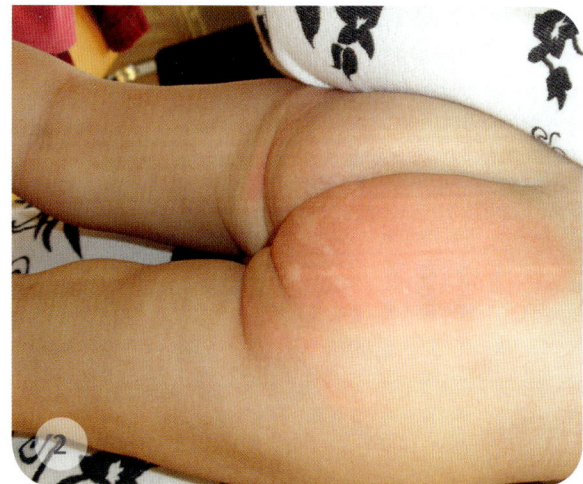

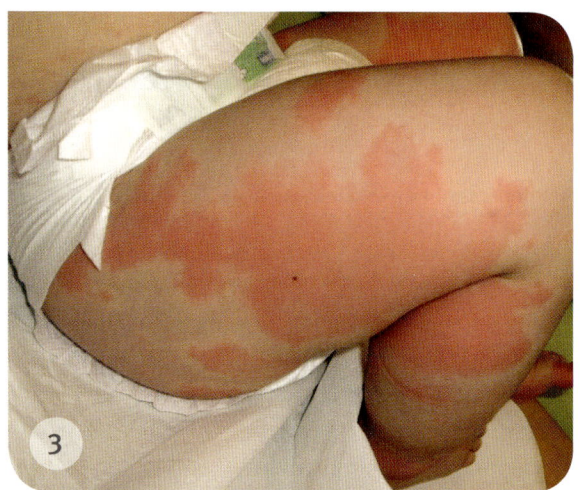

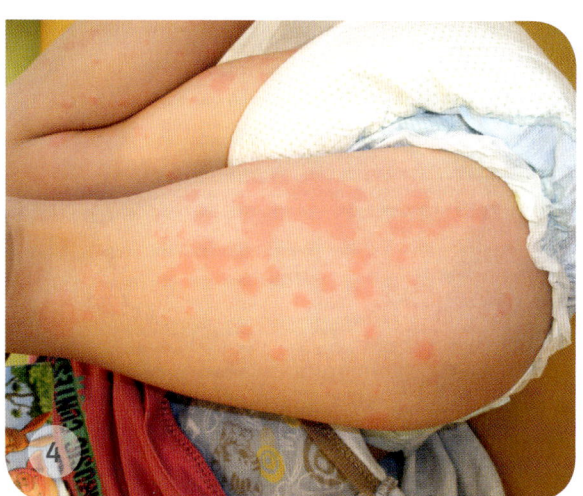

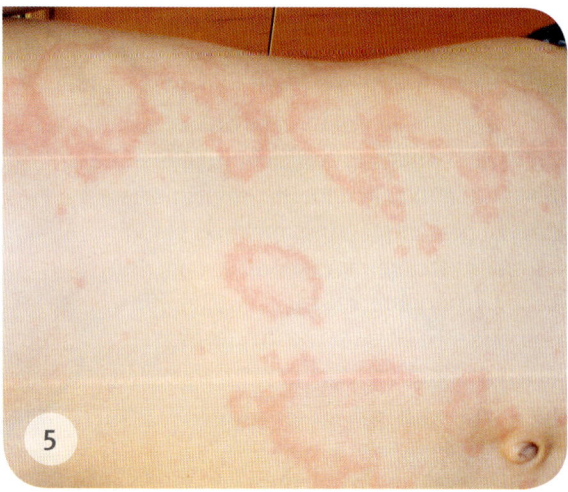

❶ Nesselsucht: typischer Ausschlag am Oberschenkel, hier mit 2 Quaddeln

❷ Nesselsucht am Gesäß: unscharf begrenzt mit typischen Quaddeln

❸ Nesselsucht kann auch großflächig auftreten und scharf begrenzt sein …

❹ … oder kleine scharf begrenzte Rötungen zeigen.

❺ Manchmal treten auch große, zentral abgeblasste Quaddeln auf (anämische Urticae), die an Girlanden erinnern.

men. Die hier gemachten Aussagen gelten daher nur für Kinder.

Da es eine allergische Nesselsucht bei Kindern kaum gibt, ist eine weitergehende Diagnostik im Kindesalter in der Regel nicht nötig. Eine wichtige Ausnahme stellt eine Nesselsucht unmittelbar nach dem erstmaligen Verzehr eines Nahrungsmittels (z. B. Kuhmilch, Erdnüsse) dar. Aufgrund des meist bestehenden starken Juckreizes wird Ihr Kinder- und Jugendarzt Ihrem Kind nach der Untersuchung einen Juckreiz stillenden Saft (Antihistaminikum) verschreiben.

Kinder mit Nesselsucht sind nicht infektiös. Sie müssen also nicht daheim bleiben, sondern können ganz normal den Kindergarten oder die Schule besuchen.

Husten

Ihr Kind spielt zufrieden mit seinen Sachen und plötzlich geht er wieder los, der lästige Reizhusten, der überhaupt nicht mehr aufhören will. Oder vielleicht bewegt Ihr Liebling auch jede Menge Schleim beim Husten. Das Ergebnis ist auf jeden Fall das gleiche: Die Freude am Spielen schwindet merklich. Aber warum husten wir überhaupt?

Faltet man die Lunge mit ihren vielen kleine Lungenbläschen und der Oberfläche der Bronchien auseinander, ist die Lungenoberfläche so groß wie ein halber Tennisplatz ohne Seitenflächen, also etwa 100 m². Für die Reinigung einer solch großen Fläche bedarf es eines wirkungsvollen Mechanismus. Die Oberfläche der Lungenbläschen und der Bronchien besteht aus einem Film ständig nachproduzierten Schleims (Mucus), der durch die daruntersitzenden Flimmerhärchen (Zilien) wie ein riesiges Förderband in Richtung Rachen transportiert wird. Dabei wird die Lunge von eingeatmetem Staub, Pollen und Luftpartikeln gereinigt (mucozi-

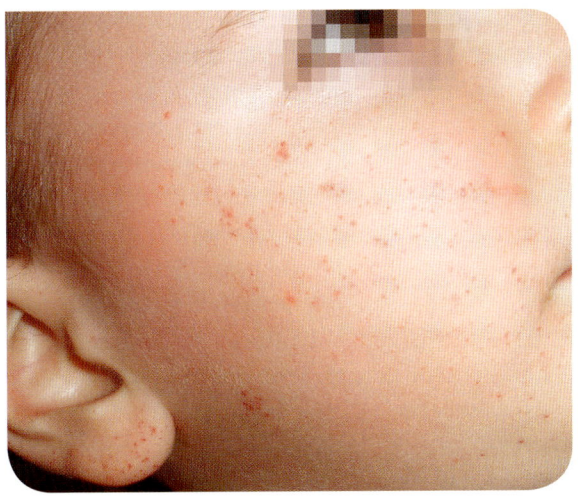

⌃ »Hustenpickel« (Petechien im Gesicht)

liäre Reinigung). Die Reinigung der Lunge erfolgt daher primär durch den ständigen Schleimtransport. Erst nachrangig helfen Husten und Niesen. Übrigens: Auch Neugeborene niesen häufig, was der Reinigung der Atemwege dient.

Husten stellt also einen normalen und effektiven Reinigungsreflex der Atemwege dar. Eine Therapie ist meistens nicht nötig. Husten kann aber auch störend sein: Die Kinder quälen sich durch die Nacht, haben Schmerzen in der Brust oder erbrechen durch das Husten. Manche Kinder zeigen morgens im Gesicht »Hustenpickel« (s. Abb.): Dies sind kleine Einblutungen in die Haut, die durch den starken Druck in den Blutgefäßen des Gesichts durch das Husten entstehen. Solange sie nur im Gesicht- und Halsbereich und nur nach Husten oder Erbrechen auftreten, sind diese Flecken harmlos.

Wir unterscheiden ganz praktisch:
- einen trockenen Reizhusten (Seite 206)
- einen produktiven Husten, der viel Schleim bewegt (Bronchitis, Seite 207). Wenn Sie Ihr Kind auf dem Arm tragen, spüren Sie ein Rasseln.

- einen Husten mit begleitender pfeifender oder giemender Atmung. (Der Fachausdruck »giemend« bedeutet ziehend oder beim Ausatmen quietschend.) Dabei hat Ihr Kind Schwierigkeiten, die Luft aus den Lungen herauszubekommen, z. B. bei spastischer Bronchitis, Seite 208)
- einen stakkatoartig sich anfallsweise wiederholenden Husten bei Keuchhusten (Seite 382)
- einen hundeartig bellenden Husten, nur nachts mit anschließendem Geräusch bei der Einatmung (Pseudokrupp, Seite 210)
- einen bellenden Husten **tags und nachts**, der sehr tief klingt. Er ist jedoch **niemals** verbunden mit einem einziehenden Geräusch wie beim Pseudokrupp (Kehlkopfgrippe, Seite 211).
- einem bellenden Husten mit Turbulenzen in den Bronchien (Seite 211)
- Mischformen dieser Hustenarten (Seite 212)

Ihr Kinder- und Jugendarzt wird durch seine Untersuchung klären, ob die Ursache eine typische »Erkältung« ist, also eine Infektion der oberen Luftwege, oder ob eine Infektion der unteren Atemwege (Lungenentzündung, Asthma, Bronchiolitis) vorliegen könnte.

Die genannte Ordnung der Hustenformen folgt ganz praktischen Überlegungen, da jede dieser Hustentypen anders behandelt wird.

Reizhusten

Typisch für diese Hustenform ist der nächtliche Husten, der die Kinder mehrfach weckt, schmerzt und sie leider manchmal auch zum Erbrechen bringt. Tagsüber geht es den Kindern meist recht gut.

Eigentlich harmlose Erkältungsviren infizieren die Schleimhaut der oberen Luftwege, meist die Rachenhinterwand, und lösen dadurch einen Hustenreflex aus. Ihr Kind hustet dann so ähnlich, als hätte es sich an etwas verschluckt.

Gehen Sie mit Ihrem hustenden Kind zum Kinderarzt, wenn es

- Ihnen sehr krank erscheint,
- vom Husten erbricht, nicht schläft oder Schmerzen hat,
- länger als 24 Stunden fiebert (über 38,5 °C),
- zu schnell oder zu flach atmet,
- eine sichtbare Nasenflügelatmung zeigt,
- beim Atmen hörbare Geräusche macht,
- sonst gesund ist, der Husten aber länger als drei Wochen andauert,
- ein Neugeborenes immer nach dem Trinken hustet.

Die Erkältungsviren »missbrauchen« diesen Hustenreflex für eigene Zwecke: Wir produzieren beim Husten viele Wassertröpfchen (Aerosole), die voll bepackt mit Viren überall durch die Luft schweben.

Sobald nun ein anderer Mensch diese Tröpfchen einatmet, infiziert er sich. Stellen Sie sich eine Pusteblume vor: Der Wind (= Husten) trägt den Samen des Löwenzahns (= Erkältungsviren) durch die Luft und sät ihn dadurch weiträumig aus (= Ansteckung z. B. im Kindergarten oder innerhalb der Familie). So erreichen die Viren ihr Ziel, möglichst viele Menschen zu befallen und sich zu verbreiten.

Diese Art von Husten heißt Reizhusten. Er dient nicht der Atemwegsreinigung und ist deshalb sinnlos für das Kind. Wenn Ihr Kind durch diesen Husten geärgert wird und der Kinder- und Jugendarzt bei der Untersuchung außer dem Reizhusten nichts Auffälliges feststellen konnte, dürfen Sie Ihrem Kind gern einen sogenannten »Hustenstiller« geben. Reizhusten macht etwa 85–90 % der Hustenformen bei Kindern aus.

Bakteriell oder viral?

Ob es sich um eine virale Erkältung oder eine bakterielle Lungenentzündung handelt, ist oft schwer zu entscheiden. Gerade bei kleinen Kindern kann der klinische Eindruck sehr ähnlich sein: Sie zeigen eine schnelle Atmung, einen schnellen Puls, schwitzen, haben einen eingeschränkten Allgemeinzustand, wollen nicht trinken, vielleicht können Sie Geräusche beim Atmen hören. Manches Kind hält instinktiv nach ein paar Atemzügen die Luft an, weitet dadurch die Atemwege (Auto-CPAP) und bekommt so besser Luft. Ein Kinder- und Jugendarzt lässt sich von seiner Erfahrung leiten, welche weiteren Schritte notwendig sind. Die Möglichkeiten zum Röntgen und für Blutuntersuchungen sind in den Praxen begrenzt: Ein Schnelltest ist aber in vielen Praxen vorhanden: die Messung des C-reaktiven Proteins = CrP. Das ist ein Eiweißstoff, der bei schweren Infektionen von der Leber gebildet wird. Ab einer bestimmten Höhe des CrP wird eine bakterielle Infektion immer wahrscheinlicher. Auch vermehrte weiße Blutkörperchen (Leukozyten mehr als 12 000/µl) und eine Beschleunigung der »Blutkörperchensenkungsgeschwindigkeit« (= BSG) von > 30 mm nach einer Stunde kann für eine bakterielle Entzündung sprechen. Jeder Wert für sich (CrP, BSG, Leukozyten) hat nur eine etwa 70 %ige »Beweiskraft« für eine bakterielle Infektion, das Auftreten von vielen »jungen« weißen Blutkörperchen (Linksverschiebung) sogar nur von 50 %. Sind aber alle vier Werte erhöht, steigert sich die Wahrscheinlichkeit der richtigen Vorhersage einer schweren bakteriellen Infektion schon auf 90 %.

Die überwiegende Zahl der Lungenentzündungen im Kindesalter ist virusbedingt. Das bedeutet nicht, dass sie weniger schlimm wären, aber durch Antibiotika sind sie nicht zu heilen.

Produktiver Husten

Virusbedingte Infektionen im Bereich der Bronchien können die Schleimhäute reizen und zu einer vermehrten Schleim-Produktion anregen. Diese Krankheitsbilder werden als »Bronchitis« bezeichnet. Dabei ist entscheidend, wie viel Schleim gebildet wird und welche Fließeigenschaften dieser Schleim hat. Ein Kind mit mäßig viel Schleim, der locker abzuhusten ist, wird in der Regel keine Medikamente benötigen. Dagegen erfordern große Mengen oder sehr zäher Schleim die Gabe von so genannten »Schleimlösern«.

Ein Kinderhusten klingt aufgrund der kleinen Atemwegsdurchmesser oft wie ein »festsitzender Husten«, Ihr Kinder- und Jugendarzt kann aber bei der Untersuchung möglicherweise keine Verschleimung feststellen. Als Erwachsene hören wir mit erwachsener Hörerfahrung: Wir ordnen das Geräuschphänomen, das bei einem Jugendlichen oder Erwachsenen tatsächlich Schleim entspricht, auch bei einem Kleinkind »festsitzendem Schleim« zu. Die Ursache beim Kind liegt aber meist in der verdickten Schleimhaut. Ein schleimlösender Hustensaft kann da also nicht helfen.

In der »Roten Liste« der in Deutschland zugelassenen Arzneimittel stehen 195 Präparate zur Behandlung von Husten. Ihr Kinder- und Jugendarzt wird Sie nach der Untersuchung beraten, ob ein Hustensaft sinnvoll ist und welcher für das Alter Ihres Kindes am besten passt. In den allermeisten Fällen sind Hustensäfte aber verzichtbar.

So helfen Sie Ihrem Kind: Einen Schleimlöser können Sie ganz leicht selbst zubereiten. Es existieren unzählige Rezepte dafür; ich empfehle Ihnen folgendes: Würfeln Sie 2 Zwiebeln (ca. 100 g). Geben Sie sie zusammen mit etwa 100 ml Wasser in einen Topf und kochen Sie sie etwa 15–20 Minuten bei mittlerer Hitze ein. In den noch warmen Sud rühren Sie einen gestrichenen Esslöffel Zucker (etwa 10 g). Lassen Sie den Sud einmal kurz aufkochen und gießen Sie alles unter Rühren und Drücken durch ein feines Sieb. Geben Sie die Flüssigkeit in einen Becher zum Auskühlen. Ihr Kind bekommt davon 6 Tage lang 3–4-mal täglich jeweils 3 Teelöffel.

Sollte Ihre Einschätzung falsch sein und der Husten wird gar nicht von zu zähem Schleim verursacht, ist die Anwendung jedes Schleimlösers unbedenklich, bringt meist aber nichts.

Spastische Bronchitis

Bei Säuglingen und Kleinkindern bis etwa zum 4. Geburtstag kann eine »normale Erkältung« an den Bronchien (Entzündung durch Viren) – besonders in den Wintermonaten – aufgrund des kleinen Durchmessers der Bronchien einen besonderen Verlauf nehmen.

Keine Angst vor Hustenstillern

Hustenstiller sind keine Schalter, die das Husten auf OFF stellen. Die Kinder husten weiter, aber weniger häufig, sie schlafen besser und erbrechen ggf. nicht mehr durch den starken Husten. Ein Hustenstiller ist niemals so effektiv, dass vorhandener Schleim nicht abgehustet werden könnte. Die Gabe eines Hustenstillers kann also niemals dazu führen, dass der kleine Patient an seinem Schleim ersticken würde. Ihr Kinder- und Jugendarzt berät Sie nach seiner Untersuchung, ob und ggf. welches Hustenmedikament sinnvoll ist.

Normalerweise entweicht die Luft durch die Elastizität der Lunge von allein, wie die Luft aus einem Luftballon. Bei Kindern mit spastischem Husten dauert das Ausatmen länger, sie stöhnen leicht, müssen sich anstrengen und die Luft mit Kraft herausdrücken. Wenn alles leise ist, können Sie vielleicht auch ohne Stethoskop ein Ausatmungsgeräusch vernehmen, das an ein leises Quietschen oder Stöhnen (»Giemen«) erinnert. Ihr Kind ähnelt dann einem Asthmatiker, Ihr Kinder- und Jugendarzt wird aber nicht von Asthma sprechen, sondern von einer »spastischen Bronchitis« (oder »obstruktiven Bronchitis«).

Der Infekt kann, wenn Ihr Kind entsprechend veranlagt ist, zu einer Muskelverkrampfung derjenigen Muskeln führen, die an den kleinen Bronchien direkt oberhalb der Luftbläschen (Alveolen) sitzen. Säuglinge sind dabei meist guter Dinge, Kleinkinder dagegen haben Atemnot und häufig Angst. Gleichzeitig ist die Schleimhaut gereizt, was durch die vermehrte Schleimabsonderung und Schleimhautschwellung zusätzlich die kleinen Bronchien einengt.

Hat Ihr Kinder- und Jugendarzt die Diagnose »spastische Bronchitis« gestellt, gibt es verschiedene Therapiemöglichkeiten:
- Bewahren Sie vor allen Dingen Ruhe.
- Je jünger das Kind ist, umso intensiver sollten Sie eine Schleimlösung durchführen.
- Die Verkrampfung der Bronchial-Muskulatur lässt sich durch ein Beta-Mimetikum gut lösen, auch bekannt als »Salbutamol«.
- Eine effektive Unterdrückung der Entzündungsreaktion an den kleinen Bronchien wird durch die Gabe eines Kortisons erreicht. Dies können Sie einmalig als »Notfallzäpfchen« oder »Notfallsaft« geben, es wirkt dann binnen Stunden.
- Eine antibiotische Therapie dagegen hilft bei diesen Virusinfektionen nicht.

Ihr Kinder- und Jugendarzt wird Sie beraten, welche Therapien für Ihr Kind am sinnvollsten sind. Ganz wichtig ist aber – wie immer bei der Betreuung von Menschen mit Atemstörungen –, dass Sie selbst Ruhe bewahren und diese gegenüber Ihrem Kind ausstrahlen. Alle weiteren genannten Maßnahmen sind notwendig und wichtig, sprechen aber nur halb so gut an, wenn Sie unruhig oder hektisch sind.

In letzter Zeit mehren sich Studienergebnisse, dass zur Schleimlösung insbesondere bei Säuglingen mit einer Bronchiolitis (also eine Virusinfektion der kleinsten Bronchien) eine Inhalation mit hypertoner Kochsalzlösung anderen Therapieverfahren überlegen ist. Hyperton bedeutet: in der Lösung ist mehr Salz als im Blut. Zum Vergleich: Im Blut sind etwa 9 g Salz/l gelöst (0,9%ig), in der Nordsee etwa 30 g/l (3%ig). Zum Inhalieren sollten bei einer Bronchiolitis Lösungen zwischen 3 und 6 % Salzgehalt benutzt werden.

Das Medikament Salbutamol können Sie Ihrem Kind als Saft oder als Inhalationslösung geben. Der Saft hat den Vorteil, dass er nur 2-mal täglich eingenommen werden muss. Der Nachteil besteht in einer manchmal »Espresso-artigen« Nebenwirkung, sodass Ihr Kind hibbelig und aufgedreht sein kann. Beim Inhalieren gelangt das Medikament direkt und ausschließlich in die Lungen. Leider wirkt inhaliertes Salbutamol nicht so lange wie der Saft. Deshalb muss die Inhalation alle 3–4 Stunden wiederholt werden. Nach 2 Tagen sollte bereits eine deutliche Besserung zu sehen sein, länger als 5–7 Tage sollte Salbutamol nicht benutzt werden.

Verschlimmert sich die Atemsituation trotz der oben genannten Maßnahmen, sollten Sie Ihrem Kind ein Notfallzäpfchen oder Notfallsaft mit Kortison geben. Dann sollte sich innerhalb von 1–2 Stunden eine deutliche Besserung zeigen. Verschreibt Ihr Kinder- und Jugendarzt ein solches

Mythos: Keine Milch trinken bei Erkältungen

Besonders Großeltern weisen gern darauf hin, dass Kinder bei einer Erkältung keine Milch trinken sollten. Dies bringt insbesondere solche Familien in Bedrängnis, deren Kind noch gestillt wird oder im Krankheitsfall nur Milch trinkt.

Es stimmt tatsächlich, dass bestimmte Anteile der Milch auf den Schleimhäuten einen schleimigen Film bilden. Diese schleimigen Milchreste lassen sich aber durch Trinken von Wasser oder Tee gut abspülen. Schleimhautstellen, die keinen direkten Kontakt mit Milch haben, wie die Bronchial-Schleimhaut, sind selbstverständlich nicht betroffen. Kinder dürfen also auch bei einer Erkältung oder Bronchitis Milch trinken.

Notfallmedikament, wird er Sie genau in die Handhabung einweisen.

Durch die genannten Maßnahmen sollte die spastische Bronchitis innerhalb 1 Woche überstanden sein.

Bellender Husten

Genauso wie bei einer Erkältung die Nase langsam zu eng wird, so kann durch eine an sich harmlose Virusinfektion der Kehlkopf zu eng werden. Ein solcher enger Kehlkopf macht immer ähnliche Geräusche, egal ob die Ursache ein Pseudokrupp, ein Bienenstich im Hals, ein Fremdkörper, eine bakterielle Entzündung oder eine andere Virusinfektion (z. B. Bellhusten Typ II) ist: Die Kinder sind heiser, husten wie Seehunds-Gebell und ziehen die Luft anschließend hörbar ein. Aufgrund des kleinen Kehlkopfdurchmessers führt eine Schwellung der Schleimhaut um 1 mm bei einem Kind zu einer

»Kleinkind-Asthma«

Leidet ein Säugling oder Kleinkind zu häufig oder zu lange an obstruktiver Bronchitis, sprechen Kinder- und Jugendärzte von Säuglings- oder Kleinkind-Asthma. Ob es sich dabei tatsächlich um eine chronische, die weitere Kinderzeit begleitende Erkrankung handelt, bleibt zunächst offen. Im Vordergrund steht, das Kind vor erneuten Episoden mit erheblicher Atemnot zu schützen und zu versuchen, eine mögliche Ursache zu finden. Der häufigste Auslöser von Asthma ist und bleibt das passive Rauchen. Rauchen Sie oder andere Erwachsene deshalb nie in Räumen oder Fahrzeugen, in denen sich auch Kinder aufhalten.

Auch Allergien können Kleinkindasthma auslösen: Je nach Alter des Kindes wird der Kinder- und Jugendarzt durch eine Blutentnahme oder einen Hauttest klären, ob das Asthma durch Allergene in der Luft (z. B. Hausstaubmilben, Tierhaare usw.) oder Allergene im Essen (Milcheiweiß, Fisch, Nüsse, Soja usw.) ausgelöst werden könnte.

etwa 75 % kleineren Strömungsfläche im Kehlkopf, bei Erwachsenen reduziert sich die Fläche nur um etwa 44 %. Bei bellendem Husten werden drei Typen unterschieden, die auch verschieden behandelt werden.

Pseudokrupp (Bellhusten Typ I)

Ihr Kind fühlt sich rundum wohl, fängt aber nachts zwischen 22 und 2 Uhr plötzlich an zu husten. Dieser Husten hört sich wie erwähnt an wie Seehunds-Gebell. Vielleicht ist es außerdem heiser, sehr unruhig und macht ein ausgeprägtes Geräusch beim Einatmen (Stridor), das an eine Erstickung denken lässt.

So helfen Sie Ihrem Kind bei Pseudokrupp:

Wenn Ihr Kind die normale Sechsfach-Impfung erhalten hat, gehen Sie folgendermaßen vor:

- Packen Sie ihr Kind warm ein, geben Sie ihm Nasentropfen und gehen Sie mit ihm an die kalte Luft, z. B. auf den Balkon. Warten Sie hier 15–30 Minuten.
- Gleichzeitig geht Ihr Partner zur Notapotheke und besorgt ein »Krupp-Zäpfchen« oder »Krupp-Saft«, im Notfall auch ohne Rezept.
- Bleiben Sie ruhig und strahlen Sie diese Ruhe auch aus.
- Geben Sie Ihrem Kind etwas Tee oder Wasser zu trinken.
- Haben Sie das Notfallzäpfchen zur Hand, geben Sie es: Meist können Sie 30–60 Minuten später alle wieder schlafen.

Der Pseudokrupp dauert meistens zwei Nächte. Für die nächste Nacht geben Sie Ihrem Kind am besten zum Schlafengehen bereits ein Krupp-Zäpfchen oder den Krupp-Saft. In einer Packung sind meist 2 Notfallzäpfchen enthalten. Neuerdings wird statt der Zäpfchen allerdings der Notfallsaft empfohlen.

Tagsüber ist Ihr Kind zwar erkältet, hustet aber nicht besonders auffällig. Das liegt am Tagesverlauf der körpereigenen Kortisonproduktion: Nach dem Einschlafen sinkt die Kortisonproduktion gegen null. Da Kortison ein hervorragender Wirkstoff zur Abschwellung ist, fehlt diese Wirkung nachts. Deshalb schwillt die Schleimhaut deutlich an, was an der besonders engen Stelle im Kehlkopf am ehesten Beschwerden macht.

Folgende vier Schweregrade des Pseudokrupp werden unterschieden:

Kleine Historie

Früher war die häufigste Krankheit am Kehlkopf die Diphtherie, die auch »Würgeengel der Kinder« genannt wurde. Viele Kinder sind damals durch die erhebliche Schwellung im Kehlkopfbereich an der Diphtherie erstickt. Diese Erkrankung wird heute effektiv durch die Impfung (innerhalb des Sechsfach-Impfstoffs, Seite 107) verhindert. Wir haben in Westfalen ein trauriges Beispiel dafür, wie schlimm die Diphtherie wüten kann: Friedrich von Bodelschwingh übernahm 1872 die Leitung der »Anstalt für Anfallskranke« in Bethel, drei Jahre zuvor waren seine ersten vier Kinder alle innerhalb von zwei Wochen an Diphtherie verstorben.

Die Engländer nannten das heisere Sprechen bei einer Kehlkopfinfektion (vor allem also bei der Diphtherie) »croup«. Die hier besprochene eigentliche harmlose virusbedingte Kehlkopfentzündung wurde in Frankreich ab dem 19. Jh. als »falscher« Croup (Pseudo-Diphtherie) bezeichnet, woraus sich in Deutschland der umgangssprachliche Begriff Pseudokrupp entwickelte. Dies hat selbstverständlich nichts mit Eisen und Stahl zu tun.

- Grad I: nur bellender Husten
- Grad II: zusätzlich deutliche Einatemgeräusche (Stridor)
- Grad III: zusätzlich Unruhe. Ihr Kind zieht ständig nach Luft und hat einen sehr schnellen Puls.
- Grad IV: Ihr Kind ist benommen und zeigt blaue Lippen und Finger.

Sobald das Einatemgeräusch deutlich zu hören ist (ab Grad II), geben Sie Ihrem Kind das sogenannte Krupp-Zäpfchen oder den Krupp-Saft (s. o.).

Reichen die genannten Maßnahmen nicht aus und verschlechtert sich der Zustand Ihres Kindes, sollte es mit einer Suprarenin-haltigen Lösung inhalieren. Dazu müssen Sie in die Kinderklinik. Eine Inhalation mit Salbutamol, das in vielen Familien wegen obstruktiver Bronchitis bereits vorhanden ist, oder Kochsalzlösung führt leider nicht zum Erfolg.

Laryngitis (Kehlkopfgrippe oder Bellhusten Typ II)

Eine etwas anders verlaufende Virus-Erkrankung ist die Laryngitis (Kehlkopfgrippe). Im Gegensatz zum Pseudokrupp zeigen die Kinder auch tagsüber den typischen immer wiederkehrenden Bellhusten, der sehr tief klingt, als käme er aus den unteren Lungenabschnitten, jedoch niemals verbunden ist mit einem einziehenden Geräusch wie beim Pseudokrupp. In diesem Fall ist mit dem so genannten Krupp-Zäpfchen nicht viel zu erreichen. Diese Kinder müssen tagsüber mit einer Suprarenin-Lösung inhalieren.

Infekt der oberen Luftwege (Turbulenzen in den Bronchien oder Bellhusten Typ III)

Beim Bellhusten Typ III »bellt« Ihr Kind tags und nachts, spricht aber mit normaler Stimme ohne kloßige Beigeräusche und weist neben einer entzündeten Rachenhinterwand keine Schleimmengen in den Bronchien auf. Der Husten ist dabei in der Frequenz tief (»wie bei einem Opa«) und scheint aus den tiefen Abschnitten der Lunge zu stammen. Hier entstehen durch die geschwollene Schleimhaut der Luftwege und der zu großen Luftmengen Turbulenzen.

Sie können sich das wie eine Wasserleitung vorstellen: Unterschreitet der Querschnitt der Röhre ein bestimmtes Maß oder überschreitet das Wasser, das durch die Röhre hindurch muss, eine bestimmte Menge, ändert sich die Strömung von gleichmäßig (laminar) zu turbulent – egal ob es sich um Luft oder Flüssigkeiten handelt.

Dieses Bellen schmerzt die meisten Kinder und sie versuchen, das Husten zu unterdrücken. Nach seiner Untersuchung wird Ihr Kinder- und Jugendarzt möglicherweise zu einem Hustenstiller raten.

Mischformen des Hustens

Die häufigste Mischform bei Kindern ist die gleichzeitige Infektion von Rachen und Kehlkopf. Dadurch erscheint der Husten einerseits wie ein typischer Reizhusten (Seite 206), nachts aber zusätzlich wie ein Pseudokrupp (Seite 210). Es ist daher verständlich, dass solche Kinder zwei Therapien benötigen, nämlich einen Hustenstiller und Kortison.

Nicht selten ist auch die Verknüpfung eines Reizhustens mit einer Bronchitis (Seite 207). Dann »rutscht« der Reizhusten nach ein paar Tagen zusätzlich in die Bronchien ab und führt dort zu zähem Sekret. Ihr Kinder- und Jugendarzt wird dann

– je nach Schweregrad – einen Schleimlöser und einen Hustenstiller gleichzeitig empfehlen.

Was hilft bei Husten?

Nach seiner Untersuchung wird Ihr Kinder- und Jugendarzt fragen, ob Ihr Kind durch den Husten leidet. Wird es ständig im Schlaf gestört? Hat es beim Husten Schmerzen? Muss es vom Husten würgen oder gar erbrechen? Leidet Ihr Kind nicht, ist der Husten Ausdruck einer gut funktionierenden Lungenreinigung (Seite 205). In diesem Fall braucht Ihr Kind kein Medikament.

In anderen Fällen wird Ihr Kinder- und Jugendarzt ggf. eine medikamentöse Therapie empfehlen. Bei allen Medikamenten finden Sie auf dem Beipackzettel den Hinweis, dass diese nur 5–7 Tage eingenommen werden dürfen. Hintergrund dafür ist nicht, dass die Säfte dann schädlich werden. Vielmehr kann sich ein Husten mit der Zeit ändern. So kann ein trockener Husten in einen produktiven, schleimig-zähen Husten übergehen. Oder der Infekt liefert Vorschub für eine »untere« Atemwegsinfektion, die sich also in der Lunge oder zu-

Vorsicht vor Epiglottitis!

Nach den Impfempfehlungen der STIKO werden alle Säuglinge ab dem 3. Lebensmonat gegen »Haemophilus influenzae B« (HiB) geimpft. Nur die wenigen Nichtgeimpften unterliegen der großen Gefahr, eine Kehlkopfentzündung durch diesen Keim zu bekommen, die lebensbedrohlich verläuft. Im Impfausweis Ihres Kindes findet sich als Hinweis für eine HiB-Impfung in der Regel ein Kreuzchen in der Spalte für HiB im Rahmen der Sechsfach-Impfung. (Bitte nicht mit HepB verwechseln: dies ist die Hepatitis-B-Impfung.) Wenn Ihr Kind die normale Sechsfach-Impfung nicht erhalten hat und damit auch nicht die Imp-

fung gegen Haemophilus influenzae B und es zusätzlich Fieber hat: Fahren Sie sofort in eine Kinderklinik. Es besteht Erstickungsgefahr! Typisch für diese gefährliche Form der Entzündung am Kehldeckel (Epiglottitis) ist das zusätzliche Fieber, starker Speichelfluss und eine kloßige Sprache. Wichtig: Legen Sie Ihr Kind nicht hin, sondern transportieren Sie es sitzend.
Kinder mit einer Epiglottitis husten zwar kaum, zeigen aber das vom Pseudokrupp her bekannte Einatemgeräusch, daher die Verwechselungsgefahr! Besonders Kinder über zwei Jahre erleiden eine Epiglottitis.

mindest in den lungennahen kleinsten Bronchien abspielt. Dann braucht Ihr Kind meist andere bzw. weitere Medikamente. Geben Sie deshalb ohne ärztliche Untersuchung nicht länger als 1 Woche den gleichen Hustensaft.

Grundsätzlich werden Hustensäfte in die Kategorien »Schleimlöser« oder »Hustenstiller« eingeteilt. Gerade pflanzlichen Präparaten werden viele weitere Wirkkomponenten zugeschrieben (immunstimulierend, antibakteriell, antiviral und spasmolytisch). Für einen klinisch messbaren Effekt in all diesen Bereichen fehlen aber häufig die medizinischen Belege.

Außer Hustensäften gibt es noch folgende andere Möglichkeiten, den Husten zu behandeln:
- Inhalationstherapie (Seite 214)
- die Gabe von Flüssigkeit (Seite 215)
- Hustenbonbons oder -sirupe (Seite 215)
- Atemgymnastik (Seite 215)

Schleimlöser

Wird bei einer Erkältung der Schleim zu zäh, erschwert dies die mucoziliäre Reinigung (Seite 205) und zusätzlich das Abhusten. Hier helfen pflanzliche oder künstliche Schleimlöser.

Pflanzliche Schleimlöser sind sicherlich die größte Gruppe unter den Hustensäften. Hier liegen Empfehlungen der Leitlinien-Kommission für die Kombination aus Thymian mit Efeu (z.B. Bronchipret®, Broncholitan®) und für Thymian mit Primel (z.B. Bronchicum®) vor. Bei einer bekannten Allergie gegen Birke oder Beifuß/Sellerie sollten diese Präparate jedoch nicht eingenommen werden.

Für alle anderen Hustensäfte dieser Gruppe liegen laut Leitlinien-Register noch keine ausreichenden Belege für eine Wirksamkeit vor.

Zu den weiteren pflanzlichen Hustenlösern gehören: Efeublätter-Extrakte (sogenannte Hedera-

Saponine, z.B. Esberitox®, Hedelix®, Prospan®), und Extrakte aus der Pelargonium-Sidoides-Wurzel (z.B. Umckaloabo®). Monopräparate aus Thymian und Spitzwegerich sind Kräuter, die sowohl als Hustenlöser wie auch als Hustenstiller gehandelt werden, deren Wirksamkeit aber nicht zweifelsfrei belegt ist.

Die am meisten benutzten künstlichen Schleimlöser sind Ambroxol und N-Acetylcystein. Beide sollten Sie bei Kindern unter 2 Jahren nur nach ärztlicher Verordnung anwenden. Da sie in vielen verschiedenen Darreichungsformen auf dem Markt sind, wird Ihnen das Einnehmen je nach Geschmack des Kindes erleichtert.

Achten Sie nach Anbruch einer Hustensaftflasche auf die Nutzungsdauer. Schleimlösende Hustensäfte mit Acetylcystein als Wirkstoff (ACC, Fluimucil) »rosten« nach dem Öffnen: Ähnlich wie Bananenquark braun wird, verlieren diese Säfte durch den Sauerstoff ihre Wirkung und sollen nicht länger als 14 Tage benutzt werden.

Als Hausmittel können Sie Zwiebelsaft (Seite 207) selbst zubereiten.

Hustenstiller

Hat Ihr Kind einen trockenen Husten, bringen Schleimlöser nichts, denn wo nichts ist, kann auch nichts gelöst werden. Hier sind Hustenstiller hilfreich. Zur Gruppe der Hustenstiller gehören z.B. Codein, Noscapin, Pentoxyverin und Dextrometorphan.

Codein wird im Körper umgebaut zu Morphium und stellt den stärksten Hustenstiller da. Das Enzym, das den Umbau zu Morphium bewerkstelligt (CYP2D6), arbeitet bei 5–10 % der Menschen allerdings sehr schnell. Bei diesen Menschen kann die Nebenwirkung »Atemdepression« schneller als erwartet auftreten. Daher ist der Einsatz von Codein für Kinder unter 12 Jahren seit 2014 verboten und für 12–18-Jährige nicht empfohlen. Weitere Nebenwirkungen sind Kopfschmerzen und eine starke Verstopfungsneigung sowie die mögliche Abhängigkeit als Erwachsener.

Noscapin (Capval) ist ein Hauptbestandteil des Opiums. Es wirkt etwas schwächer als Codein und hat nicht dessen Nebenwirkung bezüglich Sucht und Atemdepression. Da bislang keine wesentlichen Nebenwirkungen beobachtet wurden, ist es bereits für Säuglinge ab dem 6. Monat zugelassen.

Pentoxyverin (z. B. Sedotussin, Silomat) sind gute Hustenstiller für Kinder, die älter als 2 Jahre sind. Kinder mit bekanntem Krampfleiden (Epilepsie) sollten nach Gabe dieser Medikamente beobachtet werden.

Dextrometorphan (Silomat DMP, WICK Hustensirup, Hustenstiller-ratiopharm) werden in der Kinderheilkunde ebenfalls vielfach eingesetzt. Zurzeit wird allerdings diskutiert, für diesen Wirkstoff eine Verschreibungspflicht einzuführen, da es bei Erwachsenen zu Abhängigkeiten gekommen ist.

Vorsicht, Schleimhautreizung!

Ätherische Öle sollen schleimlösend wirken. Werden diese Öle sehr konzentriert angewendet, können sie die Schleimhäute, auch die Bronchialschleimhäute, reizen. Menthol und Kampfer können sogar Asthma auslösen. Benutzen Sie daher für Ihr Baby diese beiden nicht und achten Sie darauf, die Öle niedrig dosiert aufzutragen. Geben Sie das Öl z. B. auf ein Tuch, das Sie neben das Bettchen legen, oder tragen Sie drei Tropfen auf den Brustbereich des Bodys auf. Dann sind die zurzeit gängigen Öle auch für Säuglinge gut geeignet.

Inhalationstherapie

Zur Erleichterung des Schleimtransports sollten die Atemwege nicht austrocknen. Dabei ist es wichtig, dass Ihr Kind durch die Nase atmet. Atmet Ihr Kind trotz der Nasentropfen mit offenem Mund, sollte die Raumluft besonders nachts vorgefeuchtet sein. Die oft bemühte Gemüseschale mit Wasser oder ein Verdunster an einem Heizkörper liefern jedoch keine relevante Feuchtigkeit.

So helfen Sie Ihrem Kind:

- Hängen Sie nachts die Wäsche im Kinderzimmer zum Trocknen auf. Oder machen Sie 1–2 große Badehandtücher nass und hängen Sie sie auf.
- Bei Belastung durch zu zähes Sekret in den Bronchien bereiten Sie eine warme Dampfinhalation vor, durch die das Sekret verflüssigt wird. Diese Dampftröpfchen sind zu groß, als dass sie in die Lunge gelangen könnten (brauchen sie auch nicht). Sie sollen sich in den großen Atemwegen und Bronchien niederschlagen. Für die Dampfinhalation geben Sie auf 1 Liter heißes Wasser 2 Teelöffel Kochsalz (physiologische Kochsalzlösung) und füllen das in eine Schüssel. Lassen Sie Ihr Kind die warme Luft 2-mal täglich mit einem Handtuch über dem Kopf einatmen. Achten Sie darauf, dass der Dampf nicht zu heiß ist.
- Ätherische Öle können ebenfalls zur Inhalation eingesetzt werden. Geben Sie dazu wenige Tropfen ätherisches Öl auf ein Tuch, das neben dem Bettchen liegt, direkt auf die Brust oder auf den Schlafanzug Ihres Kindes. Da viele Kinder mit einem Hautausschlag auf die Öle bzw. Salben reagieren, sind Tropfen auf den Schlafanzug eher zu empfehlen. Geeignete ätherische Öle sind z. B. Eukalyptus/Cineol, Pfefferminze, Thymian, Lavendel, Fichtennadeln, Kampfer und sicherlich noch mehr. Grundsätzlich erregen sie die Kälterezeptoren in den oberen Luftwegen. Das Gehirn »macht« aus der Gefühlsqualität »kalt« aber meist »frisch«: Ihr erkältetes Kind hat beim Einatmen der ätherischen Öle das Gefühl, frische, saubere Luft gut einatmen zu können. So schläft

es deutlich besser. Bei Erwachsenen klappt dies übrigens ähnlich gut.

Hinweis: Richtiges Inhalieren, wie es die Asthmatiker machen, hat mit dem Einatmen von ätherischen Ölen – wie hier beschrieben – nichts zu tun. Asthmatiker inhalieren eine Träger-Lösung, die ein Medikament bis in die feinste Bronchialverästelung transportieren soll (s.a. Kapitel »Asthma-Therapie«, Seite 349 ff.).

Flüssigkeit

»Du musst viel trinken, wenn du krank bist!« – Das haben Sie sicher selbst schon oft gehört oder auch gesagt. Die Gabe von ausreichend viel Flüssigkeit bei einem grippalen Infekt soll vor allem den vermehrten »unsichtbaren« Wasserverbrauch durch Schwitzen, Fieber und die vermehrte Atemarbeit ausgleichen. Die ausgetrockneten Schleimhäute verursachen ein zähes Sekret und einen zusätzlichen Hustenreiz.

Hustenbonbons und -sirupe

Zum Bonbon-Lutschen lassen sich kranke Kinder meist gerne überreden, und das ist auch gar nicht so verkehrt. Der im Sirup enthaltene Zucker umhüllt für kurze Zeit die Hustenrezeptoren im Rachen und vermindert so den Hustenreiz. Hier liegt die Ursache für den positiven Effekt von Hustenbonbons, der Süße in Hustensäften im Allgemeinen oder auch der Zugabe von Honig zum Tee. Die Wirkung hält leider nur kurz an (etwa 30 Minuten). Achten Sie darauf, dass Ihr Kind nicht dauernd Hustenbonbons lutscht, denn das ist schlecht für die Zähne. Sie können ihm aber tagsüber immer wieder einen warmen Tee mit Honig geben. Abends kann diese Wirkung zum Einschlafen schon ausreichen.

Atemgymnastik

Im Krankenhaus wird mit sehr viel Erfolg bei stark verschleimten Kindern eine Atemtherapie oder Atemgymnastik durchgeführt. Mit einer speziellen Vibrationstechnik kann festsitzendes Sekret mobi-

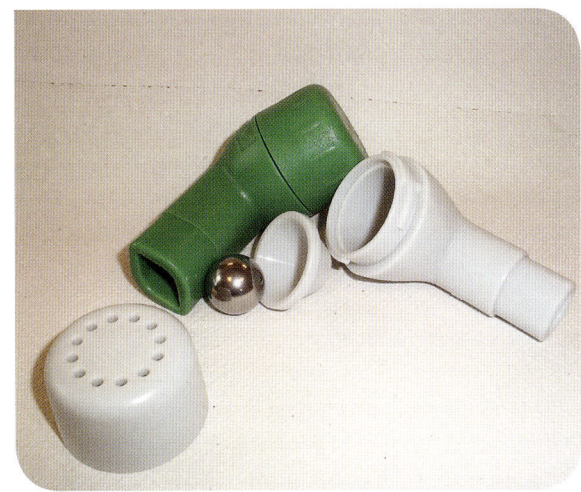

⬆ Flutterpfeife

lisiert und den kleinen Patienten geholfen werden, es abzuhusten. In der ambulanten Versorgung außerhalb des Krankenhauses klappt diese Therapieform bei Kindern meistens nicht, da die nötige tägliche Verfügbarkeit einer Krankengymnastin oder der unmittelbare Therapiebeginn nicht gewährleistet sind.

Eine Hilfe in Eigenregie stellt die Flutterpfeife dar, die Ihr Kinder- und Jugendarzt verschreiben kann, wenn Ihr Kind älter als 4 Jahre ist. Mehrfach täglich pustet Ihr Kind in diese Pfeife (s. Abb.), die vorne natürlich keinen Tabak enthält, sondern eine Stahlkugel. Der Atemstrom des Kindes staut sich beim Ausatmen unter der Kugel leicht an, bis die Kugel den Weg freigibt und anschließend sofort wieder in die Pfeife zurückfällt. Dadurch kommt es zu einer beständigen Luftsäulenvibration, die sich bis in die unteren Atemwegsabschnitte fortsetzt und so das dort festsitzende Sekret lockert.

Chronischer Husten

Eine chronische Bronchitis, wie sie bei Erwachsenen vorkommt, haben Kinder nicht. Dennoch husten manche Kinder im Kleinkindalter häufig, manchmal den ganzen Winter lang und immer wieder, sodass der Gedanke an eine chronische Bronchitis naheliegt. Es könnte sich dann um Asthma bronchiale (Seite 344) oder Mukoviszidose (s. u.) handeln. In der Regel liegen dem chronischen Husten aber harmlose Infektketten innerhalb der Familie oder im Kindergarten zugrunde, die anstrengend sind, aber medizinisch ungefährlich.

Mukoviszidose oder Zystische Fibrose (CF)

Patienten mit einer Mukoviszidose sondern aus ihren »Drüsen« ein zu zähes, sehr salzhaltiges Sekret ab. Früher leckten die Hebammen an den Neugeborenen und »schmeckten« ein zu salziges Kind: Auch die Schweißdrüsen sondern zu chloridhaltiges Sekret aus. Dieser »Schweißtest« dient auch heute zur Diagnosefindung, allerdings wird der Chloridgehalt im Schweiß über eine Sonde bestimmt (Pilokarpin-Iontophorese) und nicht mehr über die Zunge der Hebamme.

Morgendliches Abhusten

Durch den Einfluss der Vagus-Nerven werden jede Nacht die Bronchien von Staub und Dreck gereinigt: Es wird mehr Schleim gebildet und die Flimmerhärchen werden angeregt, den Schleim Richtung Rachen zu befördern, wir schlucken ihn dann samt »Staub und Dreck« hinunter. Wenn Ihr Kind erkältet ist, wird es mehr Schleim in den Bronchien bilden. In den frühen Morgenstunden dreht es sich häufiger im Bett. Dadurch werden diese Schleimmengen mobilisiert und verstopfen manchmal die kleinen Bronchien. Das führt zu Husten. Dieser Husten kann über zwei Stunden immer wieder auftreten, während der Rest des Tages und die Nacht hustenfrei bleiben. Dieses morgendliche Abhusten kann leider nicht besonders gut behandelt werden.

Leider ist nicht nur die Schweißdrüse von der Krankheit betroffen, sondern alle Drüsen im Körper können ein zähfließendes Sekret absondern. Dabei wiegt die Funktionsstörung nicht bei jedem Organ gleich schwer. Die wichtigsten Drüsen sind die in der Bauchspeicheldrüse (Pankreas) und den Lungen. Ist das Pankreas befallen, kann ein Kind die zugeführte Nahrung nicht ausreichend aufnehmen und gedeiht nicht. Bei Befall der Lunge führen gehäufte Infektionen des zähen Schleims zu einer allmählichen Vernarbung der Lunge, die das Atmen erschwert.

Kinder- und Jugendärzte denken an eine Mukoviszidose, wenn Neugeborene den ersten Stuhlgang (Mekonium) nicht herausbekommen oder wenn Kleinkinder an chronischem Husten leiden, nicht gedeihen oder ständig Durchfälle haben. Sie veranlassen dann einen sogenannten »Schweißtest«.

Ist der Schweißtest verdächtig auf eine Mukoviszidose, wird in der Regel eine humangenetische Untersuchung angeschlossen: Gesucht wird dann nach einem Gen-Defekt, der die Funktion eines bestimmten Chloridkanal-Proteins steuert (CFTR-Genmutation, cystic fibrosis transmembrane regulator protein). Da es sehr viele verschiedene Gen-Defekte gibt, unterscheiden sich auch die Probleme der Betroffenen deutlich voneinander. Kinder mit einer Mukoviszidose werden durch eine CF-Spezialambulanz betreut.

Seit 2017 wird in Deutschland jedem Neugeborenen im Rahmen des Stoffwechsel-Screenings (Seite 19) ein Test auf eine Zystische Fibrose angeboten.

HNO-Erkrankungen: »Mit Pauken und Trompeten«

Anatomisch sind Hals, Nase und Ohren miteinander verbunden. Deshalb hängen die meisten

Krankheiten, die diesen Bereich betreffen, auch zusammen. Hat Ihr Kind Ohrenschmerzen, sind meist auch die Mandeln oder Polypen geschwollen. Der Schnupfen kommt nicht nur durch die Nase heraus, sondern läuft über den Rachen auch in den Hals. Von dort können Krankheitskeime wiederum in die Ohren gelangen.

Ohren

Die Ohren sind ein wichtiges Sinnesorgan und für Kinder auch anatomisch faszinierend. Viele berühren gern die Ohren ihrer Eltern oder ihre eigenen. Manche Kinder bekommen rote Ohren oder ziehen sogar daran, wenn sie müde werden. Leider verleiten die Ohrmuscheln auch dazu, etwas hineinzustecken. Und manchmal tun die Ohren auch weh.

Ohrenschmerzen können durch verschiedene Erkrankungen ausgelöst werden. Die wichtigsten werden in diesem Kapitel besprochen. Allerdings ist es für Eltern oft gar nicht so leicht, bei Ihrem Kind die Ohrenschmerzen als solche zu lokalisieren. Bei einem Säugling z. B. wird eine Mittelohrentzündung meist gar nicht als solche wahrgenommen, vielmehr ist das Baby unruhig, schreit viel und fiebert. Viele Kleinkinder werden sagen, sie hätten Bauchschmerzen (!) und zeigen dabei auf den Mittelbauch – obwohl das Ohr entzündet ist. Erst ein größeres Kind wird tatsächlich auf das Ohr zeigen, das ihm weh tut.

Wenn Sie es verantworten können, sollten Sie wegen der Vielzahl von möglichen Ursachen erst einmal eine Schmerzlinderung probieren, z. B. mit Paracetamol-Zäpfchen oder -saft. Dauern die Schmerzen länger als 1 Tag an, gehen Sie zum Kinder- und Jugendarzt.

Die häufigsten Ursachen für Ohrenschmerzen sind Paukenerguss, Mittelohrentzündung, Trommelfellentzündung im Rahmen einer Grippe und schließlich Ohrenschmerzen bei vollkommen intaktem Ohr, aber ausgeprägter Entzündungsreaktion im Rachen, denn dabei strahlen die Schmerzen ins Ohr aus.

Paukenerguss

Ein kleines Experiment zu Beginn: Schließen Sie die Augen, schlucken Sie Ihren Speichel herunter und achten Sie dabei auf Geräusche im Ohr. – In beiden Ohren müssten Sie ein leises Knacken vernehmen. Im Moment des Schluckens wird nämlich die Ohrtrompete an ihrer Mündungsstelle zum Rachen geöffnet. Dadurch kann Luft aus dem Rachen zum Mittelohr gelangen. Man sagt, das Mittelohr wird dadurch belüftet. Auf der Abbildung (Seite 218) sehen Sie die anatomischen Verhältnisse.

Kommt von außen Wasser ins Ohr, gelangt es nur bis zum Trommelfell. Dahinter liegt das Mittelohr, das durch das Trommelfell gegen den Gehörgang luftdicht abgeriegelt ist. So kann kein Wasser beim Baden in das Mittelohr gelangen.

Das Mittelohr – selbst ist mit einer Schleimhaut ausgekleidet – wird ständig dem umgebenden Luftdruck angepasst. Der dort produzierte Schleim muss regelmäßig entsorgt werden. Gleichzeitig muss das Mittelohr regelmäßig dem Druck der es umgebenden Luft angepasst werden. Beides gelingt nur über die Ohrtrompete zum Rachen. Ist die Rachenhinterwand durch einen Infekt angeschwollen, wird die Schleimabsonderung nicht mehr gelingen. Der Schleim des Mittelohres staut sich auf und drückt entsprechend gegen das Trommelfell (Paukenerguss). Das verursacht zunächst eine Hörstörung, dann ein Druckgefühl, später Schmerzen, die sich von denen einer Mittelohrentzündung kaum unterscheiden.

Bei einem Paukenerguss wird Ihr Kinder- und Jugendarzt Ihrem Kind eine Schmerztherapie mit Paracetamol oder Ibuprofen empfehlen. Außerdem sollten Sie Ihrem Kind 3 Tage lang abschwellende Nasentropfen geben: tagsüber etwa alle 3 Stunden

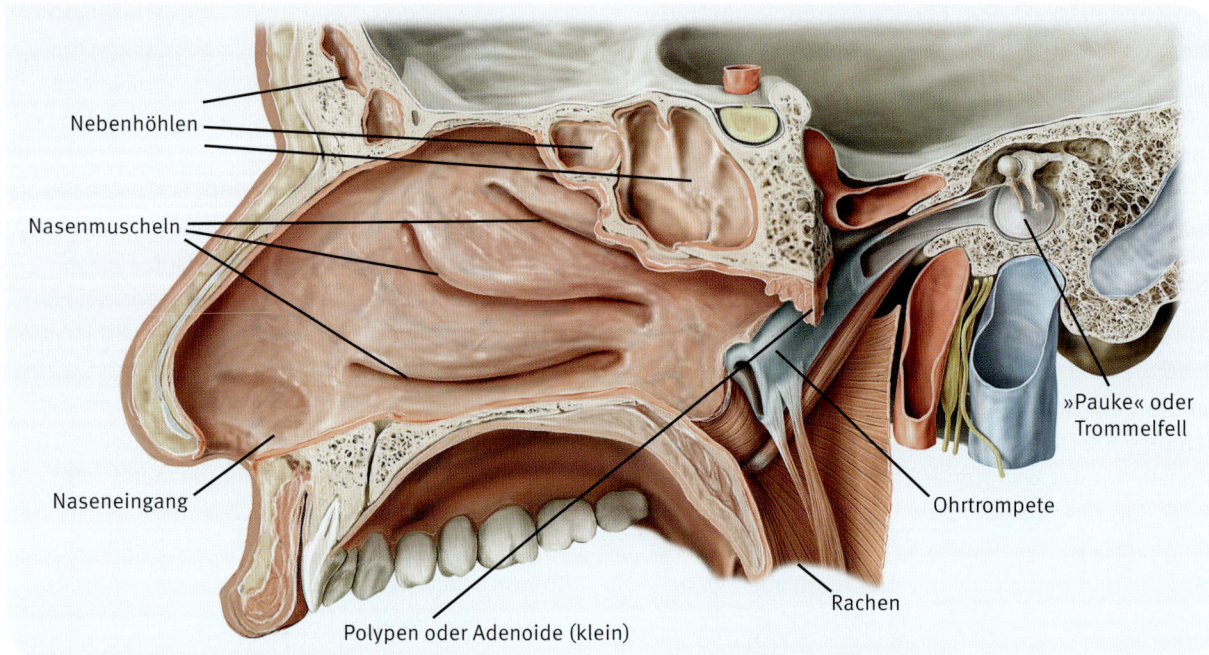

Nebenhöhlen

Nasenmuscheln

»Pauke« oder
Trommelfell

Naseneingang

Ohrtrompete

Rachen

Polypen oder Adenoide (klein)

⌃ Ohr mit Ohrtrompete eines Erwachsenen.

im Liegen in jedes Nasenloch. Bitte wenden Sie die Nasentropfen nicht länger als 3 Tage an, da sonst die Nasenschleimhaut zu stark leidet. Benutzen Sie unbedingt Tropfen und kein Spray, denn nicht die Nasenschleimhaut soll abgeschwollen werden, sondern die Schleimhaut an der Rachenhinterwand. Damit der Schleim hinter dem Trommelfell besser abfließen kann, sollte er verflüssigt werden. Dabei hilft ein Schleimlöse-Hustensaft oder auch ein Zwiebelsäckchen (s. u.).

So helfen Sie Ihrem Kind:

• Ein Zwiebelsäckchen hilft gut gegen Ohrenschmerzen durch zähes Sekret im Ohr. Hacken Sie dazu eine halbe Zwiebel in feine Würfel. Geben Sie die Würfel in ein dünnes Baumwollsöckchen und bringen Sie dieses mit einem Stirnband oder Wickel direkt vor das Ohr. Die Schwefelwasserstoffe, die beim Zwiebelschneiden in den Augen brennen, »zerschneiden« die Schleimfäden (ähnlich der medikamentösen Schleimlösethe-

rapie), sodass die Fließeigenschaften besser werden. Der Schleim hinter dem Trommelfell kann nun beim Schlucken besser in den Rachen ablaufen. Wenden Sie das Zwiebelsäckchen etwa 3–5 Tage an.

• Ähnlich wie Sie beim Fliegen oder Gondelfahren manchmal etwas nachhelfen müssen, um den Druckausgleich im Mittelohr herzustellen (z. B. durch Pressen gegen die zugehaltene Nase), so kann Ihr Kind dies auch versuchen. Ein gutes Hilfsmittel dazu stellt der Nasenballon dar (Otovent®). Ein Ballon wird über ein rundliches Ansatzstück gezogen. Die Öffnung halten Sie Ihrem Kind an eine Nasenöffnung, das andere Nasenloch wird zugehalten. Versucht nun Ihr Kind, den Ballon durch das eine Nasenloch aufzupusten, wird das Mittelohr aktiv belüftet.

Mittelohrentzündung

Wie bereits beim Paukenerguss beschrieben kann sich durch einen harmlosen Infekt der oberen Luftwege aufgrund der Belüftungsstörung des Mittelohres ein Erguss bilden. Wandern in diesen

Schleim nun Bakterien oder Viren aus dem Rachenbereich des Kindes ein, können sie sich dort vermehren und lösen eine Entzündung aus. Die Ursache der Mittelohrentzündung ist also in erster Linie ein Infekt der oberen Luftwege, der zu einer Belüftungsstörung des Mittelohrs führt und erst anschließend durch Erkältungsviren oder eigene (!) Bakterien des Kindes entzündet wird.

Mittelohrentzündungen haben eine hohe Spontanheilungsrate. Von zehn Kindern mit einer Mittelohrentzündung müssen meist nur zwei antibiotisch behandelt werden. Ihr Kinder- und Jugendarzt entscheidet, ob Ihr Kind ein Antibiotikum braucht: Dazu muss er sich das Ohr nach 1–2 Tagen noch einmal anschauen. Nur Säuglinge werden wegen der Gefahr einer weiteren bakteriellen Entzündung im Kopfbereich eher mit Antibiotika behandelt.

Wegen der hohen Spontanheilungsrate versuchen Sie zuerst, Ihrem Kind mit Schmerzmitteln und den oben genannten Maßnahmen zur Behandlung eines Paukenergusses (Nasentropfen/Schleimlöser) zu helfen. Wenn die Schmerzen über einen Tag anhalten, sollten Sie sich an Ihren Kinder- und Jugendarzt wenden, der je nach Befund empfiehlt, Ihre begonnene Therapie fortzusetzen, oder eine antibiotische Therapie einleitet.

Trommelfell-Entzündung

Genauso schmerzhaft wie eine bakterielle Mittelohrentzündung verläuft die Entzündung des Trommelfells (Myringitis). Diese entsteht in der Regel durch eine zusätzliche bakterielle Infektion bei ursprünglich viraler Erkältung oder Grippe (bakterielle Superinfektion). Schwindel, ein Ohrgeräusch oder/ und eine Hörminderung können auf eine Innenohrbeteiligung hinweisen, weshalb Ihr Kinder- und Jugendarzt eine antibiotische Therapie einleiten wird.

Chronischer Paukenerguss

Durch die häufigen Infektionen der oberen Luftwege hat jedes normale Kind auch häufig mal einen Paukenerguss. Sie müssen dann etwas lauter mit Ihrem Kleinen reden. Der oben beschriebene ständige Unterdruck im Mittelohr bedingt nämlich eine Zunahme der Schleimzellen, die dann ein zähes Sekret produzieren.

Wenn aber Woche um Woche ins Land geht und sich immer wieder ein Paukenerguss bildet, fehlt Ihrem Kind in dieser Zeit ein Teil der Hörerfahrung. Der Unterschied zwischen ähnlichen Wörtern wie »Dose«, »Rose« und »Hose« ist so minimal, dass Ihr Kind nur gut sprechen lernen kann, wenn es auch gut hört.

Achten Sie darauf, ob Ihr Kind auf Ihre Anweisungen reagiert, ob Sie es mehrfach rufen müssen oder ob es den Fernseher oder CD-Player sehr laut stellt. Ist das über Monate der Fall, könnte das ein Hinweis auf einen chronischen Paukenerguss sein.

Daheim können Sie einen einfachen Hörtest durchführen: Wenn Sie Daumen und Zeigefinger vor den Ohren Ihres Kindes leicht gegeneinander reiben, sollte es dieses sehr leise Reibegeräusch beidseits wahrnehmen. Mit geschlossenen Augen zeigt Ihr Kind durch Anheben eines Fingers, vor welchem Ohr es das Reiben hört. Im Familienkalender können Sie dann täglich eintragen, wie das Kind geantwortet hat, z. B. +/– heißt: rechts okay, links hat Ihr Kind nichts gehört.

In unserer Region haben wir den Grundsatz, dass ein Kind mit einem mehr als 6 Monate lang bestehenden Paukenerguss pro Jahr gefährdet ist; ebenso gelten mehr als 3 Mittelohrentzündungen innerhalb von 6 Monaten als auffällig. Dann sollte der HNO-Arzt um Rat gefragt werden, ob durch eine operative Entfernung der Polypen (Adenotomie) und ggf. die Einlage von Paukenröhrchen (s. Abb., Seite 220) ein ungestörter Spracherwerb gewährleistet werden kann. Dazu schneidet der HNO-Arzt während der Narkose das Trommelfell ein, saugt den Schleim aus dem Mittelohr ab und legt in den Schnitt ein kleines Paukenröhrchen ein (in der Abbildung aus Gold). Meist fallen diese Röhrchen, da sie nicht verankert sind, binnen Jahresfrist von allein wieder heraus.

Durch beide Maßnahmen wird wieder eine regelrechte Belüftung des Mittelohres gewährleistet. Dadurch bilden sich die vielen Schleim produzierenden Zellen im Mittelohr zurück und das Kind reagiert wieder auf sehr leise Sprache.

Die Entfernung der Polypen und die Einlage von Paukenröhrchen sind in der Regel eine ambulante Operation in Narkose: Kleinkinder werden im OP-Plan meist direkt am Morgen eingeplant, sodass sie am Nachmittag wieder entlassen werden können. Wenige Tage vor der OP untersucht Ihr Kinder- und Jugendarzt, ob das Kind OP-fähig ist, und bescheinigt dies dem OP-Team. Wesentlicher Bestandteil der Untersuchung ist – im Gegensatz zu früher – nicht mehr eine Blutentnahme, sondern ein so genannter »Gerinnungsfragebogen«, den die Eltern ausfüllen sollen. Sind hier allerdings Auffälligkeiten oder können keine Angaben gemacht werden, sollte eine Blutentnahme erfolgen.

⌄ Paukenröhrchen im Größenvergleich

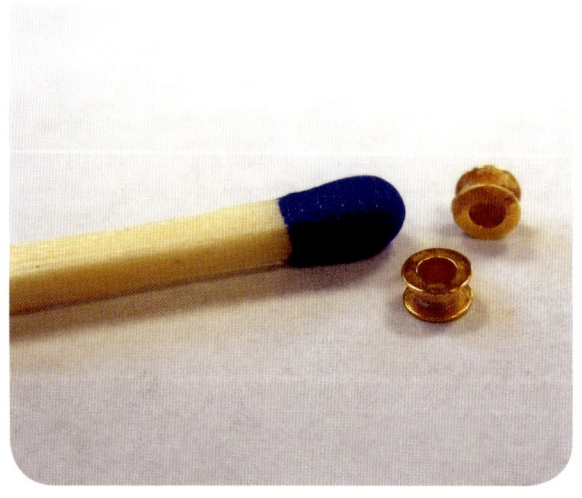

Fremdkörper im Ohr

Es gibt viele Anlässe, einen Fremdkörper im Ohr Ihres Kindes zu vermuten:
- Ihr Kind scheint nicht mehr richtig zu hören.
- Sie haben beobachtet, wie es sich irgendetwas ins Ohr steckte.
- Ihr Kind hat offensichtliche Schmerzen an einem Ohr.

Manchmal findet der Kinder- und Jugendarzt bei einer Vorsorgeuntersuchung auch zufällig einen Fremdkörper.

Wenn Sie einen Fremdkörper im Ohr Ihres Kindes vermuten, kommen Sie bitte zeitnah zum HNO- oder Kinder- und Jugendarzt und lassen ihn entfernen. Ich habe schon Holzmurmeln, Kugeln aus Schaumstoff, Brotkügelchen und Insektenreste aus Kinderohren entfernt.

Auf häufigsten wird bei der Untersuchung aber Ohrenschmalz gefunden, das den Gehörgang verschließt. Ohrenschmalz ist kein Dreck, sondern wie ein sehr langsam laufendes Förderband befördert es Staub, Pollen, Sand usw. aus dem Gehörgang nach draußen und reinigt ihn dadurch. Entfernen Sie deshalb nur den Teil des Ohrenschmalzes, der bereits außen sichtbar ist. Stecken Sie bitte nie einen Watteträger in das Ohr hinein. Dadurch wird das Ohrenschmalz wieder zurück bis vor das Trommelfell geschoben. Dort »rostet« es und wird so hart, dass sich darunter der Gehörgang entzünden kann.

Laufendes Ohr

Ein Ohr kann laufen, wenn das Trommelfell geplatzt ist, z. B. im Rahmen eines chronischen Paukenergusses oder einer Mittelohrentzündung. Das Platzen des Trommelfells ist für Kinder eine große Erleichterung, da damit meist unmittelbar die Schmerzen aufhören. Verschließen Sie das Ohr bitte nicht mit Watte und/oder Öl. Das Sekret soll frei abfließen können. Manchmal werden Sie viele Papiertücher benötigen, um das Ohr immer wieder abzutupfen. Nach ein paar Tagen ist das Ohr wieder trocken, der Riss zugeheilt und das Kind hört wieder normal.

Da Sie zu Beginn die Ursache der Ohrenschmerzen nicht kennen, werden Sie Ihren Kinder- und Jugendarzt oder den HNO-Arzt aufsuchen, der Ihnen zum weiteren Heilungsverlauf je nach Untersuchungsbefund entsprechende Tipps gibt.

Hat das Kind allerdings bereits ein liegendes Paukenröhrchen, sollte aufgrund der guten Heilungserfolge baldmöglichst eine antibiotische Therapie des Gehörgangs durch den Kinder- und Jugendarzt begonnen werden.

Ein ständig laufendes Ohr sollte vom HNO-Kollegen untersucht werden: Dahinter kann sich eine chronische Mittelohrentzündung verbergen, die mit einer Schleimhaut- oder Knocheneiterung einhergeht (Cholesteatom). Leider hilft hier meist nur eine Operation.

Nase

»Rotznasen« nennt der Volksmund kleine Kinder, weil sie häufig mit einer verschnupften Nase herumlaufen. Das ist ganz normal und auch nicht weiter besorgniserregend – Kinder müssen Ihr Immunsystem noch trainieren. Und Sie als Eltern müssen da einfach durch, auch wenn es nervig ist.

Schnupfen

Die Nase läuft und läuft und läuft – besonderes im Herbst und Winter. Manchmal können Sie den Schnupfen gar nicht so schnell wegwischen, wie er wieder da ist. Und dabei kann auch die Farbe variieren: von Weiß über Gelb und Grün bis Klar ist alles möglich.

Viele Eltern fragen zunächst besorgt, später angestrengt, wann diese vielen Infekte denn endlich vorüber seien. Die ehrliche Antwort lautet: Jedes Jahr werden es weniger. Der Kinder- und Jugendarzt kann diesen Schnupfen nicht heilen, aber er kann dem Kind Linderung verschaffen und schlimmere Erkrankungen ausschließen.

Bei Säuglingen und kleineren Kindern sind die Eltern meist wegen der vielen Geräusche beim Atmen beunruhigt. Die Nasenschleimhaut schwillt bei Infekten der oberen Luftwege so stark an, dass zu wenig Luft durchpasst. Doch die Geräusche sind unerheblich. Beobachten Sie, ob Sie Zeichen einer behinderten Nasenatmung bei Ihrem Kind feststellen können:

- Atmet Ihr Kind mit offenem Mund?
- Unterbricht es das Trinken, um Luft durch den Mund zu holen?
- Mag es seinen Schnuller nicht oder spuckt es ihn wieder aus, um besser Luft durch den Mund zu bekommen?

So helfen Sie Ihrem Kind: Drei Methoden führen zum Abschwellen der Nasenschleimhaut:

- Kälte: Gehen Sie spazieren. Allerdings wird die Nase dann wesentlich stärker durchblutet und schwillt stark an, wenn Sie wieder in die Wärme der Wohnung kommen.
- Einsprühen mit einer hypertonen Salzlösung, die mehr Salz (nicht Meersalz!) enthält als die Schleimhaut selbst (in Deutschland z. B. »Emser Salz«): Dadurch wird der Nasenschleimhaut Wasser entzogen, ohne die Durchblutung zu mindern, wodurch das Schleimhautpolster etwas schlanker wird. Diese Methode können Sie bei starken Rotznasen mehrfach täglich anwenden, auch bei Säuglingen, z. B. 5–10 Minuten vor jedem Stillen. Hinweis: Eine »Kochsalzlösung« ist dagegen eine Blut-isotone Lösung, sie enthält also genauso viel Salz wie die Nasenschleimhaut selbst und dient deshalb nur zum Befeuchten oder Lockern von verhärtetem Nasensekret, taugt aber nicht zum Abschwellen. Genauso isoton übrigens ist Meersalz-Lösung. Sie enthält – wie normales Wasser auch – zusätzlich zum Kochsalz auch Kalk (als

Kalziumchlorid und Magnesiumchlorid), was allerdings keinen Zusatzeffekt bringt.

- Nasentropfen mit z. B. Oxy- oder Xylometazolin (Stärke 0,025 %-ig bis zum 2. Geburtstag, bis zum 6. Geburtstag 0,05 %-ig). Die Wirkung beruht auf einer vorübergehenden Verengung der Blutgefäße in der Nasenschleimhaut. Dadurch wird das Schleimhautpolster dünner, es ist mehr Platz in der Nase und es wird weniger Sekret abgesondert. Aber es werden auch weniger Nährstoffe und Abwehrzellen zur Nasenschleimhaut transportiert. Daher begrenzen Sie den Einsatz immer zeitlich, z. B. nur zur Nacht einmal in beide Nasenlöcher 1–2 Tropfen. Tagsüber benutzen Sie besser Emser Salz.

Nebenhöhlenentzündung (Sinusitis)

Die Nasennebenhöhlen sind luftgefüllte Räume, die mit Schleimhaut ausgekleidet sind und über kleine Belüftungsöffnungen mit der Nasenhaupthöhle verbunden sind. Sie dienen der Oberflächenvergrößerung der Nasenhaupthöhle. Bei Neugeborenen sind noch keine Nebenhöhlen vorhanden, sondern lediglich kleine Ausbuchtungen, die sich mit der Zeit langsam vergrößern und vor dem Start in die Pubertät erst die Hälfte der Erwachsenengröße erreichen. Die ersten sich entwickelnden Nebenhöhlen sind die Siebbein-Höhlen. Sie sitzen zwischen

Nasenhaupthöhle, Augenhöhle, Stirn- und Kieferhöhle. Jeder banale Schnupfen wird die Nasennebenhöhlen in Mitleidenschaft ziehen, zum Glück meist ohne Beschwerden.

Die Entzündung in einer Nebenhöhle führt zu Schleimhautschwellung und Schleimbildung. Das Ultraschallbild zeigt die dabei entstehende »Verschattung«: Die sonst luftgefüllte Nebenhöhle ist dicht. Ob dies auf Schleim oder Eiter zurückzuführen ist, muss im Zusammenhang mit den Beschwerden des Kindes gesehen werden. Ihr Kinder- und Jugendarzt wird daher meist einen mikrobiologischen Abstrich und ggf. eine Blutuntersuchung und eine Endoskopie anordnen.

Typische Symptome bei größeren Kindern ab 8–9 Jahren sind Schmerzen im Gesicht bzw. Kopf, die beim Bücken oder Husten stärker werden. Fieber kann auf eine beginnende Streuung der Bakterien in die Blutbahn hindeuten. Bei Jugendlichen ist eine streng einseitig laufende Nase ein Indiz für eine Nebenhöhlenentzündung.

In letzter Zeit mehren sich die Hinweise, dass eine Nebenhöhlenentzündung besser heilt, wenn statt eines Antibiotikums eine Entzündungshemmung (Kortison-Nasenspray) gegeben wird.

Naseputzen oder Nasehochziehen?

Jeder erinnert sich an das eigenartige Gefühl am Ohr, wenn während einer Urlaubsreise irgendeiner das Fenster auf der Autobahn etwas öffnet: Man spürt am Trommelfell einen Unterdruck. Die Luft um das Auto herum wird verdrängt und »saugt« aus dem Fahrgastraum etwas Luft heraus. Dieses Phänomen heißt Wasserstrahlpumpenprinzip (die großen Kinder lernen dies als »Bernoulli'sches Gesetz« im Physikunterricht). Beim Naseputzen wird durch den entstehenden

großen Druck eventuell Schleim in die Nebenhöhlen gepresst, beim Nase-Hochziehen werden die Nebenhöhlen frei. Deshalb ist es für die Nebenhöhlen deutlich besser, man zieht die Nase hoch, als wenn man sich in ein Taschentuch schnäuzt. Für alle, die dies nicht so appetitlich finden: Da dies nur für Menschen mit Nebenhöhlen gilt (also erst ab etwa 8–9 Jahren), können Sie Ihrem Kind ruhig beibringen, Taschentücher zu benutzen.

So helfen Sie Ihrem Kind:

- Dampf-Inhalation (Seite 214)
- mehrfach täglich abschwellende Nasentropfen (max. 3 Tage)
- ggf. Bettruhe bei krankem Allgemeinzustand.

Eine chronische Sinusitis bei Kindern ist selten. Wird die Verdachtsdiagnose geäußert, suchen die Ärzte nach einer Begründung: z. B. Polypen, gutartige Gewebewucherungen, Allergien, chronisch bakterielle Besiedelung.

Schnarchen: obstruktive Schlaf-Apnoe?

Auch Kleinkinder können schnarchen. Was sich manchmal wie bei Opa anhört, ist durchaus bei etwa 10 % der Kinder (zeitweise) normal. Wenn durch die immer wieder auftretenden Infekte der oberen Luftwege die Polypen und Mandeln recht stark geschwollen sind und zusätzlich durch Schleimhautschwellung, Rückenlage und ein erschlaffendes Gaumensegel der Platz für die Luft zu eng wird – dann »sägen« auch Kinder.

Da wir bei Kindergartenkindern – anders als bei Schulkindern – in der Regel keine Tagesmüdigkeit und keinen Leistungsabfall beobachten, ist eine Therapie des Schnarchens vor dem 6. Geburtstag meist nicht notwendig.

Treten dagegen Symptome auf, die auf eine Verengung der Atemwege mit (kurzzeitigen) Atempausen deuten können, ist Vorsicht geboten. Es könnte sich um eine sogenannte obstruktive (also verlegende) Schlaf-Apnoe (also Atempause) handeln, wenn Ihr Kind

- immer schnarcht,
- Atemaussetzer hat,
- tagsüber durch den geöffneten Mund atmet,
- morgens einen trockenen Mund hat,
- eine Tagesschläfrigkeit aufweist (hört bei Ansprache nicht richtig zu, ist immer leicht abgelenkt bei äußeren Reizen),
- mit Kopfschmerzen erwacht.

Eine obstruktive Schlafapnoe führt nachts zu einer verminderten Sauerstoffversorgung des Gehirns und sollte behandelt werden.

Hals

»Mein Hals tut so weh!« Wenn Sie dann in den Hals Ihres kleinen Lieblings schauen, ist er wahrscheinlich rot und vielleicht bemerken Sie auch, dass die Mandeln geschwollen sind. Kein Wunder, dass das weh tut.

Eine Virusinfektion im Halsbereich führt zu einer Schwellung und Schmerzen im Rachen. Die Schwellung verringert den Durchmesser, sodass es zu Schluckbeschwerden, dem Gefühl eines trockenen Halses und hörbaren Atemgeräuschen (besonders im Liegen) kommen kann. Früher hieß eine solche Erkrankung daher »Angina«, was nichts anderes als »enger Hals« bedeutet. Kinder können diese Enge auch selbst wahrnehmen und klagen dann über Halsweh und etwas angestrengtes Luftholen.

So helfen Sie Ihrem Kind:

- Akute Entzündungen werden mit Kälte behandelt, genauso auch im Hals. Kalter Joghurt oder das Lutschen von Eis lenkt Ihr Kind vom Schmerz ab und tut gut.
- Die vielgeübte Praxis von äußerlichen Umschlägen, z. B. Quarkwickel, bedeutet für das Kind die wohltuende Erfahrung des Umsorgtseins, was die Leiden ein stückweit lindern kann.
- Bei stärkeren Schmerzen sollten Sie Ihrem Kind eine gewichtsbezogene Menge eines Schmerzmittels (Paracetamol oder Ibuprofen) geben.

Polypen und Adenoide

Die Mandel am Rachendach (kindliche Polypen = Adenoide) und die beiden Gaumenmandeln (was man umgangssprachlich unter »Mandeln« versteht = Tonsillen) stellen die erste und wichtigste Abwehrfront gegen Krankheitserreger am Eingang von Luft- und Speiseröhre dar. Da sich hier die meisten Infektionen von Kleinkindern abspielen, sind die Mandeln fast ständig angeschwollen. Deren Inhalt besteht aus nichts anderem als Zellen der »Blutpolizei«, also Lymphozyten: Sie sind für die spezifische immunologische Abwehr zuständig. Mit anderen Worten: Sie haben ständig etwas zu tun und vermehren sich, weshalb die Polypen und die beiden Gaumen-Mandeln auch immer wieder verdickt sind. Solange sich die Gaumen-Mandeln nicht in der Mitte berühren (oder knutschen: »kissing tonsills«), dürfen sie so dick bleiben.

Zu große Mandeln behindern den Luftstrom: Sie hören, dass Ihr Kind schwer atmet, vielleicht auch schnarcht. Das ist harmlos und muss nicht behandelt werden. Problematisch wären Atemaussetzer (obstruktive Schlafapnoe, Seite 223). In solchen Fällen kann die Verkleinerung der Mandeln sinnvoll sein. Dies wird operativ meist mit einem Laser-Messer (Laser-Tonsillotomie = LTT) nebenwirkungsarm durchgeführt.

Die Polypen können bei zu starker Vergrößerung ebenfalls Atembehinderungen wie die bereits genannten Atemaussetzer hervorrufen. Viel häufiger jedoch führen die vergrößerten Adenoide zu einem Paukenerguss (Seite 217).

Wie auf der Abbildung (Seite 218) zu erkennen ist, behindern vergrößerte Adenoide das Öffnen der Ohrtrompete, wodurch ein Unterdruck im Mittelohr entsteht. Dieser führt langfristig zu einer ausgeprägten Schleimproduktion: Es kommt zum Paukenerguss. Dieser Paukenerguss führt wiederum zu einer Hörstörung und kann einer Mittelohrentzündung Vorschub leisten: Ohne Therapie können die eigenen Rachen-Keime des Kindes dann in den Schleim eindringen und zu einer bakteriellen Entzündung des Schleims (Otitis media) führen.

Grundsätzlich möchten der Kinder- und Jugendarzt sowie der HNO-Kollege eine operative Thera-

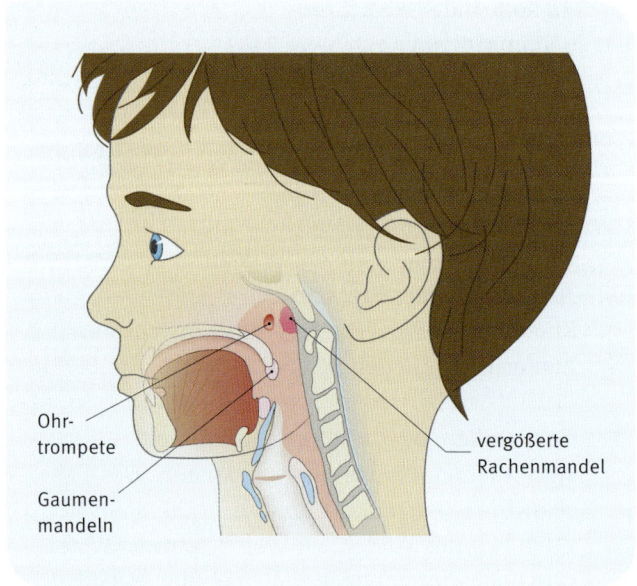

⌃ Gaumenmandeln und vergrößerte Rachenmandel neben der Mündung der Ohrtrompete

Ohr-trompete

Gaumen-mandeln

vergößerte Rachenmandel

pie an den Mandeln vermeiden, denn sie werden für die Immunabwehr dringend benötigt. Unter folgenden Bedingungen ist eine operative Sanierung aber dennoch zu erwägen:
- ständiger Paukenerguss mit Hörstörung und Auffälligkeiten in der Sprachentwicklung
- ständiger Paukenerguss mit wiederkehrenden Mittelohrentzündungen (öfter als 3-mal innerhalb von 6 Monaten)
- »kissing tonsills« mit Atemaussetzern im Schlaf
- mehr als 6 eitrige Mandelentzündungen im Jahr

Halslymphknoten
Vielleicht fallen Ihnen beim Kuscheln mit Ihrem Kind Knötchen unter der Haut auf, z. B. am Kopf und am Hals. Meist sind diese Knubbel kleiner als ½ cm und gut verschiebbar, vergleichbar einer Linse unter dem Tischtuch, die weder mit dem Tisch noch mit der Tischdecke verbacken ist.

Meist handelt es sich bei den Knubbeln um Lymphknoten, also einen Teil des Immunsystems. Von diesen Lymphknoten hat jeder Mensch etwa 200 im Kopf-Hals-Gebiet. Während einer Infektion der oberen Luftwege schwellen diese Lymphknoten vor allem am Hals und unter dem Kieferwinkel an, denn sie »arbeiten«. Sie sind bis an den Rand angefüllt mit Lymphozyten, also den Zellen der »Blutpolizei«. Solange der Infekt bekämpft wird, sind die Lymphknoten verdickt. Nach Besiegen des Infekts sterben die nicht mehr benötigen Zellen der »Blutpolizei« in den Lymphknoten wieder ab: Die Knoten werden dünner. Dieses Dicker- und Dünner-Werden ist etwa vergleichbar mit dem Blutdruck eines Menschen: Beim Arbeiten ist er erhöht (ohne krank zu sein), in Ruhe ist er wieder niedriger.

Schnell größer werdende oder schmerzhafte Lymphknoten, sowie solche, über denen die Haut gerötet erscheint, sollten Sie bald Ihrem Kinder- und Jugendarzt zeigen.

Heiserkeit

»Husten, Schnupfen, Heiserkeit« heißt der leidige winterliche Dreikampf. Aber was ist Heiserkeit? Die Stimme wird durch die Stimmbänder gebildet und durch die vielfältigen Räume im Kopf-Hals-Bereich geformt. Können die Stimmbänder nicht mehr schwingen (wie die Saite einer Gitarre), gibt es auch keinen Ton mehr.

Mögliche Ursachen sind:
• eine Schwellung der Schleimhaut auf den Stimmbändern (der häufigste Fall bei einer Erkältung)
• eine Schwiele auf den Stimmbändern (vergleichbar den Schwielen an den Händen nach zu viel Gartenarbeit)
• eine Störung der Nervenversorgung am Kehlkopf

Wer heiser ist, sollte das Reden einstellen, um die Stimmbänder zu schonen. Der Kinder- und Jugendarzt oder HNO-Arzt wird durch seine Untersuchung die Ursache der Heiserkeit klären und eine entsprechende Therapie einleiten.

Mandelentzündung

Die »Mandeln« (also die Gaumenmandeln oder Tonsillen) können Sie meist gut sehen, wenn Ihr Kind seinen Mund weit öffnet. Viele Eltern in meiner Praxis untersuchen die eigenen Kinder mit einer Taschenlampe auch im Mund, wenn sie stark aus dem Mund riechen oder über Halsweh klagen. Entdecken Sie Beläge auf den geröteten und vegrößerten Mandeln, sollten Sie Ihren Kinder- und Jugendarzt aufsuchen.

Aber eines vorweg: Nicht alles, was wie Eiter aussieht, ist auch welcher. Die meisten Mandelentzündungen sind viral bedingt, also eine »Erkältung«. Nur sehr wenige werden durch Bakterien, insbesondere durch die A-Streptokokken, verursacht.

Die Mandeln haben keine glatte Oberfläche, sondern bestehen aus vielen kleinen Falten und Taschen. Im Rahmen einer Erkältung werden die Schleimhautzellen im Mund von den Erkältungsviren zerstört. Der entstehende Zellschrott (Detritus) sammelt sich zum Teil in diesen Taschenfalten der Mandeln. Auf der Abbildung sind solche Mandeln zu sehen.

❤ »Zellschrott« auf den Mandeln bei einer Erkältung

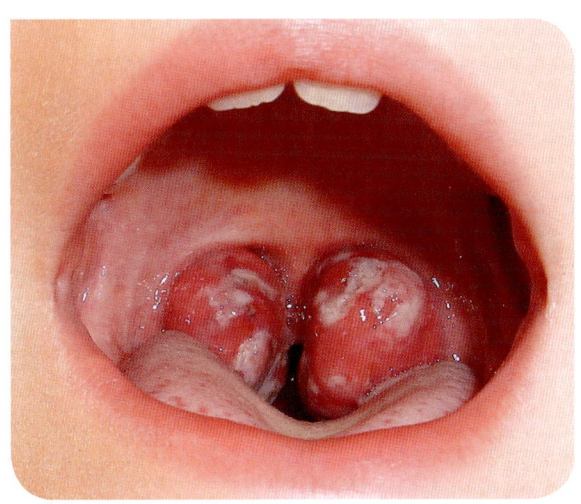

Eine im Kleinkindalter häufige bakterielle Infektion an den Mandeln und am Rachen ist die Streptokokken-Angina (Seite 378). Ihr Kinder- und Jugendarzt wird dann neben seiner körperlichen Untersuchung mittels eines mikrobiologischen Abstriches die Ursache klären, z.T. als Schnellabstrich innerhalb von Minuten. Je nach Befund wird er eine entsprechende Therapie einleiten. Dabei hilft ihm der so genannte McIsaak-Score:

McIsaak-Score zur Wahrscheinlichkeit einer A-Streptokokken-Infektion

Symptom	Punkte
Fieber (> 38,5°C)	1
Hals-Lymphknoten vergrößert	1
geschwollene oder belegte Mandeln	1
kein Husten	1
Alter 3–14 Jahre	1
Summe:	

Je mehr Punkte dabei erreicht werden, umso wahrscheinlicher ist eine bakterielle Infektion durch A-Streptokokken (bei 5 Punkten immerhin 50 %).

Mandelstein

Auch ganz ohne Erkältung kann sich in einer Taschenfalte einer Mandel etwas abgestoßenes Zellmaterial sammeln. Ist dies an einer Stelle, sprechen wir hier von einem sogenannten »Mandelstein«, der keinen Krankheitswert hat. Manchmal wird ein solches Phänomen durch einen Rest Quark in der Mandel oder ein feststeckendes Sesamkörnchen hervorgerufen. Wenn Sie bei Ihrem Kind so etwas sehen und Ihr Kind weder fiebert noch einen kranken Eindruck macht, brauchen Sie nicht zum Kinder- und Jugendarzt zu kommen. Ein Mandelstein wird durch Schlucken irgendwann weggespült.

Hinweis: Folgende Krankheitsbilder finden Sie an anderen Stellen im Buch:

Scharlach (Seite 378)
Streptokokken-Angina (Seite 378)
Pfeiffer'sches Drüsenfieber (Seite 385)

Typischer Verlauf einer grippalen Infektion

Der typische Verlauf einer grippalen Infektion erstreckt sich über 2–3 Wochen! Dabei tragen die Kinder in den ersten 3–4 Tagen die größte Krankheitslast: Fieber, Kreislaufschwäche, Appetitlosigkeit und ein großes Schlafbedürfnis. Wenn das Fieber vorüber ist, sind die meisten Kinder allerdings noch nicht vollständig gesund. Symptome wie Mittelbauchschmerzen, Augenschmerzen, Übelkeit oder Kopfweh können nach ein paar Tagen wiederkommen, sodass ein Elternteil das Kind aus der KiTa oder der Schule abholen muss. Meist ist dann nach ein paar Stunden alles wieder gut und das Kind geht am nächsten Tag wieder in seine Gemeinschaftseinrichtung. Nach 3–4 Tagen kann sich dies wiederholen. Man kann sagen, die Grippe pendelt langsam aus: In immer kleineren Wellen beruhigt sich das Krankheitsgeschehen. Grade für berufstätige Eltern kann dieses »Auspendeln« einer

⌄ Typischer Verlauf eines grippalen Infekts

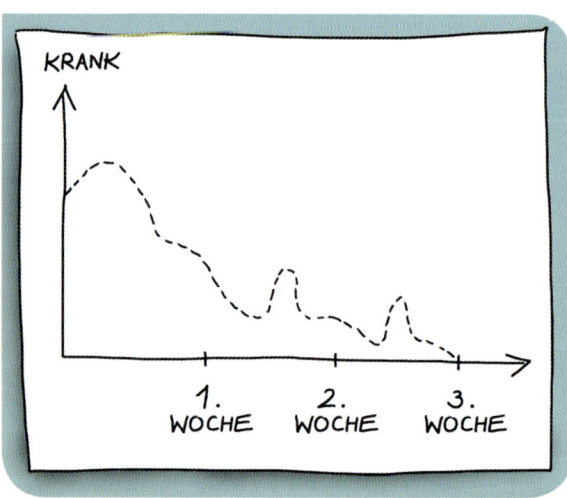

Erkältung über 2–3 Wochen, d.h. die Notwendigkeit, immer mal wieder sein Kind aus der KiTa oder Schule abzuholen, schon recht anstrengend sein.

Krankes Kind und Berufstätigkeit

Wie ich bereits beschrieben habe, erkranken viele Kleinkinder in den ersten Jahren häufig. Zum Glück handelt es sich meist um Infekte der oberen Luftwege, also so genannte Bagatell-Erkrankungen. Trotzdem ist Ihr Kind dann richtig krank und braucht die unmittelbare Nähe seiner Eltern, muss beaufsichtigt und gepflegt werden. Was aber tun,

wenn Mama und/oder Papa wieder arbeiten und auch dem Betrieb verpflichtet sind? Der Gesetzgeber hat dies in unterschiedlichen Gesetzen geregelt, je nachdem, wo Eltern und Kind versichert sind.

Gesetzlich Krankenversicherte (§ 45 SGB V)

Sind Eltern und Kind gesetzlich krankenversichert, kann ein Elternteil von der Arbeit freigestellt werden. Der Kinder- und Jugendarzt stellt eine »Bescheinigung für den Bezug von Krankengeld bei Erkrankung eines Kindes« aus. In § 45 SGB V ist geregelt, wann der Arzt diese Bescheinigung ausstel-

Was steht uns zu, wenn unser Kind krank wird?

Fall	Mutter	Vater	Kind	max. Krankschreibung für x Tage/Jahr	Lohnfortzahlung
1	Kasse	Kasse	Kasse	10 Tage für beide Eltern	10 Tage je Elternteil
2	Privat	Privat	Privat	je 4 Tage für je einen Elternteil	4 Tage je Elternteil, nur wenn BGB § 616 in den Arbeitsverträgen nicht ausgeschlossen ist (s. u.)
3	Privat	Kasse	Kasse (des Vaters)	10 Tage für den Vater oder/und 4 Tage für die Mutter	Vater 10 Tage, Mutter 4 Tage, wenn BGB § 616 in ihrem Arbeitsvertrag nicht ausgeschlossen ist (s. u.)
4	Kasse	Privat	Kasse (der Mutter)	10 Tage für die Mutter oder/und 4 Tage für den Vater	Mutter 10 Tage, Vater 4 Tage, wenn BGB § 616 in seinem Arbeitsvertrag nicht ausgeschlossen ist (s. u.)
5*	Privat	Kasse	Privat (über Mutter)	10 Tage für den Vater oder/und 4 Tage für die Mutter	Vater 10 Tage, Mutter 4 Tage, wenn BGB § 616 in ihrem Arbeitsvertrag nicht ausgeschlossen ist (s. u.)
6*	Kasse	Privat	Privat (über Vater)	10 Tage für die Mutter oder/und 4 Tage für den Vater	Mutter 10 Tage, Vater 4 Tage, wenn BGB § 616 in seinem Arbeitsvertrag nicht ausgeschlossen ist (s. u.)

* Wie im Text beschrieben wird eine solche Versicherten-Konstellation nur sehr selten vorkommen.

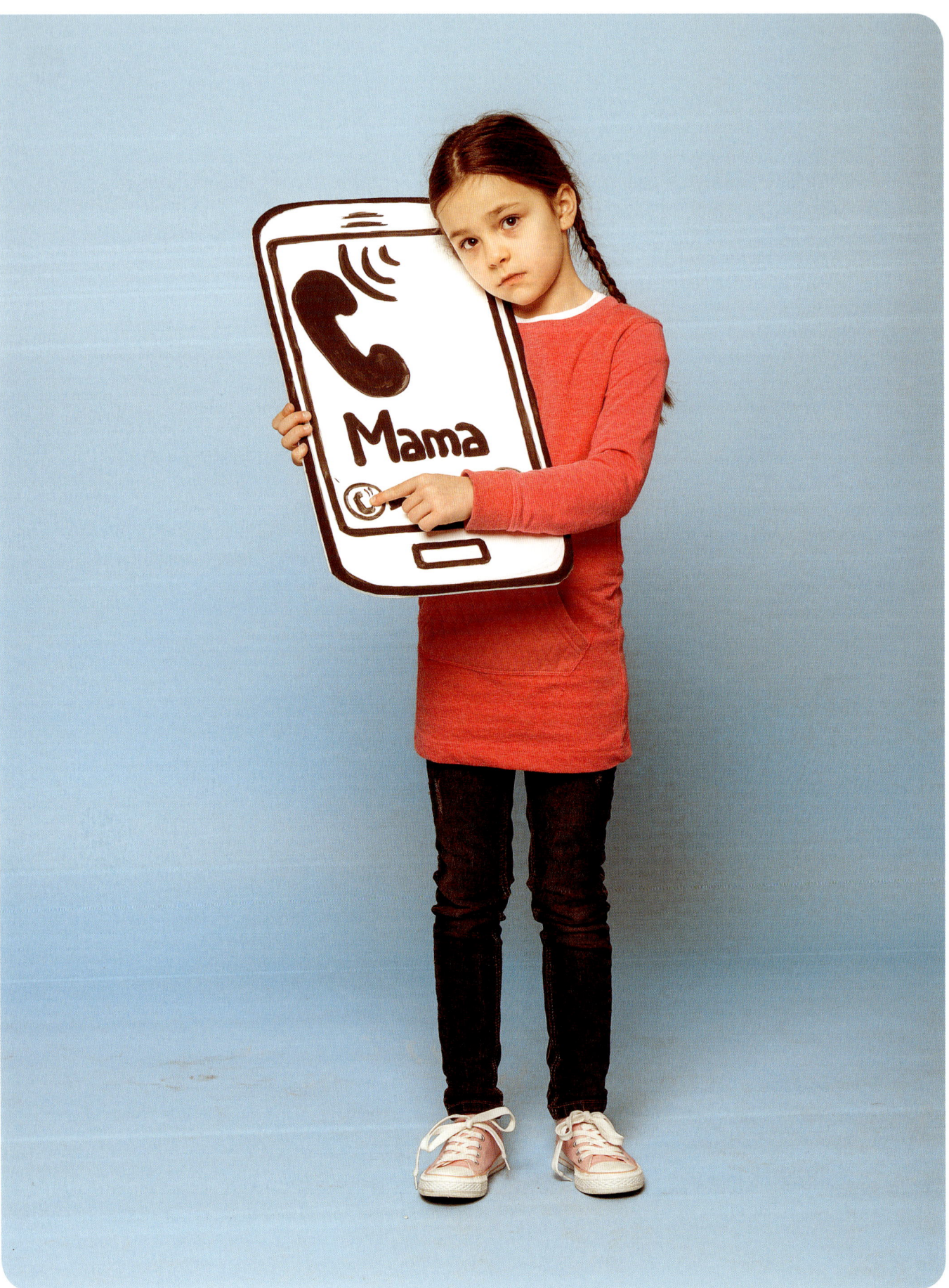

len darf: wenn keine andere im Haushalt lebende Person die Pflege übernehmen kann (z. B. weil sie ebenfalls berufstätig oder selbst erkrankt ist) und das Kind das 12. Lebensjahr noch nicht vollendet hat oder behindert ist. Die Befreiung darf zur Beaufsichtigung, Betreuung oder Pflege wegen Krankheit ausgestellt werden.

Diese Bescheinigung besitzt zwei Funktionen: Einerseits dient sie dem Arbeitnehmer (wie ein Krankenschein) als Entschuldigung für sein Fernbleiben. Andererseits ist auf der Rückseite ein Antrag für den Bezug von Krankengeld vorbereitet, den die Eltern ausfüllen und an ihre Kasse senden müssen, nicht an die des Kindes. (Der Arbeitgeber wiederum muss der Kasse bescheinigen, dass die Mutter bzw. der Vater freigestellt wurde, aber keinen Lohn erhalten hat.)

Die Dauer dieser Krankschreibung ist begrenzt, pro Kind in der Familie auf längstens 10 Arbeitstage pro Jahr, maximal jedoch 25 Arbeitstage (bei mehr als 2 Kindern). Sind Sie alleinerziehend oder arbeiten beide Elternteile, erhöht sich der Anspruch auf maximal 20 Tage pro Kind bzw. maximal 50 Tage pro Jahr bei mehr als 2 Kindern.

Bei schwersterkrankten Kindern oder wenn – nach ärztlichem Ermessen – nur noch eine kurze Lebenserwartung besteht, kann die 10-Tage-Regelung aufgehoben werden.

Ist Ihr Kind bereits älter als 12 Jahre, wird erwartet, dass es auch allein bleiben kann. Daher sieht der Gesetzgeber keine Möglichkeit der Freistellung zur Beaufsichtigung mehr vor. Haben Sie jedoch den Eindruck, dass das nicht klappt, weil Ihr Kind Angst hat, nicht allein zur Toilette gehen kann oder Ähnliches, müssen Sie eine andere Regelung außerhalb des gesetzlichen Rahmens finden, z. B.:
• Urlaub nehmen,
• Zeiten im Betrieb nacharbeiten,
• Überstunden dafür eintragen.

Auszug aus dem Bürgerlichen Gesetzbuch (BGB) § 616

»Der zur Dienstleistung Verpflichtete wird des Anspruchs auf Vergütung nicht dadurch verlustig, dass er für eine verhältnismäßig nicht erhebliche Zeit durch einen in seiner Person liegenden Grund ohne sein Verschulden an der Dienstleistung verhindert wird.« Gemeint sind damit z. B. die eigene Hochzeit, Todesfälle in der Familie, nach der Rechtsprechung auch der Krankheitsfall des eigenen Kindes.

Bei ernsthaft kranken Kindern, z. B. bei einer Knochenmarktransplantation, können Sie auch mit Ihrer Krankenkasse und dem Arbeitgeber eine längerdauernde Freistellung verhandeln.

Das Krankengeld beträgt seit 2015 90 % des ausgefallenen Nettoarbeitsentgelts. Es kann höher sein, wenn der Arbeitnehmer im Jahr zuvor beitragspflichtige Einmalzahlungen erhalten hat, allerdings nicht mehr als 70 % der Beitragsbemessungsgrenze.

Die Betreuung kann durchaus zwischen den Eltern gesplittet werden: Ist ein Kind beispielsweise durch einen Brechdurchfall für 3 Tage ans Bett gefesselt und benötigt einen zusätzlichen beschwerdefreien Tag, bevor es wieder in die KiTa darf, könnte Papa den 1. Tag und Mama die anderen 3 Tage daheim bleiben.

Bei unterschiedlichen gesetzlichen Krankenkassen zahlt die Krankenkasse des Elternteils, der daheim bleibt, egal bei welcher Krankenkasse das Kind (mit-)versichert ist.

Ist ein Elternteil privat versichert, das Kind aber über den anderen Elternteil in einer gesetzlichen

Krankenversicherung mitversichert, kann sich der gesetzlich versicherte Elternteil krankschreiben lassen. Dieser Fall wird aber nur selten vorkommen, da nach dem Sozialgesetzbuch eine Familienversicherung für Kinder ausgeschlossen ist, wenn der privat versicherte Elternteil regelmäßig mehr Einkommen erzielt.

Private Krankenversicherungen (BGB § 616)

Ist das Kind privat krankenversichert, sind diese Regeln nach dem Sozialgesetzbuch nicht anwendbar. Dann greift das Bürgerliche Gesetzbuch. Privat versicherte Arbeitnehmer sind demnach berechtigt, wegen der Krankheit eines Kindes zu Hause zu bleiben. Während der Zeit wird ihr Lohn weitergezahlt (s. Auszug aus dem BGB).

Eine nicht erhebliche Zeit sind in der Rechtsprechung meist 4 Tage.

Leider kann der oben erwähnte Satz aus BGB § 616, der dem privat versicherten Elternteil doch eine Lohnfortzahlung gewähren würde, im Arbeitsvertrag ausgeschlossen werden. Dann erhält er keine Lohnfortzahlung.

Der oben genannte § 45 SGB V bezieht sich aber auch auf die Freistellung von der Arbeit. Dieser Anspruch gegenüber dem Dienstherrn gilt auch für nicht-kassenversicherte Arbeitnehmer, allerdings dann ohne Lohnzahlung in dieser Zeit. Die Bedingungen (Kind unter 12 Jahre, Attest vom Arzt) müssen dafür erfüllt werden.

Fieber und Schmerzen

Hat Ihr Kind Fieber oder Schmerzen, leiden Sie als Eltern vermutlich mit. Aber meist verbirgt sich nicht Schlimmes dahinter und beides verschwindet von allein wieder. Bleiben Sie in der Nähe Ihres Lieblings, das tut ihm gut.

Gerade hat Ihr kleiner Schatz noch so schön gespielt, jetzt quengelt er plötzlich rum und hat zu nichts mehr Lust: Er will nicht spielen und auch keine CD hören. Als Sie Ihr Kind in den Arm nehmen, bemerken Sie, dass es förmlich glüht. Seine Wangen sind rot und die Augen glänzen. Jetzt ist Ihnen klar, warum es so schlecht drauf ist: Es hat Fieber. Aber was ist der Grund dafür?

Fieber ist eine normale Reaktion des Körpers auf eine Infektion oder auch auf eine Impfung, die dem Körper hilft, die Infektion abzuwehren. Man kann sagen: Das Fieber »verbrennt« den Infekt. Ein Arztbesuch ist daher nicht in jedem Fall notwendig (s. u.). Folgende Fieberbereiche werden definiert, sie gelten bei Kindern und Erwachsenen:

Fieberbereiche

Fieberbereich	Temperatur
Normale Temperatur	37,0 °C (± 0,5 °C)
Erhöhte Temperatur	37,5–38,5 °C
Fieber	> 38,5°C

Mit Ausnahme eines Fieberkrampfes (s. u.) ist Fieber medizinisch nicht schlimm für ein Kind. Ein gesundes Kleinkind kann mehrmals im Jahr fieberhafte Infekte durchmachen: 8–10-mal ist kein Grund zur Sorge. Normalerweise klingt das Fieber ohne Behandlung nach wenigen Tagen ab.

Wann sollte ein fieberndes Kind zum Kinderarzt?

Wie bereits erwähnt, brauchen Sie mit Ihrem fiebernden Kind in der Regel nicht zum Kinder- und Jugendarzt zu gehen. Ausnahmen sind:

- Fieber bei einem Säugling (im 1.–3. Lebensmonat sogar innerhalb von 8 Stunden)
- Fieber, das länger als 72 Stunden anhält
- Fieber gepaart mit Trinkunlust
- Fieber, das sich auch durch ein Medikament nicht senken lässt
- Fieber mit Kopfschmerzen, bei Nackensteifigkeit sofort (s. u.)
- Wenn ein Kind auch 60 Minuten nach der Gabe eines Fiebermedikaments immer noch »komisch« oder »sehr schlapp« wirkt.

Fieber messen – aber richtig

»Richtig« bedeutet, dass Sie die tatsächliche Körperkerntemperatur messen wollen. Dies gelingt am besten rektal, also im After. Dazu führen Sie das Thermometer tief genug (etwa 2–3 cm) in den Enddarm ein und warten ab, bis sich die Temperatur nicht mehr ändert bzw. das elektronische Thermometer piept. Etwas Wundsalbe oder Vaseline kann das Einführen erleichtern. Temperaturmessungen im Ohr kommen der Kerntemperatur nahe, wenn Sie die Messspitze wirklich nach oben und vorne halten. Sonst messen Sie die Hauttemperatur des Gehörgangs. Die Messung unter dem Arm ist sehr ungenau und dient allenfalls zu orientierenden Temperaturmessung.

Sie können die Temperatur auch berührungslos über einen Infrarot-Sensor an der Stirn messen. In einer Arztpraxis oder Ambulanz hat das aufgrund der hygienischen Handhabe Vorteile, das Messergebnis ist aber im Vergleich zur rektalen Messung ebenfalls nur orientierend einsetzbar.

Eltern sind das »Frühwarnsystem« ihrer Kinder, keiner kennt ein Kind so gut wie sie. Wenn Sie ein ungutes Gefühl mit Ihrem fiebernden Kind haben, sollten Sie selbstverständlich sofort zum Arzt gehen, auch sonntags, auch nachts.

Bevor Sie Ihren Kinder- und Jugendarzt aufsuchen, achten Sie darauf, ob Ihr Kind
- einen Ausschlag hat,
- andere Krankheitszeichen aufweist, z. B. Schnupfen, Husten,
- sich bei einem Freund oder Familienangehörigen angesteckt haben könnte. Fragen Sie in der Umgebung bzw. im Kindergarten nach.

Achtung Nackensteifigkeit!

Nackensteifigkeit kann ein gefährliches Symptom sein und auf eine Hirnhautentzündung deuten. Allerdings kommen auch Hirnhautentzündungen ohne Nackensteifigkeit vor. Legen Sie Ihr Kind hin und versuchen Sie, seinen Kopf auf seine Brust zu drücken. Gelingt die Bewegung des Kopfes nach rechts und links, aber nicht mehr auf die Brust, sollte ein Arzt innerhalb einer Stunde Ihr Kind untersucht haben. Am besten Sie fahren sofort in eine Kinderklinik! – Notfall!

Was tun bei Fieber?

Grundsätzlich sollten Sie keine Fieber senkenden Medikamente benutzen. Das Fieber »verbrennt« den Infekt und vermutlich sind die Kinder, denen das Fiebern erlaubt wird, schneller wieder gesund als die, bei denen das Fieber gesenkt wird. Das ist zwar noch nicht eindeutig belegt, im Tierversuch gibt es aber eindeutige Hinweise für die Hilfe des Fiebers bei der Genesung.

Wenn Ihr Kind fiebert, aber gut trinkt, legen Sie es ins Bett und lassen Sie es sein Fieber »verschlafen«. Umgekehrt spricht jedoch bei einer Erkältung ohne Fieber nichts dagegen, wenn Ihr Kind offensichtlich leidet, ihm ein sogenanntes »Fieberzäpfchen« zu geben, dann aber gegen seine Schmerzen.

Wadenwickel

Fieber können Sie hervorragend mit Wadenwickeln senken, denn sie entziehen dem Körper Ihres

Kindes die Wärme. Wenn Sie das Fieber also nicht medikamentös senken möchten, können Sie es ab dem 6. Monat mit Wadenwickeln probieren.

Beachten Sie dabei aber Folgendes: In der »blaue Phase« (Seite 234) ist die Haut nicht ausreichend durchblutet, sie ist zu kühl. Der Effekt des Wärme-Entziehens ist nur sehr schwach. In der »roten Phase« (Seite 235) gelingt dies dagegen sehr wirkungsvoll. Eine Fiebersenkung mit Wadenwickeln macht daher nur in der roten Phase Sinn.

So helfen Sie Ihrem Kind: Feuchten Sie kleinere Handtücher mit zimmerwarmem Wasser an und wickeln Sie sie um die Waden. Benutzen Sie bitte kein kaltes Wasser, sonst ziehen sich die Blutgefäße der Haut wie in der blauen Phase schnell zusammen und das Entziehen der Wärme klappt nicht. Erneuern Sie die Wickel alle 10 Minuten. Das Fieber fällt nach 3–5 Umschlägen.

So helfen Sie Ihrem Kind bei Fieber

- Strahlen Sie Ruhe aus und seien Sie für Ihr Kind da. Lassen Sie es z. B. mit seiner Decke im Wohnzimmer auf dem Sofa liegen.
- Ziehen Sie es in der blauen Phase (s. u.) warm an und decken Sie es zu. In der roten Phase ziehen Sie es dagegen dünn an und es braucht sich nicht zuzudecken. Vermeiden Sie aber Zugluft.
- Bieten Sie immer wieder Wasser zum Trinken an, zur Not schluckweise, da durch das schnelle Atmen und Schwitzen der kindliche Körper viel Flüssigkeit verliert.

❤ Verlauf eines Fieberschubes

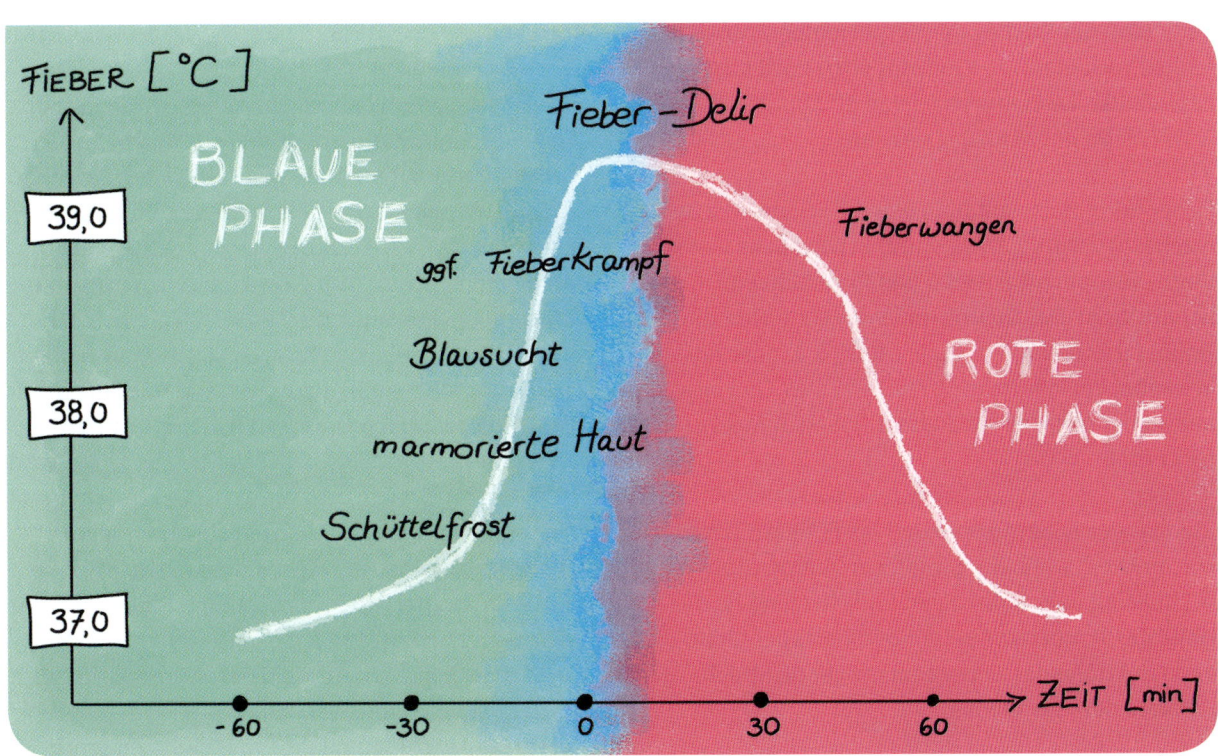

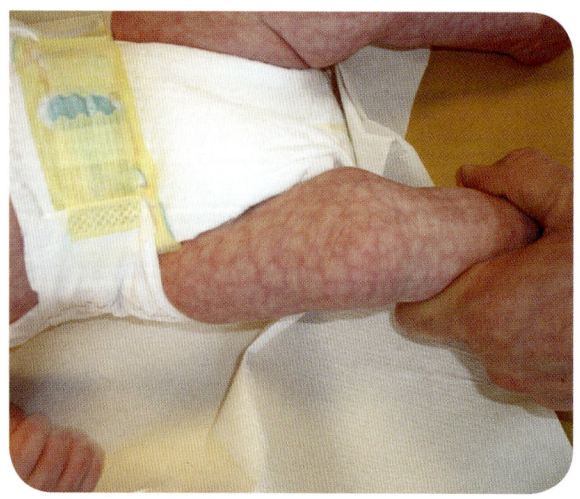

⬆ Marmorhaut bei Fieber

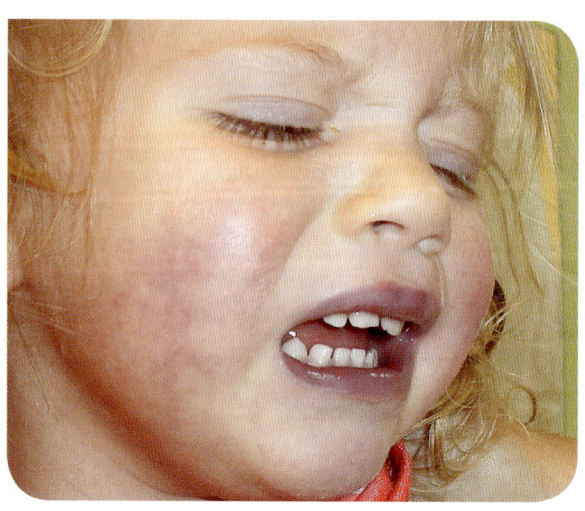

⬆ Typische Blauverfärbung (Zyanose) der Lippen (und etwas auch der Wangen) bei einem fiebernden Kleinkind.

Verlauf des Fiebers

Auf der Abbildung sehen Sie den normalen Verlauf eines Fieberschubes. Insbesondere bei kleinen Kindern kann der Anstieg der Körpertemperatur sehr schnell verlaufen. Ein Kind, das eben noch schön gespielt hat, kann innerhalb von 30 Minuten plötzlich schlapp und schläfrig werden.

Fieber wird meist von Pyrogenen (»Feuer« = Fiebermachern) verursacht, dies sind Bruchstücke von Viren, aber auch Bakterien und Pilze können Fieber auslösen. Das Gehirn »möchte« daraufhin die Temperatur des Körpers auf z. B. 39,8 °C oder höher anheben. Wie beim Verstellen eines Thermostats an der Heizung wird also die »Soll-Temperatur« erhöht.

Kleinkinder fiebern gerne und hoch. Viele Eltern erschrecken, wenn die gemessene Temperatur bei 40 Grad oder höher liegt. Entscheidend ist die Höhe der Temperatur beim Kleinkind aber nicht, denn die Höhe des Fiebers entspricht nicht der Schwere der Erkrankung.

Bei Ihrem fiebernden Kind können Sie wahrscheinlich folgende Fieberphasen beobachten:

Blaue Fieberphase

Da der Körper bei einer Fieberreaktion die Körperkerntemperatur aufheizen will, werden beim Fieberanstieg zunächst alle »Schotten dicht gemacht«: die Kinder bekommen eine weniger durchblutete, kalte, marmorierte Haut (s. Abb.). Auch die Körperspitzen (Akren), wie Fingerspitzen, Nase, Füße und Lippen, können blau werden (Zyanose). Daher führt in dieser blauen Phase des Fiebers das Fühlen an der Stirn häufig in die Irre, da die Haut noch kalt ist. Grundsätzlich sollten Sie Fieber im Popo (rektal) messen.

Reicht die Minderdurchblutung der Haut nicht aus, um schnell genug Fieber zu machen, beginnt das Kind zu zittern: Der Schüttelfrost dient der Wärmeherstellung. Ihr Kind »möchte jetzt gerne schnell« warm werden, damit die Körperkerntemperatur steigt. Seine Bewegungen beim Schüttelfrost sind sehr fein und Ihr Kind bleibt ansprechbar. Auch wenn es bereits fiebert, sollten Sie Ihr Kind bei Schüttelfrost ruhig mit einer Decke mehr zudecken, denn ihm ist tatsächlich kalt: Es friert trotz 39 °C Fieber mit Zähneklappern und Muskelzittern.

In dieser aufsteigenden Fieberphase ereignen sich bei Kleinkindern Fieberkrämpfe. Ich werde später darauf eingehen (Seite 238). Hier soll der Hinweis genügen, dass ein (Fieber-)Krampf grobschlägig ist (3–4-mal/Sek.), der Schüttelfrost dagegen fein wie beim Frieren (10–12-mal/Sek.).

Rote Fieberphase

Zu Beginn der »roten Phase« beginnt Ihr Kind zu schwitzen. Der Körper hat die neue Zieltemperatur erreicht (z. B. 40,3 °C) und schaltet jetzt um auf Wärmeabgabe: Das Zittern hört auf, Ihr Kind schwitzt und gibt mit dem Schweiß viel Wärme ab. Nun benötigt es weniger Zudecken und eine

So helfen Sie Ihrem Kind bei Fieberdelir

Bei diesem hohen Fieber sprechen Kinder gelegentlich wirr, manchmal unzusammenhängende Sätze, manchmal nur Ausrufe. Sie haben den Eindruck, Ihr Kind sei »wie von Sinnen«. Es handelt sich um das sogenannte Fieberdelir. Strahlen Sie Ruhe aus, geben Sie Ihrem Kind ein Fieber senkendes Medikament (s. u. gewichtsentsprechend) und warten Sie etwa 45 Minuten ab. Handelt es sich um eine banale Erkältung mit hohem Fieber, dann ist Ihr Kind nach dieser Zeit wieder »bei Sinnen«. Bleibt dieser Wechsel aus, fahren Sie bitte umgehend zum Kinder- und Jugendarzt oder zum Notdienst. Patienten mit einer Entzündung z. B. am zentralen Nervensystem bleiben wirr.

Fieber und Antibiotika

Der Umgang mit Fieber wird immer mehr zu einem juristisch diktierten, defensiv-medizinischen Vorgehen: Die Angst vor einer Klage bei einer übersehenen Blutvergiftung oder Hirnhautentzündung ist inzwischen so groß, dass viele Ärzte »zur Sicherheit« gerne Antibiotika verordnen, z. B. ab 39,5 °C oder nach 3 Tagen Fieber – meist ohne Diagnose. Diese breite Anwendung von Antibiotika führt zu dem bekannten und sich ausbreitendem Problem der gegen viele Antibiotika widerstandsfähigen Bakterien (Resistenzen, MRSA und andere).

Eltern, die ihr Kind nach den hier beschriebenen Regeln gut beobachten und durch das Fieber begleiten, auf Änderungen der Haut, der Urinausscheidung, des Verhaltens sowie der Ansprechbarkeit aufmerksam achten und bei Änderungen auch erneut ihren Kinder- und Jugendarzt aufsuchen – solchen Eltern kann ein Arzt gut vertrauen und mit ihnen gemeinsam die vielen Fieberepisoden durchstehen, die zum Erwachsenwerden dazugehören.

Fieber ist keine »Antibiotikamangel-Krankheit«. Ihr Kinder- und Jugendarzt hat zur Klärung der Fieberursache neben der körperlichen Untersuchung auch eine Menge an apparativen/laborchemischen Untersuchungsmöglichkeiten, die er im Zweifel einsetzen wird. Wenden Sie sich zeitnah an ihn, wenn der Zustand Ihres Kindes sich eher verschlechtern sollte oder anders verläuft, als Ihr Arzt es erklärt hat, z. B. länger anhält, Ihr Kind schlechter auf Fieber- oder Hustenmittel anspricht o. Ä.

lockere Kleidung. Gegebenenfalls müssen Sie Ihrem Kind nach einigen Stunden die Haare trocknen und es umziehen, weil sein Schlafanzug durchgeschwitzt ist.

Durch das schnelle Atmen unter dem Fieber und dem anschließenden Schwitzen steigt der Flüssigkeitsbedarf Ihres Kindes stark an. Wann immer Ihr Kind wach wird, bieten Sie ihm etwas zu trinken an, auch wenn es nur schluckweise ist.

Vielen Eltern fällt ein strenger Uringeruch Ihres fiebernden Kindes auf und sie vermuten eine Harnwegsinfektion als Ursache des Fiebers. Tatsächlich »riecht« man den Durst des Kindes in Form seines konzentrierten Urins.

Medikamente gegen Fieber und Schmerzen

Wie eingangs erwähnt sollte Fieber an sich zunächst nicht behandelt werden. Wenn Sie es dennoch tun möchten – z. B. weil Ihr Kind leidet, weil Sie Angst haben oder weil Ihr Kind im Fieberdelir ist und Sie zur Beurteilung Ihres Kindes einen fieberfreien Zustand benötigen –, stehen Ihnen verschiedene Medikamente zur Auswahl, die im Folgenden vorgestellt werden. Grundsätzlich sind Zäpfchen, Säfte oder Tropfen in der Wirkung vergleichbar. Den Ausschlag geben da ganz praktische Gründe. So kann bei Übelkeit oder Erbrechen kein Saft gegeben werden, bei Durchfall oder Abwehr nützen Zäpfchen nicht.

Paracetamol

Paracetamol ist das gebräuchlichste Medikament zum Fiebersenken, das auch gut vertragen wird. Wiegt Ihr Kind 7–12 kg, können Sie ihm alle 8 Stunden (ggf. auch schon nach 6 Stunden) ein Zäpfchen zu 125 mg geben, bei 13–25 kg Gewicht ein Zäpfchen zu 250 mg. Etwa ab Schuleintritt können 500-mg-Tabletten oder -Zäpfchen gegeben werden. Paracetamol ist wie die beiden folgenden Medikamente sowohl wirkungsvoll zur Senkung von Fieber als auch zur Linderung von Schmerzen. Es ist auch als Saft verfügbar.

Ibuprofen

Ibuprofen besitzt darüber hinaus auch eine entzündungshemmende Wirkung. Dies ist besonders für solche Kinder günstig, bei denen als Ursache des Fiebers eine Entzündung vorliegt, z. B. ein grippaler Infekt. Für kleine Kinder (6–12 kg) gibt es Zäpfchen zu 60 mg, für große (13–25 kg) zu 125 mg. Auch hier können Sie hier alle 8 Stunden (ggf. schon nach 6 Stunden) je ein Zäpfchen oder die entsprechende Menge Saft geben.

Metamizol

Metamizol ist ein drittes Medikament, das in letzter Zeit wieder den Weg in die Behandlung von Kindern gefunden hat. Die Wirkung ist stärker fiebersenkend als bei den beiden oben genannten Wirkstoffen. Es wird aufgrund einer seltenen, aber schweren Nebenwirkung (Senkung bestimmter weißer Blutkörperchen) aber erst in zweiter Linie verwendet, wenn eines der ersten Präparate

---

Bittere Pillen?

Wenn Ihrem Kind die »bittere Medizin« nicht schmeckt, hilft das Herunterschlucken der Medizin mit zugehaltener Nase. Anschließend bieten Sie ihm einen Schluck Fruchtsaft an, der den Mundraum wieder mit gutem Geschmack versorgt. Viele der heutigen Medikamente dürfen verdünnt werden: Fragen Sie in Ihrer Apotheke, welches »Verdünnungsmittel« erlaubt ist, z. B. Joghurt, Tee, Apfel- oder Orangensaft.

Fieber-/Schmerzschaukel (nur auf ärztliche Empfehlung anwenden!)

	00:00 Uhr	04:00 Uhr	08:00 Uhr	12:00 Uhr	16:00 Uhr	20:00 Uhr
Ibuprofen		×		×		×
Metamizol	×		×		×	

nicht ausreichend auf Schmerz oder Fieber gewirkt hat.

Bei Säuglingen und Kindern können Sie Tropfen geben:
- bei 5–8 kg: 2–4 Tropfen alle 8 Stunden
- bei 9–15 kg: 3–10 Tropfen alle 8 Stunden
- bei 16–23 kg: 5–15 Tropfen alle 8 Stunden.

Zäpfchen mit 300 mg sind erst ab 20 kg zu verwenden, ab 30 kg können Sie 500-mg-Tabletten alle 6–8 Stunden geben.

Die fiebersenkende Wirkung der oben genannten Medikamente hält etwa 5–6 Stunden an. Da Sie aber erst nach 6–8 Stunden frühestens ein weiteres Zäpfchen geben dürfen, müssen Sie eventuell 1–3 Stunden überbrücken. Sie können Ihr Kind fiebern lassen oder Wadenwickel (Seite 232) anlegen. Für junge Eltern ist es ein wichtiger Lernprozess, nicht jedes Fieber sofort zu bekämpfen, sondern das Kind unter Beobachtung seines Trinkverhaltens und allgemeinen Zustandes durch das Fieber zu begleiten.

Wenn Ihr Kind schon einmal einen Fieberkrampf (Seite 238) erlitten hat oder aus anderen Gründen eine Fiebersenkung ärztlich empfohlen ist (Herzfehler, chronische Lungenkrankheit), können Sie auf ärztlichen Rat die so genannte Fieber- oder Schmerzschaukel anwenden (s. Tabelle oben). Dabei wechseln Sie 2 verschiedene Wirkstoffe im 4-Stunden-Takt miteinander ab. Dadurch werden die 6-8-stündigen Abstände der jeweiligen Medikamentengabe eingehalten.

Schläft Ihr Kind gut, wecken Sie es nicht unbedingt zur erneuten Gabe nach 4 Stunden: Sie können die nächste Gabe verschieben, wenn Ihr Kind nicht so sehr leidet. Achten Sie bei Fieber immer darauf, dass Ihr Kind ausreichend trinkt.

Viele Eltern fragen, ob den Fiebersäften irgendein Aufputschmittel beigemischt sei: Vor 20 Minuten hätten sie noch ihr erheblich krankes Kind umsorgt, jetzt springe es durch den Flur, als wäre nichts gewesen. Vielleicht hilft ein Vergleich, diese Reaktion Ihres Kindes zu verstehen: Wer schon mal eine Hüttentour über die Alpen gemacht hat und nach 3 Stunden erstmals den schweren Rucksack abgenommen hat, der verspürt eine fliegende Leichtigkeit. So (erfreut) fühlen sich Kinder nach der Befreiung vom Fieber. Ein Aufputschmittel ist den Fiebermedikamenten also nicht beigemischt. Eine gewisse antriebssteigernde Wirkung haben die Medikamente aber durchaus.

Zäpfchen – wie herum geben?

Im Internet geistern immer wieder Hinweise für Eltern herum, wie herum ein Fieberzäpfchen in den After eingeführt werden soll. Zäpfchen sind wie eine Rakete geformt, damit der Widerstand am After beim Einführen leicht und ohne Schmerzen überwunden werden kann. Da eine Rakete auch nicht rückwärts fliegt, geben Sie Ihrem Kind ein Zäpfchen bitte immer mit der geformten Spitze voran – niemals »rückwärts«!

Fieberkrampf

Es gehört sicherlich zu den schlimmsten Erfahrungen junger Eltern, das eigene Kind in einem Fieberkrampf erleben zu müssen. Etwa 4 von 100 Kindern erleiden als Kleinkinder irgendwann einmal einen Fieberkrampf, ohne dass ein solches Ereignis Vorbote einer späteren Epilepsie ist. Auch stellt ein Fieberkrampf in der Regel keine Gefahr für eine nachhaltige Störung des Gehirns dar. Im Gegensatz zum Schüttelfrost (Seite 234) ist ein Kind jedoch bei einem Krampfanfall nicht ansprechbar und die Bewegungen sind ausfahrend grob.

Zu Beginn fiebert Ihr Kind auf und ist müde. Plötzlich wird es bewusstlos, beginnt am gesamten Körper zu zucken (nicht so fein wie beim Schüttelfrost), nach 15–30 Sekunden wird es steif, evtl. läuft Speichel aus dem Mund. Es überstreckt seinen Kopf und dreht die geöffneten Augen nach oben außen. Die Atmung stockt und Ihr Kind wird leicht blau. Nach etwa 60 Sekunden entspannt sich Ihr Liebling wieder, atmet wieder, ist aber noch benommen. Manchmal beißt sich ein Kind dabei auf die Zunge, dann hat es etwas Blut im Mund. Diese 60–90 Sekunden kommen Ihnen unglaublich lang vor. Ihre wichtigste Aufgabe in der

So helfen Sie Ihrem Kind bei einem Fieberkrampf

- Bewahren Sie Ruhe und schützen Sie Ihr Kind vor Verletzungen.
- Legen Sie Ihr Kind in die stabile Seitenlage (Seite 482).
- Falls Ihr Kind Erbrochenes im Mund hat, entfernen Sie es nicht. Es besteht die Gefahr der Verlagerung in den Schlund und Verletzungsgefahr für Ihren Finger.
- Wenn der Krampf länger als 3 Minuten dauert oder wiederkehrt: Notarzt rufen (Tel. 112). Wenn Sie ein Notfall-Medikament bereits daheim haben, geben Sie Ihrem Kind Diazepam Desitin, bis 15 kg: 5 mg, ab 15 kg: 10 mg, und rufen Sie dann den Notarzt (Tel. 112).

Zeit ist aufzupassen, dass sich Ihr Kind nicht verletzt.

Nur wenn der Fieberkrampf länger als 3 Minuten dauert oder nach weiteren 10 Minuten erneut beginnt, sollten Sie den Krampf durch ein Medika-

Besser als jede Medizin: Warum Pusten hilft

Jeder kennt bei sich selbst die schmerzlindernde Wirkung von Druck oder Berührung, z. B. wenn Sie bei Zahnschmerzen auf eine entsprechende Stelle am Kiefer drücken oder das geprellte Knie reiben, wenn Sie bei Bauchschmerzen eine Körnerkissen auf den Bauch legen oder eine schmerzende Stelle anpusten. Die Erregung der Hautnerven am Kiefer, am Knie oder am Bauch führt im Rückenmark zur Aktivierung von spezialisierten Nervenzellen, die die Weiterleitung des Schmerzimpulses zum Gehirn hemmen.

Früher nannte man diesen Mechanismus »Bahnung«, heute »segmentale Hemmung«. Ähnlich wie Akupressur können die oben genannten Aktionen den Schmerz auf eine nicht-medikamentöse Weise lindern, indem der Schmerz nachweislich durch die taktilen Reize überlagert wird. Und außerdem ist es natürlich wunderschön und beruhigend, wenn die Mama ihren Sohnemann liebevoll in den Arm nimmt, streichelt und das Aua einfach wegpustet.

Was hilft gegen Halsschmerzen?

Viele Kinder, die an einer Erkältung leiden, klagen über Halsschmerzen. Gerade für diesen Schmerztyp wird eine Fülle von Therapien angeboten: einerseits Tinkturen, Lösungen, Mundgele oder Lutschpastillen (Mundraumtherapeutika), andererseits Schmerzmittel wie Ibuprofen oder Paracetamol als Saft, Zäpfchen oder Tabletten zum Hinunterschlucken. Grundsätzlich gilt für die Mundraumtherapeutika: Wenn sie ein Betäubungsmittel enthalten wie Procain oder Lidocain, wirken sie gut (allerdings nur etwa 20 Minuten),

schmecken aber schlecht; schmecken sie, wirken sie nicht, denn sie enthalten die oben genannten Substanzen nicht.

Damit bleiben Ihnen als Hilfe für Ihr Kleinkind bei behandlungsbedürftigen Halsschmerzen in aller Regel nur die genannten Schmerzmittel, die zudem länger (etwa 5 Stunden) wirksam sind. Die Mundraumtherapeutika sind aber für eine kurzfristige Hilfe geeignet, z. B. kurz vor dem Essen. In ähnlicher Weise können Sie auch Eis oder kalten Joghurt einsetzen.

ment unterbrechen (s. u.). In aller Regel benötigen Sie dieses Medikament aber nicht, da ein Fieberkrampf fast immer von alleine aufhört.

Dieser Fieberkrampf stellt zunächst keine Gefahr für eine nachhaltige Störung des Gehirns dar. Da es aber möglich ist, dass sich hinter dem Fieberkrampf z. B. eine gefährliche Hirnhautentzündung als Ursache verbergen kann, sollten Sie Ihr Kind nach dem 1. fiebergebundenen Krampfanfall bzw. bei einem Alter von weniger als 18 Monaten unbedingt so bald wie nötig Ihrem Kinder- und Jugendarzt vorstellen.

Ein Kind, das vor dem 6. Monat oder nach dem 5. Geburtstag einen fiebergebundenen Krampfanfall erleidet oder bei dem der Krampf nur einseitig zu sehen ist, sollte nach der Akutversorgung einem Nervenarzt für Kinder (Neuropädiater) vorgestellt werden.

Schmerzen

Schmerz ist ein Schutzmechanismus unseres Körpers: Treten wir in eine Scherbe, ziehen wir reflexartig den Fuß zurück. Gleiches gilt für die heiße

Herdplatte, von der wir schnell die Hand zurückziehen, um eine schlimmere Verletzung zu verhindern. Entzündet sich eine Zahnwurzel oder der Blinddarm, führt dies zu einem starken Anstieg der Durchblutung an dieser Stelle, wodurch viel mehr Immunzellen (Blutpolizei) dort zur Verfügung stehen, aber leider auch Schmerzen wahrgenommen werden.

Ob nun durch eine Verletzung oder durch Krankheit: Schmerzen sind schlimm und einem Menschen mit Schmerzen sollte unbedingt geholfen werden.

Kinder lernen so mit Schmerzen umzugehen, wie die Eltern es vormachen bzw. mit den Kindern umgehen: Verletzt sich Ihr Kind bei den ersten Versuchen des freien Laufens, des Roller- oder Radfahrens, können Sie ihm durch Ihr Trösten und die Ausstrahlung von Ruhe Sicherheit geben. Reagieren Sie nach einen Sturz aber hektisch und überstürzt, wird Ihrem Kind diese Sicherheit genommen und zum Schmerz tritt Angst. Da Angst ein effektiver Schmerzverstärker ist, kommt Ihnen bei der Erstbehandlung von Schmerzen durch die Ausstrahlung von Ruhe und Geborgenheit eine große Verantwortung zu.

Die Fragen der Eltern bleiben: Reicht das Trösten? Hilft ein Körnerkissen? Braucht unser Kind ein Schmerzmittel und wenn ja, welches und wie dosiert? Muss das Kind zum Kinder- und Jugendarzt? Hat dies noch Zeit bis morgen früh oder sollten wir sofort zum Notdienst fahren? Manchmal ist das alles nicht einfach zu entscheiden. Es gibt verschiedene Schmerzen unterschiedlicher Ursache und in unterschiedlichen Körperregionen. Lesen Sie in den jeweiligen Kapiteln dieses Buches nach, dann finden Sie konkrete Hinweise dazu, wie Sie vorgehen sollten. Ein schmerzendes aufgeschürftes Knie bedarf vermutlich vorerst keiner medikamentösen Behandlung; einem Kind, das im Rahmen eines Infektes von Kopfschmerzen geplagt wird, sollten Sie hingegen eventuell Erleichterung durch ein Schmerzmittel verschaffen.

Grundsätzlich möchte ich Ihnen aber auch Mut machen, sich auf Ihre Intuition zu verlassen: Sie kennen Ihr Kind am besten und wissen, wie Sie ihm am besten helfen können.

Zwei allgemeine Hinweise zu Schmerzen sind jedoch wichtig:

Jeder empfindet Schmerz anders. Ein guter Vergleich ist etwa die Geburt: Eine Frau berichtet kurz nach der Entbindung, sie freue sich auf noch zwei Kinder, eine andere hätte am Tag nach der Geburt am liebsten ihren Mann erschlagen. Oder: Ein Kind leidet im Rahmen einer banalen Erkältung (ohne Fieber) dermaßen an Bauchschmerzen, dass es bereits 3-mal von den Eltern aus der KiTa abgeholt werden musste, ein anderes spielt dagegen in der Bauecke zufrieden vor sich hin. Oder: Ein Kind fällt beim Rennen hin, die Knie sind blutüberströmt, aber es läuft munter weiter, ein anderes brüllt vor Schmerz und will überhaupt nicht mehr aufstehen.

Ihr Kinder- und Jugendarzt kann Sie zwar beraten, wie stark die Schmerzintensität üblicher Weise bei dieser oder jener Krankheit ist, aber jedes Kind ist für sich etwas Besonderes und Einzigartiges und empfindet den Schmerz ganz individuell.

Für Kinder liegt die Empfindung Schmerz und Juckreiz nah beieinander: Der Heilungsvorgang bei einer Wunde führt normalerweise zu einem Juckreiz, den Ihr Kind Ihnen aber weiterhin als »aua« mitteilt. Auch Juckreiz am Genital durch eine leichte Reizung, z. B. durch viel Vitamin-C-haltige Nahrungsmittel oder Getränke, wird von Kindern oft als Schmerz geäußert. Eltern denken daher häufig an eine Harnwegsinfektion (Seite 264).

Die Schmerzmittel, die bei Kindern zur Verwendung kommen, sind die gleichen, die bei Fieber gegeben werden (Seite 236).

Bauchschmerzen

Bauchweh hat jeder hin und wieder. Es gibt harmlose Bauchschmerzen, die von selbst verschwinden, und gefährliche, die auf eine schwere Erkrankung hindeuten. Beobachten Sie Ihr Kind genau und suchen Sie im Zweifelsfall Ihren Kinderarzt auf.

Während meines Studiums gehörte die Vorlesung über Bauchweh bei Kindern zu den beeindruckendsten überhaupt. Das lag nicht nur an dem altehrwürdigen Professor, der ein umsichtiger und vorsichtiger Untersucher war. Vielmehr spiegelte sich in seinen Einschätzungen von Bauchschmerzen bei Kindern die gesamte Kinderheilkunde wider. Magen-Darm-Erkrankungen, psychosomatische Prozesse, Organvergrößerungen, Wasser- und Elektrolyt-Störungen, alles verbindet sich – und der Kinder- und Jugendarzt hat die Aufgabe, aus den vielen kleinen Beobachtungen aufmerksam, mit viel Erfahrung und Sachkenntnis eine Verdachtsdiagnose zu erstellen.

Akute Bauchschmerzen

Gerade noch hat Ihr Kind schön in seinem Zimmer gespielt, plötzlich kommt es mit der Hand auf dem Bauch weinend zu Ihnen: »Mama, ich hab sooo Bauchweh!«

Akute Schmerzen im Bereich des Bauches können eine schwerwiegende Erkrankung anzeigen, müssen aber nicht. Ob Sie mit Ihrem Kind sofort oder erst am nächsten Tag oder vielleicht auch gar nicht zum Kinder- und Jugendarzt gehen müssen, entscheiden Sie anhand des Schmerzverlaufs und Ihres Eindrucks von Ihrem Kind. Folgende Alarmsymptome gilt es zu erkennen:

- Blutabgang mit dem Stuhl
- Berührungsempfindlichkeit des Bauches
- Fieber
- Trinkunlust
- Leiden bis zur Teilnahmslosigkeit (Apathie)
- Schmerzen im rechten Unterbauch

Bei den oben genannten Alarmsymptomen oder bei Verschlimmerung des Zustandes sollten Sie bald zu Ihrem Kinder- und Jugendarzt gehen. Es gibt aber auch ganz harmlose Ursachen für akute Bauchschmerzen.

Bauschmerzen können auch auf eine beginnende infektiöse Magen-Darm-Erkrankung oder einen grippalen Infekt (Seite 242) hinweisen, durch eine zu üppige Mahlzeit hervorgerufen werden oder auch eine psychosomatische Ursache haben (Seite 245). Sieben Krankheiten, die mit akuten

Bauchschmerzen einhergehen können, werde ich unten näher beschreiben.

So helfen Sie Ihrem Kind: Folgende einfache Tipps helfen meistens gut bei Bauchschmerzen:

- Seien Sie für Ihr Kind da und versuchen Sie trotz Ihrer eigenen Unruhe Ihrem Kind gegenüber Ruhe auszustrahlen.
- Legen Sie es auf die Seite mit angewinkelten Beinen.
- Streicheln Sie vorsichtig den Bauch. Das sollte keine Massage des Bauchraumes sein – also bitte nicht tief drücken–, sondern Sie sollten die Haut behutsam berühren.
- Nach einiger Zeit legen Sie dann ein warmes Körnerkissen an den Bauch.

Meist lassen sich so über 30–45 Minuten akute Bauchschmerzen wirksam mildern. Spricht Ihr Kind nach dieser Zeit nicht auf Ihre Maßnahmen an, fordern Sie es auf, zur Toilette zu gehen. Führt auch dies nicht zu Entspannung, können Sie ihm eine gewichtsentsprechende Menge eines Schmerzmedikaments geben. Lagern Sie es danach weiter auf der Seite und warten Sie etwa 45 Minuten auf die schmerzlindernde Wirkung. Bestehen die Beschwerden ungemildert fort, sollten Sie Ihren Kinder- und Jugendarzt aufsuchen.

Bauchschmerzen beim Sauberwerden

Kleine Kinder, die dabei sind, sauber zu werden, können das Gefühl, auf die Toilette gehen zu müssen (Defäkationsreiz), als ungewohntes Gefühl im Unterbauch orten und signalisieren Ihnen das als Schmerz oder Bauchweh. Machen Sie mit Ihrem Kind die Erfahrung, dass es immer wieder unmittelbar nach Angabe der »Schmerzen« Stuhlgang hat, wird ein solcher Zusammenhang offensichtlich.

Erklären Sie ihrem Kind den Zusammenhang, dass ein großes Kind deshalb keine Windel mehr braucht, weil es vor dem »Stinker« bereits dieses Gefühl im Bauch spürt – genauso wie Mama und Papa auch –, dann wird es lernen, dieses Signal seines Körpers richtig zu verstehen.

Grippaler Infekt

Kinde mit einer ausgeprägten Erkältung können eine Fülle von Symptomen aufweisen (Seite 199). Ein sehr häufiges Symptom sind die begleitenden Bauchschmerzen. Kann Ihr Kind Ihnen schon mit dem Finger die schmerzende Stelle zeigen, wird es immer einen Kreis um den Nabel herum darstellen. Dabei ist der Bauch selbst nicht krank. Vielmehr empfindet es einen Schmerz im Bauch, der eigentlich im Rachen oder im entzündeten Mittelohr liegt.

Früher sagte man: Die Seele sitzt im Bauch. Viele Chirurgen sprechen bei einer Virusinfektion von einer begleitenden Lymphknotenbeteiligung im Bauch (»Lymphadenitis mesenterialis«). Wichtig bleibt: Das Kind ist kein Simulant, es empfindet tatsächlich die Schmerzen in der Nabelregion, nur die Ursache liegt woanders.

Durchfall

Bevor bei Ihrem Kind Durchfall einsetzt, kann es durch Darmkneifen oder Vergärungsluft Bauchschmerzen haben. Meist sind diese nach dem ersten (nicht blutigen!) Durchfall zunächst besser. Weiteres lesen Sie bitte im Kapitel »Infektionen des Magen-Darm-Trakts« (Seite 249 ff.) ausführlich.

Verstopfung

Bei größeren Kindern ist eine Verstopfung eine häufige Ursache von starken, akuten Bauchschmerzen. Wenn an meinen Wochenenddiensten ein Kind in den Ambulanzräumen laut durch die gesamte Klinik schrie, war es meist ein verstopfter Junge. Der Dickdarm sollte sich spätestens alle 3 Tage entleeren. Bleibt die Entleerung aus, wird die Stuhlmasse so fest und kompakt, dass die Muskulatur des Darmes sie kaum durch die kleine Analöffnung zu pressen vermag. Typische Rahmenbedingungen sind warme Jahreszeiten mit viel Sport, Schwitzen und wenig Trinken sowie Feiern mit Genuss von viel Schokolade, z. B. an Ostern oder Weihnachten. Der Kinder- und Jugendarzt wird Ihr Kind abführen, z. B. mit Glycerin-Zäpfchen oder Mikroklistieren. Weitere Informationen erhalten Sie im Kapitel »Verstopfung« (Seite 189).

Blähungen

Der Darm ist ein Muskelschlauch, der den Speisebrei durch koordinierte Bewegung von Längs- und Quermuskulatur wie mit langsamen Knetbewegungen in Richtung After schiebt. Diese Funktion klappt gut mit einem Speisebrei, nicht jedoch mit Luftblasen. Der Darm versucht immer wieder die Luftblasen weiterzuschieben, was aber nicht gelingt. Dabei kommt es zu sehr schmerzhaften Muskelkrämpfen im Darm (Koliken), die aber nach 5 Minuten vorbei sind, um nach kurzer Zeit erneut aufzutreten. Kommt es zum Abgang von Luft (Flatus, Pups, manchmal mit Durchfall), ist Ihr Kind meist gänzlich beschwerdefrei. Da die Schmerzen bei Blähungen (Meteorismus) in heftigen, aber kurzen Attacken kommen, ist es für ein Körnerkissen meist zu spät.

So helfen Sie Ihrem Kind: Ihr Kind sollte sich hinlegen, so oder so ähnlich wie in der stabilen Seitenlage (Seite 482), da durch das Anwinkeln eines Beines der Bauch entspannt wird. Gelingt hierdurch keine Beschwerde-Linderung innerhalb 1 Stunde, sollten Sie in der Apotheke ein altersentsprechendes Abführzäpfchen kaufen und es Ihrem Kind geben.

Besprechen Sie wiederkehrende Blähungen mit Ihrem Kinder- und Jugendarzt.

Blinddarmentzündung

Erfährt man von einem Nachbarsjungen, er sei wegen einer Blinddarmentzündung (Appendizitis) operiert worden, wird dies oft wie eine Bagatelle abgetan. Dabei ist eine Blinddarmentzündung nach wie vor eine ernst zu nehmende Krankheit und die Diagnose gar nicht so einfach. Manchmal setzt sich das klinische Bild erst aus der Zusammenschau von Beschwerden des Kindes, Untersuchungsbefund, evtl. Befund im Ultraschall des Bauchraumes und dem Urteil des chirurgischen Kollegen zusammen.

Aufgrund von unterschiedlichen möglichen Lagen des Wurmfortsatzes können sich die Beschwerden der Kinder durchaus unterscheiden. Im Folgenden beschreibe ich eine klassische Blinddarmentzündung und deren Behandlung.

Ihr Kind (selten unter 2 Jahren) klagt über Bauchschmerzen und krümmt sich eventuell. Sie geben ihm eine Wärmflasche, die zunächst auch Linderung bringt, dann werden die Schmerzen aber schlimmer. Der Schmerz wird zunehmend in den rechten Unterbauch projiziert und nimmt an Intensität zu. Deshalb gehen Sie zu Ihrem Kinder- und Jugendarzt. Er untersucht vorsichtig den Bauch Ihres Kindes. Ist er insgesamt abwehrend gespannt, könnte schon eine Reizung des Bauchfells vorliegen. Das vorsichtige Eindrücken im rechten Unterbauch schmerzt Ihr Kind ebenso wie das plötzliche Loslassen der eindrückenden Hand am linken Unterbauch. Ein zusätzliches Zeichen kann eine Verstärkung des Schmerzes beim Hochheben des rechten Beines sein (sogenannter Psoas-Schmerz). Das Fehlen von Fieber schließt eine Blinddarmentzündung nicht aus. Auch sind normale Laborwerte (ohne Entzündungszeichen) keine Entwarnung. Den wesentlichen Hinweis auf eine Appendizitis liefert die Untersuchung durch den Arzt.

Daher gilt: Über Bauchschmerzen, die innerhalb kurzer Zeit an Intensität zunehmen, sollte ohne Arzt die Sonne weder auf- noch untergehen.

Vermutet Ihr Kinder- und Jugendarzt eine Blinddarmentzündung, erfolgt eine Notfall-Einweisung ins Krankenhaus. Der (Kinder-)Chirurg untersucht Ihr Kind erneut, wird eventuell Blut abnehmen und einen Ultraschall durchführen. Der entscheidende Punkt zur OP-Indikation ist und bleibt aber die ärztliche Untersuchung des Bauches. Bestätigt diese die Vermutung des Kinderarztes, wird Ihr Kind binnen weniger Stunden operiert. Das Ziel ist, den entzündeten Wurmfortsatz so frühzeitig herauszunehmen, dass kein Eiter in die freie Bauchhöhle gelangen kann. Sonst besteht die Gefahr einer Bauchfellentzündung.

Hodentorsion

Eine Hodentorsion kann in jedem Alter auftreten. Die beiden Hoden hängen an einem Gefäß-Nerven-Strang im Hodensack. Ein Hoden kann sich durch eine Drehung in der senkrechten Achse seinen eigenen Blutabfluss abquetschen. Dabei sind die Schmerzen so ausgeprägt, dass manche Kinder einen Kreislaufkollaps erleiden. Erst größere Kinder und Jugendliche können die Schmerzen konkret auch in der Leiste oder im Hoden angeben. Gerade Kleinkinder (und Neugeborene) können eher den Eindruck wie bei einer akuten Blinddarmentzündung machen. Eine Hodentorsion (Seite 270) gehört sofort ins Krankenhaus.

Leistenbruch

Die Bauchwand von uns Menschen ist nicht überall gleich stark. Es gibt Stellen, an denen die Begrenzung der Bauchhöhle dünner ist; dort kann bei Druckerhöhung im Bauch (z. B. Husten, Pressen, Tragen eines Geschwisterchens) das Gewebe nachgeben und bewegliche Teile des Bauchraumes können sich vorwölben. Typische Stellen sind an der Leiste und am Schenkel. Das Bauchfell wölbt sich in diese kleine Lücke hinein, angefüllt mit einer Darmschlinge.

Sie bemerken vielleicht eine nicht schmerzhafte Wölbung am Hoden, an einer Schamlippe oder in der Beuge am Oberschenkel. Druck auf diese Wölbung löst keinen Schmerz aus.

Ein nicht schmerzhafter Leistenbruch ist kein Notfall. Ihr Kinder- und Jugendarzt oder Kinderchirurg sollte sich diesen in den nächsten Tagen ansehen. Nach Feststellung der Diagnose erfolgt eine geplante operative Versorgung innerhalb der nächsten 2 Wochen. Ihr Kind sollte dazu in einem guten allgemeinen Zustand sein.

Auf der Abbildung sehen Sie einen Jungen von vorne aufgenommen. Beide Seiten des Hodens sollten also gleich groß erscheinen. Der rechte Anteil erscheint aber deutlich größer. Bei der Untersuchung findet sein Kinder- und Jugendarzt die typische Schwellung, die im Durchleuchtungstest nicht leuchtet.

Warum wird operiert?
Ein Leistenbruch selbst stellt kein Problem dar, aber es besteht die Gefahr einer Einklemmung.

⌄ Leistenbruch: Der Junge ist nicht von der Seite fotografiert, sein rechter Hodensack ist tatsächlich viel dicker als der linke.

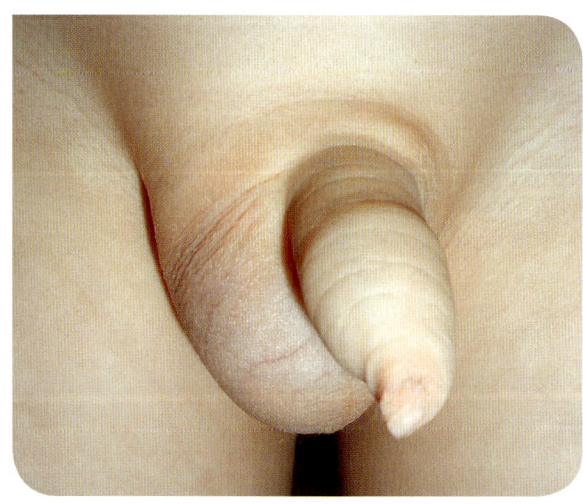

Wie bereits beschrieben können sich bewegliche Teile des Bauchraumes in den Bruchsack vorwölben. Handelt es sich z. B. um Darmschlingen, kann durch eine Drehung des Darms die Durchblutung unterbunden werden. Der im Bruch befindliche Darmanteil kann dadurch ein Passagehindernis für den Speisebrei sein (Ileus) und absterben. Dieser Vorgang stellt eine Einklemmung oder Inkarzeration dar und ist gefährlich. In aller Regel geschieht eine Einklemmung nicht sofort nach einem Leistenbruch, aber auf Grund dieser Gefahr sollte der Leistenbruch operativ behandelt werden.

Bauchmuskelkater

Der Vollständigkeit halber seien auch diese Bauchschmerzen erwähnt, die gerne bei größeren Kindern oder Jugendlichen auftreten. Die Bauchdecke wird durch die geraden Bauchmuskeln (die im begehrten »Six pack« sichtbar werden) und die beiden queren Bauchmuskeln gebildet. Wer diese Muskeln durch Sport zu viel trainiert, wird Muskelkater bekommen: typischerweise im unteren Anteil der geraden Bauchmuskeln (also zwischen Nabel und Schambein). Dies passiert nicht nur Jungen und Mädchen, die Sit-ups üben, sondern auch Sportlern mit neuem Trainingsstart nach langer Pause. Ausgiebige Hustenattacken bei einem Infekt können ebenso zu diesem Muskelkater führen.

Immer wiederkehrende Bauchschmerzen

Die Ursachen für dauerhaft wiederkehrende Bauchschmerzen können vielfältig sein. Für die so genannten »Koliken«, also die irreführende Bezeichnung für Schreiattacken in den ersten 3–4 Lebensmonaten, lesen Sie bitte im Kapitel »Schreiattacken« (Seite 71) weiter.

»Flagge hissen«

Ansonsten gesunde Kinder (kein Fieber, kein Durchfall, kein Erbrechen) ab etwa 1½–2 Jahren zeigen oft folgende typische Symptome:

- Schmerzen im Mittelbauch, eindeutig um den Bauchnabel herum
- meist weniger als 10–15 Minuten andauernd
- nachts meist nicht auftretend.

Diese Kinder senden so ein Signal an Ihre Eltern oder Betreuer: »Kümmert euch um mich!« Diese Art von Bauchweh stellt mit Abstand die häufigste Form von wiederkehrenden Bauchschmerzen dar.

Meist vermuten Eltern schon, dass die Schmerzen »aus einer ganz anderen Ecke kommen« könnten. Die häufigsten Ursachen sind:

- Trennung von einer geliebten Bezugsperson, z. B. von der Mutter durch die Geburt eines Geschwisterkindes oder von der Lieblingserzieherin, die sich vermehrt um neue Wickelkinder in der KiTa kümmern muss, oder vom Opa, der ins Krankenhaus gekommen ist
- familiäre Belastungen, z. B. Arbeitslosigkeit, schwere Erkrankungen, Ehestreitigkeiten, Geschwisterrivalität
- Mobbing in Kindergarten oder Schule
- Über- oder Unterforderungssituationen in Kindergarten oder Schule.

Die Kinder sind dabei keine »Simulanten«: Sie empfinden tatsächlich den Schmerz im Bauch, meist im Mittelbauch um den Nabel herum. Nur: Die Ursache ist nicht im Bauch. Vielfach werden dafür Begriffe wie »funktionelle Bauchschmerzen«, »Lymphadenitis mesenterica« (also Lymphknotenreizung im Bauch) o. Ä. benutzt. Es handelt sich hier um klassische psychosomatische Beschwerden: Die seelische Belastung führt zu körperlich tatsächlich empfundenen Schmerzen.

Ob eine Therapie notwendig ist oder nicht, entscheidet der weitere Verlauf. Schafft es Ihr Kind,

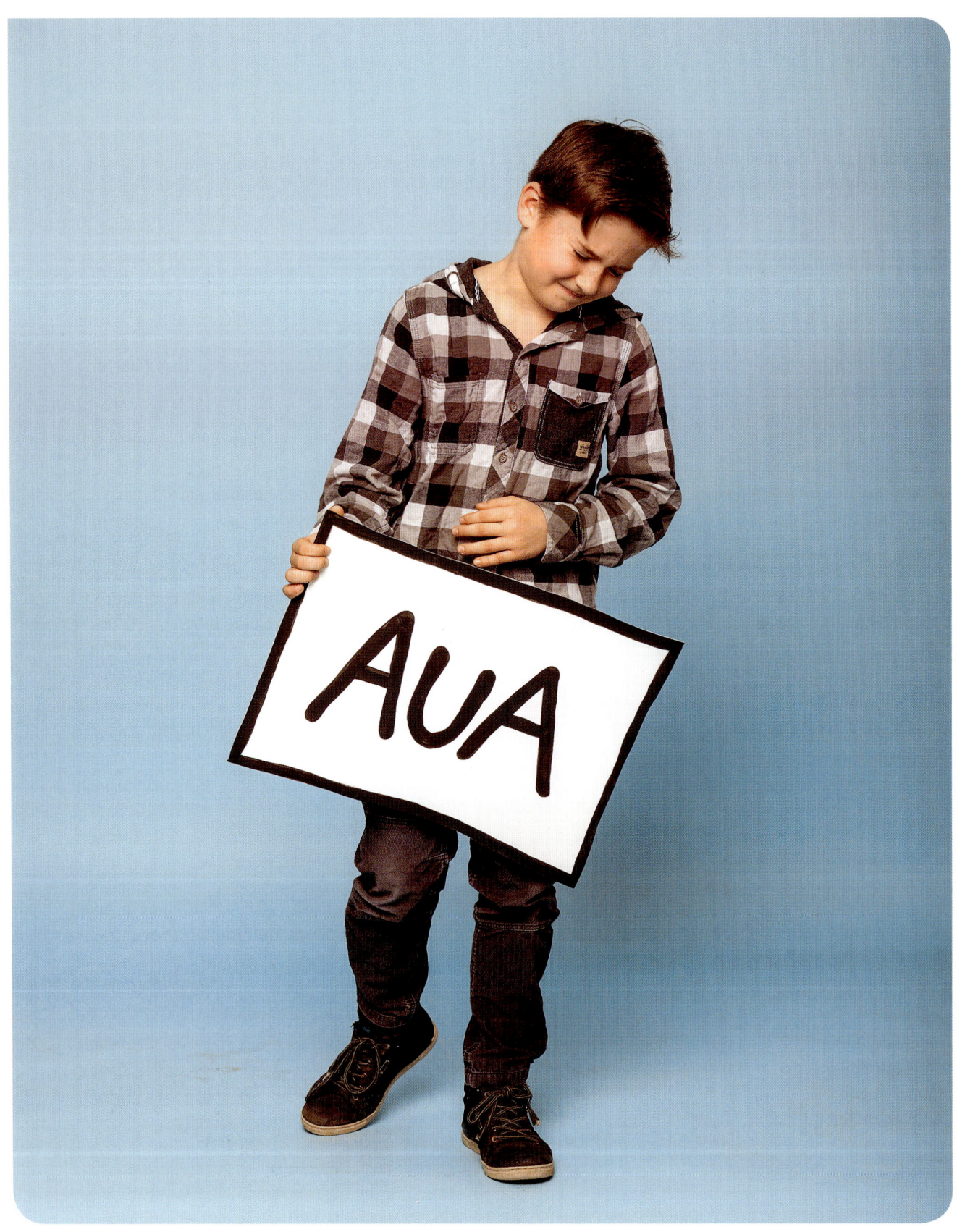

sich mit der neuen Lebenssituation, z.B. mit dem Geschwisterchen, zu arrangieren, ist eine Therapie nicht erforderlich. Verselbständigen sich aber die Bauchschmerzen über Wochen, sollten Sie nach Rücksprache mit Ihrem Kinder- und Jugendarzt ggf. einen Kinder- und Jugendpsychotherapeuten zurate ziehen.

So helfen Sie Ihrem Kind: Bei Angst vor einer körperlichen Erkrankung sollten Sie auf jeden Fall zeitnah Ihren Kinder- und Jugendarzt aufsuchen. Ansonsten gilt:

- Bagatellisieren Sie die Schmerzen Ihrem Kind gegenüber nicht (»Du hast ja nichts!«).
- Entfalten Sie aber auch keine überbehütenden Aktivitäten.
- Bieten Sie Ihrem Kind an, auf dem Sofa im Wohnzimmer zu liegen und ein Körnerkissen oder eine Decke auf den Bauch zu legen. Mehr nicht.
- Ahnen Sie die Ursache der Bauchschmerzen, sprechen Sie Ihr Kind daraufhin ruhig an. Sie sind zwar keine Psychologen, aber Eltern. Wenn Ihnen Ihr Kind schon sprachlich mitteilen kann, was es bedrückt, kann es die Schmerzen anders verarbeiten und überwinden.

Bieten Sie keine Leibspeisen, keine »extra Portion Mama«, keine extra Geschichten oder Fernsehen an. Teilen Sie Ihrem Kind mit, dass Sie gerne mit ihm schmusen und kuscheln, aber nur, wenn es gesund ist. Sonst wird sich ein regelrechter »Trampelpfad« zwischen Ihnen und Ihrem Kind entwickeln, auf dem das Kind immer wieder seinen »Bauch« präsentiert, um Nähe zu finden.

Nahrungsmittelunverträglichkeiten

Im Kapitel zur Ernährung nach dem 1. Geburtstag bin ich ausführlich auf die verschiedenen Formen der Nahrungsmittelunverträglichkeiten eingegangen. Die Symptome zeigen sich dabei meist als wiederkehrende Bauchschmerzen, die einmal mit

akuten Bauchscherzen beginnen können. Es kann sich dabei um die folgenden Unverträglichkeiten handeln:

- Nahrungsmittelallergien (Seite 152), z.B. auf Erdnüsse oder Fisch,
- pseudoallergische Reaktionen (Seite 154), z.B. auf Soja oder Käse,
- Störungen der Kohlenhydrat-Verdauung (Seite 154), z.B. Milchzucker-Unverträglichkeit,
- Zöliakie (Seite 158) (Gluten-Unverträglichkeit).

Wenn Sie darüber mit Ihrem Kinder- und Jugendarzt sprechen, sind Ihre Beobachtungen besonders wichtig: Wo sind die Schmerzen? Wie lange halten sie an? Gibt es eine zeitliche Beziehung zum Essen? Oder zu bestimmten Nahrungsmitteln? Treten Blähungen auf? Haben Sie dabei durchfälligen Stuhl beobachtet?

Ihr Arzt wird durch verschiedene Tests und Ausschlussverfahren mit Ihnen gemeinsam der Ursache auf den Grund gehen, damit zukünftig die auslösenden Nahrungsmittel gemieden werden können.

Abklärung von Krankheiten mit dauerhaft wiederkehrenden Bauchschmerzen

Manche schwerwiegenden Erkrankungen machen zu Beginn wenig Beschwerden. Ihr Kinder- und Jugendarzt ist bei der Untersuchung daher auf Ihre Angaben angewiesen. Der Fragebogen (Seite 248) wurde entwickelt, um bei dauerhaft wiederkehrenden Bauchschmerzen möglichst nichts zu übersehen.

Ihr Kinder- und Jugendarzt entscheidet nach seinem Befund und den Angaben in diesem Fragebogen, welche weiteren Untersuchungen notwendig sind. Dazu können zählen:

- Ultraschalluntersuchung des Bauches (Sonografie)

Fragen zu wiederkehrenden Bauchschmerzen

	Frage	Ja	Nein
1.	Sind die Schmerzen anhaltend rechts im Bauch (oben/unten)?		
2.	Leidet Ihr Kind an Sodbrennen oder Schluckschmerzen?		
3.	Hat Ihr Kind an Gewicht verloren, ohne dies zu wollen?		
4.	Ist das Längenwachstum verzögert?		
5.	Leidet Ihr Kind an wiederkehrendem Erbrechen?		
6.	Leidet Ihr Kind an ständigem Durchfall (gerade nachts)?		
7.	Haben Sie Blut im Stuhl gesehen?		
8.	Besteht Fieber, dessen Ursache unklar ist?		
9.	Besteht bei anderen Familienangehörigen eine immer wiederkehrende Darmkrankheit, eine einheimische Sprue (= Zöliakie oder Gluten-Unverträglichkeit, Magengeschwüre)?		
10.	Litt Ihr Kind in letzter Zeit an einer Gelenkentzündung?		
11.	Leidet Ihr Kind an schmerzhaftem Wasserlassen?		
12.	Ist die Pubertät verzögert?		
13.	Bei großen Mädchen: Bleibt die Regelblutung aus? Oder bestehen über die Maßen hinaus Regelbeschwerden?		
14.	Wird Ihr Kind von Bauchschmerzen nachts wach?		

- Nachweis von Bakterien im Magen (z. B. mittels Atemtest mit markiertem Harnstoff)
- Blutuntersuchungen für inneren Organe (Leber, Bauchspeicheldrüse, Nieren)
- Abklärung von Nahrungsmittelallergien oder Unverträglichkeiten.

So beugen Sie Bauchschmerzen wirksam vor

Bauchschmerzen haben häufig etwas mit den Ernährungsgewohnheiten zu tun und lassen sich dann relativ leicht vermeiden.
- Wenn Ihr Kind sein Hungergefühl als Bauchweh bezeichnet, können Sie diese Bauchschmerzen durch angepasste Essintervalle vermeiden.

- Andere Kinder essen mehr, als sie Hunger haben, da der Appetit so groß ist oder Mama so gut kocht. Hier hilft nur ein behutsames Bremsen und freundliches Erklären, z. B. »Der Pudding ist wirklich lecker, aber nach fünfmal »wirklich lecker« bekommst du ganz doll Bauchweh.«
- Gleiches gilt für zu hastige Esser, die schlecht kauen oder Kaltes zu schnell herunterschlucken.

Wenn Sie das Gefühl haben, bestimmte Nahrungsmittel könnten bei Ihrem Kind für wiederkehrende Bauchschmerzen verantwortlich sein, dürfen Sie die Mengenzufuhr testweise etwas drosseln. Einen grundsätzlichen Verzicht auf Nahrungsmittel sollten Sie dagegen immer vorher mit Ihrem Kinder- und Jugendarzt besprechen.

Infektionen des Magen-Darm-Trakts

Erbrechen und Durchfall sind unangenehm, aber meistens harmlos. Beides heilt in der Regel von selbst aus. Geben Sie Ihrem Kind viel zu trinken und achten Sie auf eine gute Hygiene, um die Ausbreitung der Keime zu verhindern.

»Mama, mir ist schlecht. Ich glaub, ich muss gleich spucken.« Und schon saust die Mutter mit dem Eimer herbei – hoffentlich noch rechtzeitig! Manchmal kommt auch oben und unten alles gleichzeitig raus, sodass Sie Ihr Kind am liebsten mit einer Schüssel auf dem Schoß auf die Toilette setzen würden. Die gute Nachricht: In der Regel sind Magen-Darm-Infekte harmlos und dauern nicht lange. Aber lästig sind sie natürlich trotzdem.

Erbrechen und Durchfall sind zunächst Schutzmechanismen, durch die der Körper schädliche Dinge schnell aussondern kann, z.B. Bakterien, Viren, Giftstoffe. Als »Durchfallkrankheit« gelten mindestens 5 wässrige Stühle innerhalb von 24 Stunden. Hat Ihr Kind blutigen Durchfall, sollten Sie noch am selben Tag zu Ihrem Kinder- und Jugendarzt gehen.

Magen-Darm-Grippe

In aller Regel verläuft eine Magen-Darm-Grippe in Zentraleuropa leicht bis mittelschwer und heilt von alleine aus, muss also nicht behandelt werden.

Achten Sie darauf, dass Ihr Kind genügend trinkt, und reduzieren Sie die Nahrungsmenge etwas, wenn Ihr Kind erbricht. Je kleiner Ihr Kind bzw. je heftiger das Erbrechen und der Durchfall sind, desto größer ist die Gefahr von Salz- und Wasserverlusten.

Die Gefahr des Austrocknens ist wenig wahrscheinlich, wenn Ihr Kind

- einen normale Herzschlag und eine normale Atmung hat,
- nur 2–3-mal täglich Durchfall oder/und Erbrechen hat,
- zwei nasse Windeln innerhalb von 24 Stunden hat bzw. 2-mal täglich gut Wasser lassen kann,
- einen feuchten Mund und feuchte Lippen hat,
- ansprechbar und orientiert bleibt.

Medikamente, die Erbrechen oder Durchfall stoppen können, sollten Sie zurückhaltend einsetzen (s.u.). Erst wenn Ihr Kind nur noch Galle erbricht (nach etwa 4–5-mal Erbrechen) oder der Durchfall länger anhält, sollten Sie nach Rücksprache mit Ihrem Kinder- und Jugendarzt Medikamente geben. Jedes Erbrechen, das zu lange dauert oder eigenar-

Postenteritisches Syndrom nach dem Genuss von Milchprodukten

Nur sehr wenige Kinder entwickeln ein sogenanntes »postenteritisches Syndrom«: Sie leiden im Anschluss an eine Magen-Darm-Grippe 2–3 Wochen lang weiter an (seltenen) Durchfällen, insbesondere nach dem Genuss von Milchprodukten. Ursache ist eine meist vorübergehende Milchzuckerunverträglichkeit. Diese Kinder sollten 2–3 Wochen lang Milchprodukte meiden. Früher wurden milchzuckerfreie Milchen sogar für alle Kinder nach einer Magen-Darm-Grippe empfohlen, sogenannte »Heilnahrung«. Da Bauchschmerzen nach dem Verzehr von Milchprodukten jedoch nur bei wenigen Kindern auftreten, können Sie probieren, Ihrem Kind bei Appetit wieder Milch zu geben.

Seltene Magen-Darm-Symptome sind oft Zeichen einer Erkältung

In meiner Kinder- und Jugendarztpraxis untersuche ich häufig Kinder, die nur 1–2-mal täglich dünne Stühle absetzen, vielleicht auch 1–2-mal am Tag spucken und Bauchweh haben. Nach der oben genannten Erklärung für Durchfall (5-mal täglich wässrige Stühle) liegt also keine Magen-Darm-Grippe vor. Solche Kinder leiden meist an einer Erkältung, die »Magen-Darm-Begleitmusik« zeigt (Seite 199). Diese Kinder unterliegen niemals der Gefahr des Austrocknens und benötigen meist auch nur einen entzündungshemmenden Saft gegen die Magen-Darm-Beschwerden, z. B. Ibuprofen. Kleinere Mahlzeiten helfen gegen die Übelkeit, eine Diät ist nicht erforderlich.

---

tig vom Verlauf ist, kann auch andere Ursachen haben (Gehirnerschütterung, Hirndruck, Hirnhautentzündung o. Ä.).

So helfen Sie Ihrem Kind:

- Hat Ihr Kind Erbrechen, sollte es eine eiweiß- und fettfreie Diät halten, bis das letzte Erbrechen 12 Stunden zurückliegt: trockener Zwieback, Knäckebrot, Salzstangen. Trinken darf es leicht gesüßten Tee (etwa 8 g Traubenzucker pro 100 ml) oder auch Wasser, wenn es dazu Traubenzucker lutscht. Traubenzucker wird bereits über die Mundschleimhaut aufgenommen und versorgt den kindlichen Körper mit Energie. Stillkinder werden weiter gestillt.
- Hat Ihr Kind nur Durchfall, benötigt es zunächst keine spezifische Diät.
- Hilfreich bei alleinigem Durchfall kann eine leichte Kost auch mit Milchprodukten sein. Nützlich können Probiotika sein, die die Rückbesiedelung des Darmes mit den üblichen Keimen fördern. Daher sind z. B. probiotische Joghurts, die Milchsäurebakterien enthalten (Laktobazillen) und frisch aus dem Kühlregal kommen, zu empfehlen. Bei zu geringem Appetit oder Unverträglichkeit kann Ihr Kinder- und Jugendarzt diese Probiotika auch als Medikament verschreiben. Außerdem kann kohlenhydratreiche Kost helfen, z. B. Nudeln, Kartoffeln, Brot, Hafer, Grieß, Reis, auch Möhren- oder Kartoffelsuppe.
- Grundsätzlich sollten Sie die normale Kost zügig wieder aufbauen.
- Aufgrund der beschleunigten Darmbewegung (Tenesmen) und der Vergärung von Nahrungsbestandteilen (Koliken) kann Ihr kleiner Patient Schmerzen haben. Feuchte Wärme, z. B. ein warm-nasser Waschlappen auf den nackten Bauch, oder trockene Wärme, z. B. ein erwärmtes Kirschkernkissen, führt zur Bahnung von Nervenempfindungen, wodurch die Schmerzsignale aus dem Bauchraum weniger stark wahrgenommen werden.

Wenn Sie Sorgen bei der Beobachtung Ihres Kindes bekommen, gehen Sie zu Ihrem Kinder- und Jugendarzt. Er wird wissen wollen,

- ob Ihr Kind innerhalb der letzten 3 Monate im Ausland war,
- wie regelmäßig Ihr Kind innerhalb von 24 Stunden Wasser lässt,
- welche Farbe der Durchfall hatte, z.B. braun, beige, grün, schwarz, blutig, und
- von welcher Beschaffenheit er war, z.B. wässrig, breiig,
- ob Ihr Kind fiebert.

Ursachen und Erreger von Magen-Darm-Infektionen

Die überwiegende Mehrheit der Magen-Darm-Grippen (Gastroenteritis) wird durch Viren verursacht. In dieser Gruppe werden am häufigsten Rotaviren nachgewiesen. Auch andere Virustypen kommen als Ursache in Betracht (Adenoviren, Noroviren, Coronaviren), seltener dagegen Bakterien, die zum größten Teil zu den meldepflichtigen Erregern zählen und im nächsten Kapitel (Seite 254) genauer besprochen werden.

Da eine Magen-Darm-Grippe, die durch Viren ausgelöst wurde, nicht behandelt werden kann, wird der Kinder- und Jugendarzt in aller Regel auf eine teure Diagnostik verzichten. Denn bis das Ergebnis vorliegt, ist Ihr Kind meist wieder gesund. In der Regel wird eine Familie auch gar nicht wissen, welcher Erreger »ihre« Magen-Darm-Grippe ausgelöst hat. Das ist aber auch nicht nötig. Beachten Sie auf alle Fälle die Hygiene-Regeln des Robert-Koch-Instituts (Seite 254).

Was kann der Kinderarzt gegen eine Magen-Darm-Grippe tun?

Meistens hört eine Magen-Darm-Grippe auch ohne Therapie von alleine wieder auf. Es reicht daher, wenn Sie darauf achten, dass Ihr Kind mehr trinkt als sonst, und dass Sie bei Erbrechen die Nahrung kurzzeitig reduzieren.

Wenn es nötig ist, kann Ihr Kinder- und Jugendarzt Ihrem Kind mit Medikamenten helfen und

- den Wasser- und Salz-Verlust ersetzen
- den Brechreiz lindern
- die Durchfallmenge verringern

Wann darf mein Kind wieder in die KiTa?

Erkrankte Kinder dürfen eine Gemeinschaftseinrichtung wieder besuchen, wenn der Durchfall bzw. das Erbrechen abgeklungen ist, wenn Ihr Kind also 24 Stunden ohne Erbrechen oder Durchfall ist. Der Stuhlgang sollte dann die gleiche Konsistenz aufweisen wie normalerweise. Ein ärztliches Attest ist nicht erforderlich. Nur bei nachgewiesenen Noroviren müssen Erbrechen und Durchfall »sicher abgeklungen« sein, worunter 48 Stunden verstanden werden.

Diese Regelungen sollen einerseits die anderen Kinder einer Einrichtung vor einer Infektion schützen, andererseits die berufstätigen Eltern des erkrankten Kindes aber auch nicht vor unüberwindbare Betreuungsprobleme stellen. In vielen Einrichtungen werden interne strengere Regelungen getroffen, die durch die Empfehlungen des Robert-Koch-Instituts (RKI) nicht abgedeckt sind. Im Zweifelsfall sollten Sie sich an den RKI-Empfehlungen orientieren oder gemeinsam mit anderen Eltern eine Anfrage an das örtliche Gesundheitsamt richten.

- die Bauchschmerzen lindern (Gasbildung beseitigen),
- eine Prophylaxe durch Impfung gegen Rotaviren vornehmen.

Welche der Therapieziele für Ihr Kind geeignet sind, bespricht Ihr Kinder- und Jugendarzt nach der Untersuchung mit Ihnen.

Wasser- und Salz-Verlust ersetzen

Sollte Ihr Kinder- und Jugendarzt empfehlen, einen Flüssigkeitsmangel auszugleichen (orale Rehydrierung), besteht die wichtigste Therapie in der Gabe eines Gemisches aus Wasser, Zucker und Salzen (orale Glucose-Elektrolyt-Lösung oder orale Rehydratations-Lösung = ORL).

Seit man erkannt hat, dass der Darm das nötige Salz besser in Anwesenheit von Zucker aufnehmen kann, wird ein bestimmtes Verhältnis der Zutaten (Wasser, Traubenzucker und Salz als Kalium- und Natrium-Chlorid) von der Weltgesundheitsorganisation (WHO) vorgegeben und ist unschlagbar gut in der Wiederauffüllung des (kindlichen) Organismus mit Flüssigkeit.

Geben Sie Ihrem Kind die Lösung leicht gekühlt, bei Erbrechen alle 10 Minuten, ggf. löffelchenweise oder aus einer Spritze. Nach 3–4 Stunden können Säuglinge wieder gestillt werden oder Flaschennahrung bekommen. Die Gabe von Heilnahrung, verdünnter Milch usw. wird ärztlich nicht empfohlen. Die ORL schmeckt leider nicht besonders gut. Alle Firmen bieten sie daher mit bestimmten Geschmacksstoffen an.

Brechreiz lindern

Das Erbrechen können Sie durch ein Medikament ein wenig beeinflussen, das Sie Ihrem Kind 1–2-mal täglich geben dürfen (Dimenhydrinat). Die Wirkstärke ist allerdings schwach. Erst wenn der Magen Ihres Kindes leer ist – also nach etwa 4–5-maligem Erbrechen –, lohnt sich die gewichts-

Was muss ich bei der Glucose-Elektrolyt-Lösung beachten?

Das Wirkprinzip bei diesem Gemisch aus Wasser, Zucker und Salzen funktioniert nur, wenn Sie

1. die Lösung exakt so zubereiten wie auf der Packung beschrieben und Sie
2. Ihrem Kind über 3–4 Stunden nur diese Lösung geben, also ohne Milch oder Saft o.Ä. zusätzlich. Andernfalls wird die Zusammensetzung verdünnt und die Wirkung deutlich vermindert.

Wenn Sie sich an diese Grundsätze halten, kann die »orale Rehydrierung« sinnvoller sein als eine Infusionstherapie im Krankenhaus.

entsprechende Gabe eines solchen Medikaments. Da es aus einem Heuschnupfenmittel entwickelt wurde, ist die wichtigste Nebenwirkung nachts durchaus erwünscht: Die Kinder werden müde und schlafen kurz nach der Einnahme ein.

Die regelmäßige Gabe von Traubenzucker kann den Brechreiz ebenfalls lindern: Entweder lutscht Ihr Kind den Traubenzucker oder trinkt leicht gesüßten Tee. Der Traubenzucker gelangt bereits durch die Mundschleimhaut ins Blut und entfaltet einen stoffwechselaufbauenden (anabolen) Effekt, wodurch der Brechreiz weniger wird.

Durchfallmenge verringern

Ferner werden Medikamente zur Verringerung der Durchfallmenge angeboten (Loperamid). Dies macht auf jeden Fall Sinn, wenn Sie mit Ihrem Kind z. B. während der Urlaubsfahrt im Zug alle 30 Minuten zur Toilette müssten. Andererseits bleibt der Durchfall dadurch länger im Körper und Ihre Familie hat leider länger etwas davon. Es stopft und kann dadurch zusätzlich zu einer bakteriellen Fehlbesiedelung im Darm führen. Loperamid ist für Kinder ab 8 Jahren zugelassen.

Bereits für Säuglinge wird eine Weiterentwicklung dieses Medikaments (Racecadotril) gelegentlich von Kinder- und Jugendärzten verordnet. Die beim Durchfall bestehende starke Ausscheidung von Flüssigkeit über die Darmschleimhaut wird dadurch recht schnell gebremst und das Durchfallvolumen und damit die Gefahr des Austrocknens reduziert. Es führt dabei nicht zu einer Darmlähmung wie Loperamid.

Bauchschmerzen lindern

Die Gabe von entblähenden Tropfen oder Kautabletten wirkt gut gegen die Gasbildung (Dimeticon). Bedenken Sie aber, dass die Wirkung erst im Dickdarm zum Tragen kommt. Nach der Einnahme dauert es also etwa 3–4 Stunden, bis der Wirkstoff dort, wo er wirken soll, angekommen ist. Die Tropfen sollten dann regelmäßig etwa alle 6 Stunden gegeben werden, bis der Durchfall vorüber ist.

Probiotika

Der Einsatz von sogenannten Probiotika, also lebenden Organismen, bei Durchfall ist lange übliche Praxis. Zum Einsatz kommen Hefe-Extrakte (Saccharomyces) und verschiedene Milchsäure-Bakterien (Laktobazillen). Sie werden unter der Annahme gegeben, dass sie sich hervorragend in die ökologischen Nischen des Darmes einnisten, viel besser als die Durchfall-Erreger, und Letztere damit verdrängen. Bis zur Normalisierung des Stuhls können Sie Ihrem Kind Probiotika geben. Der exakte Wirkmechanismus ist allerdings noch nicht aufgeklärt.

Milchsäurebakterien wie Lactobazillen sind in manchen frischen handelsüblichen Joghurts in großer Zahl enthalten. Diese können Sie Ihrem Kind ebenfalls 2–3-mal täglich geben, wenn es nicht

Fünf Schritte zum richtigen Händewaschen

1. Die Hände unter fließendes Wasser halten.
2. Die Seife ½ Minute gründlich zwischen den Händen verreiben.
3. Den Raum zwischen den Fingern bitte nicht vergessen!
4. Die Seife gründlich abspülen.
5. Die Hände gründlich abtrocknen (in der KiTa oder Schule mit Einmalhandtüchern).

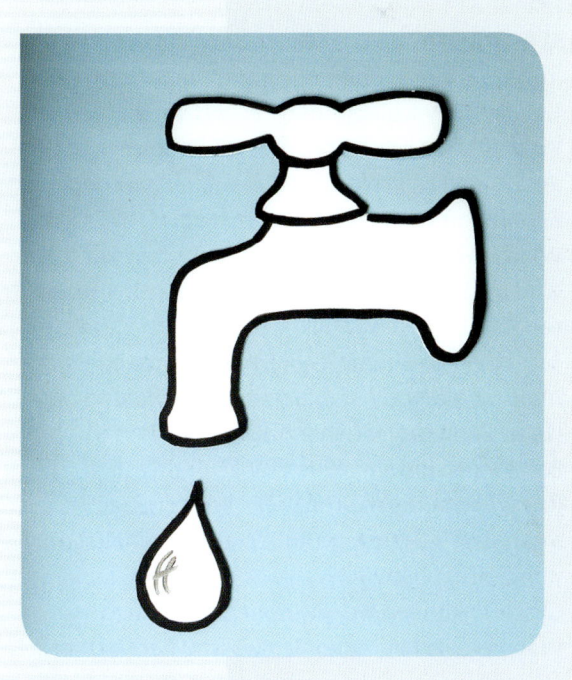

gleichzeitig erbricht und das Joghurt frisch aus der Kühltheke kommt (bitte jeden Tag frisch kaufen).

Kohle wird zur Durchfalltherapie nicht mehr empfohlen.

Impfung gegen Rotaviren

In den USA konnten seit Einführung der Impfung gegen Rotaviren 2006 die stationären Krankenhausbehandlungen und Notfallbehandlungen wegen Rotavirus-Durchfall erheblich reduziert werden. Da die Rotaviren so ansteckend sind, dass etwa jedes Kind bis zum 5. Geburtstag einmal Kontakt mit diesen Viren gehabt haben wird, wurde die Impfung für alle Säuglinge nach der 6. Lebenswoche auch in Deutschland eingeführt (vgl. auch die Angaben im Impfkapitel, Seite 113).

Hygiene

Das Robert Koch-Institut gibt Empfehlungen, worauf Sie in der Familie achten sollten, wenn ein Familienmitglied an Durchfall und/oder Erbrechen erkrankt ist.

- Achten Sie grundsätzlich auf sorgfältige Hygiene in der ganzen Wohnung, damit infektiöses Material nicht verschleppt und verteilt wird.
- Waschen Sie sich häufig die Hände, immer nach dem Toilettengang oder Wickeln und vor dem Zubereiten von Mahlzeiten bzw. vor dem Essen.
- Wischen Sie regelmäßig Kontaktflächen wie Türklinken, Klobrille und Waschbecken mit Wasser ab.
- Benutzen Sie Einmal-Papierhandtücher oder zumindest jeder nur sein persönliches Handtuch, keine Gemeinschaftshandtücher.
- Empfangen Sie eine Zeit lang keinen Besuch.
- Reinigen Sie durch Stuhl oder Erbrochenes verschmutzte Flächen gründlich mit Haushaltsgummihandschuhen.
- Geschirr können Sie wie üblich reinigen.
- Waschen Sie Leib- und Bettwäsche bei 60 °C bis einen Tag nach der Magen-Darm-Grippe.

- Vermeiden Sie Kontakt zu Immungeschwächten oder Neugeborenen.

Ein genereller Einsatz von Desinfektionsmitteln ist im Privathaushalt nicht empfohlen.

Durchfallviren werden meist noch 1–2 Wochen nach der Genesung mit dem Stuhl ausgeschieden. Achten Sie deshalb auch in dieser Zeit noch auf eine gute Hände- und Toilettenhygiene.

Meldepflichtige Magen-Darm-Infektionen

Aufgrund einer möglichen schnellen Verbreitung in der Bevölkerung oder auch eines schlimmen Verlaufs müssen bestimmte infektiöse Magen-Darm-Erkrankungen an das örtliche Gesundheitsamt gemeldet werden. Dieser Pflicht zur Meldung unterliegen der Arzt und das Labor. Bei einer Häufung von Fällen kann das Gesundheitsamt zeitnah Maßnahmen zur Verhütung der Weiterverbreitung ergreifen, z. B. Schließung von Kindergärten oder Schulen.

Die meisten Magen-Darm-Grippen sind Virus-Infektionen und müssen nicht behandelt werden, denn sie heilen von selbst aus (s. o.). Deshalb wird in den Kinder- und Jugendarztpraxen in der Regel keine mikrobiologische Stuhluntersuchung durchgeführt.

Anders sieht es aus, wenn der kleine Patient von einer Fernreise zurückgekehrt ist, sich die Infektionsfälle in einer Familie oder Gruppe häufen, blutige Stühle vorhanden sind, die Durchfälle länger als eine Woche dauern, bei schwer krankem Allgemeinzustand oder Krankheitszeichen außerhalb des Darms mit möglichem Bezug zu einem infektiösen Darmkeim.

Wird in einer Stuhlprobe im Labor ein infektiöser Keim gefunden, erfolgt bereits vom Labor aus eine Meldung (mit dem Namen des Kindes) beim zuständigen Gesundheitsamt. Die häufigsten Keime bei Kindern sind Salmonellen, bestimmte E.-coli-Stämme, Yersinien, Campylobacter und Shigellen.

Der Nachweis von Pilzen im Darm stellt den Beweis einer sogenannten »Besiedelung« dar, nicht jedoch einer »Infektion«. Eine Candida-Besiedelung braucht nicht behandelt zu werden. Es macht daher weder finanziell noch diagnostisch Sinn, im Rahmen einer Durchfallerkrankung nach Pilzen (z.B. Candida) zu suchen. Viele Menschen sind mit Pilzen im Darm besiedelt. Die Schulmedizin weiß leider nicht so recht, welche Funktion sie dort haben, zumindest aber keine krank machende. Daher bleiben der Nachweis und die Behandlung von Pilzen im Darm eine Domäne der paramedizinischen Berufsgruppen (nicht der Schulmediziner).

Salmonellen

Eine Salmonelleninfektion führt zu Durchfall, jedoch können auch nach Ende des Durchfalls noch wochenlang Salmonellen ausgeschieden werden.

Tiefspüler – so kommen Sie an eine Stuhlprobe

Die meisten modernen Häuser haben nur noch Tiefspüler-Toiletten. Hier fällt der Stuhl sofort ins Wasserbecken und riecht nicht mehr – im Gegensatz zu den früheren Flachspülern. Um dennoch eine Stuhlprobe zur mikrobiologischen Untersuchung beim Arzt abgeben zu können, spannen Sie locker Frischhaltefolie über die Klobrille und entnehmen daraus die Probe. Zur Entsorgung der Folie sollten Sie einen Mülleimer mit wasserdichter Mülltüte bereitstellen.

Die Hälfte der Kinder weist einen fieberhaften Verlauf auf, einige auch blutige Stühle. Säuglinge können schwer erkranken, was dann eine Aussaat der Salmonellen in die Blutbahn widerspiegelt (Blutvergiftung). Von hier aus besteht die Gefahr der Absiedlung in andere Gewebe mit einer lokalen Infektion, z.B. Knocheneiterung, Hirnabszess.

Desinfizieren Sie deshalb daheim die Hände, wenn Sie Ihr Kind gewickelt haben, ihm auf der Toilette geholfen haben oder selbst auf dem WC waren. Nach der Genesung haben Kinder mit Salmonellen im Stuhl (aber inzwischen wieder mit geformtem Stuhl) in der Küche beim Kochen nichts verloren, bis der Kinderarzt die Salmonellen in der Stuhlprobe nicht mehr findet (bei Köchen sind sogar drei negative Proben vorgeschrieben). Auch auf einem KiTa- oder Schulfest sollten diese Kinder keine Lebensmittel herstellen oder verteilen, z.B. Waffeln backen.

Nur im Falle von Komplikationen wie die Entwicklung einer Blutvergiftung oder eines Abszesses wird eine Salmonellen-Infektion mit einem Antibiotikum behandelt, sonst nicht. Zu groß ist die Gefahr, dass ein Kind zu einem Dauerausscheider von Salmonellen wird, da sich aufgrund der Antibiotika im Darm die Salmonellen in den Gallenwegen einnisten können.

Coli-Bakterien

Coli-Bakterien (Escherichia coli oder E. coli) sind die typischen Fäkal-Keime und werden z.B. bei der Trinkwasseranalyse als Maß der Sauberkeit bestimmt. Eine Infektion mit diesen Bakterien führt meist zu einem Harnwegsinfekt oder zu Durchfall. Die Spanne der möglichen Krankheiten ist aber sehr groß. Besonders Neugeborene sind durch eine Blutvergiftung durch Coli-Bakterien gefährdet. Im Labor können verschiedene Coli-Arten unterschieden werden, die in sechs »Pathovare« unterteilt werden. Einer davon löste 2011 die EHEC-

Wann ist der Besuch einer Gemeinschaftseinrichtung möglich?

	Kindergarten	Schule
Durchfall und krankes Kind	Nein	Nein
Nur Durchfall mit Salmonellen, sonst weder Bauchweh noch Fieber	Nein	Ja
Normaler Stuhl, aber in der Kultur noch Salmonellen	Ja	Ja

Empfehlungen der Deutschen Gesellschaft für pädiatrische Infektiologie (DGPI)

Katastrophe aus (Seite 257). Alle anderen Typen verursachen in erster Linie Durchfall, der meldepflichtig ist.

Die Behandlung erfolgt hier wie bei Salmonellen rein symptomatisch und durch Einhalten der Hygieneregeln, außer bei Komplikationen.

Was können Sie zur Verhinderung solcher Infektionen tun?
- Händewaschen vor dem Essen, insbesondere nach Tierkontakt
- bei Babys: Muttermilchernährung
- auf Reisen ggf. Trinkwasser aus der Flasche verwenden oder abkochen. Obst, Gemüse und Salat nicht roh oder ungeschält verzehren nach dem Motto »Cook it, peel it or leave it«.

Yersinien

Eine Infektion mit Yersinien kann durch nicht durchgegartes Fleisch und nicht abgekochte Milch übertragen werden. Betroffene Kinder zeigen z. T. blutige Durchfälle, Erbrechen, Fieber und – typisch für Yersinien – Schmerzen im rechten Unterbauch. Der Chirurg spricht daher von einer »falschen Blinddarmentzündung« (Pseudoappendizitis). Im Anschluss an die Durchfallerkrankung kann eine Gelenkentzündung auftreten.

Die Behandlung erfolgt symptomatisch und durch Einhalten der Hygieneregeln (s. o.).

Nach der Gesundung können Yersinien noch lange über den geformten Stuhl ausgeschieden werden. Dennoch dürfen – wie bei den Salmonellen – Kinder, die keinen Durchfall mehr haben, bei denen aber noch Yersinien nachgewiesenen werden, eine Gemeinschaftseinrichtung wieder besuchen.

Campylobacter

Die Infektion mit diesen Bakterien findet meist durch verschmutzte Lebensmittel statt, z. B. nicht durchgegartes Fleisch, nicht abgekochte Milch oder verunreinigtes Wasser.

Erkrankte Kinder zeigen die typischen Zeichen einer bakteriellen Durchfallerkrankung mit Bauchweh, schleimigen oder seltener auch blutigen Durchfällen sowie Fieber. Im Anschluss an die Durchfallkrankheit kann sich eine Gelenkentzündung entwickeln (reaktive Arthritis). Noch seltener können Nervenstörungen auftreten wie z. B. eine aufsteigende Lähmung (Guillain-Barré-Syndrom). Solche Kinder werden nur stationär in einer Kinderklinik behandelt.

Shigellen

Das Typische an der »Ruhr«, wie die Shigellen-Magen-Darm-Grippe auch genannt wird, sind blutige und schleimige Durchfälle. Überwiegend handelt es sich bei dieser Krankheit um ein »Mitbringsel« aus dem Ausland, da eine Infektion in der Regel über verunreinigtes Trinkwasser erfolgt. Diese sehr ansteckende Krankheit kann zu Krampfanfäl-

Auch Tiere können Krankheiten übertragen

Viele der in diesem Ratgeber besprochenen Erkrankungen sind Infektionen von Mensch zu Mensch. Aber auch durch den Kontakt mit Tieren können Infektionskrankheiten auftreten.

Die im Frühling 2011 ausgebrochene EHEC-Katastrophe ist eine solche über Tierfäkalien oder Rohmilch übertragbare Krankheit, die zu blutigen Durchfällen mit Nierenversagen und vielen Todesfällen geführt hat. Es handelte sich dabei um eine Infektion des Menschen mit bestimmten Bakterien (enterohämorrhagischen E.-coli-Stämme – EHEC), die in dem Fall über Sprossen aufgenommen wurden.

Kochen Sie deshalb Rohmilch generell vor dem Verzehr ab. Das gilt auch für sogenannte »Vorzugsmilch«, die zwar unter besonderen hygienischen Anforderungen hergestellt wird, aber ein Rohmilchprodukt ist. Achten Sie darauf, dass Sie und Ihre Kinder nach dem Kontakt mit Tieren die Hände waschen, besonders vor dem Essen. Ein Bauernhof mit Publikumsverkehr bzw. ein Streichelzoo sollte eine Handwaschmöglichkeit mit

Seife und Einmalhandtüchern haben. Vor dem Essen und nach dem Verlassen des Zoos sollte Ihr Kind die Hände waschen. Achten Sie besonders bei Ihrem Kleinkind darauf, dass es die Finger nicht in den Mund steckt.

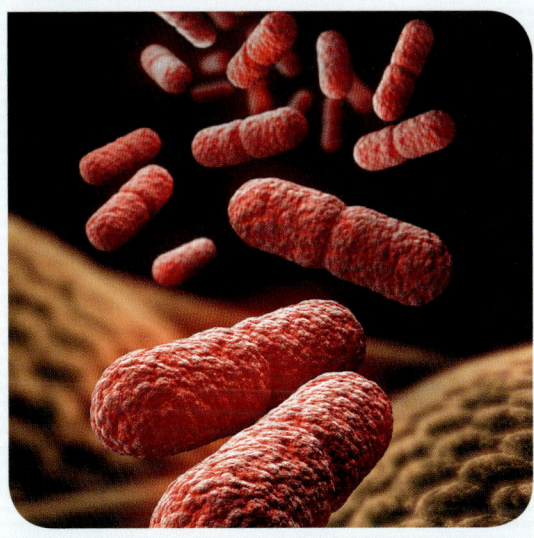

⬧ E.-coli-Bakterium

len führen. Vorbote sind Kopfschmerzen und hohes Fieber, sodass ein Kind einen ähnlich kranken Eindruck machen kann wie bei einer Hirnhautentzündung.

Gehen Sie daher bei den genannten Krankheitsanzeichen auf jeden Fall sofort zu Ihrem Kinder- und Jugendarzt. Da der Nachweis von Shigellen aus dem Stuhl einige Tage in Anspruch nimmt, wird er eine Rehydratationstherapie einleiten und ggf. auch eine Krankenhaus-Einweisung vornehmen.

Noroviren

Die Noroviren überfallen regelmäßig im Herbst unsere KiTas, aber auch Krankenhäuser und Altersheime. Die Viren sind hoch ansteckend und eine Infektion kann schon durch sehr wenige Erreger ausgelöst werden. Die Zeit von einer Ansteckung bis zum Ausbruch (Inkubation) beträgt manchmal nur wenige Stunden. Das Erbrechen und die Durchfälle sind schlimm und heftig, dafür meist kurz. Aufgrund der Heftigkeit der Symptome muss gegebenenfalls eine Infusionstherapie zum Flüssigkeitsausgleich im Krankenhaus durchgeführt werden, dies gilt insbesondere für Säuglinge und Kleinkinder. Für die Pflege daheim sollten Sie auf strikte Einhaltung der Händehygiene (Seite 254) achten.

Zur Desinfektion eignen sich nur solche Mittel, die tatsächlich die Angabe »gegen Noroviren« tragen.

Erkrankungen am Auge

Mit unseren Augen nehmen wir unsere Umgebung wahr. Wie wichtig sie für uns sind, merken wir oft erst, wenn uns etwas am Auge stört. Zum Glück sind die meisten äußeren Beeinträchtigungen harmlos und können gut behandelt werden.

Die Augen sind rot und jucken – und sofort fängt Ihr Liebling an zu reiben. Das ist eine ganz normale Reaktion, die aber die Sache leider eher verschlimmert als dass sie nutzt. Wichtig ist daher, dass Sie erst einmal den Juckreiz lindern, z. B. mit einem kühlen Waschlappen. Ihr Kinder- und Jugendarzt wird Sie nach seiner Untersuchung beraten, welche Therapie die richtige für Ihr Kind ist.

Bindehautentzündung

Als Sie Ihren kleinen Schatz morgens wecken, bemerken Sie, dass sein eines Auge ganz verklebt ist. Als er die Augen öffnet, sehen Sie auch, dass es gerötet ist – und sofort fängt Ihr Kind an zu reiben, weil es ein unangenehmes Fremdkörpergefühl am Auge verspürt. Vermutlich hat es eine Bindehautentzündung, die geht gerade in der KiTa um.

Manchmal sind die Augen nach dem Schlafen so verklebt, dass Sie erst mit einem mit warmem Wasser angefeuchteten Waschlappen den Knies aufweichen müssen, um die Augen sehen zu können: Die dann gut sichtbare Bindehaut ist vom äu-

ßeren Bereich bis hin zur Iris mit stark gefüllten Blutäderchen durchzogen, eventuell bemerken Sie zusätzlich eine Schwellung der Lider. Da eine Bindehautentzündung (Konjunktivitis) in aller Regel recht ansteckend ist, sollten Sie nach allen Manipulationen am Auge Ihres Kindes (Reinigen, Abtropfen, Tropfen geben) bitte anschließend immer Ihre eigenen Hände sofort waschen. Ihr Kinder- und Jugendarzt sollte mit seiner Lupe immer einen Fremdkörper als Ursache der Entzündung ausschließen.

Welche Ursachen kann eine Bindehautentzündung haben?

Meist handelt es sich um bakterielle Infektionen, die durch Schmierinfektionen in Gemeinschaftseinrichtungen aufgenommen werden. Kinder, die viel und gerne mit ihren Fingern im Gesicht spielen, sind deutlich häufiger betroffen.

Die Kinder können sich aber auch mit eigenen Bakterien infizieren. Um das zu erklären, muss ich etwas weiter ausholen: Der Volksmund sagt, wenn wir heulen, so heulen wir »Rotz und Wasser«. Beim

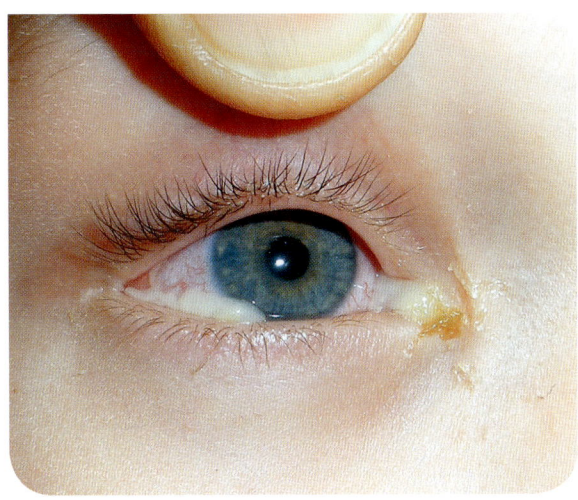

⬦ Bindehautentzündung

Weinen produzieren die Tränendrüsen, die seitlich unter den Oberlidern liegen, die Tränenflüssigkeit. Der Tränenfilm wird per Lidschlag über die Bindehaut verteilt. Bei normaler Tränenmenge gelangen die Tränen über zwei kleine Röhrchen (Kapillaren) am Nasen-nahen Augenwinkel in den Tränen-Nasen-Gang (TNG), der die Tränen wie ein Regenfallrohr zur Nase führt (s. Abb. »Tränen-Nasen-Gang«, Seite 90).

Jeder Infekt der oberen Luftwege kann zu eine Schwellung der Nasenschleimhaut führen, was wiederum zu einer Abflussbehinderung der Tränen mit Bildung von Schmier im Auge führt. Viele so erkrankte Kinder reiben sich wegen des Tränensees häufig die Augen und massieren dabei die eigenen Hautbakterien regelrecht ein. Dies führt zu einer erheblichen Vermehrung der Bakterien und in der Folge zu einer Bindehautentzündung (s. Abb.).

Seltener kommt es durch Viren, Allergene (s. u.) oder durch Fremdkörper zu einer Entzündung der Bindehaut. Ihr Kinder- und Jugendarzt wird die Diagnose nach seiner Untersuchung und ggf. nach weiteren diagnostischen Schritten stellen, z. B. Abstrich, Allergietest.

Wie sieht die Therapie aus?

Stellt Ihr Kinder- und Jugendarzt eine infektiöse Bindehautentzündung fest, wird er Ihrem Kind antibiotische Augentropfen verordnen, die in aller Regel mindestens 5-mal täglich über 5 Tage angewendet werden sollten. Wenn das Einträufeln gut gelingt, darf Ihr Kind nach 48 Stunden wieder in die KiTa oder Schule gehen. Sie selbst sollten sich in den ersten 48 Stunden nach dem Tropfen jedes Mal gründlich die Hände waschen.

Ist der Verlauf nach 48 Stunden unbefriedigend, suchen Sie Ihren Kinder- und Jugendarzt bitte erneut auf: Vielleicht hat es mit dem Einträufeln nicht ausreichend geklappt (Anwendungsfehler), das Antibiotikum müsste ggf. umgestellt werden (Empfindlichkeit des Keims anders als erwartet) oder die Diagnose überdacht werden (Fremdkörper, Allergie, Herpes, Manipulation am Auge).

Wenn Ihr Kinder- und Jugendarzt die Entzündung als nur schwach ausgeprägt einschätzt, kann er auch einen Behandlungsversuch mit Augentrost erwägen, z. B. Euphrasia D3. Augentrost unterstützt die Selbstheilungskräfte des Auges. Es handelt sich dabei um Borsäure-haltige Augentropfen, die in Deutschland in der oben genannten Form erhältlich sind.

So helfen Sie Ihrem Kind:

• Ziehen Sie Ihrem Kind nachts einen Schlafanzug mit »zu langen« Ärmeln an. Reibt es sich dann im Schlaf die Augen, geschieht dies mit dem Stoff und nicht den Händen direkt, wodurch es die Bakterien weniger leicht in die Bindehaut einmassiert.

• Wenn morgens die Augen mit trockenem Sekret verklebt sind, reinigen Sie sie mit einem fusselfreien Tuch (z. B. Waschlappen) und warmem, sauberem Wasser vorsichtig z. B. von außen nach innen. Das Lösen der Krusten braucht etwas Zeit.

• Ein unangenehmes Fremdkörpergefühl beseitigen Sie am besten mit Hilfe eines kalten Wasch-

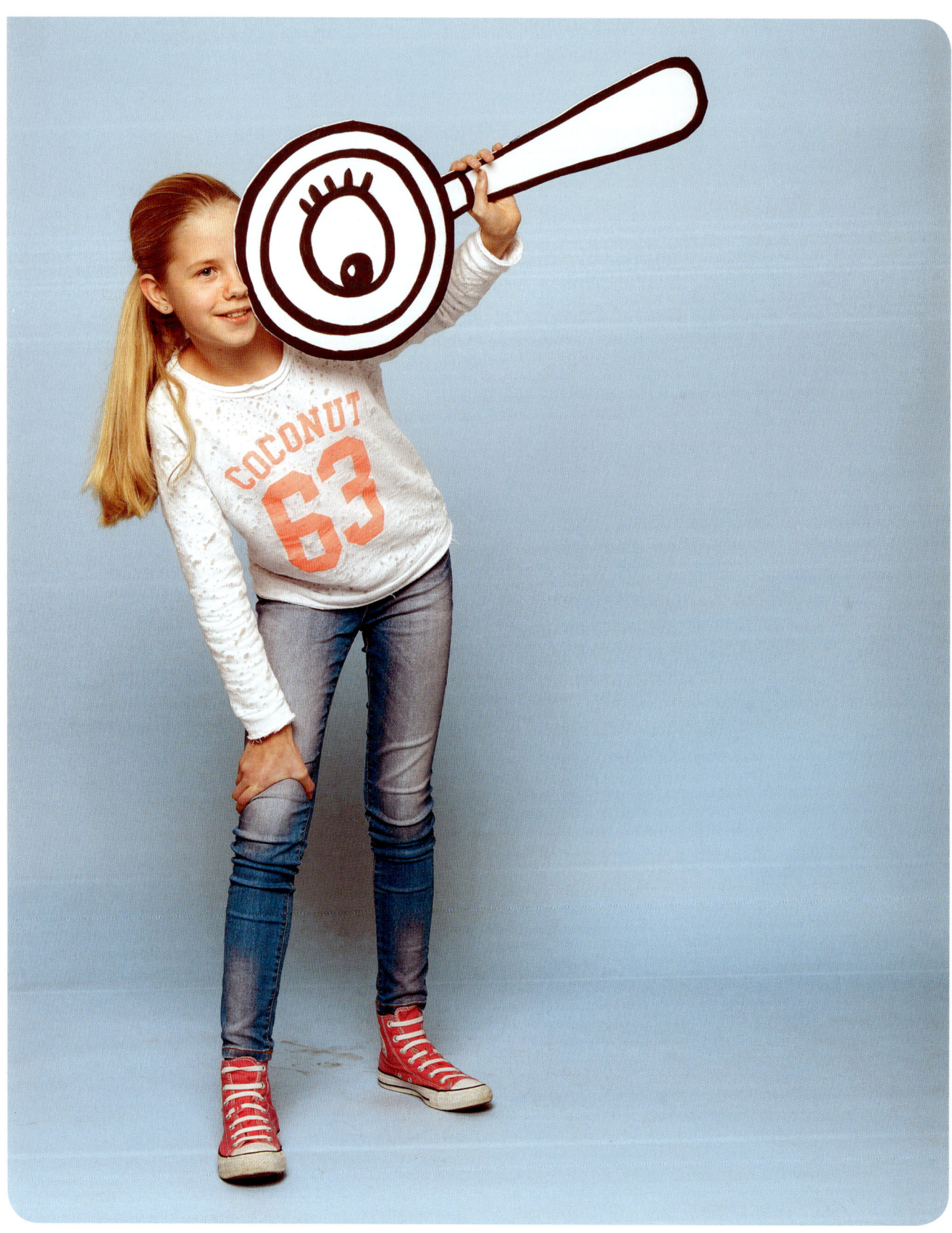

lappens: Legen Sie den kalten, aber ausgewrungenden Waschlappen auf die Augen Ihres Kindes und erneuern Sie diese Abkühlung alle 10 Minuten.

Allergische Bindehautentzündung

Jeder Heuschnupfen-Patient kennt das unangenehme Gefühl an den Augen: Es juckt, es tränt, man will reiben und rubbeln und verschlimmert doch alles nur weiter. Das Auge ist rot, die Lider häufig auch, das Auge tränt und die Bindehaut wird dick (Chemosis). Manchmal wird mit den Tränen ein eiweißreiches Sekret abgesondert, das aussieht, als enthielte es kleine Gelatine-Stücke.

Die einfachste Hilfe ist zunächst ein kalter Waschlappen. Er lindert den Juckreiz und mindert den Tränenfluss. Ist die Ursache vorübergehend (hat Ihr Kind z. B. ein Kaninchen auf dem Arm gehabt und ist allergisch gegen Kaninchen), werden die Beschwerden nach gründlichem Waschen von Haaren und Gesicht schnell wieder abklingen.

Liegt dagegen ein typischer Heuschnupfen vor, sollte Ihr Kinder- und Jugendarzt eine Allergiediagnostik durchführen und durch Gabe von spezifi-schen Augentropfen die Reaktion der Bindehaut auf das Allergen mildern. Pollenallergiker sollten sich vor dem Zubettgehen immer die Haare waschen, damit die sonst wie Staub im Haar sitzenden Pollen nicht nachts auf das Kopfkissen Ihres Kindes rieseln und ständig die Augen und die Nase reizen. Da auf dem Land abends der Pollenflug am schwächsten ist, sollten Sie das Kinderzimmerfenster tagsüber geschlossen halten und nur abends für 10 Minuten eine Stoßlüftung machen.

Wundrose der Augenhöhle

Die Infektion der Augenhöhle ist eine gefährliche Krankheit, die zu einer Blutvergiftung und einer Infektion des Gehirns führen kann.

Ein Kind mit einer solchen Infektion hat eine scharf begrenzte Rötung um das Auge herum, Schmerzen am Auge, die Lider sind geschwollen, es ist krank, fiebert und ggf. sieht das betroffene Auge unbeweglich in eine falsche Richtung. Auch ein Mückenstich am Oberlid (Seite 262) kann eine beträchtliche Schwellung und etwas Rötung hervorrufen, aber ein Kind mit einer Wundrose ist richtig krank.

Es klappt nicht mit dem Einträufeln von Augentropfen?

Viele Eltern haben Probleme, die Augentropfen in die Augen ihrer Kinder zu bekommen: Entweder werden schreckbedingt die Augen so fest geschlossen, dass die Tropfen wieder herausfließen, oder die Kinder lassen sich gar nicht festhalten. Augentropfen brennen nicht. Und wenn sie bei Raumtemperatur aufbewahrt werden, erschrecken sich die Kinder in der Regel auch nicht.

Mein grundsätzlicher Tipp: Legen Sie Ihr Kind hin. Ein Helfer (Elternteil, Oma, Nachbar) hält mit den nach oben gestreckten Kinderarmen den Kopf fest (Oberarme an die Ohren drücken). Dadurch sind Kopf und Arme des Kindes gleichzeitig fixiert. Zum Tropfen ziehen Sie mit dem 2. und 3. Finger gleichzeitig die Unterlider leicht nach unten und träufeln schnell hintereinander je 1 Tropfen in die beiden »Bindehautsäcke« ein. Lassen Sie dann gleich wieder los. Der ganze Vorgang sollte so schnell erfolgen, dass Ihr Kind gar nicht erst beginnt zu weinen.

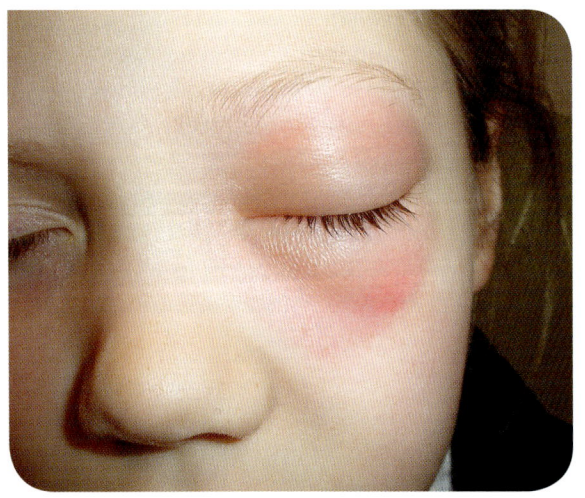

⬙ Wundrose der Augenhöhle, krankes Kind.

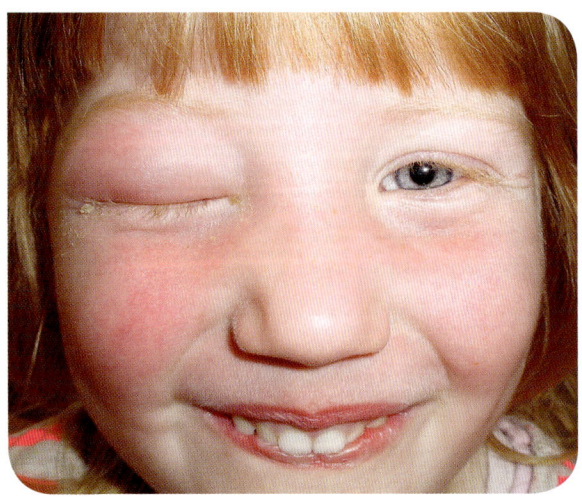

⬙ Mückenstich am Augenlid, fröhliches Kind.

Diese sogenannte Orbitalphlegmone und auch schon der Verdacht darauf erfordert eine unverzügliche Behandlung in einem Krankenhaus. Dort muss das Kind Bettruhe halten und bekommt eine antibiotische Therapie über die Vene.

Eine solche Wundrose kann sich an einem sonst gesunden Auge bei einem sonst gesunden Kind entwickeln, das lediglich zuvor eine Erkältung hatte, die zu einer Nebenhöhlenentzündung der Siebbein-Höhle geführt hat, die wiederum in die Augenhöhle durchbrechen konnte. Aufgrund dieser Kette von unglücklichen Ereignissen wird deutlich, dass es sich um eine seltene Erkrankung handelt.

Mückenstich am Auge

Das Bindegewebe der Augenlider ist sehr empfindlich. Ein harmloser Mückenstich kann daher zu einer erheblichen Schwellung der Haut führen. Wenn ein Kind dann zusätzlich viel an den Augen reibt, kann durch die dann entstehende Rötung der Lokalbefund einer Wundrose (Seite 261) ähneln. Aber Ihr Kind zeigt durch einen Mückenstich natürlich keinen kranken Allgemeinzustand.

So helfen Sie Ihrem Kind: Kühlen Sie das Auge mit einem kalten Waschlappen oder einem Cool-pack (in einen Wachlappen gesteckt).

Achtung: Juckreizstillende Medikamente in einer Gel-Zubereitung (wie z. B. Fenistil und Soventol) können das Auge und die Schleimhäute reizen und sollten daher gemieden werden. Sinnvoller sind daher juckreizstillende Inhaltsstoffe in einer Cremegrundlage (z. B. Systral® Creme). Eine Creme kühlt zwar nicht, dafür brennt sie nicht am Auge. Eine Kühlung können Sie auch durch das Auflegen eines kalten Waschlappens erreichen.

Gerstenkorn

Das Augenlid besitzt Schweißdrüsen und Talgdrüsen. Durch Bakterien, vorwiegend die normalen »Bewohner« der Haut, kann eine Entzündung dieser Drüsen hervorgerufen werden. Ein typischer Befund ist eine schnell größer werdende Rötung an der Lidkante, die wie ein dicker, reifer »Pickel« erscheint (Hordeolum). Er tut meist sehr weh. Zum Glück aber dauern die Schmerzen nicht sehr lange: Das schnelle Reifen des Gerstenkorns führt nach wenigen Tagen zum spontanen Aufplatzen, so-dass der eitrige Inhalt abfließt und das Lid gesunden kann.

Bitte drücken Sie nicht an dem Gerstenkorn, sondern warten Sie ab, bis es von alleine verheilt. Wie bei einem »Pickel« im Gesicht besteht dabei die Gefahr, dass der »Pickel« unter der Haut aufplatzt und sich der Inhalt ins Gewebe ergießt.

Dauert es bis zum Aufplatzen zu lange, können Sie durch trockene Wärme, z. B. Rotlicht, nachhelfen, dadurch wird die Durchblutung verstärkt. Nur selten ist eine antibiotische Salbentherapie nötig.

Hagelkorn

Ein Hagelkorn wächst im Gegensatz zum Gerstenkorn langsam. Es handelt sich dabei nämlich nicht um eine bakterielle Entzündung mit Eiterbildung, sondern lediglich um einen Sekret-Stau in den Talgdrüsen und es tut nicht weh. Mitunter kann es mehrere Wochen dauern, bis das Sekretsäckchen (Chalazion) sich wieder aufgelöst hat.

⌄ Hagelkorn

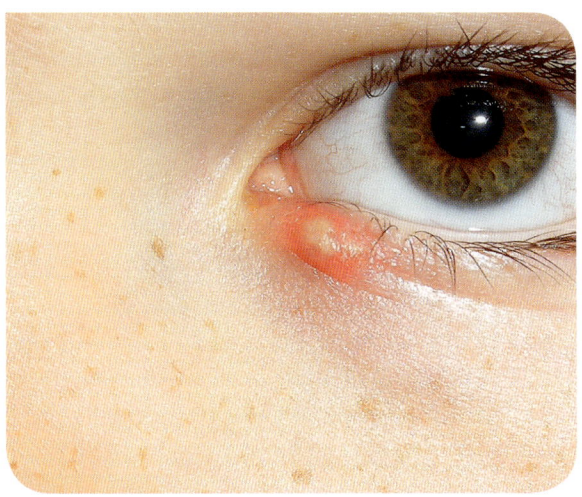

Bei Kindern sollte man nichts unternehmen, da es lediglich ein kosmetisches Problem ist. Erwachsene sollten das Hagelkorn nach ein paar Wochen dem Augenarzt zeigen, da es auch Lidrandtumore gibt. Sofern sich das Hagelkorn nicht auflöst, kann es operativ entfernt werden, wobei man auch hier bei Kindern eher zurückhaltend ist.

Tränendrüsenentzündung

Die Tränendrüse sitzt seitlich unter dem Oberlid. Eine Entzündung dieser Drüse kommt selten vor. Sie verursacht Schmerzen und, wie ein Mückenstich auch, eine deutliche Schwellung des Oberlides, aber so weit außen, dass von einer »liegenden Paragraphenform« gesprochen wird. Der Augenarzt oder der Kinder- und Jugendarzt untersucht die Drüse durch »Hochklappen« des Oberlides und stellt anschließend die Diagnose. Die Therapie erfolgt durch Gabe eines Antibiotikums.

Weiße Augen auf Fotos (Retinoblastom)

Jeder kennt die roten Augen auf geblitzten Fotos. Die roten Augen kommen – bei geradem Lichtein- und -austritt – vom rötlichen Schein der Netzhaut. Es kann aber auch vorkommen, dass auf einem Foto eines Babys oder Kleinkindes das eine Auge rot und das andere Auge weiß erscheinen. In diesem Fall kann es sich um einen sehr seltenen Tumor (nur etwa 60 Fälle pro Jahr in Deutschland) der Netzhaut handeln: um ein Retinoblastom. Dieser Tumor ist sehr gefährlich, da er unbehandelt zum Tode führt. Wird die Krankheit jedoch frühzeitig erkannt und therapiert, sind die Heilungschancen gut: Etwa 95 % der Patienten werden geheilt. Ein solches »Weißes-Auge-Phänomen« sollte sofort einem Augenarzt vorgestellt werden.

Blase und Geschlechtsorgane

Harnwegsinfektionen und Probleme an den Geschlechtsorganen sind unangenehm und oft ein Tabuthema. Sprechen Sie trotzdem mit Ihrem Kind darüber: Vieles lässt sich vermeiden, anderes muss vom Kinder- und Jugendarzt behandelt werden.

Erwachsene reden nicht so gern über ihre Geschlechtsorgane und Dinge, die auf der Toilette vor sich gehen. Dabei ist das etwas ganz Natürliches. Kinder haben diese Probleme ursprünglich nicht, passen sich dann aber oft in ihrem Verhalten den Erwachsenen an.

Es ist jedoch wichtig, Namen für diese »Tabuthemen« zu haben und über Beschwerden offen zu reden. Denn einige Probleme an den Geschlechtsorganen lassen sich leicht vermeiden, z. B. durch gründliche Reinigung. Aber dafür müssen Sie sie natürlich benennen können und Ihrem Kind zeigen, wie es geht.

Sprechen Sie offen über Pipimachen und Geschlechtsorgane und erklären Sie alles in einfachen Worten so, dass Ihr Kind es auch versteht. Dann wird es bei Problemen sicherlich frühzeitig zu Ihnen kommen und erklären oder zeigen können, wo es wehtut.

Überlegen Sie sich auch gut, ob Sie wirklich »Fantasienamen« wie »Mumu« oder »Pipimann« für die Benennung der Geschlechtsorgane verwenden möchten, oder doch gleich bei den offiziellen Bezeichnungen Scheide/Vagina und Penis bleiben. So werden die Geschlechtsorgane nicht verniedlicht und es müssen später keine neuen Begriffe dazugelernt werden.

Juckreiz und Schmerzen im Genitalbereich

Gerade für Kleinkinder sind die Empfindungen »Juckreiz« und »Schmerz« nicht deutlich zu unterscheiden. Es kann also sein, dass der Scheideneingang oder die Penisspitze eigentlich juckt, Ihr Kind Ihnen aber sagt, dass es wehtut.

Harnwegsinfekt

Schmerzen beim Pipimachen lässt viele Eltern an einen Harnwegsinfekt denken, der aber im Kleinkindalter sehr selten ist. Ein typischer Harnwegsinfekt bei Kindern über 1 Jahr wird sich äußern in
- häufigem Wasserlassen und
- schmerzhaftem Wasserlassen.

Wie läuft eine Urinprobe beim Kinder- und Jugendarzt ab?

Bei den Vorsorgeuntersuchungen, aber auch wenn Sie mit Ihrem Kind wegen Auffälligkeiten im Genitalbereich zum Kinder- und Jugendarzt gehen, wird in der Regel bereits von den Helferinnen eine Urinprobe untersucht. Schicken Sie Ihr Kind also in dem Fall nicht daheim schon auf die Toilette.

Wenn ein im Genitalbereich mangelhaft gepflegtes Mädchen Urin zur Untersuchung abgibt, wird die Urin-Analyse meist ein auffälliges Ergebnis liefern: Die dann nachgewiesenen weißen Blutkörperchen (und ggf. Bakterien) stammen aber nicht aus dem Urin, sondern werden mit dem Urin von den leicht gereizten Schamlippen abgespült. Die Folge ist die unzutreffende Diagnose »Harnwegsinfekt«.

Besser geeignet sind Katheter- oder Punktions-Urine, da so eine Verunreinigung mit Bakterien und Zellen der Harnorgane ausgeschlossen werden kann. Bei Kleinkindern ist dies aber schwierig und – obwohl in den Lehrbüchern immer wieder beschrieben – nicht praktikabel.

Bei der richtigen Uringewinnung aus Spontanurin sollte ein Mädchen daher breitbeinig auf der Toilette sitzen, sodass der Harnstrahl wie bei einer Gartenspritze gerade herauskommt. Die 1. Portion macht Ihre Tochter in die Toilette, die 2. Portion fangen Sie als Mittelstrahlurin in einem Becher auf, der Rest geht wieder in die Toilette.

Bei Jungen ist die Uringewinnung »baulich« bedingt etwas leichter, aber auch hier sollten Sie nur den Mittelstrahlurin auffangen.

Beides kommt nicht nur tagsüber daheim, sondern auch nachts, im Kindergarten und beim Besuch eines Freundes vor.

Der Kinder- und Jugendarzt wird sich bei Schmerzen im Genitalbereich immer den Genital- und Anal-Bereich des Kindes anschauen.

Im Falle eines (seltenen) Harnwegsinfektes, den man leicht über eine Urintestung nachweisen kann, wird der Arzt eine entsprechende Therapie mit einem Antibiotikum einleiten. Bei gehäuften Infekten ist eine weitere Abklärung durch einen Facharzt für Urologie oder durch einen Kindernephrologen nötig.

Gegebenenfalls muss eine Urinuntersuchung bei unklarem Befund am Folgetag noch einmal wiederholt werden. Manchmal hilft auch erst eine Kultur des Urins: Dabei wird die Urinprobe für 24 Stunden in den Brutschrank gestellt und der Arzt erhält dann

1. die Anzahl der im Urin vorhanden bakteriellen Keime und
2. das Ergebnis, ob es sich um nur eine Keimsorte (Infektionsverdacht) oder mehrere Keime (Mischflora, kein Infektionsverdacht) handelt.

Haut- bzw. Schleimhautreizung

Die mit Abstand häufigste Ursache für Schmerzen oder Juckreiz im Genitalbereich ist jedoch nicht ein Harnwegsinfekt, sondern eine Haut- oder Schleimhautreizung: Im Scheideneingang (oder genauer im Scheidenvorhof, der Vulva) oder an der Penisspitze brennt und juckt es, meist

- durch Rückstände von Urin bei nicht ausreichender Pflege,
- durch konzentrierten Urin bei Fieber,
- durch zu viel Genuss von Vitamin-C-haltigem Obst bzw. Säften (das wird über die Nieren ausgeschieden und brennt).

So helfen Sie Ihrem Kind: Reinigen Sie den Scheideneingang ihrer Tochter richtig und gründlich: Waschen Sie den Raum zwischen den großen und kleinen Schamlippen mit Wasser und Waschlappen aus. Als »Qualitätskontrolle« gilt, dass der Scheideneingang anschließend nicht mehr nach Urin riecht.

Für Ihren Sohn ist das Reinigen der Eichel nicht angenehm. Bisweilen wehren sich die Kleinen so stark, dass Eltern aus Unsicherheit, etwas falsch zu machen, lieber alles so belassen wie es ist, nämlich rot und gereizt. Aber das ist keine Lösung und führt nur zu noch mehr Juckreiz.

Am einfachsten ist dann die Genitalpflege in der warmen Wanne. Der zweite Schritt sollte das Waschen in der Dusche sein, bis Sie Ihr Kind am Waschtisch auch mit einem Waschlappen pflegen können.

Weibliche Geschlechtsorgane

Die weiblichen Geschlechtsorgane liegen etwas versteckt. Trotzdem müssen Sie natürlich gereinigt werden, was mitunter nicht so ganz einfach ist.

Vaginaler Fluor bei Mädchen (bis ca. 8 Jahre)

Vielleicht bemerken Sie einen unangenehmen Geruch aus dem Scheidenvorhof Ihrer Tochter und sehen abends in der Unterhose einen schmierigen weißlichen, manchmal grünlichen Ausfluss. Eine Pilzinfektion der Scheide, wie bei erwachsenen Frauen oder einem pubertierenden jugendlichen Mädchen, gibt es bei einem Mädchen vor der Pubertät nicht. Meistens reicht es schon, wenn das Genitale besser gepflegt wird (s.o.). Denn dieser Schleim stellt einen Reizzustand der genitalen Schleimhaut dar, bedingt durch Stuhl- oder Urinreste, selten auch durch Dreck oder Verletzungen

> ### Salzwasser-Sitzbad
>
> Lösen Sie 1 gehäuften Teelöffel Kochsalz in 1 Liter Wasser auf. Das ergibt eine etwa 0,5 %ige Salzlösung, die Sie auf etwa 30 °C bringen. Kontrollieren Sie das mit einem Thermometer. Lassen Sie Ihre Tochter etwa 6 Minuten mit dem Popo darin sitzen.

durch Masturbation oder noch seltener durch Madenwürmer (Seite 401).

So helfen Sie Ihrem Kind: Waschen Sie Ihre Tochter täglich im Bereich des Scheideneingangs gründlich, ältere Mädchen können dies natürlich schon selbst tun. Vorübergehend kann es hilfreich sein, wenn Sie Ihre Tochter 1–2-mal täglich in ein mildes Salzwasser-Sitzbad (s.o.) setzen.

Verschwindet mit diesen Maßnahmen der Fluor nicht innerhalb von 5 Tagen, gehen Sie mit Ihrer Tochter zu Ihrem Kinder- und Jugendarzt.

Juckreiz am Scheidenvorhof

Ein Mädchen vor der Pubertät befindet sich noch in der hormonellen Ruhephase. Das Genitale ist noch völlig unbeeinflusst durch die Sexualhormone. Diese Situation ist vergleichbar mit einer Frau nach den Wechseljahren, wo es durch den Östrogenmangel schnell zu einer Reizung der äußeren Geschlechtsorgane kommen kann. Der Juckreiz (Pruritus vulvae) wird von einem Kind aber nicht unbedingt als »jucken« bezeichnet, sondern den Eltern gegenüber als »Schmerz« dargestellt. Die fehlenden Östrogene führen zu einer wenig widerstandsfähigen Schleimhaut im Scheidenvorhof. Die dünne Schleimhaut ist angreifbar für allerlei: zu viel »Schubbeln« (sich lustvoll am eigenen Genital berühren, Seite 183), zu viel Seife, zu wenig Pflege, Urinreste, zu viel Säuren (z.B. Vitamin C) usw.

Juckreiz durch Würmer?

Eine sehr seltene Ursache des Juckreizes am Scheidenvorhof sind die bekannten Kindergarten-Würmer: die Oxyuren oder Madenwürmer (Seite 401). Sie leben zwar im Darm und verursachen den typischen Juckreiz am Anus nach dem Einschlafen, können aber auch über den Damm zur Vulva gelangen, sich dort ansiedeln und den Juckreiz auslösen.

Hat Ihre Tochter vor der Pubertät Juckreiz oder Schmerzen im Scheidenvorhofbereich und der Kinder- und Jugendarzt stellt einen (richtig gewonnenen) unauffälligen Urin fest, liegt meist ein solcher Pruritus vulvae vor. Ihr Arzt wird Sie dann zu einer intensiveren Pflege ermutigen, z. B. zum täglichen Sitzbad in einer halbisotonen Salzlösung (Seite 266). Das Mädchen wird er zum vorsichtigen Schubbeln ermuntern, also mit kurzen Fingernägeln, sauberen Fingern und bitte nicht so heftig. Den Scheideneingang sollten Sie wenige Tage lang mit einer Östrogensalbe behandeln, die Ihnen der Kinderarzt verschreibt. Führt dies nicht binnen 4–5 Tagen zum Erfolg, machen Sie mit Ihrer Tochter einen neuen Termin aus.

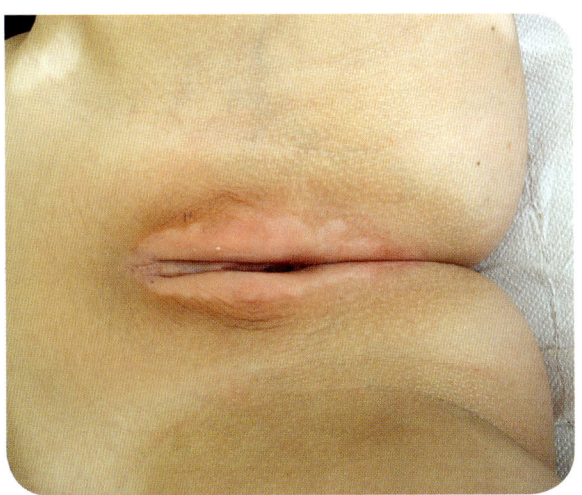

Lichen sclerosus

Der Lichen sclerosus ist eine Hautveränderung im Genitalbereich, bei dem es zu einer weißlichen Verfärbung der Schamlippen und der Region um die Analöffnung herum kommt (s. Abb.).

Heute geht man davon aus, dass es sich um eine chronische, autoimmune Entzündung handelt, also einer Entzündung durch das Immunsystem selbst. Seit 2015 gibt es endlich eine Leitlinie zur Behandlung dieser Krankheit, die in überwiegender Mehrheit geheilt werden kann. Ihr Kinder- und Jugendarzt wird Ihrer Tochter dazu eine Kortison-Creme verschreiben und sie nach 3 Monaten wieder einbestellen. Lichen sclerosus scheint im Kindesalter einen ganz anderen, wesentlich leichteren Verlauf als bei Erwachsenen zu nehmen. Falls Sie zu diesem Krankheitsbild im Internet recherchieren, achten Sie auf Aussagen, die tatsächlich aus der Kinderheilkunde stammen.

Männliche Geschlechtsorgane

Auch die männlichen Geschlechtsorgane können jucken oder schmerzen. Außerdem sind sie anfälliger für Verletzungen.

Reizung der Harnleiter-Öffnung

Sie bemerken, dass sich Ihr Sohn an den Penis fasst, auch durch die Windel oder die Hose, und offensichtlich Schmerzen hat. Wenn Sie den Genitalbereich Ihres Sohnes untersuchen, sehen Sie möglicherweise einen entzündeten, roten und geschwollenen Penis (Balanoposthitis, Seite 268). Vielleicht ist aber alles äußerlich unauffällig. Findet auch der Kinder- und Jugendarzt bei seiner Untersuchung keine Auffälligkeiten, liegt in der Regel eine Reizung der Harnleiter-Öffnung vor.

◂ Lichen sclerosus

Lichen scelerosus auch bei Jungen

Auch bei Jungen kann ein Lichen am Penis auftreten, hier meist an der Vorhaut, allerdings deutlich seltener als bei Mädchen. Die Vorhaut erscheint farblich wie aus Porzellan und wird durch den Lichen zu eng. Zur Behandlung wird ebenfalls eine Kortison-Creme über 3 Monate verordnet.

Eine mögliche Ursache ist ein konzentrierter Urin, z. B. durch wenig Trinken bei gleichzeitigem vielen Schwitzen oder der Genuss von zu viel Vitamin-C-haltigem Obst bzw. Säften.

So helfen Sie Ihrem Kind: Achten Sie darauf, dass Ihr Sohn genug trinkt bzw. weniger Obst bzw. Säfte zu sich nimmt. Cremen Sie außerdem die Penisspitze 1 Tag lang alle 2–3 Stunden mit einer Panthenol-Salbe ein.

Phimose

Alle Jungen werden mit einer engen Vorhaut, also einer Phimose (Seite 101), geboren. Die Vorhaut ist vorne viel zu eng, als dass sie über die Eichel gezogen werden könnte. Zusätzlich ist die Innenseite der Vorhaut mit der Außenseite der Eichel fest verwachsen. Bis zum 5. Geburtstag sollten beide so gelockert sein, dass ein Junge die Vorhaut über die Eichel ziehen kann. Gelingt dies mit 5 Jahren noch nicht, sprechen wir von einer behandlungsbedürftigen Vorhautverengung. Da es eine hohe Rate sich spontan öffnender Phimosen bis zum 5. Geburtstag gibt, braucht sie vorher nicht behandelt zu werden.

Die Freude am eigenen Genital und das Spielen mit dem Penis kann zu einem Zurückstreifen der zu engen Vorhaut über die kleine Eichel führen. Kommt es nun zu einer Erektion, ist die Vorhaut für die pralle Eichel zu eng, um wieder nach vorn gestreift werden zu können. Die Vorhaut schnürt die Eichel ab. Die dadurch verursachte Störung des Blutabflusses (sog. Paraphimose) führt zu einer Schwellung des inneren Vorhautblattes und kann zum Gewebetod führen.

Die Vorhautverengung eines 5-jährigen Jungen kann mithilfe einer Creme gut behandelt werden: Der Kinderarzt verschreibt dazu eine Kortison-Creme, die, 2-mal täglich dünn aufgetragen, über 4–6 Wochen angewendet wird. Führen Sie die Therapie regelmäßig durch (nicht vergessen!), ist nach dieser Zeit die Phimose beseitigt. Es kann sein, dass die Vorhaut an einem kleinen Teil der Eichel noch angewachsen ist (Vorhaut-Adhäsion), diese löst sich in aller Regel aber später in der Pubertät von selbst. Wichtig ist daher die Kontrolle des Befundes nach 4–5 Wochen Creme-Therapie.

Nach glücklicher Beseitigung der Phimose gilt: Ein Junge sollte täglich (!) die Harnsäure-Reste unter der Vorhaut durch Waschen entfernen. Das macht nicht viel Spaß. Viele Jungen in dem Alter spielen zwar mit Lust an ihrem Genital und bekommen auch eine Erektion; das Waschen, also das Berühren der Eichel mit einem Waschlappen, ist aber unangenehm. Machen Sie dies mit Ihrem Sohn gemeinsam: behutsam, aber bestimmt.

In sehr seltenen Fällen klappt diese Creme-Therapie nicht. Dann wird eine operative Lösung der Vorhaut empfohlen (»Zircumcision«). Dies ist ein ambulanter Eingriff in Narkose beim Kinderchirurgen oder Urologen.

Entzündung des Penis (Balanoposthitis)

Die Penisspitze, die Eichel, wird bei kleinen Jungen von der Vorhaut umschlossen, die für ein Zurückstreifen jedoch noch zu eng ist (s. o.). Unter der Vorhaut können sich aber Bakterien sammeln, die dann zu einer Entzündung des Penis-Schaftes füh-

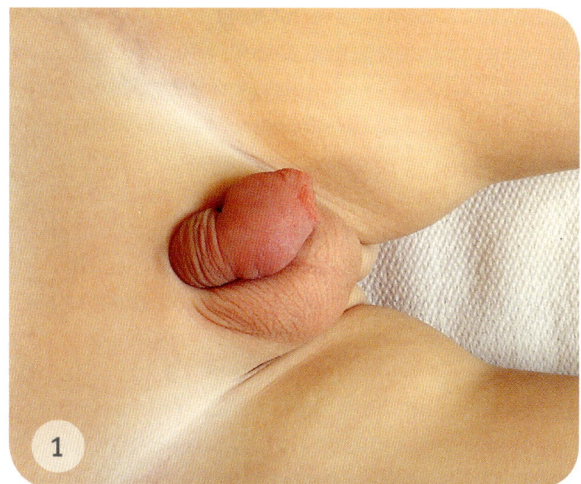

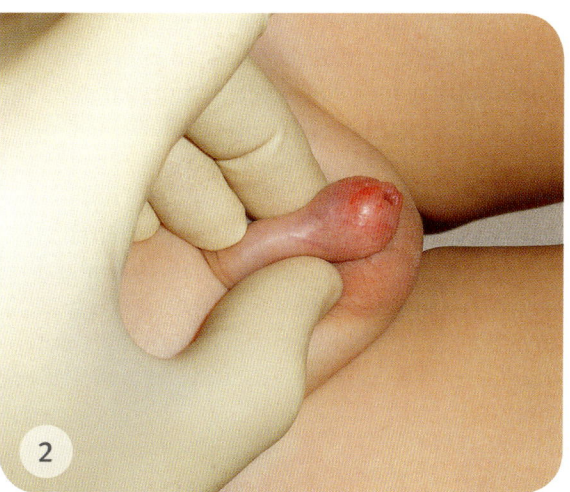

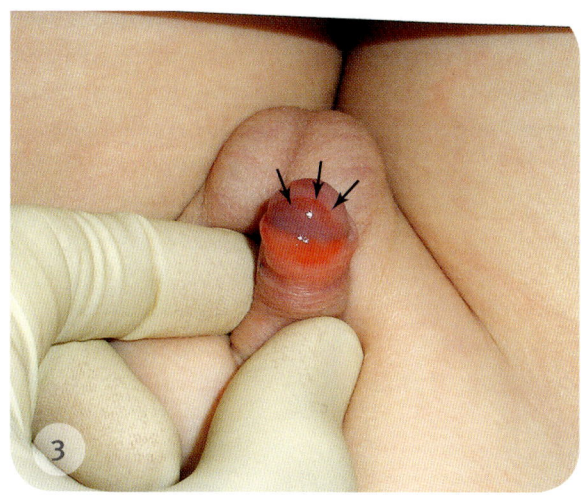

❶ Penis-Entzündung (Balanoposthitis)
❷ Mit dem Reißverschluss wurde die Vorhaut einge-
klemmt.
❸ Die Vorhautinnenseite ist flächig von der Eichel
abgerissen.

ren. Der Penis ist gerötet und geschwollen, allerdings nicht so hart wie bei einer Erektion, sondern
teigig. Er schmerzt, das Wasserlassen klappt aber,
kann jedoch auch schmerzhaft sein.

Stellt der Kinder- und Jugendarzt die Diagnose einer Penis-Entzündung (Balanoposthitis, s. Abb. 1),

sollte zeitnah eine Salbentherapie mit einer antibakteriellen Salbe begonnen werden. In schweren
Fällen kann auch der Einsatz eines Antibiotikums
notwendig sein.

Penisverletzungen

Penisverletzungen bei kleinen Jungen haben
hauptsächlich drei Gründe:

1. Wenn es auf der Toilette ganz schnell gehen
   muss, kann Ihr Sohn beim Heraufziehen des
   Reißverschlusses die Vorhaut zwischen den
   Zähnen einklemmen. Typisch dafür sind zwei
   wunde, evtl. blutende Stellen an der Vorhaut
   (s. Abb. 2). Ist die Verletzung oberflächlich, reicht
   eine Wundcreme wie Panthenol (s. u.).

2. Ihr Sohn kann beim Spielen mit erigiertem Penis
   die Vorhaut so weit zurückziehen, dass die Vorhaut von der Penisspitze flächig abreißt (s. Abb.
   3). Dies tut leider sehr weh. Geben Sie Ihrem
   Sohn in den nächsten 2 Tagen alle 8 Stunden
   ein Schmerzmittel und vermeiden Sie eine Berührung der Eichel, meiden Sie 3 Tage lang Vitamin-C-haltige Getränke oder Obst. Nach einer
   Woche sollte die Eichel regelmäßig wieder gewaschen werden.

3. Beim Spielen am erigierten Penis zieht Ihr Sohn
   die Vorhaut so weit zurück, dass eine Lakune

mit Zellschrott (Seite 101) eröffnet wird: Dieser Zellschrott erscheint den meisten Eltern wie Eiter. Es kann auch ein wenig bluten, stellt aber in aller Regel nur eine kleine Wundfläche dar, die keiner weiteren Therapie bedarf.

Zum Ausschluss anderer Verletzungen sollten Sie alle drei Wunden Ihrem Kinder- und Jugendarzt zeigen. Die Verletzungen 1 und 2 werden 6-mal täglich mit Panthenol-Creme in der Heilung unterstützt, die Verletzung 3 muss nicht behandelt werden.

Hodentorsion

Die beiden Hoden sind im Hodensack nicht vollständig fest verankert: Wie der Darm sind sie z. T. beweglich aufgehängt und können sich in begrenztem Maße drehen und sich auf und ab bewegen. Für letztere Bewegung sorgt ein kleiner Muskel (Cremaster). Wenn man ihn reizt, z. B. durch Berühren der Oberschenkel-Innenseiten, führt dies zu einem Reflex, durch den der Hoden der entsprechenden Seite nach oben gezogen wird (Cremaster-Reflex).

Fehlt bei einem Jungen eine Anheftstelle des Hodens, kann sich der Hoden um seine Längsachse nach innen drehen. Wird dabei der Blutabfluss abgeschnürt, liegt eine Hodentorsion vor.

Jungen mit einer Hodentorsion klagen über einen akut einsetzen erheblichen Schmerz, manchmal mit Kreislaufreaktion (Blässe, Schwitzen), der Hoden ist geschwollen und sehr druckempfindlich. Bei Neugeborenen und Kleinkindern kann der Verlauf ganz anderes sein (schmerzlos bis erhebliche Bauchschmerzen!) Diese Situation stellt einen Notfall dar und sollte baldmöglich durch einen Urologen behandelt werden, meist in Form einer OP.

Orthopädische Probleme

Schmerzen in den Beinen oder in der Hüfte, Probleme beim Laufen, Fehlstellungen der Füße – natürlich machen Sie sich Sorgen. Aber häufig sind die Ursachen harmlos und lassen sich gut behandeln oder verschwinden von selbst wieder.

Orthopäde bedeutet übersetzt »Kinder-gerade-Macher«. Im 18. Jahrhundert tauchte der Begriff »Orthopädie« erstmals auf und beschrieb Methoden, um krumm gewachsene Kinder zu einem geraden Wuchs zu führen. Heute ist die Kinder-Orthopädie ein eigenes Fachgebiet innerhalb der Orthopädie mit vielfältigen Aufgaben. Ich möchte hier auf einige wesentliche Aspekte eingehen, mit denen entweder jede Familie Berührung haben wird oder die Sie kennen sollten.

Akute Hüft-Schmerzen und stark humpelnder Gang

In diesem Kapitel werden zwei Ursachen akuter Hüftschmerzen besprochen. Natürlich kann jeder akute Hüftschmerz auch von einer Sportverletzung, einem Sturz oder einem Ausrutschen im Sinne einer Prellung (Seite 468) stammen. Wenn Sie bei Ihrem Kind eine schmerzhafte Geh-Unfähigkeit beobachten und keine Besserung sehen, sollte Sie an die hier genannten Ursachen denken.

Hüftschnupfen

Vor ein paar Tagen hatte Ihr Kind Durchfall, aber jetzt geht es ihm wieder gut. Als Sie Ihren Schatz nach dem Mittagsschlaf wecken und auf den Boden stellen, knickt ein Beinchen ein und er kann weder auf dem Bein stehen noch laufen.

Meist im Anschluss an eine allgemeine Virusinfektion (Erkältung, Durchfall) kann es bei Kindern im Kindergartenalter plötzlich, aber vorübergehend zu einer Geh-Unfähigkeit kommen: Nach dem Schlaf verweigert Ihr Kind das Laufen. Wenn Sie dennoch versuchen, es testweise auf die Beinchen zu stellen, knickt es beim Versuch, Gewicht auf das betroffene Bein zu übernehmen, sofort ein. Sonst geht es dem Kleinen gut und – ganz wichtig – es hat kein Fieber (sonst lesen Sie bitte unter »Akute Gehunfähigkeit mit Fieber« (Seite 272) weiter). Vermutlich wird es Ihnen sagen, dass die Hüfte, der Oberschenkel oder das Knie weh tut. Diese diffuse Schmerzangabe ist typisch für Kinder. Ihr Kinder- und Jugendarzt kennt solche Beschwerdebilder und wird immer alle angrenzenden Gelenke und Organe mit untersuchen.

Durch diese Vorgeschichte wird der Verdacht Ihres Kinder- und Jugendarzt wahrscheinlich auf den sogenannten Hüftschnupfen gelenkt. Er wird Ihr Kind untersuchen und ggf. eine Ultraschall-Untersuchung der Hüfte vornehmen. Bei einem Hüftschnupfen zeigt die Hüfte einen deutlichen Gelenkerguss. Wie wir es bei anderen Erkrankungen sehen (Scharlach (Seite 380), Schoenlein-Henoch (Seite 428), Yersinien (Seite 256) u.a.), führt die Abwehraktivität des Immunsystems gegen Krankheitserreger auch in diesem Fall leider zu einem Schaden an körpereigenen Geweben, stellt also eine Art Autoimmunerkrankung am Gelenk dar.

Ihr Arzt wird dann ein Schmerzmittel mit entzündungshemmender Wirkung verschreiben. Außerdem sollte sich Ihr Kind 3–4 Tage lang schonen. Nach dieser Zeit läuft es dann in der Regel wieder. Nach drei Wochen sollte der Arzt Ihr Kind nochmal untersuchen und auch den Ultraschall wiederholen, um andere Erkrankungen nicht zu übersehen.

Akute Gehunfähigkeit mit Fieber

Wenn Ihr Kind nicht gehen kann, krank wirkt, Fieber und/oder Schüttelfrost hat, und vielleicht auch Schmerzen in der Hüfte, am Knie oder Oberschenkel angibt, ist Vorsicht geboten. Es könnte sich um eine eitrige Gelenkentzündung oder eine eitrige Knochenentzündung handeln.

Über die Blutbahn können nämlich Bakterien in ein Gelenk oder in das Knochenmark eingeschwemmt werden. Woher diese Bakterien stammen, bleibt meist unklar (z.B. Zähneputzen, blind verlaufende Nebenhöhlenentzündung). Wenn sich diese Bakterien dort einnisten und vermehren, führt dies zwar zu einer Entzündung lokal im Knochen oder im Gelenk, das Beschwerdebild des Kindes gleicht aber dem einer Blutvergiftung (Sepsis).

Ihr Kinder- und Jugendarzt wird durch die körperliche Untersuchung, Bestimmung von Entzündungswerten aus dem Blut und eine bildgebende Untersuchung feststellen, ob es sich um eine im Krankenhaus zu behandelnde Entzündung der Knochen oder Gelenke handeln könnte. Befindet sich Eiter im Gelenk, muss das Kind meist längere Zeit im Krankenhaus kinderorthopädisch behandelt werden.

Wachstumsschmerzen

Letzte Nacht wurden Sie von Ihrem Kind geweckt, weil es sehr gejammert hat: »Mir tun die Beine so weh! Ich kann gar nicht schlafen.« Zum Glück waren die Schmerzen am nächsten Morgen wie weggeblasen und Ihr Schatz tobt rum wie immer. So äußern sich typischwerweise Wachstumsschmerzen. Aber wie kann man sich sicher sein, dass es nicht doch etwas Schlimmes ist?

Manchmal werden Eltern nachts durch das Jammern Ihres Kindes an sein Bettchen gerufen: Ihm tut ein Knie weh oder ein Fuß oder beide Beine. Selten kann dies auch tagsüber vorkommen. Das Kind verweigert dann das Laufen. Verständlicherweise sind Eltern beunruhigt, da es viele Krankheiten gibt, die zu Schmerzen im Bein führen können.

Wird Ihr Kind fast jede Nacht durch die Schmerzen gequält, sollten Sie Ihren Kinder- und Jugendarzt aufsuchen. Der wird bei seiner Untersuchung in der Regel einen unauffälligen Befund erheben und mit Ihnen das Führen eines »Schmerzprotokolls« vereinbaren: Über die Dauer von 3 Wochen sollen Sie notieren, wo und wann Ihr Kind Schmerzen angibt, am besten auf einem Zettel direkt an der Zimmertür.

Typisch für Wachstumsschmerzen ist ein symmetrischer Schmerz (immer beide Knie, immer beide Unterschenkel oder ausstrahlend immer in beide oberen Sprunggelenke) oder ein springender Schmerz (mal die rechte Hüfte, mal das linke Knie, dann wieder – nach 4 Tagen Pause – das rechte Knie oder linke Wade). Wenn diese nächtlichen Schmerzen am nächsten Morgen regelmäßig wie weggeblasen sind, ist das ein Grund zur Beruhigung.

Zeigt das Schmerzprotokoll allerdings einen beständig an einer Stelle bestehenden Schmerz an, wird Ihr Kinder- und Jugendarzt Blut abnehmen und den betroffenen Knochen röntgen.

So helfen Sie Ihrem Kind: Im Kapitel über Schmerzen (Seite 239) lesen Sie einiges über die Schmerzwahrnehmung, die bei jedem Kind etwas anders ist. Beginnen Sie bei Wachstumsschmerzen zunächst mit Bahnung bzw. segmentaler Hemmung (Seite 238): Streicheln Sie die Körperpartie Ihres Kindes, wo es weh tut, eventuell verbunden mit einer Creme oder Lotion (ohne Wirkstoff). Manchmal klappt dies auch mit Franzbranntwein (kühlt sehr intensiv, trocknet aber auch etwas die Haut aus) oder einer Wärmflasche. Nur wenn dies nicht zum Erfolg führt, geben Sie eine gewichtsentsprechende Menge eines Schmerzmedikaments.

Schmerzen im Brustkorb durch ein »wachsendes Herz« oder im Bauch sind den Kinder- und Jugendärzten allerdings nicht bekannt. Hat Ihr Kind also Bauchschmerzen, lassen Sie es von Ihrem Kinderarzt untersuchen.

Chassaignac (ausgerenktes Speichenköpfchen)

Bei einem Spaziergang machen Sie mit Ihrem Sohnemann wieder sein Lieblingsspiel, »Engelchen flieg«. Dabei halten Sie und die Oma das Kind an den Händen, laufen ein paar Schritte und ziehen dann Ihren Schatz an den Armen durch die Luft. Aber statt des begeisterten Juchzens fängt Ihr kleiner Wirbelwind an zu jammern und kann seinen Ellbogen kaum noch beugen. Oh je, wahrscheinlich haben Sie ihm den Arm ausgerenkt.

Das Ellenbogengelenk wird durch drei Knochen gebildet: den Oberarmknochen und die beiden Unterarmknochen. Der im Ellenbogengelenk kleinere der beiden Unterarmknochen (Radius) steckt in einem kleinen Ringband, aus dem er – bei Zug am Arm des Kleinkindes – »rausflutschen« kann. Dies schmerzt, die Kinder können den Arm im Ellenbogen kaum beugen und halten den Handrücken nach vorne (Pronation). Der Unfallhergang ist typisch: Durch Zug des Erwachsenen am ausgestreckten Arm des Kindes wird die Speiche (radius) nicht mehr durch das Ringband gehalten. Ein weiterer typischer Unfallhergang: An der Ampel will Ihr Kind bei Rot loslaufen und Sie halten es am Arm zurück.

Ihr Kinder- und Jugendarzt wird bei einer klassischen Hergangsbeschreibung kein Röntgenbild anfertigen müssen. Nach Einrenken des Armes ist Ihr Liebling in der Regel wieder beschwerdefrei.

Rückenschmerzen bei Kindern

Kaum wärmen die ersten Sonnenstrahlen nachhaltig, hört man aus vielen Gärten des typische Quietschen der Spannfedern: Die Kinder entdecken die großen Trampoline nach dem Winter wieder. Dabei wird meist so grenzenlos gehüpft, dass sich am kommenden Tag Rückenschmerzen einstellen: Der Kinder- und Jugendarzt findet bis auf eine seitengleiche leichte Muskelverhärtung meist keine Auffälligkeit.

Die Wirbelsäule ist – von der Seite betrachtet – wie ein S gekrümmt. Durch das Dauerhüpfen wird diese »Federung« überlastet und warnt mit Schmerz. Hierbei handelt es sich um eine typische Wirbelsäulenstauchung. Eine Therapie ist in aller Regel nicht nötig, wohl aber eine Pause mit dem geliebten »Trampo«, bis der Schmerz vorüber ist (was in aller Regel 7–10 Tage dauert).

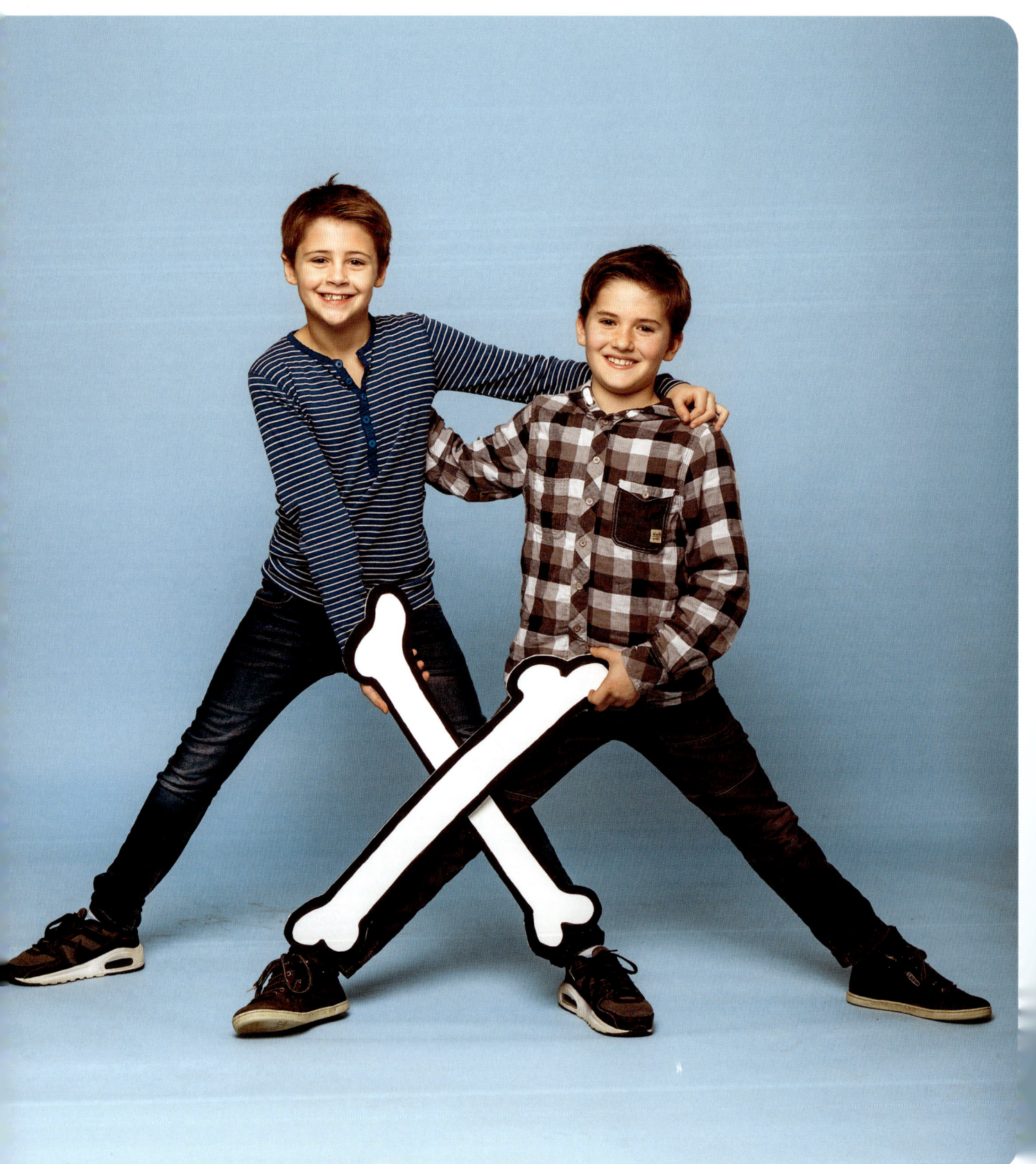

Skoliose

Eine Seitverbiegung der Wirbelsäule verläuft zu Beginn ohne Schmerzen, daher ist die Skoliose meist ein Zufallsbefund bei einer kinderärztlichen Vorsorgeuntersuchung. Im Stehen wird sich eine Skoliose kaum zeigen. Beim Vorbeugen (Adams Test) erscheint dagegen auf dem Rücken ein Buckel oder Wulst.

Der Kinder- und Jugendarzt oder der Orthopäde wird den Rücken röntgen, um das Ausmaß der Krümmung (Cobb-Winkel) festzustellen und nach möglichen Ursachen der Skoliose zu suchen. Bei den meisten Kindern wird allerdings keine Ursache festgestellt. Da bleibt nur die konsequente Krankengymnastik und die regelmäßige Teilnahme am Sport. Dadurch kann zwar die Skoliose nicht rückgängig gemacht werden, aber ein schnelles Fort-

schreiten der Verkrümmung wird verhindert. Ist die Skoliose bereits fortgeschritten, wird ein Korsett angepasst und sollte die meiste Zeit des Tages auch getragen werden. Operative Therapien sind speziellen Krankheitsbildern vorbehalten, z. B. Skoliosen mit schneller Zunahme der Krümmung und über 40°, Nervenkrankheiten mit Auswirkung auf die Muskulatur wie z. B. eine Spastik, spinale Muskelatrophie und Muskelkrankheiten wie z. B. die Muskeldystrophie.

Fehlstellungen der Beine und Füße

Der Kinderfuß ist anders als der Fuß des Erwachsenen. Bei der kinderärztlichen Untersuchung, deren wichtigste Ergebnisse im Folgenden dargestellt werden, ist von großer Bedeutung, ob die beobachtete Fehlhaltung durch schmerzfreies Drücken (Redression) korrigierbar ist oder nicht, also fixiert ist.

Plattfuß

Babys und Kleinkinder haben unter der Fußsohle einen Fettkörper, der das Längsgewölbe des Fußes verdeckt. Wenn man die Fußabdrücke eines Kleinkindes z. B. im Schwimmbad auf dem Boden betrachtet, so ist der gesamte Fuß dargestellt. Beim Erwachsen entspricht dies einem Plattfuß, beim Kind nicht. Der Kinder- und Jugendarzt untersucht den kindlichen Fuß immer beim Laufen und im Zehenspitzenstand (s. Abb. zum Knick-Senkfuß, Seite 277). Bei Letzterem sollte sich die Ferse gut anheben, das Längsgewölbe gut darstellen und sich gleichzeitig ein zur Mitte offener Winkel zwischen Ferse und Unterschenkel bilden (Varisierung im oberen Sprunggelenk).

Gelingt dies bei der Untersuchung nicht, liegt ein behandlungsbedürftiger Plattfuß vor. Dieser ist

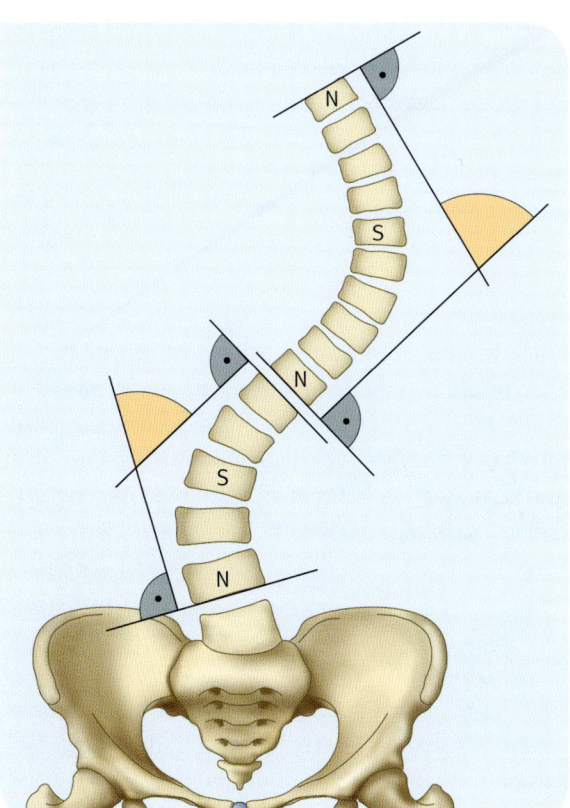

◀ Skoliose-Winkel (hier doppelbogig) nach Cobb: unten 63°, oben 76° (orange)

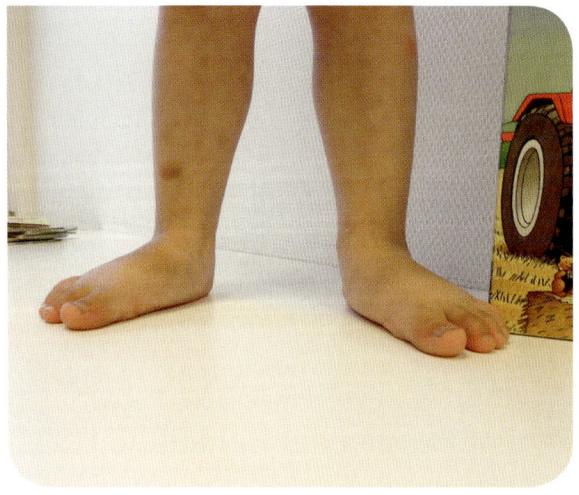

⌃ Physiologischer, also normaler Plattfuß eines Kleinkindes

in der Regel angeboren, aber bei einem Kleinkind noch nicht sichtbar. Je nach Untersuchungsbefund (Muskeltonus, funktionelle Einschränkung beim Abrollen, subjektive Beschwerden, Aufrichtung des Gewölbes durch den Untersucher) kann Ihr Kinderarzt Einlagen mit Fersenkappen verordnen.

Spitzfuß

Hat ein Kind einen Spitzfuß, geht es wie auf »High Heels«: Im Sprunggelenk ist der Fuß gebeugt wie bei einem Pferd (daher der Name »Pes equinus« = Pferdefuß). Der Kinder- und Jugendarzt untersucht, ob sich der Vorfuß anheben lässt, sodass der Winkel zum Unterschenkel etwas weniger als 90° beträgt. Klappt dies nicht, liegt eine Verkürzung der Sehne oder der Wadenmuskulatur (oder eine erhöhte Muskelspannung) vor. Weitere Untersuchungen müssen dann zeigen, ob es sich dabei um eine Spastik handelt.

Neben dieser möglichen krankheitsbedingten Veränderung am Fuß wird häufiger eine Verhaltensauffälligkeit bei Kindern beobachtet: Einige Kinder laufen einfach gerne im Zehenspitzengang.

Wenn neben der oben genannten Untersuchung auch der Hackengang unauffällig bleibt, stellt dies eine Angewohnheit ohne Krankheitswert dar. Setzt man Babys vor der Beherrschung des freien Laufens in ein »Gehfrei«, können sie sich einen solchen Spitzfuß angewöhnen. Deshalb wird dieses Spielzeug von Kinder- und Jugendärzten nicht empfohlen (Seite 178).

Gelegentlich muss auch ein Zehenspitzengang therapeutisch behandelt werden, insbesondere bei zu kurzer Unterschenkel-Muskulatur. Die Behandlung besteht in erster Linie in regelmäßiger Physiotherapie. Nur selten ist für wenige Wochen eine Gipsbehandlung nötig.

Hohlfuß

Ein Hohlfuß (Pes cavus) weist ein übernormal ausgeprägtes Längsgewölbe auf. Meist liegt eine Nervenerkrankung vor. Ein Hohlfuß ist selten angeboren, vielmehr entwickelt er sich über Jahre. Die zugrunde liegende Krankheit kann nicht behandelt werden. Eine Erleichterung beim Laufen kann durch Einlagen und/oder eine operative Versorgung erreicht werden.

Spreizfuß

Ein Spreizfuß kommt bei Kindern kaum vor. Er entwickelt sich meist im Zusammenhang mit Übergewicht: Das Quergewölbe des Vorfußes wird durch das Übergewicht flach, der Vorfuß wird breit und schmerzt. Es handelt sich um eine degenerative Erkrankung und betrifft vorwiegend Erwachsene.

Knick-Senkfuß

Diese Fußform ist ein häufiger Anlass für orthopädische Fragen von Eltern. Einerseits imponiert der Fuß beim Stand mit nur minimalem Längsgewölbe (s. Plattfuß, Seite 275), zusätzlich knickt der Fuß

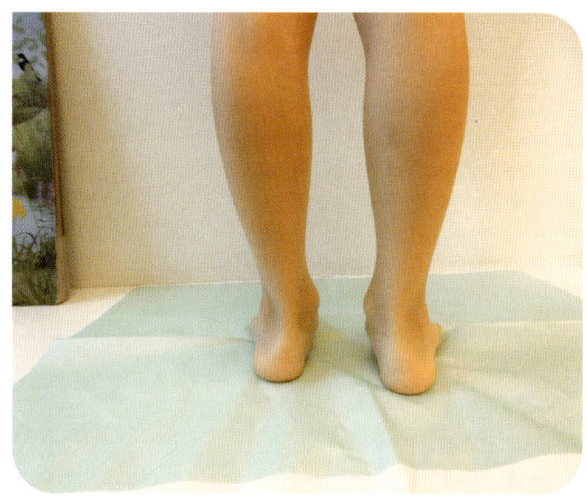

⌃ Knicksenkfuß: Der Fuß knickt im oberen Sprung-gelenk nach innen.

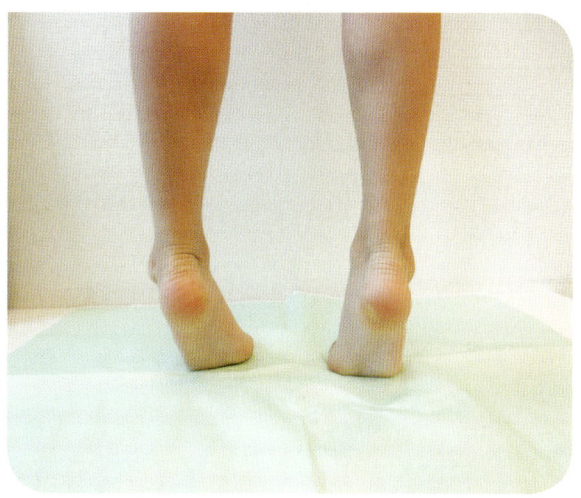

⌃ Im Zehenstand sieht man ein gut aufgebautes Fußgewölbe.

im oberen Sprunggelenk nach innen. Wie beim Plattfuß beschrieben handelt es sich auch hier nicht um eine Fehlstellung des Fußes, sondern in der Regel um eine physiologische Variante, die sich im Erwachsenenalter meist zurückbildet. Auf der Abbildung sehen Sie also eine Fehlbildung, die wie ein Knick-Senk-Fuß aussieht, die aber komplett korrigierbar und damit nicht therapiebedürftig ist.

Bei der Untersuchung findet der Kinder- und Jugendarzt einen flexiblen Rückfuß vor. Im Zehen-spitzenstand sind beide Aspekte des Knicksenk-fußes nicht mehr sichtbar. Eine Therapie ist nur in Ausnahmefällen erforderlich.

O-Beine und X-Beine

In der Erwachsenen-Welt sind schöne schlanke, parallel stehende Beine ein ästhetischer Anblick. Auf Kinder wird dies gerne übertragen, dabei folgt das Wachstum der kindlichen Beine einer ande-ren Gesetzmäßigkeit: Säuglinge zeigen bei der Ge-burt typische O-Beine, der Kinder- und Jugendarzt nennt dies eine Varus-Stellung der Knie. Bei der U7 mit etwa 2 Jahren sieht der Kinder- und Jugendarzt ein Kind mit parallel stehenden Beinen, die an-

schließend mit etwa 3 Jahren zu einer X-Beinstel-lung werden (Valgus-Stellung der Knie), um dann mit etwa 8 Jahren wieder parallel zu stehen.

Laufen lernen – mit oder ohne Schuhe?

Häufig werde ich von Eltern gefragt, ob sie bestimmte Schuhe zum Laufenlernen kau-fen sollen. Meine Antwort lautet: Am besten lernen Kinder barfuß laufen, auf Rasen, Tep-pich oder im Sand. Wenn es zu kalt ist, zie-hen Sie Ihrem kleinen Schatz Stoppersocken an. Benötigt Ihr Kind Schutz vor Scherben, Dreck und Kälte, sollte der Schuh eine bieg-same Sohle haben. Innen sollte er einen Fin-ger größer als der Fuß lang sein und der Ha-cke Halt bieten. Er sollte kein geformtes Fußbett haben. Also: Laufen lernen am bes-ten ohne Schuhe, ggf. mit Stoppersocken ge-gen die Kälte.

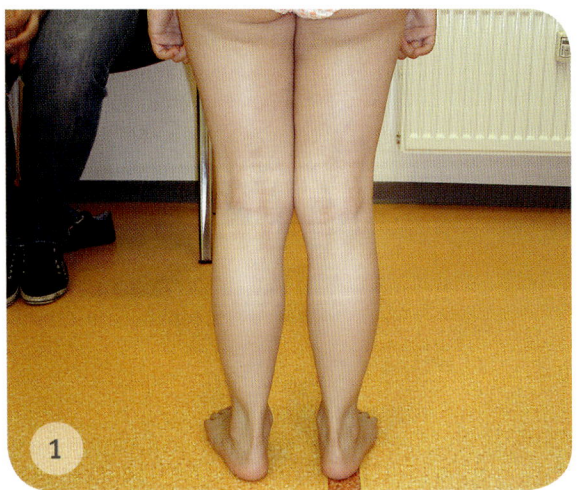

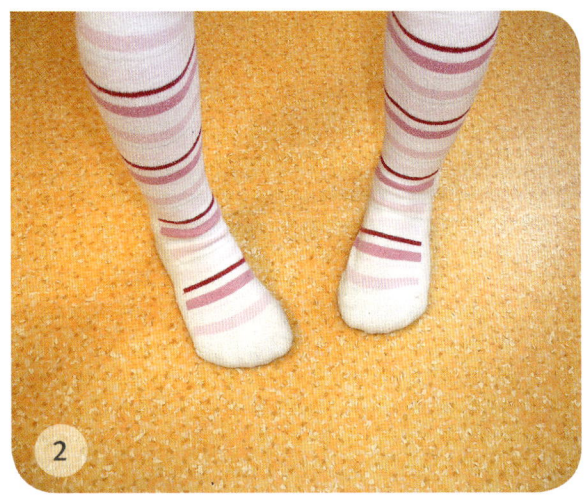

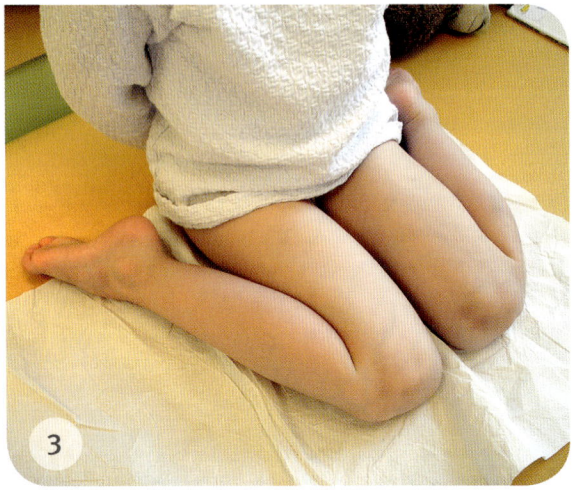

❶ Physiologische, also normale, X-Beine bei einem
5-jährigen Mädchen
❷ Einwärtsgang
❸ Najaden-Sitz

X-Bein-Stellung diesen Wert, besprechen Kinderarzt und Orthopäde eine Versorgung mit Einlagen
oder ggf. eine nur innen angelegte Klammerung
der Knie-nahen Wachstumsfugen (dadurch wachsen die Ober- und Unterschenkel nur außen).

Einwärtsgang

Viele Eltern sind irritiert, wenn ihr Kind kurz nach
Beginn des Laufens ein- oder beidseitig mit dem
Füßchen nach innen rotiert geht (s. Abb. 2). Der
Volksmund sagt hierzu auch: »Das Kind geht über
den Großen Onkel.«

Der Kinder- und Jugendarzt findet bei der Untersuchung in der Regel gesunde Füße und Knie, an den
Hüften aber eine besonders ausgeprägte Fähigkeit
zur Innenrotation. Solche Kinder können im sogenannten »Najaden-Sitz« oder »Zwischenfersen-Sitz«
(s. Abb. 3) sitzen. Und sie dürfen in dieser Sitzposition so lange sitzen, wie sie wollen – sie stellt
keine Gefahr für die Hüften dar.

Diese Entwicklungsschritte sind normal, sofern der
Kinder- und Jugendarzt bei den Vorsorgeuntersuchungen keine anderweitigen zusätzlichen Auffälligkeiten an den Beinen feststellen kann (z. B.
Hinweise für einen Vitamin-D-Mangel, eine Kno-
chenstoffwechselstörung oder Gelenkentzündungen o. Ä.).

Das im Bild 1 zu sehende 5-jährige Mädchen zeigt
eine altersentsprechende X-Bein-Stellung, die keiner Behandlung bedarf. Als Maß gilt: Mit 8 Jahren sollte der Abstand zwischen den Innenknö-
cheln maximal 8 cm betragen. Überschreitet die

Häufig werden junge Eltern von Schuhverkäuferinnen oder von Großeltern auf diesen Einwärtsgang angesprochen. Tatsächlich ist diese Fußstellung auffällig, manche Kinder stolpern sogar über die Schuhspitzen. Diesem Gangbild liegt jedoch keine Störung zugrunde. Meist handelt es sich um eine angeborene oder alterstypisch vorübergehende Drehung beider Oberschenkelknochen nach innen (Antetorsions-Stellung). Wenn beide Eltern nicht mehr im Najaden-Sitz sitzen können, verliert sich der Einwärtsgang meist kurz nach der Einschulung. Der Kinder- und Jugendarzt kann bei einer Ultraschall-Untersuchung sehen, ob der Hüftkopf gut überdacht ist. Dann ist es sehr wahrscheinlich, dass der Einwärtsgang von selbst verschwindet.

Nervenkrankheiten

Früher verstand man unter einem Nervenarzt einen klassischen Neurologen, der sich auch medizinisch um eine kranke Seele kümmerte. Hier möchte ich Ihnen daher ausgewählte Aspekte aus der Kinderneurologie und auch psychische Probleme vorstellen.

Neurologische Störungen

Die Kinderneurologie ist ein großes eigenständiges Fachgebiet: Sie umfasst Krankheiten der Nerven, der Muskeln und des Gehirns. Die häufigsten Diagnosen innerhalb einer kinderärztlichen Praxis stelle ich Ihnen im Folgenden vor.

Kopfschmerzen

Jeder kennt Kopfschmerzen, zumindest als Begleiterscheinung bei einer stärkeren Erkältung. Auch ohne Fieber behindert einen der Kopfschmerz im Alltag auf sehr unangenehme Weise. Bei Kindern ist dies nicht anders. Selbst Säuglinge können im Rahmen einer Grippe an Kopfschmerzen leiden. Treten Kopfschmerzen allerdings immer wieder bzw. ohne Zeichen einer Erkältung auf, sollten Sie Ihren Kinder- und Jugendarzt aufsuchen. Kopfschmerzen, die mit eindeutigen neurologischen Symptomen verbunden sind, gehören sofort zum Arzt, z. B. plötzlicher Kopfschmerz mit Sehstörungen, Lähmungen oder Krampanfällen. Für die Kinderheilkunde relevant sind folgende drei Kopfschmerztypen:

Erkältungs-Kopfschmerz

Kopfschmerz ist eines der typischen Symptome bei einer Grippe bzw. einer Erkältung. Da eine Erkältung mitunter ohne Husten, Schnupfen, Heiserkeit und sogar auch ohne Fieber verlaufen kann, sind die Grippe-Kopfschmerzen nicht immer gut als solche zu erkennen. Auch Kleinkinder können bei einem grippalen Infekt an Kopfschmerzen leiden. Wenn Sie sich unsicher sind, lassen Sie Ihr Kind von Ihrem Kinder- und Jugendarzt untersuchen. Das gilt vor allem dann, wenn der Allgemeinzustand Ihres Kindes so stark beeinträchtigt ist, dass dies zu einer banalen Erkältung nicht so recht zu passen scheint. Auch eine gefährliche Entzündung des Gehirns beginnt zunächst unspezifisch, d. h. wie ein grippaler Infekt.

So helfen Sie Ihrem Kind: Gönnen Sie Ihrem Kind Ruhe. Legen Sie es alleine in einen abgedunkelten Raum und stellen Sie keine Musik oder Märchen-CDs an. Am besten ist es, wenn Ihr Kind seinen Infekt verschläft. Schauen Sie regelmäßig nach Ihrem Kind, geben Sie ihm zu Trinken und sprechen Sie dabei kurz mit ihm. Meist brauchen Sie dann gar keine Medikamente zu geben.

Spannungskopfschmerzen

Eine sehr häufige Form der Kopfschmerzen ist der Spannungskopfschmerz – wesentlich häufiger als der Migräne-Kopfschmerz. Die Kinder spüren das Kommen dieser Kopfschmerzen nicht (keine Aura) und haben auch keine Magen-Darm-Symptome wie Übelkeit und Erbrechen. Typischerweise schmerzt der ganze Kopf (nicht nur einseitig), manche Kinder beschreiben dies als einen festgezurrten Gürtel um den Kopf. Der Schmerz wird als dumpf oder drückend beschrieben und kann stundenlang andauern.

Eine gründliche kinderärztliche Untersuchung einschließlich einer Blutdruckmessung und einer neurologischen Untersuchung sind auf jeden Fall angeraten – aber auch ausreichend. Ihr Arzt wird Ihr Kind ermuntern, mit Ihnen zusammen ein Kopfschmerztagebuch über 6–8 Wochen zu führen.

Auslöser: Bei allen Altersgruppen können zu diesen Kopfschmerzen Muskel-Verspannungen im Nackenbereich und/oder an der Kaumuskulatur (nächtliches Zähneknirschen = Bruxismus, Seite 139) beitragen. Häufig berichten Eltern betroffener Kinder, dass sie selbst auch unter Spannungskopfschmerzen leiden.

Spannungen im Umfeld des Kindes können diese Kopfschmerzen ebenfalls auslösen, vieles hat natürlich mit der Schule zu tun (meist Überforderungssituation, aber auch Mobbing).

Kinder um den Pubertäts-Start herum können wegen vorübergehender Brechungsstörungen der Augen wenige Jahre eine Brille benötigen und sollten daher augenärztlich untersucht werden.

Behandlung: Bei Spannungskopfschmerzen ist eine Behandlung mit Schmerzmedikamenten natürlich auf Dauer wenig hilfreich. Vielmehr sollten Sie nach der Hauptursache forschen und versuchen, einen Lösungsweg zu finden. Dazu zählen z. B. ein Klassen- oder Milieu-Wechsel (bei Schulschwierigkeiten), eine Brille, ausreichend Schlaf, langsames zur Ruhekommen nach vorangegangener sportlicher Aktivität, Entspannungsübungen (z. B. Yoga, progressive Muskelrelaxation nach Jacobsen), regelmäßiger Sport (vor allem Ausdauersportarten).

Alle Optionen gehen mehr in Richtung der Vorbeugung von wiederauftretenden Kopfschmerzen, was zwei Gründen hat: Wiederkehrende Kopfschmerzen führen – obwohl sie medizinisch nicht schlimm sind – zu hohem Leidensdruck und nicht selten zur Isolation des Kindes.

Migräne bei Kindern

Migräne-Kopfschmerzen bei Kindern treten einseitig oder beidseitig auf und dauern weniger als eine Stunde, was die kindliche Migräne sehr von der des Erwachsenen unterscheidet. Die Beeinträchtigung im Alltag ist meist stark. Häufig merken die Kinder das Herannahen der Migräne-Attacke: Sie sehen irgendetwas (z. B. Flimmern, Lichtblitze), sind lichtempfindlich oder spüren vor den Kopfschmerzen eine Übelkeit. Dieser Vorlauf wird als »Aura« bezeichnet. Der Kopfschmerz selbst wird als dumpf und sehr quälend beschrieben, die Kinder ziehen sich zurück und sind meist auch für tröstende Worte wenig aufgeschlossen, sondern wollen ihre Ruhe haben. Muss sich das Kind erbrechen, sind die Beschwerden anschließend häufig schnell rückläufig.

Der Kinder- und Jugendarzt wird Ihr Kind und Sie nach Art und Häufigkeit der Kopfschmerzen fragen und Ihr Kind dann untersuchen. Eine neurologische Untersuchung schließt sich an, um ggf. andere Erkrankungen des zentralen Nervensystems zu erkennen. Sind die Untersuchungsergebnisse unauffällig, wird Ihnen der Arzt für die nächsten 6–8 Wochen einen sogenannten Kopfschmerzkalender mitgegeben (Seite 507).

Migräne ist meist familiär bedingt

An Migräne-Kopfschmerzen leiden meist nicht nur das Kind, sondern auch ein Elternteil und die Großeltern. Obwohl ich oben etwas zu den möglichen Auslösern von Migräne gesagt habe, bleibt diese Krankheit also eine familiäre, angeborene Störung der Gefäßregulation im Gehirn. Die Muskeln, die den Querschnitt der Gefäße festlegen und damit den Blutfluss durch das Gehirn kontrollieren, reagieren manchmal nicht korrekt. Die Schmerz-Attacke wird dann durch eine zu starke Durchblutung ausgelöst.

Der Kopfschmerzkalender ist eine Tabelle, in die Sie Folgendes eintragen sollten:
• Wann und wie lange tut der Kopf weh?
• Wie stark sind die Schmerzen (Zahlen 1–10)?
• Wo tut der Kopf weh? (meist beidseits)
• Gibt es Auffälligkeiten, z. B. Übelkeit, Sehstörungen, Erbrechen? Fühlt sich Ihr Kind von Licht oder Lärm besonders gestört?
• Kennen Sie den Auslöser der Kopfschmerzen?

Wenn Ihr Kind noch nicht so gut mit Zahlen umgehen kann, helfen die Smileys auf der Kopfschmerzskala (Seite 508), die Stärke der Kopfschmerzen zu bestimmen. Kopieren Sie die Abbildung und knicken Sie sie längs. Zeigen Sie Ihrem Kind die Symbole mit den Gesichtern, es soll mit dem Finger auf der Skala von rechts bis links anzeigen, wie schlimm die Kopfschmerzen sind. Sie lesen den Wert hinten ab und notieren ihn.

Auslöser: Bei Erwachsenen können Lebensmittel die Auslöser von Migräne sein, z. B. Käsesorten oder Rotwein. Bei Kindern kommen eher abrupte Änderungen der körperlichen Aktivität, als Stress empfundene Abläufe oder auch Phasen langen Lesens (am Tisch oder bei den Hausaufgaben) in Frage.

Behandlung: Bei Auffälligkeiten in der neurologischen Untersuchung (z. B. Seitenunterschiede der Muskeleigenreflexe, der Hirnnerven, der groben Kraft, der Pupillen- oder Augenbeweglichkeit) wird Ihr Kinder- und Jugendarzt eine Ableitung der elektrischen Hirnaktivität (EEG) durchführen lassen. Bei Auffälligkeiten im EEG wird meist eine Bildgebung des Gehirns durch ein Magnet-Resonanz-Tomogramm (MRT) angeschlossen (sehr selten).

Wenn die Migräne-Attacken häufiger als 3-mal monatlich auftreten, wird Ihr Kinder- und Jugendarzt mit Ihnen über Möglichkeiten der Anfalls-Vorbeugung (Prophylaxe) sprechen. Einerseits zählen dazu Entspannungstechniken (Yoga, autogenes Training, progressive Muskelrelaxation nach Jacobson), die auch unter dem Dach von vielen Krankenkassen angeboten werden, andererseits werden dafür Medikamente gegeben, z. B. Beta-Blocker.

So helfen Sie Ihrem Kind: Legen Sie Ihr Kind in einen abgedunkelten Raum. Meist lindern die Ruhe, ein kalter Waschlappen auf der Stirn und ein kurzer Schlaf die Beschwerden.

Sind die Beschwerden zu quälend, können Sie nach Rücksprache mit Ihrem Kinder- und Jugendarzt Schmerzmittel geben. Meist wird er gewichtsbezogen Ibuprofen empfehlen. Falls Ibuprofen oder Paracetamol nicht helfen, kann eine Therapie mit Medikamenten aus der Gruppe der Triptane eingeleitet werden. Da sie in Deutschland für Kinder nicht zugelassen sind, muss die Verschreibung über eine Schmerzambulanz oder eine Neuropädiatrie eingeleitet werden.

Schlaganfall bei Kindern

Ein Schlaganfall bei Kindern ist zum Glück sehr selten und betrifft nur etwa 200–300 Kinder pro Jahr in Deutschland. Dabei verstopft ein Blutgerinnsel wichtige gehirnversorgende Blutgefäße, was zu einer Zerstörung von Gehirnzellen führt.

Typische Symptome für einen Schlaganfall sind zunächst eine schlaffe Lähmung bestimmter Muskeln, manchmal einer Körperhälfte, dann später eine erhebliche Spannungserhöhung der Muskulatur mit der Entwicklung einer sogenannten Spastik (also eine Verkrampfung der beugenden Muskulatur der Arme und Überstreckung der Beine).

Ein Drittel der Schlaganfälle von Kindern ereignen sich unmittelbar um den Geburtszeitpunkt herum. Da das Nervensystem eines reifen Neugeborenen noch nicht vollständig entwickelt ist, kann ein Schlaganfall nicht an den typischen Symptomen (s. o.) erkannt werden. Das Neugeborene erscheint lediglich bewegungsarm, schläfrig, kann Atemaussetzer haben und unspezifische Krampfanfälle zeigen. Erst im 2. Lebenshalbjahr oder noch später fällt den Eltern oder Betreuern ein einseitiges »Fäusteln« auf, d. h., das Baby öffnet bei Krabbelversuchen und Spielen eine Faust gar nicht mehr. Vielleicht zieht es auch ein Beinchen leicht nach oder plantscht im Schwimmbad mit einem Arm deutlich weniger.

Wenn der Kinder- und Jugendarzt solche Auffälligkeit feststellt, wird er mittels Ultraschall das Gehirn untersuchen und nach möglichen Zeichen eines Schlaganfalls suchen. Dies gelingt, solange die große Fontanelle noch weit genug offen ist: Nach dem 1. Geburtstag ist die Fontanelle dafür meist schon zu eng. Nach dem Zuwachsen der Fontanellen kann das Gehirn nur noch durch ein EEG (Seite 285) oder eine radiologische Technik (MRT, CT) untersucht werden, die in der Regel eine Narkose notwendig machen.

Bei jeder Vorsorgeuntersuchung im Säuglingsalter wird der Kopfumfang gemessen. Da ein blutender Schlaganfall (hämorrhagisch) manchmal die Entwicklung eines Wasserkopfes (Hydrozephalus) nach sich zieht, kann auch ein übermäßiges Wachstum des Kopfes den Verdacht auf einen möglicherweise bereits abgelaufenen Schlaganfall lenken. Je nach Ausmaß des Wasserkopfes kann eine Ableitung des Hirnwassers durch einen kleinen Schlauch unter der Haut in den Bauchraum (Shunt) nötig werden.

Bei einem Schlaganfall sterben die betroffenen Nervenzellen ab. Dieser Prozess ist leider nicht rückgängig zu machen. Durch eine gute Förderung des Kindes können – in begrenztem Ausmaß – andere Nervenzellen die Funktion übernehmen lernen. Daher ist eine regelmäßige und intensive Frühförderung und Krankengymnastik notwendig.

Tritt der Schlaganfall bei einem größeren Kind oder Jugendlichen auf, unterscheidet sich das Beschwerdebild nicht von dem eines Erwachsenen. Eine plötzliche Halbseitenlähmung, Sprechunfähigkeit, Sehstörungen, Störungen im Tastempfinden einer Seite oder eine Bewusstseinsstörungen sind verdächtig und sollten schnell (Notarzt Tel. 112) in einer Klinik untersucht werden. Ist die Ursache ein Hirngefäßverschluss durch ein Blutgerinnsel, kann durch eine Infusionstherapie ein Auflösen dieses »Thrombus« versucht und damit die Hirnfunktion gerettet werden (Lyse-Therapie).

Eltern und Lehrer sollten den Jugendlichen immer wieder bewusst machen, dass die Kombination aus Rauchen und der Einnahme der »Pille« das Schlaganfallrisiko deutlich erhöht.

Krampfanfälle/Epilepsie

Bei einem Krampfanfall senden Nervenzellen im Gehirn unkontrolliert Signale an die Muskulatur, in deren Folge sich alle Muskeln entweder stark anspannen (das Kind versteift sich: tonischer Krampf) oder sich beugende und streckende Muskeln abwechselnd stark verkrampfen (das Kind zappelt grobschlägig mit Armen und Beinen: klonischer Krampf. Wichtig: Schüttelfrost ist dagegen feinschlägig).

Ein Krampf kann viele Ursachen haben, z.B.:

- eine Verletzung des Gehirns, z.B. nach einer Hirnschädigung durch eine Entzündung wie eine Meningitis, nach einer Hirnblutung, nach einem Schädelhirntrauma
- einen Mangel oder ein Zuviel an Stoffwechselprodukten, z.B. Zucker- oder Vitamin-B-Mangel, Überschuss an Harnstoff, an Natrium oder an Ammoniak.

Es gibt auch Gelegenheitskrämpfe, die mal auftreten können, aber keine Gefahr für eine spätere Epilepsie bedeuten. Dazu zählen z.B. die Fieberkrämpfe bei Kindern unter 5 Jahren (Seite 238) oder Krämpfe durch Schlafentzug bei Jugendlichen. Häufig bleibt die genaue Ursache der Krämpfe aber unklar. Eine erbliche Komponente liegt bei vielen Krampfleiden vor, d.h., jeder Mensch kann einen Krampfanfall erleiden, aber die Krampfbereitschaft ist sehr unterschiedlich ausgeprägt.

Wie läuft ein Krampfanfall ab?

Die Art, wie ein Krampf verläuft, ist sehr unterschiedlich. Insbesondere bei Säuglingen, deren Nervensystem noch nicht vollständig entwickelt ist, sehen Krampfanfälle manchmal lediglich aus wie Schmatzen, Nicken oder Einschlagen der Arme.

In der Bevölkerung wird unter einem epileptischen Anfall das verstanden, was als »großer, generalisierter Anfall« bezeichnet wird. Er beginnt mit einem Hinstürzen, Verdrehen der Augen, dann streckt sich das Kind und macht sich ganz steif. Es folgen Zuckungen am ganzen Körper, die 1–2 Minuten dauern können. Die Zuckungen sind dabei grobschlägig; das Zittern beim Fieber (Schüttelfrost) dagegen ist feinschlägig. Häufig beißen sich die Kinder während des Krampfes auf die Zunge, haben Schaum vor dem Mund und nässen ein. Ist

So helfen Sie Ihrem Kind bei einem Krampfanfall:

- Bewahren Sie für sich selbst Ruhe, auch wenn ein erstmaliger Krampfanfall ein maximal schreckliches Erlebnis ist.
- Legen Sie Ihr Kind auf die Seite, sodass evtl. Blut, Erbrochenes oder Speichel ablaufen können.
- Stecken Sie niemals Ihren Finger in den Mund des Kindes, um ggf. Erbrochenes herauszuholen: Er kann abgebissen oder zumindest stark verletzt werden.
- Bleiben Sie bei Ihrem Kind, bis es nach 1–2 Minuten wieder langsam aufklart.
- Rufen Sie Ihren Kinder- und Jugendarzt an. Nachts oder feiertags rufen Sie 112.

der Krampf vorbei, schlafen oder dämmern die Kinder vor sich hin. Nicht selten schmerzen die Muskeln, die gerade noch massivste Arbeit geleistet haben.

Auch ein plötzliches Fallen (wie vom Blitz getroffen) kann bei Kindergartenkindern einen Krampfanfall darstellen. Eine schlaffe Lähmung, z.B. eines Armes, nach einem kindlichen Krampfanfall heißt »Todd'sche Parese« und kann ein Hinweis auf die Ursprungsstelle des Krampfs im Gehirn sein. Bei Schulkindern können kurze Bewusstseinspausen mit starrem Blick beobachtet werden. Sehr selten sind Krampfanfälle, die ohne Muskelkrämpfe, dafür aber mit eigenartigen psychischen Veränderungen einhergehen, z.B. Wahrnehmungsstörungen, emotionale Erregung, Sprechstörungen, kurze Bewusstseinspausen usw.

Die größte Gefahr bei einem Krampf ist, dass sich das Kind beim Sturz verletzt. Wenn ein Kind das Kommen eines Anfalls kurz vorher spürt (Aura), sollte es auf den Boden gelegt werden. Aufgrund der Versteifung auch der Atemmuskulatur atmet das Kind nicht mehr: Die Kohlendioxyd-Konzentration im Blut steigt an, das Kind kann an den Lippen blau werden. Dadurch beendet sich das Krampf-Ereignis meist von selbst.

Wenn sich der Anfall noch während dieses Dämmerzustands wiederholt oder lange Zeit andauert, sprechen wir von einem gefährlichen Anfalls-Status (Status epilepticus). Aber: Ein einzelner Krampfanfall stellt noch keine Epilepsie da.

Wie sieht die Therapie aus?
Nach einem Krampfanfall wird der Kinder- und Jugendarzt das Kind gründlich untersuchen und in der Regel zu einem Neuropädiater (Nervenarzt für Kinder) überweisen, der ein EEG schreibt, also eine »elektrische Hirnschrift« (Elektroenzephalogramm). Ähnlich einem EKG kann der Neuropädiater durch die Ableitung und Verstärkung der Nervenaktivität im Gehirn eine Aussage zur Aktivität des Gehirns insgesamt, zu Seitenunterschieden und zu krampftypische Veränderungen machen. Je nach Fragestellung kann er das EEG gezielt im Schlaf, bei Schlafentzug oder Blitzlicht-Reizung (Fotostimulation) durchführen. Ggf. können weitere Untersuchungen notwendig sein, z. B. Stoffwechseltests, Bildgebung des Köpfchens.

Erst dann wird der Neuropädiater mit der Familie besprechen, ob eine Epilepsie vorliegt und eine dauerhafte Medikation nötig ist, ob Auslöser gemieden werden müssen (z. B. Fernsehen/Flackerlicht, Schlafmangel, hirnstimulierende Medikamente oder Nahrungsmittel, bei Jugendlichen Alkohol), ob ein Kind alleine zum Angeln oder Schwimmen darf und später eine Führerscheinerlaubnis erhält.

Selbst wenn sich im EEG eine auffällige Hirnstromkurve zeigt, die für eine Wiederholung eines Krampfereignisses sprechen kann, wird nach einem einmaligen Krampf noch nicht von einer Epi-

lepsie gesprochen. Erst der weitere Verlauf entscheidet meist über die Diagnose und damit auch eine ggf. notwendige Therapie.

Weitere Informationen erhalten Sie u. a. beim Elternverband: www.epilepsie-elternverband.de.

Hirnhautentzündung

Zum Glück werden die Kinder heutzutage vor den wesentlichen Erregern einer Hirnhautentzündung (Meningitis) durch Impfungen gut geschützt: Dazu gehört der Schutz vor Pneumokokken (zumindest die 13 häufigsten Pneumokokken-Typen), Meningokokken der Gruppe C und Haemophilus influenzae Typ B. Da es jedoch weitere Erreger gibt, ist das Auftreten einer Hirnhautentzündung zwar selten, aber möglich. Dafür sind dann andere Pneumokkentypen oder Meningogkokken der Gruppe B verantwortlich.

Meist handelt es sich um eine Infektion durch Tröpfchen, die durch direkten Kontakt (Lecken, Küssen) oder über die Luft (Husten) aufgenommen werden. Wir können Meningokokken im Speichel ausscheiden, ohne selbst an ihnen erkrankt zu sein, d. h., wir sind lediglich »vorübergehend besiedelt«. Wenn ein Kind in der KiTa Spielsachen ableckt, die kurz vorher von einem anderen Kind, das »vorübergehend besiedelt« ist, mit Speichel berührt wurden, kann es sich anstecken. Im späteren Alter können sich Jugendliche beim Küssen anstecken – ebenfalls von vorübergehend besiedelten anderen Jugendlichen.

Der Verlauf der Hirnhautentzündung ist häufig so rasant, dass Kinder und auch Erwachsene nach 1–2 Tagen mit Symptomen eines »grippalen Infekts« neurologische Symptome aufweisen können, z. B. Benommenheit, Erbrechen, Trinkunlust verbunden mit einem schwer kranken Allgemeinzustand. Bei einer Infektion durch Meningokokken können bereits am 2. Tag Hautblutungen auftreten, die auf

Lara, 17 Jahre

Nicht nur ein grippaler Infekt

>> *Während meiner ersten ärztlichen Anstellung wurde morgens eine junge Dame in heillosem Chaos in der Krankenhausambulanz vorgestellt: Mutter, drei Schwestern und einer kleiner Bub schrien durcheinander, das Mädchen sei »groß-viel krank«. Am Vorabend war sie bereits von einem Kollegen in der Praxis untersucht worden, der einen grippalen Infekt diagnostizierte. Als ich die Patientin in Ruhe untersuchen konnte, stellte sich eine äußerlich gesunde junge Frau dar, die Zeichen einer grippalen Infektion aufwies: Fieber, geschwollene Hals-Lymphknoten, roter Rachen-Ring, verminderter Allgemeinzustand. Sie war ansprechbar, aber müde. Zum Schluss der Untersuchung wendete ich den nebenstehenden Handgriff an und stellte eine deutliche Nackensteifigkeit fest. 30 Minuten später war die Diagnose durch eine Entnahme von Hirnwasser (Liquorpunktion) bestätigt und die Therapie eingeleitet, die zur vollständigen Heilung führte.* <<

den Zusammenbruch der Gerinnungsfunktionen hindeuten. Am 3. Tag können die Patienten so erheblich erkrankt sein, dass nur noch eine intensivmedizinische Behandlung helfen kann.

Ein wichtiges Frühzeichen ist die Nackensteifigkeit: Wenn Sie versuchen den Kopf Ihres Kindes auf die Brust zu drücken, spannt es dagegen, als hätte es ein Brett im Nacken.

Bis zu ⅓ der Babys und Erwachsenen, die an einer Meninigitis erkranken, sterben daran. Kinder dagegen deutlich weniger. Patienten, die eine Hirnhautentzündung überleben, leiden häufig (etwa 15 %) an Folgekrankheiten wie Taubheit, neurologischen Störungen, Verlust von Fingern und/oder Zehen, Einschränkungen kognitiver Funktionen. Diese neurologischen Folgeschäden sind eng mit dem auslösenden Erreger verknüpft.

Aufgrund der rasanten Verschlechterung dieses Krankheitsbildes ist die Diagnose zu Beginn kaum möglich. Daher ist eine Impfung gegen Meningokokken C (Seite 109), Haemophilus influenzae B

Alarmsymptom Nackensteifigkeit

Die Symptome Fieber, Kopfschmerzen und kranker Allgemeinzustand treten selbstverständlich auch bei vielen Infektionen der oberen Luftwege auf. Trotzdem ist jeder (nicht nur der Kinder- und Jugendarzt) bei diesen drei Symptomen aufgerufen, nach einer Nackensteifigkeit zu suchen: Legen Sie Ihrem liegenden Kind eine Hand auf den Bauch, die andere fasst unter den Hinterkopf und beugt vorsichtig den Kopf auf die Brust. Gelingt dies nicht, wird das Kind als »nackensteif«

beschrieben und gehört innerhalb von 30–60 Minuten in eine Klinik. Wenn Sie kein Auto haben, rufen Sie bitte einen Krankenwagen.
Die beschriebene Nackensteifigkeit gilt für erwachsene Patienten ebenso; Sie können dies auch im Sitzen prüfen. Bei Neugeborenen allerdings fehlt meist die Nackensteifigkeit, hier sind die Alarmsymptome schrilles Schreien/Apathie, Trinkunlust, Berührungsempfindlichkeit.

(Seite 108) und Pneumokokken (Seite 109) empfohlen, letztere neuerdings auch für ältere Menschen.

Hinweis: Eine Hirnhautentzündung (Meningitis) ist eine ganz andere Erkrankung als eine Hirngewebeentzündung (Enzephalitis). Im Kapitel über Zecken und FSME (Seite 397) finden Sie die Symptome einer Enzephalitis.

Psychische Auffälligkeiten und Krankheiten

Auch Kinder können schon an psychischen Krankheiten leiden. Daher finden Sie hier die häufigsten Auffälligkeiten, denen ein Kinder- und Jugendarzt in einer normalen Praxis begegnet.

Hyperventilation

Ihre Tochter hat sich durchgesetzt: Sie darf ihr neues schönes Sommerkleid, auf das sie so stolz ist, in die Schule anziehen. In der Pause kommt es zu einem Gerangel und das Kleid zerreißt. Ihre Tochter ist wütend, aber in die Wut mischt sich

⌄ »Pfötchenstellung« beim Hyperventilieren

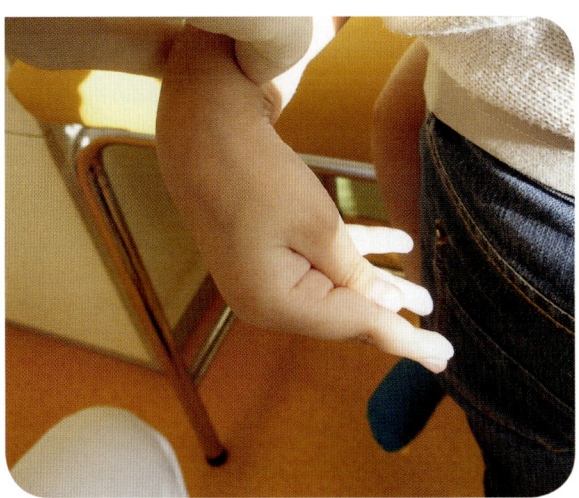

Die wichtigsten Maßnahmen bei einer Hyperventilation sind:

- Nehmen Sie das Kind aus seiner Angstsituation heraus, z. B. bringen Sie es aus dem Blickfeld anderer Kinder weg in einen ruhigen Raum.
- Strahlen Sie Ruhe aus.
- Lassen Sie das Kind die ausgeatmete Luft erneut einatmen, z. B. durch Atmen in einen Müllbeutel oder unter einem kleinen Zelt aus Zeitungspapier, und zwar so lange, bis Sie sich mit Ihrem Kind wieder normal unterhalten können (3–5 Minuten).
- Bleiben Sie dann noch eine Weile bei Ihrem Kind im Ruhebereich und achten Sie auf die Atmung: Wenn es erneut weint und zu hecheln beginnt, lassen Sie es wieder die ausgeatmete Luft zurückatmen und verständigen Sie Ihren Arzt/Notarzt, der ggf. Medikamente zur Beruhigung verabreichen muss.

Angst und Verzweiflung: Hatte die Mama es nicht geahnt? Sie hat extra noch gesagt: »Pass auf das gute Kleid auf!« Und jetzt ist es kaputt. Das Mädchen ist außer sich, es atmet so schnell wie bei einem Wettlauf, obwohl es still steht: Es hyperventiliert. Nach 1–2 Minuten stehen die Hände in einer eigenartigen steifen Haltung (s. Abb.), dann beginnt das Mädchen mit Armen und Beinen zu schütteln wie bei einem Krampfanfall.

Wenn wir Angst bekommen, atmen wir tiefer und schneller: Unser Körper bereitet sich auf Kampf oder Flucht vor. Wenn der Kampf ausbleibt, die Atmung aber dennoch auf Hochtouren läuft, nennen wir diese der Aktivität unangepasste zu schnelle und zu intensive Atmung eine »Hyperventilation«.

Durch die schnellere Atmung wird das Blut alkalisch, was zu weniger (ungebundenem) Kalzium im

Blut führt. Obgleich die Gesamtmenge Kalzium im Blut normal bleibt, beginnt das Kind wie bei einem Kalzium-Mangel zu krampfen: erst an den Händen, dann mit der mimischen Muskulatur im Gesicht, schließlich kann es benommen werden.

Jeder kann sich mal richtig aufregen. Führt aber eine emotionale Belastung ein 2. und 3. Mal zu einer Hyperventilation, wird Ihr Kinder- und Jugendarzt mit Ihnen über mögliche Entspannungstechniken für Ihr Kind sprechen.

Autismus/Asperger

Autismus heißt übersetzt so viel wie »mit sich selbst beschäftigt« und bedeutet: »nicht mit anderen«. Es handelt sich also um ein Verhaltensstörung, in deren Folge ein Mensch auffällig wenig mit anderen Menschen in Kontakt geht, gar nicht oder nur wenig mit anderen spricht, meist auch in der (Sprach-)Entwicklung auffällig ist, sich häufig wie ein Sonderling benimmt und »komische« Sachen macht (s. u.). In der Regel fallen diese Aspekte vor dem 3. Geburtstag auf.

Aber: Nicht jeder Stissel oder jedes »maulfaule« Kind ist gleich ein Autist. Und: Es gibt leider nicht »den« Autismus. Die Krankheit hat sehr viele Gesichter, sodass sich die Diagnose mitunter erst im Verlauf zeigt. Daher wird heutzutage von einer Autismus-Spektrum-Störung (ASS) gesprochen. Dazu werden folgende Krankheiten gezählt:

- tiefgreifende Entwicklungsstörungen (anders nicht zuzuordnen)
- Asperger-Syndrom (s. u.)
- Rett-Syndrom (eine erbliche Krankheit, die wie Autismus erscheint; zusätzlich weisen die Kinder aber Bewegungsstörungen auf und verlieren in der Kleinkinderzeit Fähigkeiten, die sie schon hatten)
- frühkindlicher Autismus (erstmalig von dem Kinderpsychiater Leo Kanner 1943 beschrieben: Kanner-Syndrom, s. u.)

- eine Art Zappelphilipp-Syndrom mit Intelligenzminderung.

Was sind Hinweise auf Autismus?
Die soziale Interaktion verläuft beim gesunden Kind wie beim Tischtennis-Spielen. Im ständigen Wechsel nehmen beide Spieler ausgewogen am Spiel teil, indem der Rückpass des Spielers A gleichzeitig ein Aufschlag für Spieler B darstellt: Ping-Pong. Bei autistischen Störungen bricht das Ping-Pong ab. Schon mit drei Monaten kann auffallen, dass ein Baby keinen Blickkontakt aufbaut: Normalerweise erkennen Babys die Umrisse eines Gesichts und zeigen ihre Bereitschaft zur Interaktion durch Lächeln an. Dies kann bei Kindern mit Autismus fehlen. Im Kleinkindalter erscheint das Spielverhalten auffällig: Sie machen nicht mit. Dabei sind die Kinder nicht einfach nur verweigernd-bockig (das wäre nicht besorgniserregend), sondern wirklich desinteressiert an anderen Kindern. Außerdem können die Kinder oft ihre Gefühle, z. B. Freude, Trauer oder Schmerz, nicht richtig zeigen, haben eine wenig aussagekräftige Mimik oder kein Bedürfnis nach Kuscheln und/oder Trösten.

Das Sprechen, als weiteres wichtiges Instrument zur Kommunikation, kann sich verzögert entwickeln (s. Kapitel »Sprachentwicklung«, Seite 176) oder eigenartig anmuten. Die Kinder beschreiben selten eigene Gefühle oder Stimmungen.

Schließlich weisen manche Kinder Sonderinteressen auf, die sie zu Außenseitern machen können, z. B. kennt ein Vierjähriger alle Dinosaurier mit ihren wissenschaftlichen Namen (Inselbegabung) oder eine Dreijährige versinkt, während andere spielen, in der Betrachtung eines blauen Legosteins. Auch der Wunsch nach peniblen Wiederholungen kann ein Hinweis auf Autismus sein, z. B. das Kind muss immer wieder einen Lichtschalter betätigen; der Zu-Bett-Geh-Ritus muss jeden Abend identisch abgearbeitet werden, die Reihenfolge beim Anziehen muss morgens peinlich genau eingehalten werden, weil das Kind sonst schreit und aggressiv wird. Diese Kinder leben in ihrer eigenen Welt.

Treten diese Symptome früh im Leben eines Menschen auf (Baby- und Kleinkindalter), sprechen wir vom frühkindlichen Autismus oder dem Kanner-Syndrom.

Wenn Sie folgende Beobachtungen bei Ihrem Kind machen, sollten Sie einen Termin bei Ihrem Kinder- und Jugendarzt vereinbaren:

- Mit 4–6 Monaten baut Ihr Kind keinen lächelnden Kontakt zu Ihnen oder anderen engen Familienangehörigen auf.
- Mit 24 Monaten spricht Ihr Kind noch keine vollständigen Sätze (was für sich genommen noch nicht besorgniserregend sein muss, vgl. Kapitel »Sprechen«, Seite 176 f.) **und** zeigt keine mimische Interaktion.
- Bis zum 3. Geburtstag (oder älter) ist ihr Kind ein Einzelgänger und entwickelt Sonderinteressen.

Der Leidensdruck für Sie und für die ganze Familie ist erheblich. Ihr Kind bleibt Ihnen fremd und für Ihre Bemühungen um Wärme und Liebe wenig erreichbar.

Wie kann der Kinderarzt helfen?

Leider kann man Autismus nicht durch eine eindeutige Blutuntersuchungen oder Ähnliches nachweisen. Ihr Kinder- und Jugendarzt wird zuerst Sinnes-Störungen und Stoffwechselkrankheiten ausschließen und wenn sich sein Verdacht erhärtet, Ihr Kind an ein Zentrum überweisen, das mit Autismus erfahren ist. Der wichtigste Aspekt ist auch dort die Beobachtung des Kindes beim Spiel, in der sozialen Interaktion, aber auch standardisierte Fragebögen und ggf. humangenetische Untersuchungen kommen zum Einsatz.

Noch bevor die Diagnose endgültig feststeht, wird Ihr Kinder- und Jugendarzt eine Therapie der Ver-

Asperger – was ist das?

Der österreichische Kinder- und Jugendarzt Hans Asperger beschrieb im Jahr 1944 Patienten, die zwar durchschnittlich intelligent waren und auch normal sprechen konnten, aber dennoch kaum soziale Kontakte aufbauen und sich unterhalten konnten. Das Asperger-Syndrom wird daher als milde Form des Autismus beschrieben.

haltensauffälligkeit einleiten, meist in Form einer Heilpädagogischen Frühförderung (HPFF). Spezifische Entwicklungsrückstände können durch entsprechende Heilmittel gefördert werden (Krankengymnastik, Ergotherapie, Logopädie). Im Kindergarten kann Ihr Kind – wenn erforderlich – durch den Einsatz einer zusätzlichen Kraft mit viel personaler Kontinuität in die Gruppe integriert werden und erhält damit die Möglichkeit, Sozialverhalten unter Anleitung zu erlernen und an altersgleichen Aktivität teilzuhaben (Integration). Zum Schulbeginn wird Ihr Kinder- und Jugendarzt zusammen mit Kinderpsychiatern und Sonderpädagogen klären, wo aufgrund der Begabungsstruktur Ihres Kindes der beste Platz sein könnte.

Zwar kann ein Autismus nicht geheilt werden, eine (individuell zu wählende) psychologische Begleitung oder pädagogische Unterstützung zeigt sich aber als sehr hilfreich. Aufgrund der Behinderung sollten Sie nach Vorstellung beim Gesundheitsamt einen Nachteils-Ausgleich beantragen (Behindertenausweis).

Einkoten

Die Kontrolle über den Stuhlgang (Sauberwerden, Seite 188) haben wir bereits angesprochen. Sollte Ihr Kind jedoch über den 4. Geburtstag hinaus eine Windel brauchen oder beobachten Sie regelmäßig größere »Bremsspuren in der Unterhose«, sollten Sie Ihren Kinder- und Jugendarzt aufsuchen. In besonderen Fällen kommt es zu Stuhlschmieren. Dabei nimmt ein Kind seinen Kot aus der Windel bzw. Unterhose und verteilt diesen im Bett oder an der Wand.

Ihr Kinder- und Jugendarzt wird nach der Untersuchung des Bauches, des Rückens und des Analreflexes auch eine Untersuchung des Enddarmes und des Schließmuskels vornehmen. Manchmal wird dies durch eine Ultraschall-Untersuchung ergänzt. Häufig wird dabei eine Verstopfungsneigung des Kindes sichtbar (Obstipation, Seite 189). Diese gilt es zuerst zu behandeln.

Wenn allerdings die oben genannten Untersuchungen und die Ernährungsgewohnheiten unauffällig sind, wird der Kinder- und Jugendarzt zunächst ein Toilettentraining beginnen:

Der Darm trennt sich dann am liebsten vom Stuhl, wenn der Magen mit »frischem Futter« gefüllt wurde: Jede Magendehnung führt (mehr oder weniger) zu einem Magen-Darm-Reflex. Dieser ist bei Neugeborenen besonders aktiv (während jedes Stillens wird in die Windel gedrückt – bis zu 8-mal täglich), aber auch große Kinder müssen manchmal nach einem halben Teller Spaghetti schon aufs Klo. Diesen Magen-Darm-Reflex können Sie nutzen, indem Sie Ihr Kind nach einer guten Mahlzeit 10 Minuten gemütlich auf dem Klo sitzen lassen – aber nicht mit Zwang, eher sollte dort ein nettes Bilderbuch o. Ä. liegen. Manche Eltern erlauben auch, dort 10 Minuten lang mit einem Gameboy oder dem Handy zu spielen. Vielen Kinder nützt dieses Toilettentraing viel und sie entleeren binnen 2 Wochen regelmäßig dabei ihren Darm, sodass das Einkoten aufhört.

Leider ist das Einkoten in fast der Hälfte der Fälle mit einer seelischen Störung verbunden, z.B. Ängsten, Depression, Impulsstörung, ADHS. In diesen Fällen sollte durch einen erfahrenen Kinder- und Jugendpsychotherapeuten eine behutsame Untersuchung des Kindes in dieser Richtung erfolgen.

Tic-Störungen

Jeder kennt einen Menschen, der immerzu mit einem Auge zwinkert oder kurz mal einseitig einen Mundwinkel hochzieht. Diese Bewegungen sind meist so kurz, dass sie gar nicht bewusst wahrgenommen werden. Bei Kindern kann dieses Zwinkern zu Beginn des Schulalters (bis zu 10 % der Schulkinder) mal auftreten, ist aber meist nach einigen Monaten wieder vorbei. Diese Kinder benötigen keine Therapie. Die Eltern können aber die Lehrer und ggf. auch die Mitschüler darüber informieren, dass dieser Tic harmlos ist.

Besondere Beachtung sollten Sie solchen Tic-Störungen schenken, die
- nach 12 Monaten immer noch vorhanden sind,
- zu Leidensdruck führen, weil dies anderen Kindern negativ auffällt und sie Ihr Kind deshalb ansprechen, ausgrenzen oder mobben,
- zusammen mit anderen psychischen Auffälligkeiten auftreten (z.B. ADHS, Zwangsstörung), insbesondere wenn sie mit Lautäußerungen wie Ausrufe oder Vokale (»Uuh!!«, »wau«) verbunden sind.

Welche Tic-Störungen gibt es?

Es werden verschiedene Formen von Tics unterschieden. Zu den einfachen Tics gehört das erwähnte Blinzeln oder Grimassieren, aber auch Die-Nase-Hochziehen, Räuspern, Lippenbewegungen, Kopfschütteln und Stirnrunzeln kommen vor. Werden die motorischen Äußerungen komplexer, kann Springen, Hüpfen, Klatschen oder Um-einen-Baum-Laufen beobachtet werden.

Es gibt aber auch Tics, bei denen das Kind Geräusche, Töne, Wörter oder Tierlaute von sich gibt. Diese heißen vokale Tics. Kommt es zu Hüsteln oder Räuspern, kann dies leicht mit einer Erkältung verwechselt werden. Das Ausrufen ganzer Worte oder Sätze mit anstößigem oder sexuellem Inhalt stellen komplexe vokale Tics da. Letztere kommen beim sogenannten Tourette-Syndrom vor, das die stärkste Variante dieser Tic-Störungen darstellt: Neben diesem vokalen Tic weisen Patienten mit Gilles-de-la-Tourette-Syndrom zusätzlich auch verschiedene motorische Tics auf.

Behandlung von Tic-Störungen

Die wichtigste Therapie ist die Aufklärung der Umgebung über die Harmlosigkeit dieser Bewegungen. Schule und Freunde sollen das Kind so nehmen, wie es ist. Der Abbau von sozialem Druck und das Wissen des Kindes, dass er ruhig zucken darf und trotzdem nicht ausgegrenzt wird, entlasten erheblich. Ist der Leidensdruck des Kindes (nicht der Eltern!) groß, sollte ein in der Behandlung von Tic-Störungen erfahrener Kinder- und Jugendarzt zu Rate gezogen werden. Dies wird in der Regel ein Kinderpsychiater sein. Neben Entspannungstechniken kommen gezielt Medikamente zum Einsatz. Diese werden eine Tic-Störung nicht heilen, aber eindämmen können.

Ziel der Behandlung bei einem Tourette-Syndrom ist niemals die Heilung. Aber begleitende Zwangsstörungen oder ein Aufmerksamkeits-Defizit und ein Hyperaktivitäts-Syndrom sollten wie stark beeinträchtigende Tics medikamentös bzw. verhaltenstherapeutisch angegangen werden. Die Schulklasse des betroffenen Kindes und der Freundeskreis sollten gut über die Krankheit informiert werden. Hilfestellungen erhalten Betroffene von den organisierten Selbsthilfegruppen (www.tourette.de).

Marotten

Unsere Kinder legen manchmal Verhaltensweisen an den Tag, die beunruhigen, nervig oder ärgerlich sein können oder die uns verstören. Einen Teil dieser Besonderheiten habe ich bereits beschrieben

(z. B. Selbststimulation, Seite 182), andere Punkte werden hier neu besprochen.

Verhaltens-Kopie

Kinder lernen am Vorbild. Dabei kopieren sie oft das vorgelebte Verhalten, ohne zu verstehen, was sie da tun. Benutzt der große Bruder schon Gossensprache, eignen sich dies kleinere Geschwister häufig auch an. Manche Kinder spielen daheim gern Doktor und untersuchen die Eltern im Mund und am Rücken. Manchmal werden aber auch Krankheitssymptome vom Vorbild übernommen:

Paul, 4 Jahre

Opa ist der Beste!

» *Am Wochenende durfte Paul bei den Großeltern schlafen. Ganz stolz kehrt er am Sonntagnachmittag heim und erzählt von den fast 3 Tagen bei Oma und Opa. Dabei fällt der Mutter auf, dass sich Paul offensichtlich erkältet hat. Er hustet. Na ja, nicht doll, es ist eher ein Anhusten oder Räuspern, das aber alle 5 Minuten. Nachts ist alles o. k., aber da Paul auch in der KiTa so viel hustet, kommt seine Mutter mit ihm zu mir. Nach der Untersuchung ist klar: Paul ist gesund, »hüstelt« tagsüber viel, schläft nachts aber ungestört. Im anschließenden Gespräch kommt heraus: Der Opa leidet schon lange an einer chronischen Bronchitis, inhaliert unregelmäßig und hustet genauso wie Paul – oder hustet Paul so wie Opa? Paul kopiert das Verhalten seines Großvaters, auf den er so stolz ist.*

Wir erklären Paul, dass er gesund ist und sich der Arzt keine Sorgen macht. Wir erklären auch, dass Opa krank ist und deshalb soviel husten muss; Mama und Papa dagegen sind gesund und brauchen nicht zu husten (Vorbildwechsel), was viel angenehmer ist. Wie bei den meisten Kindern verliert sich dann auch bei Paul nach und nach das kopierte Verhalten. «

Mitleiden

»Mitleid« heißt auf Griechisch »Symphathie«, und davon haben Kinder eine Menge. Wird der erste Zwilling bei einer U4 geimpft und schreit, stimmt der zweite Zwilling meist mit ein, obwohl er noch gar keine Spritze bekommen hat. Bis zur Einschulung beobachte ich in der Praxis immer wieder Phänomene, die sich glücklicherweise nicht als Krankheit, sondern als Sympathie herausstellen. Davon sollen die folgenden drei Beispiele berichten.

Max, 5 Jahre

Mein Freund Alex

>> *Endlich hat es Max geschafft, eine richtige Freundschaft zu Alex aufzubauen. Schon lange sind beide in derselben Gruppe, aber jetzt haben sie sich schon zum 2. Mal miteinander verabredet. Der Mutter fällt auf, dass Max seit einigen Wochen lispelt. Dies ist an sich nicht schlimm, da bis zum Ende des 1. Schuljahres ein Lispeln in der Regel nicht behandelt zu werden braucht. Dennoch wundert sie sich, weil die Sprach- und Sprechentwicklung von Max bislang ungestört verlief. Nach dem Gespräch in meiner Praxis wird klar: Durch das Vertrauen in seinen neuen Freund hat Max das Lispeln von Alex übernommen. Ich ermuntere die Mutter und die Erzieherinnen, den Wortklang eines falsch ausgesprochenen Wortes von Max richtig zu wiederholen (corrective feedback), womit sich nach kurzer Zeit das Lispeln bei Max wieder legt. <<*

Angelina, fast 4 Jahre

Morgens kann sie nicht laufen

>> *Angelina kann mogens plötzlich nicht mehr laufen und sackt mit ihrem rechten Bein immer wieder zusammen. Ich vermute einen Hüftschnupfen (Seite 271), finde aber ein komplett gesundes Kind vor. Nachmittags meldet sich die Mutter, dass alles wieder gut sei: Die Kleine springe auf dem Trampolin, als wäre nichts gewesen. Am nächsten Morgen das gleiches Spiel, und es zieht sich so über fünf Tage hin: Morgens kann Angelina kaum laufen, nachmittags ist alles wieder gut. Nach einigen Gesprächen in der KiTa wird klar: Ihre beste Freundin Stella humpelte zur gleichen Zeit wegen einer Sprunggelenk-Verrenkung. Eine Woche darauf sind beide wieder gesund und laufen unbeeinträchtigt. <<*

Sofie, 5 Jahre

Meiner Mama geht es so schlecht

>> *Frau Schmedding erhält wegen ihrer Krebserkrankung eine Chemotherapie. An bestimmten Tagen des Therapiezyklus ist ihr so elend, dass sie sich erbrechen muss. Ihre Tochter Sofie bekommt mit, dass es der Mama so schlecht ergeht, sie leidet mit ihrer geliebten Mutter – und erbricht sich auch, immer wenn Mama morgens diese bestimmte Chemo hat. <<*

Zwangsstörungen

Zwangsstörungen treten bereits im Kindesalter auf. Dabei kreisen Zwangshandlungen oder Rituale meist um bestimmte Themen, bei Kindern mehr oder weniger reflektiert, wie Sauberkeit/Verschmutzung oder Sicherheit. Die Zwangshandlungen selbst werden von den Eltern nicht immer sofort als solche erkannt: So wurde mir beispielsweise ein 9-jährigen Mädchen, das jeden Abend 7-mal auf die Toilette zum Pipimachen ging, wegen Verdachts auf eine Harnwegsinfektion vorgestellt. Tatsächlich litt sie an einer Zwangsstörung, die zwei Jahre später zusammen mit einer Magersucht und Depressionen stationär behandelt werden musste.

Wer immer nach drei Schritten zur Wohnungstür umkehren muss, um nachzuschauen, ob sie tatsächlich abgeschlossen ist, zeigt einen gewissen, von Sicherheitsdenken bestimmten Zwang. Damit lässt sich in aller Regel aber gut leben. Das folgende Beispiel von Nina beschreibt dagegen einen Waschzwang, der zu einer Schädigung der an sich gesunden Haut führte.

Nina, 7 Jahre

Ich will mich nicht schmutzig machen

» *Nina wird ihre Neurodermitis einfach nicht los. Vor vier Monaten war die Mama mit ihr mal bei einem Arzt, aber die Creme hatte nur vorübergehend geholfen. Jetzt möchte sie, dass da eine anhaltend helfende Creme daraufkommt: Die Haut soll wieder schön aussehen. Bei meiner Untersuchung finde ich eine stark mitgenommene Haut vor: rot, rissig und trocken erscheinen die Handrücken, ein wenig auch die Handinnenflächen, aber dann ist abrupt die Haut intakt. Unterarme und Ellenbogen sind gepflegt, auch die Haut der Beine und am Körperstamm ist gesund. Auf die Frage, wie häufig sich Nina so am Tag die Hände wäscht, blickt die Mutter betrübt nach unten und gibt 30–40-maliges Händewaschen an – vielleicht auch mehr. Daraufhin kläre ich sie über Zwangshandlungen wie den Waschzwang bei Nina auf – eine Störung, die durchaus auch schon bei Grundschulkindern vorkommen kann. Ich bitte die Mutter, mit Nina einen Kinderpsychologen aufzusuchen.* **«**

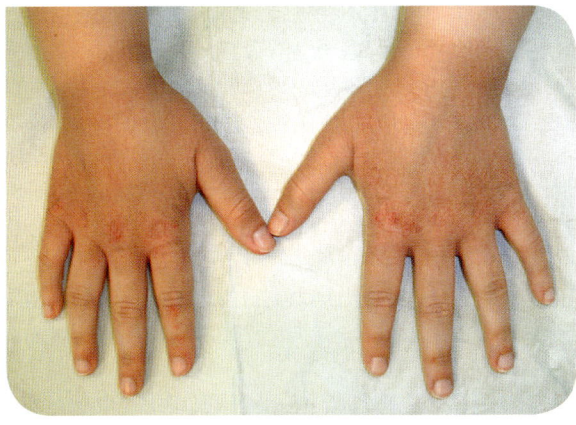

◖ So können Hände bei Waschzwang aussehen

Die Therapie von Zwangsstörungen gehört in die Hände eines erfahrenen Kinder- und Jugendlichen-Psychotherapeuten. Etwa ein Drittel der betroffenen Kinder weisen zusätzlich eine Depression auf.

Schlafstörung bzw. nicht erholsamer Schlaf

Ein selig schlummerndes Baby ist für die Eltern ein wundervoller Anblick: Einerseits kann man sich kaum satt sehen an diesen entspannten Gesichtszügen des eigenen Kindes, andererseits ist man für die Ruhe unglaublich dankbar. In diesem Kapitel soll es aber nicht ausschließlich um Säuglinge gehen (s. Kapitel »Der Schlaf-Wach-Rhythmus entwickelt sich«, Seite 73), sondern um Kinder jenseits der frühen Säuglingszeit. Zu Beginn betrachten wir zwei Eigenschaften des Schlafs: das persönliche Schlafbedürfnis und den Schlafaufbau.

Wie viel Schlaf braucht mein Kind?

Es gibt keine »Norm-Schlafmenge«. Wie bei der Größe oder dem Gewicht von Kindern gibt es auch bei der Schlafmenge eine Häufigkeitsverteilung. Die Schlafmenge findet sich nicht selten auch familiär wieder: Benötigt der Vater sehr wenig Schlaf und startet dennoch gut ausgeruht in den nächsten Tag, kann es bei seinem Kind ähnlich sein.

Hat Ihr größeres Kind Einschlafstörungen, können Sie einen Versuch starten: Es darf abends noch lesen, bis es müde ist. Beobachten Sie an den folgenden Tagen keine Tagesschläfrigkeit, hatte Ihr Kind ausreichend viel Schlaf und damit ein insgesamt geringeres Schlafbedürfnis als angenommen.

Auch die Zubettgehzeit ist häufig familiär begründet: Es gibt »Eulen« und »Lerchen«. Bei den »Eulen« ist der Tag-Nacht-Rhythmus mehr in die Nacht verschoben; sie gehen später ins Bett, sind morgens eher muffelig und bei Gelegenheit Langschläfer. Die »Lerchen« orientieren sich mehr zum Tag; sie sind Frühaufsteher, holen samstags die Brötchen, während alle noch schlafen, sind dafür aber abends auch früher müde und eher im Bett.

Welche Schlafphasen gibt es?

Schlaf bedeutet nicht, in die Tiefen des Schlafs abzusteigen und nach 10 Stunden wieder aufzutauchen. Der Schlaf folgt einer Rhythmik. Wie Berg und Tal wechseln sich Phasen unterschiedlicher Schlaftiefe und kurze Wachphasen miteinander ab.

Anhand von Hirnstrom-Messungen (EEG) haben Wissenschaftler den Schlaf in fünf verschiedene Phasen unterteilt, die in der Nacht durchlaufen werden. Eine besondere Phase ist die REM-Phase: Die schnellen Augenbewegungen (rapid eye movements) haben dieser Phase zwar den Namen gegeben, aber der Schlafende kann auch insgesamt motorisch unruhig sein und eine unregelmäßige Atmung aufweisen. Die meisten Träume finden in der REM-Phase statt. In den anderen Phasen ist der Mensch motorisch sehr ruhig.

Die Anzahl der Schlafzyklen erhöht sich vom Säugling bis zum Greis. Die Schlafdauer steigt bei Babys zunächst an (von 3 Stunden bis auf 12 Stunden bei Einjährigen) und fällt dann langsam wieder ab, zeigt aber eine weite Spannbreite des Normalen. Manche Babys schlafen 18 Stunden, einige jedoch nur 10 Stunden. Nach 18 Monaten nimmt die Schlafdauer im Durchschnitt jedes Jahr um 30 Minuten ab. Bei jungen Säuglingen sind Tag- und Nachtschlaf noch nicht getrennt. Erst ab etwa 4 Monaten beobachten wir bei Säuglingen eine Schlafumverteilung zugunsten des Nachtschlafes.

Eine besondere Freude erfahren die Eltern, wenn das Baby dies endlich erreicht hat und den Eltern eine über 6–8 Stunden ununterbrochene Nacht gönnt. Dies schaffen nach dem 3. Monat schon 70 % der Kinder, und 90 % bis zum 5. Monat.

Als Maß für die Schlaftiefe gilt die Weckbarkeit: Diese ist in der Phase 3 und 4 und in der REM-

Phase am geringsten. Da in der REM-Phase die Patienten aber so unruhig erscheinen, heißt diese Phase auch »paradoxer Schlaf«.

In den Phasen 2–4, den sogenannten Non-REM-Phasen, ist das Gehirn aber auch aktiv: in diesen Phasen können sich Episoden von Nachtschreck (Pavor nocturnus, Seite 296), Zähneknirschen (Bruxismus, Seite 139) und Schlafwandeln (Seite 298) ereignen.

In der Praxis hat sich bewährt, zur Diagnostik von Schlafstörungen ein Schlaftagebuch oder ein Schlafprotokoll zu verfassen. Die Eltern notieren dabei über 14 Tage, was in der Nacht (bei Babys und Kleinkindern auch tagsüber) an Schlaf, Aufwachsituationen, Schreien, Trinken und Essen alles passiert. Dazu gehört auch der Vermerk über eine auffällige Tagesmüdigkeit zu bestimmten Uhrzeiten.

Einschlafstörung

Eine Störung des Schlafs ist z. B. sein Ausbleiben: Das Kind will oder kann nicht einschlafen. Je nach Alter können unterschiedliche Ursachen dahinter stecken.

Ein Säugling kann durchaus längere Zeit benötigen, bis er seinen Nachtschlaf tatsächlich auch nachts haben will (vgl. Kapitel »Der Schlaf-Wach-Rhythmus entwickelt sich«, Seite 73). Da die Eltern abends in aller Regel durch den Tag auch müde und erschöpft sind, wird der nicht in den Schlaf findende Säugling zu einer ganz besonderen Belastung. Denn das Schreien eines Säuglings geht durch Mark und Bein. Wer mit einem schreienden Säugling mal in der U-Bahn sitzt, wird nach wenigen Minuten die streng besorgten Blicke der anderen Fahrgäste auf sich ziehen, das Kind doch bald mal zu »stillen«, d. h. still zu machen. Wäre das Säuglingsgeschrei nicht so aufwühlend, wären Geschichten ausgesetzter Kinder (z. B. von Mose oder Mogli) nicht so gut ausgegangen. Wenn Ihr Baby nicht in seinem Bettchen einschlafen will, spricht

nichts dagegen, ihn in der Wohnung herumzutragen (Fliegergriff) oder noch einen Spaziergang im Kinderwagen zu unternehmen.

Machen Sie sich als junge Eltern bewusst, dass die Abendgestaltung mit Ihrem Säugling für 3–6 Monate durchaus bis in die Nacht gehen kann. Bitte nehmen Sie sich für diese Stunden nichts anderes vor, da sonst der Stapel unerledigter Arbeit Stimmung gegen das Baby machen kann und der Säugling an der Gereiztheit der Eltern mitleidet. Die Wäsche und die Küche dürfen dann auch mal liegen bleiben. Und wenn im Vorgarten nur noch Löwenzahn blüht, ist das für diese Lebensphase auch in Ordnung.

Es kann aber auch sein, dass ein Kind schon längst über seinen müden Punkt hinaus ist und übermüdet ist: Da hilft nur, es früher ins Bettchen zu legen, am besten noch wach, sodass es noch etwas für sich ist.

Wenn Ihr Kleinkind immer wieder abends mit seinem Teddy in der einen und dem Kopfkissen in der anderen Hand in der Wohnzimmertür steht, können Sie überlegen, das Einschlafen im Elternbett zu

Antizipatorisches Wecken

Manchmal gelingt das Durchschlafen mit einer einfachen Methode: Gehen Sie etwa 45–60 Minuten nach dem Einschlafen zu Ihrem Kind und streicheln oder stupsen Sie es leicht an, sodass es eine Reaktion zeigt, z. B. es räkelt sich, dreht sich, schnauft einmal laut. Wecken Sie es dabei aber nicht auf. Durch dieses angedeutete Wecken wird der erste Schlafzyklus Ihres Kindes verkürzt, sodass die anderen Zyklen früher beginnen. Probieren Sie diese Technik 4 Wochen lang aus. Vielleicht zeigt sie Wirkung.

erlauben, allerdings mit der klaren Absprache, dass es anschließend ohne Murren wieder in sein Bett getragen wird.

Hat Ihr Schulkind ständig Probleme mit dem Einschlafen, ist es vielleicht zu der von Ihnen festgelegten Zubettgehzeit einfach noch nicht müde. Wenn Sie Ihrem größeren Kind erlauben, im Bett noch zu lesen, und es am nächsten Tag vollständig ausgeruht und aufnahmefähig zur Schule gehen kann, dann hat es vielleicht ein geringeres Schlafbedürfnis, als Sie denken. Auch darauf können Sie dann eingehen und den allabendlichen Stress mildern.

Durchschlafstörungen

Auch Durchschlafstörungen können bei unterschiedlichen Altersstufen verschiedene Ursachen haben: Bei Säuglingen beginnen etwa im Alter von 7–8 Monaten die Zähne durchzubrechen. Meist lassen sich die Kinder durch die Anwesenheit und Ansprache der Eltern gut beruhigen. Weitere Informationen finden Sie im Kapitel »Hilfe, die Zähne kommen« (Seite 133). Möchten Sie ein gewichtsentsprechendes Schmerzmittel (meist Paracetamol) geben, warten Sie damit, bis Sie selbst ins Bett gehen. Die Wirkdauer beträgt nämlich nur etwa 5 Stunden.

Bei Kindern in jedem Alter kann eine behinderte Nasenatmung erheblich die Nachtruhe stören. Die Gabe von abschwellenden Nasentropfen (nur ein- bis zweimal in der Nacht) wirkt hier Wunder. Wenn Sie diese Ihrem Kind länger als 1 Woche geben müssen, lassen Sie es von Ihrem Kinder- und Jugendarzt untersuchen. Es könnten sich dahinter ein Infekt, Enge der Nasenmuscheln oder eine Nasenscheidewand-Verschiebung verbergen.

Kinder haben – wie Erwachsene auch – während der REM-Phasen eine kurze Wachphase. Meist ist sie so kurz, dass wir uns nicht daran erinnern können. Wird aber der Schlaf in dieser Phase gestört, kann das »Wieder-Einschlafen« schwierig werden.

Mit zwei kleinen Hilfen schaffen es viele Kinder, auch allein durchzuschlafen:

- Wird Ihr Kind nachts wach, sollte es sich an seine Einschlafsituation erinnert fühlen. Ist es z.B. auf Ihrem Arm eingeschlafen, wird es die Wärme und Ihren Atem beim Aufwachen im eigenen Bettchen unangenehm vermissen – und dies durch Jammern oder Weinen kundtun.
- War es beim Einschlafen noch so hell, dass Ihr Kind die Umrisse seines Zimmers erkennen konnte, wird es nachts beunruhigt sein, wenn es im dunklen Zimmer aufwacht. Hier hilft ein Steckdosenlicht, das das Zimmer nachts schwach beleuchtet.

Legen Sie Ihr Kind also wach ins Bettchen und lassen Sie es alleine einschlafen. Ein immer gleicher oder ähnlicher Abendritus hilft Ihrem Kind, die abendliche Ruhe auch als wohltuend anzunehmen.

Nachtschreck

Jetzt hat Ihr kleiner Schatz Sie aber ganz schön erschreckt! Nachts schreit er plötzlich auf, hat Angst, reißt die Augen weit auf, hat dabei einen starren Blick, atmet schwer, der Puls geht schnell, die Haut ist blass und verschwitzt. Als Sie Ihr Kind dann in den Arm nehmen, bemerkt es Sie gar nicht, beruhigt sich aber. Dann legt es sich hin und schläft weiter. Als Sie es morgens auf die vergangene Nacht ansprechen, weiß es von nichts.

Der »Nachtschreck« (Pavor nocturnus) ereignet sich in einer NON-REM-Phase (s.o.) des Schlafes, ist ungefährlich und läuft normalerweise wie beschrieben ab. Manche Kinder geben sogar verständliche Sätze von sich. In der Regel wird Ihr Kind gar nicht richtig wach. Versuchen Sie dann nicht, es zu wecken. Eine solche Phase mit immer mal wieder auftretendem Nachtschreck kann mehrere Wochen andauern und verschwindet von allein.

Zur Not hilft ein Babyphon, um das Aufwachen oder den schweren Atem des Kindes zu hören.

Gute »Schlafhygiene« ist wichtig

Wie bei allen Regulationsstörungen sollten Sie auch bei Schlafproblemen überlegen, ob Ihr Kind durch seinen Tagesablauf in seinem Gleichgewicht gestört wird (das gilt für Erwachsene übrigens auch). Negativ auswirken können sich:

- viele Eindrücke
- zu viel Fernsehen/Mediennutzung
- Dauerbeschallung durch Radio oder Hörspiel-CDs
- zu wenig kind- bzw. altersgerechte Freizeitgestaltung
- zu viel psychotrope Stoffe wie Cola, Koffein, Medikamente
- Stress durch nicht bewältigte Auseinandersetzungen oder Belastungen. Dazu zählen auch innerfamiliäre Konflikte, die mit dem Kind selbst nicht unbedingt direkt etwas zu tun haben müssen.
- ständig wechselnde Tagesabläufe ohne regelmäßige Zeiten für Aufstehen, Mahlzeiten, Aktivität, gemeinsame Unternehmungen und Schlafenszeiten.

Auch die Schlafbedingungen können für Schlafstörungen mit verantwortlich sein. Achten Sie deshalb besonders auf

- Ruhe im Zimmer
- Schutz vor einfallendem Licht von draußen
- das Ausschalten von Elektrogeräten, die störende Magnetfelder durch ständig stromdurchflossene Leiter aufbauen können.

Der Verdacht, dass die Schlafsituation ursächlich an den Schlafstörungen beteiligt sein kann, drängt sich dann auf, wenn Übernachtungen bei Oma, der Patentante oder im Urlaub ohne Störungen verlaufen.

Denn das Wichtigste in dieser Situation ist Ihre Zuwendung: Dadurch erfährt Ihr Kind Geborgenheit und überwindet so seine Angst.

Albträume

Anders als beim Nachtschreck wird ein Kind durch einen Albtraum tatsächlich wach: Voller Panik kann es dann berichten, dass es vor einem Gespenst Angst hatte, vor dem Teufel, einem Sturz, dass den Eltern was Schlimmes zugestoßen sei oder Ähnliches.

Nehmen Sie Ihr Kind in die Arme, trösten Sie es und vermitteln Sie ihm Schutz und Geborgenheit. Sprechen Sie dann mit ihm über das Erlebte. Beim Albtraum soll Ihr Kind also mit Ihnen wach sprechen. Wenn es sich beruhigt hat, legen Sie es wieder in sein Bettchen.

Wenn sich solche Albträume wiederholen, sprechen Sie Ihr Kind morgens auf den Trauminhalt an und lassen Sie es die furchteinflößenden Traumgestalten malen. Die Schreckgestalten werden so auf Papier gebannt, bekommen etwas Gegenständliches und können genauer bezeichnet werden. Ihr Kind verarbeitet dadurch bewusst seine Ängste aus der Nacht, sodass sie an Schreckenspotential einbüßen.

Auch Albträume gehören in der Regel zu Entwicklungsphasen der Kinder, die kurzzeitig auftreten und dann von selbst wieder verschwinden. Als weiteres Unterscheidungsmerkmal zum Nachtschreck (s.o.) gilt das Auftreten eines Albtraums in der REM-Phase.

Schlafwandeln

Eine weitere Schlafstörung – auch in einer Non-REM-Tiefschlafphase – ist das sogenannte Schlafwandeln oder Nachtwandeln, früher auch als mondsüchtig bezeichnet. Bei Kindern ist dies selten (2 %) und meist nur von kurzer Dauer. Ein schlafwandelndes Kind hat die Augen auf, den Blick aber starr geradeaus gerichtet und erkennt seine Eltern nicht. Es kann zu kurzem Umhergehen kommen, aber auch zum Öffnen von Schränken und Türen.

Bringen Sie ihr Kind behutsam wieder zurück ins Bett, eine Ansprache ist unsinnig. Es handelt sich meist um eine kurzeitige Störung der Aufwachfunktion, also keine Epilepsie oder hirnorganische Störung. Die Großeltern berichten nicht selten von ähnlichen Erlebnissen mit einem der Eltern.

Da auch Fenster und Wohnungstüren von den unbewussten Aktivitäten betroffen sein können, sollte der Handgriff des Kinderzimmerfensters abschließbar sein und die Zimmertür ebenfalls verschlossen werden. Eine Therapie für Schlafwandler ist nicht bekannt.

Depressionen bei Kindern

Eine Depression ist eine Krankheit, in deren Folge aus grundloser (!) Traurigkeit die Bewältigung des Alltags schwer beeinträchtigt ist. Depressiv ist also keiner, der sich nach einer fünf in Mathe zurückzieht und mit niemandem aus der Familie reden möchte, der präpubertär 2 Stunden mit Kopfhörern auf seinem Bett liegt und keinen sehen will, der nach der erneuten Mahnung, sein Zimmer aufzuräumen, sich Türen schlagend in sein Zimmer verzieht. Solche Reaktionen kennt jeder, sicherlich auch von sich selbst. Die stark betrübte Stimmung hat also einen Grund.

Ganz anders der in seiner Depression gefangene Mensch: Kein äußerer Grund veranlasst ihn zum

Ist Ihr Kind depressiv?

Manchmal ist die Trennung zwischen Rückzug und Traurigkeit gegenüber einer Depression nicht so einfach. Wann sollten Sie an eine Depression denken und deshalb mit Ihrem Kinder- und Jugendarzt über diesen Verdacht sprechen?

Werden Sie aufmerksam, wenn

- einer der Eltern ebenfalls an einer Depression erkrankt ist oder war,
- der Rückzug Ihres Kindes mit körperlichen Beschwerden verknüpft ist, z. B. Zwängen, Einkoten, Einnässen (wenn Ihr Kind bereits sauber ist), wiederkehrenden Kopfschmerzen oder Bauchschmerzen,
- Ihr Kind grundlos weint,
- Sie den Rückzug auch aus schönen Situationen heraus beobachten, z. B. während einer Geburtstagsfeier oder des Besuchs eines guten Freundes,
- Ihr Kind Gedanken über Selbstmord ausspricht.

Diese Beobachtungen können allerdings nicht wie eine Checkliste benutzt werden, sondern sollen als Leitfaden für das Gespräch mit Ihrem Kinder- und Jugendarzt dienen. Bei Jugendlichen können noch weitere Symptome hinzukommen.

Stimmungstief, es kommt von innen, ohne Erklärung, auch gegen seinen Willen. Ein gesunder Mensch, der tief traurig ist, kann immer noch »funktionieren«: geht arbeiten, kocht für die Kinder, macht die Wäsche, bringt Kinder zum Kindergarten, geht zur Schule.

Ein an einer Depression leidender Mensch verlässt dagegen gesellschaftliche Konventionen und »funktioniert« nicht mehr. Bei Kindern heißt dies sozialer Rückzug, Isolation von den Freunden, aber auch von der Familie, Schulleistungsprobleme bis hin zu schulverweigerndem Verhalten (Schul-Absentismus), vor allem bei Mädchen eine Veränderung ihres Essverhaltens und eine Gewichtsabnahme.

In welcher Form die Kinder den Alltag nicht mehr schaffen, kann dabei sehr unterschiedlich sein: Schulverweigerer gehören ebenso dazu wie ein sich sozial isolierendes Kind. Manche Kinder zeigen auch Schulleistungsprobleme (ohne Defizite in der Intelligenz) oder übersteigerte Geschwisterrivalität. Essstörungen treten häufig zusammen mit anderen psychischen Störungen wie Zwangsstörungen oder Depression auf.

Wie sieht die Therapie aus?

Die Aufgabe Ihres Kinder- und Jugendarztes ist es, zunächst körperliche Krankheiten, die ähnliche Symptome zeigen können, auszuschließen. Anschließend finden bei einem Kinder- und Jugendpsychologen oder einem Kinder- und Jugendpsychiater mehrere Termine statt, bei denen der Therapeut in einem vertrauensvollen Gespräch (und mit Hilfe von Fragebögen) die Wirklichkeit des Kindes zu verstehen sucht. Entscheidend ist dabei die Bereitschaft des Kindes oder des Jugendlichen, sich dem Therapeuten gegenüber zu öffnen. Manchmal passt es einfach nicht zwischen den beiden, dann sollten Sie ggf. einen anderen Typ von Therapeut suchen. Da die Wartezeiten für einen ersten Termin sehr lang sind, ist ein Therapeutenwechsel allerdings nicht so einfach.

Therapeutisch kommen, je nach Intensität der Störungen, unterschiedliche Strategien zum Einsatz:
• Termine mit dem Therapeuten in seiner Praxis
• eine zusätzliche Begleitung in der Schule
• eine tagesklinische Betreuung
• die Einweisung in eine Kinder- und Jugendpsychiatrie bzw. in eine psychosomatische Klinik

Diese Maßnahmen können durch die Gabe bestimmter bei Kindern und Jugendlichen nebenwirkungsarmer Medikamente (Antidepressiva) unterstützt werden.

Bestand nur eine einzelne depressive Episode, sind die Chancen auf eine Genesung gut. Dies trifft z. B. bei reaktiven Depressionen zu, bei denen ein Kind durch ein äußeres Psychotrauma in seine Depression geglitten ist (Tod in der Familie oder bei einem Freund, Missbrauch, »broken home«).

Je mehr Komplikationen hinzutreten, wie z. B. Rückfälle, zusätzlicher Missbrauch von Medikamenten und/oder Alkohol, Magersucht, Suizid-Versuch, Angststörung, umso schwieriger gestaltet sich die Therapie.

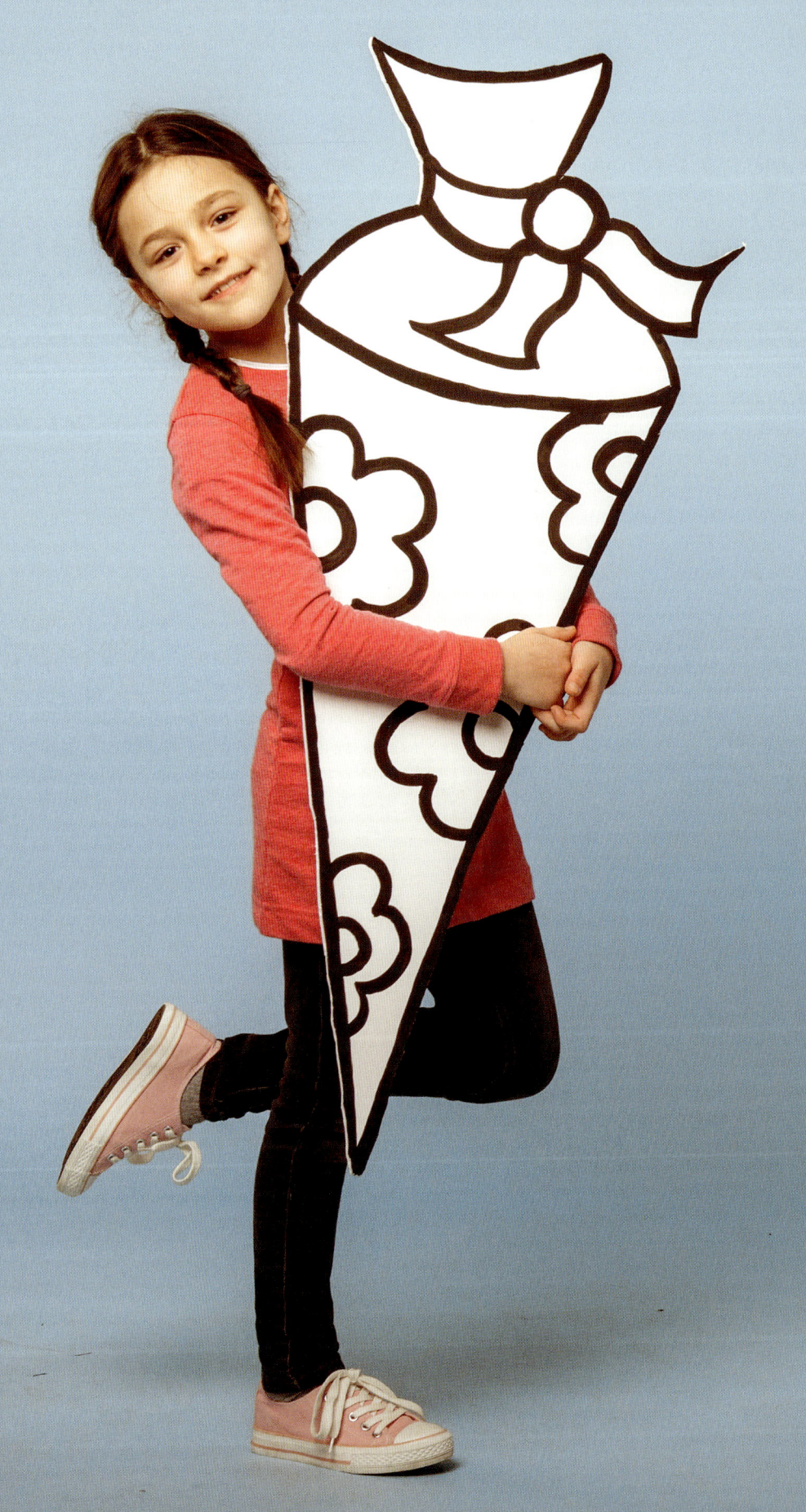

Schulkindalter

Der Schulbeginn ist für Ihr Kind sicher eine große Umstellung: Der Tagesablauf ist nun viel strukturierter, es muss pünktlich sein und Hausaufgaben machen. Aber keine Sorge: Schule ist für Kinder was Tolles!

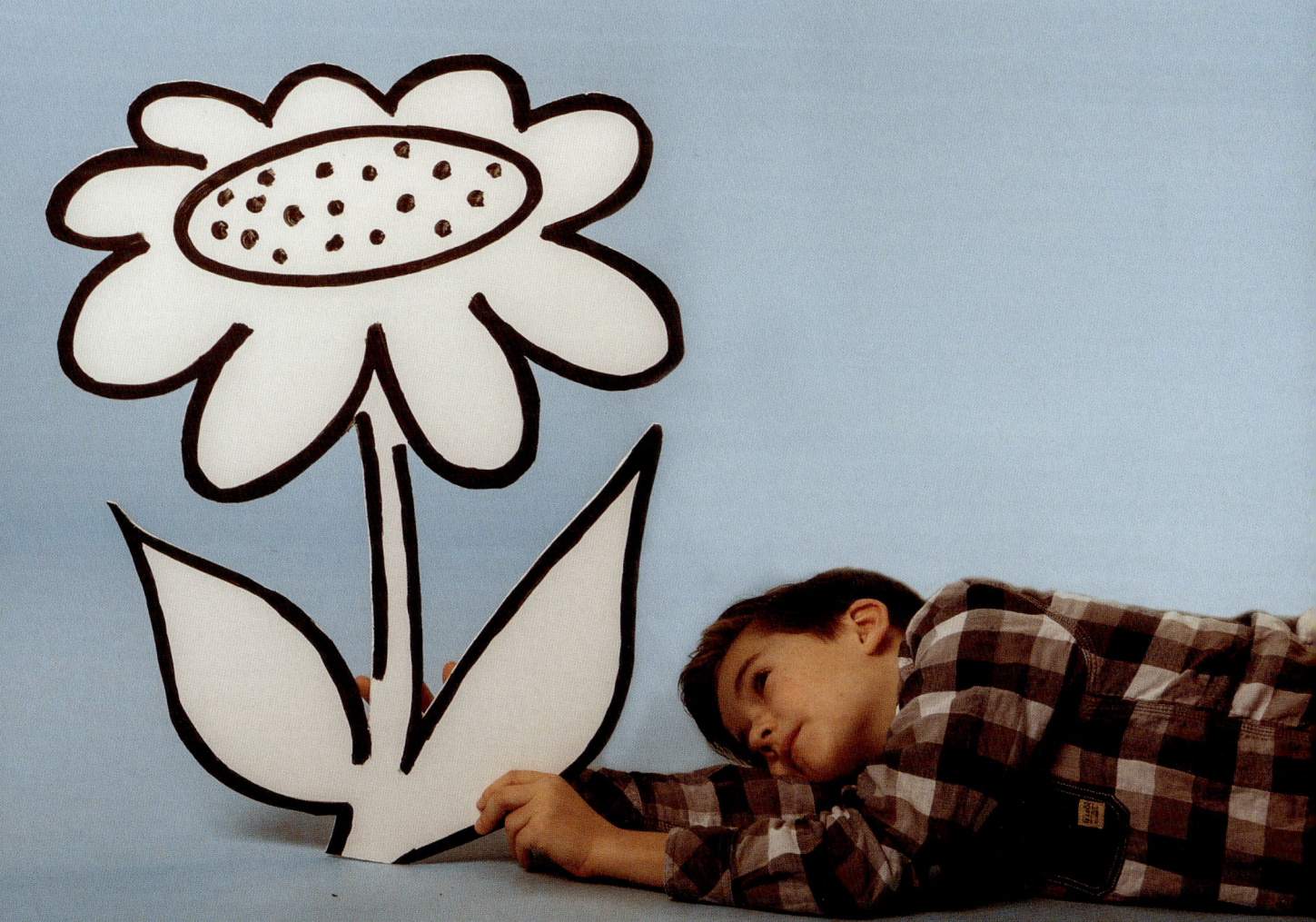

Unser Kind kommt in die Schule

Sicherlich sind Sie froh, dass Sie jetzt ein Schulkind haben, aber vielleicht auch ein bisschen unsicher: Wie kommt mein Kind in der Schule zurecht? Kann es überhaupt so lange stillsitzen? Wird ihm das Lernen leichtfallen?

Stolz schultert Ihr Kind seinen Ranzen und geht gut gelaunt in die Schule. Natürlich freuen Sie sich darüber, aber vielleicht haben Sie auch andere Gedanken: Kommt mein Sohn in der Schule mit? Wird meine Tochter neue Freundinnen finden? Seien Sie beruhigt: Die meisten Kinder gehen gern in die Schule, obwohl ihnen natürlich nicht alles Spaß macht. Auch wenn sie daheim nicht viel von der Schule erzählen, heißt das nicht, dass sie nicht gern hingehen.

Ist mein Kind schulreif?

Einen umfassenden Test zur Schulreife gibt es nicht. Das liegt an den verschiedenen Ebenen, die gleichzeitig bewertet werden müssten: die soziale, intellektuelle, körperliche und emotionale Reife. Alle Tests erfassen daher nur Teilbereiche.

Immer wieder befürchten Eltern auf der Zielgeraden in den letzten Monaten vor dem Schulstart, dass dieser zu einem Desaster wird: Ihr Kind schreibt noch nicht, drückt den Stift zu stark auf, vergisst seine Jacke überall, ist körperlich noch so

klein, kann sich gegenüber anderen gar nicht so gut zur Wehr setzen. In regelrechter Torschluss-Panik wollen manche Eltern ihr Kind kurz vor Schulstart noch »zurechtbiegen«. Dann kommen die Eltern zum Kinder- und Jugendarzt und möchten eine »Förderung« für dies oder jenes oder zumindest ein fachliches Urteil, ob »das denn noch normal sei«.

Aber entspannen Sie sich: Ihr Kinder- und Jugendarzt hat Ihr Kind in den letzten 2 Jahren in der U8 und U9 beobachten und untersuchen dürfen. Im Dialog mit Ihnen konnte er ggf. Auffälligkeiten schon früh erkennen, mit Ihnen besprechen und evtl. vorsichtige Korrekturen einleiten.

Natürlich lassen sich bei 4–5-Jährigen nicht alle schulisch relevanten Kompetenzen zweifelsfrei erkennen, zumal sie bei jedem Kind unterschiedlich stark ausgeprägt sind, dennoch achtet Ihr Kinder- und Jugendarzt bei den Vorsorgeuntersuchungen auf vieles genau:
- Allen voran stehen die Sinne: Ein Kind, das nicht richtig hört oder sieht, kann nur schwer Lerninhalte erfassen. Dazu zählen auch die Wahrnehmung und ihre Verarbeitung.

- Die Sprache ist das wichtigste Werkzeug in der Wissensvermittlung. Die Aussprache Ihres Kindes (Artikulation) sollte zum Schuleintritt (mit Ausnahme des Lispelns) verständlich sein und das Sprachverständnis sollte vorhanden sein. Außerdem sollte es die Laute unterscheiden können, z. B. Dose – Rose – Hose. Ein schulreifes Kind kann über Erlebnisse mit der Familie oder im Kindergarten in richtiger Reihenfolge und in richtiger (aber einfacher) Grammatik und mit richtigem Satzbau berichten.
- Bei der Grobmotorik achten die Kinder- und Jugendärzte auf Bewegungsfreude, auf Gleichgewicht, auf Ballkontrolle (Koordination) und auf Bewegungsplanung.
- Die Feinmotorik sollte altersentsprechend ausgeprägt sein, so die Graphomotorik (Fähigkeit, mit Stiften umzugehen, zu schreiben), das Ausschneidenkönnen und Geschick mit Konstruktionsspielzeug, Bügelperlen, Prickel-Nadeln usw.
- Die intellektuelle Reife darf hier nicht mit einem IQ-Test verwechselt werden. Bei den Vorsorgeuntersuchungen erfassen wir Kinderärzte u. a. mit den Elternfragebögen Ich-Stärke, Gedächtnis, Intelligenz, Zählen können (serielles Denken), altersentsprechende Konzentrationsspanne, Aufmerksamkeit, Lern- und Entdeckerfreude, Wiedererkennen von Formen und Symbolen (Buchstaben/Zahlen).
- Die emotionale Reife beschreibt den Umgang eines Kindes mit anderen Kindern (Sozialverhalten, Toleranz), ob es sich von den Eltern trennen kann, Selbstvertrauen, Frustrationstoleranz und Bewältigung des Schulweges.

Ich möchte Ihnen ein Beispiel aus der Praxis geben, wie das Aufspüren solcher Aspekte ablaufen kann:

Clara, 5 Jahre

Sie will immer alles gut machen

➤➤ *Clara ist ein richtig stolzes Mädchen. Und stolz war sie auch schon bei der U7a mit 3 Jahren. Bei der U9 beobachtete ich beim Seiltänzergang, wie Clara am Beginn der Lauflinie ganz still stand. Offensichtlich legte sie sich den Bewegungsablauf im Kopf erst exakt zurecht, um dann fehlerlos über die Linie zu balancieren. Darauf angesprochen antwortete die Mutter, dass sich Clara bei vielen Dingen so verhalte: Sie habe Angst, etwas falsch zu machen, beobachte alles sehr genau, mache aber bei vielen Spielen mit anderen nicht mit, obwohl sie Spaß daran habe. Beim letzten St.-Martins-Umzug habe sie erst gar nicht mitgehen wollen. Es habe etwas gedauert, bis die Mutter verstanden habe, woran das lag: Ihre (selbst gebastelte) Laterne war in Claras Augen die schlechteste und sie wollte damit nicht auf die Straße, weil sie Angst hatte, die anderen Kinder würden sie auslachen. Ich sprach mit der Mutter über die Fähigkeit, sich eigene Fehler zu verzeihen und von sich selbst nicht zu sehr enttäuscht zu sein, und erinnerte sie an die eigene Schulzeit: Als Schüler lernte man seine Englisch-Vokabeln und konnte sie auch. Wenn Mama abends die Vokabeln abfragte, hatte man aber ⅓ vergessen.*

Wir stellten also im Rahmen der Vorsorgeuntersuchungen – schon lange vor dem Schulstart – fest, dass Clara einen besonderen Perfektionsdrang hatte und unter ihrer Frustration-Intoleranz zu leiden schien. Daher empfahl ich der Familie Folgendes:

»Lassen Sie Clara in der Erziehung auch mal in Sackgassen gehen, lassen Sie sie Misserfolge erleben und schreiten Sie nicht immer sofort ein. Melden Sie Clara z. B. in einer Turngruppe an oder lassen Sie sie ein Musikinstrument erlernen. Hier werden ihr ständig neue Bewegungsabläufe zum Lernen angeboten. Jede Aufgabe erfährt sie als zunächst nicht lösbar: Der Bewegungsablauf auf dem großen Trampolin will nicht so klappen wie beim Vorbild, das Musikstück ist zu schwer, die Finger wollen nicht so schnell. Aber durch das regelmäßige Ausprobieren funktionieren die Abläufe immer besser und nach zwei Wochen klappt es gut.

Dieser Wechsel von einerseits neuen, anfänglich nicht lösbar erscheinenden Aufgaben, dem anschließenden – vielleicht schweißtreibenden – Training und dem schönen Gefühl des Erfolgs schulen Claras Toleranz dem eigenen Lerntempo gegenüber und sie begreift (langsam) das Lernen als einen Prozess – nicht als Sprung (›per aspera ad astra‹ – durch den Staub zu den Sternen).«

Wie wir alle wissen, sind Enttäuschungen bei Lernprozessen normal: Bei den ersten Schritten holen wir uns blaue Flecken, beim ersten Kochen brennt uns das Essen an, am erste Auto gibt's Beulen, die ersten Werkstücke in der Lehre sind krumm. Mit jedem weiteren Üben erreichen wir bessere Fertigkeiten. »Es ist noch kein Meister vom Himmel gefallen«, sagt das Sprichwort. Das soll heißen: jedes Lernen erfordert Geduld und Üben.

Wer allerdings meint, alles müsse gleich klappen, hat ein großes Problem mit dem Lernen. Eine wichtige Voraussetzung für den Lernerfolg ist – neben Begabung und Fleiß – die Frustrationstoleranz. Wer Angst vor Fehlern hat, wird nicht lernen können.

Ähnlich wie oben beschrieben könnte also die Beratung Ihres Kinder- und Jugendarztes im Anschluss an eine Beobachtung innerhalb der Vorsorgeuntersuchung aussehen (hier z. B. für die Eigenschaft »Frustrationsintoleranz«). Sie können also Ihre Tochter bzw. Ihren Sohn behutsam in dem Bereich unterstützen, wo sie oder er vielleicht etwas mehr Hilfe bedarf als ein anderes Kind.

Manchmal erfordert ein in der Vorsorge erkannter auffälliger Bereich ein längeres Gespräch mit den Eltern, manchmal wird der Kinderarzt direkt eine Empfehlung für eine häusliche Förderung, eine Therapie oder sogar weitergehende Untersuchungen geben.

Wenn Sie Bedenken haben, ob Ihr Kind schulfähig ist, können Sie sich von verschiedenen Seiten beraten lassen, z. B.
- von den Erzieherinnen, die Ihr Kind täglich sehen und gut kennen,
- vom Kinder- und Jugendarzt, der Ihr Kind schon jahrelang kennt,
- im Gesundheitsamt, wo Ihr Kind auf seine Schulreife hin untersucht wird,
- vom Leiter der Grundschule, auf die Ihr Kind gehen soll. Dort können Sie es auch für eine Testung oder Probe-Beschulung anmelden.

Mit diesen Beurteilungen bekommen Sie gute Entscheidungshilfen.

Aller Anfang ist schwer

Mit der Einschulung betritt Ihr Kind in der Regel erstmals einen Bereich, der mit Pflichten verbunden ist: Es soll pünktlich zum Unterricht erschei-

Frühere oder spätere Einschulung

Mit 6 Jahren sind Kinder in Deutschland schulpflichtig. Was genau mit 6 Jahren gemeint ist, regeln die Landesgesetze. Für die meisten Bundesländer gilt als Stichtag der 30.9. (bitte fragen Sie an Ihrer Schule nach). Manche Kinder können aber erst später oder sogar früher schulfähig sein. Sie als Eltern machen sich dazu Gedanken und können auf professionelle Berater zählen: Die Erzieherinnen kennen Ihr Kind, der Grundschullehrer schaut sich Ihr Kind gerne an und lädt es vielleicht auch zu einem Probeunterricht ein, Ihr Kinder- und Jugendarzt kennt Ihr Kind in der Regel seit Jahren und wird Ihnen ggf. über die Vorsorgeuntersuchungen hinaus einen Test zu Teilleistungsstärken Ihres Kindes anbieten.

Bei einer früheren Einschulung sollten Sie bedenken, dass Ihr Kind vielleicht körperlich kleiner als der Durchschnitt ist, als Junge sehr lange knabenhaft aussieht, als Mädchen als Letzte mit ihrer Brustentwicklung beginnt und als Letzte ihre Regel bekommt, dass Ihr Kind später schon um 22 Uhr zu Hause sein muss, während die anderen noch tanzen gehen, oder dass es als Letztes den Führerschein machen darf. Dies sind einzelne Aspekte aus der körperlichen Entwicklung. Alle genannten Argumente gelten – nur andersherum – für eine entsprechend spätere Einschulung. Unter dem Strich zählt, ob Ihr Kind mit der von Ihnen getroffenen Entscheidung glücklich sein wird.

nen, aufmerksam sein, sitzen bleiben, nur in der Pause die Toilette aufsuchen oder essen, nicht mit den Nachbarn reden, wenn es die anderen stört, daheim Schreiben üben, auch wenn es vielleicht nicht so viel Lust dazu hat, ein Lied oder ein Gedicht auswendig lernen.

Die Grundschullehrer bereiten die Kinder behutsam auf diese neuen Pflichten vor. Dennoch wird es im 1. Schuljahr meist nicht ohne Ermahnungen von Lehrern und Eltern klappen: Die Kinder werden diszipliniert. Dieser alte Ausdruck kommt vom lateinischen »disciplina« und bedeutet »Schule«. Manche Kinder tun sich schwer beim Übergang vom Kindergarten mit seinen vielen Freiheiten zur Schule mit den dortigen Pflichten. Ein Kind lernt von allein aus Interesse, ein anderes muss an die Hand genommen und zum Lernstoff und den neuen Pflichten hingeführt werden. (Der Begriff »Pädagoge« kommt aus dem Griechischen und bezeichnet den, der die Kinder führt.)

Die Grundschule ist noch eine richtige Gesamtschule, die diesen Namen verdient: Eine zukünftige Nobelpreisträgerin sitzt neben einem, der die 10. Klasse nur mit Mühe schaffen wird. Dies ist für die Lehrer eine enorme Herausforderung, soll doch dem Guten nicht langweilig und die Schwache nicht vergessen werden.

Gerade die Lehrer an Grundschulen haben einen guten Blick für die sehr unterschiedlichen Bedürfnisse der Kinder. Die Kinder merken dies und schließen ihre Lehrerin ins Herz. Dies bleibt meist für die Grundschulzeit die treibende Kraft des Lernens: Die Kinder lieben ihre Lehrerin und benötigen zur Bewältigung des Lernstoffs meist keine zusätzliche Motivation.

Was Ihr Kind zum Zeitpunkt der Einschulung schon kann und wie erfolgreich es im weiteren Verlauf dazulernt, ist von sehr vielen Faktoren abhängig. Einerseits geht es um bestimmte Fähigkeiten, aber auch soziale und familiäre Voraussetzungen entscheiden mit über den Schulerfolg:

Bildungsstand der Eltern, Interesse des Elternhauses an der kindlichen Entwicklung, Freizeitgestaltung (insbesondere der Medienkonsum: maximal 30 Minuten pro Tag für ein Grundschulkind, kein Fernseher im Kinderzimmer).

Würde man zur Einschulung die oben genannten Entwicklungsbereiche je nach Ausprägung wie kleine Säulen nebeneinander abbilden, erhielte man ein »Entwicklungsprofil«. Dabei würden Höhen und Tiefen zu erkennen sein. Jedes Kind hat Stärken und Bereiche mit weniger stark ausgeprägten Fertigkeiten. Dieses Profil gehört zu diesem Kind und zu keinem anderen.

Auch bei uns Erwachsenen gibt es stark und nicht so stark ausgeprägte Eigenschaften. Denken Sie z. B. an einen hochintelligenten Rechtsanwalt, der als Kind schon keine Formen wiedererkannte und Puzzeln blöd fand: Als Erwachsener steht er mit einem Stadtplan orientierungslos in der Stadt.

Ihr Kinder- und Jugendarzt hilft Ihnen, Ihr Kind nicht Defizit-orientiert zu betrachten, sondern im Wesentlichen seine Stärken zu sehen.

Und schließlich: Lassen Sie der Schule die Möglichkeit, Ihrem Kind etwas beizubringen: Es soll nach vier Jahren rechnen, lesen und schreiben können – und nicht schon vor dem Schuleintritt.

Die Schulkind-U

Weil die Abstände zwischen den einzelnen Vorsorgeuntersuchungen jetzt größer sind als im Kleinkindalter, werden die Termine gern mal vergessen. Vielleicht denken Sie auch, solche Untersuchungen seien nun nicht mehr nötig, Sie sehen ja, dass Ihr Kind gesund ist. Aber auch jetzt gilt noch: Durch diese Untersuchungen können Entwicklungsstörungen und Krankheiten frühzeitig erkannt und eine Therapie eingeleitet werden. Außerdem gibt

Wie schwer darf der Schulranzen sein?

Der Schulranzen sollte 10–12 % des Körpergewichts Ihres Kindes nicht überschreiten. Viele Dinge werden nicht jeden Tag benötigt und können in der Schule oder daheim bleiben, nur sehr selten müssen Schulbücher 2-mal angeschafft werden. Vielleicht dürfen auch zwei Kinder ein Buch benutzen. Sprechen Sie das Thema auf dem Elternabend an, wenn Sie das Gefühl haben, der Ranzen Ihres Kindes sei zu schwer.

Ihnen Ihr Kinder- und Jugendarzt auch weiterhin Tipps für einen gesunden Lebensstil und kann Sie bei medizinisch relevanten Schulproblemen beraten. Bitte nehmen Sie deshalb die Termine wahr.

Vorsorgeuntersuchung mit 7–8 Jahren: »U 10« (Paed. Check 7.0)

Auch zur U 10 bekommen Sie einen Elternfragebogen ausgehändigt. Vielleicht irritieren Sie die Fragen zu Diebstahl, Zerstörung, Alkohol … Der Fragenkatalog soll Ihrem Kinder- und Jugendarzt in kurzer Zeit Problemfelder aufzeigen, die Sie vielleicht gar nicht so gerne preisgeben möchten. Aber konkrete Hilfsangebote können Sie nur bei erkanntem Hilfebedarf bekommen. Und: Ihre Angaben unterliegen der ärztlichen Schweigepflicht. Sie brauchen also keine Sorge zu haben, dass davon etwas nach außen dringt.

Im Klassenverband sollte Ihr Kind inzwischen gut integriert sein, Freunde gefunden haben und respektvoll mit Eltern und Lehrern umgehen. Natürlich darf es über Hausaufgaben stöhnen, unterm Strich sollte Ihr Kind aber gerne zur Schule gehen und das angestrebte Lernpensum in angemessener Zeit schaffen (bitte den Klassenlehrer fragen).

Durch die neuen Anforderungen werden vielleicht erstmals Hürden deutlich, die es zuvor nicht gegeben hat, z. B. eine Rechenstörung, Schwierigkeiten beim Lese- oder Rechtschreiberwerb. Nicht selten wird erst im Gespräch während der Vorsorgeuntersuchung deutlich, dass ggf. weitergehende Untersuchungen notwendig sind. Dabei entscheidet der Kinder- und Jugendarzt, ob Ihr Kind pädagogischen Förderbedarf hat oder ob es medizinisch krank ist und eine Therapie benötigt. Ihr Kind sollte z. B. die Aussprache aller Konsonanten beherrschen. Ein Lispeln wäre jetzt therapiebedürftig.

Bei der Medien-Nutzung gilt weiterhin die Begrenzung auf maximal 30 Minuten am Tag.

Bei der körperlichen Untersuchung wird Ihr Kinder- und Jugendarzt Ihr Kind komplett anschauen: Besonderes Augenmerk liegt dabei auf dem Zahnstatus, der Wirbelsäule, den Beinachsen, dem Genital und dem damit verbundenem Pubertätsstadium. Bei Mädchen wird er einen Hinweis auf den Beginn der Pubertät geben: Ab einem Alter von 8 Jahren kann die Brust Ihre Tochter bereits wachsen. Dies kann einseitig sein, sich für das Mädchen etwas unangenehm anfühlen und Sie vielleicht (wegen der Einseitigkeit) verängstigen. Aber keine Sorge, das ist normal. Außerdem wird der Blutdruck Ihres Kindes gemessen und die Sinne (Hören und Sehen) überprüft.

Nach Durchsicht des Impfausweises wird Ihr Kinderarzt anbieten, Impflücken zu schließen. Schließlich wird er auf die mit 9 Jahren für Mädchen empfohlene Impfung gegen Gebärmutterhalskrebs (Seite 111) hinweisen.

Vorsorgeuntersuchung mit 9–10 Jahren: »U11« (Paed. Check 9.0)

Neben Lernstörungen, Fragen zur Begabung, vermuteten Teilleistungsstörungen wie Lese-Rechtschreib-Störung (Seite 317) oder Rechenschwäche (Seite 320) bespricht Ihr Kinder- und Jugendarzt mit Ihnen das Verhalten gegenüber Mitschülern, Lehrern und Eltern. Es sollte von Respekt geprägt sein. Auffälligkeiten wie Aggressionen, Hinweise auf eine Konzentrationsstörung oder ein Rückzug sollten abgeklärt werden. Bei der Beurteilung von Schulschwierigkeiten helfen Ihrem Kinder- und Jugendarzt Zeugnisse und ggf. ein Gespräch mit den Lehrern.

Auch die Themen Ernährung und Bewegung wird Ihr Arzt mit Ihnen besprechen. Dabei wird er anhand der Perzentilen auch auf ein mögliches Adipositas-Risiko eingehen.

Die Beurteilung der sexuellen Reife (Tanner-Stadien) gelingt auch bei dieser Untersuchung noch sehr gut, wenn das Kind seinen Kinderarzt gut kennt. Vereinzelt aber tritt bei den Mädchen Schamgefühl auf, das es dann zu respektieren gilt.

Der Eintritt in die Pubertät kann bei Mädchen in diesem Alter bereits stattgefunden haben. Bei Mädchen zeigt sich (wie später bei den meisten Jungen auch) der Pubertätseintritt durch eine Brustdrüsenknospung (Thelarche). Mädchen wenden sich dann häufig an ihre Mutter, da (meist einseitig) eine Brust geschwollen ist und bei Druck oder in Bauchlage schmerzt. Da Mütter bei der Untersuchung der eigenen Brust angehalten werden, auf Knoten zu achten, entsteht bei der Brustknospe der Kinder häufig eine Verunsicherung. Die Knospe der Kinder entwickelt sich direkt hinter der Brustwarze. Hierbei handelt es sich um einen ganz normalen Vorgang und Sie müssen sich keine Sorgen machen.

Ein weiteres Zeichen der fortschreitenden Pubertät bei Mädchen ist der sogenannte Weißfluss. Bereits Monate vor der ersten Regelblutung (Menarche) bemerkt Ihre Tochter in der Unterhose ein weißliches Sekret. Durch die Wirkung der Östrogene wird das innere Genital stimuliert und sondert daher etwas Schleim ab. Dieser Vorgang ist normal.

Lange vor der ersten Regel können Sie Ihrer Tochter dann in einem ruhigen Gespräch die Nutzung einer Slip-Einlage erklären und ihr anbieten, sie schon mal auszuprobieren. Wenn Sie dabei berichten, wie Sie selbst den Beginn Ihrer eigenen Pubertät empfunden haben, kann dies der erste Schritt zu einem vertrauensvollen Kontakt zwischen Ihnen und Ihrer Tochter bei diesem schwierigen Thema sein. Möchte Ihre Tochter nicht darüber sprechen, drängen Sie ihr das Gespräch nicht auf, sondern signalisieren Sie ihr, dass Sie jederzeit mit Ihnen darüber sprechen kann, wenn sie es möchte.

Bei der körperlichen Untersuchung achtet Ihr Kinder- und Jugendarzt ferner auf das Wachstum der Beinachsen und des Rückens. Seit Einführung dieser »großen« Vorsorge-Untersuchungen bin ich z. B. überrascht über die doch recht große Zahl von Skoliosen (seitliche Wirbelsäulenverdrehungen, Seite 275) in diesem Alter. Die Haut wird auf auffällige Muttermale gecheckt, die Sinne (Hören und Sehen) werden untersucht und der Mund und Kieferbereich wird in Augenschein genommen. Die Messung des Blutdrucks wie ein Check des Impfbuches sind regelmäßiger Bestandteil einer Vorsorge.

Wie geht es weiter?

Nach den Kinder-Untersuchungen folgen die beiden Jugendgesundheitsuntersuchungen. Die 1. sollte mit 12–14 Jahren erfolgen (J1 oder Paed. Check 13.0), die 2. mit 16–17 Jahren (J2 oder Paed. Check 16.0).

Selbstverständlich gibt es da keinen Elternfragebogen mehr, sondern der Jugendliche soll selbst Auskunft über sein Wohlbefinden und seine Ängste geben. Im Gespräch mit dem Jugendlichen wird der Kinder- und Jugendarzt die Themen Körperhygiene, gesunde Lebensführung, Sexualität, Verhütung und Alkohol ansprechen. Die Schwerpunkte des Gesprächs kann der Jugendliche selbst durch seine Angaben im Fragebogen vorab festle-

gen. Wenn beispielsweise Jungen Fragen zur Ernährung im Fragebogen ankreuzen, meinen sie damit immer das »Pumpen« und ihre Bedenken über die Schädlichkeit der Eiweiß-Shakes. Das Gespräch mit Mädchen über die Perzentilen (Wachstum) ist nicht selten überlagert von einer (fast immer) unbegründeten Angst vor dem Dicksein. Der Arzt wird auf diese Fragen und Bedenken eingehen, dadurch fühlen sich die Jugendlichen ernst genommen. So verläuft jede J1 oder J2 etwas anders, was den Jugendlichen Einflussnahme sichert und ihnen das Gefühl des Kontakts auf Augenhöhe gibt.

Verbindlich sind das Ausprobieren eines Kondoms und der Appell an die Jugendlichen, füreinander Verantwortung zu tragen, wenn es um Alkohol auf Partys geht.

Medizinisch relevante Schulschwierigkeiten

Durch den weitgehenden Wegfall der Schulnoten in den ersten beiden Schuljahren fehlt Ihnen (und Ihrem Kind) ein klarer Spiegel seiner Leistungen. Nur durch indirekte Mitteilungen erfahren Sie, dass Ihr Sohn sich »im Rechnen noch schwertut« oder dass Ihre Tochter »für das Lesen und Rechtschreiben noch deutlich mehr tun muss, aber auf gutem Wege ist«.

Kinder merken selbst sehr wohl, wenn sie dem an sie gestellten Anspruch nicht entsprechen, und äußern dies häufig mit körperlichen Beschwerden:
- wiederkehrende Bauchschmerzen, die meist freitags aufhören, aber sonntagabends wieder einsetzen
- erneutes Einnässen nachts, nachdem das Kind schon trocken war
- Verstärkung eines Kratz-Tics, eines vorbestehenden Asthmas oder einer Neurodermitis
- Auftreten von als Migräne fehlgedeutete Kopfschmerzen und vieles andere mehr

Yannik, 6 Jahre

Plötzlich nässte er wieder ein

» *Im Herbst kommt Yannik mit seiner Mutter in meine Praxis, weil er nachts wieder einnässt. Seit seinem 4. Geburtstag ist er – bis auf gelegentliche Ausnahmen – trocken. Nach einem kurzen Gespräch wird deutlich: Der Schulstart und das erneute Auftreten von regelmäßigem Einnässen fielen zeitlich zusammen. Mutter und Sohn berichten übereinstimmend, dass Yannik gerne zur Schule gehe, ein guter Schüler sei, die drei Lehrer sehr nett finde, die Mitschüler klasse seien, kein Mobbing erfolge und er sich insgesamt sehr wohl fühle. Als auch der Anruf beim Klassenlehrer keine Klärung über mögliche Belastungssituationen bringt, habe ich Yannik nach den üblichen Untersuchungen der ableitenden Harnwege zu einem Kinder- und Jugendpsychologen überwiesen. Nach wenigen Sitzungen war der Knoten gelöst: Der Junge saß neben dem Klassenclown. Wenn der nette und freundliche Lehrer wiederholt diesen Störenfried böse und grimmig anschaute, erlitt der danebensitzende Yannik einen so genannten »Kollateralschaden«. Da der böse Blick gar nicht ihm galt, musste Yannik auch keine Angst vor dem Lehrer haben – hatte er aber doch. Yannik wurde an einen anderen Platz gesetzt und das Einnässen hörte sofort auf.* **◄**

ADHS/ADS

Viele »ADHS-Karrieren« beginnen so oder so ähnlich: Die Lehrerin beklagt sich bei den Eltern über ihren Sohn: Die Schrift sei furchtbar, der Junge könne sich nicht konzentrieren und störe die anderen Kinder permanent. Daheim gibt es immer wieder Konflikte bei den Hausaufgaben: Es dauert ewig, das Kind ist frustriert, die Mutter entnervt, die Fetzen fliegen … Aber seien Sie beruhigt, nicht jeder Fußballer, der keine Lust auf Schule hat, ist gleich an ADHS erkrankt. Und nicht jedes Mädchen, das in ihrer eigenen Welt lebt, ist ein behandlungsbedürftiges Träumerchen (ADS).

Die Abkürzungen beschreiben einen Teil der Probleme der Kinder:
- ADHS: Aufmerksamkeitsdefizit- und Hyperaktivitäts-Syndrom
- ADS: Aufmerksamkeitsdefizit-Syndrom

Korrekterweise sollte eine 3. Störung dazugenommen werden: die Impulsstörung. Diese drei stellen (überlappend) eine Verhaltensstörung dar, die etwa 4–6 % der Kinder eines Jahrgangs betreffen kann. Dabei zeigt sich eine hohe familiäre Wendigkeit, also ein gleichzeitiges Auftreten z. B. auch beim Papa oder bei der Mama.

Der Verdacht auf ein AD(H)S entspringt meist einer Leidenssituation: Lehrer und Eltern werden des Kindes nicht Herr, das Kind selbst leidet unter schlechten Schulnoten, Misserfolgen oder fehlenden sozialen Kontakten.

Robin, 7 Jahre

ADHS oder »Springinsfeld«?

>> *Robin ist ein gesunder Junge. Im Kindergarten ist er schon auffällig gewesen, weil er nicht im Stuhlkreis sitzen wollte, dort bei Erzählungen anderer vom Wochenende bald aufsprang und lieber raus wollte. Jetzt in der Schule sitzt er zwar auf seinem Platz, hat aber immer noch keine gute Stiftkontrolle und ist eigentlich nur auf dem Schulhof oder im Sportunterricht zufrieden. Er schraubt mit Begeisterung in der Garage, wenn Papa dort etwas repariert. Geht die Familie am Wochenende mit den Großeltern spazieren, legt Robin beim Weg vom Parkplatz zum Café die achtfache Strecke zurück, da er mit seiner Schwester durch die Felder und Wälder hüpft. Beim Hören seiner Lieblings-CD kann er aber konzentriert 20 Minuten still sein und zuhören.*

Früher nannte man ein solches Kind einen »Springinsfeld«. Auch ein zukünftiger Firmenchef mit vielen Angestellten benötigt eine gute Portion ähnlich gelagerter Aktivität, um seinen Laden im Griff zu haben. Aktivität an sich ist kein Hinweis auf ein ADHS.

Für einen solchen Springinsfeld ist Schule, ruhiges Sitzen, Zuhören, Schreiben und Malen weitaus weniger von Interesse als Schrauben, Jagen, Klettern und Fußballspielen. Daher kann er dies alles auch besser als schreiben und lesen. Und vermutlich wird er auch nie so eine schöne Handschrift wie Chiara bekommen, die bereits im Kindergarten schöne Bilder malen konnte. Dennoch wird auch Robin die Schule meistern, sie dabei aber auf seine Weise durchlaufen. <<

Symptome für AD(H)S
Was medizinisch unter ADS oder ADHS verstanden wird, ist wie ein Kopf mit drei Gesichtern. Diese drei Störungsbereiche gehören zusammen, kommen zwar isoliert vor, können aber auch in Mischformen auftreten. Zur Verdeutlichung stelle ich diese drei sogenannten »Kernsymptome« im Folgenden einzeln vor:

Aufmerksamkeitsdefizit:
- Schwierigkeiten, die Hausaufgaben in angemessener Zeit fertig zu haben
- Konzentrationsschwierigkeiten
- leichte Ablenkbarkeit
- fehlende Sozialkontakte
- Vergessen von erhaltenen Aufträgen, Taschen, Jacken, Turnschuhen usw.

Hyperaktivität:
- Logorrhö, z. B. Reden wie ein Wasserfall, ohne Punkt und Komma
- kaum Einhalten von Grenzen und Regeln
- chaotische Heftführung
- Arbeiten mit Flüchtigkeitsfehlern
- ausfahrendes Schriftbild
- beständige motorische Unruhe, wie ein Aufziehmännchen oder ein Zappelphilipp

Impulsdurchbrüche:
- Dazwischenreden
- Störenfried
- impulsiv maßloses Überschreiten von Regeln, z. B. Gossen-Sprache und körperlicher Krafteinsatz gegen andere

Schulentschuldigung bei Krankheit

Wenn Ihr Kind krank ist, sollte es daheim bleiben: entweder, weil es zu schwach ist, um dem Unterricht aufmerksam zu folgen, oder weil es die anderen stört (Husten, ständig auf die Toilette gehen) oder anstecken kann. Ob Sie Ihr Kind daheim behalten, liegt in Ihrem Ermessen. In aller Regel können Sie Ihr Kind für drei Tage selbst entschuldigen: Rufen Sie morgens am 1. Krankheitstag in der Schule an und geben Sie Ihrem Kind eine schriftliche Entschuldigung für die Fehltage mit, wenn es wieder zur Schule gehen kann. Erkrankt ein Kind so, dass es den letzten Tag vor oder den 1. Tag nach den Ferien versäumt, verlangt die Schule in aller Regel ein sofortiges ärztliches Attest. Ihre Schule informiert Sie beim Schulstart, wie das Entschuldigungsverfahren dort gehandhabt wird. Im Schulgesetz für das Land Nordrhein-Westfalen (SchulG v 15.02.2005, § 43 Teilnahme am Unterricht und an sonstigen Schulveranstaltungen) heißt es im Absatz 2:

»(...) Ist eine Schülerin oder ein Schüler durch Krankheit oder aus anderen nicht vorhersehbaren Gründen verhindert, die Schule zu besuchen, so benachrichtigen die Eltern unverzüglich die Schule und teilen schriftlich den Grund für das Schulversäumnis mit. Bei begründeten Zweifeln, ob Unterricht aus gesundheitlichen Gründen versäumt wird, kann die Schule von den Eltern ein ärztliches Attest verlangen und in besonderen Fällen ein schulärztliches oder amtsärztliches Gutachten einholen.«

In den anderen Bundesländern bestehen ähnliche Regelungen, die Ihnen bei Schuleintritt Ihres Kindes genau mitgeteilt werden.

Die skizzierten Auffälligkeiten werden meist in mehreren Bereichen beobachtet, eben nicht nur in der Schule, sondern auch in der Familie, im Kontakt mit Freunden und evtl. auch beim Hobby. Ferner müssen die Kernsymptome bereits vor dem 6. Geburtstag begonnen haben.

Jeder wird einige der oben genannten Krankheitssymptome bei sich selbst bemerken. Flüchtigkeitsfehler zu machen oder mal aus der Haut zu fahren ist also kein Privileg eines ADHS-Kindes – es geht dabei um der Grad der Ausprägung. Es macht daher keinen Sinn, in einer Tabelle alle beobachteten Aspekte anzukreuzen und damit zu versuchen, eine Diagnose zu stellen. Die Diagnose gehört in die Hand eines damit erfahrenen Kinder- und Jugendarztes, meist in Zusammenarbeit mit einem Kinderpsychologen oder/und -psychiater.

Ein ADS oder ADHS ist zum Glück selten, allerdings streuen die Angaben erheblich je nach Studie und je nachdem, wer befragt wird: So kreuzen bis zu 25 % der Eltern in den Elternfragebögen bei der U9 an, ihr Kind sei zappelig. Bei den großen Vorsorgeuntersuchungen (U10 und U11) sind es sogar noch mehr. Die Beurteilung der Kinder durch die Eltern ohne Einschaltung von Ärzten oder Psychologen ist daher für die Beurteilung der Häufigkeit kein ausreichendes Kriterium. In Studien wird nach den Kernsymptomen (s. o.) geschaut, die dann »nur« noch bei etwa 3 % der Kinder eines Jahrgangs zu finden sind. In einer normalen Kinderarztpraxis ohne Schwerpunkt werden etwa 3–5 % der Kinder mit der Diagnose ADHS/ADS behandelt (Europäische Studie zur Prävalenz von ADHS, 2006).

Nicht immer steckt AD(H)S dahinter

Leider gibt es keinen Test, der zweifelsfrei ein AD(H)S beweist. Es wird auch in nächster Zukunft immer eine ganzheitliche Beurteilung eines Kindes für die Diagnose notwendig bleiben: seine Begabungen, sein Verhalten in Schule, Elternhaus, bei Hobbys und mit Freunden, seine Beurteilung durch Lehrer und Eltern. Die Diagnostik eines ADS/ADHS umfasst ferner eine Reihe von Tests, die auch andere Störungen mit ähnlichem Erscheinungsbild ausschließen helfen. Der Kinder- und Jugendarzt wird durch eine Blutentnahme Stoffwechselstörungen und ggf. durch Tests auch Sinnesstörungen wie eine Seh- oder Hörschwäche ausschließen.

Gerade Jungen mit einer Hochbegabung (Seite 323) fallen durch ihre Schulschwierigkeiten auf: Sie sind abgelenkt, machen nicht mit, stören den Unterricht. Erst im Rahmen der ADHS-Abklärung fällt im Intelligenztest die Hochbegabung auf. Solche Kinder benötigen andere Unterrichtsinhalte, die sie mehr fordern als den Rest der Klasse (zieldifferentes Unterrichten) – ggf. sollten die Eltern gemeinsam mit den Lehrern über einen Klassenwechsel (»Springen«) oder selten über einen Schulwechsel nachdenken. Dann sind die Verhaltensstörungen meist wie von Zauberhand verschwunden.

Ebenso – wenngleich für die Eltern viel enttäuschender – kann auch eine Intelligenzminderung (Seite 323) die oben genannten Symptome zeigen: Das Kind ist schlicht überfordert und benötigt Stunden für die Hausaufgaben, weil es sie inhaltlich nicht versteht. Je nach Grad der Intelligenzminderung (Lernbehinderung, geistige Behinderung) sind spezifische Fördermaßnahmen nötig. Diese reichen von Unterricht in kleinen Gruppen (z. B. für Deutsch oder Rechnen) über das Zurücksetzen um eine Klasse und/oder Betreuung durch einen Inklusionshelfer bis hin zum Schulwechsel.

Auch Teilleistungsstörungen, z. B. Rechenschwäche, Leseschwäche oder Interaktionsstörungen zwischen Schüler und Lehrer können eine ADHS-ähnliche Symptomatik zeigen. Im Gespräch mit den Lehrern sollten Sie ausloten, ob die »Auffälligkeiten« bei Ihrem Kind alle Lehrer und Fächer betreffen oder ob es spezielle Probleme nur in einzelnen Fächern gibt.

Prüfungsangst

Ihr Kind kann daheim alles, was es für die Klassenarbeit wissen muss, aber trotzdem fällt die Arbeit deutlich schlechter aus als erwartet. Auch weitere Symptome wie Bauchschmerzen am Abend vor einer Klassenarbeit, wiederkehrende Kopfschmerzen und Schlafstörungen können eine Prüfungsangst anzeigen. (Prüfungs-)Angst setzt im Körper Stresshormone frei, die eines bewirken sollen: wegrennen und Denken einstellen. Die Stresshormone wirken aber nur recht kurz. Wenn Ihr Kind darunter leidet, sollten Sie es ermuntern, die Klassenarbeit für 5 Minuten ruhen zu lassen, etwas zu trinken und an etwas anderes zu denken. Meist reicht diese Zeit, um durch den Abbau der Stresshormone das Denken wieder freizuschalten.

So helfen Sie Ihrem Kind: Ein Kind mit ADHS stellt hohe Anforderung an Lehrer und Eltern. Was Ihrem Kind an Aufmerksamkeit fehlt, benötigen Sie und die Lehrer beim Umgang mit Ihrem Kind zusätzlich. Die folgenden Hilfen klingen selbstverständlich, im Alltag ist es aber immer wieder schwierig, den eingeschlagenen Weg unbeirrt weiterzugehen.

- Stellen Sie Regeln auf und achten Sie genau auf die Einhaltung. Vereinbaren Sie diese Regeln gemeinsam mit der Familie und ggf. auch mit der Oma usw. Dann werden sie aufgeschrieben, gut sichtbar aufgehängt, z. B. in der Küche, und bei jedem Verstoß – wie im Straßenverkehr – mit bestimmten »Knöllchen« geahndet. Jeder lässt gerne mal »fünfe gerade sein«, bei ADHS-Kindern klappt das aber nicht. Bleiben Sie deshalb bitte konsequent.

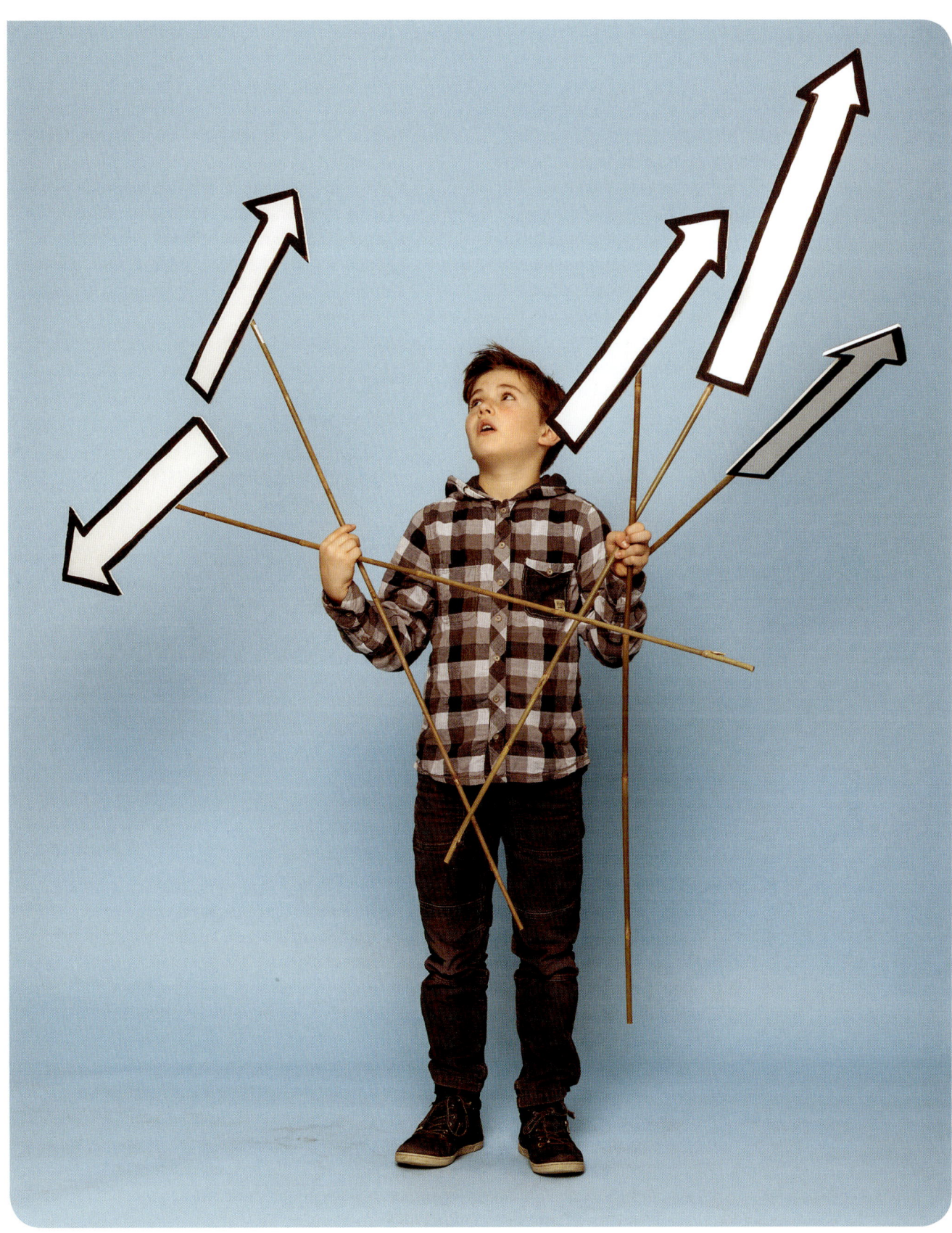

- Achten Sie auf einen engen Kontakt zwischen Schule und Elternhaus, am besten in Form von schriftlichen Mitteilungen in einem Heft.
- In der Schule sollte Ihr Kind im Einflussbereich des Lehrers sitzen: am besten vorne und nicht neben dem Klassenclown. Die Lehrer sollten die Aufmerksamkeit Ihres Kindes durch wiederholte Ansprache immer wieder zurückholen.
- Schaffen Sie daheim eine Atmosphäre, in der Ihr Kind kindgerecht aufwachsen kann. Üben Sie mit Ihrem Kind, vielleicht aus einer langweiligen Situation heraus, Zugang zu einem Spiel zu finden, das Ihr Kind dann allein oder mit einem Freund fortsetzen kann. Starten Sie als Eltern bitte keine Animationsprogramme. Es gibt so spannende Spiele und Kinder lassen sich in aller Regel durch Ihren Spiel- und Forscherdrang schnell für sie begeistern. Nur fehlt ihnen manchmal ein wenig Energie, um erst mal in ein Spiel hineinzufinden. Helfen Sie Ihrem Kind dabei.
- 30 Minuten Medienkonsum pro Tag (Fernsehen, Handy, Tablet, Spielkonsole usw.) reichen für 4–10-jährige Kinder. Verzichten Sie auf eine Dauerbeschallung durch Märchen-CDs oder Radio.

- Achten Sie darauf, dass Ihr Kind viel draußen spielt.
- Wenn die Belastung daheim zu groß wird, können Sie die Hausaufgaben-Situation durch »Outsourcing« entspannen, z. B. durch Hausaufgabenbetreuung bzw. Nachhilfe, die Sie selbst bezahlen oder evtl. durch das Jugendamt finanzieren lassen.
- Reservieren Sie für sich selbst Entspannungsinseln am Tag, z. B. kommt Oma, damit Mama regelmäßig eine Stunde allein etwas Schönes machen kann.
- Wenn beide Eltern sehr angespannt sind, können sie sich die geraden und ungeraden Tage untereinander aufteilen.

Reichen diese Maßnahmen nicht aus, kann Ihr Kinder- und Jugendarzt oder ein Psychotherapeut spezifische Therapien veranlassen. Dazu zählen Konzentrationstraining durch Anleitung oder Ergotherapie, Verhaltenstherapie, Stimulantien-Therapie und spezifische Kur-Angebote.

Alexander, 9 Jahre

Braucht er wirklich Ritalin?

≫ *Die Eltern von Alexander kommen zu einem Gespräch in meine Praxis und erzählen: »Auf Anraten der Schule hat ein Kinderpsychologe unseren Sohn untersucht und einigen Tests unterzogen. Alexander hat ADHS, deshalb empfiehlt der Psychologe Ritalin. Damit sind wir aber nicht einverstanden. Schulisch klappt es allerdings überhaupt nicht: Alexander kann sich nicht konzentrieren, hat ständig wechselnde kurzlebige Freundschaften, ist sehr impulsiv und eckt ständig bei uns und den Lehrern an. Es respektiert kaum Grenzen und Regeln, obwohl gerade er diese dringend benötigt. Sein IQ sei laut Psychologen gut, auch die Lehrer bescheinigen ihm »eigentlich« eine gute Intelligenz. Das Schlimmste für uns ist aber der ständige Kampf mit den Hausaufgaben und den Geschwistern daheim. Er benötigt Stunden für die paar Aufgaben, da er nicht bei der Sache bleibt, und jeder Versuch, ihn wieder »einzufangen«, endet in Streitereien, meist mit der Mama. Mit den Geschwistern geht es schon morgens im Bad los: Wer ist als Erster drin? Papa hat schon mehrfach die Türklinken reparieren müssen. So geht das nicht weiter, aber Ritalin wollen wir trotzdem nicht. Gibt es auch noch andere Möglichkeiten?«*

Ich erkläre den Eltern: »Einen Beweis für ADHS gibt es nicht, aber nach den Untersuchungen durch den Psychologen erscheint eine solche Störung durchaus möglich. Es handelt sich dabei tatsächlich um eine Stoffwechselstörung in bestimmten Arealen des Hirns, wodurch dort ein weniger guter Kontakt zwischen den Nervenzellen besteht: Es fehlt ein Botenstoff (Dopamin).

Ritalin, oder genauer Methylphenidat, erhöht die Menge an Dopamin zwischen den Zellen, allerdings nur dort, wo der Körper auch tatsächlich selbst Dopamin ausgeschüttet hat – aber halt zu wenig. Durch den Einsatz von Ritalin »tickt« Alexander dann nicht anders, sondern er verhält sich so, wie er es eigentlich soll: Er findet wieder seine Mitte.

Entsprechend den Regeln sollten wir zuvor ausschließen, ob Alexander nicht doch einen Mangel an Eisen, Magnesium oder Kalzium haben könnte. Außerdem möchte ich eine Schilddrüsenstörung ausschließen und ein EKG schreiben. Wenn dies alles gut ist, würde ich einen individuellen Heilversuch mit Methylphenidat für etwa sechs Wochen empfehlen. Es gibt allerdings keine Gewähr, dass es wirkt, aber die Chance ist nach den Ergebnissen der Voruntersuchungen groß.«

Nachdem die Eltern mit Zähneknirschen eingewilligt haben, führe ich die oben genannte Diagnostik durch. Anschließend wird ein Dosierplan erstellt, der über mehrere Stufen von je einer Woche die Menge des Methylphenidat langsam steigert. Die Eltern werden von mir gebeten, den Lehrern und anderen nichts von diesem »Heilversuch« zu sagen, auch Alexander sollen sie im Glauben lassen, er bekomme jetzt Eisen-Tabletten (damit er sich in der Schule nicht verquatscht). Damit ist sichergestellt, dass die möglichen Verhaltensänderungen nicht nur durch die Brille der Eltern beobachtet werden, sondern gerade auch von den Lehrern. Die Eltern sollen dann die Lehrer im nächsten Gespräch »ins Boot holen«, und zwar durch eine offene Frage wie z. B. »Ich wollte mit Ihnen noch einmal über das Verhalten unseres Sohnes sprechen«. (Geschlossene Fragen wie »Haben Sie nicht auch bemerkt, dass er jetzt besser lernt?« sind da weniger angebracht.)

Da Alexander mittags daheim ist, wähle ich für die Eindosierung gerne ein Präparat, das nur etwa vier Stunden wirkt und dann nicht mehr. Durch dieses On-/Off-Phänomen ist eine mögliche Wirkung wesentlich besser zu beurteilen – unter der Woche durch die Lehrer, am Wochenende auch durch die Familie.

Bereits nach zwei Wochen melden sich die Eltern telefonisch und sagen, dass die Wirkung unglaublich sei und sie sich fragen, warum wir den Versuch nicht schon in der 1. Klasse gemacht hätten: »Alexander hat am Wochenende mit einem Freund drei Stunden Monopoly gespielt, das hat vorher noch nie geklappt.«

Am Ende der 6-wöchigen Eindosierung kommen die Eltern mit Alexander zum Gespräch. Er selbst ist guter Stimmung und richtig froh, weil er kaum noch aneckt. »Meine Schrift ist jetzt viel schöner, das Spielen mit Freunden klappt besser und macht richtig Spaß. Die Hausaufgabe schaffe ich jetzt allein und brauche gar nicht so lange dafür – und Stress mit Mama habe ich dabei auch nicht mehr«, sagt Alexander und grinst. Die Eltern erzählen: »Der Klassenlehrer hatte sich schon gedacht, dass die »Eisentabletten« was »anderes« seien, aber er war im Gespräch mit uns sehr glücklich über Alexanders gute Mitarbeit und vor allem seine gute Integration in den Klassenverband. Streitereien gibt es kaum noch.«

Ich frage nach den typischen Nebenwirkungen: »Na ja, Alexanders Blinzel-Tic ist etwas schlimmer geworden, sein Pausenbrot bringt er regelmäßig unangerührt wieder mit nach Hause, dafür »frisst« er jetzt abends. Einschlafen kann er trotzdem gut. Der Stress mit den Geschwistern morgens ist leider geblieben – furchtbar! –, aber was sollen wir machen. Etwa 45 Minuten nach Einnahme der Tablette kommt er wieder super mit allen aus – da können wir ihn doch nicht für seine Krankheit bestrafen. Einmal haben wir die Tablette vergessen und prompt mittags einen Anruf vom Klassenlehrer erhalten, weil Alexander gerauft hat und die Brille eines Mitschülers dabei kaputt gegangen ist. Trotzdem: So einen Erfolg haben wir uns nicht vorgestellt.«

Ich vereinbare mit den Eltern eine weitere Blutentnahme, um Nebenwirkrungen auszuschließen, und bitte sie, einmal im Jahr zum »Jahres-TÜV« wegen der Tabletten zu kommen: Dabei sollen Wirkung und Nebenwirkrungen besprochen werden. Ich möchte ein Schriftbild sehen (das gleiche Diktat mit und ohne Wirkung des Medikaments) und den Blutdruck sowie die Gewichtszunahme von Alexander messen. Ferner informiere ich die Eltern darüber, dass sie bei Urlaubsreisen für die Mitnahme der Tabletten eine Erklärung nach dem »Schengen-Abkommen« mitführen müssen. Diese stelle ich als Kinderarzt aus. Sie muss aber anschließend noch vom Gesundheitsamt gegengezeichnet werden.

Bei einem der »Jahres-TÜV-Termine« fragt mich Alexanders Mutter, wie lange er die Kaspeln einnehmen müsse – lebenslänglich? Trotz der mehr als guten Wirkung scheue sie schon sehr vor dieser Perspektive. Nein, zum Glück benötigen die meisten Kinder das Medikament als Erwachsene nicht mehr: Mehr als 80 % der Kinder verlieren die Notwendigkeit zur Einnahme um das Ende der Pubertät herum. Offensichtlich ist zu diesem Zeitpunkt die Selbststeuerungsfähigkeit so erwachsen geworden, dass eine Unterstützung durch die Tabeletten nicht mehr nötig ist. Übermäßiger Alkoholgenuss kann aber gerade bei Jugendlichen und Erwachsenen mit ADHS-Symptomatik und Impulsdurchbrüchen wegen der Enthemmungen eine relevante Gefahr bedeuten. ◂

Lese-Rechtschreib-Störung (LRS, Legasthenie)

Gegen Ende des 1. Schuljahrs können die meisten Kinder Sinn-entnehmend lesen. Gelingt dies nicht oder nur sehr langsam, vertauscht ein Kind Wörter im Satz oder liest nur bekannte Texte gut und unbekannte dagegen stockend oder falsch betont, dann könnte eine Leseschwäche vorliegen (4–7 % der Kinder).

Jedes Kind macht Rechtschreibfehler. Dass es »Vater« und nicht »Fahter« heißt, muss es in den ersten beiden Schuljahren lernen, zuerst über die Wahrnehmung (Anlaut-Tabellen), dann als Lerninhalt. Bleiben die Buchstabenverwechselungen bestehen, z. B. »Vater« mit »F«, »Trei« statt »Drei«, »Kaugummi« geschrieben als »Gaugummi«, könnte eine Rechtschreibschwäche bestehen. Typisch ist, dass bestimmte Buchstabenkonstellationen nicht klappen, aber auch Umlaute, Doppellaute, Endsilben oder Vokale vergessen werden. Auffällig bleibt dabei sicherlich, dass Wörter immer anders falsch geschrieben werden, d. h., derselbe Fehler wiederholt sich nicht durchgehend.

In vielen KiTas wird das sogenannte »Bielefelder Screening« durchgeführt, mit dessen Hilfe Kinder schon im Vorschulalter auf eine mögliche Störung der Konzentration, der Memory-Funktion und des bewussten Umgangs mit Lauten (Phonemen) hin reihenuntersucht werden. Damit liegt der Schwerpunkt der Vorhersage bei Schwierigkeiten im Schriftspracherwerb. Eine eindeutige Früherkennung einer LRS ist also nicht möglich.

Kinder mit *Schwächen* im Lesen und/oder Schreiben werden schulisch in der Regel besonders gefördert, die Eltern erhalten von der Schule entsprechende Hilfestellung zum Üben daheim. Wird vom Lehrer allerdings eine Lese-Rechtschreib-*Störung* vermutet, kann der Kinder- und Jugendarzt nach Überprüfung eines unauffälligen Seh- und Hörvermögens eine Untersuchung beim Kinder- und Ju-

gendpsychologen veranlassen. Dabei wird in erster Linie die altersgemäße Intelligenz des Kindes bestimmt. Ist diese im Normbereich, schließt sich in der Regel ein Lese- oder und Rechtschreibtest für die entsprechende Altersklasse an. Der Psychologe attestiert dann schriftlich eine LRS.

Die Ursache einer Lese-Rechtschreib-Störung ist nicht eindeutig geklärt, es gibt sicherlich eine erbliche Form, aber auch Formen, die ihre Ursache in einer Hirnschädigung haben. Bei akustischen Wahrnehmungsstörungen kann ebenfalls eine LRS auftreten. Leider kann keine Form der Lese-Rechtschreib-Störung geheilt werden. Durch Trainingsprogramme kann die Fehlerrate aber reduziert werden, wodurch dem Kind bei der Bewältigung seiner Defizite im Alltag geholfen werden kann.

So helfen Sie Ihrem Kind:

- Die Anerkennung einer LRS durch ein kinderpsychologisches Attest befreit Ihr Kind von dem Vorurteil, für die Schule zu dumm zum sein. Nehmen die Lehrer dann Rücksicht, z. B. indem sie Ihr Kind keinen unbekannten Text vorlesen lassen, steht es vor seinen Klassenkameraden nicht mehr so da, als wäre es blöd oder unfähig.
- Daheim können Sie Ihrem Kind helfen, indem es auf dem Computer ein Textverarbeitungsprogramm mit Rechtschreibkontrolle benutzen darf.
- Versuchen Sie, das Selbstwertgefühl Ihres Kindes durch Erfolge auf anderen Gebieten zu stärken, z. B. Sport, Musik, andere Fächer.
- Außerdem gibt es schulische und häusliche Förder- und Lernprogramme. Diese werden vom Kinder- und Jugendpsychologen oder Lehrer individuell mit Ihnen für Ihr Kind festgelegt.

Inwieweit die Rechtschreib- und Lesekompetenz bei einem Legastheniker aus der Benotung herausgenommen werden darf, ist im Schulrecht niedergelegt und im föderalen Deutschland in jedem Bundesland etwas anders. Über den Link www.bvl-legasthenie.de können Sie den Erlass des eige-

Was macht ein Ergotherapeut?

Ihr Kinder- und Jugendarzt kann Ihrem Kind eine Ergotherapie verordnen, wenn es durch eine Behinderung oder eine Krankheit im selbstständigen Handeln eingeschränkt wird. Der Ergotherapeut wird ihm dann helfen, seine Stärken zu erkennen und auszubauen.

Stephan Hüffer arbeitet mit seinem Team in Warendorf und Harsewinkel als Ergotherapeut. Zur Behandlung behinderter Kinder fährt das Team auch in KiTas oder Schulen. Hier erklärt Herr Hüffer, wie ein Ergotherapeut helfen kann.

Ergotherapeuten fördern die Alltags-Kompetenz. Typische Krankheitsbilder, die durch eine Ergotherapie bei Kindern behandelt werden, sind:

- Entwicklungsauffälligkeiten
- Störungen der Konzentration
- dyspraktische Handlungsabläufe (Kinder können ihre Kraft und Koordination nicht kontrollieren, verhalten sich z. B. gegenüber anderen ungewollt grob oder drücken mit dem Stift so fest auf, dass er abbricht)
- sensorische Integrationsstörungen (Kinder haben Schwierigkeiten, die Signale ihres Körpers zu spüren, z. B. ihr Gleichgewicht, die Muskelspannung, die Stellung der Gelenke im Raum, das Tastempfinden der Finger)
- sensomotorische Defizite (unzureichendes Zusammenspiel von Sinneswahrnehmungen wie Sehen oder Tasten mit der Motorik des Körpers)
- Wahrnehmungsstörungen (die Verarbeitung von Sinneseindrücken im Gehirn)

Der Kinder- und Jugendarzt verordnet eine Ergotherapie in der Regel als Einzeltherapie, meist in Behandlungsblöcken einmal wöchentlich (etwa 45 Minuten) über 10 Wochen. Auch die Verordnung einer Gruppentherapie ist möglich.

Wie hilft ein Ergotherapeut einem Kind mit Aufmerksamkeitsstörung?

In einem Erstgespräch mit Ihnen (ohne Ihr Kind) bespricht der Ergotherapeut die aktuelle Problematik, die Stärken und Fähigkeiten Ihres Kindes, seine eigene Vorgehensweise und Ihre Erwartungen.

Dann erst findet der Erstkontakt mit Ihrem Kind statt. Der Ergotherapeut beobachtet Ihr Kind beim gemeinsamen Spiel, erkennt seine Schwächen, lässt es eigene Fähigkeiten einbringen. Dadurch erlebt Ihr Kind Erfolge und freut sich meist auf weitere Therapiestunden.

In weiteren Sitzungen kann der Ergotherapeut verschiedene Tests durchführen, z. B. einen Konzentrationstext oder einen Test zur visuellen Wahrnehmung. Außerdem wird er sich ggf. mit Ihrem Kinder- und Jugendarzt oder mit Lehrern über Ihr Kind unterhalten, um sich ein umfassendes Bild ma-

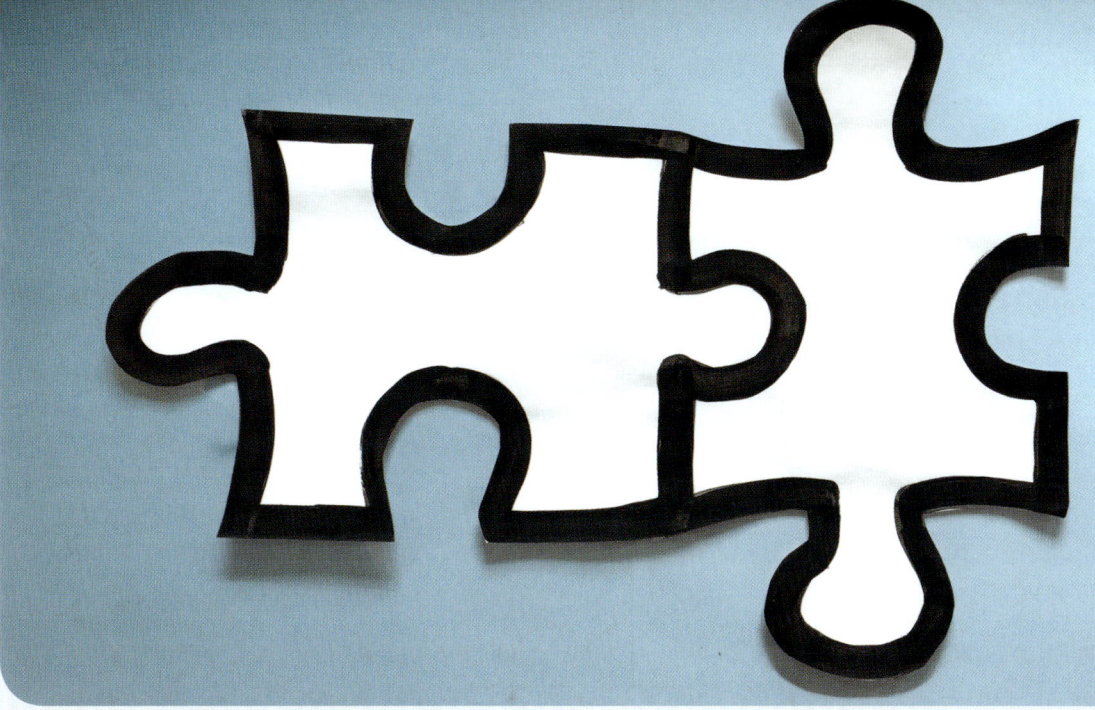

chen zu können. Und wird er mit Ihnen gemeinsame Ziele vereinbaren, die in der Ergotherapie erreicht werden sollen. Es gibt »Grobziele« und »Feinziele«, die ganz speziell auf Ihr Kind abgestimmt werden und helfen, das allgemeinere Grobziel zu erreichen.

Grobziele könnten sein:
• Stärkung des Selbstwertgefühls sowie Abbau des vermeidenden Verhaltens, z. B. Schulfrust
• Erweiterung der Konzentrations- und Ausdauerspanne
• Erwerb von situationsgerechtem Verhalten/Regelverhalten

Passende Feinziele dazu könnten sein:
• Ihr Kind hält sich 3 Therapiestunden an bestimmte Regeln.
• Es kann sich nach 8 Therapiestunden etwa 20 Minuten auf seine Aufgaben konzentrieren.
• Ihr Kind schließt ein gemeinsames Projekt mit einem anderen Kind im Team ab.

Die Therapiestunden verlaufen meist in einer festgelegten Reihenfolge: Bei verschiedenen Bewegungsangeboten lernt Ihr Kind, sein Erregungsniveau zu regulieren. Anschließend wird es mit steigendem Schwierigkeitsgrad an sitzende Tätigkeiten

wie Spiele oder Arbeitsblätter herangeführt. Positives Verhalten verstärkt der Ergotherapeut durch Loben. Häufig gibt es auch einen Punkteplan mit Aufklebern, den Ihr Kind mit nach Hause nehmen darf, um sich an seine Erfolge zu erinnern. Zusätzlich gibt der Ergotherapeut Tipps zur Einteilung der Hausaufgaben und wird Sie auf mögliche starke Ablenkungsfaktoren hinweisen. Auch wird er Sie ermutigen, Bewegungspausen in die Hausaufgabenzeit einzubauen. Viele Familien erleben dann ihren Tagesablauf viel entspannter. Die meisten Kinder blühen während einer Ergotherapie zusehends auf und wirken auch zu Hause ausgeglichener und zufriedener.

Bei Bedarf wird der Ergotherapeut nach Abschluss der Einzeltherapie noch eine Gruppentherapie vorschlagen, in der Ihr Kind lernt, auch in der Gruppensituation seine Konzentration aufrechtzuerhalten und Aufgaben gemeinsam zu bewältigen. Darüber hinaus werden hier soziale Fähigkeiten und das Einhalten von Regeln und Absprachen geschult.

Nach Abschluss einer Therapieeinheit berichtet der Ergotherapeut Ihrem Kinder- und Jugendarzt von den bisherigen Erfolgen. In Absprache erfolgt dann nach einiger Zeit eine Therapiepause bzw. der Abschluss der Ergotherapie.

nen Kultusministeriums einsehen. Besprechen Sie mit der Schule, dass Ihr Kind für die Bearbeitung von Klassenarbeiten mit viel Text (auch in Mathematik bei einer nicht gestörten Rechenleistung, wenn die Arbeit viele Textaufgaben enthält) z. B. ein Viertel mehr Zeit eingeräumt bekommt.

Rechenstörung (Dyskalkulie)

Während eine Legasthenie sich meist erst in der Schule als Problem darstellt, kann eine Rechenstörung (Dyskalkulie, 4–7 % der Kinder) bereits im Kindergartenalter bemerkt werden:

- keine oder schlechte Erkennung von Mengenunterschieden: »Wo siehst du mehr Karten, rechts oder links?«
- Schwierigkeiten beim Erlernen der Uhr
- Schwierigkeiten beim Abzählen von Mengen: »Gib mir 10 Gummibärchen aus der Tüte.«

In der Schule braucht Ihr Kind für Mathematikaufgaben sehr lange, während Sachkunde und Deutsch dagegen erstaunlich gut klappen. Auch das Umsetzen von Textaufgaben in eine Rechenoperation klappt nicht, obwohl Ihr Kind die Aufgabe verstanden hat.

Wird nicht früh genug erkannt, dass sich die Schulschwierigkeiten nur auf die Mathematik beschränken, kann Ihr Kind durch Wut und Trotz auch in den anderen Bereichen ein lernverweigerndes Verhalten entwickeln. Dies reicht bis zur Schulverweigerung und psychosomatischen Beschwerden. Spätestens dann sind Überlappungen mit einer Intelligenzminderung oder einem ADHS nur aufwendig zu trennen.

In der Regel werden Sie von der Lehrerin Ihres Kindes eingeladen, Ihr Kind an einer besonderen Förderung in der Schule teilnehmen zu lassen. Wenn der Lehrer bemerkt, dass die Förderung nicht ausreicht, wird er Sie an Ihren Kinder- und Jugendarzt

oder einen Kinderpsychologen zur weiteren Testung verweisen.

Die Diagnostik wird ähnlich einer Lese-Rechtschreib-Störung durch einen Kinderpsychologen durchgeführt. Die Feststellung einer normalen Intelligenz sowie unauffällige Seh- und Hörtests sind die Voraussetzung zur Anwendung spezifischer Rechentests für das entsprechende Schulalter, die wiederum Ihr Kinderarzt vor der Überweisung zum Psychologen durchführt.

Wie bei der Lese-Rechtschreib-Schwäche liegt bei der Dyskalkulie eine hohe familiäre Wendigkeit vor, d. h., die Erkrankung wird zu einem hohen Prozentsatz auch bei den Eltern gefunden.

Kinder mit nachgewiesener Dyskalkulie erhalten ein kinderpsychologisches Attest, das die Rechenschwäche der Schule gegenüber als krankheitsbedingte Störung qualifiziert. Lehrer sind gehalten, auf die Rechenschwäche Rücksicht zu nehmen und Hilfe anzubieten.

Auf dem Markt werden viele »Therapien« der Rechenstörung angeboten, der Beweis einer Wirksamkeit steht jedoch aus. Jeder Kinder- und Jugendarzt kennt vor Ort spezialisierte Therapeuten, die den Kindern und ihren Familien im umschriebenen Rahmen helfen können. Er wird sie dorthin verweisen. Eine Übernahme der »Therapiekosten« durch Krankenkassen ist nicht vorgesehen. In seltenen Fällen können Jugendämter, wenn die Schule nicht ausreichend Unterstützung anbieten kann, die Kosten für ein Training übernehmen. Die Rechtsgrundlage ist dabei der § 35a Achtes Buch Sozialgesetzbuch (SGB VIII). Dieser Paragraph regelt die Unterstützung (»Eingliederungshilfe«) solcher Kinder, deren Teilhabe am Leben in der Gesellschaft beeinträchtigt ist.

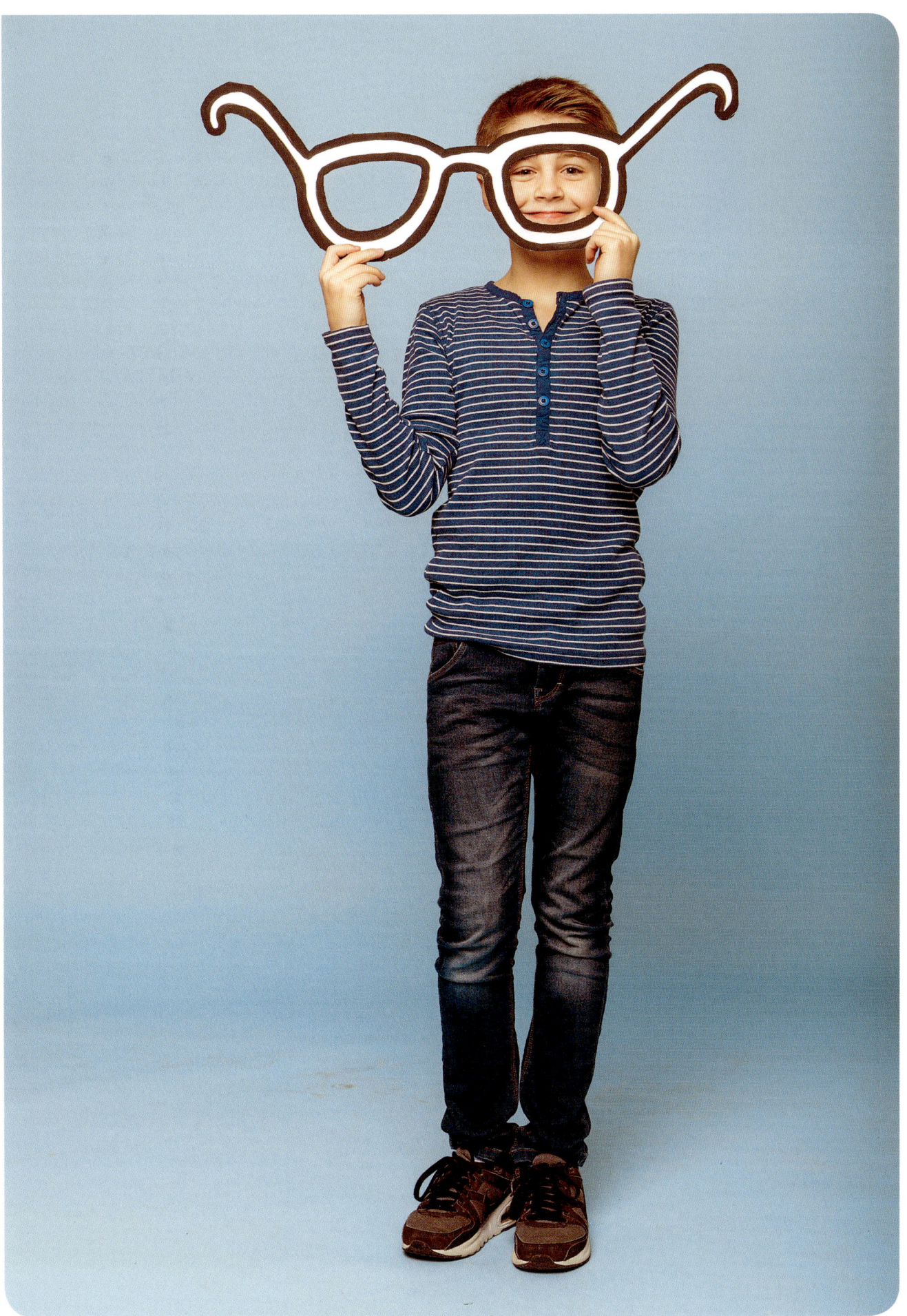

Linkshänder

Im Laufe der Entwicklung nutzen die Kinder zu Beginn beide Hände gleich geschickt, wechseln dann etwa zum Kindergarten-Eintritt zu einer bestimmten Seite: ¾ sind Rechtshänder, 5 % Linkshänder, eine kleine weitere Gruppe ist überwiegend links spezialisiert. In diesem Stadium sollten Sie nicht in die Entwicklung eingreifen, sondern Ihr Kind beobachten, mit welcher Seite es geschickter ist. Versuchen Sie bitte nicht, Ihr Kind »auf rechts zur drehen«, wenn es von sich aus mit links besser ist, sondern unterstützen Sie es z. B. durch den Kauf einer Linkshänder-Schere und ggf. einer Schreibhilfe für links.

Die Ursache der Händigkeit ist in der Organisation unseres Gehirns zu finden: Hier spezialisieren sich sogenannte Zentren, die nur auf einer Seite zu finden sind (das linke Großhirn steuert z. B. die gesprochene Sprache und die Koordination der rechten Hand).

Wenn die Händigkeit zum Schuleintritt immer noch nicht festgelegt ist, sollte ein Test zur Händigkeit durchgeführt werden (Seitendominanz).

Und denken Sie daran: Kinder, die ihr Herz auf dem rechten Fleck haben, tragen es links.

Auditive Verarbeitungs- und Wahrnehmungsstörung (AVWS)

Es klingt zunächst etwas widersprüchlich: Kinder mit einer Wahrnehmungsstörung für Gehörtes hören gut. In einem üblichen Hörtest zeigen die Kinder keine Auffälligkeiten. Betroffen sind nicht die Ohren, sondern die im Gehirn liegenden Verarbeitungsprozesse. Wie soll man sich das vorstellen?

Als Beispiel soll eine Erfahrung aus der Erwachsenen-Welt dienen: Sie sind zu einer Gartenparty eingeladen, 30 Freunde lachen, reden und sind fröhlich. Sie selbst unterhalten sich mit der Gastgeberin, während zwei Meter neben Ihnen ein Gespräch über das nachts drohende Gewitter geführt wird. Trotz des eigenen Gesprächs, der vielen Gesprächsfetzen und der übrigen Geräuschkulisse können Sie dem Gespräch mit der Gastgeberin folgen, gleichzeitig aber auch ausreichend viele Informationen über das Unwetter erhalten. Ihre Ohren sind dabei gleichsam nur Mikrophone, die »Verstärkung« der beiden Gespräche und das »Dämpfen« der übrigen Geräusche sind eine Leistung Ihres Gehirns.

Kinder leiden manchmal an einer Störung dieser Wahrnehmungsleistung und müssen dann einem Spezial-HNO-Arzt für Kinder (Pädaudiologe) vorgestellt werden. Solche Kinder haben häufig auffällige Sprachverständnisprobleme in einer großen Gruppe, sind überempfindlich bei lauter Umgebung oder zeigen eine Lese-Rechtschreib-Störung mit vorwiegend Wahrnehmungsfehlern.

Die Diagnostik des Pädaudiologen konzentriert sich zunächst darauf, Hörstörungen und spezifische Sprachentwicklungsstörung auszuschließen. Die anschließende spezifische Diagnostik ist manchmal recht ausführlich und fordert Geduld von Eltern und Kind. So wird untersucht, inwieweit ein Kind Laute unterscheiden kann und ob es sich Silbenfolgen kurz merken kann. Außerdem überprüft der Arzt die Auge-Hand-Koordination und das Erkennen von Raum-Lage-Beziehungen. Im Sprachbereich untersucht er den Wortschatz, das Sprachverständnis und den altersentsprechenden Satzbau.

Therapeutisch werden Kinder mit einer AVWS in einem zeitlich begrenzten Rahmen durch eine Logopädin betreut. Sie wird je nach dem vorherrschenden Störungstyp mit dem Kind etwa 10–20 Therapieeinheiten trainieren. Inhalte dieses Trainings sind:
- die phonologische Bewusstheit (das Erkennen einzelner Laute in einem Wort)

- die auditive Merkfähigkeit (das Merken von Silbenfolgen, Wörtern oder ganzer Satzglieder)
- die dichotische Wahrnehmung (also das beidseitige Hören).

Darüber hinaus sind unterstützende Maßnahmen in der Umgebung möglich, z. B. in der Klasse vorne sitzen, Teppichboden im Klassenraum zur Schalldämmung usw.

So helfen Sie Ihrem Kind:
- Singen Sie Kinderlieder, die sich reimen.
- Lesen Sie mit Ihrem Kind Kindergedichte, die sich reimen.
- Ermuntern Sie Ihr Kind, Reime auswendig zu lernen, die es dann, z. B. zum Geburtstag, den Großeltern vortragen kann. Sie werden sich darüber sicher sehr freuen.
- Übertreiben Sie beim Vorlesen mit Ihrem Kind zusammenpassende Ausrufe, z. B. »Iih!« bei etwas Ekligem oder »Aah!«, wenn einer etwas verstanden hat, oder »Ooh!« bei Verwunderung.

AVWS ist nicht heilbar, aber durch Training ist der Alltag gut zu bewältigen.

Tiefbegabung – Hochbegabung

Bei der Körpergröße ist jedem klar, wie grundverschieden wir Menschen sind. Wie mit der Körpergröße verhält es sich mit allen anderen Eigenschaften, die wir haben oder entwickeln. Der Zeitpunkt des Laufens, der ersten Worte oder des ersten Zahndurchbruchs ist sehr verschieden, aber auch die Ausprägung der intellektuellen Begabung, des Ballgefühls, der Musikalität, der Konzentrationsfähigkeit und vieles andere mehr ist bei jedem Menschen anders. Ein zu viel oder ein zu wenig an intellektueller Begabung macht Probleme, genau wie jede andere größere Abweichung vom Durchschnitt auch, z. B. die Körpergröße.

Um die Intelligenz eines Menschen zu beurteilen, bedient man sich verschiedener Tests (HAWIK-IV, Kaufmann ABC, CFT u. a.), die einen sogenannten Intelligenzquotienten liefern. Dieser zusammengesetzte Wert kann – sofern alle Untertests in ähnlichen Bereichen liegen – tatsächlich für die Einstufung der Intelligenz genutzt werden.

Wird die Intelligenz genügend vieler Kinder gemessen und die Häufigkeiten in einer Kurve eingetragen, erhält man eine glockenförmige, sogenannte »normalverteilte« Kurve (Seite 325). Die Beschreibung dieser sogenannten »Normalverteilung« hat eine so enorme Bedeutung, dass auf dem alten 10-DM-Schein diese Kurve nebst ihrem »Erfinder«, dem Mathematiker Carl Friedrich Gauß (1777–1855), dargestellt wurde.

Alle Messwerte streuen um einen Mittelwert, der beim IQ definitionsgemäß 100 beträgt. Als »normal« gilt ein Bereich von zwei Standardabweichungen um diesen Mittelwert (IQ 70–130). In diesen Bereich fallen etwa 95 % aller Kinder.

Werden Intelligenzquotienten gemessen, die niedriger als 70 sind, sprechen wir von einer leichten Intelligenzminderung. Allerdings gelten bereits Kinder unter einem IQ von 85 als lernbehindert: Dies entspricht nur einer Standardabweichung vom Mittelwert.

Im alten Schulkonzept wurden Kinder mit einem IQ unter 85, d. h. mehr als einer Standardabweichung nach unten, einer Förderschule »Lernen« zugeordnet. Nach dem neuen Modell der Inklusion soll ein solches Kind eine Regelschule besuchen, wobei der Klassenlehrer des Kindes durch einen Sonderpädagogen beraten wird, wie er dieses Kind anders unterrichtet als den Rest der Klasse (zieldifferent). Diese Kinder werden also heute nicht mehr vom normalen Schulbetrieb ausgeschlossen. Inwieweit das langsamere Kind von der Integration tatsächlich profitieren kann und die stärkeren Mitschüler durch die Rücksichtnahme nicht zu stark ausgebremst werden, wird die Zukunft zeigen.

Natürlich ist es traurig für Eltern, wenn bei ihrem Kind eine Intelligenzminderung festgestellt wird. Aber Intelligenz und gute schulische Leistungen sind nicht alles im Leben. Lernbehinderte Kinder sind sonst normale Kinder, strahlen genauso Freude aus und haben Spaß am Leben. Mit Dingen, die sie interessieren, können sie sich intensiv beschäftigen, und sind nicht weniger handwerklich geschickt.

Auch eine Abweichung des IQ um eine Standardabweichung nach oben (IQ über 115) liegt genauso weit vom Mittelwert entfernt wie das soeben besprochene Kind mit einer Lernbehinderung (IQ unter 85). Wenn der IQ über 130 liegt, ist der Abstand zum »Normalen« genauso weit entfernt wie bei einem Kind mit Intelligenzminderung: Es müsste also genauso zusätzlich gefördert werden.

Vermutlich haben Sie dann schon relativ früh festgestellt, dass Ihr Kind »anders« ist. Wenn es z.B. mathematisch hochbegabt ist, rechnet es schon im Kindergartenalter komplizierte Rechenaufgaben und will von Ihnen sofort wissen, ob das Ergebnis stimmt. Natürlich macht Sie das froh und stolz. Und trotzdem kann es sein, dass Ihr Kind in der Schule Schwierigkeiten bekommt. Hochbegabte Kinder fallen leider nicht immer durch tolles Wissen und engagierte Mitarbeit auf, sondern landen – aufgrund der schulischen Unterforderung – wegen gestörten Sozialverhaltens oder Verdachts auf

Die international übliche Einteilung von Krankheiten (ICD-10*) sieht folgende Einteilung von Intelligenzminderungen vor:

Intelligenzminderung (ICD-code)	IQ-Bereich	Erklärung
leichte (F70)	50–69	Erwachsene: Intelligenzalter von 9 bis unter 12 Jahren. Lernschwierigkeiten in der Schule. Viele Erwachsene können arbeiten, gute soziale Beziehungen unterhalten und ihren Beitrag zur Gesellschaft leisten.
mittelgradige (F71)	35–49	Erwachsene: Intelligenzalter von 6 bis unter 9 Jahren. Deutliche Entwicklungsverzögerung in der Kindheit. Die meisten können aber ein gewisses Maß an Unabhängigkeit erreichen und eine ausreichende Kommunikationsfähigkeit und Ausbildung erwerben. Erwachsene brauchen in unterschiedlichem Ausmaß Unterstützung im täglichen Leben und bei der Arbeit. mittelgradige geistige Behinderung
schwere (F72)	20–34	Erwachsene: Intelligenzalter von 3 bis unter 6 Jahren. Andauernde Unterstützung ist notwendig. schwere geistige Behinderung
schwerste (F73)	unter 20	Erwachsene: Intelligenzalter unter 3 Jahren Die eigene Versorgung, Kontinenz, Kommunikation und Beweglichkeit sind hochgradig beeinträchtigt. schwerste geistige Behinderung

* Internationale Statistische Klassifikation der Krankheiten und verwandter Gesundheitsprobleme, 10. Revision, German Modification, Version 2005

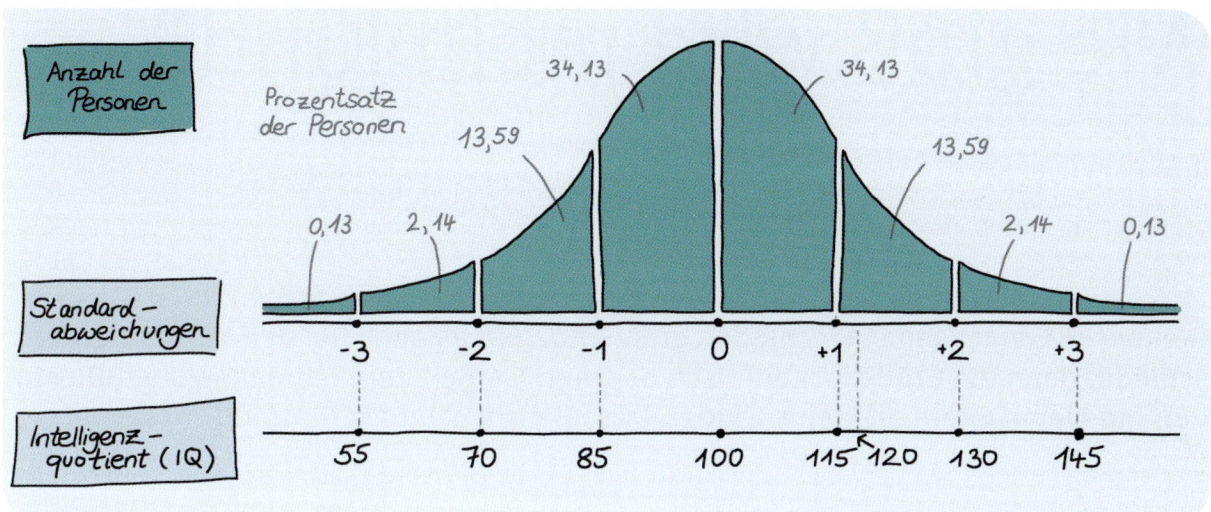

⌃ Häufigkeitsverteilung der Intelligenz

ADHS (Seite 309) nicht selten beim Kinder- und Jugendarzt oder -psychologen.

In Deutschland haben wir keine ausgeprägte Kultur der Förderung begabter Kinder. Wird bei Ihrem Kind eine Hochbegabung (IQ über 130) festgestellt, nehmen Sie am besten Kontakt zu einer Selbsthil-fegruppe auf. Dort treffen Sie auf Eltern, die einige Jahre zuvor ähnliche Erfahrungen gemacht haben, und können von diesen lernen, wie diese die Situation mit ihrem Kind gemeistert haben. In der Regel kennt Ihr Kinder- und Jugendarzt die Selbsthilfe-gruppen vor Ort. Eine Kontaktaufnahme zur Deutschen Gesellschaft für das hochbegabte Kind e.V. lohnt ebenfalls (www.dghk.de).

Wie groß wird mein Kind?

Genau wie Erwachsene verschieden groß sind, gibt es auch bei den Kindern Unterschiede, denn die Größe ist genetisch bedingt: Große Eltern haben meist große Kinder und kleine Eltern oft kleine Kinder. Das ist normal und kein Grund zur Sorge.

Häufig kommen Eltern mit ihrem Kind zu mir, weil sie Fragen zur Größenentwicklung haben. Meist sind sie besorgt, weil sie ihr Kind im Vergleich zu anderen Kindern »zu klein« oder »zu groß« sehen, seltener empfinden sie die Wachstumsgeschwindigkeit als »zu schnell« oder »zu langsam«.

Ihr Kinder- und Jugendarzt kann anhand der vorliegenden Messungen aus dem gelben Heft (Perzentilen) abschätzen, wie groß Ihr Kind etwa mit 18 Jahren sein wird. Überschreitet diese geschätzte Endgröße bei Jungen 202 cm und bei Mädchen 185 cm, wird er die nachfolgend genannten Themen und ggf. diagnostischen Schritte mit Ihnen besprechen. Dies gilt allerdings auch, wenn die aktuelle Größe oder das Gewicht vom bisherigen Wachstum deutlich abweicht. Denn dies kann Ausdruck einer Störung sein, z.B. der Hormone, der Chromosomen oder des Stoffwechsels.

Größenentwicklung bei Kindern

Die Frage nach dem Wachstum kann nicht allein durch die Messung der Größe beantwortet werden, vielmehr ergibt sich eine Diagnose durch das Zusammensetzen vieler Puzzleteile, die ich im Folgenden vorstelle.

Ausgangsgröße der Eltern

»Der Apfel fällt nicht weit vom Stamm«, sagt der Volksmund. Nicht erst seit Mendel wissen wir um die Vererbung von Eigenschaften der Eltern (und Großeltern) auf ihre Nachkommen. Dies trifft in hohem Maße auch auf die vererbte Zielgröße zu. Zwei groß gewachsene Eltern machen sich beispielsweise Sorgen um die Endgröße ihrer 8-jährigen Tochter. Die Mutter ist 181 cm groß, der Vater 193 cm. Ohne weitere Familienangaben zu nutzen, wird anhand der Elterngröße nun eine Zielgröße bestimmt, die folgendermaßen abgeschätzt wird: Es wird der Mittelwert der Größe der Eltern gebildet und ein Faktor s addiert.

$$\textit{Zielgröße} = (Mutter + Vater) \; \frac{(Mutter + Vater)}{2} + s$$

Dabei ist »s« eine Konstante für das Geschlecht: bei Mädchen werden 6,5 cm abgezogen, bei Jungen 6,5 cm addiert. Diese Größe kann natürlich nicht auf den Punkt genau als Zielgröße definiert werden, vielmehr handelt es sich um ein Erwartungsfenster von ±8,5 cm um diesen Wert herum.

Für das genannte Beispiel wäre die erwartete Endgröße der Tochter also 180,5 cm (±8,5 cm) und entspricht damit in etwa der Größe der Mutter. Die Formel mag ungenau erscheinen, ist in der klinischen Praxis als erstes Bewertungskriterium aber sehr hilfreich.

Handwurzelvermessung

Eine weitere Methode ist die »Knochenalter«-Bestimmung z.B. nach der Atlasmethode von Greulich & Pyle. Die kleinen Knochen eines Babys bestehen noch nicht alle aus fester Knochensubstanz, die im Röntgenstrahl sichtbar ist, sondern aus weichem Knorpel, der im Röntgen unsichtbar bleibt. Die weitere Verknöcherung der Handwurzelknochen folgt einer festgelegten Reihenfolge. Anhand eines Röntgenbildes der Hand kann dem vorliegenden Verknöcherungsmuster ein bestimmtes (Skelett-)Alter zugeordnet werden, das meist dem chronologischen Alter des Kindes entspricht. Diese Schätzmethode liefert ein »Knochenalter«, das beispielsweise nicht exakt 10 Jahre und 4 Monate angibt, sondern einen Streubereich (10 Jahre ± 5 Monate).

Dennoch ist diese Methode ein wichtiger Baustein bei der Entdeckung der Abweichung vom Gesunden. Das Knochenalter kann dabei dem chronologischen, tatsächlichen Alter des Kindes entsprechen (Normalfall), aber auch verzögert sein, dann hat der Knochen noch reichlich Wachstumsmöglichkeiten: Das Kind wird also noch weiter in die Höhe wachsen. Oder das Knochenalter ist im Vergleich zum realen Alter beschleunigt, dann wird das Längenwachstum früher beendet sein, als das Alter des Kindes vermuten lässt. Die erste Vermessung des Knochenalters findet meist mit 6 Jahren statt.

Pubertäts-Eintritt der Eltern

Auch der Start in die Pubertät wird von Eltern an ihre Kinder genetisch weitergegeben. Mit Beginn der Pubertät kommt es zum so genannten »Wachstums-Spurt«: Die Kinder wachsen mit so großem Tempo, dass die Eltern drei Hosen pro Jahr kaufen müssen. Männer sind überwiegend deshalb größer als Frauen, weil Jungen mit der Pubertät später starten. In der Zeit, zu der die Mädchen bereits ihren Wachstumsschub hatten, wachsen Jungen langsam, aber stetig weiter.

Eine der häufigsten nicht-krankhaften Abweichungen vom Durchschnittswachstum stellt bei Jungen die sogenannte »konstitutionelle Entwicklungsverzögerung« (KEV) dar: Der Junge ist kleiner als Gleichaltrige im Kindergarten und bei den Gruppenfotos zur Konfirmation oder Firmung ist er immer noch der Kleinste. Auch die Entwicklung der Schambehaarung und das Auftreten der Pickel im Gesicht lassen deutlich länger auf sich warten. Sucht man Bilder aus der Kindheit des Vaters heraus, war es bei diesem häufig nicht anders. Der Vater hat dann sehr spät eine mittlere normale Männergröße erreicht – und genauso wird es bei seinem Sohn sein.

Pubertätsstadien

Neben der gemessenen Körpergröße und dem Vergleich zu früheren Messwerten (Perzentilen) wird der Kinder- und Jugendarzt die klinischen Pubertätsmerkmale feststellen: Entsprechend einer Einteilung von Tanner wird die Brustentwicklung, die Schambehaarung, die Hoden- und Penisgröße beurteilt. Das festgestellte Reifestadium sollte zum chronologischen Alter Ihres Kindes passen. Passt dies nicht, liegt entweder eine beschleunigte Pubertätsentwicklung vor (Frühreife oder Hormonstörung) oder eine verzögerte Pubertätsentwicklung (familiäre Besonderheit, Hormon- oder Chromosomen-Störung).

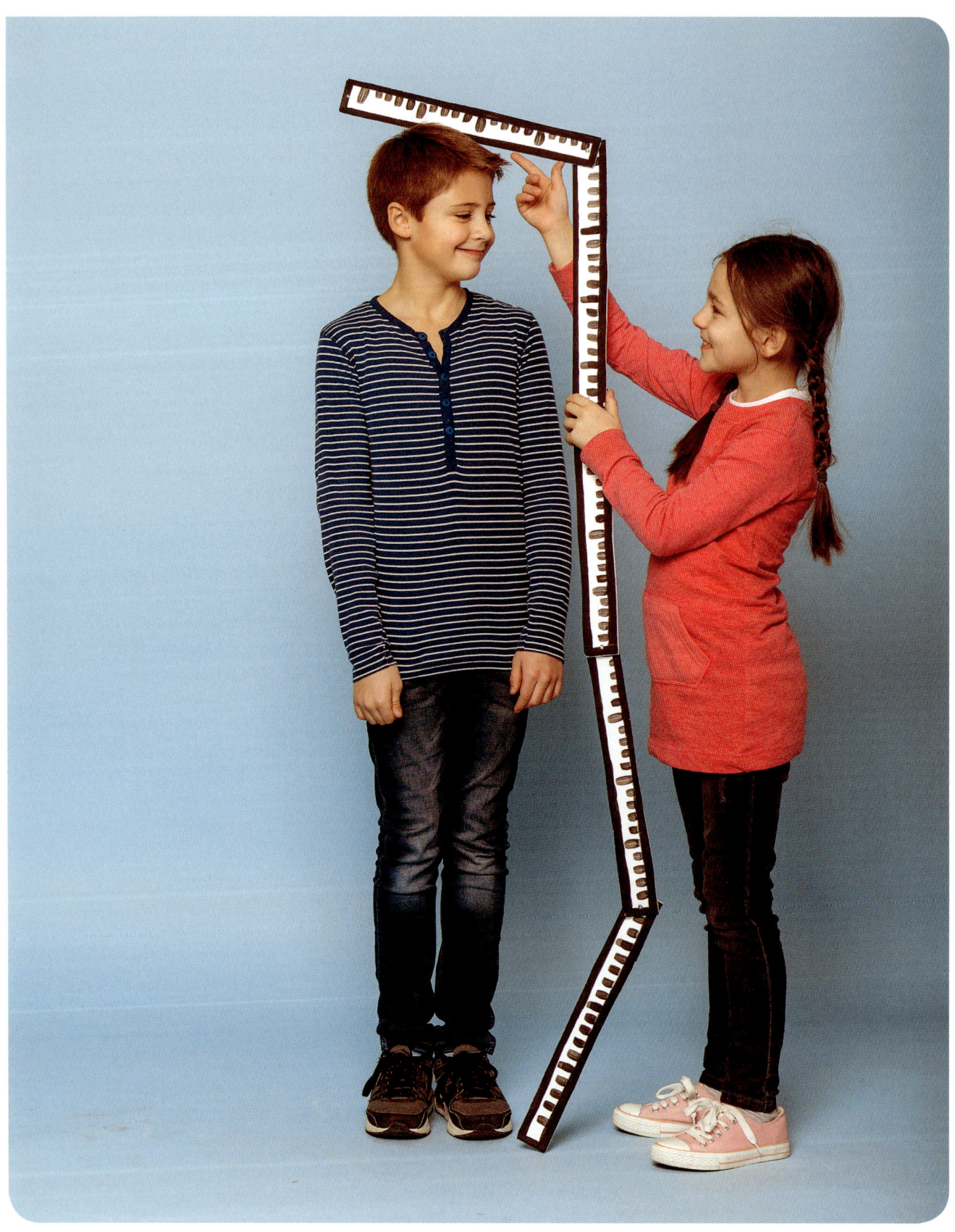

Manchmal findet auch eine isolierte Entwicklung nur der Brüste (Thelarche) oder der Schambehaarung (Pubarche) statt. Ihr Kinder- und Jugendarzt berät Sie nach seiner Untersuchung, ob eine Störung vorliegt, bei der eine hormonelle Untersuchung vorgenommen werden sollte, oder ob es sich um eine Normvariante handelt, die keiner weiteren Diagnostik oder Therapie bedarf.

Labordiagnostik

Ist die Größenentwicklung Ihres Kindes auffällig und passen die Puzzleteile nicht zueinander, wird Ihr Kinder- und Jugendarzt eine umfangreiche laborchemische Untersuchung veranlassen. Dazu gehören nicht nur das Wachstumshormon, sondern auch Schilddrüsenhormone, Nebennierenhormone, Leber- und Nierenwerte sowie der Ausschluss einer Zöliakie. Sehr selten werden humangenetische Untersuchungen notwendig sein.

Was tun bei Klein- oder Hochwuchs?

Hat Ihr Kinder- und Jugendarzt den Verdacht auf eine Wachstumsstörung, wird er durch weitere Untersuchungen versuchen, die Ursache zu finden. Folgende Gründe können in Frage kommen:
- ein Mangel oder Überschuss in der Ernährung
- eine Hormonstörung, z. B. der Schilddrüse
- eine Stoffwechselstörungen, z. B. Zöliakie
- Skelett-Störungen, z. B. Rachitis
- Chromosomen-Störungen

Hochwuchs

Hochwuchs ist definiert als eine Körperlänge, die oberhalb der 97. Perzentile liegt. Ein Hochwuchs kann familiärer bedingt oder Ausdruck einer Krankheit sein. Ob eine Therapie des Hochwuchses tatsächlich durchgeführt werden muss, ist nicht klar geregelt.

Bei familiärem Hochwuchs ist folgende Therapie möglich:
- bei Mädchen mit einer geschätzten Endgröße über 185 cm: eine Östrogen-/Gestagentherapie (täglich als Tablette)
- bei Jungen bei einer geschätzten Endgröße über 202 cm: eine Testosterontherapie (Spritze alle 14 Tage).

Entscheidend für eine Therapieeinleitung sind der Leidensdruck und die psychosozialen Probleme Ihres Kindes bzw. Ihrer Familie wegen der Körpergröße. Ein Kinder- und Jugendarzt, der sehr viel Erfahrung auf dem Gebiet der Hormonbehandlung bei Kindern haben sollte (pädiatrischer Endokrinologe), wird Sie über die mögliche Streubreite der Endgrößen-Vorhersage und die möglichen Nebenwirkungen der Therapie im persönlichen Gespräch informieren.

Die Behandlung des Hochwuchses mit Hormonen soll das Knochenwachstum beschleunigen. So wird das Ende der Pubertät simuliert, sodass dann eine kleinere Endgröße erreicht wird. Als Nebenwirkungen können bei Mädchen eine Gewichtszunahme, Bluthochdruck, Thrombosen oder selten eine Erhöhung der Blutfette auftreten. Bei Jungen wird die Akne schlimmer – bei Mädchen übrigens eher besser. Die Hoden bleiben zunächst klein, holen das Wachstum später aber vollständig nach und produzieren später auch normale Spermien. Ob beim erwachsenen Mann die Vorsteherdrüse (Prostata) in ihrer Funktion unbeeinträchtigt bleibt und bei Frauen nach dieser Hormontherapie Tumore auftreten können, ist Gegenstand der Forschung und der Grund, dass solche Therapien nur an spezialisierten Zentren durchgeführt werden sollten.

Kleinwuchs

Alle Kinder, deren Körperhöhe unterhalb des 3. Perzentile liegt, sind klein. Entweder sind die Kinder bereits bei der Geburt zu klein (small for gestational age – SGA) oder wachsen später zu langsam. Wie beim Hochwuchs ist der Kleinwuchs häufig familiär bedingt und damit zunächst einmal keine Krankheit.

Eine besondere Form stellt die konstitutionelle Entwicklungsverzögerung (Seite 327) (KEV) von

Wachstum und Pubertät dar. Hierbei erreichen die Jugendlichen später als Gleichaltrige nach verspätet durchlaufener Pubertät eine unauffällige Endgröße (s. u. Lars).

Tabea, 13 Jahre

Zu klein für ihr Alter

» *Tabea kam zu früh auf die Welt und war schon der bei Geburt für die Schwangerschaftsdauer zu klein (small for gestational age – SGA). Nach ausführlichen Voruntersuchungen wurde im Alter von 4 Jahren mit einer täglichen Wachstumshormontherapie begonnen. Mit 7 Jahren erreichte Tabea ein Wachstum auf der 10. Perzentile und wird so eine relativ kleine, aber doch normal große Frau werden.* ‹‹

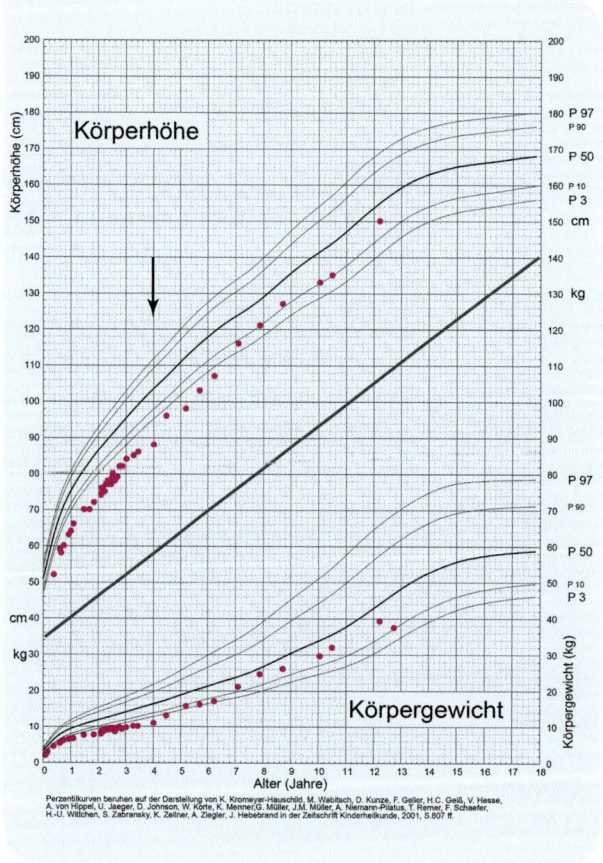

‹‹ Tabea war zu klein für ihr Alter, hat aber dank einer Hormontherapie gut aufgeholt.

Lars, 20 Jahre

Es hat lange gedauert

》 *Lars war immer klein und schlank. Nach langer Zeit kam er mit seinen Eltern mal wieder in meine Praxis, weil alle anderen Jungen seiner Klasse größer und in der Pubertät deutlich weiter entwickelt waren als er. Ich stellte eine konstitutionelle Entwicklungsverzögerung (KEV) fest und Lars wuchs – zwar spät – aber wie erwartet zur errechneten Endgröße heran.* **◀**

Bei zunehmendem Kleinwuchs ist nach entsprechenden Voruntersuchungen und genau festgelegten Kriterien eine Therapie mit Wachstumshormonen möglich. In jedem Fall sollten Sie sich beraten lassen, auch von einem Kinderpsychologen. Ferner können Sie Kontakt mit dem Selbsthilfeverband »Bundesverband Kleinwüchsige Menschen und ihre Familien e.V.« (BKMF) aufnehmen (http://bkmf.de).

Entscheiden Sie sich für eine Hormontherapie, können Sie Ihrem Kind nach ärztlicher Anleitung das Wachstumshormon regelmäßig daheim selbst spritzen. Die Kinder vertragen die Therapie in der Regel sehr gut, Wirkung und Nebenwirkungen, z. B. auf die Schilddrüsenfunktion und den Blutzucker, müssen durch Kontrollen in einem Zentrum für Kinderheilkunde durch einen Endokrinologen regelmäßig dokumentiert werden.

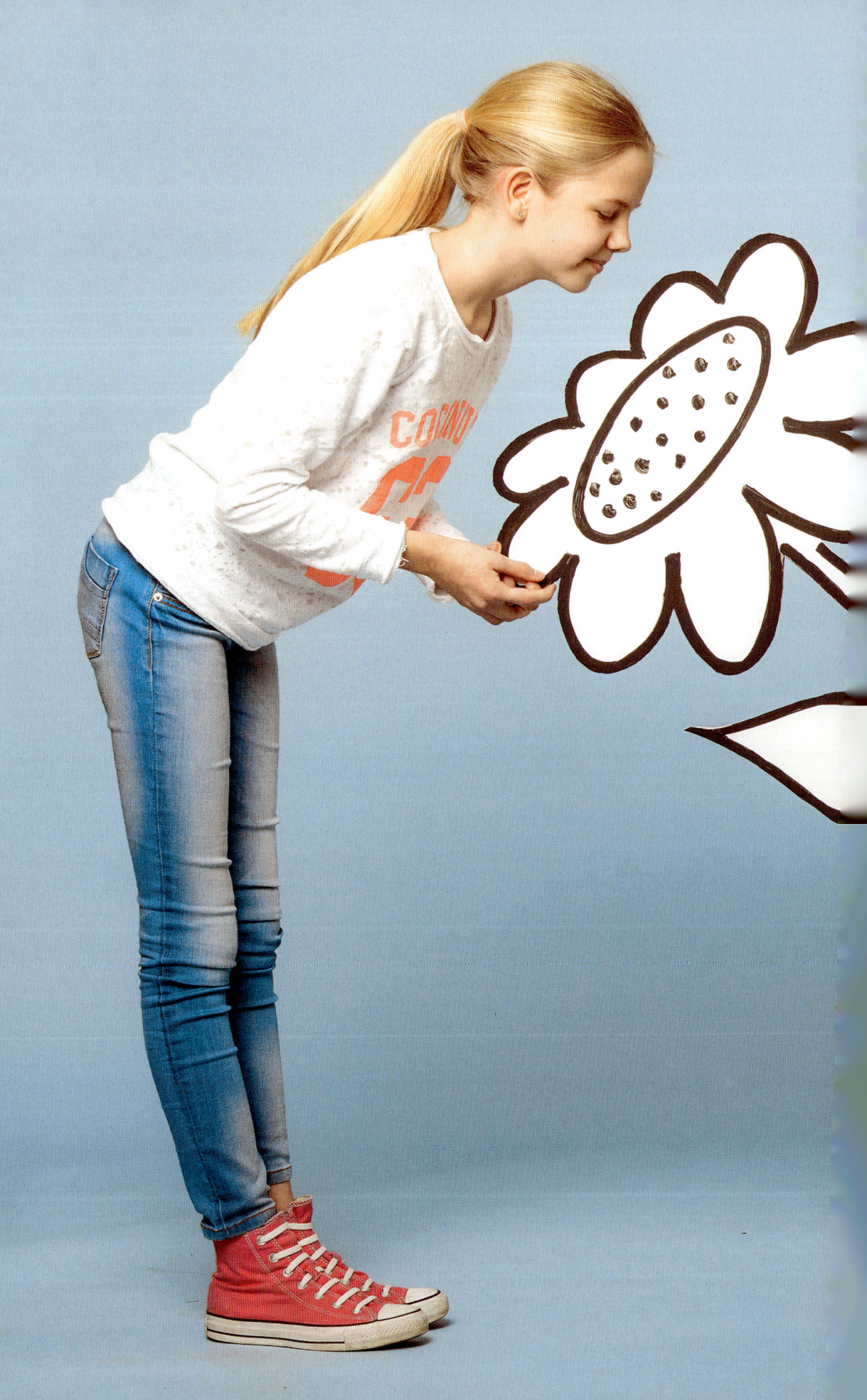

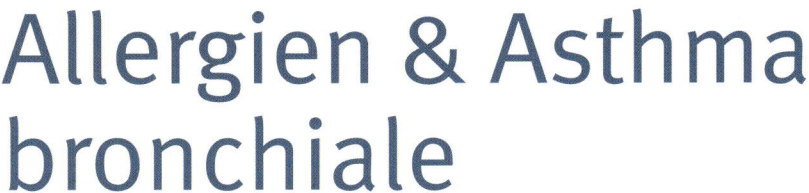

Allergien & Asthma bronchiale

Heuschnupfen, Hausstaub, Hundehaare – viele Kinder leiden an einer Allergie. Daraus kann sich ein Asthma entwickeln. Die Therapie-möglichkeiten sind heute aber gut!

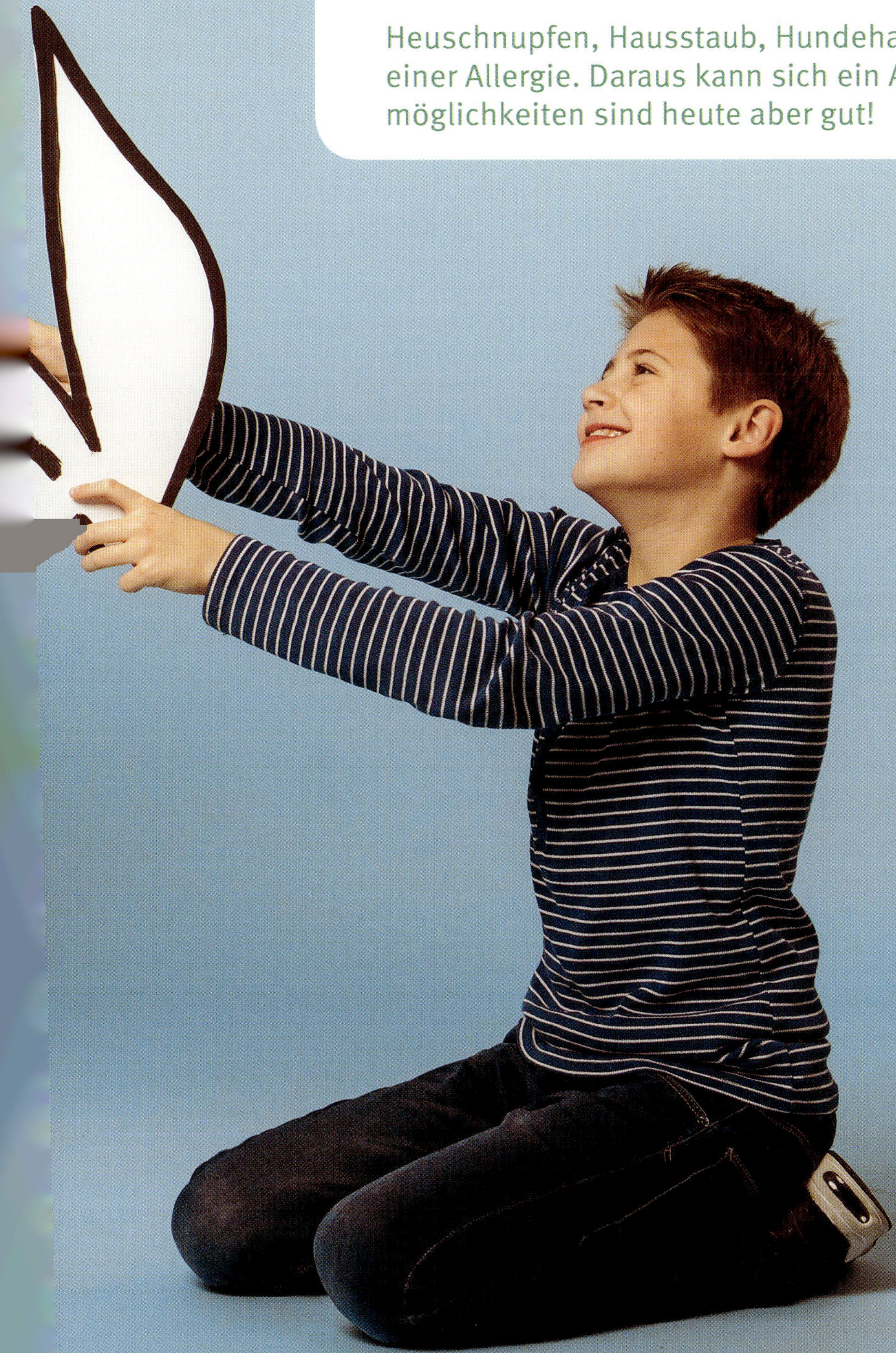

Allergien

Die Nase läuft, die Augen jucken und die Freude am Ausflug ist ganz schnell vorbei. Zum Glück lassen sich die Verursacher meist identifizieren und häufig auch meiden. Ansonsten helfen Medikamente und eine Hypersensibilisierung.

Allergien gehören in den Industrieländern zu den häufigsten Krankheiten, mehr als jedes 10. Kind in Deutschland ist betroffen: Tendenz steigend. Eine besondere Herausforderung für die moderne Gesellschaft ist das Wissen, dass neben einer familiären Neigung Umweltfaktoren eine wesentliche Rolle spielen, z. B. Tabakrauch, Umweltverschmutzung.

Die Basis für alle weiteren Untersuchungen Ihres Kindes ist das ausführliche Gespräch mit Ihrem Kinder- und Jugendarzt: Er wird wissen wollen, wann Ihr Kind welche Beschwerden hat, ob diese zu bestimmten Jahreszeiten auftreten (saisonal) oder ganzjährig (perennial), ob sie eine Beziehung zu besonderen Orten, Tätigkeiten, Tieren oder Nahrungsmittel haben. Vielleicht notieren Sie sich vor dem ersten Arztgespräch in der Familie schon, was Ihnen aufgefallen ist.

Heuschnupfen

Endlich Frühling – endlich ist es warm genug, um wieder auf den Spielplatz zu gehen. Das Toben an der frischen Luft macht so viel Spaß! Aber schon nach kurzer Zeit kommt Ihr Kind mit tränenden Augen und laufender Nase zu Ihnen. Es geht ihm nicht gut, das sehen Sie deutlich. Aber warum? Vorhin war es doch noch topfit und eine Erkältung hat rundherum wirklich niemand mehr. Angesteckt hat es sich wohl eher nicht. Ist es vielleicht Heuschnupfen?

Der Verdacht auf Heuschnupfen (Pollinose) liegt nahe, wenn Kinder immer zur selben Jahreszeit typische Beschwerden an den Augen oder/und der Nase haben bzw. typische Asthma-Symptome zeigen. Die folgende Liste bedeutet nicht, dass ein Kind oder ein Erwachsener bei Heuschnupfen alle Symptome haben muss, manchmal ist die Unterscheidung von einer einfachen Erkältung auch schwierig.

- laufende Nase (klares Sekret)
- Nießen
- tränende Augen
- leicht gerötete Augen
- Juckreiz an den Augen
- Gelee-artiges klares Sekret in den Augen
- Fremdkörpergefühl in den Augen
- Husten

Sind die oben genannten Symptome oder auch nur ein Teil dieser Symptome vorhanden, kann ein Heuschnupfen bestehen. Ihr Kinder- und Jugendarzt wird Sie bei Verdacht auf Heuschnupfen bitten, einen Beschwerdekalender (Seite 504f.) auszufüllen und zur weiteren Diagnostik bei Ihrem Kind einen Allergietest (Seite 338) durchführen.

Hyposensibilisierung

Die beste Therapie des Heuschnupfens ist die spezifische Immuntherapie (SIT), auch Hyposensibilisierung genannt. Diese wirkt auch vorbeugend gegen das Entstehen neuer Allergien und kann nicht selten das Entstehen einer Asthma-Erkrankung verhindern.

Pollen gehören zu den Allergenen, die nicht gemieden werden können, wie z.B. eine Katze oder ein

Kaninchen. Daher sollte eine Allergie gegen Pollen und Hausstaubmilben durch eine Hyposensibilisierung behandelt werden. Voraussetzung für eine Hyposensibilisierug ist der eindeutige Beleg, dass die Beschwerden des Kindes tatsächlich eine sogenannte »IgE-vermittelte Reaktion« darstellen: Dieser Beweis ist erbracht, wenn ein positiver Allergietest (Seite 338) vorliegt (Rast oder Prick) und die Auslösbarkeit der Beschwerden durch die Allergenbelastung (z.B. jährlich zum Birkenpollenflug) belegt ist. Der früheste Start für eine Hyposensibilisierung sollte nicht vor dem 5. Geburtstag sein.

Wie funktioniert die Hyposensibilisierung?

Bei der Hyposensibilisierung bekommt Ihr Kind eine Lösung mit dem stark verdünnten Allergen. Die Menge an Allergenen ist dabei »unterschwellig«, d.h., es werden keine Reaktionen im Sinne von tränenden Augen, Kribbeln der Hände und Füße, laufende Nase, Kratzen im Hals oder Atemstörungen hervorgerufen. Im ersten Behandlungsab-

❤ Hyposensibilisierung: Beispiel der Abstände

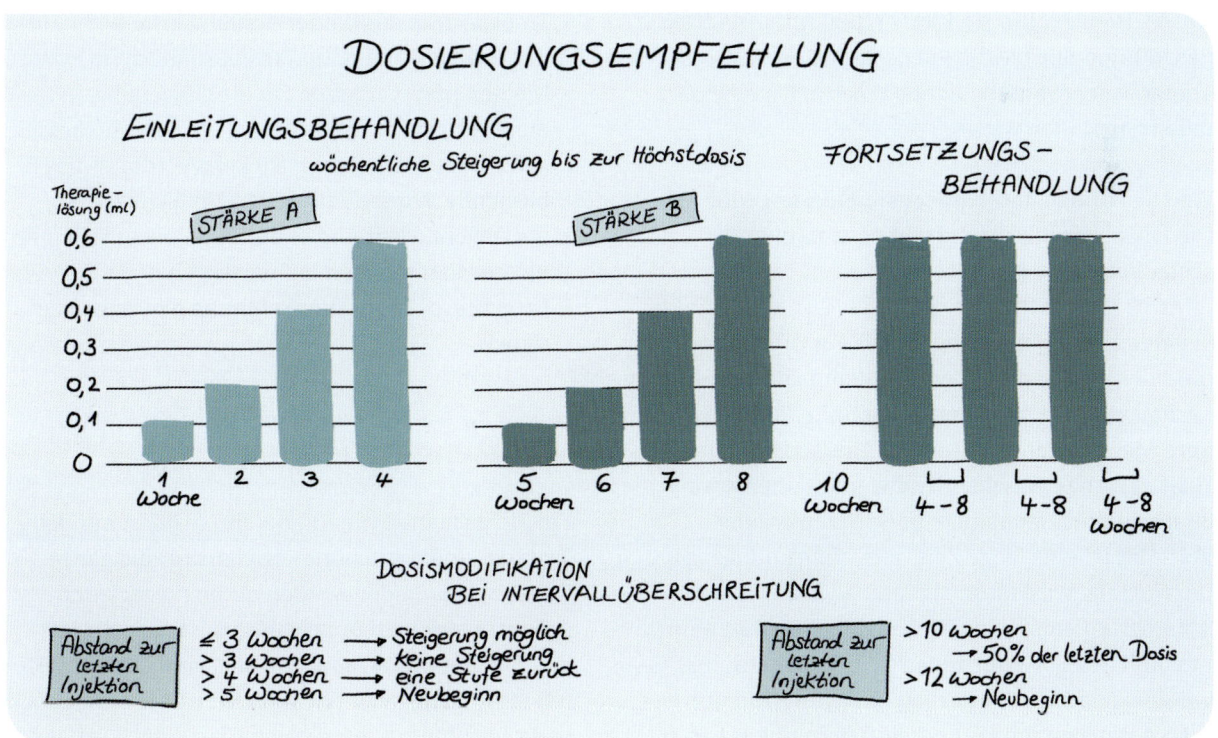

schnitt (Aufdosierung) wird diese unterschwellige Dosis langsam erhöht, bis sich das Immunsystem Ihres Kindes an dann erheblich größere Mengen des Allergens »gewöhnt« hat. Diese Menge wird nicht weiter gesteigert, dem Kind aber regelmäßig – meist alle 4–6 Wochen – über einen Zeitraum von etwa 3 Jahren gegeben (vgl. Abb., Seite 335).

Was passiert während dieser Zeit im Körper Ihres Kindes?

Die Menge an spezifischen, gegen das Allergen (z. B. Birkenpollen) gerichteten Antikörper vom Typ E (IgE) nimmt ab, statt dessen steigen die Antikörper vom Typ G an (IgG), die nicht Allergie-auslösend wirken. Da Ihr Kind das Allergen in hoher Konzentration unter die Haut gespritzt bekommt, sind lokale Nebenwirkungen wie Schwellung, Rötung und Juckreiz an der Spritzstelle häufig, am nächsten Tag aber wieder vorüber. Weitergehende Reaktionen können das Auslösen von Atembeschwerden (akuter Asthmaanfall) oder – zum Glück sehr selten – ein allergischer Schock sein (0,1 %). Daher sollte ein Kind erst 30 Minuten nach der Allergie-Spritze die Praxis verlassen. Diese Therapie gehört in die Hände eines in Kindernotfällen geschulten Arztes.

Welche Formen der Hyposensibilisierung gibt es?

Die Hyposensibilisierung gibt es in zwei unterschiedlichen Formen:

Subkutane Immuntherapie (SCIT) Für diese Therapie sollte Ihr Kind mindestens 5 Jahre alt sein. Innerhalb von 1–3 Monaten bekommt es stetig größere Mengen des auslösenden Allergens unter die Haut gespritzt. Anschließend werden über etwa 3 Jahre einmal monatlich die Spritzen wiederholt. Das ist eine lange Zeit, aber aufgrund des guten Nutzens wird diese Therapie von allen Fachgesellschaften empfohlen. Neben den Präparaten mit monatlichen Spritzterminen (Langzeittherapie) werden auch solche angeboten, die Ihr Kind nur über 4 Wochen pro Jahr erhält. Diese gibt es zzt.

nur gegen Pollen, sie können einen Vorteil bei großer Angst vor Spritzen darstellen. Ihr Kinder- und Jugendarzt berät Sie zu den Vor- und Nachteilen.

Sublinguale Immuntherapie (SLIT) Bei dieser anderen Form der Hyposensibilisierung bekommt Ihr Kind 3 Jahre lang täglich eine Tablette oder eine Lösung, die das Allergen enthält, unter die Zunge. Diese Therapie erfordert keine Spritze. Da aber bei Kindern bisher nur begrenzt Studien zur Wirksamkeit vorliegen, wird sie (noch) nicht als Standardtherapie empfohlen.

So Sie helfen Sie Ihrem Kind mit Pollenallergie:

- Waschen Sie jeden Abend die Haare aus, sonst rieseln die Pollen beim nächtlichen Drehen – immerhin etwa 70-mal pro Nacht! – auf das Kopfkissen und von dort in Augen und Nase.
- Lassen Sie tagsüber das Kinderzimmerfenster bitte geschlossen und lüften Sie nur abends für 10 Minuten (wenn dann nicht gerade ein trockener Wind weht).
- Trocknen Sie die Kinderkleidung bitte nicht auf der Wäschespinne im Garten, sondern im Haus.
- Meiden bzw. verlassen Sie die Umgebung, in der die Allergene auftreten, z. B. besuchen Sie besser kein Heuhotel, machen Sie keine Radtour durch blühende Wiesen und gehen Sie nicht zelten.
- Bei Augenjucken und Tränenfluss legen Sie einen kalten Waschlappen auf die Augen.
- Ermuntern Sie Ihr Kind, nicht an den Augen zu reiben.

Insektengiftallergien

Ein Picknick im Grünen oder ein Grillfest auf der Terrasse sind ein schönes Erlebnis für die ganze Familie. Aber leider werden durch die leckeren Lebensmittel auch ungebetene Gäste angelockt, z. B. Bienen und Wespen. An sich sind diese Insekten zwar lästig, aber harmlos. Wenn sie sich jedoch bedroht fühlen, aus welchem Grund auch immer, stechen sie. Beim Stich sondern sie ein Gift ab, das eine unangenehme Hautreaktion mit kräftiger Schwellung und Rötung sowie Überwärmung hervorruft. Eine dicke Schwellung an der Stichstelle ist zwar unangenehm, aber nicht bedrohlich und verschwindet von selbst wieder.

Eine Wespe zieht nach dem Stich ihren Stachel heraus und fliegt weiter. Eine Biene kann den Stachel nicht selbst entfernen, da er mit Widerhaken besetzt ist. Meist reißt ein Teil des Hinterleibs der Biene beim Lösen des Stachels mit heraus und die Biene stirbt dadurch. Aus der Tatsache, dass der Stachel (nicht) stecken geblieben ist, können Sie jedoch nicht sicher auf das stechende Insekt schließen. Wichtig ist, dass Sie den Stechapparat so schnell wie möglich entfernen, um weiteren Giftzufluss zu unterbinden.

So helfen Sie Ihrem Kind nach einem Wespen- oder Bienenstich:
- Kühlen Sie seine Haut um den Stich herum.
- Tragen Sie eine Mückensalbe auf.
- Lagern Sie die Stichstelle hoch.
- Geben Sie Ihrem Kind einen Saft gegen den Juckreiz, z. B. Fenistil, Cetirizin.

Bis zu 3 % aller Menschen reagieren auf einen Bienen- oder Wespenstich allergisch. Das heißt, sie haben nicht nur an der Stichstelle eine Reaktion, sondern entwickeln binnen 60 Minuten einen Ausschlag bzw. Juckreiz am ganzen Körper. Die meisten dieser Menschen klagen innerhalb dieser Zeit auch über Schwindel. Dann handelt es sich um einen allergischen Notfall, zu dem ein Notarzt gerufen werden bzw. die nächstliegende Ambulanz aufgesucht werden sollte.

Die Allergologen unterscheiden zwei verschiedene Arten von Reaktionen auf einen Wespen- oder Bienenstich:

Örtliche Reaktionen
Von einer toxischen Reaktion sprechen wir bei Rötung und Schwellung bis 10 cm. Die Rückbildungstendenz innerhalb eines Tages ist gut.

Eine gesteigerte örtliche Reaktion liegt vor, wenn die Rötung und Schwellung größer ist als 10 cm und über mehrere Tage anhält. Dies tritt bei bis zu 25 % der Bevölkerung auf.

Wenn Sie eine gesteigerte örtliche Reaktion nach einem Stich bei einem Familienmitglied festgestellt haben, sollten Sie immer das »kleine« Notfallset mit Kortison-Creme und Allergie-Saft dabei haben.

So helfen Sie Ihrem Kind: Kühlen Sie den Stich, tragen Sie Kortison-Salbe auf und geben Sie ihm einen Allergie-Saft.

⌄ Wespe

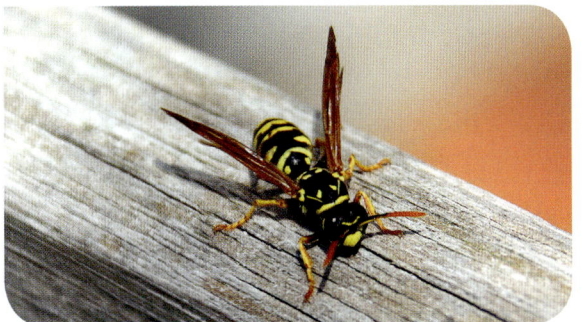

⌄ Biene

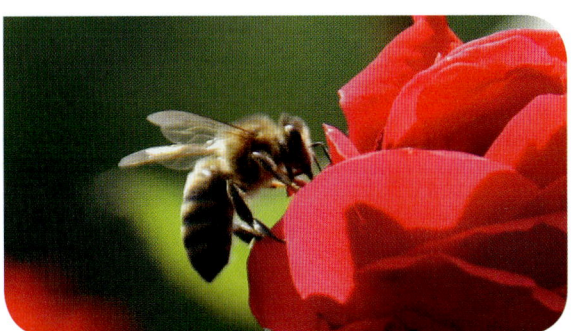

Hat mein Kind eine Allergie?

Wenn Sie vermuten, dass Ihr Kind eine Allergie hat, sprechen Sie Ihren Kinderarzt darauf an. Leider kann er Ihre Vermutung nicht mit einem einfachen Test bestätigen, sondern Sie müssen über einen längeren Zeitraum einen Beschwerdekalender führen.

Besteht der Verdacht auf eine Allergie, wird Ihr Kinder- und Jugendarzt einen »Allergietest« veranlassen. Dafür hat er 2 Möglichkeiten:

Ein **RAST (radio allergo sorbent test)** ist insbesondere für kleinere Kinder geeignet. Ihr Kind bekommt Blut abgenommen (nur ein Pieks!), in dem nach spezifischen Eiweißkörperchen gesucht wird, die eine Allergie vermitteln (sogenannte Immunglobuline vom Typ E (abgekürzt als: IgE). Das Ergebnis wird in 6 RAST-Klassen angeben: RAST 1–2 ist wenig aus-

geprägt, ab RAST Klasse 3 kann eine Allergie wahrscheinlich sein.

Prick-Test Bei diesem Test werden Lösungen mit bestimmten Allergenen auf die Haut getropft, um sie anschließend mit einem kleinen Metallzähnchen unter die Haut zur »pricken«. Wegen des häufigeren Pieksens mit der Pricknadel sollte ein Kind für diesen Test deutlich älter als 4 Jahre sein.

Als positives Ergebnis werden Quaddeln gewertet (s. Abb.). Zum Vergleich dient ein Prick mit Kochsalz, bei dem keine Reaktion erfolgen sollte, und ein Prick mit Histamin, der – wie nach Brennnesselkontakt – zu einer Reaktion führen muss. Alle Ergebnisse, die größer oder gleich der Histamin-Reaktion sind, können für eine Allergie sprechen.

Soll z. B. ein Obst »geprickt« werden, für das es keine fertige Lösung gibt, auf das das Kind aber reagiert haben könnte, kann auch ein »Prick-Prick« durchgeführt werden: Die Prick-Lanzette wird erst in die Frucht geprickt, und anschließend in die Haut des Kindes.

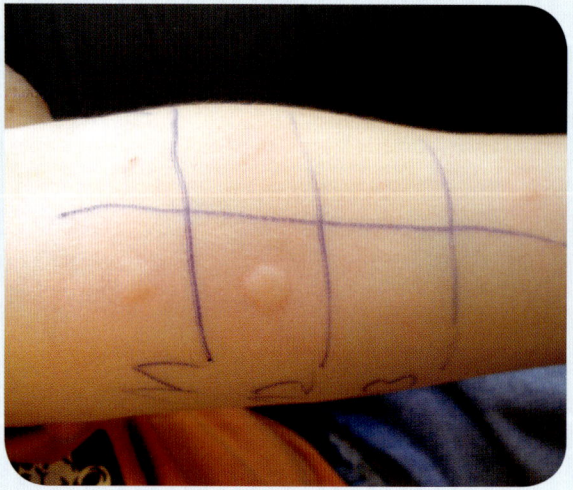

◀ Prick-Test

Ein Allergietest beweist keine Allergie

Das überrascht Sie vermutlich. Aber ein Allergietest weist nur nach, ob eine Allergie gegen ein bestimmtes Allergen möglich sein könnte. Ihr Kinder- und Jugendarzt formuliert das wahrscheinlich so: »Ihr Kind ist sensibilisiert für ein bestimmtes Antigen.« Und nun? Ihr Arzt wird Sie bitten, einen sogenannten »Beschwerdekalender« zu führen, um das Vorliegen einer Allergie tatsächlich zu bestätigen.

Was ist ein Beschwerdekalender?

Beweisend ist für eine Allergie immer die akute Auslösung von Symptomen, z. B. rote Augen und Juckreiz beim Kontakt zum Kaninchen der Freundin. Diese unmittelbare Reaktion auf einen Auslöser heißt auch »Provokation«. Bei einer Pollenallergie können die Beschwerden aber nicht so typisch oder auch aufgrund der Witterung stark schwankend sein.

Anna, 8 Jahre

Im Frühsommer muss sie immer niesen

>> *Anna hat vermutlich Heuschnupfen – zumindest vermutet das die Tante, die auch darunter leidet und immer im Frühsommer Dauerschnupfen und Niesanfälle hat. Deshalb kommen die Eltern mit Anna in meine Praxis. Bei meiner Untersuchung finde ich ein unauffälliges Mädchen vor. Nach der Schilderung der Mutter halte ich es auch für möglich, dass Anna Heuschnupfen haben könnte, und vereinbare einen Termin zum Prick-Test. Das Ergebnis ist erschreckend: Nicht nur bei Gräsern und Roggenpollen, sondern auch bei Erle, Hasel und Birke findet sich ein positives Ergebnis. Allerdings sagt Annas Mutter, dass ihre Tochter im Frühjahr (Frühblüher: Erle, Hasel; Mittelblüher: Birke) eigentlich keine Beschwerden hatte. Daher wird die Familie nun gebeten einen Beschwerdekalender zu führen.*

Ein Jahr lang tragen sie nun täglich Annas Beschwerden in den kleinen Kalender vom Kinderarzt ein: Hat sie Juckreiz an den Augen, der Nase oder Beschwerden mit einer trockenen roten Haut? Bestehen Asthma-Symptome? Gleichzeitig notieren sie in dem Kalender, welche Pollen gerade fliegen und wie stark der Pollenflug ist. Diese Information konnte die Familie von Deutschen Wetterdienst bekommen (www.dwd.de). Auf der Website trug sich Annas Mutter mit Ihrer Postleitzahl ein und bekam dann kostenlos regelmäßig Mails mit dem Pollenflug ihrer Region zugeschickt. Annas ältere Cousine holte sich die DWD-App auf ihr Smartphone und war so jeden Tag im Bilde, was flog.

Nach der Blühsaison – also ein Jahr später – trafen sich Anna und ihre Eltern wieder mit mir, um den Beschwerdekalender zusammen mit dem Pollenflug und dem Allergietest auszuwerten. In diesem Gespräch wurde klar, dass Anna zwar auch eine Sensibilisierung für Frühblüher und Birke hat, aber keine Allergie. Daher empfahl ich, ab dem kommenden Herbst (nach der Blühsaison der Gräser) eine regelmäßige »Allergiespritze« für 3 Jahre durchzuführen. Bereits im drauf folgenden Jahr hatte Anna beim Pollenflug weniger Juckreiz an Nase und Augen und musste nicht mehr so oft niesen. <<

Ganzkörperreaktion

Die Reaktion des gesamten Körpers auf einen Bienen- oder Wespenstich wird medizinisch als »Anaphylaxie« bezeichnet. Je nach Schweregrad können Sie bei Ihrem Kind Folgendes beobachten:

1. Juckreiz, rote Flecken überall, z. T. wie nach Brennnessel-Kontakt, Schwellung an Lidern und/oder Lippen
2. wie unter 1, zusätzlich Übelkeit und/oder Heiserkeit, Schwindel
3. wie unter 2., zusätzlich Atemnot, Kreislaufkollaps

Die Ganzkörperreaktion ist ein medizinischer Notfall! Rufen Sie sofort den Notarzt, Tel. 112.

Vermuten Sie bei Ihrem Kind eine Bienen- oder Wespengift-Allergie, sprechen Sie Ihren Kinder- und Jugendarzt darauf an. Er wird wahrscheinlich mit etwas zeitlichem Abstand zum letzten Stich eine Blutuntersuchung auf spezifische Antikörper des Typs E (IgE) gegen das Gift durchführen lassen. Bestätigt der Test den Verdacht, wird Ihr Kind, wenn es älter als 5 Jahre ist, eine spezifische Immuntherapie (Hyposensibilisierung, Seite 335) über 5 Jahre erhalten, die später häufig lebensrettend ist.

Zusätzlich sollten Sie bzw. Ihr Kind, wenn es ohne Sie unterwegs ist, immer das »große Notfall-Set« mitführen. Es enthält:

- Adrenalin-Notfallpen. Das ist ein Autoinjektor zum selbstauslösenden Spritzen ggf. auch durch die Hose ins Bein. Üben Sie die Anwendung unbedingt bei Ihrem Kinder- und Jugendarzt mit einem Pen ohne Nadel!
- Heuschupfen-Medikament
- Kortison (Tabletten oder Saft)

Stich in den Hals

Ein Stich einer Wespe oder Biene in den Rachen kann innerhalb kurzer Zeit zu einer erheblichen Schwellung führen. Die Schwellung im Hals verursacht eine ähnliche Beschwerdesymptomatik wie

So helfen Sie Ihrem Kind bei einem allergischen Schock nach einem Bienen- oder Wespenstich

- Strahlen Sie Ruhe aus.
- Bringen Sie Ihr Kind in eine ruhige Umgebung.
- Setzen Sie Ihr Kind aufrecht hin.
- Rufen Sie den Notarzt, Tel. 112.
- Geben Sie Kortison (Tablette, Zäpfchen, Saft), z. B. ein »Krupp-Zäpfchen«, sofern vorhanden.
- Geben Sie ein Heuschnupfenmittel (Cetirizin, Loratadin, Fenistil, Dimentinden).

ein Pseudokrupp: deutliches Stöhnen beim Einatmen, blecherner Husten, Atemnot.

»Tierhaar«-Allergie

Eine häufige Allergie entwickeln Menschen gegen Eiweißstoffe von Tieren, die sich – durch die Selbstreinigung der Tiere – in hoher Konzentration im Fell wiederfinden. Viele Allergiker nennen ihre Allergie daher »Tierhaar«-Allergie, obgleich die Haare nicht die Ursache sind.

Eines der stärksten Allergene sondern Katzen ab. Mitunter ist die Nutzung eines Gebrauchtwagens oder der Einzug in eine Wohnung eines ehemaligen Katzenvorbesitzers nicht möglich, da dort auch noch Monate später Katzenallergene in relevanter Menge verbleiben können. Haustiere wie Meerschweinchen, Kaninchen und Hunde können ebenfalls Allergien auslösen. Insgesamt sind solche an Tierhaare gebundene Allergien durch eine Hyposensibilisierung wesentlich schlechter zu behandeln als z. B. eine Allergie gegen Pollen oder Hausstaubmilben.

Darauf sollten Sie bei einer Allergie gegem Bienen- oder Wespengift achten

Die folgenden Hinweise wurden für Kinder und Erwachsene entwickelt, die schon einmal allergisch auf einen Bienen- oder Wespenstich reagiert haben und diese Insekten meiden sollten.

- Mückencremes oder -sprays, die Insekten abwehren (z. B. Autan®), schützen nicht vor Bienen und Wespen. Wespenfallen oder Abwehrsprays können dagegen hilfreich sein.
- Vermeiden Sie das Essen und Trinken im Freien sowie Obst- oder Blumenpflücken.
- Lassen Sie Ihr Kind nicht aus Flaschen oder Getränkedosen trinken. Decken Sie Trinkgläser ab und verwenden Sie Trinkhalme.
- Wischen Sie Ihrem Kind nach dem Essen den Mund ab und waschen Sie seine Hände.
- Achten Sie darauf, dass sich Ihr Kind nicht in der Nähe von Abfallkörben, Mülleimern, Tiergehegen oder Fallobst aufhält.
- Verscheuchen Sie Insekten nicht von Futterquellen, vor allem nicht mit hektischen Bewegungen.
- Vermeiden Sie die Verwendung von Parfüm oder parfümierten Kosmetika.
- Achten Sie darauf, dass die Haut Ihres Kindes weitgehend durch Kleidung bedeckt ist. Ungünstig sind lose sitzende, leichte Bekleidungsstücke in dunklen Farben. Bevorzugen Sie eng anliegende Kleidung in hellen Farben.
- Lassen Sie Ihr Kind nicht barfuß laufen. Auch offene Schuhe sind ungünstig, z. B. Sandalen. Offene Fahrradhelme sollten Sie mit einem Netz versehen.
- An Tagen mit schwülheißem Wetter sollten Sie besonders vorsichtig sein, da die Insekten bei solcher Witterung sehr aggressiv sind.
- Halten Sie die Wohnungsfenster tagsüber geschlossen oder bringen Sie Fliegengitter an. Machen Sie abends kein Licht bei geöffneten Fenstern, da Hornissen nachtaktiv sind und dann bevorzugt Lichtquellen anfliegen.
- Achten Sie auf versteckte Insekten, besonders im Bett oder in Schuhen.
- Lassen Sie Ihr Kind nicht in die Nähe von Bienenstöcken oder Wespennestern. Nester, in deren Nähe sich Ihr Kind ständig aufhält, z. B. auf der Terrasse, müssen entfernt werden, am besten von einem Imker bzw. der Feuerwehr. Die Nester dürfen nicht erschüttert werden.
- Nähert sich eine Wespe oder Biene Ihrem Kind, sollten Sie beide hastige oder schlagende Bewegungen vermeiden. Wird Ihr Kind von Bienen oder Wespen angegriffen, sollte es seinen Kopf mit Armen oder Kleidungsstücken schützen. Ziehen Sie sich ganz langsam zurück.
- Entfernen Sie den ggf. steckengebliebenen Stachel möglichst rasch.

Nach: Leitlinie der Deutschen Gesellschaft für Allergologie und klinische Immunologie (DGAKI), (Stand 2011)

Spannend ist folgende Beobachtung: Wenn ein Kind, das vonseiten der Eltern eine Neigung zu Allergien mitbringt, zusammen mit einem Hund aufwächst, wirkt dies offensichtlich Allergie-verhütend. Das Aufwachsen mit einer Katze hingegen nicht.

So helfen Sie Ihrem Kind: Stellen Sie bei einem Besuch fest, dass Ihr Kind nach dem Kontakt zum Kaninchen der Freundin plötzlich rote Augen bekommen hat, die Nase läuft und es niesen muss:

- Entfernen Sie Ihr Kind von dem Tier, ggf. sollte es das Zimmer verlassen, in dem das Tier gehalten wird,
- waschen Sie sein Gesicht und seine Hände unter fließendem Wasser,

- kühlen Sie ggf. die Augen mit einem feuchten Waschlappen,
- ziehen Sie ihm ein anderes Oberteil an,
- waschen Sie ihm wenn möglich die Haare.

Ein Arztbesuch ist zu erwägen, wenn es plötzlich und unaufhörlich hustet (Asthma?).

Hausstaubmilben

Milben ernähren sich von unseren Hautschuppen und finden sich daher in hoher Konzentration im Bett, dort vor allem in der Matratze. Für uns Menschen ist der Kot der Milben ein Allergen, das häufig Asthma auslösen kann und eine Neurodermitis verschlechtert. Die Milben stellen ein ganzjähriges Allergen dar, wobei während der Heizperiode (also im Herbst und Winter) die Milbendichte im Bett höher ist und damit auch die Beschwerden häufiger auftreten. Neben der Matratze kommen die Milben auch in Kuscheltieren vor, in Decken und auf dem Teppichboden.

Findet Ihr Kinder- und Jugendarzt im Allergietest Ihres Kindes den Hinweis auf eine Milbenallergie, sollte in einem ersten Schritt die Milbenbelastung reduziert werden. Dafür verschreibt der Arzt einen milbendichten Überzug für die Matratze, die Zudecke und das Kissen. Der Überzug (Encasing) besteht aus einem atmungsaktiven Stoff wie Goretex. Genau wie bei Regenkleidung ist – abhängig vom Preis – die Dampfdurchlässigkeit der verschiedenen Materialien recht unterschiedlich und damit auch der Komfort (Schwitzen, Knistern).

Meist reicht diese Maßnahme schon aus, um Ihrem Kind die allergische Belastung zu nehmen. Im Bettchen Ihres Kindes sollten höchstens 3 Kuscheltiere liegen, die alle 4–6 Wochen für 3 Tage in der Tiefkühltruhe schlafen müssen – das tötet die Milben ab – und anschließend in der Waschmaschine sauber gewaschen werden – das entfernt die Tiere und die Kotreste. Kann das Kuscheltier bei 60 °C gewaschen werden, entfällt das Einfrieren.

Weitere Reinigungsmaßnahmen brauchen Sie zunächst nicht zu ergreifen: Der Teppich darf genauso belassen werden wie die Vorhänge. Nur wenn das Encasing nicht zur Beschwerdefreiheit führt, sollte in Absprache mit Ihrem Kinder- und Jugendarzt die Milben-Sanierung intensiviert werden.

Da das Encasing nicht zu einer Heilung von der Allergie führt, widersetzen sich nicht selten die Krankenkassen einer Bezahlung der verordneten Bettüberzüge. Die Encasings heilen in der Tat nicht, haben auch keine Bedeutung in der Verhinderung einer Allergie. Sie führen aber meist zu einer schnellen und effektiven Minderung der Beschwerden des Allergikers. Dadurch bleibt Zeit, die eigentlich wirksame Therapie einzuleiten: Eine Milbenallergie lässt sich auf Dauer nur durch eine Hyposensiblisierung (Seite 335) erfolgversprechend behandeln.

Medikamentenallergien

Normalerweise helfen uns Medikamente, dass wir schneller wieder gesund werden. Aber leider kann sich eine Allergie auch gegen diese Medikamente, z. B. Antibiotika, bilden. Auf der Abbildung sehen Sie die Symptome einer typischen Penicillin-Allergie. Die Flecken sind dabei meist sehr groß. Im Bild fließen sie an den Armen schon zusammen. Eine Allergie kann sich auch durch schnell auftretende Quaddeln oder eine Nesselsucht äußern, die in aller Regel unmittelbar mit der Medikamenteneinnahme zusammenfällt (Nesselsucht, Seite 202). Diese Form der Medikamentenunverträglichkeit ist bei Kindern selten.

Besteht bei Ihrem Kind der Verdacht auf eine Medikamentenallergie, muss eine weitergehende allergologische Untersuchung erfolgen. Ihr Kinder-

Nicht jeder Ausschlag deutet auf eine Allergie hin

Wenn Ihr Kind 5–7 Tage nach Beginn einer anti-biotischen Therapie mit Amoxycillin einen Aus-schlag bekommt (s. Abb.), muss es sich dabei nicht um eine Allergie handeln. Meist liegt ein sogenanntes »Ampicillin-Exanthem« vor. Dabei wird das als Saft zugeführte Amoxycillin im Kör-per in Ampicillin umgewandelt, das ein nicht all-ergisches, nicht juckendes Exanthem verursacht, aber niemals im Mund und nie mit Fieber. Eine Therapie ist nicht nötig. Das Antibiotikum darf weiter eingenommen und auch in der Zukunft verschrieben werden, spezifische Maßnahmen sind nicht erforderlich.

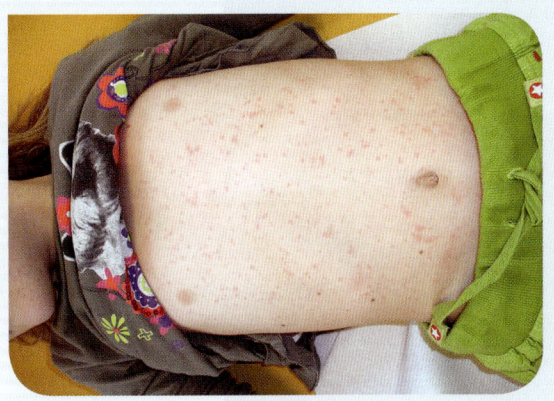

⬙ Ampicillin-Exanthem

und Jugendarzt wird im Blut nach spezifischen Antikörpern gegen das verdächtige Medikament suchen (IgE). Bei einem »Patch-Test« wird z. B. der Saft mit dem Antibiotikum auf ein Pflaster gegeben und das Pflaster auf eine gesunde Hautstelle, z. B. am Oberschenkel, geklebt. Nach 60 Minuten wird

⬙ Penicillin-Allergie

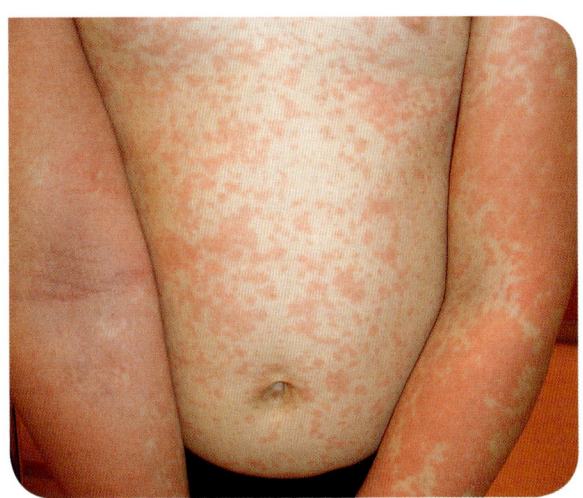

der Arzt die Reaktion der Haut (Rötung bzw. Quad-del) beurteilen. Sind die Befunde nicht eindeutig, kann es ggf. sinnvoll sein, dem Kind das Medika-ment testweise zu verbreichen und die Reaktion zu beobachten (»Medikamentenprovokation«). Dabei bleiben Eltern und Kind für etwa 60 Minuten unter enger Beobachtung des Arztes in der Praxis.

Ein kleiner Patient mit einer Penicillin-Allergie er-hält von seinem Kinder- und Jugendarzt einen All-ergiepass, den die Eltern bei jedem Arztbesuch mit sich führen und vorlegen sollten, damit das Kind nicht – z. B. im Notdienst – aus Versehen erneut das Medikament verschrieben bekommt. Ihr Kin-derarzt empfiehlt Ihnen ggf. ein Ausweichpräparat.

Pilz-Allergien

Von Juni bis September fliegen die »Samen« von Schwärzepilzen (Alternaria u. Cladosporum) durch die Luft und können ähnliche Beschwerden wie Gräserpollen auslösen.

Asthma bronchiale

Asthma ist eine der häufigsten chronischen Krankheiten bei Kindern – etwa 10 % aller Kinder leiden darunter. Dank guter Therapiemöglichkeiten können sich aber auch Asthma-Kinder körperlich voll belasten und sogar Leistungssport betreiben.

Urlaub auf dem Bauernhof – natürlich wollen die Kinder sofort das Gelände erkunden und die Tiere besuchen. Abends ist Ihre Tochter müde und glücklich und erzählt begeistert vom Spielen im Heu, von den Pferden, Hunden und Katzen, die sie gestreichelt hat. Dabei muss sie immer wieder husten. Hat sie sich nur erkältet oder steckt Asthma dahinter, genau wie bei ihrem Vater?

Asthma ist eine chronische Entzündung im Bereich der kleinsten Atemwege. Diese Entzündung wird bei Asthma aber nicht durch eine bakterielle Infektion hervorgerufen, sondern hat als Ursache eine besondere Reaktionsfreudigkeit der Bronchien (hyperreagibles Bronchialsystem). Diese Eigenschaft wird meist von den Eltern auf das Kind vererbt. Dabei müssen die Eltern selbst nicht unbedingt an Asthma leiden. Kinder- und Jugendärzte sprechen dann von einer »atopischen Familie«, wenn auch die Eltern an Asthma, Allergien oder einer Neurodermitis leiden. Während die Ursache des Asthmas meist familiär bedingt ist, kommen als konkrete Auslöser eines Asthmaanfalls sehr verschiedene Faktoren in Frage.

Asthma bronchiale ist die häufigste Krankheit bei Kindern überhaupt. Es wird vermutet, dass etwa 10 % der Kinder darunter leiden. In einer Klasse mit 30 Kindern werden sich also 2 bis 3 Kinder mit Asthma finden.

Wenn im Kleinkindalter schon mehrfach die Diagnose »Lungenentzündung« gestellt wurde, sollten alle Beteiligten aufhorchen: Eine solche Häufung kann in Industrieländern nur bei Kindern mit einem Immundefekt vorkommen. Vielleicht verbergen sich hinter diesen vielen Episoden einer Lungenkrankheit gar keine echte Lungenentzündungen, sondern ein Asthma bronchiale. Gleiches gilt bei immer wieder (d. h. mit einem Abstand von weniger als 2 Monaten) auftretenden »obstruktiven Bronchitiden« bei Säuglingen und Kleinkindern. Auch dahinter könnte sich ein Asthma verbergen, das eben nicht mit einem Antibiotikum behandelt wird, sondern mit einem Entzündungshemmer (Seite 349).

Was passiert bei Asthma?

Die Entzündungsreaktion an den kleinen Atemwegen führt zu drei Phänomenen, die sich gegenseitig verstärken und die Symptomatik hervorrufen:

1. Es entsteht ein Muskelkrampf an den kleinsten Bronchien. Die Lunge ist elastisch wie ein Luftballon. Normalerweise strömt die Luft nach dem Einatmen von alleine wieder aus der Lunge heraus. Nicht so bei Asthmatikern: Das Kind muss die Luft aktiv mit Kraft wieder aus der Lunge herauspressen. Asthma ist also eine Ausatemstörung.
2. Die Schleimhaut in den Bronchien schwillt an. Gerade die kleinen Bronchien bei Kindern reagieren schon bei geringer Schleimhautschwellung mit einer erheblichen Minderung des Luftdurchflusses. Dies verstärkt die Ausatemstörung.
3. Zäher Schleim wird abgesondert. Dies verlegt den letzten verbliebenen freien Platz in den Bronchien und verstärkt die Atemnot.

Die Kinder lernen in der Asthmaschulung (Seite 351), dass diese sogenannten »Drei Dicken« die Lunge verändern und dadurch zum Asthmaanfall führen. Es ist wichtig, dass Kinder verstehen, was in ihrem Körper bei Asthma vorgeht. So wird die Angst verringert und die Kinder erlangen eher das Gefühl, dass sie gegen die drei Übeltäter selbst etwas ausrichten können.

Wodurch wird ein Asthmaanfall ausgelöst?

Ein Asthmaanfall kann durch sehr verschiedene Ursachen ausgelöst werden: Das eine Kind kann durch Allergene (z. B. Kaninchen auf dem Arm) zum Asthmaanfall gebracht werden, das andere Kind durch sich entladenden innerfamiliären Stress. Die Kinder- und Jugendärzte bezeich-

❖ Was passiert bei einem Asthma-Anfall?

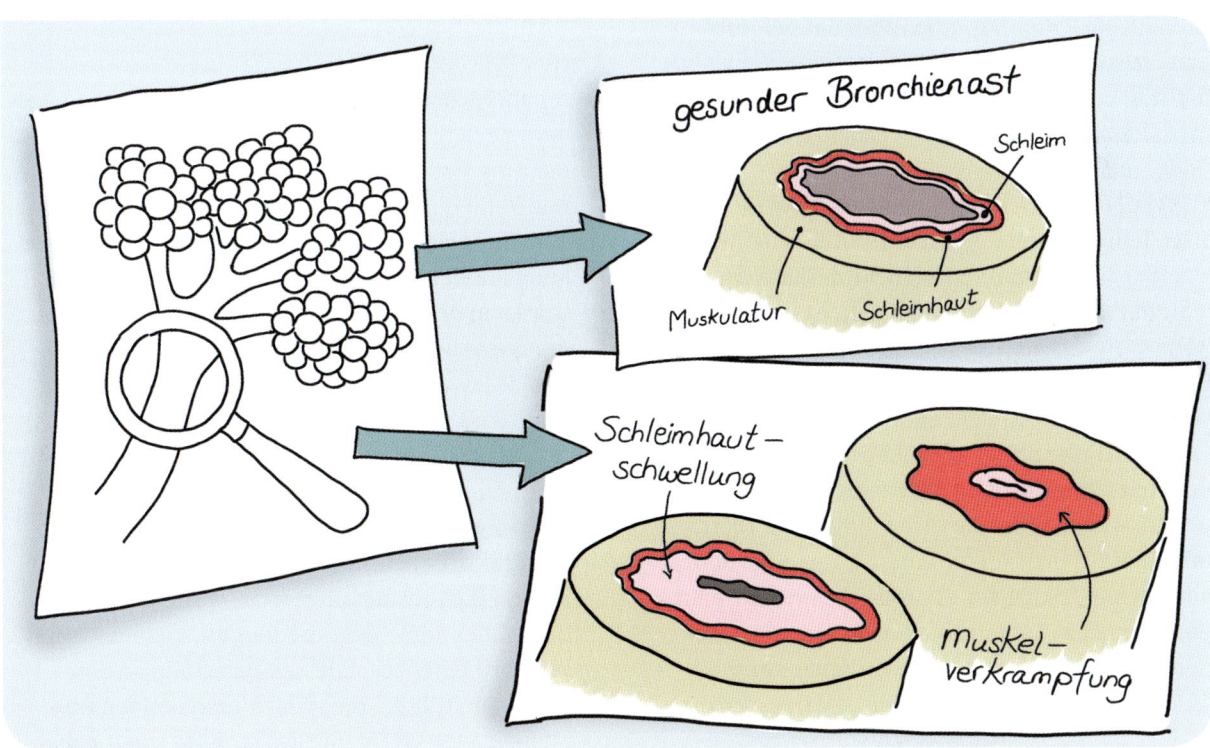

nen diese beiden Extremvarianten als extrinsisches (von außen kommendes) und intrinsisches (von innen kommendes) Asthma.

Heuschnupfen

Der Frühsommer beginnt und Sie machen mit ihren Kindern einen kleinen Ausflug ins Grüne. Eins der Kinder hustet etwas und mag nicht mit den anderen spielen, weil es so schnell aus der Puste ist. Zusätzlich läuft auch noch die Nase und die Augen tränen. Diese typischen Heuschnupfensymptome (»Pollinose«) können Ihrem Kind den schönsten Ausflug verderben. Die Pollen der Gräser oder/ und des Getreides können eine allergische Reaktion an den Augen, der Nase und der Lunge auslösen (s. Heuschnupfen, Seite 334) und leider auch einen Asthmaanfall.

Hausstaubmilben

Hausstaubmilben »ärgern« die Bronchien ähnlich wie die Pollen, kommen aber das gesamte Jahr über im Haus vor. Die Hausstaubmilbe wohnt meist in der Matratze des Bettes, da sie sich von menschlichen Hautschuppen ernährt. Natürlich findet man sie auch
- im Kopfkissen – das können Sie aber waschen
- im Teppich – darauf schläft Ihr Kind eher nicht
- und im Hausstaub – saugen Sie deshalb dann Staub, wenn Ihr Kind in der KiTa ist.

Entscheidend für eine Beteiligung am Asthma bleibt also die Matratze. Die Nutzung einer Allergiker-Matratze bringt keinen Vorteil, da sie über kurz oder lang auch mit Milben besiedelt sein wird. Dagegen führt die Umhüllung einer Matratze mit einer Goretex-Membran (o. Ä.) zu einer so starken Verminderung der Allergenkonzentration im Bett, dass kein Asthmaanfall mehr ausgelöst werden kann (s. a. Hausstaubmilben, Seite 342).

Tierhaare

Auch Tierhaare bzw. Tierproteine, die im Speichel bzw. in Hautschuppen von Tieren enthalten sind, können zu einem Asthmaanfall führen. Pferd, Katze, Hund, Kaninchen, kurz alle felltragenden Tiere, können Allergien und damit auch Asthma auslösen. Wer Asthmatiker ist, sollte sich daher kein Felltier als Haustier anschaffen. Wenn ein Kind allerdings mit einem Hund zusammen aufwächst, scheint dies allergievermeidend zu wirken.

Reizgase

Einer der wichtigsten Gründe für die Entwicklung von Asthma bei Kindern ist das passive Rauchen. Rauchen Sie daher niemals in einer Wohnung, in der ein Säugling oder Kleinkind lebt. Zum Schutz der eigenen Gesundheit wird das Rauchen auch Erwachsenen eindeutig nicht empfohlen, aber das wissen Sie selbst.

Nahrungsmittel

Hier führt die Erdnuss klar das Lager der Übeltäter an. Nicht nur in einem Dan-Brown-Roman, sondern auch im Kindergarten kann das vorkommen: Ein Kind isst eine Erdnuss oder ein Erdnussflip o. Ä. und kann binnen Minuten einen schweren Asthmaanfall erleiden, der eine notärztliche Versorgung notwendig macht. Erdnüsse gehören zu den stärksten Allergenen, die es gibt. Aber auch andere Allergene aus der Nahrung wie Fisch, Kuhmilch- und Ei-Eiweiß, Soja und Weizen können asthmaauslösend wirken.

Stress

Die Reaktionsbereitschaft der Lungen kann durch Stress erheblich heraufgesetzt werden. Sicherlich gibt es keine »Stress-Allergie«, vielmehr kann Stress zu einer zusätzlichen Belastung an den Bronchien führen, die sich zu bestehenden Problemen addiert. Die Art des Stresses spielt dabei keine Rolle: schulische Überforderungen, Mobbing, Angst, Trennung, Trauerverarbeitung und vieles andere mehr. Der Volksmund greift dies auf und erinnert uns daran mit Formulierungen wie »Hier ist die Luft zum Schneiden«, »dicke Luft«, »Du nimmst mir die Luft zum Atmen …«.

Trockene Luft

Kalte Luft kann nicht so viel Feuchtigkeit aufnehmen wie warme und ist entsprechend trocken bzw. wirkt austrocknend auf die Bronchien. Trockenheit ärgert die Bronchien und kann Asthma auslösen. Trockene Luft findet man auch in großer Höhe (Vorsicht bei Bergwanderungen mit Asthmatikern). Aber auch Eis-Schlecken verursacht bei vielen Menschen einen Hustenreiz, denn die Kälte führt zu einer Austrocknung der Bronchien.

Die Atmung ist feucht: Jeder kennt aus dem Krimi den Trick mit dem Spiegel vor der Nase, der bei einem lediglich Bewusstlosen beschlägt. Die Bronchien benötigen zur Funktion Feuchtigkeit. Wird abrupt die Feuchtigkeit in der Einatemluft gesenkt, versucht die Bronchialschleimhaut durch stärkere Durchblutung die fehlende Feuchtigkeit nachzuliefern. Die abrupt vermehrte Durchblutung führt aber zu einer Schwellung der Schleimhaut, was Asthma auslösen kann.

Trainer und Sportlehrer sollten darauf achten, dass Asthma-Kinder Aufwärmübungen vor dem Sport machen. Am besten geeignet sind sich langsam steigernde Bewegungen, die zu einer langsamen Steigerung der Atemtiefe und Atemhäufigkeit führen. Hierdurch wird der Bronchialschleimhaut Zeit gelassen, die Durchblutung langsam zu steigern, ohne dass sich ein Asthma entwickelt.

Erkältungen

Jede Erkältung stellt einen Reiz für die Bronchien dar. Meist sind harmlose Virusinfekte, im Winter überwiegend RSV-Infektionen (Seite 113), für Erkältungen verantwortlich. Je kleiner die Kinder sind, umso heftiger führen diese Infektionen zu Krämpfen an den kleinsten Bronchialmuskeln, was wiederum einen Asthma-Anfall auslösen oder verstärken kann. Im Winter führen diese an sich harmlosen Virus-Erkältungen regelmäßig bei Säuglingen zu ausgeprägten Atemstörungen, die wir »obstruktive Bronchitis« oder »Bronchiolitis«, »Säuglingsasthma« nennen. Die Eltern werden vom Kinderarzt mit Medikamenten versorgt und in der Inhalationstherapie (Seite 350) geschult. Dennoch müssen immer wieder viele Säuglinge stationär behandelt werden.

Medikamentenbedingtes Asthma

Jede Allergie kann Asthma auslösen, so natürlich auch eine Allergie gegen ein Medikament. Insofern besteht hier kein Unterschied etwa zu einer Nahrungsmittelallergie.

Eine besondere Form bei Asthmatikern ist das sogenannte Analgetika-Asthma. Im eigentlichen Sinne handelt es sich nicht um eine Allergie, denn bei einer Blutuntersuchung findet der Kinder- und Jugendarzt keine spezifischen IgE gegen die Medikamente. Die Schmerzmittel Ibuprofen und ASS (Acetylsalicylsäure, Erstanbieter: Aspirin®) können in seltenen Fällen Asthma auslösen, auch wenn das Kind sonst gar kein Asthmatiker ist. Die Ursache liegt darin, dass Schmerzmittel einerseits Schmerzen lindern können, zusätzlich aber, wie die beiden oben genannten, auch entzündungshemmend wirken (Hemmung der Cyclooxigenase). Werden Stoffwechselwege im Körper blockiert (hier: Freisetzung von Entzündungsstoffen: Prostaglandine), suchen sich die Ausgangsprodukte einen anderen Weg (hier: über Leukotriene). Ein Überschuss dieser Stoffe kann dann einen Asthmaanfall verursachen.

Häufig haben kleine Patienten, die auf ASS oder Ibuprofen mit Asthma reagieren, früher schon Probleme mit einer ständig laufenden Nase gehabt, konnten wegen einer behinderter Nasenatmung nicht einschlafen und klagten über Geruchsstörungen. Dies alles kann Ausdruck einer grundsätzlich erhöhten Produktion dieser Leukotriene sein, die durch die Gabe des Schmerzmittels »überlaufen«.

Schmerzmittel wie Ibuprofen und ASS werden wegen ihrer Doppelwirkung auf Schmerzen und auf Entzündungen im Körper auch als NSAR – nicht steroidale (nicht kortisonartige) Antirheumatika – bezeichnet.

Das Fass-Modell

Selten ist ein einzelnes Allergen von so stark Asthma-auslösender Sofortwirkung, wie es z. B. bei Erdnüssen der Fall ist. Viele der oben genannten Auslöser sind von wechselnder Stärke. Die meisten Heuschnupfen-Patienten haben nicht jedes Jahr gleich starke Beschwerden, manche Blüh-Saison verläuft ohne große Probleme. Es wird daher diskutiert, ob sich die Wirkungen der genannten Auslöser addieren können.

Wir können uns einen Asthmaanfall als Summe verschiedener Auslöser vorstellen, die alle in einem Fass Platz finden müssen. Je voller das Fass schon ist, z. B. durch Allergien, Infekte usw., desto schneller kann ein weiterer Auslöser das Fass zum Überlaufen bringen, also zu einem Asthmaanfall führen. Der Auslöser, der das Fass zum Überlaufen bringt, wird oft fälschlicherweise als Hauptauslöser für den Asthmaanfall verdächtigt. Dabei sollte man bedenken: Wäre mehr Platz im Fass gewesen, hätte der letzte Auslöser keinen Anfall verursacht.

Wie wird Asthma diagnostiziert?

Eltern eines an Asthmas erkrankten Kindes berichten meist von schon lange bestehendem Husten, manchmal auch von »drei Lungenentzündungen«,

die das Kind bereits gehabt habe, häufig auch von eingeschränkter Belastbarkeit.

Säuglinge mit Asthma sind aber trotz erheblicher Atemstörung über weite Strecken bei bester Laune. »Happy wheezer« heißen sie daher bei den amerikanischen Kollegen, »fröhliche Pfeifer« könnte man dies übersetzen. Dies unterscheidet sie von größeren Kindern, aber natürlich nicht immer: Auch ein Säugling kann durch ein Asthma erheblich eingeschränkt sein und stationär behandlungsbedürftig werden.

Der Kinder- und Jugendarzt beobachtet bei der Untersuchung, dass die Ausatmung (Exspirium) länger dauert als üblich und dass das Kind dabei pfeift. Dieser Befund wird mit dem Begriff »Spastik« beschrieben. Er wird die Eltern fragen, ob auch sie selbst früher an asthmatischen Beschwerden litten. Ferner ist von großem Interesse, ob und wann diese Atemstörung bei dem Kind schon mal aufgetreten ist, z. B. zu einer bestimmten Jahreszeit, immer nach Tierkontakten, bei sportlicher Anstrengung usw.

Ab etwa ab 5 Jahren kann bei Kindern eine verwertbare Lungenfunktionsprüfung durchgeführt werden. So kann der Kinder- und Jugendarzt feststellen, wie stark die Lunge in ihrer Funktion eingeschränkt ist.

Bei der Lungenfunktionsprüfung pustet Ihr Kind nach gründlicher Anleitung mit aller Kraft in ein Röhrchen, das etwas kleiner ist als eine leere Toilettenpapierrolle. Ein Computer misst dabei kontinuierlich das darin bewegte Luftvolumen und zeigt es auf dem Bildschirm in Form einer sogenannten »Fluss-Volumen-Kurve« an. Diese Kurve verändert sich in typischer Weise bei Asthma, selbst dann, wenn nur wenige Beschwerden bestehen.

In manchen Schwerpunktpraxen kann zusätzlich das ausgeatmete Stickstoff-Monoxyd (NO) gemessen werden. Dieses kann als zusätzliches Maß für eine asthmatische Entzündungsreaktion in den Bronchien herangezogen werden, ist aber für die Regelversorgung nicht notwendig.

Ein Röntgenbild der Lunge wird selten benötigt, denn es liefert keinen Aufschluss über eine Asthma-Erkrankung. Besteht jedoch der Verdacht auf andere Lungenerkrankungen (z. B. auf eine Lungenentzündung), liefert das Röntgenbild wertvolle Hinweise. Ein Allergietest wird dagegen bei jedem Kind mit Asthma durchgeführt. So kann beispielsweise eine Hausstaubmilben-Allergie festgestellt werden, die bislang gar nicht aufgefallen ist (s. o.).

Wird vom Kinder- und Jugendarzt ein sogenannter »Schweißtest« zur weiteren Diagnostik empfohlen, soll durch die Bestimmung des Salzgehalts im Schweiß eine angeborene Störung des Chlorid-Kanals ausgeschlossen werden. Die zugrunde liegende Krankheit heißt Mukoviszidose (Seite 216) oder zystische Fibrose (CF). Der Schweißtest wird besonders bei solchen Säuglingen durchgeführt, die im Winter häufig inhalieren müssen, da sie regelmäßig mit ihren Bronchien auf normale Erkältungskrankheiten reagieren. Eine Mukoviszidose ist sehr selten, wird seit 2017 auch im Neugeborenenscreening mit erkannt und soll durch diesen Schweißtest ausgeschlossen werden.

Wie kann die Asthma-Therapie aussehen?

Auch ein Kind mit Asthma sollte sich uneingeschränkt körperlich belasten und sogar Leistungssport machen können. Mit Hilfe der heutigen Therapiemöglichkeiten ist das Ziel »Beschwerdefreiheit« fast immer gut zu erreichen. Wir unterscheiden dabei die Akuttherapie beim Asthmaanfall von der Dauertherapie zur Vorbeugung eines Anfalls.

Akuttherapie

Das Medikament »Salbutamol« (ein sogenannter »Beta-Rezeptoren-Agonist«) kann die kleinen Bronchialmuskeln entspannen und beseitigt dadurch am schnellsten die Luftnot. Es aktiviert den Sympathikus, also den sogenannten »Kampfnerv«, der normalerweise in Stresssituationen aktiv wird und dafür sorgt, dass die Atemwege weit werden und die Lungen zum »Kampf« richtig viel Luft ein- und ausatmen können, aber auch dass Blutdruck und Herzfrequenz steigen. Daraus ergeben sich auch die möglichen Nebenwirkungen: Die Kinder können aufgedreht wirken, schwitzen und haben einen schnellen Puls. Salbutamol gibt es zum Inhalieren und als Saft bzw. Tropfen. Besonders wenn Sie Ihrem Kind Salbutamol als Saft geben, sollten Sie einen 1–2-stündigen Abstand zur Schlafenzeit einhalten. Geben Sie Ihrem Kind Salbutamol nicht länger als eine Woche, da bei fortbestehender Luftnot andere Medikamente zum Einsatz kommen sollten.

Je nach Intensität des Asthmaanfalls wird Ihr Kinder- und Jugendarzt zusätzlich Kortison verschreiben: als Notfallzäpfchen oder -saft bzw. Notfalltabletten. Der Körper Ihres Kindes wird dabei kurzzeitig mit einem Kortison überflutet – aber keine Angst: Die bekannten und sehr unangenehmen Kortison-Nebenwirkungen stellen sich nicht durch diese 1–4-tägige Notfalltherapie ein.

Selten wird ein weiteres Medikament zum Inhalieren eingesetzt: Ipratropiumbromid (z. B. Atrovent®). Während Salbutamol den »Kampfnerv« Sympathikus aktiviert, führt Atrovent zu einer Blockierung des entgegengesetzt wirkenden »Schlafnervs« (Parasympathikus), verhindert also die parasympathisch verursachte Verengung der Atemwege.

Die Auslöser eines Asthmas sollte Ihr Kind – soweit möglich – meiden. Zuallererst zählt das Passivrauchen zu den gut vermeidbaren Auslösern. Hat Ihr

Kinder- und Jugendarzt bestimmte Allergene als auslösend eingestuft, sollten Sie auch diese meiden: Bei einer Hausstaubmilben-Allergie kann er einen milbendichten Überzug für die Matratze verschreiben, der die Allergene vom Kind fernhält (encasing). Bei sportlicher Betätigung sollten Sie bzw. der Trainer darauf achten, dass sich Ihr Kind langsam warm macht und vor dem geplanten Training immer zwei Hübe des Notfall-Sprays inhaliert.

Dauertherapie

Auch wenn der akute Asthmaanfall vorüber ist, bleibt die chronische Entzündung an den kleinen Bronchien weiterhin bestehen. Gleich einem Schwelbrand verletzt diese Dauerentzündung das Lungengewebe. Dieser Prozess schreitet auch dann fort, wenn Ihr Kind keinen asthmatischen Husten mehr hat. Aus diesem Grunde muss zum Schutz der Lunge eine Dauertherapie über Monate bis Jahre durchgeführt werden. Drei Medikamenten kommt dabei eine wichtige Funktion zu:

Inhalatives Kortison
Die Kinder inhalieren 1–2-mal täglich eine kleinste Menge Kortison. Das inhalierte Kortison macht etwa 1/1000 der Menge aus, die in einem Notfallzäpfchen enthalten ist. Da das inhalierte Kortison direkt in die Lungen gelangt, wird auch nicht mehr Kortison benötigt. Das Kortison ist ein effektiver Entzündungshemmer. Die Wirkung entfaltet sich nicht sofort, sondern Ihr Kind wird in der Regel erst nach 1–2 Wochen gesund und bleibt es

> ### Mund ausspülen
>
> Nach dem Inhalieren mit Kortison sollte Ihr Kind seinen Mund ausspülen oder Milch trinken, sonst besteht als Nebenwirkung die Möglichkeit, dass es im Mundbereich eine Pilzinfektion bekommt.

> ### Kutschersitz und Lippenbremse
>
> In der Asthmaschulung (Seite 351) lernen die Kinder z. B. den Kutschersitz und die Lippenbremse kennen, die bei Asthmaanfällen gut helfen.
> Im Kutschersitz sitzt Ihr Kind nach vorne gebeugt auf einem Hocker und stützt sich mit den Unterarmen auf seinen Oberschenkeln ab (so kann es die sogenannte Atemhilfsmuskulatur nutzen). Dabei atmet es durch die Nase ein und durch den Mund aus, wobei es die Lippen zusammendrückt (Lippenbremse). Dadurch entsteht ein beständiger positiver Druck in den Atemwegen, der atemerleichternd wirkt.

auch. Ihr Kinder- und Jugendarzt wird durch engmaschige Untersuchungen die Menge des Kortisons genau festlegen.

Wird vom Kinder- und Jugendarzt die Diagnose Asthma gestellt, ist diese Art der Entzündungshemmung die Therapie der Wahl. Wenn Ihr Kind zum Durchführen einer Lungenfunktionsprüfung (Seite 348) noch zu klein ist, entscheidet sich Ihr Kinderarzt für den Start in eine entzündungshemmende Dauertherapie aufgrund der Beschwerdehäufigkeit: Wenn die Asthma-Episoden alle zwei Monate auftreten oder in noch engerem Abstand, wird auch ohne Lungenfunktionsprüfung eine inhalative Kortison-Dauertherapie empfohlen.

Montelukast
Montelukast wirkt ebenfalls entzündungshemmend, besitzt aber nicht die Wirkstärke von Kortison. Es ist als Granulat oder als Kautabletten verfügbar. Das Granulat können Sie in weicher Nahrung wie z. B. Möhrchen- oder Apfelmus auflösen. Die wichtigste Indikation für Montelukast ist das Einsparen von Kortison bei Kindern mit be-

handlungsintensivem Asthma und solchen, die gleichzeitig an Heuschnupfen leiden.

Lang wirksames Salbutamol (LABA)

Bei den Notfallmedikamenten wurde das Salbutamol bereits erwähnt. Seit einigen Jahren gibt es dieses Medikament auch in einer lang wirksamen Form (LABA = long acting beta agonist). Während das kurz wirksame Salbutamol in der Akuttherapie alle drei Stunden (oder in noch kürzeren Abständen) inhaliert werden muss, braucht die lang wirksame Zubereitung nur 2-mal täglich inhaliert zu werden.

Dauer der Dauertherapie

Das oberste Ziel Ihres Kinder- und Jugendarztes in der Asthma-Therapie ist die Beschwerdefreiheit Ihres Kindes. Es sollte in seiner körperlichen Belastbarkeit durch sein Asthma nicht mehr eingeschränkt werden, Sport ausüben können und – abgesehen von zu meidenden Allergenen wie z. B. Reiten bei einer Pferdehaar-Allergie o. Ä. – keinen Freizeitbeschränkungen unterliegen.

Ihr Kinder- und Jugendarzt erreicht dies durch eine Stufentherapie mit insgesamt fünf Stufen. Er behandelt dabei mit den oben genannten Medikamenten so intensiv, wie es zur Beschwerdefreiheit nötig ist. Er wird aber abhängig vom Alter, den vorliegenden Allergien usw. immer wieder versuchen, die Therapie auf eine niedrigere Stufe einzustellen, ohne dass dies wieder zu einem Auftreten von Asthma-Symptomen führt. Also: so viel wie nötig, so wenig wie möglich. Für die Auswahl der Medikamente, deren Kombination und deren Dosis sind regelmäßige Untersuchung des Kindes in der Kinderarztpraxis nötig (vgl. DMP, s. u.). Eine große Hilfe sind dabei das Asthma-Tagebuch Ihres Kindes (es zu führen lernt es in der Asthma-Schulung) und die regelmäßigen Lungenfunktionsuntersuchungen (Seite 348) in der Praxis. Der Arzt hat damit ein sehr sensibles Messgerät, um den Heilungserfolg zu erkennen.

So helfen Sie Ihrem Kind bei einem Asthmaanfall:

- Bewahren Sie Ruhe. Nehmen Sie das Kind evtl. aus der Gruppe und setzen Sie sich ruhig alleine mit ihm hin.
- Lassen Sie Ihr Kind Salbutamol inhalieren, am besten im Stehen.
- Lassen Sie Ihr Kind 10 Minuten im Kutschersitz sitzen. Beim Ausatmen sollte es die Lippenbremse anwenden (s. u.).
- Nach 10 Minuten lassen Sie Ihr Kind erneut Salbutamol inhalieren und ein Notfall-Kortison einnehmen (100 mg, z. B. Krupp-Zäpfchen).
- Nun sollte es wieder 10 Minuten im Kutschersitz sitzen.
- Wenn es dann nicht besser wird, rufen Sie Ihren Kinder- und Jugendarzt oder den Notarzt an (Tel. 112).

Schulung

Es hat sich gezeigt, dass eine gute Schulung den kleinen Asthma-Patienten hilft, besser mit ihrer Krankheit umzugehen. Außerdem verbessert sich ihre Gesundheit dadurch deutlich.

In Deutschland werden Asthmaschulungen nach einem bundeseinheitlichen Konzept durchgeführt (www.asthmaschulung.de). Eltern und Kinder lernen dabei kindgerecht die Ursachen des Asthmas kennen und sie erlernen eine Untersuchungstechnik, die die Kinder selbst zum Feststellen der Asthmasymptome anwenden können (»Lungendetektiv«). Außerdem bekommen sie das »Peak-Flow-Meter« und diverse Inhalier-Methoden gezeigt. Sie trainieren, Asthmaauslöser zu meiden, einen Notfall zu erkennen und selbst zu behandeln.

Die Kurse werden in der Regel in kleinen Gruppen von 6 bis maximal 8 Kindern durchgeführt, entweder innerhalb einer Kur, eines stationären Krankenhausaufenthaltes, innerhalb von Wochenendseminaren oder beim Kinder- und Jugendarzt in Schulungsräumen. Vorgesehen sind 12 Unterrichtseinheiten (UE) für Eltern und 18 UE für Kinder. Der Kinderarzt muss für diese Schulung eine Ausbildung zum »Asthmatrainer« haben (Zertifizierung), die ihn für diese Kurse besonders befähigt. Neben dem Kinder- und Jugendarzt ist meist ein weiterer Asthmatrainer beteiligt, z. B. eine zertifizierte Medizinische Fachangestellte, sowie eine Psychologin und eine Krankengymnastin.

In Deutschland werden die Kosten für diese Schulungen durch die Krankenkassen übernommen, sofern die Kinder in ein sogenanntes »strukturiertes Behandlungsprogramm für Asthma« (DMP = Disease Management Programm) eingeschrieben wurden. Dies macht der Kinder- und Jugendarzt nach Rücksprache mit den Eltern. Die Einschreibung in ein DMP bedeutet aber nicht nur die Möglichkeit der Teilnahme an einer Asthmaschulung, sondern regelmäßige Lungenfunktionsuntersuchungen, Info-Material der Kasse zu Asthma und einen Erinnerungsservice der Kasse für die Arztbesuche des Kindes.

Selbstkontrolle: Peak Flow

Neben dem Lungendetektiv lernen die Kinder in der Asthma-Schulung ein sogenanntes »Peak Flow« kennen (s. Abb.). Dabei handelt es sich um ein Puste-Rohr, das Ihrem Kind seine Ausatemstärke in Liter/Minute anzeigt. Die Geräte sind nicht geeicht, können aber einen guten Hinweis liefern, ob bei einem Husten Asthma vorliegen könnte oder nicht.

Ihr Kind sollte dafür regelmäßig einmal am Wochenende seinen »Best-Wert« notieren. Der Bestwert eines zzt. gesunden Asthmatikers ist genauso gut wie der der Bestwert eines Nicht-Asthmatikers. Hustet Ihr Asthmakind erheblich und/oder besteht der Verdacht auf eine Verschlimmerung des Asthmas, wird das Peak Flow täglich wieder-

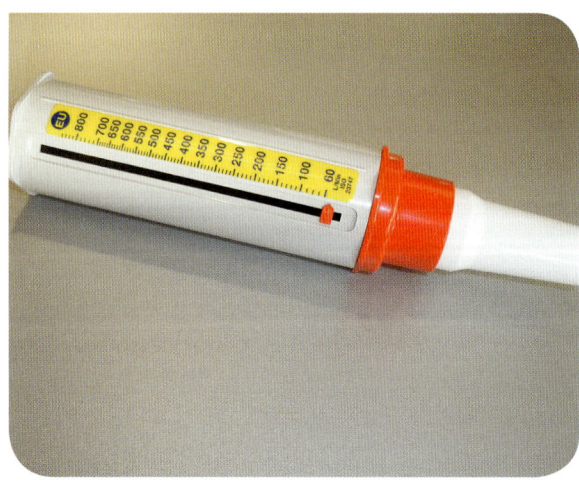

⌃ Peak Flow

holt. Bleiben die neuen Werte in einem Bereich von 80–100 % des Bestwertes, kann kein Asthma vorliegen. Sind die Werte aber schlechter als 80 %, könnte Asthma vorliegen und Ihr Kind sollte mit Salbutamol inhalieren und zur Bestätigung bald seinem Kinder- und Jugendarzt vorgestellt werden.

Verschiedene Inhalationssysteme

Das wesentliche Ziel der Asthma-Therapie ist die Entzündungshemmung im Bereich der kleinsten Bronchien. Wie oben erwähnt gelangen die Medikamente durch Inhalation am besten zum Wirkort. Die Kinder haben aber je nach Alter eine sehr unterschiedliche Fähigkeit zu inhalieren. Eine wesentliche Aufgabe des Kinder- und Jugendarztes ist daher die Auswahl des für das Kind am besten geeigneten Inhalationssystems.

Manche Silikon-Masken stinken, manche Dosieraerosole ebenfalls. Ihr Kinder- und Jugendarzt wird solche nicht verschreiben und das Rezept in aller Regel mit einem keinen Kreuz markieren, sodass der Apotheker kein Alternativ-Präparat bzw. -Gerät ausgeben darf. Einige Vorlaufstrecken (spacer) sind nur für bestimmte Dosieraerosole geeignet (runde oder ovale Öffnungen). Auch hier sucht der Kinder- und Jugendarzt das für Sie passende System aus.

Ohne mit dem entsprechenden System geübt zu haben, sollte kein Kind die Praxis verlassen.

Die beiden Inhalationssysteme, die auch schon für Kleinkinder geeignet sind, stelle ich Ihnen hier genauer vor:

Der Kompressionsvernebler (s. Abb.) erzeugt mit Hilfe von Druckluft und einer Kochsalzlösung Tröpfchen, die nur etwa halb so groß wie ein rotes Blutkörperchen sind. Diese winzig kleinen Tröpfchen gelangen bis in die unteren Atemwege. Die Vermischung mit einem Medikament wie Salbutamol macht aus diesen kleinsten Tröpfchen eine Art

»trojanisches Pferd«: Dort, wo die Salztröpfchen die kleinen Bronchien erreichen, entfaltet das Salbutamol seine Wirkung.

Der Nachteil des Kompressionsverneblers ist die lange Inhalationsdauer von 10–12 Minuten, in der Sie Ihrem Kind die Maske auf Mund und Nase halten müssen. Und leider gelangt nur ein relativ geringer Anteil des Salbutamols tatsächlich bis hinab in die kleinen Bronchien. Der Rest bleibt an der Schleimhaut den großen Bronchien und im Rachen kleben. Dafür kann dieses Verfahren auch mit Säuglingen, Kleinkindern, aber auch älteren Menschen gut durchgeführt werden.

Justus, 7 Jahre
Wenn der Husten schlimmer wird ...

❯❯ *Justus ist Asthmatiker und erhält einer Dauertherapie mit 2-mal täglich einem Hub eines Kortison-Sprays. Dadurch ist er frei von Beschwerden, treibt Sport und ist guter Dinge. Am Wochenende war er gesund, seine Peak-Flow-Werte lagen um 400. Dann quälte ihn immer mehr ein Husten, in dessen Verlauf die Peak-Flow-Werte schwankten. Am Donnerstag schaffte er nur noch 300 (s. Abb.). Damit lagen die Werte unterhalb des 20%-Bereichs. Diese Verminderung kann an Schleim in den Bronchien liegen, aber auch an einem stärker werdenden Asthma. Daher benutzt Justus nun zusätzlich mehrfach täglich sein »Boxhandschuh-Medikament (Salbutamol) und seine Eltern vereinbaren sicherheitshalber einen Termin bei seinem Kinder- und Jugendarzt am nächsten Tag.* ❮❯

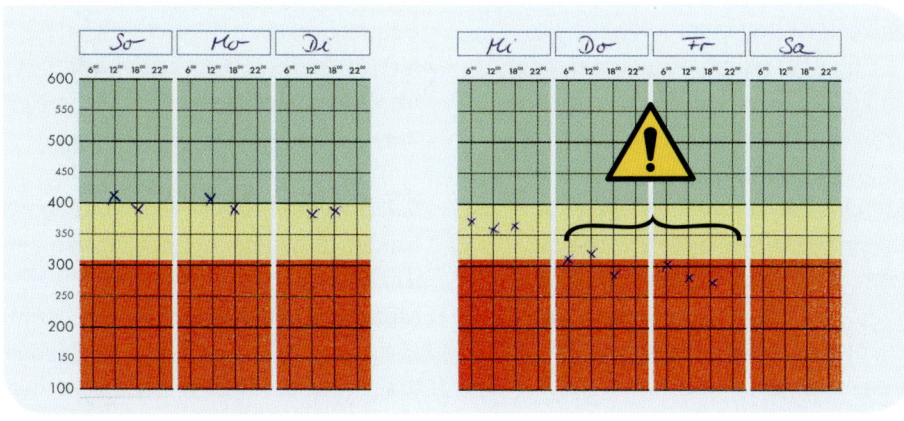

⬙ Peak-Flow-Protokoll von Justus

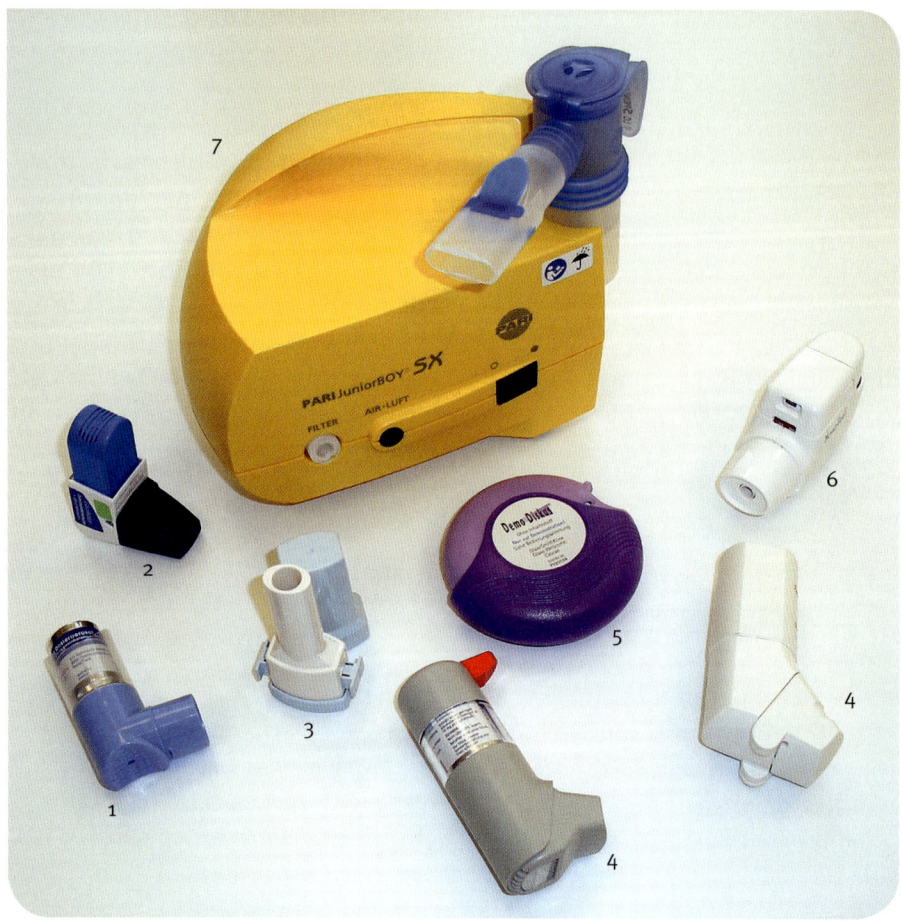

◄ Verschiedene Inhalationssysteme: 1. Dosieraerosol, 2. Easyhaler, 3. Aerolizer oder Cyclohaler (Pulver aus einer Kapsel), 4. Autohaler, z. B. EasiBreath (feucht), 5. Diskhaler (Diskhaler), 6. Novolizer (Pulver), 7. Kompressionsvernebler, z. B. Pari Boy (feucht)

Das Dosieraerosol mit einer Vorlaufstrecke (s. Abb.) hat dagegen den Vorteil einer kurzen Inhalationszeit. Sie geben 1 Hub des Dosieraerosols nach dem Schütteln in den Vernebler, anschließend atmet Ihr Kind 5–8 Atemzüge tief ein und aus. Dieser Vorgang wird 1-mal wiederholt und stellt damit einen Inhalationszyklus dar. Seit dem FCKW-Verbot wurde den Dosieraerosolen ein anderes Treibmittel zugesetzt (HFA), wodurch das Inhalt deutlich effektiver in die kleinsten Bronchien gelangt – und das bei deutlich kürzerer Inhalationszeit als beim Kompressionsvernebler.

Ein leeres Dosieraerosol können Sie daran erkennen, dass beim Auslösen nur noch Druck entweicht, aber nicht mehr die kleine Nebelwolke. Oder Sie machen den Schwimmtest: Ein ganz entleertes Dosieraerosol schwimmt fast waagerecht im Wasser, während ein volles wie eine Boje mit dem Sprühkopf nach unten hängt.

Soll Ihr Kind inhalieren, bekommen Sie in Ihrer Kinder- und Jugendarztpraxis ein entsprechendes Gerät ausgehändigt. Außerdem werden Ihnen die Mitarbeiter zeigen, wie Ihr Kind richtig inhaliert. Die Atemwegsliga hat darüber hinaus gute Schulungsfilme ins Netz gestellt: Sehr anschaulich werden hier verschiedene Techniken des Inhalierens gezeigt (www.atemwegsliga.de).

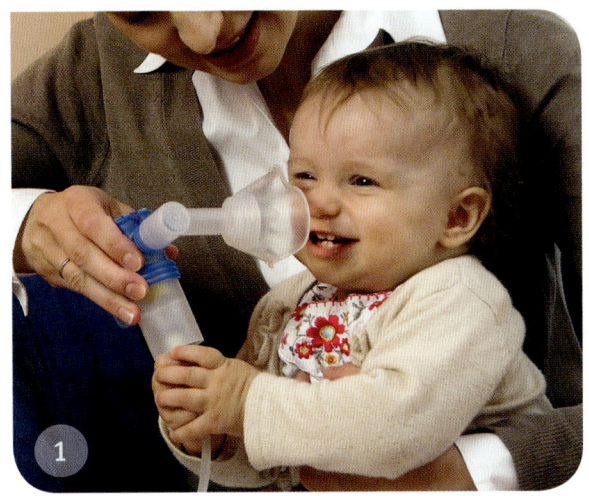

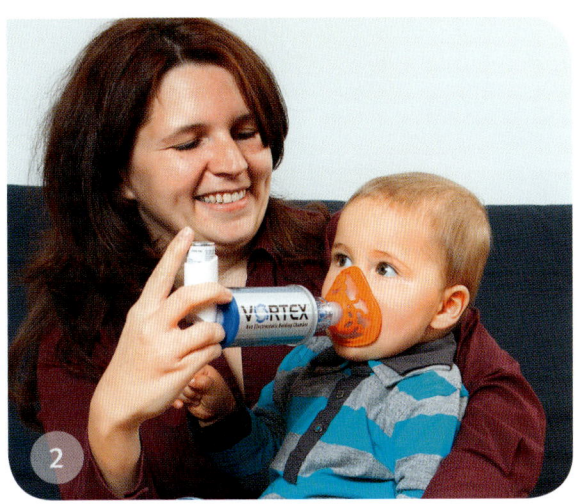

❶ Kompressionsvernebler: Mundstück mit Zerstäuber (Abdruck mit freundlicher Genehmigung der Fa. Pari.)

❷ Dosieraerosol mit Vorlaufstrecke (Abdruck mit freundlicher Genehmigung der Fa. Pari.)

Verschiedene Inhalationssysteme

Alter (ca.)	System	Vorteil	Nachteil
0–7 Jahre	Dosieraerosol mit Vorlaufstrecke (z.B. Babyhaler, Aerochamber, Vortex u.a.)	kurze Inhalationszeit	für die Handtasche zu groß
	Kompressionsvernebler (z.B. Pariboy)	Feuchtvernebelung der Wirkstoffe	lange Inhalationsdauer ist schwer (Gewicht)
7–12 Jahre	wie oben, zusätzlich:		
	Autohaler, Easi-Breath	kurze Inhalationszeit, sehr gut zu transportieren	muss in der Anwendung geübt werden
12–18 Jahre	wie oben, zusätzlich:		
	Dosieraerosol ohne Vorlaufstrecke	kurze Inhalationszeit, sehr gut zu transportieren	muss in der Anwendung geübt werden
	Pulversysteme (z.B. Diskhaler, Turbohaler, Jethaler, Novolizer, Twisthaler, Aerolizer, Cyclohaler)	kurze Inhalationszeit, sehr gut zu transportieren, sehr gute Wirkung	muss in der Anwendung geübt werden, starke Einatmung notwendig

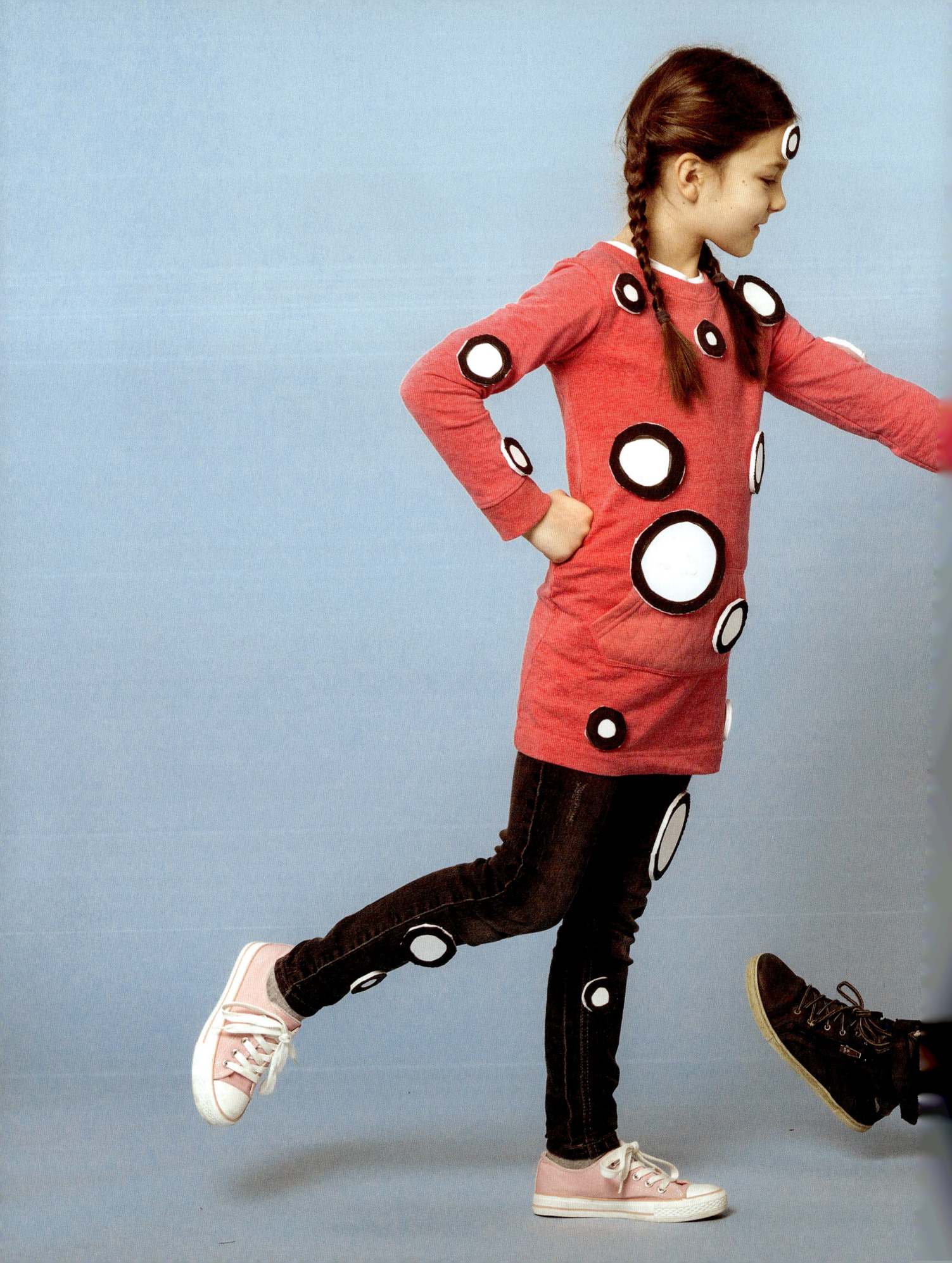

Typische Infektions-krankheiten

Ansteckende Krankheiten gibt es viele. Besonders Kleinkinder fangen sich immer wieder Infektionen ein. Lassen Sie Ihr Kind deshalb gegen »Kinderkrankheiten« impfen.

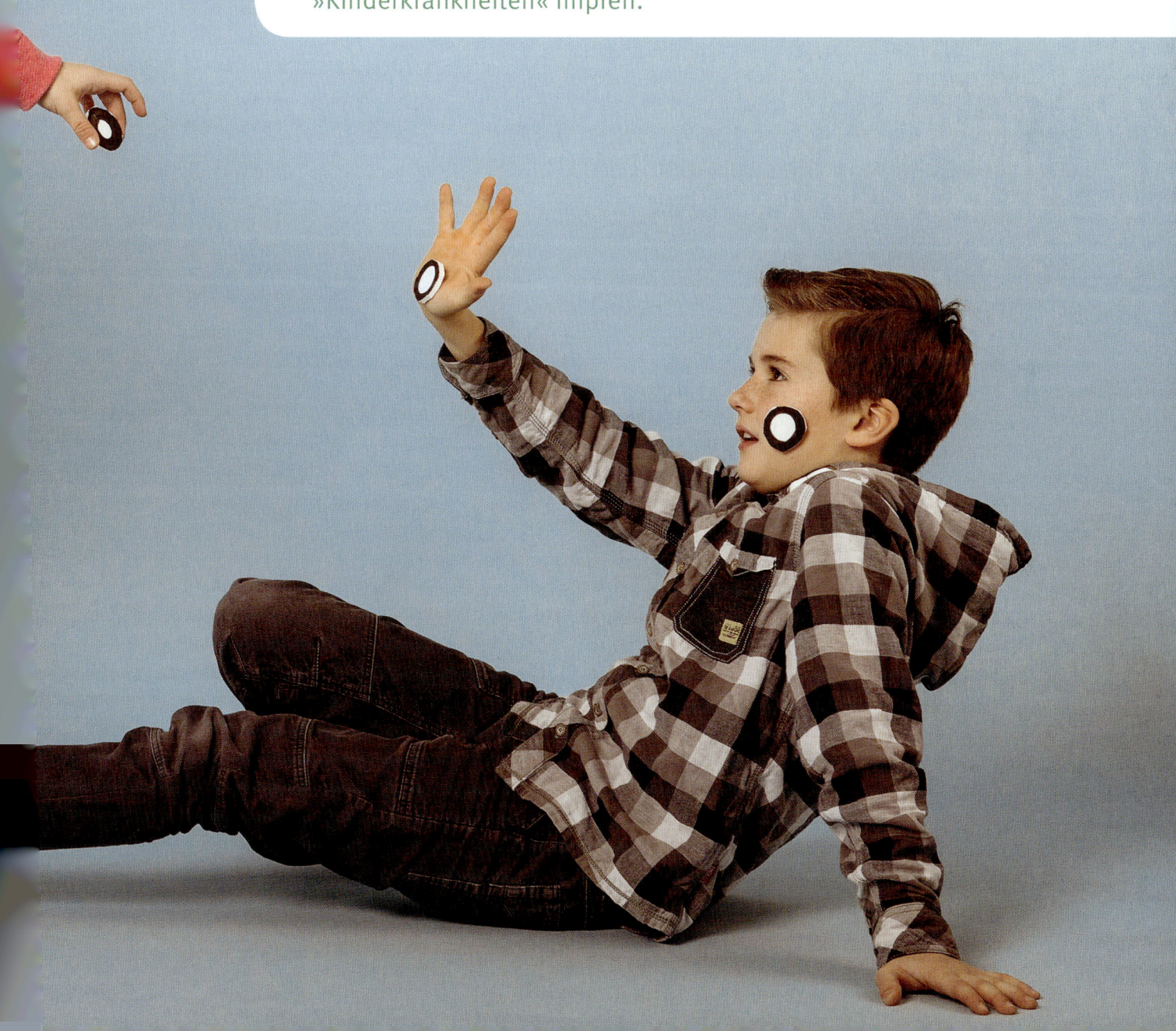

Die klassischen Kinder-krankheiten

Der Begriff »Kinderkrankheit« bedeutet nicht, dass diese Krankheiten »Kinderkram« oder eine »Bagatelle« sind, sondern sie sind in der Regel so ansteckend, dass eine Infektion fast alle Menschen sehr früh im Leben, eben im Kindesalter, trifft.

In diesem Kapitel stelle ich Ihnen eine Auswahl der wichtigsten und häufigsten Infektionskrankheiten bei Kindern vor. Zur besseren Übersicht ist dieses Kapitel wie ein Lexikon aufgebaut. Zu jeder Krankheit gebe ich Hinweise zum Krankheitsbild, zu Erregern, zur Diagnose und zur Therapie. Tipps, was Sie selbst tun können, um Ihrem Kind zu helfen, dürfen natürlich auch nicht fehlen. Außerdem finden Sie Hinweise zum Infektionsgang und zur Wiederzulassung zum Kindergarten bzw. zur Schule.

Wie werden Krankheiten übertragen?

Die meisten Infektionen, auch bei den klassischen Kinderkrankheiten, geschehen durch »Tröpfcheninfektion«. Darunter verstehen wir den Kontakt der Schleimhäute (Nase, Mund, Augen) mit dem Speichel bzw. abgehustetem oder geniestem Sekret eines Erkrankten. Auch durch das Berühren einer Türklinke, die zuvor ein Erkrankter angefasst hat – der z. B. beim Husten die Hand vor den Mund ge-

halten hat –, kann ein Kind Kontakt mit den Tröpfchen bekommen.

Die wichtigsten Regeln zur Vermeidung von Infektionskrankheiten bleiben:
- Händewaschen vor dem Essen
- nicht mit Fingern im oder am Mund spielen
- das Husten in die Ellenbeuge

Mancher Krankheitsausbruch im Kindergarten oder der Schule trifft nicht alle Kinder. Es gibt Infektionen, die zu einer Abwehrreaktion des Immunsystems führen, ohne dass ein Kind offensichtlich krank gewesen ist. Solche Verläufe nennen wir »stille Feiung«.

Die Zeit von der Ansteckung bis zum Ausbruch der Krankheit nennen wir »Inkubationszeit«. Bei manchen Krankheiten beträgt sie bis zu drei Wochen.

Davon unterscheiden wir die Zeit, in der ein Kind »infektiös« ist, d. h., in der Zeit kann es andere Kinder (oder Erwachsene) anstecken. Auch diese Zeit ist je nach Krankheit unterschiedlich. Besonders tückisch ist, dass Ihr Kind infektiös sein kann, bevor die Krankheit ausgebrochen ist. Es kann also die Krankheit in dieser Zeit völlig unbemerkt verbreiten. Bei manchen Krankheiten ist Ihr Kind auch noch nach dem Abklingen der Krankheitszeichen ansteckend.

Bei der Beschreibung der einzelnen Kinderkrankheiten finden Sie genaue Angaben zur Inkubationszeit und zu der Zeit, in der Ihr Kind infektiös ist.

Masern

Vielleicht hatten Sie gehofft, Ihr Kind habe die heftige Erkältung mit hohem Fieber, Husten und Schnupfen überstanden, weil es ihm gestern eigentlich schon wieder besser ging – aber jetzt ist das Fieber zurückzukommen. Als Sie Ihrem Kind beim Anziehen helfen, entdecken Sie schließlich die roten Flecken im Nacken, die bis nachmittags auch am Brustkorb auftauchen. Ob das wohl Masern sind?

Krankheitsbild

Ein Kind mit Masern wirkt meistens richtig krank. In einer ersten Phase erscheint Ihr Kind »grippig«: Es hat Fieber, Husten, Schnupfen und meistens auch eine Bindehautentzündung (Seite 258). Die Wangenschleimhaut ist rot und Sie können darauf kleine weißliche Flecken erkennen. Die Beschwerden halten etwa 3 Tage an und bessern sich danach deutlich.

Nach wenigen Tagen bekommt Ihr Kind erneut hohes Fieber, dann aber mit dem typischen Ausschlag (s. Abb.), der hinter den Ohren und im Nacken beginnt und sich dann auf den Körperstamm ausbreitet. Die Flecken sind rot, recht groß, können ineinander übergehen und bleiben etwa eine Woche. Dann gehen sie zurück und das Fieber lässt nach.

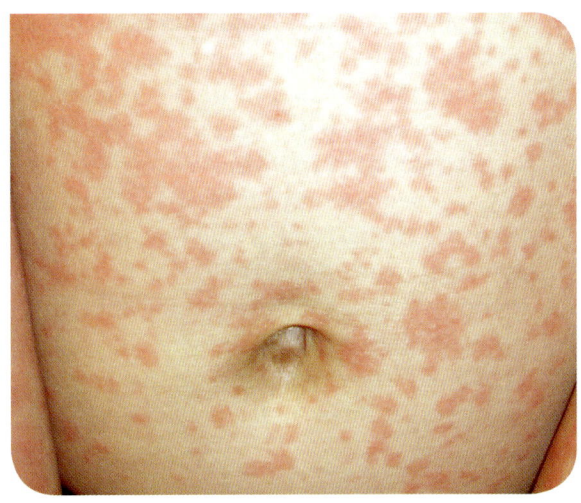

⌃ Maserntypischer Ausschlag am Bauch

Das beschriebene »2. Kranksein« nach wenigen Tagen Besserung sollte Sie immer veranlassen, Ihr Kind bei einem Kinder- und Jugendarzt vorzustellen, nicht nur bei Masern.

Erreger

Masern, eine der ansteckendsten Krankheiten überhaupt, werden durch das Masernvirus verursacht. Es wird über Tröpfcheninfektion übertragen. Wer sich ansteckt, wird auch krank, darf sich dann aber über einen lebenslänglichen Schutz freuen.

Diagnose

Ihr Kinder- und Jugendarzt erkennt die Erkrankung sofort am typischen Verlauf und dem charakteristischen Ausschlag. Bei Zweifeln ist ein Nachweis spezifischer Antikörper (u. a. Marker) im Blut möglich.

Therapie

Es gibt keine masernspezifische Therapie. Hilfreich bleibt nur die Verhinderung durch die Impfung.

So helfen Sie Ihrem Kind: Sie oder Ihr Partner sollten bei dem Kind daheim bleiben. Geben Sie ihm ausreichend zu trinken. Obgleich eine ursächliche Therapie nicht möglich ist, können Sie durch symptomatische Maßnahmen Ihrem Kind den Krankheitsverlauf erleichtern. Geben Sie ihm ggf. ein fiebersenkendes Medikament, schauen Sie immer wieder nach ihm und muntern Sie es in fieberfreien Intervallen auf. Ihnen kommt in der Krankenbeobachtung eine herausragende Rolle zu: Achten Sie auf mögliche Komplikationen (s. u.) und melden Sie sich dann bei Ihrem Kinder- und Jugendarzt.

Wie lange ist mein Kind infektiös?

Kinder sind 5 Tage vor bis 4 Tage nach Ausbruch des Exanthems ansteckend. Die Inkubationszeit beträgt 8–10 Tage.

Zulassung zu Gemeinschaftseinrichtungen

Ihr Kind darf nach seiner Genesung, frühestens 5 Tage nach Auftreten des Ausschlages, wieder in die KiTa oder in die Schule gehen. Eine Bescheinigung Ihres Kinderarztes ist nicht nötig.

Immunschwäche durch Masern

Masern verursachen eine Immunschwäche, die allerdings nur 6–8 Wochen anhält. Dabei kann es zu bakteriellen Entzündungen der Lungen und im HNO-Bereich kommen. Problematisch ist eine Hirnentzündung, da sie bei 10–20 % der Patienten zum Tode führen kann. 20–30 % der Kinder überleben die Hirnentzündung mit Krampfanfällen und/oder Schlaganfall-Symptomen. Sehr selten entwickeln Kinder eine langsam verlaufende Hirnentzündung, die nach 6–8 Jahren erst auffällig wird, dann aber meist tödlich verläuft.

Impfung gegen Masern

Sie sollten Ihr Kind vor Masern schützen, indem Sie es impfen lassen (Seite 112). Das ist weniger im Hinblick auf den Ausschlag und das Fieber nötig als viel mehr wegen der möglichen Lungen- und Hirnentzündung (s. Box).

Kinder werden in der Regel 2-mal nach dem 11. Lebensmonat im Abstand von mindestens 1 Monat gegen Masern geimpft, meist zusammen mit Mumps, Röteln und Windpocken. Alle Eltern, die nach 1970 geboren wurden, können sich von Ihrem Kinder- und Jugendarzt mitimpfen lassen, wenn sie keine oder nur eine Impfung hatten. Bei älteren Eltern darf davon ausgegangen wird, dass sie bereits Masernkontakt in der Kindheit hatten.

Mumps

Ihr Kind hat mit Freunden auf der Straße gespielt und kommt müde und zufrieden nach Hause. Sie bemerken, dass es eine ungewöhnlich dicke Backe hat, und fragen: »Hat dich jemand geschlagen?« Ihr Kind verneint das erstaunt. Beim Abendessen greift es nicht wie sonst hungrig zu, sondern sagt: »Mama, mein Hals tut weh und wenn ich das Brot esse, tut er noch mehr weh.« Könnte es sein, dass Ihr Kind Mumps hat?

Das Aussehen eines Kindes mit der ein- oder beidseitig dicker »Backe« wurde früher als etwas einfältig oder tölpelhaft beschrieben wie der Ziegenhirt in einer Bauernschaft, das »Ziegenpeterle«. Daher kommt die Bezeichnung »Ziegenpeter« für Mumps.

Krankheitsbild

Ein Drittel der Kinder, die Mumps haben, wirken gar nicht richtig krank. Bei etwa 70 % der Kinder zeigen sich Fieber, Abgeschlagenheit und eine ein- oder beidseitige unangenehme Schwellung der Ohrspeicheldrüse (s. Abb., Seite 362). Eine beglei-

Wiederzulassung zu Gemeinschaftseinrichtungen

Das Infektionsschutzgesetz (IfSG, früher: Bundesseuchengesetz) regelt in einer Reihe von Vorschriften, wie in einem Gemeinwesen mit Infektionskrankheiten umgegangen werden soll. Eine solche gesetzliche Grundlage ist wichtig, da etwa die Zwangsbeurlaubung eines Arbeitnehmers in der Lebensmittelindustrie mit Salmonellen im Stuhl gesetzlich geregelt sein muss.

Eltern, Erzieherinnen und Lehrer sind aber meist an konkreten Hinweisen für den Alltag interessiert: Wann darf ein Kind mit Mumps wieder in die KiTa? Muss eine Klasse mit Masern geschlossen werden? Wie lange nach Noroviren-Durchfällen muss ein Kind zu Hause bleiben, bis es wieder zur Gemeinschaftseinrichtung darf? Solche konkreten Angaben fehlen im IfSG. Stattdessen lesen wir: »bis nach ärztlichem Urteil eine Weiterverbreitung der Krankheit« nicht zu erwarten ist. Weil Ärzte durchaus unterschiedliche »ärztliche Urteile« fällen, erfolgen die Wiederzulassungen dann auch zu verschiedenen Zeiten. Dies führt immer wieder zu großen Verunsicherungen in KiTas und Schulen.

Kinder- und Jugendärzten, aber auch allen Interessierten stehen zwei Quellen zur Orientierung offen:

1. Das deutsche Standardwerk für Infektionskrankheiten bei Kindern, das »DGPI Handbuch« der »Deutsche Gesellschaft für pädiatrische Infektiologie«, beschreibt zu (fast) allen Infektionserkrankungen Ansteckung, Inkubationsdauer, Krankheitsverlauf, Schutzmaßnahmen, Wiederzulassung und Therapie.
2. Das Robert Koch-Institut gibt »Merkblätter« oder »Ratgeber für Ärzte« zu unterschiedlichen ansteckenden Erkrankungen heraus, in denen auf diese Themen ebenfalls fundiert eingegangen wird.

Da ein Großteil der Tätigkeit von Kinder- und Jugendärzten Infektionskrankheiten betrifft, ist diese Berufsgruppe über die Regeln am besten informiert. Lassen Sie sich daher bitte durch einen Kinderarzt informieren, wie die Wiederzulassung aktuell geregelt ist.

tende Hirnhautentzündung kann vorausgehen oder sogar bis drei Wochen nach der Ohrspeicheldrüsenschwellung noch folgen. Diese Hirnhautentzündung kann ohne wesentliche Symptome bleiben oder zu Kopfschmerzen, Erbrechen und Müdigkeit führen. Neben der Ohrspeicheldrüse können auch die Bauchspeicheldrüse (Bauchweh, Fettstühle, Erbrechen) und die Hoden (Schmerz und Vergrößerung) sowie die Eierstöcke (Unterbauchschmerzen) befallen sein. Bereits der Verdacht auf Mumps ist meldepflichtig.

Erreger

Mumps wird durch das Mumpsvirus übertragen, dass sich durch Tröpfcheninfektion verbreitet. Von der Ansteckung bis zum Ausbruch der Krankheit dauert es 2–3 Wochen (Inkubationszeit). Wer 2-mal geimpft wurde oder die Krankheit selbst durchgemacht hat, gilt für sein weiteres Leben in aller Regel als immun (s. u.).

Ob die Ansteckung einer nicht geimpften Schwangeren für das Ungeborene gefährlich ist, kann nicht abschließend beurteilt werden. Im ersten Schwangerschaftsdrittel kommt es bei ungeimpften Schwangeren zu vermehrten Fehlgeburten. Ungeimpfte Schwangere sollten daher den Kontakt mit Kindern, die Mumps haben, meiden. Leider kann eine Impfung mit Lebendviren (Mumps, Masern und Röteln sowie Windpocken) während der Schwangerschaft nicht durchgeführt werden.

Diagnose

Ihr Kinder- und Jugendarzt stellt seine Diagnose nach dem Beschwerdebild. Dabei achtet er auf mögliche Komplikationen wie eine Hirnhautentzündung, die dann im Krankenhaus behandelt werden muss. Eine besondere Herausforderung sind die Kinder, die eine typische Ohrspeicheldrüsenentzündung aufweisen, aber gegen Mumps geimpft sind. Hier gelingt der Beweis einer frischen Mumps-Infektion nur dadurch, dass die Mumps-Viren aus einem Rachenabstrich bzw. der Zahntaschenflüssigkeit am nationalen Referenzzentrum für Mumps (kostenfrei) nachgewiesen werden (PCR-Diagnostik).

Therapie

Es gibt keine Therapiemöglichkeit. Eine Impfung ist der einzige Schutz.

So helfen Sie Ihrem Kind:
- Bei Schmerzen an der Speicheldrüse können kühle Umschläge helfen (keine warmen Umschläge, denn die verstärken durch die Blutfülle den Schmerz!).

> ### Schwerhörig durch Mumps
>
> Eins von 20 000 Kindern wird nach einer durchgemachten Mumps-Erkrankung einseitig taub bzw. (häufiger) schwerhörig. Wenn eine Mumps-Hirnentzündung vorausgeht, leiden wenige Kinder anschließend an neurologischen Spätschäden, z. B. Lähmungen oder Wasserkopf.

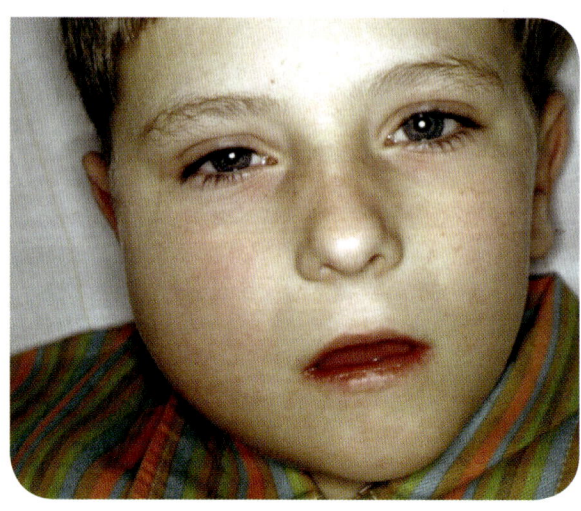

⌃ Mumps: einseitige Schwellung der Ohrspeicheldrüse (Quelle: SPMSD)

- Für die Nacht kommen Sie meist nicht um die Gabe eines Schmerzmittels herum, dessen Wirkung etwa 5–6 Stunden anhält und das auch gut gegen das Spannungsgefühl in der Wange hilft.
- Den Speichelfluss sollten Sie nicht anregen: also kein Kaugummi, keine Zitrusfrüchte oder Säfte anbieten, sondern nur Wasser.

Wie lange ist mein Kind infektiös?

Ihr Kind kann andere Menschen 1–2 Tage vor Ausbruch bis 9 Tage nach Ausbruch von Mumps anstecken. Die Inkubationszeit beträgt 2–3 Wochen.

Zulassung zu Gemeinschaftseinrichtungen

Wenn Ihr Kind wieder gesund ist, frühestens 9 Tage nach Beginn der Krankheit, darf es wieder in die KiTa oder in die Schule gehen.

Impfung gegen Mumps

Sie können Ihr Kind vor Mumps schützen, indem Sie es impfen lassen (Seite 111), was wegen der

Mumps oder Lymphknotenschwellung?

Die Ohrspeicheldrüse liegt in unmittelbarer Nachbarschaft zu den Lymphknoten des Halses. Ist der Hals seitlich verdickt (s. Abb.), kann Ihr Kinder- und Jugendarzt durch seine körperliche Untersuchung, eine Sonographie und ggf. durch weitere Labordiagnostik feststellen, ob eine Ohrspeicheldrüsenentzündung, ein Speichelstein, tatsächlich Mumps oder eine Lymphknotenschwellung anderer Art vorliegt. Bei dem abgebildeten Kind war die Ohrspeicheldrüse gesund, die Untersuchung auf Pfeiffer'sches Drüsenfieber (Seite 385) negativ und das Blutbild lieferte die Bestätigung der körperlichen Untersuchung: Erkältung im Halsbereich.

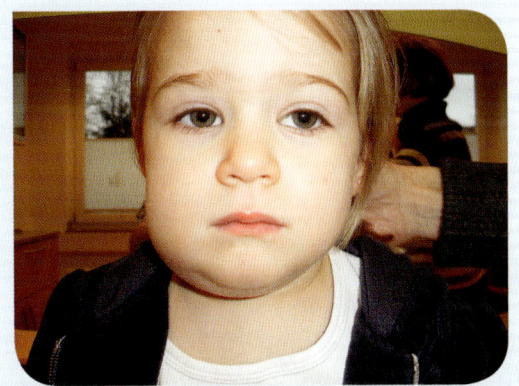

⬆ Einseitig starke Lymphknotenschwellung im Rahmen einer Erkältung, kein Mumps!

neurologischen Folgenkrankheiten und der möglichen Unfruchtbarkeit empfohlen wird.

Kinder werden in der Regel 2-mal ab dem 11. Lebensmonat im Abstand von mindestens 1 Monat gegen Mumps geimpft, meist zusammen mit Masern, Röteln und Windpocken. Sehr selten können Kinder trotz zweimaliger Impfung an Mumps er-

kranken. Daher wurde in Deutschland eine Meldepflicht für Mumps eingeführt.

Röteln

Ihr Kind hat eine leichte Erkältung, was Sie nicht weiter beunruhigt. Als Sie ihm morgens beim Anziehen helfen, entdecken Sie jedoch einen hellroten Ausschlag, der sich nach und nach vom Gesicht über seinen Körper ausbreitet. Das könnten Röteln sein.

Krankheitsbild

Etwa die Hälfte aller Kinder, die infiziert sind, erkranken nicht (»stille Feiung«, Seite 358), d.h., sie zeigen keinerlei Symptome. Bei der anderen Hälfte tritt ein feinfleckiger Ausschlag im Gesicht auf, der sich auf den Körperstamm, die Arme und Beine ausbreitet (s. Abb.) und nach drei Tagen wieder verschwindet. Die Kinder haben meist kein Fieber und nur wenige erleiden eine Gelenkentzündung.

Das eigentliche Problem dieser Infektion ist jedoch nicht das erkrankte Kind, sondern die mögliche In-

⬇ Röteln

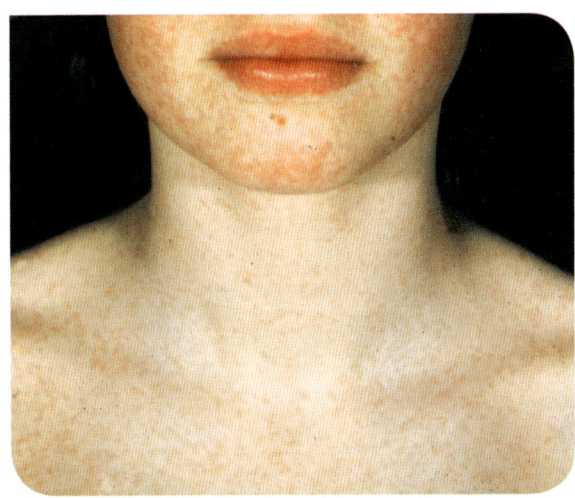

fektion einer Schwangeren (s. u.). Daher ist bereits der Verdacht auf Röteln ist meldepflichtig.

Erreger

Röteln werden durch Rötelnviren ausgelöst, die über Tröpfcheninfektion übertragen werden. Sie haben nichts mit dem Erreger der Ringelröteln (Seite 365) zu tun. Die besondere Form der Ansteckung von einer werdenden Mutter auf ihr Kind wird weiter unten besprochen.

Diagnose

Ihr Kinder- und Jugendarzt erkennt Röteln an dem charakteristischen Ausschlag und den verdickten Lymphknoten hinter den Ohren und im Nacken. Bei Zweifeln ist eine Blutuntersuchung möglich.

Therapie

Es gibt keine Therapiemöglichkeit. Eine Impfung ist der einzige Schutz.

So helfen Sie Ihrem Kind: Obwohl keine ursächliche Therapie möglich ist, können Sie Ihrem erkankten Kind gut durch fiebersenkende Maßnahmen helfen. Die Haut benötigt in der Regel keine spezifische Pflege. Bei Vorliegen von Gelenkentzündungen sollten Sie ein entzündungshemmendes Medikament geben, z. B. Ibuprofen.

Wie lange ist mein Kind infektiös?

Ihr Kind ist 1 Woche vor bis 1 Woche nach Auftreten des Ausschlags ansteckend. Die Inkubationszeit beträgt 2–3 Wochen. Diese Zeitangaben gelten für das offensichtlich erkrankte Kind, aber auch für das Kind ohne äußerliche Krankheitszeichen (stille Feiung, Seite 358).

Zulassung zu Gemeinschaftseinrichtungen

Treten in einer KiTa oder Schule Röteln auf, wird empfohlen, bei allen Kindern, Erzieherinnen und Lehrern den Impfschutz zu vervollständigen. Ist das an Röteln erkrankte Kind durch mögliche grippale Symptome schlapp und kränkelnd, bleibt es daheim.

Das Robert Koch-Institut gestattet zzt. (2016) die Wiederaufnahme eines sichtbar an Röteln erkrankten Kindes sofort. Ich stimme dem nicht zu, da ohne Impfpflicht (gegen die ich persönlich bin) immer empfängliche Personen die Röteln weiterverbreiten können, leider auch an nicht immune Schwangeren. Ich folge daher den Empfehlungen der amerikanischen Kinderärzte: Lassen Sie Ihr Kind bitte bis zu 6 Tage nach Beginn des Ausschlags daheim.

Achtung Schwangere!

Nicht geimpfte Schwangere sollten den Kontakt mit einem erkrankten Kind vermeiden. Insbesondere Erzieherinnen und Lehrerinnen sollten vor dem Start ihrer beruflichen Laufbahn ihren Impfschutz überprüfen und ggf. vervollständigen lassen.

Steckt sich eine Frau in den ersten 3 Monaten der Schwangerschaft mit Röteln an, führt dies bei mehr als jedem 2. Baby zu Fehlbildungen, insbesondere Taubheit, Linsentrübung und Herzfehlern. Eine Schwangere ist sicher geschützt, wenn ihr Röteln-HHT-Titer (Hämagglutinations-Hemm-Test, steht im Mutterpass) größer/gleich 1:32 ist. Bei geplantem Kinderwunsch checkt Ihr Frauenarzt diesen Titer und berät Sie, ob Impfungen vor einer Schwangerschaft noch durchgeführt werden sollten. Allerdings sollten Sie nach einer MMR-Impfung darauf achten, in den anschließenden 4 Wochen nicht schwanger zu werden.

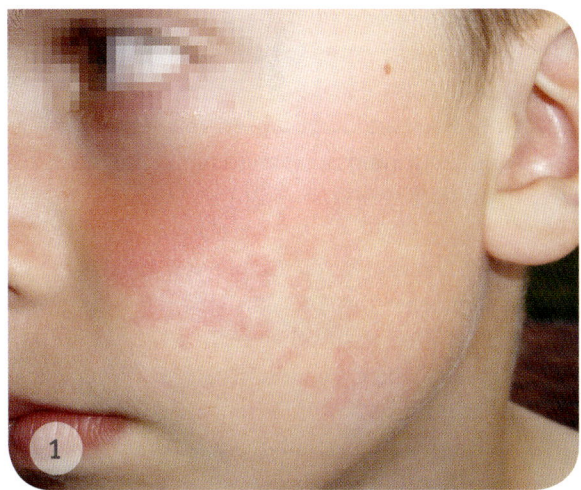

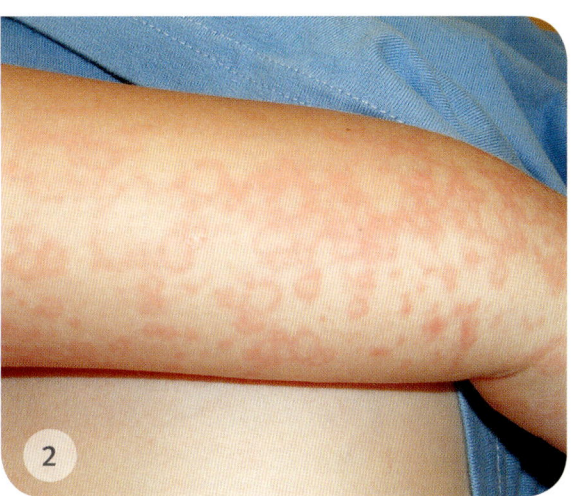

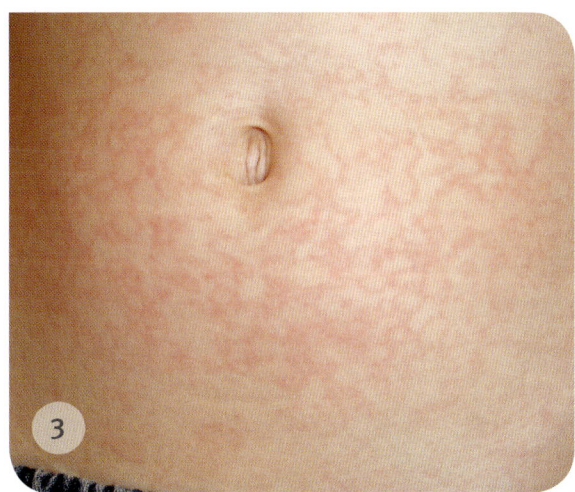

❶ »Backpfeifen-« oder »Watschen-«Gesicht bei Ringelröteln
❷ Ringelröteln: Ausschlag an den Armen
❸ Ringelröteln: Ausschlag am Bauch

Impfung gegen Röteln

Schützen Sie Ihr Kind – und vor allem ungeborene Kinder – indem Sie Ihr Kind impfen lassen. Kinder werden in der Regel 2-mal ab dem 11. Lebensmonat innerhalb von mindestens 1 Monat geimpft, meist zugleich gegen Masern, Mumps und Windpocken.

Auch für Jungen ist eine Impfung sinnvoll, damit sie bei einer Röteln-Erkrankung keine Schwangeren anstecken können.

Ringelröteln

Als Sie Ihren Sohn abends in Bett bringen, hat er rote Flecken im Gesicht. Da er nachmittags mit seinen Freunden gespielt und dabei auch gerauft hat, denken Sie sich nichts weiter dabei. Am nächsten Tag entdecken Sie aber auch Ausschlag an den Oberarmen und den Oberschenkeln. Dann kam die rote Backe gestern wohl doch nicht von der Rauferei.

Krankheitsbild

Im typischen Verlauf fühlt sich Ihr Kind zunächst ein paar Tage »grippig« und ist dann wieder gesund. Nach 1 Woche zeigen sich zuerst grobe Flecken im Gesicht, wie nach einer »Backpfeife« (s. Abb. 1). Am nächsten Tag tritt ein Ausschlag an den Oberarmen (s. Abb. 2), evtl. auch an den Oberschenkeln und am Bauch auf (s. Abb. 3), der wie Kringel oder Girlanden aussieht und in der Mitte kleine Bezirke frei lässt. Meist verläuft der Ausschlag ohne Juckreiz. Die Dauer des Ausschlags kann 4 Wochen betragen, ist aber meist kürzer. Erwachsene können wenige Wochen nach der Infektion eine Gelenkentzündung bekommen.

Allerdings tritt dieser Verlauf bei nur 10–20% der infizierten Kinder auf, die meisten Kinder erkranken offensichtlich nicht (»stille Feiung«, Seite 358).

Erreger

Ringelröteln werden vom Parvovirus, meist vom Typ »B19«, ausgelöst, der über Speicheltröpfchen übertragen wird. Dieses Virus und das ganze Krankheitsbild haben nichts mit Röteln zu tun.

Diagnose

Ihr Kinder- und Jugendarzt erkennt Ringelröteln an dem charakteristischen Ausschlag. Bei Zweifeln lassen sich im Blut entsprechende Antikörper nachweisen.

Therapie

Eine Therapie ist nicht möglich und nicht nötig, da Kinder mit dem Ausschlag selten krank sind. Die Gelenkentzündung wird mit entzündungshemmenden Medikamenten behandelt und kann bei Erwachsenen (!) tatsächlich zu einer vorübergehenden Krankschreibung führen. Ein Sonderfall ist die Ansteckung einer Schwangeren: Lesen Sie dazu bitte in der Box weiter.

So helfen Sie Ihrem Kind: Gegen den Ausschlag können Sie nichts tun. Das ist aber auch nicht nötig, da er Ihr Kind vermutlich nicht stört. Während des grippalen Eingangsstadiums etwa 1 Woche vor dem Ausschlag können Sie Ihrem Kind bei Bedarf ein fiebersenkendes Medikament geben.

Wie lange ist mein Kind infektiös?

Ihr Kind ist schon 6 Tage vor Ausbruch des Ausschlags ansteckend, danach nicht mehr. Sobald sich der Ausschlag also zeigt, ist Ihr Kind nicht mehr ansteckend. Die Inkubationszeit beträgt 4–14 Tage.

Zulassung zu Gemeinschaftseinrichtungen

Bei Auftreten des Exanthems sind die Kinder schon nicht mehr ansteckend und können demzufolge

Achtung Schwangere!

Die Viren blockieren vorübergehend die Herstellung von roten Blutkörperchen im Knochenmark. Die auf die Erkrankung folgende Blutarmut (Anämie) ist üblicherweise harmlos. Ausnahmen: 1. Menschen mit Blutstörungen (Sichelzellen, Kugelzellen, Thalassämie), und 2. Schwangere, die noch nie Ringelröteln hatten. Sie können besonders zu Beginn der Schwangerschaft die Viren zu 5% an das Baby weitergeben, das dann auch eine Blutarmut bekommen kann. Diese kann so schwer verlaufen, dass das Baby im Mutterleib eine ausgedehnte Wassersucht entwickelt. Der Frauenarzt sieht im Ultraschall, dass das Baby Bauchwasser und erhebliche Ödemen der Haut aufweist. Schwangere sollten sich deshalb binnen 2 Wochen beim Frauenarzt zur Blutuntersuchung und ggf. zum wöchentlichen Ultraschall vorstellen, wenn sie mit Ringelröteln in Kontakt gekommen sind.

Hat die werdende Mutter einen schützenden Antikörper-Titer gegen dieses Parvovirus B19, geschieht ihrem Baby nichts. Sieht der Gynäkologe im Ultraschall dagegen die oben genannte Wassersucht, kann dem Baby nur mit einer vorgeburtlichen Bluttransfusion über die Nabelvene geholfen werden.

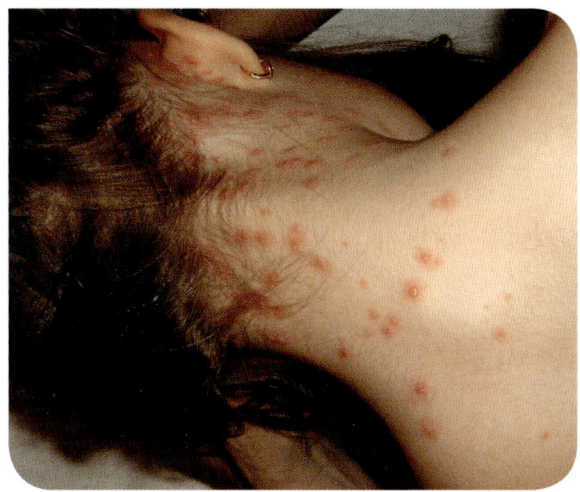

⚆ Windpocken-Ausschlag im Bläschenstadium ist ansteckend.

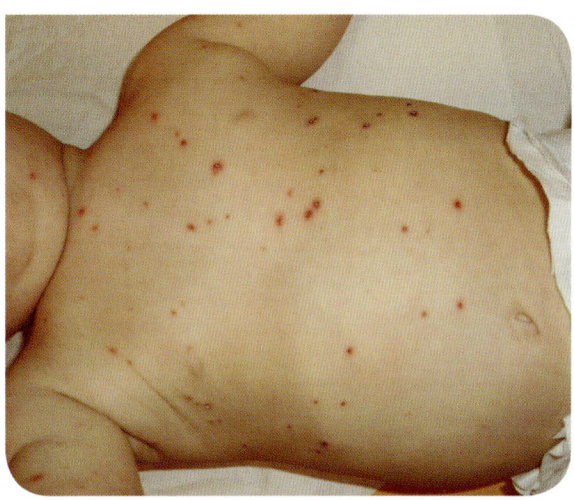

⚆ Verkrustete Windpocken sind nicht mehr ansteckend.

trotz des Ausschlags Gemeinschaftseinrichtungen besuchen.

Impfung gegen Ringelröteln
Eine Impfung ist nicht möglich.

Windpocken

»Mami, guck mal, ich hab ganz viele Pickel. Und die jucken!« – und sofort fängt Ihr Liebling an zu kratzen. Das könnten Windpocken sein. Vielleicht können Sie sich noch an Ihre Windpockenerkrankung als Kind erinnern und wissen, dass die Windpocken nicht aufgekratzt werden sollten, damit keine Narben entstehen. Leichter gesagt als getan!

Krankheitsbild
Innerhalb von 4 Tagen schießen bis zu 400 »Pocken« überall an der Haut auf, auch am behaarten Kopf und im Mund. Meistens jucken sie. Die Pocken sehen zunächst aus wie flache Pickelchen, entwickeln sich aber binnen Stunden zu Bläschen

gefüllt mit klarer Flüssigkeit (s. Abb.) Diese platzen schon bei leichter Berührung und verkrusten dann (s. Abb.).

Die meisten Kinder fühlen sich nicht wirklich krank, nur die juckenden »Pocken« stören sie sehr. Sehr wenige Kinder machen eine Infektion ohne Pocken durch (»stille Feiung«, Seite 358).

Erreger
Windpocken werden durch das Varizella-Zoster-Virus ausgelöst, das sich durch Tröpfcheninfektion und bei Berührung der Wasserbläschen verbreitet. Dieses Virus ist sehr ansteckend, weshalb man das Bild »wie mit dem Wind« dafür verwendet. Bei Masern-Kontakt stecken sich alle Menschen an, bei Windpocken »nur« 90 %. Das Besondere der Windpockenviren ist deren lebenslanges Überleben im menschlichen Körper. Durch bestimmte Umstände kann das Virus wieder »auskeimen« und eine Gürtelrose verursachen. (s. a. Herpes – eine Begriffsverwirrung?, Seite 377)

Diagnose

Ihr Kinder- und Jugendarzt erkennt Windpocken an dem charakteristischen Ausschlag. Weder Abstriche noch Blutuntersuchungen sind erforderlich.

Therapie

Da die Pocken schnell aufplatzen, entstehen am Körper viele kleine Wunden, die sich – da sie feucht sind – bakteriell infizieren können. Ihr Kinder- und Jugendarzt wird Ihrem Kind daher eine

Doppelt impfen gegen Gürtelrose

Wer zweimal gegen Windpocken geimpft wurde, kann sie nicht mehr bekommen. Wer nur einmal geimpft ist, kann »leichte« Windpocken bekommen, also nur 10–20 statt der 400 Bläschen; einen schlimmen Verlauf erleiden einmal Geimpfte aber nicht. Besser ist aber die zweimalige Impfung, denn nach einer überstandenen Windpockenkrankheit, aber auch nach einer Impfung überleben die Viren in bestimmten Nervenzellen rechts und links der Wirbelsäule. Dort »ruhen« sie, bis sie durch eine Immunschwäche, UV-Belastung oder Stress wieder aufgeweckt werden: Dann wandern sie über sensible Nervenbahnen in umschriebene Hautareale, wo sie Schmerzen auslösen sowie eine Rötung und typische Bläschen verursachen (Gürtelrose oder Zoster, s. Abb.). Die Gürtelrose entwickelt sich also immer aus den eigenen (!) im Körper lebenden Viren. Untersuchungen haben gezeigt, dass die Impf-Windpockenviren 10-mal seltener eine Gürtelrose auslösen als eine natürliche Windpockeninfektion.

Eine Gürtelrose ist eine lokale Infektion der Haut, ganz anders als Windpocken. Ein Patient mit Gürtelrose ist nicht über den Mund bzw. den Speichel ansteckend, sondern nur über die Berührung der befallenen Hautareale. Wenn ein anderes Kind diese Hautareale berührt, wird es – wie bei einem Erstkontakt mit dem Varizella-Virus – Windpocken entwickeln. Bedeckt ein Kind mit Gürtelrose im Kindergarten bzw. in der Schule seine erkrankten Hautareale, z. B. am Bauch, mit einem Hemd, können sich andere Kinder mit diesem Virus nicht anstecken. Erwachsene leiden an einer Gürtelrose deutlich länger und intensiver als Kinder. Daher wird bei Erwachsenen, ganz anders als bei Kindern, ein »Antibiotikum« gegen Gürtelrose verordnet. Dieses darf nie gleichzeitig mit einer Krebstherapie eingenommen werden.

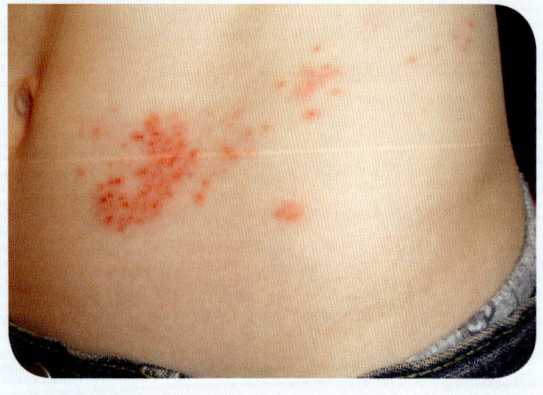

⬗ Gürtelrose

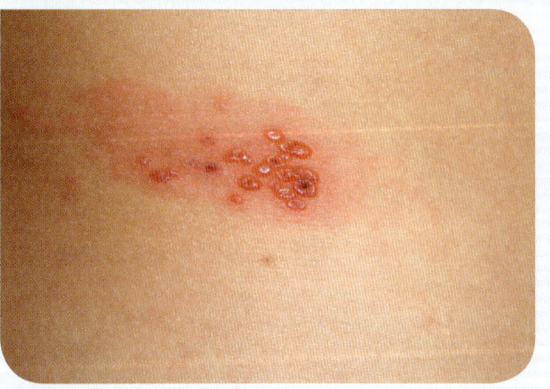

⬗ Gürtelrose in Nahaufnahme

lokale Schüttelmixtur verschreiben, die die Haut beruhigt und den Juckreiz stillt. Bitte schütteln Sie diese Mixtur – wie der Name sagt – vor Gebrauch auf und reiben Sie die Bläschen großflächig damit ein. Bei sehr starkem Juckreiz kann ein zusätzlich verordnetes Heuschnupfenmittel (Antihistaminikum) die Wirkung ergänzen.

So helfen Sie Ihrem Kind: Falls Ihr Kind an Juckreiz leidet, helfen kühlende Umschläge meist nicht gut, da ja die gesamte Haut betroffen ist. Ihr Kinder- und Jugendarzt wird Ihrem Kind daher ein Medikament gegen den Juckreiz verordnen, das entweder aufgetragen oder eingenommen wird.

Da die meisten Kinder gar nicht »krank« sind, steht eher die Langeweile daheim im Vordergrund. Richten Sie sich also auf eine Woche ohne viel Besuch und mit viel Spielen zu Hause ein. Kinder und Erwachsene (auch Schwangere!), die schon Windpocken hatten oder geimpft sind, dürfen natürlich zum Spielen kommen.

Die Krusten sollten von alleine abfallen, da z. B. durch Kratzen, Abfrottieren oder Chlorwasserkontakt Narben entstehen können. Also: Ihr Kind darf zwar duschen, aber hinterher sollten Sie die Haut nur trocken tupfen, nicht abrubbeln. Ins Schwimmbad gehen sollten Sie mit Ihrem Kind aber erst nach Abfallen der Krusten (Chlorwasser).

Wie lange ist mein Kind infektiös?

Die Inkubationszeit beträgt 7–21 Tage. Ihr Kind ist 2 Tage vor Auftreten der Windpocken bis zum Trockenwerden aller Pocken – auch der im Mund! – ansteckend. Dies dauert meist 7 Tage.

Zulassung zu Gemeinschaftseinrichtungen

Wenn alle Pocken trocken sind, meist nach 6–7 Tagen, darf Ihr Kind wieder Gemeinschaftseinrichtungen besuchen. Ein kinderärztliches Attest ist

Nicht immer harmlos!

Windpocken sind leider nicht immer harmlos, denn die Haut kann sich bei »Knibbel-Liesen« bakteriell entzünden (vgl. Eiterflechte, Seite 419). Schwerwiegender, aber zum Glück sehr selten ist dagegen eine Entzündung des Gehirns oder der Hirngefäße, die zu einem schlaganfallähnlichen Bild führen kann. Eine Lungenentzündung durch Windpocken (Viruspneumonie) kann tödlich verlaufen. Schwange sind besonders gefährdet. Im 1. Trimenon kann es zu Fehlbildungen des Fetus kommen. Erkrankt eine Schwangere 5 Tage vor bis 2 Tage nach der Entbindung an Windpocken, kann es in der 2. Lebenswoche des Neugeborenen zu einer Windpockeninfektion mit einer Lungenentzündung und anderen schweren Schäden kommen. Solche Neugeborene werden daher sofort passiv geimpft.

dazu nicht erforderlich. Ihr Kinderarzt muss allerdings die Erkrankung bzw. bereits den Verdacht darauf dem Gesundheitsamt namentlich melden.

Impfung gegen Windpocken

Kinder werden in der Regel 2-mal ab dem 11. Lebensmonat innerhalb von 12 Monaten geimpft (Seite 112), meist zusammen mit Masern, Mumps und Röteln.

Dreitagefieber

Schon seit 3 Tagen hat Ihr kleiner Liebling hohes Fieber, er quengelt und ist müde – richtig krank eben. Sie sind etwas beunruhigt und waren auch schon bei Ihrem Kinder- und Jugendarzt, aber der konnte keine Ursache finden; zwar sieht ihr Liebling aus, als hätte er einen Infekt der oberen Luftwege, dafür ist aber das schlecht zu senkende Fieber nicht so typisch. Ihr Kinderarzt vermutete daher das Dreitagefieber. Am nächsten Tag ist Ihr Kind plötzlich wieder munter, spielt mit seinen Lieblingssachen und fragt, ob Sie mit ihm auf den Spielplatz gehen. Sie sind ziemlich verwundert – eben war es doch noch krank – und stellen fest, dass das Fieber verschwunden ist. Noch während Sie überlegen, woher diese plötzliche Wandlung kommt, sehen Sie einen blassen Ausschlag auf seinem Bauch. Also hatte Ihr Kinderarzt recht: Ihr Kind hat Dreitagefieber.

Krankheitsbild

Die Kinder zeigen etwa drei Tage hohes Fieber, meist ohne weitere Symptome. Wenige Stunden nach der Entfieberung – Ihr Kind erscheint wieder gesund – tritt plötzlich ein Ausschlag auf (daher der medizinische Name »Krankheit des plötzlichen Ausschlags« oder »Exanthema subitum« oder »Roseola infantum«.) Dieser Ausschlag ist stammbetont und eher blassrosa, also gar nicht spektakulär (s. Abb.). Ein Fieber über drei Tage, das nicht von diesem Ausschlag gefolgt wird, ist kein Dreitagefieber.

❦ Dreitagefieber

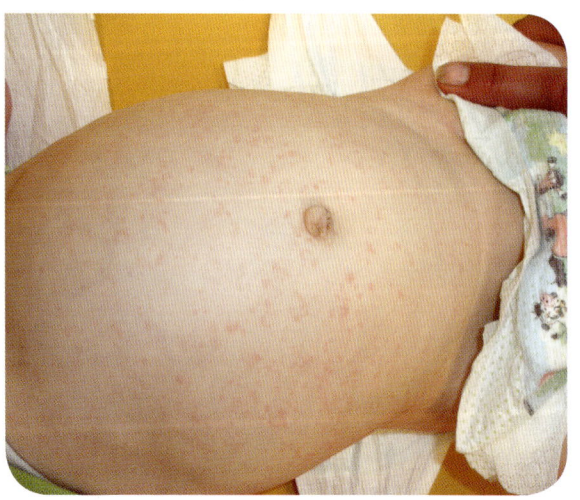

Erreger

Das Dreitagefieber wird durch einen Virus der Herpesgruppe (Typ HHV 6 oder 7, Seite 377) ausgelöst, der durch Tröpfchen übertagen wird.

Diagnose

Ihr Kinder- und Jugendarzt wird das Dreitagefieber bei seiner Untersuchung feststellen. Da der Ausschlag so unspektakulär ist, wird das Dreitagefieber gerne mit anderen fieberhaften Krankheiten in Verbindung gebracht, die auch ähnliche Ausschläge zeigen, z. B. unspezifischer Ausschlag (Seite 200).

Therapie

Es gibt keine Therapie, denn die Krankheit ist bei Diagnose (Ausschlag) bereits vorbei.

So helfen Sie Ihrem Kind: Da Ihr Kind hohes Fieber hat und deshalb viel schwitzt, sollten Sie auf eine ausreichende Flüssigkeitszufuhr achten. Die Windel Ihres Babys sollte 2–3-mal täglich gut prall mit Urin gefüllt sein. Ein Kind, das keine Windel mehr braucht, ist in der Regel nicht mehr in dem Alter, in dem es an einem Dreitagefieber leidet.

Wie lange ist mein Kind infektiös?

Die Inkubationszeit beträgt 1–2 Wochen. Eine Isolierung erkrankter Kinder ist nicht notwendig.

Zulassung zu Gemeinschaftseinrichtungen

Da sich im Laufe der Kleinkinderzeit alle Kinder irgendwann infizieren, erscheint eine längerfristige Pause nicht gerechtfertigt. Standardregel: Warten Sie einen fieberfreien Tag ab, bis Sie Ihr Kind wieder in die KiTa schicken.

Impfung gegen Dreitagefieber

Eine Impfung ist nicht möglich.

Weitere Infektions-krankheiten

Neben den klassischen Kinderkrankheiten gibt es noch viele andere Infektions-krankheiten, die durch Viren oder Bakterien ausgelöst werden. Leider ist gegen viele kein Impfstoff verfügbar. Ihr Kinderarzt kann die Beschwerden aber oft lindern.

Auf den folgenden Seiten fasse ich die häufigsten Infektionen zusammen, die durch Viren oder Bakterien ausgelöst werden und die nicht zur Gruppe der so genannten Kinderkrankheiten zählen. Auch hier stelle ich die Krankheiten – der besseren Übersicht wegen – wie in einem Lexikon vor. Zu jeder Krankheit gebe ich Hinweise zum Krankheits-bild, zu Erregern, zur Diagnose und zur Therapie. Tipps, was Sie selbst tun können, um Ihrem Kind zu helfen, werden Sie ebenfalls finden.

Hand-Fuß-Mund-Krankheit

»Mama, mir tun die Füße so weh. Ich kann gar nicht mehr laufen!« Als Sie sich die Füße Ih-res Schatzes genauer anschauen, entdecken Sie Bläschen, die von einem roten Hof umgeben sind. Wie eine Blase von schlecht sitzenden Schuhen sehen sie nicht aus. Dann erinnern Sie sich, dass neulich jemand in der KiTa sagte, ein paar Kin-der hätten die Hand-Fuß-Mund-Krankheit. Wahr-scheinlich hat sich Ihr Kind auch angesteckt.

Krankheitsbild

Eine Woche vor dem Ausschlag kann eine grippe-ähnliche Episode bemerkt werden (Kopf- und Glie-derschmerzen, Fieber). Wie der Name schon sagt tritt dann ein Ausschlag an der Handfläche, den Fußsohlen und im Mund auf (s. Abb. 1–4, Seite 372). Es kann auch zu einer Ausbreitung des Aus-schlags entlang der Unterarme und Unterschen-kel kommen. Häufig ist ein Befall des Windel- bzw. Unterhosenbereiches (s. Abb. 5, Seite 372). Ei-gentlich müsste die Krankheit also »Hand-Fuß-Mund-Po-Krankheit« heißen. Auch außen am Mund kann ein Ausschlag hinzukommen, der an eine Eiterflechte erinnert (s. Abb. 6, Seite 372).

Meistens sind die Kinder durch diese Flecken nicht beeinträchtigt. Nur selten klagen Kinder an Hän-den und Füßen über Juckreiz oder ein unangeneh-mes Gefühl. Fieber tritt so gut wie nie auf. Selten kann es einige Tage nach der Krankheit zu einer Lösung von Finger- oder Fußnägeln kommen, die Teile (s. Abb., Seite 373) oder sogar den gesam-ten Nagel betreffen kann. Die Nägel wachsen aber komplett wieder nach.

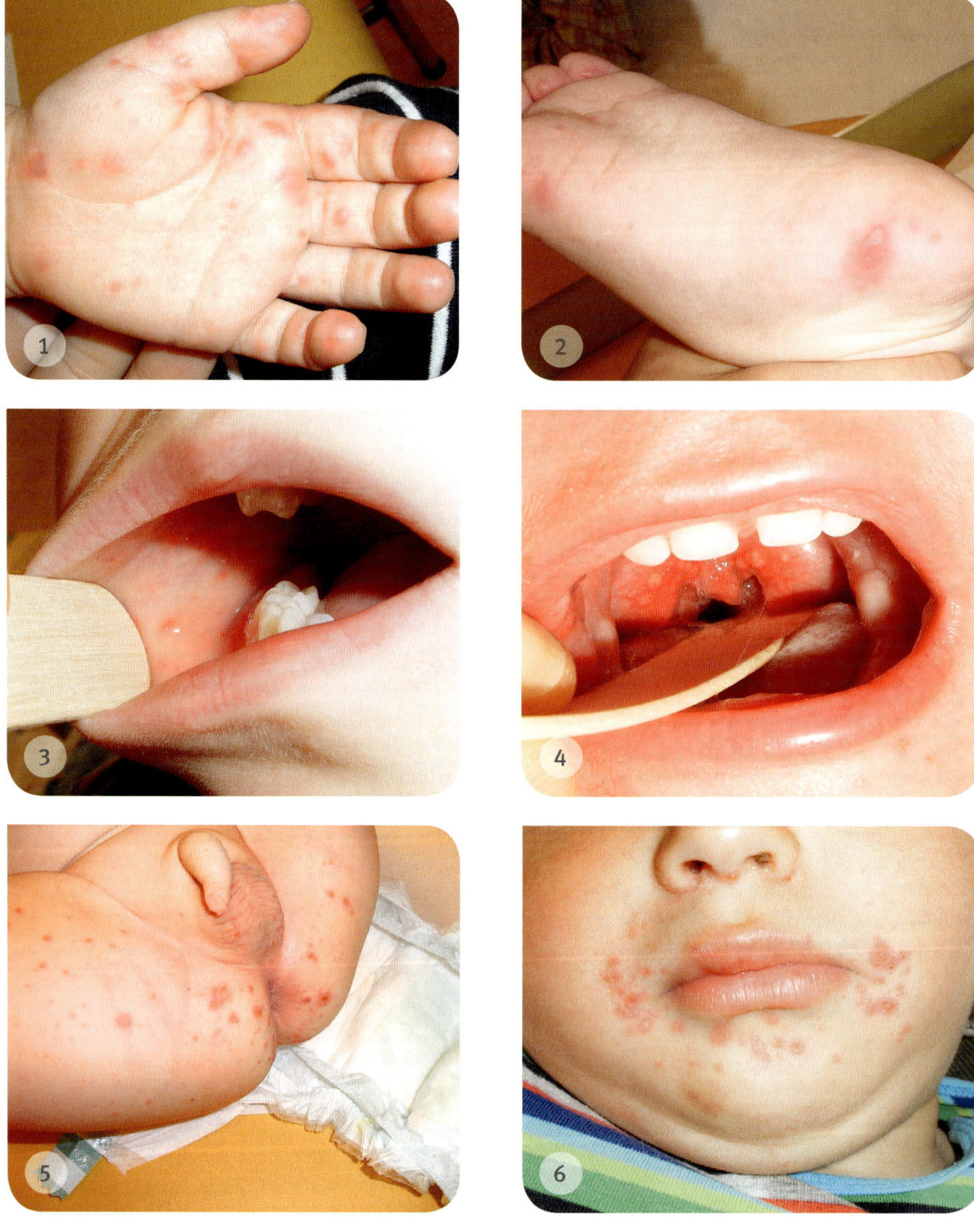

Die Hand-Fuß-Mund-Krankheit ist sehr anstekkend, weshalb sich so gut wie alle Kinder (meist im Kindergarten) anstecken. Allerdings entwickeln weniger als 20 % die typischen Flecken. Die meisten infizierten Kinder sind als ansteckende Virusträger also nicht zu erkennen (»stille Feiung«, Seite 358).

Erreger

Leider lässt sich der Erreger der Hand-Fuß-Mund-Krankheit nicht so genau benennen: Früher wurde das Coxsackie-Virus A16 als Auslöser vermutet, es gibt aber wohl über 50 Viren (Enteroviren), die ein solches oder ähnliches Krankheitsbild verursachen können. Diese Viren breiten sich gerne über den Darm aus, vorwiegend in den Sommermonaten und besonders in Kindergärten oder über Planschbeckenwasser.

Da ein Auftreten der Hand-Fuß-Mund-Krankheit im Erwachsenenalter eine Rarität ist, darf von einer lebenslänglichen Immunität nach einer durchgemachten Infektion ausgegangen werden.

Diagnose

Die typische Anordnung der Flecken macht die Diagnose einfach. Manchmal sind allerdings die Flecken im Windelbereich viel ausgeprägter, sodass ein Kind unter dem Verdacht auf eine Windelinfektion vorgestellt wird. Die Flecken um den Mund herum können an eine Eiterflechte (Seite 419) oder eine Mundfäule (Seite 375) erinnern. Der Blick auf Handinnenflächen und Fußsohlen führt

◀ Haut und Mundveränderungen bei der Hand-Fuß-Mund-Krankheit:
❶ typischer Ausschlag an der Handfläche
❷ typischer Ausschlag am Fuß
❸ Ausschlag an der Wangeninnenseite
❹ Ausschlag am Gaumen
❺ Ausschlag im Windelbereich
❻ Ausschlag um den Mund herum

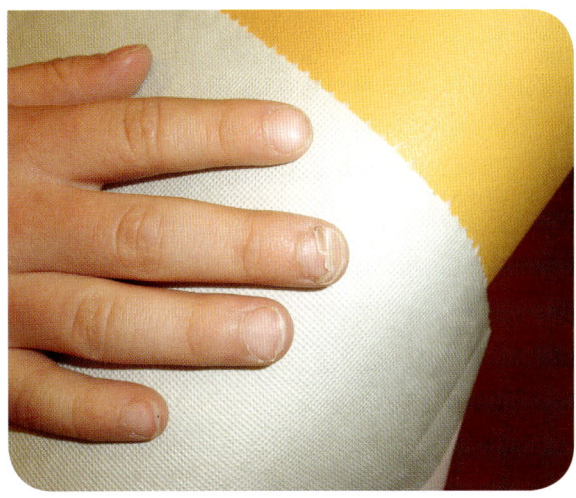

⬆ Hand-Mund-Fuß-Krankheit: Nagellösung

dann aber zur richtigen Diagnose. Weitere laborchemische Untersuchungen sind nicht notwendig.

Therapie

Es gibt keine spezifische Therapie. Die Pöckchen an der Haut platzen nicht auf wie bei Windpocken und infizieren sich auch nicht. Da sie nicht infektiös sind, müssen sie auch nicht bedeckt werden, wie es etwa bei der Gürtelrose (Seite 368) besprochen wurde. Gelegentlich sind die Schmerzen im Mund so stark, dass Sie Ihrem Kind ein Schmerzmittel geben sollten, z. B. Ibuprofen.

So helfen Sie Ihrem Kind: Da die Kinder in aller Regel keine oder kaum Beschwerden haben, ist eine Therapie meist nicht notwendig. Das unangenehmste der HFM-Krankheit können die Schmerzen im Mund sein: Neben einer guten Schmerztherapie helfen kalte Speisen (z. B. Joghurt oder Eis) und Getränke.

Gelegentlich haben die Kinder störende Gefühle an den Händen und Füßen, manchmal beim Laufen. Durch den Hinweis, dass die Flecken nicht schlimmer werden und bald »weg« sind, lassen sie sich meist erfolgreich beruhigen. Sehr selten muss gegen die Missempfindungen an Händen und Füßen ein juckreizstillendes Medikament verordnet werden.

Wie lange ist mein Kind infektiös?

Kinder sind bereits 2 Tage vor Beginn des Ausschlages ansteckend. Vorsicht, die Virusausscheidung mit dem Stuhl dauert 2–6 Wochen an. Die Inkubationszeit beträgt 1 Woche. Achten Sie deshalb bitte beim Wickeln bzw. auf der Toilette auf gute Händehygiene.

Zulassung zu Gemeinschaftseinrichtungen

Wenn Ihr Kind keine Schmerzen mehr hat, darf es mit den Flecken wieder in die KiTa oder Schule gehen. Die Schmerzen können aber, besonders im Mund, ein paar Tage andauern. Die Flecken selbst sind nicht ansteckend, wohl aber der Speichel und der Stuhl.

Mehr als 80 % der Kinder stecken sich zwar an, zeigen aber keine Flecken: Sie sind also gar nicht als ansteckend zu erkennen. Da sie dennoch über Wochen infektiös sind, werden diese scheinbar »gesunden« Kinder über lange Zeit andere Kinder anstecken. Die Herausnahme der wenigen, offensichtlich erkrankten Kinder bringt also keinen Vorteil für die Gemeinschaft. Auf ein sichtbar erkranktes Kind kommen also etwa 4 weitere Kinder in der KiTa, die zwar genauso ansteckend sind, aber keinen Ausschlag zeigen.

Impfung gegen die Hand-Fuß-Mund-Krankheit

Es gibt keine Impfung gegen die Hand-Fuß-Mund-Krankheit.

Herpes und Mundfäule

Hin und wieder leiden Sie an Lippenherpes. Das ist zwar sehr unangenehm, aber Sie haben sich damit arrangiert. Eines Morgens bemerken Sie, dass Ihr kleiner Liebling sehr krank wirkt, er hat Fieber und mag nichts essen und trinken. Als sie ihn schließlich überreden, wenigstens den Mund zu öffnen, entdecken Sie weißliche Flecken im Mundraum und am Zahnfleisch und fragen sich, ob das etwas mit Ihrem Lippenherpes vor 2 Wochen zu tun hat.

Hinweis für Schwangere

Ein Infekt in der Schwangerschaft scheint für das ungeborene Baby ohne Folgen zu bleiben, es sei denn, die Mutter wird ausgerechnet um den Geburtszeitpunkt herum krank, hat sich also kurz vor der Entbindung mit der Hand-Fuß-Mund-Krankheit erstmalig angesteckt. Dann kann es zu einer Übertragung der Viren über die Nabelschnur auf das Neugeborene kommen. Das Problem ist ähnlich wie bei einer Windpockeninfektion um den Entbindungstermin herum: Die Viren vermehren sich im Körper der Mutter und überfluten das Baby, bevor die Mutter Antikörper (Immunglobuline vom Typ G = IgG) bildet, die das Baby schützen. Denn die zuerst gebildeten Antikörper vom Typ IgM gelangen nicht über den Mutterkuchen zum Baby, da sie zu groß sind.

Ganz anders als bei den Kindergartenkindern, die durch die Hand-Fuß-Mund-Krankheit keine wesentlichen gesundheitlichen Probleme bekommen, können Neugeborene an einer Entzündung der Lungen, des Herzmuskels, des Gehirns und der Leber erkranken und sollten daher in einer Kinderklinik gründlich untersucht werden.

Krankheitsbild

Lippenherpes äußert sich durch Brennen, Kribbeln und Spannungsgefühl. Ausgelöst werden kann ein Herpes an der Lippe z. B. durch Stress, UV-Licht, Erkältungen, Unfälle. Erst bei weiter fortschreitender Entzündung treten an den betroffenen Hautpartien auch die typischen gruppierten Bläschen auf (s. Abb. 1 und 2, S. 376).

Steckt sich ein Kind erstmalig mit dem Herpes-Virus an (z. B. durch einen Kuss der Eltern oder Großeltern), passiert meist nichts: Die Viren vermehren sich unbemerkt im Körper des Kindes und »schlafen« in bestimmten Nervenzellen – vielleicht ein Leben lang (»stille Feiung«, Seite 358).

Bei wenigen Kindern führt die Erstinfektion dagegen zur Mundfäule: Wenige Tage nach der Infektion leiden sie an weißlichen Geschwüren im Mundraum (Aphthen, s. Abb. 3, S. 376), die sehr schmerzhaft sind. Sie können am Gaumen, in den Wangentaschen, am Zahnfleisch und hinter den Lippen (Stomatitis aphthosa) auftreten. Das Zahnfleisch kann dadurch erheblich anschwellen, sodass die Zähne zur Hälfte verdeckt werden (s. Abb. 4, S. 376). Durch die große entzündete Fläche riechen die Kinder unangenehm aus dem Mund (daher der Name »Mundfäule«). Zähneputzen ist wegen der Schmerzen meist nicht möglich. Manchmal finden sich auch Bläschen auf den Lippen und um den Mund herum. Die Kinder sind etwa 1 Woche lang richtig krank, fiebern, wollen kaum etwas essen oder trinken, in schlimmen Fällen schlucken sie selbst ihren Speichel nicht herunter.

Erreger

Die Mundfäule wird durch dasselbe Herpes-Virus ausgelöst wie der Lippenherpes (HSV Typ I). Es wird durch Schmier- bzw. Tröpfcheninfektion, z. B. bei Küssen, weitergegeben.

Maul- und Klauenseuche bei Tieren

Die Maul- und Klauenseuche bei Tieren (v. a. Schweine und Rinder) wird durch Erreger derselben »Virusfamilie« (sogenannten »Picorna-Viren«) ausgelöst. Es verwundert daher nicht, dass die Krankheit bei den Tieren gleichartig wie beim Menschen verläuft: mit einer grippeähnlichen Vorphase, gefolgt von typischen Wunden an den Klauen und im Maul sowie im Genitalbereich. Eine Ansteckung vom Menschen auf Paarhufer oder umgekehrt ist in der Regel nicht möglich (daher der Name »falsche« Maul- und Klauenseuche).

Nur bei der ersten Infektion im Leben (z. B. Gute-Nacht-Kuss eines Elternteils mit Lippenherpes) können Kinder die Mundfäule entwickeln, allerdings geschieht dies sehr selten. Entwickelt ein Kind einen Lippenherpes, liegt dies nie an einer akuten Ansteckung durch andere Menschen, sondern immer an einer endogenen, d. h. von den eigenen Viren ausgehenden Entzündung.

Diagnose

Die Mundfäule wird aufgrund der schmerzhaften Schleimhautläsionen und des geschwollenen Zahnfleisches festgestellt. Eltern selbst bemerken eher den kranken Allgemeinzustand, das Fieber und die Trinkunlust (Schmerzen!) ihres Kindes. Weitere diagnostische Schritte sind in der Regel nicht notwendig.

Therapie

Bei Lippenherpes verschreibt der Arzt eine Creme, die die Vermehrung der Viren verhindert. Wenn die Haut durch eine Wunde bereits geschädigt ist,

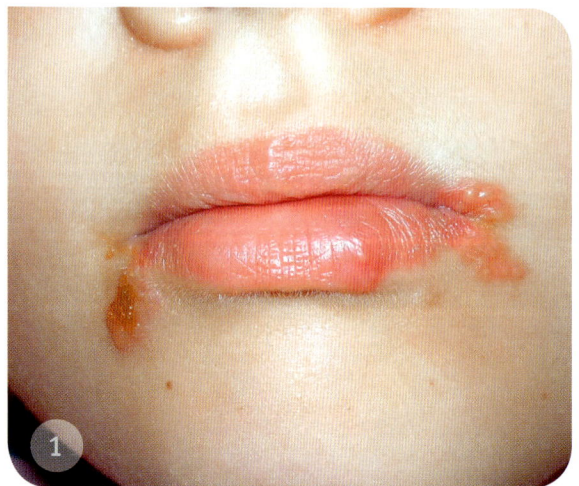

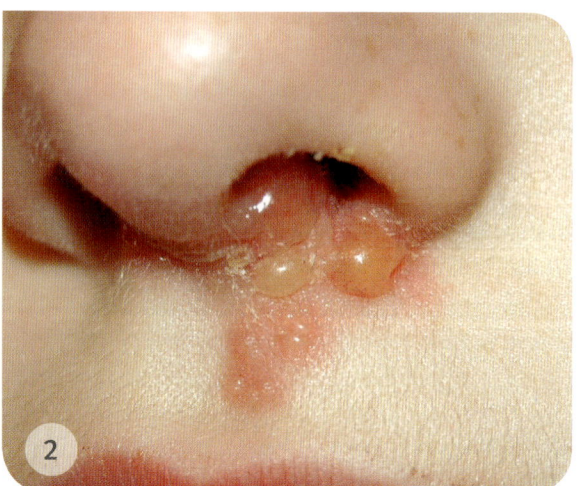

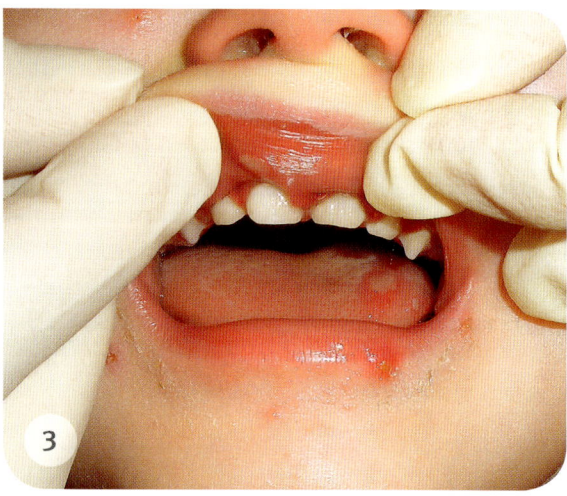

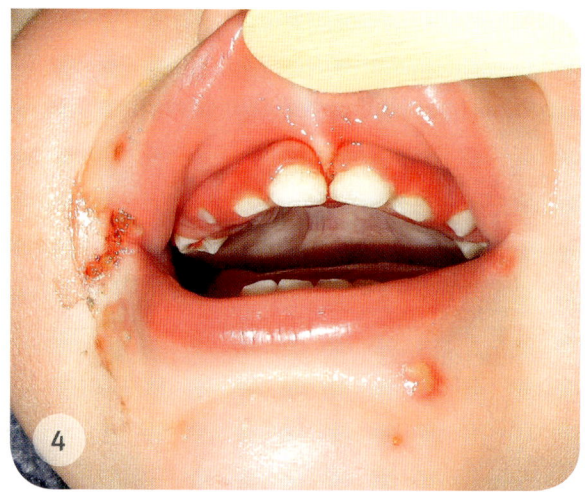

❶ Typischer Herpes-Befund mit gruppierten Bläschen
❷ Herpes-Bläschen können auch an anderen Stellen auftreten, z. B. an der Nase.
❸ Mundfäule: Aphthen an Lippe und Zunge
❹ Mundfäule: Zahnfleisch-Schwellung und Bläschen um den Mund herum

hilft ein Hydrokolloid-Pflaster (»Herpes-Pflaster«) und eine Panthenol-haltige Wundcreme.

Ist Ihr Kind an Mundfäule erkrankt, wird Ihnen Ihr Kinder- und Jugendarzt eine – den star-

ken Schmerzen entsprechende – Schmerztherapie empfehlen, die wie bei der »Fieberschaukel« (Seite 237) in einer alle 4 Stunden zu verabreichenden Medikation besteht. Kinder, die wegen der Schmerzen im Mund das Trinken einstellen, sollten zur Überwachung des Flüssigkeitshaushalts und zur Infusionstherapie in einer Kinderklinik behandelt werden.

Ein Virustatikum (Antibiotikum gegen Viren) wird nur dann empfohlen, wenn die Herpes-Viren zu einer Entzündung auch des zentralen Nervensystems geführt haben (vgl. »Herpes – eine Begriffsverwirrung«, Seite 377).

So helfen Sie Ihrem Kind: Die Schmerzen im Mund führen manchmal dazu, dass Ihr Kind überhaupt nichts mehr schlucken will. Versuchen Sie es mit kalten Speisen, z.B. Joghurt oder Eis, und gekühlten Getränken. Neben der Schmerztherapie durch Ihren Kinderarzt (s. oben »Schmerzschaukel«) können Sie schmerzstillende Mundgele benutzen. Diese wirken aber nur etwa 15–20 Minuten. Geben Sie ein solches Gel also 5 Minuten vor der Mahlzeit, damit Ihr Kind wenigstens etwas essen oder trinken kann.

Wie lange ist mein Kind infektiös?

Ein Herpes ist so lange ansteckend, wie er feucht ist. Stillenden Müttern mit einem Lippenherpes wird empfohlen, den Herpes z.B. mit einem Herpespflaster abzudecken oder einen Mundschutz beim Stillen zu tragen. Kindergartenkinder mit einem Herpes an der Lippe dürfen – auch ohne den Herpes abzudecken – die KiTa besuchen.

Zulassung zu Gemeinschaftseinrichtungen

Kinder mit Lippenherpes (oder anderen Stellen mit Herpes) dürfen die KiTa oder die Schule besuchen. Kinder mit Mundfäule sind dagegen richtig krank und müssen daheim bleiben. Nach Abheilen der Geschwüre darf Ihr Kind die Gemeinschaftseinrichtungen wieder besuchen.

Impfung

Eine Impfung gegen Herpes ist nicht möglich.

Herpes – eine Begriffsverwirrung?

Ist das nun ein Zoster? Eine Gürtelrose? Oder ein Herpes? Die sogenannte »Familie« der Herpes-

Humane Herpesviren (HHV)

Typ	Name	Erstkrankheit	Folgekrankheit bei Reaktivierung
1	Herpes simplex I	Mundfäule (Seite 374)	Lippenherpes (Seite 374)
2	Herpes simplex II	Genitalherpes	Genitalherpes
3	Windpocken oder Varizella-Zoster-Virus	Windpocken (Seite 367)	Gürtelrose (Seite 368) oder Zoster oder Herpes zoster (drei Begriffe für die gleiche Krankheit)
4	Epstein-Barr-Virus	Pfeiffer'sches Drüsenfieber (Mononukleose, Seite 385)	keine, nach Ersterkrankung lebenslänglicher Schutz
5	Zytomegalie-Virus (CMV)	Meist unbemerkt oder wie eine Erkältung. Bei Infektion im 1. Schwangerschaftsdrittel können schwere Schäden auftreten (kleiner Kopf, Verzögerung von Wachstum und Entwicklung, Hörschäden), bei Neugeborenen kann es zu einer Entzündung der Lungen und der Netzhaut kommen.	Stillende Mütter, die selbst eine CMV-Infektion durchgemacht haben, können beim Stillen das CMV aktivieren (ohne krank zu sein) und mit der Muttermilch an ihr Baby weitergeben. Dies ist aber für Reifgeborene ungefährlich.
6 + 7	HHV 6 + 7	Dreitagefieber (Seite 369)	Vermutlich Röschenflechte (Seite 386)
8	HHV 8	Karposi-Sarkom (bösartige Krankheit bei AIDS-Patienten)	nicht bekannt

Viren umfasst mehr als 150 verschiedene Typen, wovon nur 8 bei Menschen eine Krankheit auslösen können. Typisch für diese Herpesviren ist eine Erst-Infektion, die unbemerkt bleiben kann, nach der die Viren aber ein Leben lang ohne Krankheitszeichen im Körper verbleiben. Werden diese Viren erneut aktiviert, führt dies meist zu einer anderen Krankheit (s. Tabelle Seite 377).

Vorsicht, Hirnentzündung!

Gefürchtet ist eine Herpes-Entzündung des Gehirns. Diese betrifft v. a. Neugeborene, aber auch Erwachsene, zum Glück nur selten Kinder. Wenn Eltern oder Betreuer einen Lippenherpes haben, sollten sie bis zur 6. Lebenswoche ein Neugeborenes nicht küssen bzw. bei sehr engem Kontakt einen Mundschutz tragen oder die Bläschen abdecken, z. B. mit einem Herpes-Pflaster. Stillen ist erlaubt.

Wenn Herpes-Viren in das Gehirn eindringen, erscheint der Patient zu Beginn wie grippig, es treten dann auffällige Krankheitszeichen hinzu: Er zeigt Schläfrigkeit, Wesensveränderungen mit eigenartigen Geruchssensationen und schließlich epileptische Krampfanfälle. Wenn Sie bei Ihrem Säugling oder Kleinkind eine Wesensveränderung bemerken, sollten Sie mit Ihrem Kind unmittelbar einem Kinder- und Jugendarzt aufsuchen. Dies gilt auch für Wochenenden oder Feiertage, denn auch dann ist immer ein kinderärztlicher Notdienst verfügbar.

Scharlach

Ihr Kind fühlt sich krank. Es hat hohes Fieber und klagt über Halsschmerzen. Seine Lymphknoten sind stark geschwollen. Essen mag es nichts und nur mit Mühe können Sie es zum Trinken überreden. Als Sie in seinen Mund schauen, sehen Sie, dass sein Gaumen feuerrot ist. Als der typische Ausschlag auftritt, sind Sie sich sicher: Ihr Kind hat Scharlach.

Krankheitsbild

Ein Kind mit Scharlach wird plötzlich richtig krank, hat hohes Fieber, aber keinen Husten. Typisch ist das Scharlach-Exanthem: Der Ausschlag erinnert an Sandpapier (s. Abb. 1) und tritt verstärkt an den Leisten und Achseln auf. Wenn Sie in den Mund Ihres Kindes schauen, sehen Sie die Himbeerzunge (s. Abb. 2) und einen hochroten Schlund (s. Abb. 3), oft auch eine Entzündung der Mandeln, manchmal mit Eiterstippchen. Außen am Hals können Sie dicke und schmerzhafte Lymphknoten tasten. Gerade kleine Kinder können Übelkeit und Brechreiz aufweisen. Dies alles tritt innerhalb von 1–2 Tagen auf. Nach Ende des Fiebers kommt es manchmal zu einer Schuppung der Innenseite von Händen und Füßen bzw. der Fingerkuppen (s. Abb. 4).

Das oben beschriebene Krankheitsbild »Scharlach« wird durch Streptokokken hervorgerufen, die nicht nur die bakterielle Halsentzündung verursachen, sondern aufgrund eines abgesonderten Giftstoffes zu dem Hautausschlag führen. Bleibt die Infektion auf den Rachen beschränkt, sprechen wir auch von einer Streptokokken-Infektion, allerdings einer lokalisiert verlaufenden Halsinfektion (»Streptokokken-Angina«). Scharlach-Kinder sind meist kränker als solche mit einer Streptokokken-Angina, bezüglich der unten genannten Folgeerkankungen gibt es jedoch keine Unterschiede.

Erreger

Scharlach ist eine der häufigsten bakteriellen Infektionskrankheiten in Deutschland, hervorgerufen durch Streptokokken der Gruppe A. Die Erreger verbreiten sich durch Tröpfcheninfektion. Scharlach hinterlässt leider keine Immunität, man kann also mehrfach daran erkranken.

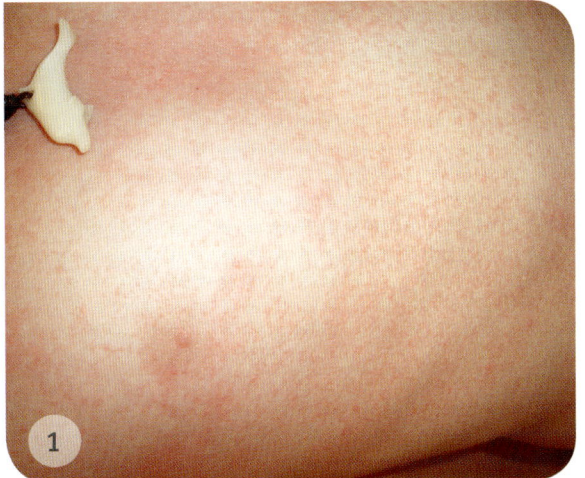

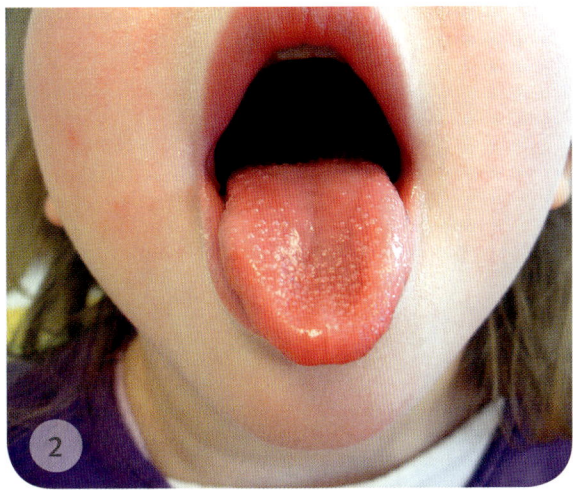

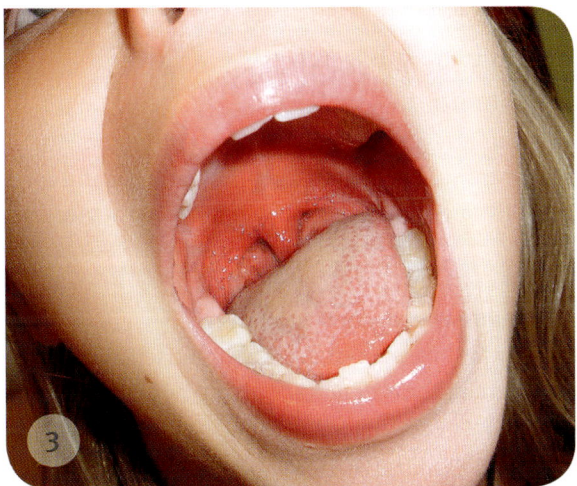

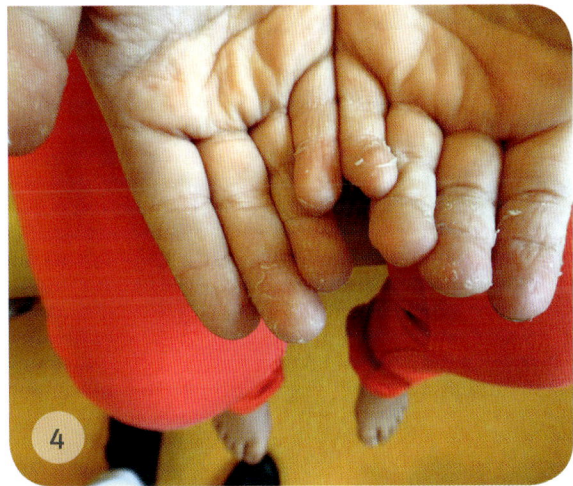

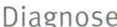

❶ sandpapierartiger Ausschlag bei Scharlach
❷ Himbeerzunge bei Scharlach
❸ hochroter Schlund bei Scharlach
❹ Fingerkuppenschuppung bei Scharlach

Diagnose

Ihr Kinder- und Jugendarzt wird ggf. einen Abstrich vom Rachen vornehmen, um Scharlach in einem Schnelltest oder in einer Kultur nachzuweisen.

Therapie

Ihr Kinder- und Jugendarzt wird ein Antibiotikum verschreiben, vor allem um die Entstehung eines rheumatischen Fiebers (s. u.) zu verhindern.

So helfen Sie Ihrem Kind: Das Fieber und die Halsschmerzen können ein Scharlach-Kind schon sehr quälen. Durch die Gabe von Ibuprofen und kühlen Getränken helfen Sie Ihrem Kind darüber hinweg. Scharfkantiges (Brötchen, Krustenbrot) rutscht deutlich schlechter durch den Schlund als Brei oder Joghurt.

Angina bedeutet »eng«

Der Begriff wird in der Medizin für verschiedene Krankheiten benutzt. Die Streptokokken-Angina beschreibt eine Enge im Hals aufgrund einer lokalen Infektion mit Streptokokken, eine Erkältung (z. B. »Herbstgrippe«) mit einer Schwellung der Rachenhinterwand führt ebenfalls zu einer lokalen Schwellung. Beiden gemein sind die Schluckbeschwerden und evtl. Atemgeräusche beim Einatmen in Rückenlage. Eine »Angina pectoris« ist ein von Angst begleitetes Engegefühl in der Brust, wie es bei Patienten mit Herzkranzgefäß-Erkrankungen auftritt.

Streptokokken verursachen nicht nur Scharlach

Streptokokken sind nicht nur die Ursache von Scharlach und der oben beschriebenen Angina. Weitere typische Hautkrankheit durch Streptokokken sind z. B. Erysipel des Anus (»Popo-Scharlach«, Seite 420) und mit anderen Bakterien zusammen auch die Eiterflechte (Impetigo, Seite 419).

Wie lange ist mein Kind infektiös?

Die Inkubationszeit beträgt 1–3 Tage. Die Ansteckungsgefahr besteht bei unbehandelten Kindern bis zu 3 Wochen. Ist der Scharlach erkannt und wird durch Ihren Kinder- und Jugendarzt mit einem Antibiotikum behandelt, ist Ihr Kind nach 3 Gaben nicht mehr ansteckend.

Zulassung zu Gemeinschaftseinrichtungen

Nach der 3. Gabe des verschriebenen Antibiotikums – also nicht erst nach 3 Tagen – darf Ihr Kind wieder in die KiTa oder in die Schule gehen. Ein ärztliches Attest ist nicht erforderlich, da der Arzt die durchgeführte Therapie und damit die Infektfreiheit nicht belegen kann. Für eine Schwangere ist Scharlach genauso ansteckend wie für andere Menschen – sie dürfte bei einer Erkrankung auch mit Penicillin behandelt werden. Für das ungeborene Kind besteht dabei keine wesentliche Gefahr.

Impfung gegen Scharlach

Zurzeit wird ein Impfstoff gegen Scharlach entwickelt, der aber noch nicht verfügbar ist.

Komplikation: Post-Streptokokken-Krankheiten

Die Halsentzündung bei Scharlach ist gar nicht so schlimm. Leider besteht aber bei Nichtbehandlung die Gefahr eines »Rheumatischen Fiebers« sowie einer Nierenentzündung.

Rheumatisches Fieber

Heutzutage ist bei uns das Rheumatische Fieber sehr selten geworden. Nach einem Scharlach (genauer: einer nicht behandelten Streptokokken-A-Infektion) tritt in ca. 3 % der Fälle nach 1–3 Wochen erneut Fieber auf, gleichzeitig klagen die Kinder über Schmerzen an mehreren großen Gelenken (Polyarthritis). Der Kinder- und Jugendarzt weist ein solches Kind in aller Regel in eine Kinderklinik ein. Denn bestätigt sich dort laborchemisch der Verdacht, dass die Gelenkbeschwerden durch Scharlach ausgelöst wurden, muss das Herz sehr sorgfältig untersucht werden. Während die Gelenkentzündung vorübergeht, kann es nämlich an den Herzklappen zu einer Entzündung kommen, was bis zur Funktionsuntüchtigkeit der Herzklappen führen kann (»Das rheumatische Fieber leckt an den Gelenken und beißt sich am Herzen fest«).

Die Ursache liegt – soweit wir wissen – in einem molekularen Mimikri: Bei der Bekämpfung der Streptokokken richten sich unsere Immunzellen gegen bestimmte Strukturen auf der Oberfläche der Bakterien, die leider eine gewisse Ähnlichkeit mit dem Muskeleiweiß im Herzen haben. Dauert der immunologische Kampf zwischen unseren Immunzellen mit den Bakterien lang genug, werden Herz (und Gelenke) sozusagen »aus Versehen« mit attackiert.

Sehr selten tritt mehrere Monate später eine neurologische Störung auf: Die Bewegungen eines Kindes mit rheumatischem Fieber werden ausfahrend, die Schrift wird auffällig, während es insgesamt eher muskelschwach wirkt. Diese Beteiligung des Gehirns heißt »Chorea minor« und heilt glücklicher Weise meist von alleine aus, was aber ggf. Monate dauern kann.

Auch wenn das Risiko gering ist, durch einen Scharlach bzw. eine Streptokokken-Angina später an einem rheumatischen Fieber zu erkranken, sollte dennoch jedem Verdacht auf Scharlach korrekt nachgegangen und – bei Nachweis – unbedingt eine entsprechende antibiotische Therapie eingeleitet werden.

Akute Nierenentzündung (Post-Streptokokken-Glomerulonephritis)

Eine zweite Folgeerkrankung nach einer Haut- und Schleimhautinfektion mit Streptokokken kann eine Nierenentzündung sein: Die Kinder sind krank und kommen zum Kinder- und Jugendarzt. Auf Befragen geben sie Kopfschmerzen, aber keine Schmerzen an den Nieren an. Der Arzt stellt bei seiner Untersuchung geschwollene Oberlider und evtl. einen erhöhten Blutdruck fest. Im Urin werden Eiweiß und rote Blutkörperchen nachgewiesen. Ein solches Kind muss zur weiteren Diagnostik und Behandlung in eine Kinderklinik eingewiesen werden. Dort kann diese Krankheit in den überwiegenden Fällen erfolgreich behandelt werden.

Nicht an jeder Halsentzündung sind Streptokokken schuld

Eine Entzündung von Mandeln und Rachen wird meist durch Erkältungsviren hervorgerufen. Lediglich 10–20 % werden durch Streptokokken ausgelöst. Also: Nicht jedes Kind, dessen Mandeln wie bei Scharlach aussehen, hat auch wirklich Scharlach.

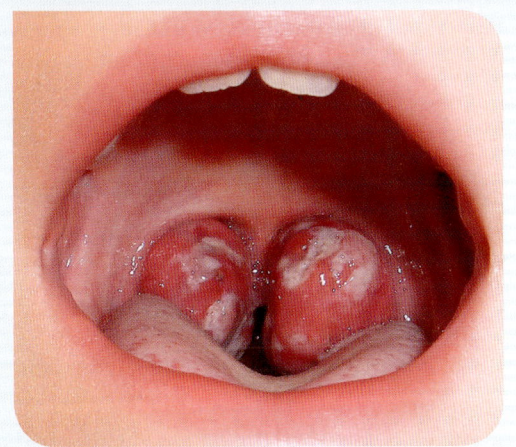

⬆ Mandelentzündung ohne Streptokokken: Erkältung – kein Scharlach

Wenn diese Entzündung an den Nieren nicht gestoppt wird, entwickeln sich ein gefährlicher Bluthochdruck, generalisierte Ödeme und eine erhebliche Infektneigung.

Auch bei der Entstehung einer Nierenentzündung nach einem Streptokokkeninfekt ist – wie beim rheumatischen Fieber – unser Immunsystem wesentlich beteiligt: Die Antikörper (Ak) verbinden sich mit den Streptokokkenantigenen (Ag) und bilden kleine Klümpchen (Ag/Ak-Komplexe), die sich in der Niere absetzen und dabei zu einer weiteren Aktivierung des Immunsystem führen.

Zum Verwechseln ähnlich: das Kawasaki-Syndrom

Vorsicht ist geboten, wenn Kleinkinder unter 5 Jahren hohes Fieber haben und so erscheinen, als litten sie an einem Infekt der oberen Luftwege, aber erst nach 3–5 Tagen Fieberdauer »Scharlach-Symptome« zeigen: also eine auffällig rote Zunge (Erdbeerzunge) evtl. verbunden mit hochroten Lippen, am Körperstamm einem feinfleckigen Ausschlag, dazu dicke Lymphknoten am Hals. Die roten Augen, die nicht vom Weinen kommen und auch nicht eitrig sind, passen allerdings ebenso wenig zu Scharlach wie die etwas unangenehm geschwollenen Hände und

Füße (die sich nach einer Woche schuppen). Dieses Krankheitsbild heißt »Kawasaki-Syndrom«. Die Ursache ist unbekannt. Mit Scharlach hat es nichts zu tun. Es handelt sich um eine Entzündung der kleinen und mittleren Arterien. Leider sind meist die Herzkranzgefäße beteiligt, was zu einer sackartigen Auswölbung (Aneurysma) der Gefäße führen kann. Bei Verdacht auf diese Krankheit sollte ein Kind zeitnah einem Kardiologen vorgestellt werden, am besten in einer Kinderklinik.

Keuchhusten

Sie wundern sich über den komischen Husten, den Ihr Kind seit ein paar Tagen hat. Die letzten beiden Wochen hatte es leichtes Fieber, die Nase lief und es hustete schon ein bisschen. Eine leichte Erkältung, die auch wieder vorübergeht, haben Sie sich gedacht. Aber jetzt hat sich der Husten stark verändert. Er kommt vor allem nachts, die Hustenstöße sind abgehackt und Ihr Kind keucht heftig. Manchmal hat es auch Atemnot. Könnte es sich um Keuchhusten handeln?

Krankheitsbild

Bei nicht gegen Keuchhusten (Pertussis) geimpften Kleinkindern sind anfallsartig auftretende Hustenstöße mit anschließendem Keuchen oder Ziehen (»Stakkato-Husten«) typisch, manchmal mit Erbrechen von Schleim. Viele Kinder weisen dann im Gesicht oder am Hals kleine blaurote Blutungsherde auf (Petechien, s. Abb.). Sie sind Ausdruck des kräftigen Druckanstiegs im Kopf durch das Husten.

Problematisch sind heutzutage die nicht-geimpften Jugendlichen und Erwachsenen, die über Wochen ständig husten, aber nicht den typischen Stakkato-Husten haben. Die Krankheit wird nicht erkannt und die Patienten stecken gerade zu Beginn viele andere an. Erkrankte Säuglinge husten meist gar nicht, sondern hören plötzlich auf zu atmen. Es besteht Lebensgefahr!

Die Krankheit dauert sehr lange, etwa 3 Monate: die ersten beiden Wochen erscheinen wie ein leichter grippaler Infekt (1. Phase), dann folgen 4 Wochen mit starkem Husten (s. o.), der nach weiteren 8 Wochen abebbt.

Erreger

Keuchhusten wird durch ein Bakterium vom Typ der Bordetellen (Bordetella pertussis) ausgelöst. Es wird durch Tröpfchen übertragen.

Diagnose

Die Diagnose lässt sich leider erst in der 2. Phase stellen, wenn der Husten auftritt, d. h. meist erst 2–3 Wochen, nachdem die Erkrankung begonnen hat. Bei kürzlich Geimpften macht Ihr Arzt einen Abstrich (PCR), sonst untersucht er das Blut Ihres Kindes.

Therapie

Bei sehr früher Diagnosestellung hilft ein Antibiotikum, ein Start der Therapie macht bis 3 Wochen nach Hustenbeginn Sinn. Sonst bleibt nur der Versuch, den Husten mit einer Inhalationstherapie wie beim Asthma (Seite 350) oder entsprechenden Tropfen zu lindern.

Häufig verordnen Kinder- und Jugendärzte die sonst üblichen Hustenstiller. Allerdings ist der Beweis ihrer Wirksamkeit bei Keuchhusten noch nicht erbracht. Geben Sie die Medikamente, die Ihr Kinderarzt verordnet hat, unbedingt regelmäßig.

So helfen Sie Ihrem Kind: Im Vordergrund steht der immer wieder über Wochen durchbrechende Hustenreiz. Vermeiden Sie Anstrengungen an der kalten Luft und bringen Sie Ihr Kind nicht zum Lachen: Das löst den Hustenreflex aus. Achten Sie auf reichlich Flüssigkeitszufuhr und kleine Mahlzeiten.

⌄ Kleine Blutungszeichen (Petechien oder »Peterchen-Pünktchen«) im Gesicht bei Keuchhusten

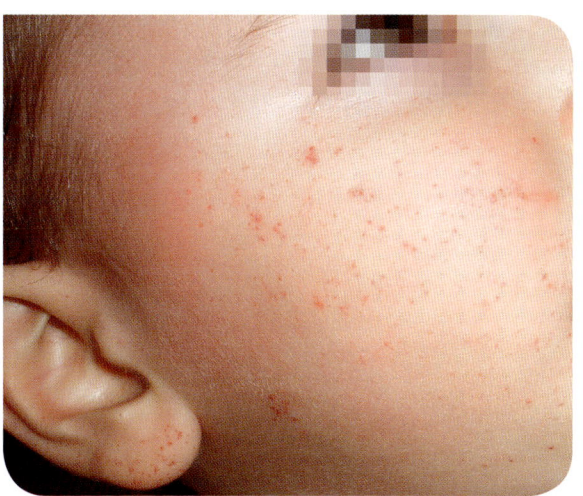

Vorsicht bei Säuglingen!

Mit Keuchhusten infizierte Säuglinge, die noch nicht geimpft sind, können einen Atemstillstand erleiden. Daher ist die Impfung für alle jungen Eltern, für junge Paare mit Kinderwunsch und auch für Betreuer von Säuglingen empfohlen. Gefürchtet sind ferner eine Lungenentzündung und das Auftreten eines Krampfanfalls.

Wie lange ist mein Kind infektiös?

10 Tage nach der Ansteckung beginnt die 1. Phase (»grippig«). Während der anschließenden ersten beiden Krankheitswochen sind die Kinder am ansteckendsten. Leider bleiben die kleinen Patienten in der kommenden 2. Phase noch für etwa 3 Wochen ansteckend. Auch geimpfte Kontaktpersonen können Keuchhusten übertragen, ganz anders als z. B. bei Windpocken oder Masern. Weder die Impfung (s. u.) noch die natürliche Infektion hinterlassen eine lebenslange Immunität. Daher werden (bis zum jungen Erwachsenenalter) alle gegen Pertussis nachgeimpft.

Zulassung zu Gemeinschaftseinrichtungen

5 Tage nach Beginn der antibiotischen Therapie darf Ihr Kind wieder die KiTa oder die Schule besuchen, sonst erst 3 Wochen nach Beginn der Hustenattacken. Bereits den Verdacht auf Keuchhusten muss von Ihrem Arzt an das Gesundheitsamt gemeldet werden.

Impfung gegen Keuchhusten

Alle Säuglinge werden ab dem 3. Lebensmonat geimpft (Seite 107). Seit 2009 werden auch alle geimpft, die in häuslicher Gemeinschaft mit einem Neugeborenen leben (werden), z. B. die Tagesmutter oder die Großeltern. Auch junge Paare mit Kin-

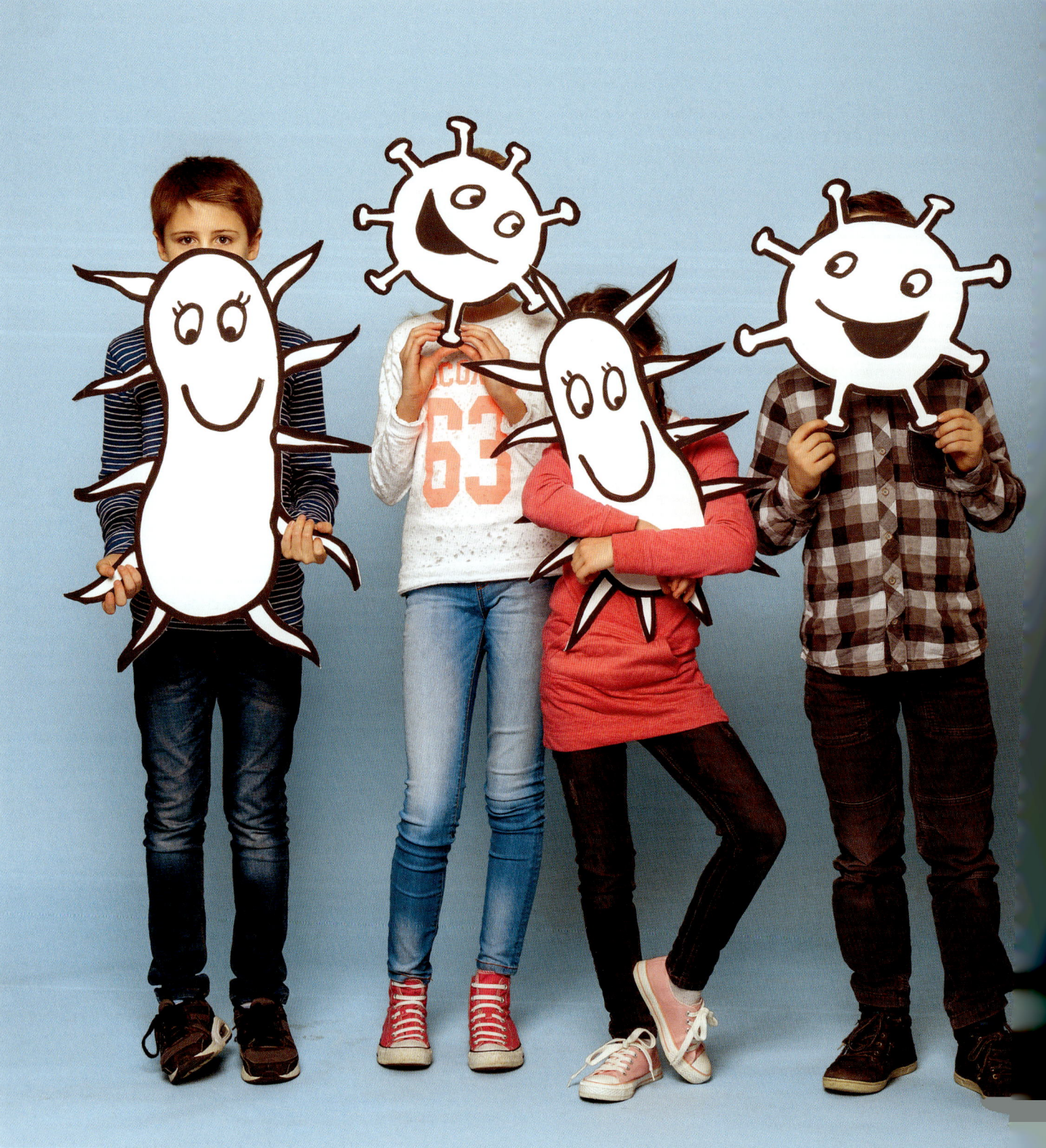

derwunsch werden einmalig geimpft. Die STIKO empfiehlt daher insbesondere die Impfung für Frauen im gebärfähigen Alter bzw. nach der Geburt im Wochenbett. Der Impfschutz hält leider nicht so lange an (mindestens 3, maximal 10 Jahre).

Jeder kennt im Verletzungsfall die Überprüfung des Tetanus-Impfschutzes bei seinem Arzt. Die STIKO empfiehlt bei diesen Kontrollen – wenn nötig – gegen Keuchhusten bei jungen Erwachsenen gleich mit zu impfen. Sinn ist ein möglichst flächendeckender Impfschutz auch der Erwachsenen gegen Keuchhusten.

Pfeiffer'sches Drüsenfieber

Sie machen sich Sorgen: Ihr Kind fiebert hoch, seine Halslymphknoten sind stark geschwollen und schmerzen. Außerdem kann es kaum schlucken und scheint eine Mandelentzündung zu haben. Weil Sie sich unsicher sind, was hinter diesen Krankheitszeichen steckt, machen Sie einen Termin bei Ihrem Kinder- und Jugendarzt aus.

Krankheitsbild

Meist erscheint das Pfeiffer'sche Drüsenfieber (Mononukleose) nur wie ein Infekt der oberen Luftwege. Mitunter haben die Kinder aber auch hohes, lang andauerndes Fieber, die Lymphknoten am Hals sind deutlich geschwollen und schmerzen und der Rachenring ist gerötet. Selten kommt ein Ausschlag dazu, der an Masern erinnern kann, aber an Händen und Füßen beginnt und erst dann auf den Körperstamm übergreift. Im Hals Ihres Kindes können Sie gelblich-flächig belegte Mandeln sehen (s. Abb). Kleinen Kindern kann es während einer EBV-Infektion (s. u.) überraschend gut gehen, während Jugendliche und Erwachsene häufig über Müdigkeit klagen.

Erreger

Das Pfeiffer'sche Drüsenfieber wird durch das Epstein-Barr-Virus (EBV-Infektion) ausgelöst, das zur Gruppe der Herpes-Viren gehört (s.a. »Herpes – eine Begriffsverwirrung?«, Seite 377). Es wird durch Tröpfcheninfektion übertragen, z.B. beim Küssen, aber auch beim Husten.

Diagnose

Ggf. wird Ihr Kinder- und Jugendarzt eine Blutuntersuchung veranlassen. Allerdings werden alle Menschen irgendwann mit dem Epstein-Barr-Virus infiziert, sodass die Labordiagnostik eher dem Ausschluss anderer Krankheiten dient.

Therapie

Wegen der Schwellung von Milz und Leber wird Ihr Kinder- und Jugendarzt Bettruhe verordnen, da eine stumpfe Verletzung, z.B. durch einen Tritt beim Sport oder einen Sturz über den Fahrrad-Lenker, zu einem Riss der Leber oder Milz führen kann (Lebensgefahr!). Die Schmerzen am Hals lassen sich gut durch schmerzlindernde Medikamente mit entzündungehemmender Wirkung (wie

⌄ Schmierig belegte Mandeln bei Pfeiffer'schem Drüsenfieber.

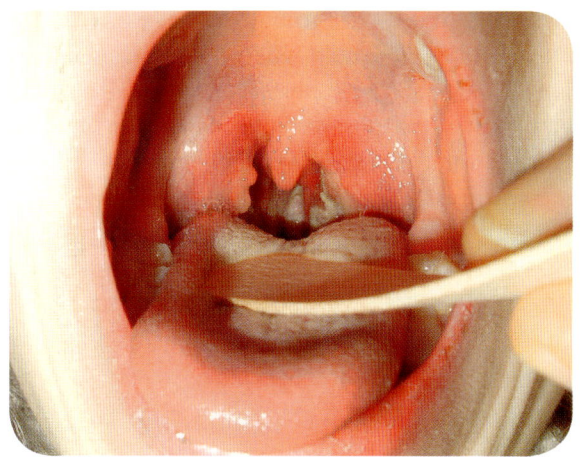

z. B. Ibuprofen) behandeln. Eine ursächliche Behandlung existiert für EBV leider nicht.

Verschreibt Ihr Kinderarzt Ihrem Kind bei Pfeiffer'schem Drüsenfieber ein bestimmtes Antibiotikum (Amoxycillin), reagiert es darauf mit einem an Masern erinnernden Ausschlag (Seite 343).

So helfen Sie Ihrem Kind: Achten Sie auf ausreichende Flüssigkeitszufuhr und seien Sie für Ihr Kind da. Zwar ist Ihr Kind wahrscheinlich müde und schlapp und hat keine große Lust auf irgendwelche Aktivitäten, aber es braucht seine Mutter oder seinen Vater trotzdem.

Je nach Untersuchungsbefund Ihres Kinder- und Jugendarztes achten Sie bitte auf Bettruhe und vermeiden Sie nach der Genesung Sport, bis nach kinderärztlichem Urteil Leber und Milz wieder normal groß sind (Ultraschallkontrolle).

Wie lange ist mein Kind infektiös?
Nach der Ansteckung kann es bis zu 7 Wochen dauern, bis die Krankheit ausbricht. Anschließend können die Kinder Wochen bis Monate ansteckend sein.

Zulassung zu Gemeinschaftseinrichtungen
Wenn Ihr Kind wieder gesund ist, darf es wieder in die KiTa oder die Schule gehen. Da das Virus aber über Monate noch im Speichel ausgeschieden wird, gibt es an weiterführenden Schulen in den hohen Klassen immer wieder kleine Epidemien durch diese »Knutsch-Krankheit« (»kissing disease«).

Impfung gegen das Pfeiffer'sche Drüsenfieber
Eine Impfung ist nicht möglich.

Röschenflechte

Nach dem Duschen bemerken Sie ein »Ekzem« bei Ihrem Kind – oder ist es doch ein Hautpilz? Da dieser kleine Fleck nicht weggeht (aber auch nicht juckt oder nässt), entschließen Sie sich, für nächste Woche einen Termin bei Ihrem Kinder- und Jugendarzt zu machen. Aber soweit kommt es gar nicht: Schon ein paar Tage später ist Ihr Kind übersät mit weiteren, zwar kleineren, aber überall verteilten rötlich schuppenden Herden.

Krankheitsbild
Zuerst erscheint ein rundlicher Fleck, der an ein Ekzem oder einen Hautpilz erinnern kann (s. Abb.).

Innerhalb einer Woche treten viele weitere, aber kleinere Herde hinzu, die auch eher an ein Ekzem erinnern, aber weder jucken noch nässen. Bei genauerem Hinsehen erinnern die kleinen Flecken an Röschen. Daher kommt auch der Name »Röschenflechte«.

Erreger
Wie bei der Nesselsucht (Seite 202) scheint es verschiedene Ursachen zu geben. Auch die Reaktionsweise des Immunsystems selbst scheint beteiligt zu sein (Infekt-assoziierte Reaktion der Haut). In letzter Zeit mehren sich die Hinweise, dass es sich um eine Folgekrankheit bei Wiederaufflammen des Dreitagefiebers handeln könnte.

Diagnose
Ihr Kinder- und Jugendarzt wird die Diagnose nach seiner Untersuchung stellen.

Therapie
Eine Therapie ist nicht möglich, aber auch nicht nötig, da die Kinder keine Beschwerden haben.

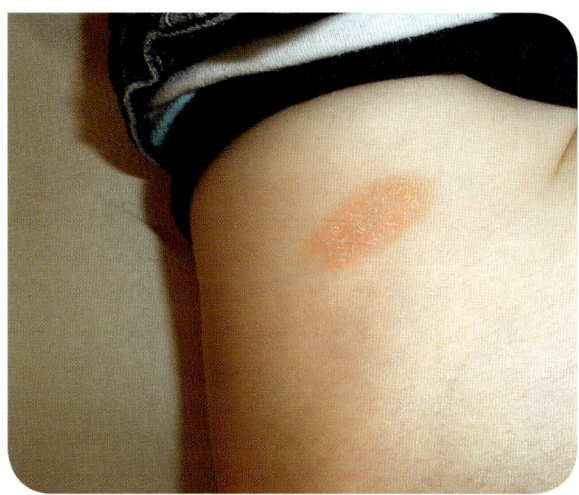

⬨ Primärmedaillon bei Röschenflechte – dieser Befund geht den vielen Flecken auf dem nächsten Bild um ca. 1 Woche voraus.

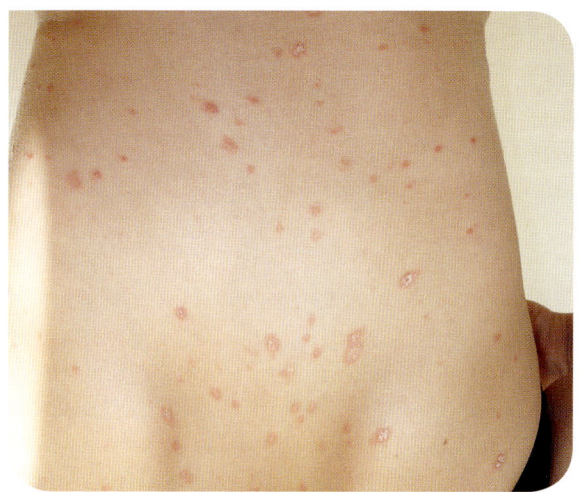

⬨ Röschenflechte am Rücken

So helfen Sie Ihrem Kind: Wenn sich Ihr Kind im Spiegel gar nicht mehr anschauen mag, bauen Sie es auf: Die Flecken verschwinden komplett ohne Rückstände. Kinder mit einem starken kosmetischen Problem können vom Sportunterricht befreit werden. Schwimmen sollten sie nicht, da die Schuppen sich im Wasser lösen und für die anderen Badegäste störend auf der Wasseroberfläche schwimmen.

Wie lange ist mein Kind infektiös?
Alle Kinder werden noch im Kindergartenalter mit den Errergern des Dreitagefiebers angesteckt. Eine Röschenflechte ist für solche Kinder daher gar nicht mehr ansteckend. Für andere potenzielle Erreger gilt ansonsten die gleiche Vorsichtsmaß-

nahme wie bei einer Erkältung: kein Schleimhautkontakt.

Zulassung zu Gemeinschaftseinrichtungen
Ihr Kind darf jederzeit Gemeinschaftseinrichtungen besuchen. Allerdings können die vielen Flecken 2–3 Monate bestehen bleiben, sodass die Kinder beim Schwimmen oder in der Sportumkleidekabine immer in Erklärungsnot kommen. Kindergarten und Schule sind also erlaubt, mit dem Schwimmen sollten die Kinder – wie oben beschrieben – bitte pausieren, bis die Flecken weg sind.

Impfung gegen Röschenflechte
Eine Impfung gegen Röschenflechte ist nicht möglich. Eine Meldepflicht besteht nicht.

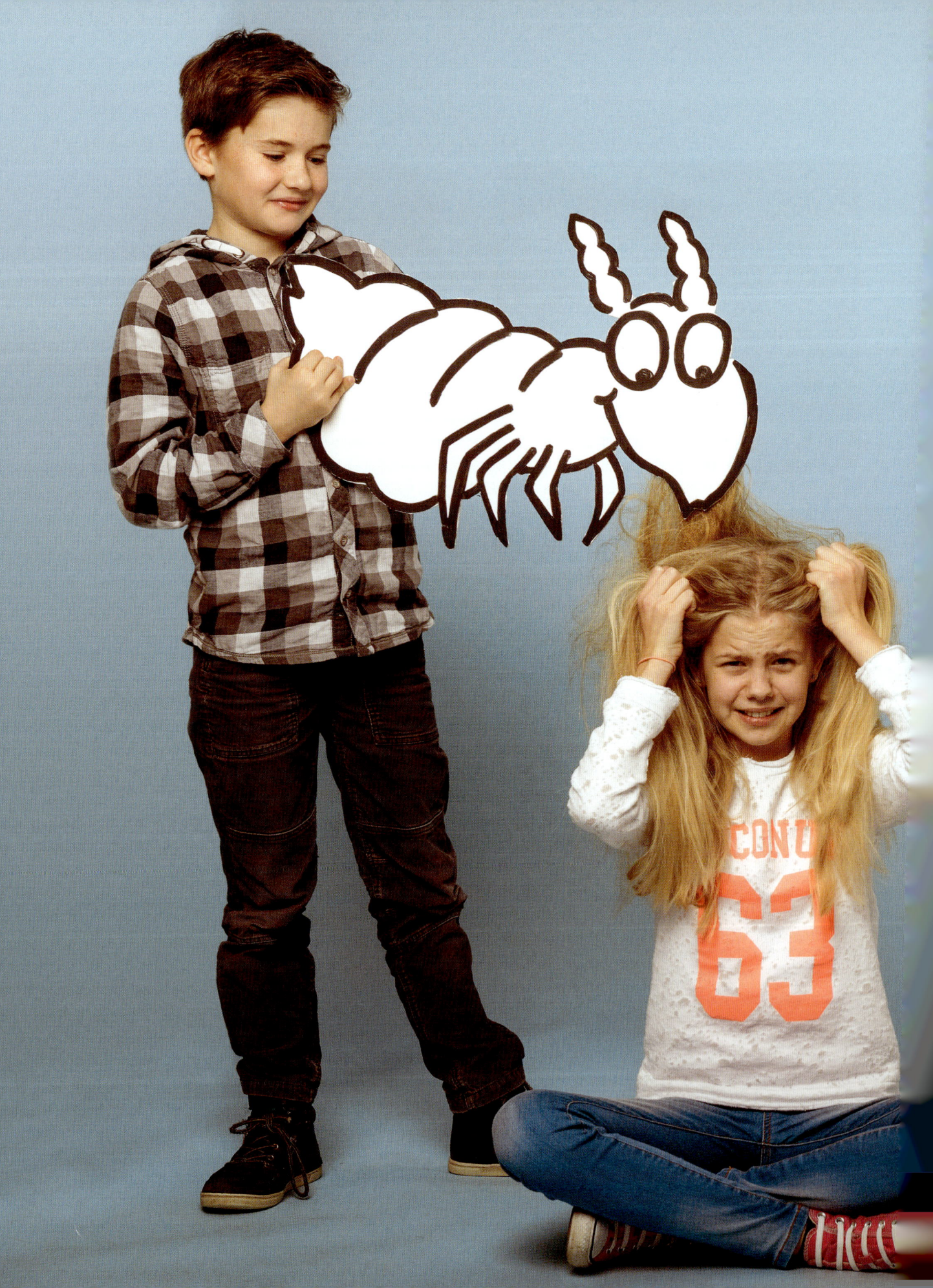

Lauter kleine Tierchen: Läuse, Flöhe, Zecken ...

Mücken, Zecken, Läuse und Flöhe – die meisten von uns hatten schon Kontakt mit diesen lästigen Insekten. In unseren Breiten übertragen aber zum Glück nur sehr wenige von ihnen auch Krankheiten.

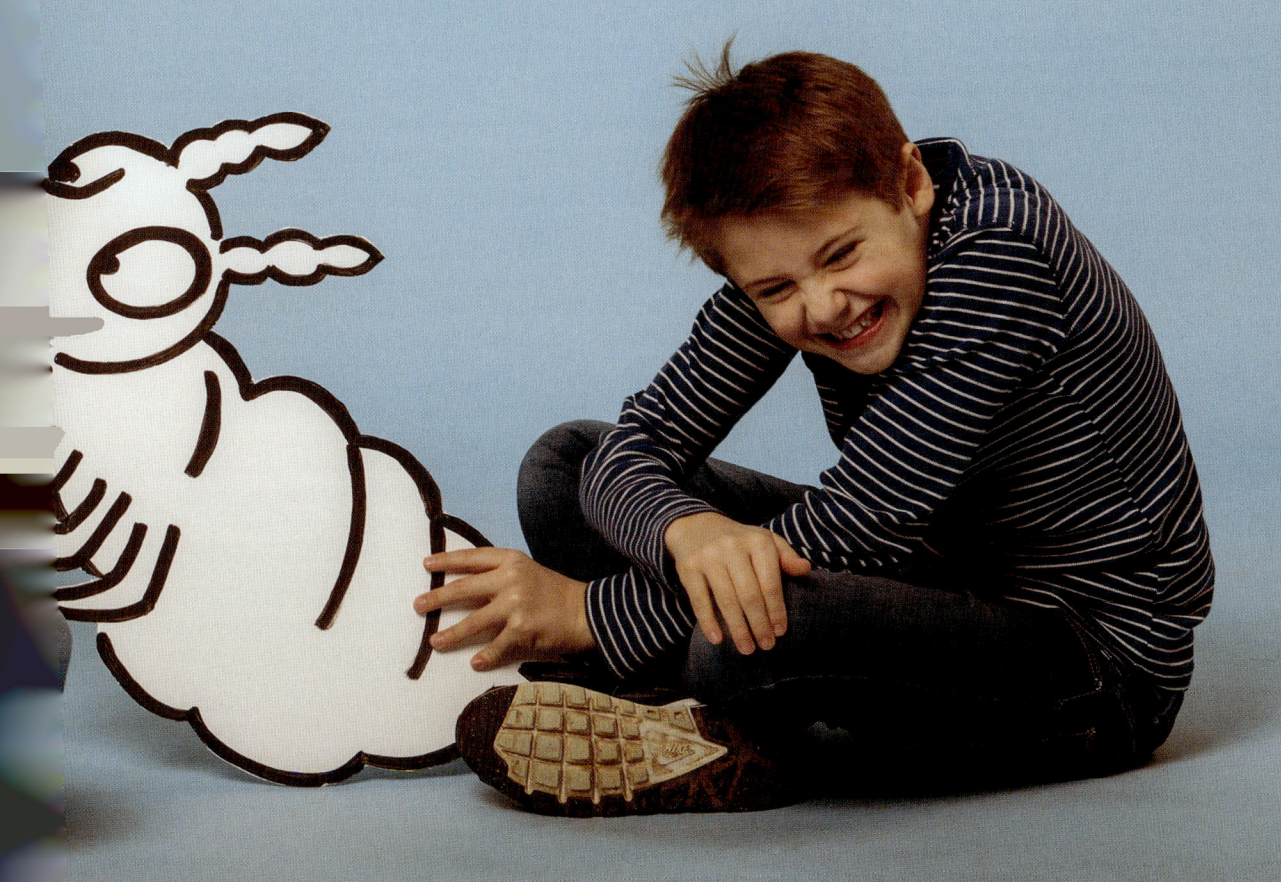

Was kribbelt und krabbelt denn da?

Leider können uns die kleinen Krabbeltierchen das Leben ganz schön schwer machen: Mücken oder Zecken, Kopfläuse, Flöhe, Madenwürmer oder Milben leben in unserer Umgebung und viele von ihnen lassen sich dummerweise auch durch gute Hygiene nicht abschrecken.

Igitt – was ist denn das? Eine Zecke bohrt ihren Stachel in die Haut Ihrer kleinen Tochter und saugt ihr Blut. Auf den Haaren Ihres Sohnes krabbeln viele kleine Läuse herum und er kratzt sich ständig. Im Stuhl Ihres Lieblings entdecken Sie eklige weiße Würmer …

Die Liste ließe sich noch verlängern, denn wir sind umgeben von belebter Natur. Dank der guten Hygiene in unserer westlichen Welt hält sich der Befall aber meist in Grenzen. Da die Tierchen trotzdem ganz schön stören können, lesen Sie gleich, wie Sie sie am schnellsten wieder loswerden. Zum Glück übertragen aber nur wenige der bei uns heimischen Insekten Krankheiten. Gegen Läuse, Flöhe, Zecken und Mücken können Sie selbst vorgehen, hat sich Ihr Kind aber Madenwürmer oder Krätze eingefangen, sollten Sie Ihren Kinder- und Jugendarzt aufsuchen.

Läuse

Seit einigen Tagen kratzt sich Ihr kleiner Schatz immer mal wieder am Kopf. Sie untersuchen sei-

nen Kopf genauer und da sehen Sie es: Ein Tierchen krabbelt auf seinen Haaren – und da noch eins, und noch eins! Nachdem Sie sich die kleinen Plagegeister genauer angeschaut haben, sind Sie sich sicher: Ihr Kind hat Läuse.

Kopflausbefall stellt in Kindergärten und Schulen immer wieder eine große Plage für Eltern, Erzieher und Lehrer dar, obgleich die Läuse kein medizinisches Problem sind. Im Gegensatz zu Zecken und Flöhen übertragen Läuse nur absolut selten Krankheiten (Läuserückfallfieber). Nach den Sommerferien treten sie am häufigsten auf, haben aber nichts mit mangelnder Körperpflege zu tun und kommen – aufgrund der längeren Haare – bei Mädchen öfter vor als bei Jungen.

Läuse krabbeln recht flink auf den Haaren herum, können aber nicht – wie Flöhe – springen. Zur Infektion ist es daher notwendig, dass Menschen die Köpfe zusammenstecken. Auch Sie selbst können so beim Schmusen oder Kuscheln mit Ihrem Kind natürlich Läuse bekommen. Das reine Waschen der Haare oder tägliches Duschen verhindert diese Plage leider nicht. Läuse sind daher nichts Peinli-

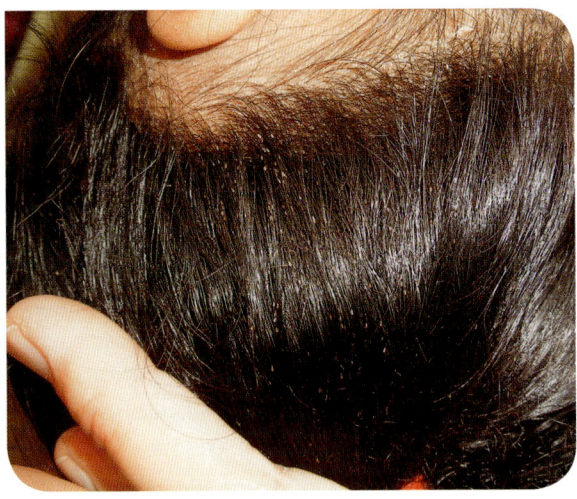

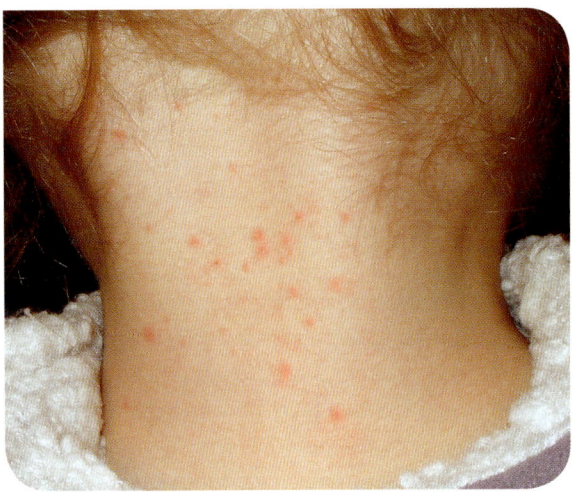

⌃ Läuse kleben ihre Eier (Nissen) an die Haare oberhalb der Kopfhaut. Die vielen Nissen hier stellen schon einen sehr ausgeprägten Befall da: Normalerweise sehen Sie deutlich weniger.

⌃ Läusebisse im Nacken

ches und auch kein Hygieneproblem: Es kann jeden treffen.

Achtung: Jedes Kind, das sich wiederholt die Kopfhaut kratzt, ist auf Läuse verdächtig.

Der Juckreiz entsteht durch eine lokale allergische Reaktion auf den Läusespeichel (aber nicht bei jedem), die sich über mehrere Wochen entwickelt. Bei einem erneutem Befall juckt es dann sofort.

Wird bei einem Kind in der Schule ein Läusebefall am Kopf festgestellt, sollte es alleine an einen Tisch gesetzt werden, darf aber bis zum Ende des Tages weiter am Unterricht teilnehmen. Zu Hause müssen dann Sie oder Ihr Partner die Läuse und die Läuse-Eier (Nissen, s. Abb.) entfernen. Ihren Kinder- und Jugendarzt brauchen Sie deswegen nicht aufzusuchen.

Untersuchen Sie bitte auch sich selbst und alle Familienangehörigen genau, damit Sie die Läuse nicht weitergeben. Dazu nehmen Sie sich bitte

Zeit, gutes Licht und einen Kamm: Scheiteln Sie die Haare Strähne für Strähne durch und untersuchen Sie sie bis zu den Haarspitzen auf krabbelnde Läuse oder nah an der Kopfhaut sitzende kleine Läuseeier ab.

Bitte informieren Sie Ihre Umgebung, Ihre KiTa bzw. die Schule über den Läusebefall. Wenn alles gut organisiert ist, bekommt am nächsten Tag jedes Kind einen schriftlichen Hinweis auf Läusebefall in der Gruppe oder Klasse (ohne Namensnennung) mit nach Hause. Dann wissen alle Eltern Bescheid, können ihre Kinder untersuchen und so die Weiterverbreitung der Läuse stoppen.

Wie leben Läuse?

Die Läuseweibchen kleben ihre Eier (Nissen) immer an den Haarschaft unmittelbar oberhalb der Kopfhaut. Sie bevorzugen die Haare hinter den Ohren und im Nackenbereich, weil dort Feuchtigkeit und Wärme optimal sind. Suchen Sie deshalb bei Läuseverdacht zuerst diese Areale nach den Läuse-Eiern ab. Die Nissen sind mit einer Art Zement an den Haaren befestigt, der sich durch Waschen nicht ablösen lässt.

Unsere Haare wachsen etwa 10 mm pro Monat. Deshalb können wir am Abstand der Nisse zur Kopfhaut etwa abschätzen, wie alt das Läuse-Ei ist. Für Gemeinschaftseinrichtungen wurde daher medizinisch festgelegt, dass (weißliche) Nissen ab einem Abstand von über 1 cm von der Kopfhaut unschädlich sind: sie sind leer oder tot.

Von der Eiablage bis zum Schlüpfen der kleinen Laus (Nymphe) dauert es etwa 8 Tage. Sind die Läuse geschlüpft, müssen sie etwa alle 5 Stunden eine Blutmahlzeit zu sich nehmen. Dabei verursachen sie kleine Bisswunden in der Kopfhaut, die jucken – nur ganz wenige Kinder entwickeln keinen Juckreiz. Werden diese Blutmahlzeiten verhindert, sind die Läuse nach etwa 1 Tag nicht mehr bewegungsfähig und nach spätestens 3 Tagen sterben sie ab.

Nach dem Schlüpfen dauert es etwa 11 Tage, bis die jungen Läuse erwachsen sind. Als Nymphen sind sie so klein (1,5 mm), dass wir sie kaum mit dem bloßen Auge erkennen können. Ausgewachsene Läuse sind deutlich größer (4 mm) und gut zu sehen.

Was tun gegen Läuse?

Läuse sind sehr lästig und vermehren sich schnell. Deshalb ist es wichtig, dass Sie gründlich und planmäßig gegen die kleinen Plagegeister vorgehen.

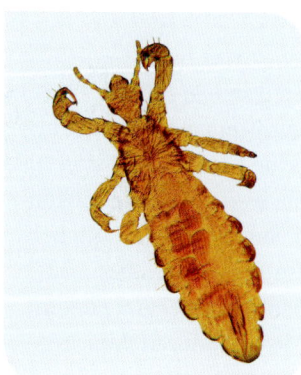

◄ Kopflaus

So erkennen Sie einen Läusebefall

Wenn sich bei einem frischen Befall beispielsweise 3 Läuse im Haar Ihres Kindes verstecken, werden Sie diese beim Durchmustern der 100 000 Haare (!) Ihres Kindes kaum entdecken. Besser geht es, wenn Sie die Haare nach dem Waschen mit einer Haarspülung glätten. Dann kämmen Sie Strähnchen für Strähnchen mit einem Läusekamm bis zu den Haarspitzen durch. Streichen Sie das, was Sie auskämmen, auf einem Papiertuch ab: So finden Sie besser Eier oder Läuse. Finden Sie auch nur eine einzige lebende Laus, zeigt dies einen Läusebefall an und muss behandelt werden – Schuppen natürlich nicht: also am besten mit einer Lupe bewaffnen.

1. Abtöten der Läuse

Es gibt verschiedene Präparate, die Sie gegen Läusebefall anwenden können. Im Folgenden stelle ich Ihnen die wichtigsten vor. Untersuchen Sie vor einer Behandlung alle Familienmitglieder, damit ggf. alle gleichzeitig behandelt werden können. Die folgenden 3 Schritte sollten Sie nach gründlichem Lesen des Beipackzettels (so viel Zeit muss sein!) gewissenhaft und zügig hintereinander durchführen.

Zur zweimaligen Behandlung im Abstand von 8 Tagen stehen im Wesentlichen 2 verschiedene Wirkstoffarten zur Verfügung:

1. Gifte, die Läuse und Nissen vergiften, z. B. Goldgeist, Infectopedicul, Malathion. Sie werden abends aufgebracht, wirken über Nacht ein und entfalten in dieser Zeit ihre Wirkung.
2. Öle, die je nach Präparat innerhalb von 10 Minuten bis 8 Stunden sowohl die Läuse als auch die Nissen durch Ersticken abtöten. Dieses Verfahren funktioniert schneller und die »geölten« Haare lassen sich mit einem Nissenkamm (s. u.) besser auskämmen.

Besonders für Säuglinge und Schwangere sind die Öle besser geeignet, weil sie kein Nervengift enthalten wie die oben genannten Gifte.

Checkliste zur Läusebehandlung

Tag	Datum	Behandlung mit zugelassenem Arzneimittel/Medizinprodukt	Auskämmen mit Haarpflegespülung und Läusekamm
1		x	x
2			
3			
4			
5			x
6			
7			
8			
9		x [1]	x
10			
11			
12			
13			x [2]

[1] Die Zweitbehandlung kann auch an den Tagen 8 oder 10 stattfinden.
[2] Abschließende Kontrolle, zur Sicherheit eventuell noch ein weiteres Auskämmen an Tag 17, besonders dann, wenn sehr viele Läuse auf dem Kopf waren.
(Abdruck mit freundlicher Genehmigung der Bundeszentrale für gesundheitliche Aufklärung)

Egal, welches Läusemittel Sie gewählt haben: Am Tag nach der ersten durchgeführten Läusebehandlung darf Ihr Kind wieder in die KiTa oder Schule und ist nicht mehr ansteckend.

Wichtig: Wiederholen Sie 8 Tage nach der 1. Behandlung die Anwendung, um evtl. aus noch lebenden Eiern geschlüpfte Larven abzutöten.

2. Auskämmen der Haare
Kämmen Sie nach der 1. Anwendung des Läusemittels alle 4 Tage die Haare mit einem Läusekamm (sehr feinzinkiger Kamm, erhältlich in der Apotheke) aus. Wenn Sie die Haare vorher mit einer Pflegespülung gut durchfeuchtet haben, gleitet der Kamm besser durch das Haar. Reinigen Sie den Kamm nach jedem Durchziehen von Nissen oder Läusen. Wiederholen Sie das Auskämmen alle 4 Tage (s. Tabelle).

3. Wechseln von Bettwäsche und Kleidung
Wechseln Sie Bettwäsche, Handtücher und den Schlafanzug Ihres Kindes und ggf. der anderen Familienangehörigen nach der ersten Behandlung. Für Gegenstände, die das Haar berühren (Schal, Mütze, Teddy, Kopfkissen, Bürsten, Kämme), gilt: Eine Übertragung über solche Gegenstände ist sehr unwahrscheinlich. Wollen Sie, z.B. bei wiederholtem Befall, auch diese Infektkette ausschließen, reicht es, die Gegenstände vom Haar zu entfernen

und 3 Tage lang in einer verschlossenen Tüte bei Raumtemperatur aufzubewahren.

Warum haben wir schon wieder Läuse?

Wenn Läuse erneut auftreten, liegt dies an

- einer fehlerhaften Behandlung durch die Eltern. Vielleicht haben Sie bei einer alkoholischen Lösung einen Handtuch-Turban um den Schopf Ihres Kindes gebunden – der verhindert aber das Verdampfen des Alkohols. Vielleicht haben Sie nicht konsequent ausgekämmt oder die Einwirkzeiten nicht beachtet oder vielleicht haben Sie die Lösung nicht gründlich genug in das Haar eingearbeitet;
- einer erneuten Infektion. Viele Kinder, besonders Mädchen, begrüßen sich in der Schule per Umarmung. Vielleicht streut auch ein Kind im Kindergarten die Läuse weiter, weil es kaum Juckreiz hat und der Befall dadurch unentdeckt bleibt.

Grundschulen und Kindergärten sollten sich nicht scheuen, bei wiederholtem Läusebefall die Kinder selbst morgens anzuschauen und verlauste Kinder separat zu setzen.

Die Läusebehandlung benötigt sehr viel Zeit. Planen Sie dies bitte unbedingt ein, damit nicht durch eiliges oder nicht korrektes Auftragen die ganze Arbeit vergebens ist.

Flöhe

»Mami, guck mal, ich hab da ganz komische Mückenstiche. Und die jucken ganz doll!« Ihr Kind zeigt Ihnen seinen Bauch und Sie sehen viele dicke Stiche in einer Reihe. Das kommt Ihnen merkwürdig vor und Sie erinnern sich, dass Ihr kleiner Schatz gestern ganz begeistert von einer streunenden Katze erzählt hat, die er gestreichelt hat. Es könnte gut sein, dass diese Katze Flöhe hatte.

Tipps bei der Verwendung von Ölen gegen Läuse

Stellen Sie einen gut abwischbaren Stuhl ins Badezimmer und legen Sie unbedingt Zeitungspapier auf den Boden. Die Öle zerstäuben sehr fein und machen nach der Behandlung die Fliesen im Bad zu einer regelrechten Rutschbahn. Ferner sind diese Öle (sogenannte »Demeticone«) leicht entflammbar: also nicht gleichzeitig den Föhn benutzen oder rauchen.

Flöhe sind Parasiten, die sich durch das Saugen vom Blut des Wirtes ernähren. Der Mensch ist dabei immer ein sogenannter Fehlwirt, das heißt: Der Hundefloh, der Katzenfloh, der Rattenfloh oder der Floh aus dem Igel wird beim Menschen immer nur vorübergehend Blut saugen, da er eigentlich einen anderen Wirt bevorzugt.

Die Biss-Stellen sehen typischerweise wie kleine Mückenstiche oder Bisse anderer Insekten aus. Sie finden sich allerdings nicht an den belichteten Hautpartien wie Gesicht, Händen und Füßen, da Flöhe erst unter die Kleidung krabbeln, um dort – wie entlang einer Biss-Straße (s. Abb.) – an mehreren Stellen zu beißen, bis sie endlich irgendwo saugen. Das tun sie allerdings nur einmal am Tag, also nicht so häufig wie Läuse. Daher sind Flohbisse meistens wie eine Straße oder in einem Haufen angeordnet. Wichtig ist es herauszufinden, wo der eigentliche Wirt der Flöhe ist, z. B. wilde Katzen, streunende Hunde, im Herbst von den Kindern gefundene Igel oder sogar das eigene Haustier.

Was tun gegen Flöhe?

Tauschen Sie die Leibwäsche Ihres Kindes aus, ebenso die Bettwäsche. Dann sollten Sie Ihr Kind abduschen und die Bissstellen mit einer Juckreiz

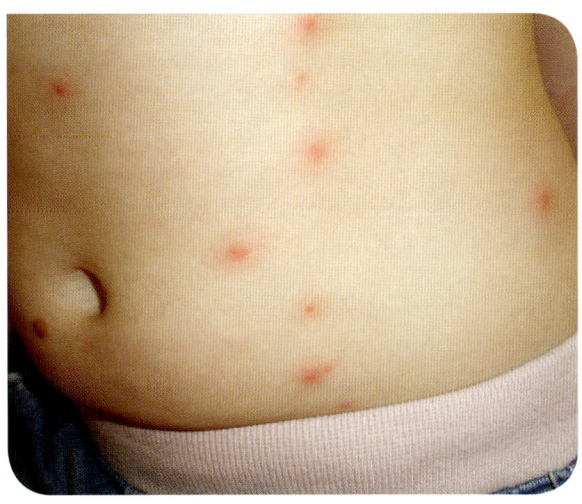

⬆ Floh-Bisse ziehen sich häufig wie eine Straße über den Körper.

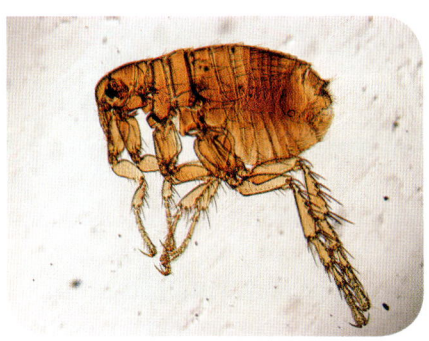

◀ Floh

Flöhe können Krankheiten übertragen

Fiebert Ihr Kind 1–2 Wochen nach einem Flohbiss, gehen Sie mit ihm zu Ihrem Kinder- und Jugendarzt. »Die Pest an Bord« habe wir zum Glück schon lange nicht mehr, aber Flöhe können auch Rickettsien übertragen: Diese verursachen an der Einstichstelle eine verdickte Rötung (»Eschar«), nach 1–2 Wochen plötzlich hohes Fieber, das länger als eine Woche anhalten kann, Kopfschmerzen und nach einigen Tagen einen Ausschlag (daher auch »Fleckfieber« genannt). Eine antibiotische Therapie führt hier zur Heilung.

Igel stammen oder nach dem Reinigen eines Vogelhäuschens erworben wurden, erklären Sie Ihrem Kind den Zusammenhang und ermuntern Sie es für die Zukunft zu entsprechenden Vorsichtsmaßnahmen: immer Arbeitshandschuhe und lange Ärmel beim Reinigen des Vogelhäuschens tragen und einen Igel nur mit Handschuhen anfassen.

Zecken

Das war ein schöner Tag im Wald: eine kleine Wanderung zu einer Waldwiese, ein leckeres Picknick und hinterher hat Papa mit den Kindern noch ein Lager aus Ästen und Zweigen gebaut. Allen hat es so richtig Spaß gemacht. Abends beim Ausziehen entdecken Sie auf dem Arm Ihres Kindes einen kleinen schwarzen Punkt, der da nicht hingehört. Sie sehen sich die Sache mit der Lupe genauer an und stellen fest: Es ist eine Zecke.

Wenn Sie und Ihre Familie viel in der Natur unterwegs sind, müssen Sie damit rechnen, sich Zecken einzufangen, z. B. während eines Wanderurlaubs oder einer Waldwoche im Kindergarten. Übrigens

stillenden Creme mit einem Antihistaminikum behandeln. Saugen Sie vor dem Bett bitte einmal Staub.

Der Floh im Wirt (z. B. der Hund der Oma) sollte bekämpft werden. Bei isoliertem Befall eines Familienmitglieds reicht dies aus. Nur wenn mehrere Familienangehörige befallen sind oder das Problem wiederkehrt, sollte die Wohnung von einem Kammerjäger behandelt werden.

So helfen Sie Ihrem Kind: Behandeln Sie juckenden Hautstellen mit einer typischen Mückensalbe, z. B. Fenistil, Soventol usw. Wenn die Flöhe vom lassen sich Zecken nicht – wie vielfach angenommen – von Bäumen herunterfallen, sondern sie sitzen im Gras und an niedrigen Sträuchern. Wenn Ihr Kind oder Sie daran vorbeigehen, streifen Sie die Zecken sozusagen ab. Einmal auf dem menschlichen Körper angekommen, suchen sich die Tierchen ein gemütliches Plätzchen, z. B. in der Leistengegend, am Haaransatz, über dem Gürtel oder im BH, und beginnen, Blut zu saugen. Sobald Sie eine Zecke entdeckt haben, sollten Sie sie entfernen.

So entfernen Sie eine Zecke

Je nach Entwicklungsalter der Zecke sind die Tiere unterschiedlich groß und können unterschiedlich fest in der Haut haften. Trotzdem ist es kein Kunststück, eine Zecke zu entfernen. Dazu gibt es vier Möglichkeiten:

- mit einer Pinzette
- mit einer Zeckenkarte
- mit einer Zeckenzange
- mit einem Faden, den Sie mit einem einfachen Knoten oder einer entsprechenden Schlinge an der Zecke befestigen.

Wichtig ist, dass Sie die Zecke möglichst hautnah packen. Niemals sollten Sie den Körper der Zecke

⯆ Zecke auf einem Papiertuch

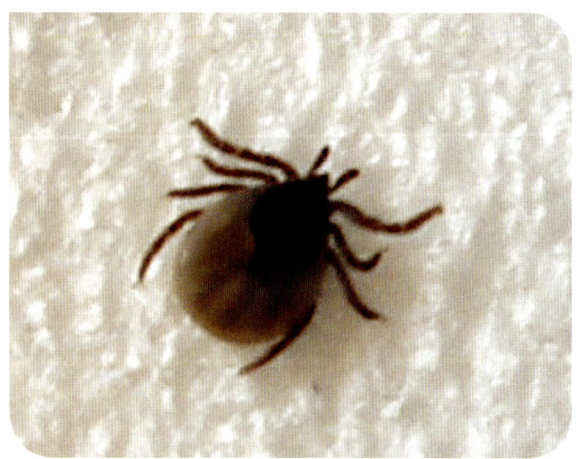

quetschen. Ziehen Sie zunächst nur so stark an der Zecke, dass sich die Haut Ihres Kindes etwas dehnt. Halten Sie diesen Zug für 5–10 Sekunden bei kleinen und bis 15 Sekunden bei großen Zecken aufrecht und ruckeln Sie dabei etwas an der Zecke. Dann ziehen Sie das Insekt – ohne Ruck – gerade heraus.

Bitte drehen Sie die Zecke beim Herausziehen nicht (sie hat kein Gewinde) und benetzen Sie sie nicht vorher mit Öl oder Klebstoff: Beim Ersticken sondert sie potenziell infektiöse Körperflüssigkeiten ab. Auch das Einsenden von Zecken zu Untersuchungszwecken ist nicht nötig.

Anschließend setzen Sie die entfernte Zecke am besten auf eine weiße Unterlage (s. Abb.): Im günstigen Fall wird sie weiterkrabbeln, womit auch ohne Lupe bewiesen ist, dass Sie die Zecke komplett entfernt haben.

War die Zecke schon voller Blut, sprechen Sie mit Ihrem Kinder- und Jugendarzt über die Notwendigkeit einer Einzeldosis eines Antibiotikums (amerikanische Empfehlungen).

War die Zecke noch ohne Blut, desinfizieren Sie die Stichstelle und beobachten Sie sie über 6 Wochen.

Was tun, wenn Sie die Zecke nicht vollständig entfernen konnten?

Leider passiert es manchmal, dass beim Entfernen ein Teil der Zecke in der Haut verbleibt. In diesem Fall gibt es leider kein standardisiertes Vorgehen. Das Robert Koch-Institut (RKI) schweigt sich dazu aus, die amerikanischen Leitlinien (IDSA guidelines 2006) ebenfalls. Die Homepage der Firma Pfizer (www.zecken.de) plädiert für ein Belassen. Wie sollen Sie sich nun verhalten?

Der vordere Teil der Zecke trägt den Saugrüssel (Hypostom). Da dieser mit Widerhaken besetzt ist, verhilft er der Zecke zu einem sicheren Halt in der

Haut, widersetzt sich aber leider der Entfernung. Auch wenn dieser Stechrüssel vorne an der Zecke ist: Es handelt sich hierbei nicht um einen »Kopf« – die Zecke ist eine Milbe und hat keinen Kopf. Reißt der Saugrüssel ab, hängen an ihm also auch keine Organe, die z. B. Borrelien enthalten könnten: Diese sitzen im Darm der Zecke.

Ich empfehle daher, den Stechrüssel zu belassen und – wie oben beschrieben – die Stichstelle zu desinfizieren und 6 Wochen lang zu beobachten.

Zecken können Krankheiten übertragen

Im Darm von Zecken können Krankheitserreger enthalten sein, die nach Beginn des Saugaktes von der Zecke in den Menschen gelangen und dort Krankheiten auslösen können. Innerhalb der ersten 12 Stunden nach Anbeißen wird es nur selten zu einer Infektion kommen. Nach 3 Tagen ist die Wahrscheinlichkeit dagegen hoch. Wenn Sie eine Zecke entdecken, sollten Sie sie deshalb baldmöglichst entfernen. Die beiden Krankheiten, die von Zecken in unseren Breiten übertragen werden können, werde ich im Folgenden kurz beschrieben.

FSME

Die Frühsommer-Meningoenzephalitis (FSME) wird nur in bestimmten Gebieten Deutschlands durch Zecken übertragen. Befällt dieses Virus einen Menschen, erkrankt er 1–2 Wochen später an einer »Erkältung«: Temperaturen von 37,5–38,5 °C, Kopfschmerzen, Erbrechen. Nach einer weiteren Woche können bei bis zu einem Drittel der Patienten dann Symptome einer Hirnentzündung (Enzephalitis) auftreten: Bewusstseinsstörungen, Erbrechen, Teilnahmslosigkeit, Müdigkeit, Krampfanfälle. Schwere Verläufe werden im Kindesalter zum Glück kaum beobachtet.

Das Robert Koch-Institut gibt eine ständig überarbeitet Zeckenkarte (Seite 506) heraus, in der die Gebiete bezeichnet sind, in denen eine rele-

Zecken meiden

Beim Wandern sollten Sie lange Hosen, ein geschlossenes Hemd und geschlossene Schuhe tragen. Auch das Einreiben mit einem Insektenmittel (mückenabwehrende Chemikalie, z. B. Autan®) bringt einen kurzfristigen Nutzen. Die Notdurft sollten Sie bis zum nächsten Gasthaus aufschieben. (»Der Mann holt's sich vor dem Baum, die Frau hinter'm Busch.«) Suchen Sie sich und Ihre Kinder abends besonders sorgfältig ab, wenn Sie im Wald unterwegs waren. Bei Fahrten in ein FSME-Gebiet (s. u.) empfehle ich die Impfung.

vante FSME-Gefahr besteht (Als Faustregel gilt, dass nördlich des Mains keine FSME-Gefahr in den Zecken lauert.)

Die Pharma-Firma Pfizer pflegt eine Internetseite, die Daten für eine eventuelle FSME-Impf-Notwendigkeit benutzerfreundlich aufbereitet hat: Sie brauchen lediglich den Ort einzugeben. (www.zecken.de).

Eine ständig aktualisierte Karte der FSME-Risiko-Gebiete in der Schweiz finden Sie unter www.map.geo.admin.ch.

Wenn Sie in einem Zeckengebiet länger als eine Woche Urlaub mit Wandern und anderen Aktivitäten draußen machen möchten, sollten Sie sich und Ihre Familie gegen FSME impfen lassen. Fragen Sie zur Kostenübernahme vorher Ihre Krankenkasse. Alle für Deutschland notwendigen Impfungen werden erstattet, Reiseimpfungen (z. B. FSME für Österreich) inzwischen aber von den meisten Kassen auch: Es ist kostengünstiger für die Kassen, ihre Kunden zu schützen, als nach dem Urlaub eine teure Therapie bezahlen zu müssen.

Allerdings erkranken Kinder im Vergleich zu (älteren) Erwachsenen kaum: 1–2 Wochen nach der Infektion können grippeähnliche Symptome auftreten, die nach einer weiteren Woche schlimmer werden und mit Erbrechen, Schwindel, Berühungsempfindlichkeit, Kopf- und Bauchweh einhergehen. Eine richtige Enzephalitis, also die Erkrankung des Gehirns mit Nervenstörungen, Krampfanfällen und Koma, ist bei Kindern zum Glück sehr selten.

Impfung gegen Zecken: Die sogenannte »Zeckenimpfung« ist selbstverständlich keine Impfung gegen die Zecke an sich, sondern ausschließlich gegen die FSME-Erreger. Gegen andere Erreger im Speichel einer Zecke, wie die Borreliose (überall in Deutschland), das Krim-Kongo-Fieber-Virus (Türkei) oder das Anaplasma phagocytophilum (Schottland) gibt es keine Impfung. Da keine spezifische Therapie gegen FSME verfügbar ist, bleibt die Impfung der wichtigste Schutz.

So helfen Sie Ihrem Kind: Wenn Sie eine Zecke bei Ihrem Kind entdecken, entfernen Sie sie möglichst bald. Vermeiden Sie dabei eine Quetschung des Tieres.

Borreliose

In der gesamten Bundesrepublik können Zecken auch Borrelien enthalten. Dieses Bakterium löst eine Borreliose aus.

Wanderröte (Erythema migrans): Die erste Krankheitsphase der Borreliose ist definiert durch eine Rötung an der Bissstelle, die beständig zunimmt und dabei in der Mitte abblasst (Wanderröte bzw. Erythema migrans). Die Abbildungen zeigen einen solchen »Ring« im Gesicht und am Gesäß. Manchmal dauert es nach einem Zeckenbiss 3 Tage, manchmal 3 Wochen, bis eine solche Wanderröte sichtbar wird. Die Wanderröte kann auch an anderen und mehreren Stellen auftreten, wo Ihr Kind gar nicht von einer Zecke gebissen wurde.

Dieser Hautbefall durch Borrelien lässt sich gut behandeln.

Entdecken Sie bei Ihrem Kind eine solche Wanderröte, sollten Sie innerhalb der nächsten 1–2 Tage einen Kinder- und Jugendarzt aufsuchen. In der Regel wird er eine antibiotische Therapie einleiten. Der Erfolg dieser Therapie (Wanderröte ist komplett verschwunden) muss nach 14 Tagen ärztlich festgestellt werden.

Lymphozytom: Deutlich seltener wird nach einem Zeckenbiss eine umschriebene Rötung und Schwellung gesehen, die wie eine kleine Kirsche aussieht. Sie kann an einem Ohrläppchen (s. Abb. 3) oder an einer Brustwarze (s. Abb. 4), seltener an anderen Hautstellen auftreten. Wichtig: Der Biss der Zecke war tatsächlich an einer anderen Stelle.

Medizinisch wird diese Rötung »Lymphozytom« genannt. Ein Lymphozytom und viele Wanderröte-Flecken werden daher als »generalisiertes Frühstadium« zusammengefasst.

Auch diese Rötung sollten Sie einem Kinder- und Jugendarzt zeigen. Er wird wie bei der Wanderröte das Lymphozytom 14 Tage mit einem Antibiotikum behandeln. Allerdings muss dann das Lymphozytom nicht weg sein.

Bei einem gesunden Kind macht es keinen Sinn, eine entfernte Zecke an ein Labor zu senden, um deren Darminhalt untersuchen zu lassen. In manchen Gegenden Deutschlands ist jede 4. Zecke mit Borrelien befallen. Entscheidend ist, ob ein Kind eine Borrelien-Erkrankung innerhalb von 6 Wochen erleidet oder nicht.

Die Abbildungen zeigen eine Lyme-Borreliose im »Frühstadium« an. Ohne antibiotische Behandlung kann dies nach nach Monaten in das »Spätstadium« der Borreliose übergehen: Zu den Krankheiten bei Kindern zählen dann eine Gelenkentzündung, eine

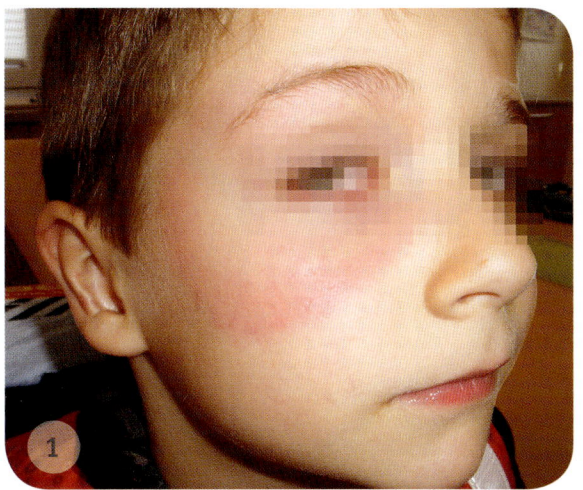

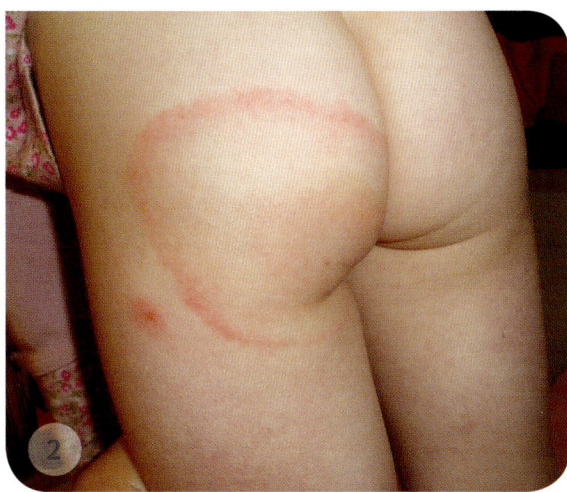

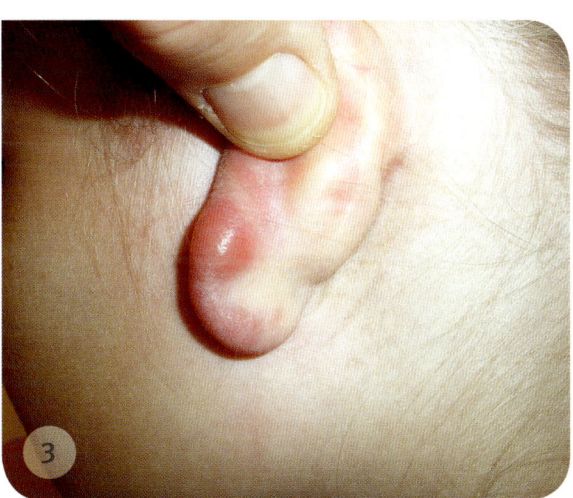

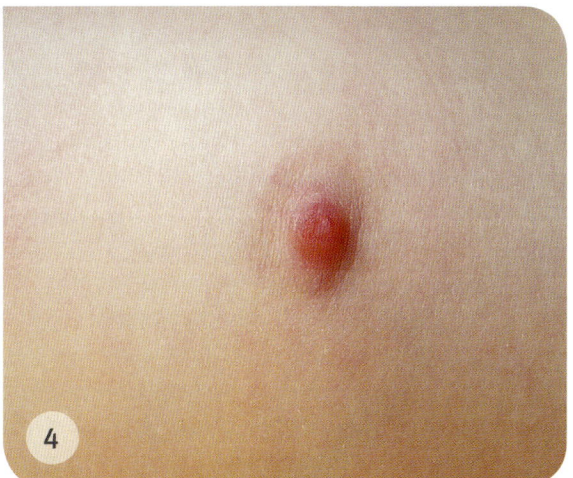

❶ Wanderröte im Gesicht nach einem Zeckenbiss
❷ Wanderröte am Gesäß nach einem Zeckenbiss
❸ Nach einem Zeckenbiss kann ein Lymphozytom an einer Ohrmuschel entstehen ...
❹ ... oder auch an einer Brustwarze.

Hirnentzündung (mit dem häufigen Befund einer Gesichtsnerv-Lähmung) und einer Entzündung am Auge. Bei Erwachsenen können weitere Zeichen einer Nervenentzündung und Veränderungen an der Haut auftreten.

So helfen Sie Ihrem Kind: Entfernen Sie die Zecke wie oben beschrieben. Entdecken Sie lediglich eine kleine Rötung nach einem Zeckenbiss, entspricht dies zunächst einem typischen Insektenbiss bzw. -stich und muss nur beobachtet werden. Nur bei der oben genannten Wanderröte sollten Sie einen Kinder- und Jugendarzt aufsuchen. Es ist aber kein Notfall und darf auch erst nach 1–2 Tagen erfolgen.

Mücken

Kennen Sie das auch? Es wird Abend an dem schönen See, wo Sie gerade Urlaub machen. Sie sitzen am Ufer und genießen ein Eis. Plötzlich fängt Ihr kleiner Schatz an, sich heftig zu kratzen. Und dann

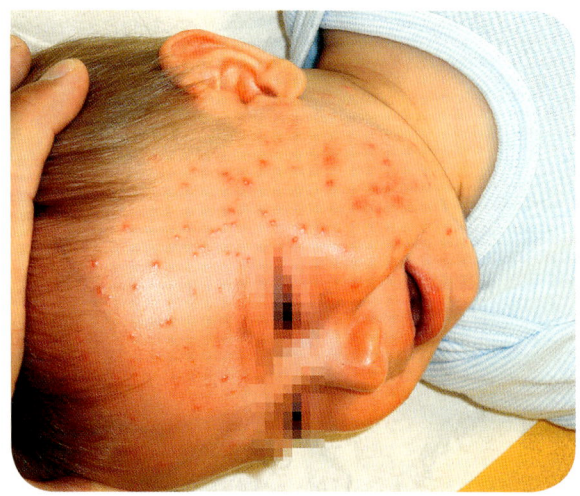

⌃ Reichlich viele Mückenstiche im Gesicht dieses Babys, aber es hat erfreulicherweise keinen Juckreiz.

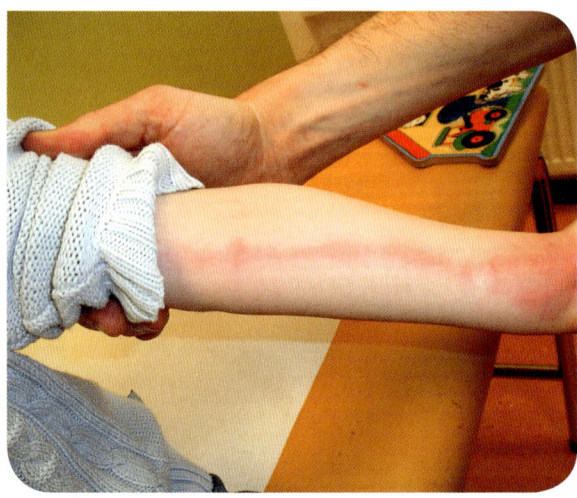

⌃ Lymphwegeentzündung am Arm nach einem aufgekratzten Mückenstich am Handgelenk.

merken Sie es auch: Jede Menge Mücken sind unterwegs und schon beginnt die ganze Familie, um sich zu schlagen. Diese Plagegeister können einem wirklich den Sommerabend vermiesen!

In unseren Breiten sind Mückenstiche zwar unangenehm, übertragen aber zum Glück keine Krankheiten. Der Stich einer Mücke verursacht Juckreiz. Je weniger diese Stelle gerieben oder gekratzt wird, umso kleiner bleibt die Quaddel. Säuglinge haben interessanterweise keinen Juckreiz durch Mückenstiche (s. Abb.), obwohl sie z. B. bei einer Neurodermitis sehr wohl Juckreiz empfinden und kratzen.

Vergleichen Sie damit das Bild eines einzelnen Mückenstichs am Oberlid (Seite 262), an dem das Kind aber kräftig gerubbelt hat: Dies führt zu einer starken Schwellung.

Gerne wird zur Therapie ein Antihistaminikum als Gel empfohlen, da es nicht nur den Juckreiz mindert, sondern auch kühlt. Leider brennt das Gel bei nässenden Wunden. Für offene oder nässende Wunden wählen Sie besser eine Mücken-»Creme«, die den gleichen Wirkstoff enthält.

Die Stichreaktion kann sehr unterschiedlich aussehen:
- kleine rötliche Schwellung (s. Abb.)
- kleine rötliche Schwellung mit Halo, also einem hellen Hof drumherum
- flächenhafte Rötung, etwa so groß wie ein 2-€-Stück
- Rötung mit zentralem Wasserbläschen
- über Wochen bestehende Stichreaktion

So helfen Sie Ihrem Kind: Das Beste ist natürlich, die Mücken können Ihr Kind erst gar nicht stechen.
- Halten Sie deshalb nach Einschalten des Lichts abends die Fenster konsequent geschlossen.
- Bringen Sie Mückenschutzgitter außen vor den Fenstern an (leider teuer) oder ein Moskitonetz über dem Bett. Beides hilft sehr gut.
- Entleeren Sie Ihre Regentonnen regelmäßig und achten Sie auf ständige Pfützen als Brutstätten (v. a. auf Baustellen).
- Repellentien, wie z. B. Autan®, sind unangenehm auf der Haut, wirken aber über mehrere Stunden hervorragend.
- Achten Sie auf gut sitzende Kleidung mit langem Arm.

Strophulus infantum

Eine sehr seltene Reaktion eines Kindes auf Mückenstiche stellt der »Strophulus infantum« dar, eine Art Nesselsucht. Ein Kind wird beispielsweise nur an einer Hand von einer Mücke gestochen. Anschließend kommt es am gesamten Körper (s. Abb.) zu mückenstichähnlichen Erscheinungen. Diese jucken genauso wie die »eigentlichen« Mückenstiche an der Hand. Da es sich um sehr viele juckende Stellen am Körper handelt, wäre eine Creme-Therapie mit einem Antihistaminikum zu aufwendig: Geben Sie nach Rücksprache mit Ihrem Kinder- und Jugendarzt ein Antihistaminikum als Saft oder Tablette.

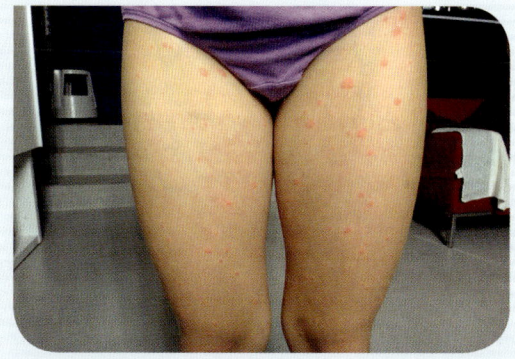

⬆ Strophulus infantum als Reaktion auf Mückenstiche

Eine Allergie gegen Mückenstiche gibt es zum Glück nicht. Dennoch können wir erheblich auf Mückenstiche reagieren. Dann gilt die Regel, wie im Kapitel über Bienen-/Wespengift-Reaktion (Seite 336) beschrieben: Eine deutliche Schwellung (größer als 10 cm) behandeln Sie lokal mit einer Kortison-Creme und zusätzlich einem Antihistaminikum (z. B. als Saft).

Das Eincremen mit einem gut wirksamen Mittel gegen den Juckreiz (Antihistaminikum) ist nicht nur angenehm für Ihr Kind, sondern kann möglicherweise Schlimmeres verhindern. Kratzt ein Kind mit seinen Fingernägeln nämlich an dem Mückenstich, besteht die Gefahr, dass es Hautbakterien in die Wunde einreibt, was zu einer Verschleppung unter die Haut führen kann. Breiten sich dann die Bakterien dort weiter aus, kann es zu einer typischen Lymphwegeentzündung (Lymphangiitis, s. Abb., Seite 400) kommen. Kein Kind stirbt, wenn der rote Strich das Herz erreicht (so wurde es uns als Kindern immer weißgemacht), aber die Lymphwegeentzündung muss durch Ruhigstellung und antibiotischen Saft behandelt werden.

Madenwürmer

Ihr kleiner Liebling geht sehr gern in die KiTa und spielt auch nachmittags oft mit anderen Kindern. Abends ist er dann meistens sehr müde und schläft sofort ein. Als Sie später nochmal nach ihm schauen, merken Sie, dass er sich im Schlaf heftig am Popo kratzt. Eine andere Mutter erzählt Ihnen am folgenden Tag, dass bei ihrem Kind Madenwürmer festgestellt wurden. Wahrscheinlich hat Ihr Schatz die auch.

Während der Kindergartenzeit infizieren sich Kinder häufig mit Madenwürmern (Oxyuren, s. Abb., Seite 402) Die meisten Kinder merken davon nichts. Die häufigsten Beschwerden sind Jucken am Anus, meist nach dem Einschlafen.

Der Juckreiz wird durch die Oxyuren-Weibchen hervorgerufen, die nach dem Einschlafen der Kinder aus dem Enddarm zum After gelangen, um dort ihre Eier abzulegen. Die Kinder werden nicht unbedingt davon wach, kratzen sich aber am Anus. Dadurch gelangen die Eier unter die Fingernägel und am nächsten Tag – bei schlechter Hände-Hygiene – auf Türklinken und Spielsachen. Von dort wiederum gelangen die Eier über die Hände in den Mund anderer Kinder und von dort in ihren Darm. Nüch-

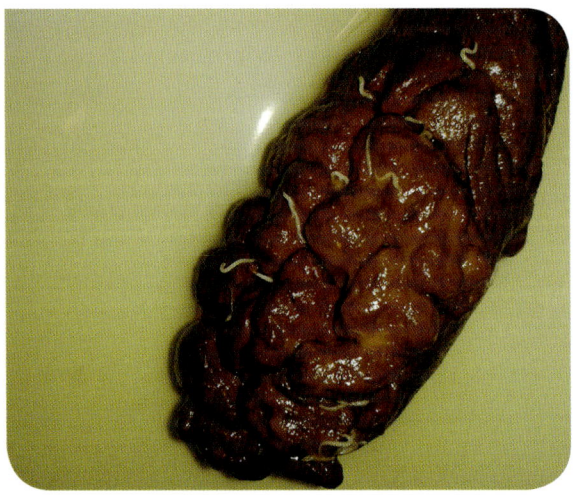

⬙ Madenwürmer im Stuhl

tern betrachtet ist diese »fäkal-orale Infektions-kette« also ziemlich unappetitlich.

In der Kinderarztpraxis wird der Verdacht am häu-figsten dadurch auf Würmer gelenkt, dass Eltern ein unangenehmes Jucken am Po ihres Kindes be-merken, obwohl keine Rötung o.Ä. dort zu sehen ist. Der zweithäufigste Grund ist tatsächlich – wie auf der Abbildung zu sehen – die Entdeckung von sich windenden Madenwürmern im Stuhl. Weitere Symptome, wie z.B. Bauchschmerzen, Blinddarm-entzündung oder die symptomatische Besiedelung der Vagina durch Oxyuren, sind sehr selten.

Therapie
Ihr Kinder- und Jugendarzt verschreibt Ihrem Kind einen Saft oder Tabletten gegen die Madenwür-mer. In den 2 Wochen nach Start der Therapie ach-ten Sie bitte besonders auf regelmäßiges Hände-waschen, insbesondere morgens sollten Sie die Fingernägel Ihres Kindes zusätzlich mit einer Na-gelbürste reinigen. Nach 14 Tagen sollte die The-rapie wiederholt werden. Gelegentlich muss eine ganze Familie synchron behandelt werden, wenn der Wurmbefall hier immer wieder auftritt.

So helfen Sie Ihrem Kind:
- Nehmen Sie den Wurmbefall zum Anlass, mit Ih-rem Kind über das Händewaschen vor dem Es-sen und nach dem Gang zur Toilette zu spre-chen. Erklären Sie ihm den Zusammenhang von Wurmeiern auf den Fingern, die sich – runterge-schluckt – zu den kleinen Würmern entwickeln können.
- Informieren Sie ggf. den Kindergarten, damit die Erzieherinnen Ihr Kind für die 14 Tage beim Toilettengang begleiten können.
- Geben Sie Handtücher und Waschlappen Ihres Kindes nach jeder Benutzung zur Wäsche (60 °C).

Krätze

Der Name »Krätze« (Skabies) spricht Bände und verursacht schon beim Aussprechen unangenehme Gefühle: Die Kinder, die von Skabies befallen sind, haben einen unerträglichen Juckreiz und kratzen sich ständig.

Hervorgerufen wird die Krätze durch Milben, die in die oberste Hautschicht eindringen, um dort in kurzen Gängen ihre Eier abzulegen. Bald ist das Kind gegen die Milbe allergisiert und leidet dann überall an nachts zunehmendem Juckreiz. (Findet eine erneute Infektion mit den Milben statt, schon nach 2 Tagen.)

Die Diagnose ist schwierig, da zu Beginn wenig zu sehen ist und mit fortschreitendem Juckreiz viele Hautveränderungen durch das Kratzen selbst hin-zukommen: ekzemartige Veränderungen, kleine Bläschen, nässende Areale und bakterielle Über-besiedelung. Im typischen Fall sieht der Kinder- und Jugendarzt kleine Gänge bzw. kleine längliche Hautrötungen. Typische Stellen sind Hautfalten, also zwischen den Fingern und Zehen, in den Ach-seln und im Nabel, später natürlich überall.

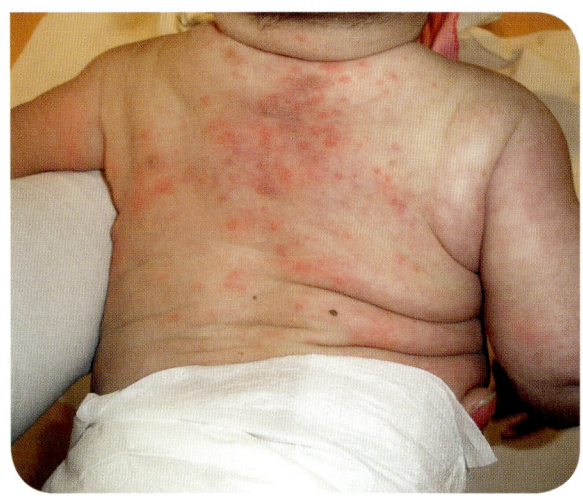

⬙ Säugling mit 4 Monaten, der wie 8 weitere Familienmitglieder an Krätze erkrankt ist.

Woher kommen die Krätzmilben?

Die Milben stammen immer von anderen Menschen, zu denen das Kind einen sehr engen Kontakt (länger als 10 Minuten) gehabt haben muss, z. B. im Bett. Begrüßen per Handschütteln oder mit kurzer Umarmung reicht für eine Infektion nicht aus.

Während Läuse in allen Bevölkerungsschichten vorkommen, tritt die Krätze tatsächlich nur bei Hygienemängeln auf. Daher kann eine betroffene Familie Hilfe bei einem Sozialarbeiter anfordern, der in die Wohnung kommt und bei der Erkennung der Infektionsquelle hilft.

Der Kinder- und Jugendarzt verschreibt eine Creme (Wirkstoff z. B. Permethrin), mit der die Therapie in folgenden Schritten durchgeführt wird:

1. abends duschen, anschließend abtrocknen
2. vom Hals abwärts gründlich eincremen, dabei die Hautfalten nicht vergessen, z. B. zwischen den Fingern, Achselhöhle, Nabel, Leiste usw.
3. die ganze Nacht einwirken lassen
4. morgens erneut duschen
5. die Fingernägel kurz halten
6. die Bettwäsche wechseln
7. Kleidung und Schuhe 3 Tage nicht tragen.

Säuglinge erhalten eine nur halb so stark konzentrierte Creme und werden auch am Kopf eingecremt (ohne Augen und Mund).

Kann die Creme nicht korrekt eingesetzt werden (z. B. Sprach- oder Verständigungsprobleme mit den Eltern), verschreibt der Kinder- und Jugendarzt einen Wirkstoff zum einmaligen Einnehmen (Ivermectin).

Darf mein Kind in die KiTa bzw. Schule gehen?

Eine Wiederzulassung zur KiTa ist nach – korrekter – Behandlung am nächsten Tag möglich, da dann keine Infektionsgefahr für die anderen mehr besteht (ärztliches Attest erforderlich).

So helfen Sie Ihrem Kind: Sprechen Sie mit Ihrem Kinder- und Jugendarzt, wenn der Juckreiz nach 2–3 Tagen immer noch quälend ist.

Um eine Verbreitung innerhalb der Familie zu verhindern, sollten Sie folgende Tipps beherzigen:
- Beziehen Sie die Betten frisch und waschen Sie die Wäsche bei mindestens 50 °C.
- Lagern Sie alles, was nicht so heiß gewaschen werden kann, 3 Tage lang luftdicht verpackt bei Raumtemperatur auch Kuscheltiere!
- Teppich und Polster sollten Sie stark absaugen und 2 Tage nicht benutzen.
- Kuscheln Sie 4 Wochen nicht miteinander im Bett.
- Halten Sie die Nägel kurz und cremen Sie die Finger unbedingt mit ein.
- Behandeln Sie alle synchron, d. h., alle werden am selben Tag eingecremt oder nehmen die Tabletten gleichzeitg ein.

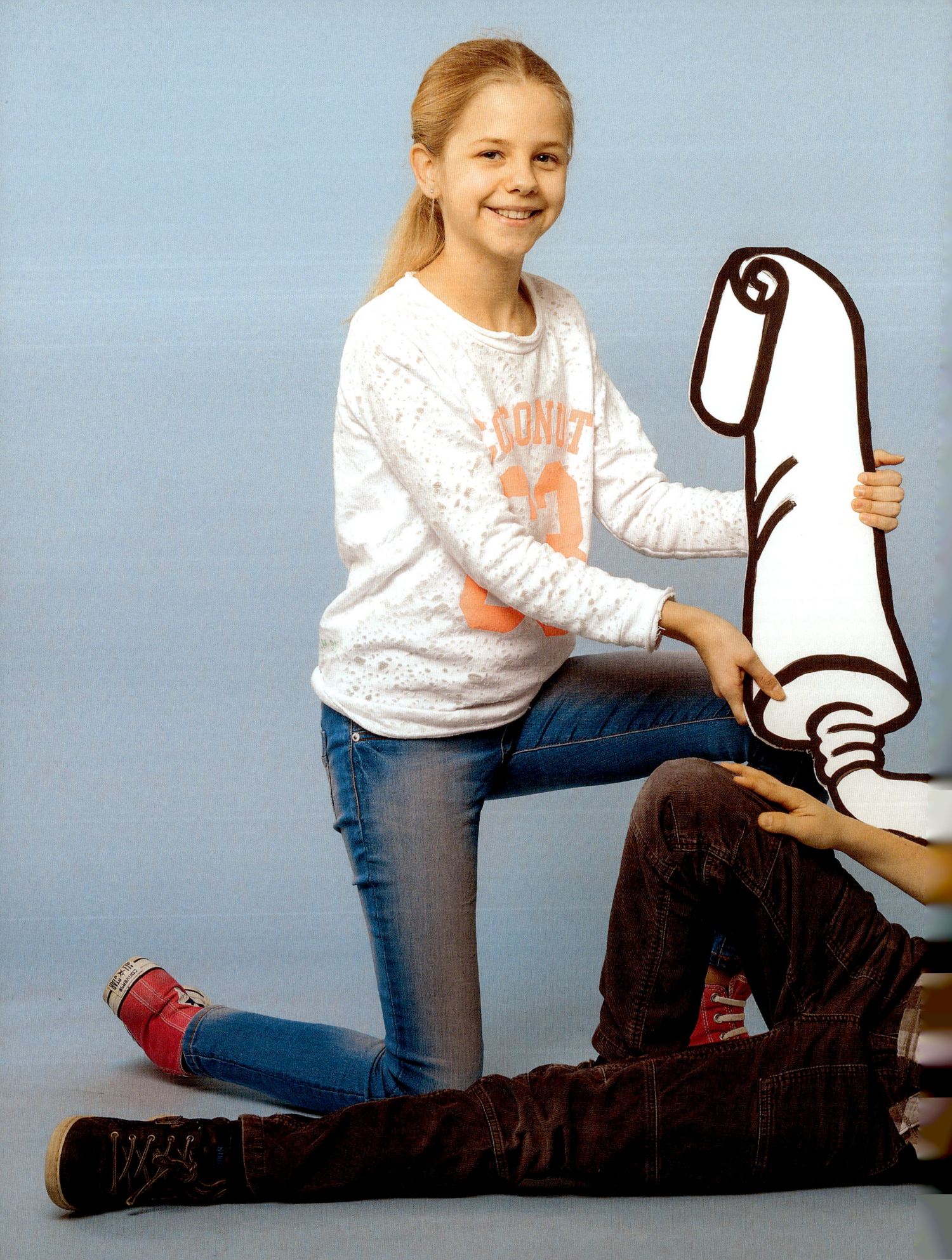

Hautkrankheiten

Die Haut ist unser größtes Sinnesorgan und umgibt uns von allen Seiten. Entsprechend vielfältig sind daher die Krankheiten, die unsere Haut befallen können.

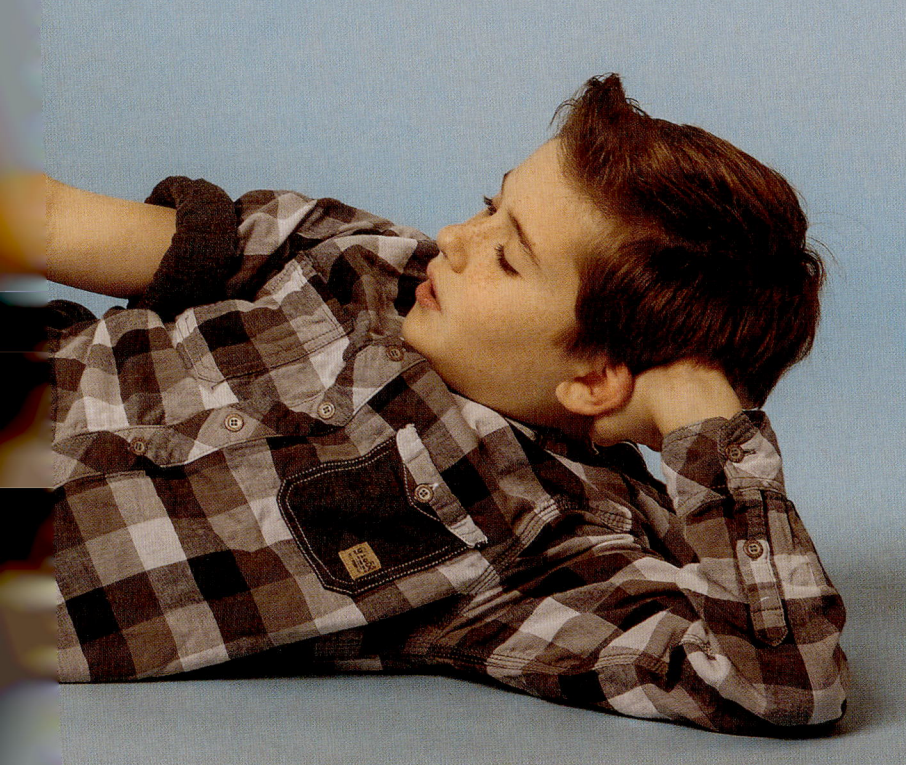

Neurodermitis

Neurodermitis ist eine weit verbreitete Hautkrankheit, die in Schüben verläuft. Besonders der starke Juckreiz macht den Kindern zu schaffen. Die gute Nachricht: Häufig verschwinden die Symptome bereits im Kleinkindalter wieder.

Nicht schon wieder! Die Haut Ihres Lieblings ist rot und schuppig und juckt wie verrückt. Dabei haben Sie immer regelmäßig gecremt und darauf geachtet, dass seine Haut schön weich und geschmeidig bleibt. Aber trotz aller Vorkehrungen kommt der neue Neurodermitis-Schub wie aus dem Nichts wieder. Jetzt müssen Sie zuerst einmal etwas gegen den schlimmen Juckreiz tun.

An einer Neurodermitis leiden schätzungsweise etwa 10–15 % der Kinder und Jugendlichen in Deutschland, von den Erwachsenen etwa 3 %. Neurodermitis beginnt im Kindesalter meist nach dem 3. Lebensmonat und verläuft in Schüben. Wellen der Verschlimmerung werden von Phasen der Heilung abgelöst. Bei jedem neuen Schub scheint sich die Haut jedoch etwas mehr zu verschlechtern. Diese Tendenz schwächt sich bereits etwa zum 2. Geburtstag deutlich ab. Allerdings treten bei etwa ⅓ der betroffenen Kinder auch im Erwachsenenalter immer mal wieder Ekzemstellen auf.

Grundsätzlich ist Neurodermitis nicht heilbar und kann eine enorme Belastung für die betroffenen Kinder und deren Familien sein. Je nach Alter und Aktivität der Erkrankung können unterschiedliche Hautareale betroffen sein, auf die ich weiter unten genauer eingehe. Bis zum Schulbeginn treten Neurodermitis-Schübe in aller Regel seltener auf und vielen Kindern geht es dann deutlich besser.

Woran erkenne ich eine Neurodermitis?

Säuglinge, meist ab dem 3. Lebensmonat, zeigen nässende, großflächige Rötungen, die jucken. Auch Babys empfinden schon diesen lästigen Juckreiz und kratzen sich. Typische Stellen sind die Beugeseiten der Beinchen und Ärmchen sowie das Gesicht (s. Abb. 1, Seite 408).

Kleinkinder zeigen meist das typische Befallsmuster mit trockenen und schuppenden roten Hautpartien in Ellenbeuge und Kniekehle, aber auch am Hand- und Fußrücken. Daneben kann auch der Körperstamm großflächig betroffen sein (s. Abb. 2, Seite 408).

Bei Schulkindern ist die Neurodermitis wie bei Erwachsenen oft durch eine Verdickung der Haut und eine Vertiefung der Hautfelderung (Lichenifizierung) gekennzeichnet (s. Abb. 3, Seite 408). Die bevorzugten Stellen sind weiterhin die Gelenkbeugen, aber auch Gesicht und Hals können betroffen sein. Die trockene, schuppige oder auch rote Haut ist für manche Jugendliche ein großes Problem in der Schule oder beim Sport, da dem Kind die Krankheit »ins Gesicht geschrieben« steht. Hier ist manchmal viel seelische Unterstützung erforderlich.

Besondere Stellen, die ebenfalls betroffen sein können, sind die Hände (s. Abb. 4, Seite 408) bzw. Finger und Füße, manchmal auch isoliert nur ein Finger.

Bei manchen Kindern ist auch die Hautpartie direkt hinter den Ohrmuscheln betroffen (s. Abb. 5, Seite 408).

Eine Sonderform der Neurodermitis ist der Befall am Fingerrand, der kleine Bläschen am Rand und darunter wenig Rötung zeigt (s. Abb. 6, Seite 408). Dennoch juckt dieser gar nicht so eindrucksvolle Befund furchtbar. Ein solches Ekzem wird als »dishydrotisch« bezeichnet. Der Begriff ist historisch bedingt, denn das Krankheitsbild hat nichts mit einer Störung der Schweißdrüsen zu tun.

Was tun bei Neurodermitis?

Zu Pflege, Diäten und Cremes gibt es eine Fülle von Empfehlungen. Eltern und Betreuer sollten folgende Regeln kennen:

Cremen Sie im Seitenvergleich

Benutzen Sie die vom Arzt verschriebene Creme zunächst nur auf einer Körperhälfte (z. B. nur auf der rechten Gesichtshälfte oder nur in der rechten Ellenbeuge), die andere Seite pflegen Sie entweder gar nicht oder mit der Creme, die Sie zuvor schon benutzt haben. Warum?

Eine Neurodermitis verläuft in Schüben. Eine für die Haut des Kindes unnütze Creme, aufgetragen am Ende eines Schubs, also wenn die Symptome sowieso nachlassen, lässt an eine starke Heilkraft glauben. Tatsächlich ist die Besserung der Haut aber nicht auf die Creme zurückzuführen, sondern eben darauf, dass der Schub vorbei ist. Bei den nächsten Schüben wird die Nutzung der Creme erfolglos bleiben. Und umgekehrt kann es auch passieren, dass Sie eine gut wirksame Creme zu Beginn eines Schubes auftragen, sich die Symptome dann erst einmal verschlechtern und Sie daher an die Wirkungslosigkeit dieser Creme glauben. Der Seitenvergleich schützt Sie vor einem Fehlurteil über die Wirksamkeit.

Die Auswahl der Cremes wird weiter unten besprochen (Seite 411).

Cremen Sie nach Bedarf

Tragen Sie das Pflegepräparat, die Pflegelotion oder die Creme nicht stur »zweimal täglich« auf, sondern nach Bedarf, d. h. wenn Sie merken, dass die Haut Ihres Kindes jetzt eine Creme braucht. Grundlage einer guten Barrierefunktion, die die Haut intakt hält, ist eine geschmeidige, angenehm feuchte Haut. Außerdem sollte die Creme nicht brennen und nicht als allzu schmierig empfunden werden.

Führen Sie ein Hauttagebuch

Ärzte unterscheiden einerseits die Wirkstoffe einer Salbe und andererseits die Salbengrundlage selbst. Einem Kind mag ein Wirkstoff gut nützen, aber nicht in der aktuellen Salbengrundlage, weil z. B. ein Wechsel von einer Sommer- zu einer Wintercreme vorgenommen wurde. Führen Sie ein Hauttagebuch, in dem Sie mit Datum die Creme und die Häufigkeit der Anwendung, die behandel-

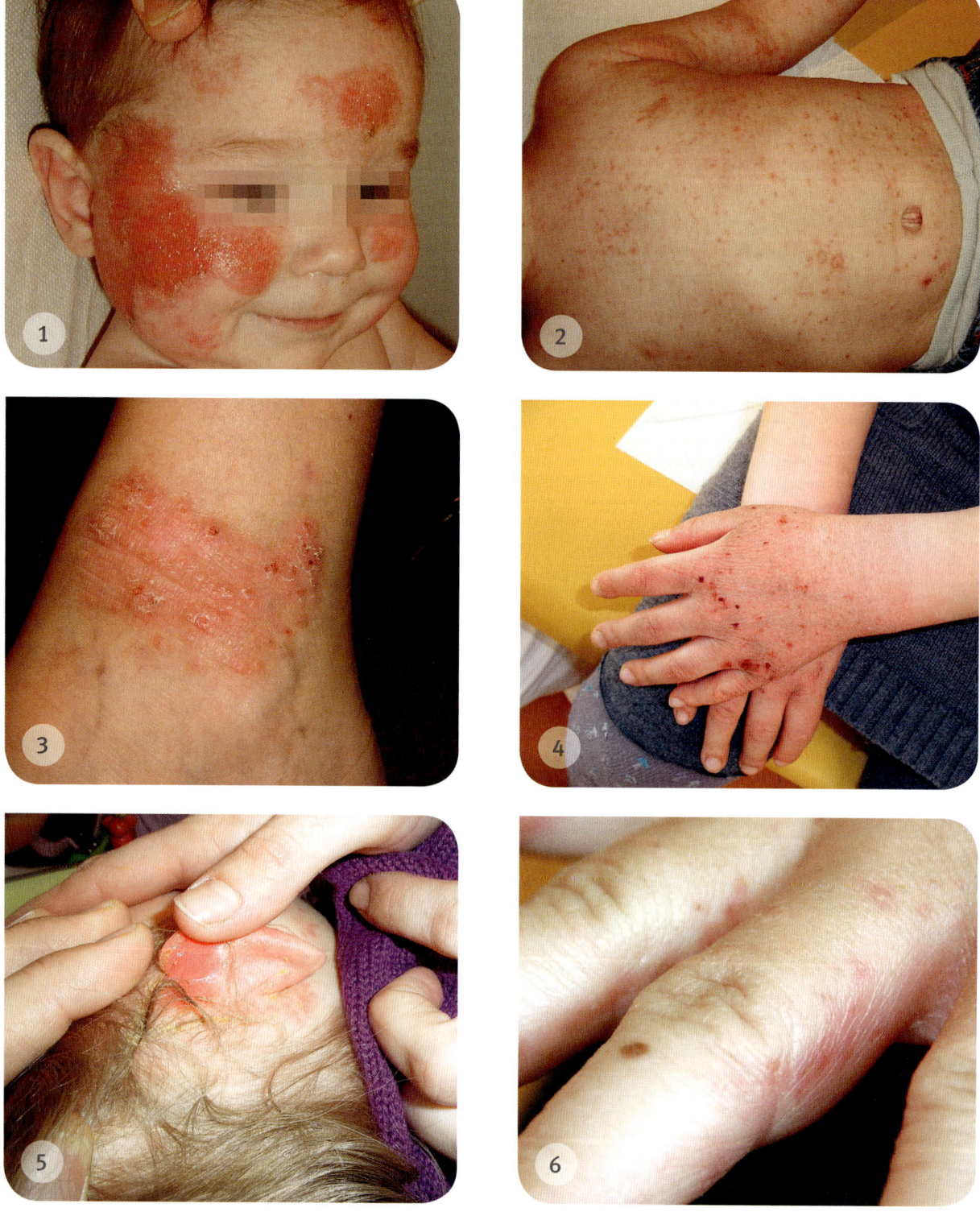

ten Körperpartien und den Zustand der Haut genau notieren.

So können Sie mit Ihrem Kinder- und Jugendarzt die durchgeführte Therapie besprechen und haben eine bessere Übersicht auch über den Nutzen begleitender »Versuche« wie Baden, Salzwasser usw. Zudem haben Sie einen besseren Überblick über die Kortison-Zeiten.

Juckreiz ist so schlimm wie Schmerz

Schmerzen und Juckreiz sind furchtbar. Wenn Ihr Kind sich stark kratzt, versuchen Sie, den Juckreiz so gut wie möglich zu dämpfen (Seite 412) – genauso, wie Sie es auch bei Schmerzen täten. Ermahnungen wie »Hör auf zu kratzen« nutzen gar nichts und nerven das Kind eher, denn der Juckreiz kommt nicht vom Kratzen, sondern Ihr Kind kratzt sich, weil Hautpartien jucken.

Welche Ursachen gibt es für Neurodermitis?

Meist gibt es nicht die eine Ursache für Neurodermitis, sondern es gibt verschiedene Auslöser, die ich im Folgenden kurz vorstellen möchte.

Genetische Vorbelastung

Grundsätzlich gibt es eine starke familiäre Häufung, also eine genetische Ursache für die Neurodermitis, ähnlich wie bei Asthma und Heuschnup-

❶ Dieses Baby zeigt Neurodermitis im Gesicht.
❷ Neurodermitis am Körperstamm
❸ Verdickte Haut und vertiefte Hautfalten bei Neurodermitis
❹ Neurodermitis an den Händen
❺ Neurodermitis hinter der Ohrmuschel
❻ Neurodermitis am Fingerrand: dishydrotisches Ekzem

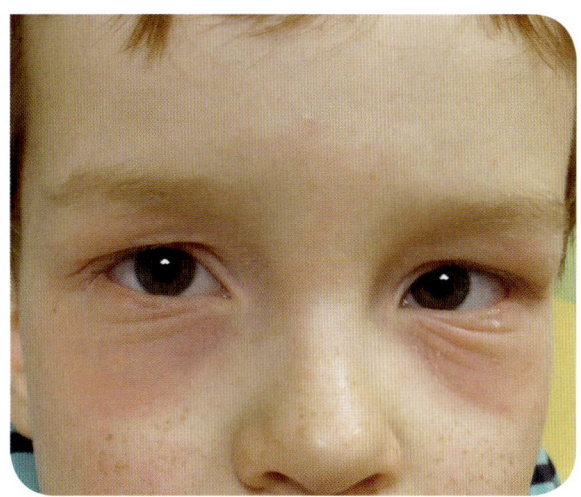

⬢ Eine doppelte Unterlidfalte kann ein Hinweis auf eine Neigung zu Neurodermitis sein.

fen. Konkret: Hat ein Elternteil eine Allergie, liegt das Risiko für ein Kind bei 20–40%, leiden beide Eltern an einer Atopie, schnellt das Risiko für das Kind auf 40–70% hoch.

Diese 3 Erkrankungen (Neurodermitis, Asthma, Heuschnupfen) werden daher medizinisch als »Atopie« zusammengefasst. Viele atopische Menschen hatten als Säuglinge Milchschorf oder besitzen eine doppelte Unterlid-Falte, eine sogenannte »Dennie-Morgan-Falte« (s. Abb.). Der Umkehrschluss, ein Baby mit Milchschorf muss später zwangsläufig Neurodermitis bekommen, ist dagegen nicht zutreffend.

Störung der Barrierefunktion der Haut

Die wichtigste Ursache der Neurodermitis ist eine Störung der Barrierefunktion der Haut: Die Haut ist offen, verliert Feuchtigkeit und Geschmeidigkeit und wird so angreifbar für Mikroben.

So helfen Sie Ihrem Kind: Vorbeugend sollte Ihr Kind keine Seife benutzen. Auf den meist gut verträglichen Reinigungsmitteln, die Sie stattdessen verwenden sollten, steht »pH 5,5 hautneutral, sei-fenfrei«. Günstig wirkt sich eine zusätzliche rück-fettende Komponente aus, die als Duschcreme oder Duschöl bezeichnet wird.

Sonstige Auslöser

Neben diesen Ursachen können Auslöser oder »Trigger« zu einem Schub mit Entzündung und Juckreiz führen: Bei **Säuglingen und Kleinkindern** können dies Nahrungsmittel sein, die der Kinder- und Jugendarzt durch einen Allergietest aus dem Blut (RAST, Seite 338) nachweist. Infrage kom-men Milcheiweiß, Ei-Eiweiß, Fisch, Nuss, Weizen und Soja. Das Identifizieren von Nahrungsmitteln als Trigger ist häufig dadurch erschwert, dass meist kein unmittelbarer zeitlicher Zusammenhang zwi-schen Nahrungsaufnahme und Verschlechterung der Haut beobachtet wird. Erst mit einer Verzöge-rung von wenigen Tagen »blüht« die Haut auf. Ver-meiden Sie daher unbedingt Diäten bei Ihrem Kind, ohne dass eine ärztliche Diagnose vorliegt. Im Rah-men der kinderärztlichen Allergieabklärung sollte immer erst ein Nahrungsmittel als Trigger erkannt sein, ehe eine vermeidende Diät eingeleitet wird.

Ein »Zuviel«, also eine einseitige Ernährung, kann ebenfalls als Trigger wirken. Ein gutes Beispiel sind Zitrusfrüchte im Advent (Mandarinen und Oran-gensaft) oder diverse Nussplätzchen.

Erschwert wird diese Diagnostik, wenn ein Nah-rungsmittel eindeutig an der Verschlechterung der Haut beteiligt ist (typischer Trigger), der Aller-gietest aber negativ bleibt. Dann arbeitet Ihr Kin-der- und Jugendarzt eng mit einem pädiatrischen Allergologen und einer Ernährungsberaterin zu-sammen.

In der Altersklasse der **Kleinkinder** überwiegen als Auslöser Stress, Schweiß, Klima, Wolle, Seife und Pollen. Bei **älteren Kindern** können Schulprobleme und familiärer Stress hinzukommen.

Therapie bei Neurodermitis

Eine ursächliche Therapie gegen die Neuroder-mitis ist leider nicht möglich. Dennoch kann den Kindern gut geholfen werden. Den Leitlinien ent-sprechend werden die im Folgenden aufgeführten Therapieschritte empfohlen:

Basistherapie

Versuchen Sie, die Auslöser der Neurodermitis zu meiden und finden Sie heraus, was die Haut Ihres Kindes »ärgert«. Achten Sie auf geeignete Kleidung (s. u.) und gute Hautpflege. Dann haben Sie schon viel für Ihr Kind getan.

Vermeiden Sie Stress

Stress ist ein häufiger Auslöser für einen Neuro-dermitis-Schub: Das kann ein Streit mit Freunden oder Probleme in der Schule sein. Oder vielleicht schämt sich Ihr Kind auch wegen seiner »hässli-chen« Haut. Dann sind Sie als Eltern gefragt. Ein Kind kann damit noch nicht allein umgehen. Zei-gen Sie ihm, dass es auch mit seiner roten Haut gut leben kann und deshalb nicht weniger wert ist als andere Kinder. Nach dem Motto: »Jetzt erst recht« – sollen doch alle ruhig sehen, dass die Haut ka-putt ist – was ist schon dabei?! Es ist nicht immer einfach, sein Kind auf dem Weg zu einem starken Selbstwertgefühl zu begleiten. Sprechen Sie Ihren Kinderarzt an, wenn Ihnen dabei »die Puste aus-geht«. Eine Form der Stärkung lernen die Kinder in der Neurodermitis-Schulung (Seite 413) oder durch die Teilnahme an einer Kinder-Reha (www.kinder-und-jugendreha-im-netz.de).

Hat Ihr Kind Streit mit einem Freund oder einer Freundin, der sich nicht leicht lösen lässt, ermun-tern Sie Ihr Kind, sich mit anderen KiTa-Freunden und Schulkameraden zu verabreden und so wei-tere Beziehungen aufzubauen.

Bei Stress in der Schule bleibt immer die Frage, ob eine Über- oder Unterforderung besteht (ggf. also ein Schul- oder Klassenwechsel ansteht). Oder vielleicht braucht Ihr Kind auch eine bessere Zeiteinteilung für Hausaufgaben und Freizeitaktivitäten, z. B. immer erst Hausaufgaben machen und dann die schönen Dinge – und nicht andersherum.

Identifizieren Sie die Allergene

Zusammen mit Ihrem Kinder- und Jugendarzt sollten Sie die Allergene identifizieren, die die Haut Ihres Kindes ärgern. So lassen sich Nahrungsmittel umgehen, Hausstaubmilben einsperren (»Encasing«, Seite 342) oder Haustiere meiden.

Verzichten Sie bei der Kleidung auf reizende Stoffe und wählen Sie stattdessen lieber weiche, glatte Stoffe: am besten Baumwolle oder Viskose (keine Wolle, Acryl oder Polyester). Waschen Sie neue Textilien vor dem ersten Tragen. Dadurch werden sie weicher und Reste von Farb- oder Gerbstoffen werden herausgewaschen. Trennen Sie Etiketten aus der Kleidung heraus, weil auch diese unangenehm kratzen können.

Legen Sie viel Wert auf die Hautpflege

Konsequente und regelmäßige Hautpflege mit einem Basisprodukt frei von Konservierungsstoffen und Parfümen ist ganz wichtig. Dabei dienen Basis-Cremes bzw. -Salben der Aufrechterhaltung der Barrierefunktion der Haut und deren Rückfeuchtung. Wenden Sie diese – wie bereits oben erwähnt – nicht stur zweimal täglich an, sondern so oft, wie es die Haut Ihres Kindes braucht.

Sobald eine medizinische Behandlung über die Basispflege hinaus notwendig ist, wird Ihr Kinder- und Jugendarzt eine Rezeptur von Salben mit Zusätze wie Glycerin, Harnstoff, Nachtkerzensamenöl o. Ä. verordnen. Diese halten die Feuchtigkeit in der Haut fest (sogenannte »Moisturizer«). Bei Säuglingen empfehle ich Glycerin.

Diese Zusätze mischt der Apotheker aufgrund der Verordnung des Arztes in eine Salbengrundlage. Dies kann eine Fettsalbe, eine Salbe, eine Creme oder eine Lotion sein. Ihr Kinder- und Jugendarzt oder Ihr Hautarzt legt diese individuell nach Alter, Hautbeschaffenheit, Verträglichkeit, Körperstelle und Jahreszeit fest.

Duschen oder baden Sie Ihr Kind nur 2-mal pro Woche und verwenden Sie ein seifenfreies Reinigungsmittel.

Entzündungshemmung

Zur Hemmung von Entzündungen gibt es 2 Medikamente: Kortison und Calcineurininhibitoren. Was für Ihr Kind am besten geeignet ist, entscheidet Ihr Kinder- und Jugendarzt bzw. der Hautarzt nach seiner Untersuchung.

Kortison

Durch die lokale Anwendung von Kortison soll die stete Entzündung in der Haut gebremst werden. Es werden vier verschiedene Kortisonstärken unterschieden, alle werden meist 1-mal täglich dünn aufgetragen (zu Beginn je nach Befund auch 2-mal täglich). Dies ist auch bei nässenden Hautstellen erlaubt. Das Kortison kann in einer Creme (bei nässender Haut) oder einer Fettsalbe (bei verdickter und trockener Haut) verschrieben werden.

Dabei werden 2 Therapieformen unterschieden:
- Bei der Intervall-Therapie wird innerhalb eines Zeitabschnitts von z. B. 1–2 Wochen täglich ein Kortison benutzt. Ihr Arzt kontrolliert nach dieser Zeit die Haut und setzt bei Heilung das Kortison ab.
- Die proaktive-Therapie wird über mehrere Wochen oder Monate durchgeführt. Dabei wird die Haut nur an 1–2 Tagen der Woche mit Kortison behandelt und auch dann weiterbehandelt, wenn keine Ekzemstellen mehr feststellbar sind. Damit folgt die proaktive Therapie der Haut dem Sinn

nach den Behandlungsrichtlinien des Asthma bronchiale, welches auch eine chronische Entzündung darstellt.

Besprechen Sie jede Änderung der Kortisontherapie vorher mit Ihrem Arzt.

Hat Kortison gefährliche Nebenwirkungen? Diese Frage stellen mir viele besorgte Eltern, denn häufig kennen sie Kortison-Nebenwirkungen aus dem Bekanntenkreis oder von den eigenen Eltern: Die Patienten bekommen einen gesteigerten Appetit, das Körpergewicht nimmt deutlich zu, sodass Schwangerschaftsstreifen und/oder ein Stiernacken auftreten. Der Blutdruck kann steigen, eine Akne entwickelt sich im Gesicht, an Brust und Rücken, an den Augen kann es zu einer Trübung der Linse (grüner Star) und einer Erhöhung des Augeninnendrucks kommen (grauer Star). Und schließlich wird Zucker nicht mehr so gut vertragen. Diese bekannten Kortison-Nebenwirkungen treten auf, wenn ein Patient Kortison-Tabletten einer bestimmten Stärke über einen längeren Zeitraum schlucken muss.

Aber keine Sorge: Wird Kortison für eine Hautbehandlung verschrieben und unter Anleitung des Arztes genutzt, treten weder die oben genannten Nebenwirkungen auf, noch wird die Haut dünn wie Papier (Pergamenthaut).

Calcineurininhibitoren

Calcineurininhibitoren, wie z. B. Pimecrolimus, wirken ebenfalls entzündungshemmend. Sie sind in ihrer Wirkung zwar etwas schwächer als Kortison, helfen aber, Kortison zu sparen, und führen auch bei längerer Anwendung nicht zu einer Pergamenthaut, besonders im Gesicht und in den Hautfalten. Medikamente mit diesem Wirkstoff sind derzeit leider noch nicht für Kinder zugelassen. Da die letzten Studien aber eine gute Verträglichkeit bewiesen haben, werden sie bald – nach Änderung der Beipackzettel – gerade bei Säuglingen für die Behandlung im Gesicht eingesetzt werden.

Juckreiz-Minderung

Der Juckreiz beeinträchtigt manche Kinder erheblich. Ihr Kind darf dann alles: drücken, streicheln, kneifen, kneten, klopfen: aber bitte nicht kratzen! Einige Kinder kratzen sich so schlimm, dass die Haut verletzt wird, blutig offen ist und es zu bakteriellen Infektionen kommen kann (s. u.).

Kinder- und Jugendärzte geben daher gerne einen juckreizstillenden Saft, den viele Eltern vom Heuschnupfen gut kennen (Cetirizin). Für die Hauttherapie kann in die Creme ein Salbenzusatz, z. B. Polidocanol zur Juckreizstillung, beigemischt werden. Außerdem helfen Verbände mit Schwarztee (s. Box), die Sie leicht selbst herstellen können.

So helfen Sie Ihrem Kind:

- Kühlen Sie die betroffenen Hautstellen mit Kühlpackungen oder Eiswürfeln (in einer Plastiktüte), die Sie in einen Waschhandschuh oder ein Tuch einschlagen, damit es nicht zu kalt wird.
- Sie können auch feuchte Umschläge mit Leitungswasser machen, z. B. Schlauchverbände für Arme und Beine. Schlauchverbände sind wie lange Socken ohne Fuß, es gibt sie in verschiedenen Größen, sodass Ihr Kinder- und Jugendarzt sie für Arme und Beine unterschiedlichen Umfangs verschreiben kann.
- Ihr Kind sollte nur kurz baden oder duschen.
- Nach dem Baden tupfen Sie die Haut Ihres Kindes nur trocken, nicht frottieren oder rubbeln. Anschließend führen Sie die Basispflege durch.
- Halten Sie die Fingernägel kurz, um Kratzverletzungen zu vermeiden.
- Lenken Sie die Aufmerksamkeit Ihres Kindes auf andere Dinge, z. B. mit Magnetkugeln oder JoJos.
- Schenken Sie dem Kratzen Ihres Kindes keine Beachtung, denn dauernde Ermahnungen verstärken die Kratzhäufigkeit. Versuchen Sie stattdessen, den Juckreiz zu mindern.
- Ihr Kinder- und Jugendarzt kann Ihrem Baby einen Overall mit außenliegenden Nähten und Reißverschlüssen verschreiben. Bei wiederkeh-

renden bakteriellen Hautinfektionen kann das Tragen eines Overalls aus speziellem Gewebe (mit Silbernitrat-Fäden) aufgrund der (moderaten) antiseptischen Wirkung sinnvoll sein.

- Erlernen Sie mit Ihrem Kind gemeinsam Entspannungsmethoden wie Autogenes Training oder Yoga.

Antiseptische Therapie

Führt das vermehrte Kratzen Ihres Kindes zu Verletzungen der Haut, können Hautbakterien eindringen und zusätzlich zu der schon bestehenden autoimmunen Entzündung zu einer bakteriellen Entzündung führen (Superinfektion). Dabei entstehen nässende, schlecht heilende Neurodermitis-Areale. Ihr Kinder- und Jugendarzt wird eine lokale antibakterielle Therapie durchführen, z. B. mit Octenidin. Octenidin ist eine farblose Flüssigkeit, die nicht stinkt nicht und – für Kinder wichtig – nicht auf den Haut oder den Schleimhäuten brennt. Hilfreich kann auch das Tragen von antiseptischen Textilien sein. Sowohl Octenidin als auch die genannten Textilien kann der Arzt für Ihr Kind je nach Befund verschreiben. Wenn sich der Hautzustand verbessert, ist eine geringere bakterielle Besiedelung zu erwarten und die Heilung wird nicht zusätzlich gestört. Eine Gabe von Antibiotika als Saft oder Tabletten ist daher meist nicht nötig.

Schulung

Neben den medikamentösen Maßnahmen helfen Ihnen und Ihrem Kind Aufklärung, Verhaltensstrategien und Übungen. Dafür existieren gute und anerkannte Schulungen, die von einem interdisziplinären Team durchgeführt werden (Kinder- und Jugendarzt, Kinderkrankenschwester, Psychologe). Krankenkassen und Kinder- und Jugendärzte geben Auskunft, wo die nächste Schulung angeboten wird. Im Internet finden Sie die »Arbeitsgemeinschaft für Neurodermitisschulung« (Agnes) unter www.neurodermitisschulung.de.

Familien erhalten in den Schulungen Informationen zur stadiengerechten Behandlung von Neurodermitis und sollen dieses Wissen in ihren Alltag einbauen lernen, z. B. Eincremeverfahren. Natürlich werden auch Strategien zum Umgang mit dem Juckreiz und das Erarbeiten von Kratzalternativen berücksichtigt. Ein weiterer Schwerpunkt sind Einblicke in und Erprobung von Entspannungsübungen, z. B. Progressive Muskelentspannung, Phantasiereisen, Autogenes Training.

Eltern, aber auch Kinder lernen Strategien im Umgang mit der z. T. erheblichen familiären Belastung durch die Neurodermitis; bereits im Kurs können solche Erlebnisse miteinander besprochen und Konfliktlösungen aufgezeigt werden.

Stationäre Therapie

Eine stationäre Therapie in Akutkliniken oder im Reha- bzw. Kurbereich verordnet Ihr Kinder- und Jugendarzt, ggf. kann währenddessen die Schulung durchgeführt werden.

Tee-Umschläge gegen Juckreiz

Die Gerbstoffe von schwarzem Tee wirken entzündungshemmend und sind eine Wohltat bei Juckreiz. Gießen Sie dazu 2 Beutel schwarzen Tee mit 200 ml Wasser auf und lassen Sie den Tee 20 Minuten ziehen. Tupfen Sie den abgekühlten Tee alle 2 Stunden auf die erkrankte Haut oder tauchen Sie einen Schlauchverband darin ein, den Sie anschließend wie Socken über die Arme bzw. Beine ziehen können.

Weitere Hautkrankheiten

Jedes Kind kämpft hin und wieder mit Hautkrankheiten. Viele können leicht behandelt werden, andere verschwinden ganz von selbst wieder. Manche Hautveränderungen deuten aber auch auf eine Krankheit hin und müssen genauer untersucht werden.

»Ich fühl' mich nicht wohl in meiner Haut« – dieses Sprichwort ist immer mal wieder auch im wörtlichen Sinn zutreffend, denn jeder muss in und mit seiner Haut leben. Jeder Mensch und natürlich auch jedes Kind hat andere Hautprobleme, andere Empfindlichkeiten. Manche Kinder bekommen ganz leicht Hitzepickel, andere scheinen Warzen geradezu anzuziehen und bei einigen fühlen sich Pilze besonders wohl. Die meisten Hautprobleme lassen sich aber gut in den Griff bekommen und beeinträchtigen Ihren kleinen Schatz nur eine kurze Zeit.

Hornkappen

Ihr Kind hat schon seit einiger Zeit viele kleine Pickelchen auf den Oberarmen. Sie wundern sich, dass sie sich nicht verändern und dass sie auch nicht verschwinden. Da die Pickelchen Ihr Kind offensichtlich nicht stören, haben Sie bisher nichts unternommen.

Die Haut ist kein Neoprenanzug: Überall sind Drüsen, Haare oder Schweißporen. Dort, wo bei einem Erwachsenen ein Haar aus der Haut heraus-

wächst, ist bei einem Kind meist noch nichts von einem Haar zu sehen, aber der kleine Ausführungsgang des Haares ist angelegt – und von einer kleinen Hornkappe verschlossen (s. Abb.).

Diese Hornkappen nennt man »Keratosis pilaris«. Sie sind meist an den Oberarmen (streckseitig) als kleine weißlich-rötliche »Pickelchen« zu erkennen

⌄ Hornkappen

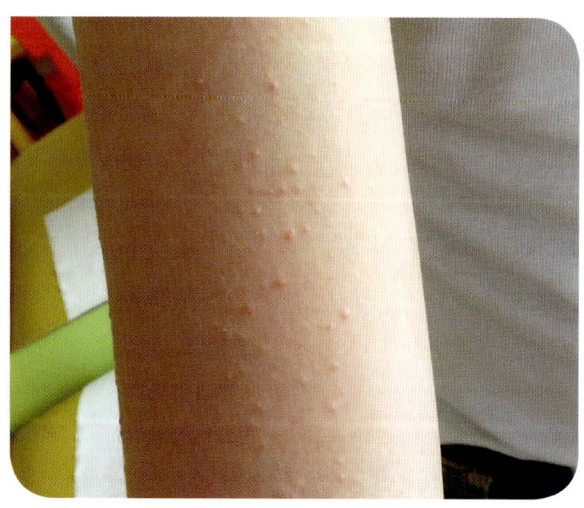

bzw. als Rauigkeit zu tasten. Sie verursachen nur selten ein unangenehmes Gefühl wie Juckreiz und entzünden sich nicht. Diese Verhornung kann ein Hinweis auf Neurodermitis sein, muss aber nicht. Daher sollten Sie sich keine Sorgen machen, wenn diese Verhornung sichtbar ist, Ihr Kind sonst aber gesund ist und keinen Juckreiz verspürt.

Sehr viele Kinder haben solche Hornkappen; sie sind meist nach der Pubertät verschwunden und bedürfen keiner Therapie.

Hautpilz (Fuß- und Nagelpilz)

Kürzlich waren Sie mit der ganze Familie und ein paar Freunden im Schwimmbad. Die Kinder haben schön getobt, es hat allen viel Spaß gemacht. Nur das Duschen und Anziehen ging hinterher ein bisschen durcheinander. Sie konnten gar nicht helfen wie sonst immer, denn bis Sie fertig waren, hatten sich Ihre Kinder schon abgeduscht und allein angezogen. Zu Hause bemerkten Sie dann, dass die Kinder feuchte Socken hatten – sie haben sich die Füße nicht richtig abgetrocknet. Und jetzt entdecken Sie am Fuß Ihres Sohnes eine rötliche schuppende Hautstelle. Das könnte ein Fußpilz sein.

Fußpilz

Ein Pilzbefall am Fuß kann sich an 3 verschiedenen Orten zeigen: am Nagel (bei Kindern selten), zwischen den Zehen (häufig) und an der Haut der Fußsohle (sehr selten).

Die Infektion geschieht meist beim Schwimmbadbesuch, beim Barfußlaufen in einer Turnhalle und durch das Tragen von wenig luftdurchlässigen Schuhen mit Gummisohlen wie z. B. Turnschuhen, Stiefeln, Chucks. Je stärker Ihr Kind an den Füßen schwitzt, desto schneller kann sich eine Pilzinfektion weiter ausbreiten.

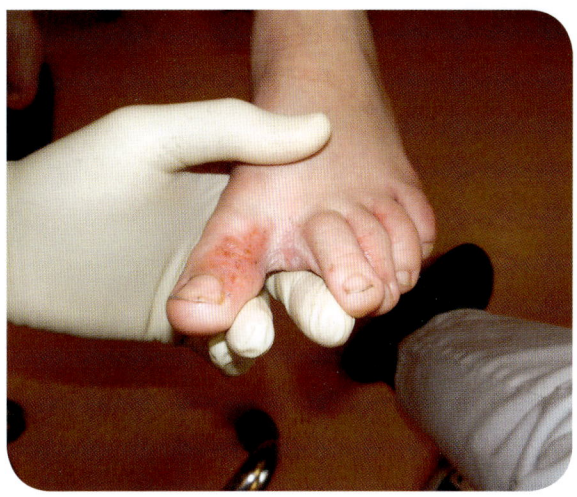

⬆ Fußpilz

Die Erreger sind Hautpilze (Dermatophyten wie z. B. Trichophyton-Arten und Hefepilze wie Candida). Da ein Fußpilz an allen 3 der oben genannten Regionen starten kann, kann auch ein unbehandelter Nagelpilz (Seite 417) von Mama oder Papa über die Fliesen des Badezimmers zu einer Infektion bei Ihrem Kind führen.

So helfen Sie Ihrem Kind: Gerade bei Fußpilz sollten Sie auf eine ausreichende Belüftung des Fußes achten:
- Ziehen Sie Ihrem Kind möglichst bald die Schuhe aus und dafür Stoppersocken an.
- Meiden Sie Schuh-Materialien, in denen sich die Hitze staut, z. B. Gummi.
- Trocknen Sie die Füße und Zehenzwischenräume nach dem Baden/Duschen gründlich ab.
- Große Kinder mit Schweißfüßen sollten besondere Schuheinlagen benutzen, die Feuchtigkeit aufnehmen können (Kohleeinlagen).
- Medikamente gegen den Pilzbefall sind als Creme und als Spray verfügbar. Letztere lassen sich zwar im Bereich zwischen den Zehen gut und schnell aufsprühen, brennen aber leider alle. Nutzen Sie bis zur oberflächlichen Abheilung

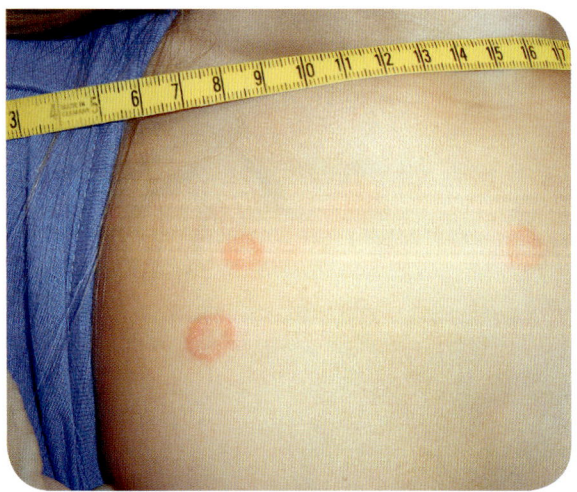

⬣ Typischer Hautpilz

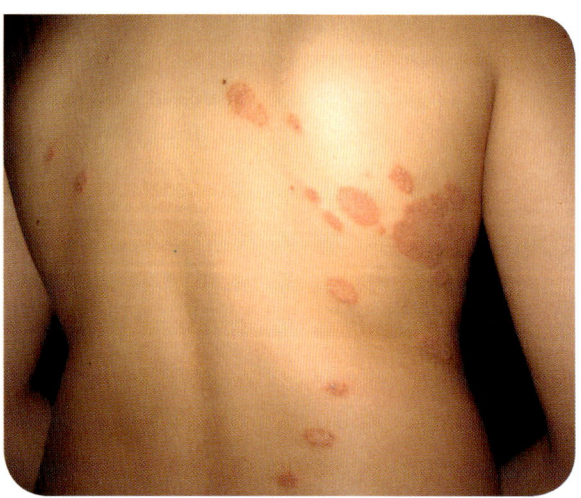

⬣ Hautpilz, der bereits deutlich gestreut hat

deshalb zuerst die von Ihrem Kinder- und Jugendarzt verschriebene Creme.

- Cremen Sie so lange, wie Ihr Kinderarzt es verordnet hat.
- Benutzen Sie im Schwimmbad die Vorrichtung für eine Haut-Sprühdesinfektion.
- Checken Sie alle Familienmitglieder auf Fuß- und Nagelpilz-Befall.
- Sprühen Sie die Schuhe Ihres Kindes vor und nach Therapie mit einem Pilz-Spray aus (z. B. Myfungar Spray®).

Hautpilz

Ihr kleiner Schatz war bei den Nachbarnskindern, die haben nämlich ein Kaninchen. Das ist immer so süß und schmusig. Wie schon oft haben sich die Kinder in T-Shirts auf das Sofa gesetzt und mit dem Kaninchen gekuschelt. Nach ein paar Tagen sehen Sie auf den Armen Ihres Lieblings runde schuppige Flächen. Wahrscheinlich hat es sich einen Pilz eingefangen.

Die typische Pilzerkrankung am Körperstamm und den Extremitäten sehen Sie auf den Abbildungen: Es handelt sich um rundliche, am Rand meist erha-

bene, schuppende rötliche Herde, die einzeln oder zu mehreren auftreten. Wenn Sie solche Hautveränderungen entdecken, gehen Sie bitte zu Ihrem Kinder- und Jugendarzt.

Er wird vom Randbereich der rötlichen Rundherde einige Schuppen ablösen und im Labor untersuchen lassen, da die Erreger einen Hinweis auf die Quelle (Tierart) geben können. Zu Beginn wird eine Therapie ohne mikrobiologische Bestimmung des Pilztyps eingeleitet: Sie erhalten dazu eine Pilzcreme, die Sie 2–3-mal täglich auf die betroffenen Hautstellen aufgetragen. Cremen Sie dabei bitte eine 1–2 cm größere Fläche ein (Sicherheitssaum). Die Therapie dauert auf jeden Fall 3 Wochen.

Ziehen Sie Ihrem Kind täglich ein frisches Unterhemd an. Optimal wäre es, wenn Sie die Kleidung, die Kontakt mit dem Pilz hat, bei 90 °C waschen können, was nicht bei allen Textilien möglich ist. Dann gilt: So heiß es geht.

Wenn es trotz der Therapie zu einer weiteren Ausbreitung der kreisrunden Flecken kommt, stellen Sie Ihr Kind bitte erneut bei Ihrem Kinder- und Ju-

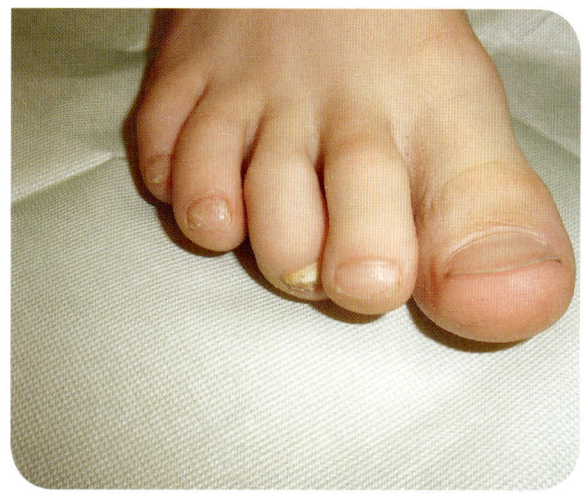

⬦ Nagelpilz am 3. Zeh: Während der 4. und 5. Zeh auch befallen sind, sind der 1. und 2. Zeh frei.

gendarzt vor. In der Regel wird er zusätzlich zur Cremebehandlung einen Pilz-Saft verordnen.

Meistens stammen die Pilze von Tieren. Da die Infektionsquelle mitbehandelt werden sollte, sprechen Sie ggf. mit Ihrem Tierarzt. Für den eher seltenen Fall einer innerfamiliären Übertragung checken Sie alle Familienmitglieder auf ähnliche Flecken und zeigen Sie diese Ihrem Kinder- und Jugendarzt. Dazu gehört als Quelle z.B. auch der Nagelpilz eines Elternteils, der dasselbe Badezimmer benutzt.

Nagelpilz

Ein Nagelpilz (Onychomykose) ist bei Kindern selten. Durch Wärme- und Feuchtigkeitsstau in Schuhen, besonders in Sportschuhen, oder durch den Pilzbefall von Eltern oder Großeltern kann auch ein Kind eine Infektion bekommen. Auf der Abbildung sehen Sie einen typischen Nagelpilz.

Ihr Kinder- und Jugendarzt wird das befallene Nagelmaterial vorsichtig abraspeln – das bereitet keine Schmerzen! –, um den Pilztyp zu indentifizieren.

Die Therapie des Nagelpilzes hat das das Ziel, befallenes Nagelmaterial zu entfernen und eine erneute Ansteckung durch die lange Therapiedauer zu verhindern. Dazu wird Ihr Arzt eine Pilz-Creme mit Harnstoff verschreiben. Diese Creme tragen Sie etwa 14 Tage lang einmal abends auf. Vor der jeweils nächsten Gabe entfernen Sie mit dem beigefügten Spatel die sich lösende Nagelmasse. Der gesunde Nagelanteil wird dadurch nicht angetastet. Wenn mehr als 3 Nägel betroffen sind, sollte Ihr Kind zusätzlich 5 Tage lang einen Saft einnehmen.

Nach etwa 14 Tagen löst sich kein weiteres Nagelmaterial mehr ab. Nun starten Sie mit der Dauertherapie: Dazu erhält Ihr Kind ggf. den Saft weiterhin 1-mal pro Woche und ebenfalls 1-mal pro Woche eine neue Creme (ohne Harnstoff) oder einen speziellen Nagellack, bis der Nagel geheilt ist. Dies kann Monate dauern. Ihr Kinder- und Jugendarzt wird Sie entsprechend einbestellen und den Verlauf begleiten.

Ist die befallene Nagelmasse entfernt, überleben immer noch vereinzelt Pilzteile im Nagel. Allerdings so wenig, dass Ihr Kind wieder ins Schwimmbad darf. Die Empfehlung, täglich frische Socken anzuziehen, bleibt aber bestehen.

Hautirritation durch Speichel

Ständiger Kontakt mit Speichel kann die Haut irritieren. Manche Kinder lecken gern an ihren Mundwinkeln oder sogar um den ganzen Mund herum. Andere stecken ständig die Finger in den Mund. Häufig führt das zu Hautentzündungen.

Mundwinkelrhagaden

Ihr Kind hat rot entzündete Mundwinkel mit nässenden Einrissen (s. Abb. 1, Seite 418). Diese Wunden jucken beim Heilen, sodass Ihr Kind die Stellen gerne mit der Zunge befeuchtet. Beim

Trocknen reißt die Haut aber wieder ein, was erneutes Lecken zur Folge hat.

Dieser Teufelskreis führt zu nicht heilenden Mundwinkelrhagaden. Nicht selten wird ein solcher Befund als »Herpes« in der Praxis vorgestellt, aber vergleichen Sie dazu bitte das Herpes-Bild (Seite 376): Bei Mundwinkelrhagaden fehlen die typischen gruppierten Bläschen.

So helfen Sie Ihrem Kind: Um diesen Teufelskreis zu durchbrechen, sollten Sie die Haut geschmeidig halten, sodass sie nicht juckt oder einreißt. Cremen Sie dazu die Mundwinkel etwa stündlich (!) mit einem Fett (z. B. Labello) ein. Ermuntern Sie Ihr Kind, nicht an den Stellen zu lecken. So heilen Mundwinkelrhagaden in der Regel schnell ab. Falls nicht, suchen Sie Ihren Kinder- und Jugendarzt auf. Er wird klären, ob ggf. eine antibiotische Lokaltherapie gegen Pilze notwendig ist oder die Entzündung im Mundwinkel erst durch eine Kortisonsalbe behandelt werden sollte.

Leckekzeme

Manche Kinder lecken oder beißen um den gesamten Bereich der Unterlippe herum. Diese ständige Belastung mit dem Speichel führt zu einer Irritation der Haut (s. Abb. 2) und in den gleichen Teufelskreis wie oben beschrieben.

Auch an anderen Körperstellen, die zu viel abgeleckt werden, führt diese Irritation zu einer schlecht heilenden Hautentzündung (s. Abb. 3). Man nennt diese Angewohnheit einen »Lutschhabit«, also eine harmlose, aber überflüssige Angewohnheit.

So helfen Sie Ihrem Kind: Die Behandlung ist die gleiche wie bei Mundwinkelrhagaden (s. o.).

❶ Mundwinkelrhagaden
❷ Leckekzem um den Mund
❸ Leckekzem am Daumen

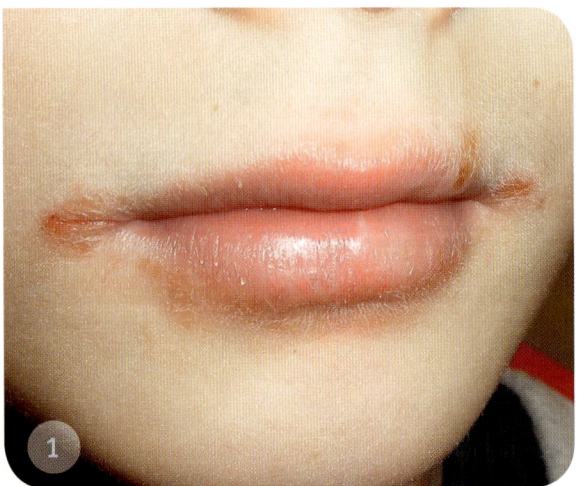

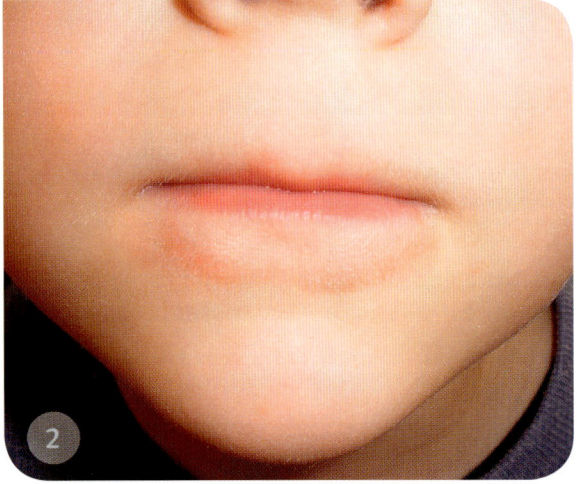

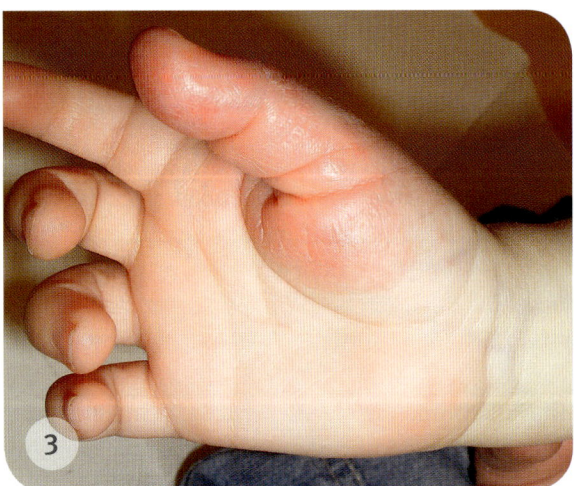

Ist das Ziel der Lutsch-Angewohnheit die Behandlung eines Fingers, besteht die wirksamste Therapie darin, den Finger mit einem normalen Pflaster einzupacken. Ihr Kind wird bei jedem – unbewussten – Leckversuch durch den »Fremdkörper« Pflaster daran erinnert, nicht zu lecken.

Außerdem kann es sehr nützlich sein, Ihrem Kind ein normales Haushaltsgummiband locker um ein Handgelenk zu legen: Wie bei einem Blitzableiter kann es nun seine Nestelbetätigung, seinen »Habit«, an diesem Gummiband ableiten und damit spielen.

Eiterflechte

Ihrem kleinen Liebling geht es offensichtlich gut, aber im Gesicht hat er nässende und z. T. auch blasige Stellen, die aussehen, als wären sie von einer Honigkruste bedeckt. Aber Abwaschen hilft nicht.

Eiterflechten (Impetigo) werden durch Bakterien ausgelöst, die unsere normale Hautflora bilden: Streptokokken und Staphylokokken. Durch eine kleine Hautverletzung, z. B. einen Mückenstich oder eine Windpocke oder beim Kratzen, können die Erreger, die sonst nur auf der Haut sind, unter die Haut gelangen und sich dort ausbreiten. Sie bilden dabei Blasen oder Wunden mit honiggelben Krusten.

Wenn Ihr Kind an einer solchen Wunde kratzt, wird es mit seinen Fingernägeln eine erhebliche Bakterienmenge aus der Wunde an eine andere Körperstelle bringen und dort eine ähnliche Infektion verusachen. Daher liegen meist mehrere solche Wundflächen nebeneinander – wie eine Flechte. Sie werden »Metastasen«, also Tochter-Absiedlungen, genannt und finden sich überall dort, wo die Kinder kratzen.

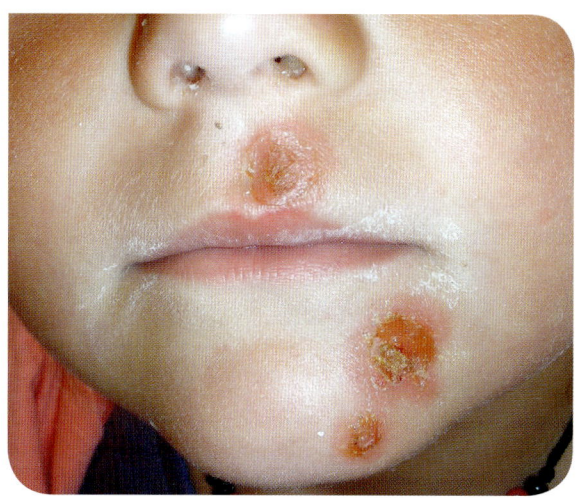

»▸ Eiterflechte

Wenn Sie eine Eiterflechte bei Ihrem Kind entdecken, gehen Sie zu Ihrem Kinder- und Jugendarzt. Er wird Ihrem Kind eine antibiotische Salbe verschreiben, die Sie meist etwa 5 Tage anwenden müssen. Halten Sie die Fingernägel Ihres Kindes kurz und achten Sie auf eine gute Händehygiene. Die Kleidung, die mit der Wunde in Berührung gekommen ist, sollten Sie täglich wechseln und nach Anleitung waschen.

Leider ist eine Eiterflechte eine ansteckende Hautkrankheit, die durch Schmierinfektion weiterverbreitet wird. Sind die Wundflächen feucht und könnten von anderen Kindern berührt werden, darf Ihr Kind nicht in die KiTa oder die Schule, bis die Stellen getrocknet sind. Das dauert durch die Therapie etwa 2 Tage. Liegen die nässenden Hautstellen unter der Kleidung, darf Ihr Kind die KiTa sofort wieder besuchen.

Auch Eltern und Geschwister können sich anstecken. Achten Sie also daheim bitte darauf, dass niemand das erkrankte Kind an der Wunde berührt. Nach der Behandlung mit der Salbe waschen Sie sich selbst die Hände mit Seife.

Wundrose

Eine Wundrose entwickelt sich durch die Infektion (Kratzen!) einer vorangehenden kleinen Hautverletzung, z. B. Mückenstich, und muss antibiotisch behandelt werden. Sie ist scharf begrenzt und überwärmt. Nicht immer haben die Kinder gleichzeitig Fieber.

Wundrose an den Extremitäten

Ihr Kind hat sich am Knöchel verletzt. Nicht so schlimm, denken Sie sich. Aber nach ein paar Tagen entzündet sich die umgebene Haut (s. Abb.).

Der ganze Außenknöchel ist heiß und die Rötung bleibt scharf begrenzt. Hier breiten sich unter der Haut Bakterien aus, nicht selten greift diese oberflächliche Hautentzündung auf die Lymphbahnen über und führt zu einem roten »Strich«, der Richtung Körperstamm führt (vgl. Abb. Lymphwegentzündung, Seite 400).

Halten Sie das betroffene Körperareal ruhig und lagern Sie es hoch. Ihr Kinder- und Jugendarzt verschreibt eine antibiotische Therapie, die Ihr Kind über 7–10 Tage einnehmen sollte.

Erysipel des Anus

Ihrem kleinen Schatz geht es gut und er ist fröhlich wie immer. Nur vorhin beim Stuhlgang hat er geweint – das passiert sonst nie. Dabei war der Stuhl gar nicht hart, wie Sie es schon mal bei einer Verstopfung gesehen haben. Beim Wickeln entdecken Sie um die Analöffnung herum eine nässende Hautentzündung, die auch zu jucken scheint. Wahrscheinlich wird Ihr Kind von einer Entzündung am After (Erysipel oder Wundrose) geplagt.

Erysipel am Anus werden durch Streptokokken ausgelöst, dem gleichen Erreger wie bei Scharlach (Seite 378). Deshalb wird die Krankheit auch »Popo-Scharlach« genannt. Ein Kind mit einer solchen Hautentzündung erscheint ansonsten gesund und hat kein Fieber. Allerdings juckt der Anus und die Entzündung blutet bisweilen auch. Bei manchen Kindern kann es zu Schmerzen beim Stuhlgang kommen, die dann sogar zum Stuhlverhalt führen können.

❥ Wundrose am Außenknöchel

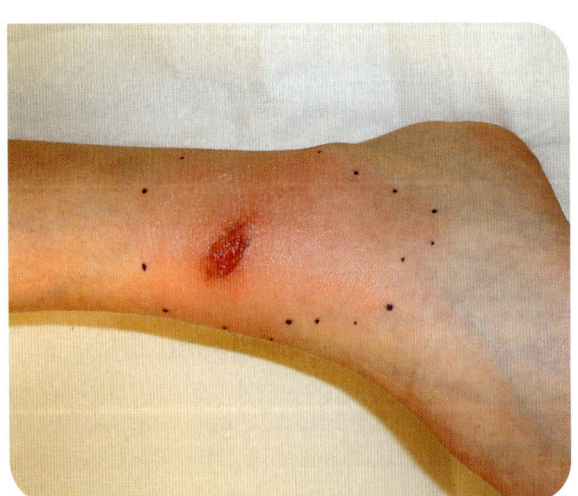

❥ Erysipel des Anus, auch »Popo-Scharlach« genannt

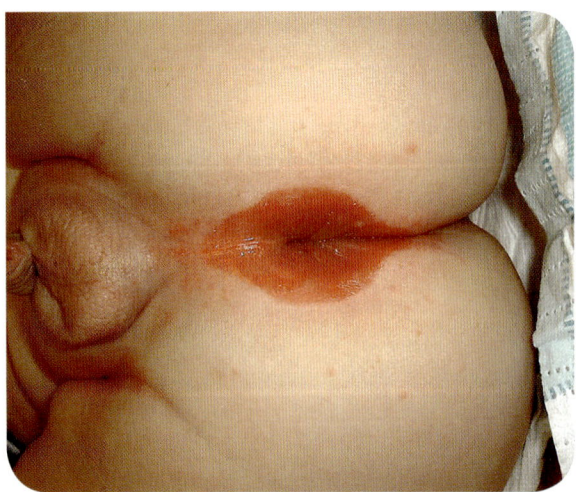

Wenn Sie meinen, Ihr Kind habe Popo-Scharlach, gehen Sie zu Ihrem Kinder- und Jugendarzt. Er wird wie beim Scharlach einen Abstrich nehmen. Bei positivem Befund wird er ein Antibiotikum als Saft verschreiben. Eine antibiotische Creme ist nicht geeignet, da die Keime immer wieder aus dem Darm herauswandern und für einen neuen Entzündungsschub sorgen können. Bitte wenden Sie das Antibiotikum so an, wie Ihr Arzt es verordnet hat: Die Therapie dauert 12 Tage.

Achten Sie auf eine gute Händehygiene. Ihr Kind darf sofort wieder die KiTa besuchen, wenn es sich gründlich die Hände wäscht und die Toilette in Begleitung aufsucht. Sprechen Sie die Erzieherin dazu bitte an.

Eine Impfung gegen den echten Scharlach ist Gegenstand von Forschungsbemühungen, aber noch nicht erhältlich.

Phlegmone

Die Phlegmone ist eine noch weiter in die Tiefe der Haut eindringende bakterielle Entzündung. Die

Haut ist ebenfalls gerötet, häufig schon ins Violette übergehend und unscharf begrenzt, dabei gespannt und verdickt. Die Behandlung muss tagesgleich mit antibiotischen Infusionen erfolgen, damit sich der Prozess nicht ausbreitet. Eine tiefe Weichteilinfektion ist insbesondere am Auge gefährlich (Wundrose der Augenhöhle, Seite 262), da die verursachenden Bakterien in das Gehirn gelangen können.

Follikulitis

Auf einem Arm Ihres Kindes entdecken Sie kleine rötliche Pickelchen, die teilweise bereits einen eitrigen Inhalt haben. Als Sie genauer hinschauen, bemerken Sie, dass sie sich immer um ein kleines, kaum sichtbares, blondes Härchen herum gebildet haben.

Die Ursachen von Entzündungen an Haarwurzeln (Haarbalg oder Haarfollikel) sind vielfältig. Die Haut ist kein dichter Neoprenanzug, sondern durch vielfältige Poren offen (Schweißdrüsen, Talgdrüsen, Haare). Werden diese Öffnungen in der Haut irri-

⌄ Entzündung der Haut in Form eitriger Punkte: typische Entzündung der Haarwurzeln (Follikulitis)

⌄ Whirlpool-Dermatitis

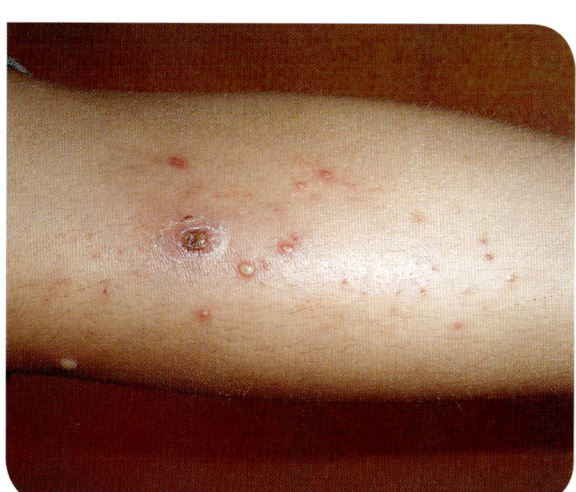

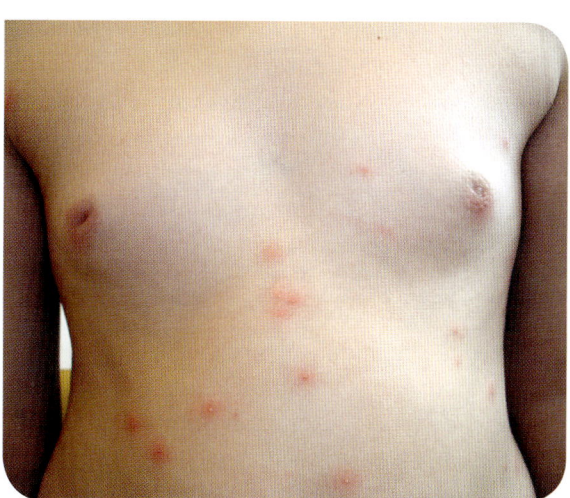

tiert, können die darunterliegenden Hautanhanggebilde leiden: hier z.B. die Haarwurzeln.

Bei Säuglingen und Kleinkindern bilden sich solche Haarwurzelentzündungen besonders häufig um den Mund herum. Meist liegt dies an der ständig feucht gehaltenen Haut, z.B. wenn Kinder im Rahmen des Zahnens beständig speicheln, mit dem Handrücken den Speichel immer wieder um den Mund herum verteilen oder unter der Schnullerplatte speicheln, was zu einer feuchten Kammer unter der Schnullerplatte führt. Diese Feuchtigkeit führt erst zu einer Reizung der Haarwurzeln, später dann zu einer Entzündung. Aber auch ständiges Knibbeln als Verlegenheitsgeste kann zu einer Entzündung führen.

Eine seltene Ursache ist bakteriell verschmutztes Badewasser, das bei Kindern und Erwachsenen eine Entzündung der Haarfollikel an unterschiedlichen Stellen des Körpers verursachen kann. Deshalb wird das Krankheitsbild auch »Whirlpool-Dermatitis« genannt (s. Abb., Seite 421).

Je nach Ausprägung und Ursache wird Ihr Kinder- und Jugendarzt eine Therapie mit einer antiseptischen Lösung oder physikalische Maßnahmen einleiten. Diese richten sich nach der Ursache: Vielen Schnuller-Kindern kann schon dadurch geholfen werden, dass sie statt eines Schnullers mit üblicher großer Schnullerplatte einen Schnuller-Ring bekommen, der 4 Stege zum eigentlichen Silikon-Schnuller hat. Dadurch wird die mit Speichel umspielte Fläche geringer. Eine Verminderung der Schnullerzeit und die Nutzung von Schlabberlätzchen zum Abtrocknen ist aber die beste Art, ein erneutes Auftreten zu verhindern.

Solange die Entzündungen noch nicht »impetigenisiert« sind, also zu dem Krankheitsbild geführt haben, das bei der Eiterflechte (Seite 419) dargestellt ist, wird Sie Ihr Kinder- und Jugendarzt bitten, die Stellen z.B. mit Octenisept oder bestimm-

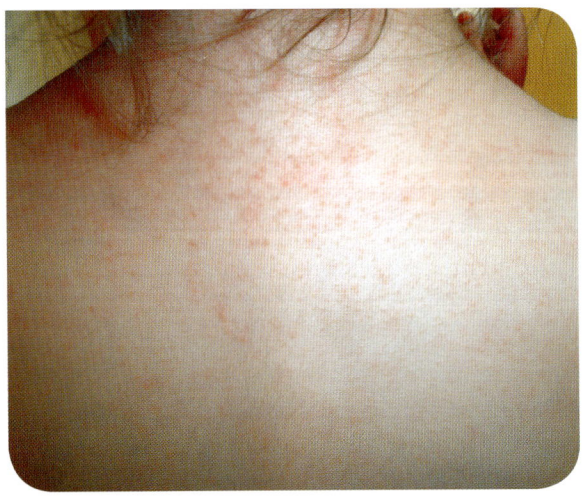

⌃ Hitzepickelchen

ten Farbstofflösungen täglich zu betupfen, um die Bakteriendichte zu reduzieren.

Hitzepickel

Heute waren Sie mit Ihrem Kind den ganzen Tag draußen. Zwar hat die Sonne kaum geschienen, trotzdem war es ganz schön heiß. Abends vor dem Duschen entdecken Sie kleine Pickelchen auf der Haut Ihres Lieblings (s. Abb. Seite 422). Zum Glück sind sie nicht entzündet. Bestimmt sind nur das Hitzepickelchen.

Anders als bei einer Follikulitis (Seite 421) liegen bei Hitzepickelchen keine Entzündungen vor. Hier staut sich lediglich Sekret in einer Schweißdrüse und kann nicht ablaufen. Durch den Stau erhebt sich der verstopfte Ausführungsgang der Schweißdrüse leicht über das Hautniveau.

Typischerweise bilden sich die Hitzepickelchen im Nacken der Kinder, die dort wie ein Ausschlag erscheinen können. Die Kinder selbst werden von diesen »roten Milien« aber nicht beeinträchtigt. Eine spezifische Therapie ist nicht erforderlich.

Die rötlichen Erscheinungen verschwinden nach ein paar Tagen von selbst. Zur Reinigung der Haut empfehle ich ein seifenfreies Duschgel.

Informationen zu Sonnenbrand (Seite 448) und Sonnenallergie (Seite 446) finden Sie im Kapitel »Sonnenschutz«.

Kontaktdermatitis

Ihr kleiner Schatz ist erkältet und hat eine verstopfte Nase. Damit er besser schlafen kann, reiben Sie ihm die Brust mit einem ätherischen Öl ein – dann fällt ihm das Atmen leichter und er schläft besser ein. Am nächsten Morgen beim Anziehen sehen Sie, dass die Brust Ihres Kindes leicht gerötet ist, und zwar genau da, wo Sie das Öl aufgetragen haben. Verträgt es das Öl nicht?

Durch verschiedene Reizstoffe kann unsere Haut irritiert werden und zeigt eine Rötung im Sinne einer entzündlichen Reaktion. Solche Rötungen sehe ich in meiner Praxis häufig im Winter an Brust und Rücken nach dem Einreiben mit ätherischen Ölen und auch im Sommer nach Einreiben mit alter Sonnenmilch vom letzten Jahr.

Eine manchmal erheiternde Form der Kontaktdermatitis ist die sogenannte »Klobrillen-Dermatitis«: Das Kind verträgt entweder das Reinigungsmittel im Kindergarten nicht oder es hat eine unglückliche Synchronisierung mit der Putzkraft und besucht die Toilette just nach deren Reinigung, wenn das Putzmittel noch zu konzentriert ist. Es entwickelt dann eine symmetrische Entzündung an den Oberschenkelrückseiten (s. Abb.).

Ihr Kinder- und Jugendarzt wird je nach Ausprägungsgrad eine pflegende Therapie empfehlen oder antientzündliche Creme verordnen. Wichtig bei der Klobrillen-Dermatitis ist die Rückmeldung an die KiTa und im einfachsten Fall ein feuchtes,

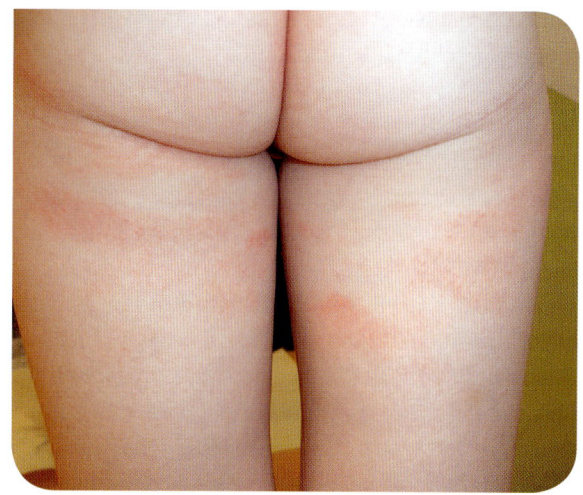

⌃ Klobrillen-Dermatitis

Wirkstoff-freies Abwischen der Klobrille vor der Benutzung durch die Kinder.

Kontaktallergien

Sie gehen an der Strandpromenade spazieren und Ihre Tochter bleibt immer wieder bei den Henna-Tattoos stehen. Sie möchte unbedingt auch so eins haben. Nachdem sie lange gebettelt hat, willigen Sie schließlich ein: Ein kleines Tattoo am Arm ist in Ordnung. Wieder zu Hause kommt Ihre kleine Prinzessin plötzlich weinend zu Ihnen: »Mama, guck mal, was mit meinem schönen Tattoo passiert ist!« Genau da, wo das Tattoo war, sehen Sie nun lauter kleine Bläschen. Anscheinend hat Ihre Tochter die Farbe nicht vertragen.

Kontaktallergie gegen Paraphenylendiamin (PPD)
Eine typische Kontaktallergie stellt die Reaktion auf Henna-Tattoos dar. Diese haben nichts mit einer Photoallergie (Seite 446) zu tun, sondern die Allergie ist gegen einen bestimmten Inhaltsstoff im

Henna gerichtet (Paraphenylendiamin = PPD) und bleibt ein Leben lang erhalten.

Die Abbildung zeigt eine Reaktion, die im Urlaub mit Spannungsgefühl, Blasenbildung und Entzündung begann und 6 Wochen später noch nicht verheilt war.

So helfen Sie Ihrem Kind: Wird Ihr Kind im Urlaub von einer solchen Hautreaktion überfallen, hilft im ersten Moment Kühlen mit einem kalten Waschlappen oder einem Coolpack. Haben Sie eine Mückensalbe zur Hand, tragen Sie diese 3-mal täglich auf. Treten allerdings Blasen auf, sollte ein Arzt vor Ort die Haut beurteilen und eine entsprechende Therapie einleiten.

Diese Henna-Kontakt-Allergie kann später sogar zu Einschränkungen bei der Berufswahl führen, da z. B. PPD in schwarzem Haarfärbemittel beim Friseur enthalten ist.

Nickel-Kontaktallergie

Dreimal so häufig wie die PPD-Kontaktallergie ist eine Nickel-Kontaktallergie zu beobachten (2,3 % der Bevölkerung).

Die Ursachen solcher Kontaktallergien sind deutlich weniger klar umrissen als die von klassischen Allergien, z. B. gegen Birkenpollen. So scheinen Menschen mit Kontaktallergien häufiger gegen eine Vielzahl von Allergenen sensibilisiert zu sein, z. B. Nickelallergiker auch gegen Kobalt, oder Chrom.

Medizinisch ist hier daher noch einmal festzuhalten: Eine Allergie entwickelt ein Mensch nur gegen Eiweiße – eine Nickel- oder Chlor-Allergie kann es daher nicht geben. Was in der Haut eines Menschen mit einem Ekzem am Ohrläppchen durch den Ohrring oder am Bauch durch den Jeans-Knopf passiert, ist eine langsame Reaktion, z. B. des Ni-

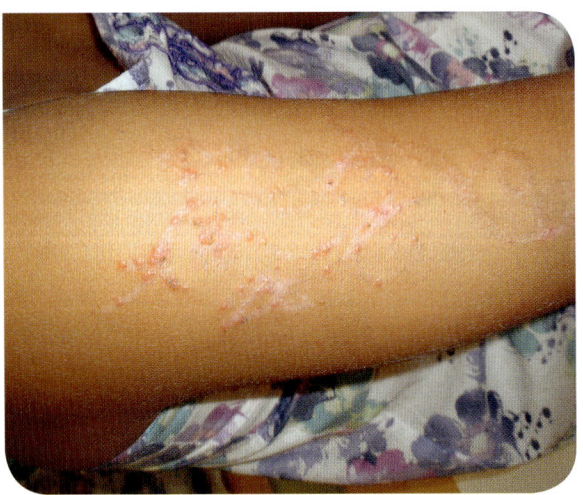

⬆ Kontaktallergie gegen Henna

ckels mit Proteinen in der Haut. So kommt es zu einer chemischen Verbindung des Nickels mit Eiweißen in der Haut, die sich über bislang nicht aufgeklärte Wege dergestalt verändern, bis sie wie ein Allergen wirken können.

So helfen Sie Ihrem Kind: Die beste Therapie ist die Meidung des Auslösers. Ist die Haut aber stark irritiert und wird Ihr Kind z. B. trotz Entfernen des neuen Ohrsteckers durch Juckreiz und ein nässendes Ekzem geplagt, sollte Sie mit Ihrem Kinder- und Jugendarzt über eine zeitlich begrenzte Kortison-Therapie sprechen.

Streu- oder Dellwarzen

Schon seit einiger Zeit hat Ihr kleiner Liebling so komische Pöckchen am Popo – und langsam, aber sicher werden es immer mehr. Ihr Kind scheinen sie allerdings nicht zu stören, sie jucken auch nicht. Nur manchmal, wenn es niemand sieht, scheint Ihr Liebling doch daran herumzukratzen. Wahrscheinlich handelt es sich um Streuwarzen.

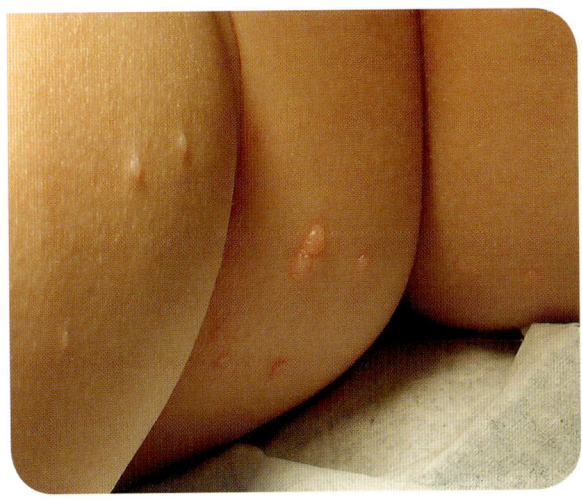

⬘ Streu- oder Dellwarzen

Streuwarzen sind schmerzlose, genabelte hellgraue Pöckchen. Je nach Alter zeigen sie einen »Nabel« oder eine »Delle«. Deshalb werden sie auch Dellwarzen genannt (s. Abb.).

Die Warzen werden durch Viren hervorgerufen, die sich Kinder häufig im Schwimmbad holen (»Schwimmbadwarzen«) oder durch Schmierinfektion im Kindergarten.

Die Warzen enthalten infektiöses Material. Wenn Ihr Kind sie aufkratzt, verteilt es dieses Material und steckt sich an der umgebenden Haut selbst an. Trotzdem darf Ihr Kind auch mit Streuwarzen die KiTa oder Schule besuchen.

Ursache dieser Warzen ist eine Infektion mit humanen Papillom-Viren (HPV). Davon gibt es weit über 100 verschiedene Arten. Die hier besprochenen Warzen werden durch HPV-Typen 1–4 und 7 ausgelöst und verursachen die kleinen gutartigen Wucherungen. Bei Infektionen an der Schleimhaut können einige dieser Virusgruppen Krebs auslösen (s. HPV-Impfung, Seite 111). Bei den Viren, die Dellwarzen oder Dornwarzen verursachen, besteht diese Gefahr aber nicht.

Therapie

Streuwarzen verschwinden von alleine, was allerdings bis zu 2 Jahre dauern kann. Da der medizinische Markt voll von Tipps zum Entfernen von Warzen ist, werden Sie vielleicht gehört haben, dass ein Bekannter endlich beim x-ten Präparat in kurzer Zeit geheilt wurde. Hier handelt es sich um die erwartete spontane Verkümmerung der Warzen, allerdings im zeitlichen Kontext mit dem »Zauberpräparat«. Grundsätzlich müssen sie also nicht behandelt werden.

Wenn Ihr Kind allerdings sehr unter den Warzen leidet oder wenn es daran knibbelt und sich die Warzen immer wieder stark entzünden, sollten sie entfernt werden. Ihr Kinder- und Jugendarzt kann sie wegätzen, mit einem scharfen Löffel schälen oder mit einer Splitterpinzette entfernen. Dazu wird die Haut mit einer schmerzlindernden Creme etwa 45 Minuten vorbehandelt. Die Entfernung schmerzt grundsätzlich kaum. Manche Kinder sind aber so ängstlich, dass auch die lokale Scherztherapie nicht gegen die Angst ankommt. Lassen Sie Ihr Kind wegen der Warzen nicht leiden. Planen Sie dann ein mehrzeitiges Vorgehen, denn bis zu 5 Warzen kann Ihr Kinderarzt meist ohne große Probleme entfernen.

Die Warzen scheinen sich auf trockener Haut schneller auszubreiten, daher lohnt es sich, die umgebende Haut mit einer rückfettenden Lotion regelmäßig zu pflegen.

So helfen Sie Ihrem Kind:
- Ermuntern Sie Ihr Kind, nicht zu knibbeln, und schneiden Sie ihm die Fingernägel kurz.
- Lassen Sie ggf. die Schlafanzugärmel lang über die Händchen hängen, dass sich Ihr Kind nicht so leicht mit den Fingernägeln verletzen kann.
- Fetten Sie die umgebende Haut regelmäßig mit einer Lotion.

Dornwarzen

»Mama, der Fuß tut mir beim Laufen irgendwie ein bisschen weh.« Sie ziehen Ihrem Kind Schuhe und Socken aus und schauen sich den Fuß genau an. Und tatsächlich, da ist der Übeltäter, sieht aus wie ein Hühnerauge. Aber Kinder bekommen nur sehr selten Hühneraugen. Wahrscheinlich ist es eine Dornwarze.

Meist fällt eher zufällig an der Fußsohle eine Art »Hühnerauge« auf. Manche Kinder klagen über einen leichten Druckschmerz beim Laufen. Auch andere Hautpartien wie Finger und Gesicht können betroffen sein. Meistens sind Dornwarzen nur schwer von Hühneraugen zu unterscheiden. Eine Lupe leistet hier gute Dienste: Die Dornwarze weist keine Hautfelderung auf, vielmehr scheint sie sich zwischen die normale Felderung zu »quetschen« und diese auseinanderzudrängen. Die Oberfläche ist blumenkohlartig, häufig mit kleinsten eingestreuten schwarzen Punkten, die kleinen Einblutungen entsprechen.

Auch Dornwarzen werden durch Viren ausgelöst, die zur Gruppe der humanen Papillom-Viren gehören (HPV). Dies ist eine große Gruppe (über 100) unterscheidbarer Viren, von denen ein kleiner Teil für das Auslösen des Gebärmutterhals-Krebses verantwortlich ist. Daher werden diese Viren auch im Impfkapitel (Seite 111) besprochen.

Dorn- und Streuwarzen sind dagegen harmlose Lokalinfektionen. Die Infektion mit diesen Warzenviren geschieht durch Schmierinfektion im Schwimmbad oder der Sauna, aber auch daheim im Badezimmer, weshalb das Tragen von Schläppchen dort empfohlen ist. Wenn Ihr Kind eine Dornwarze hat, darf es trotzdem in die KiTa oder Schule gehen.

Therapie

Wie Streuwarzen verschwinden auch Dornwarzen nach 1–2 Jahren ohne Therapie. Da sie durch

Eine Dornwarze ist kein Hühnerauge

Ohne Lupe sind sie kaum zu unterscheiden – und beide sind bei Druck durchaus schmerzhaft: Wie das Hühnerauge (Clavus) reicht auch die Dornwarze wie ein Dorn in die Tiefe und kann daher bei Druck Schmerzen bereiten. Das Hühnerauge stellt allerdings keine Virusinfektion der Haut dar wie die Warze, sondern ist eine Art Schwiele, also eine Hornhautverdickung durch ständigen, fehlerhaften Druck, z. B. durch falsches Schuhwerk oder eine fehlerhafte Fußstellung. Bei Kindern kommen Hühneraugen kaum vor, sie haben häufiger Dornwarzen.

Drücken an der Lauffläche der Fußsohle schmerzen können und an den Fingern kosmetisch störend sein können, werden auch hier diverse Therapien angeboten.

Warzenlack

Schmerzlos ist der Einsatz eines Warzenlackes, der einerseits die Hornschicht aufweicht und andererseits – ähnlich wie eine Herpes-Salbe – zu einem Vermehrungsstop der Viren in der Haut führt. Dazu sollte er 3-mal täglich aufgepinselt werden. Lassen Sie den Fuß anschließend 3 Minuten trocknen und ziehen Sie die Socken darüber. Ein Pflaster ist nicht nötig.

Die Therapie mit Warzenlack kann allerdings 3 Wochen dauern. Machen Sie sich am besten einen Plan, vielleicht für alle sichtbar an der Küchentür aufgehängt, in dem das erfolgte Pinseln abgehakt werden muss – das erleichtert Ihnen den Überblick, ob der Lack auch wirklich aufgetragen wurde.

Ist die Warze sehr dick, kann Ihr Kinder- und Jugendarzt den abgestorbenen Horn über der Warze

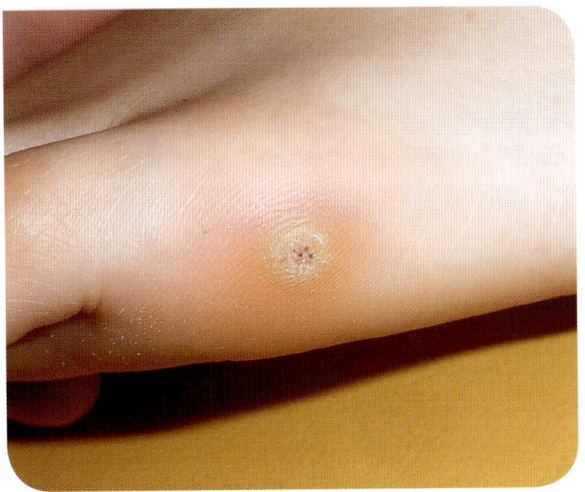

⬆ Dornwarze

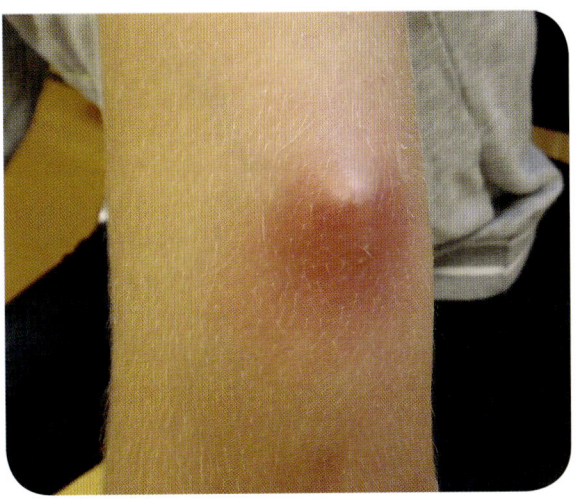

⬆ Abszess am linken Oberarm

nach 10 Tagen entfernen (das ist schmerzlos), damit die anschließende Wirkstoffpinselung effektiver ist.

Vereisen

Wenn Ihnen das zu aufwendig ist, können Sie die
Warze auch bei Ihrem (Haut-)Arzt vereisen lassen,
was für die Kinder leider manchmal unangenehm
ist und ggf. 2–3-mal wiederholt werden muss.

Abszess

Kürzlich hat sich Ihr Kind am Oberarm leicht verletzt. Da es sich überhaupt nicht darum kümmert,
messen Sie dem weiter keine Bedeutung zu. Nach
einigen Tagen hat sich die Verletzung allerdings
entzündet: Sie ist dick, rot und heiß und Sie sehen
eine eitrige Stelle. Da hat sich wohl ein Abszess gebildet.

Die Haut ist nicht dicht, sondern weist natürliche
Öffnungen für Sekret, Talg, Haare und Schweiß auf.
Durch diese Öffnungen können Bakterien in die
Haut gelangen. Meist ist die Ursache in einer vor-
geschädigten Haut zu suchen: Die Haut ist durch

Wunden bereits verletzt und nässt, ein Kind hat
eine Streuwarze so lange aufgeknibbelt, bis sie sich
entzündet, durch unzureichende Pflege oder Reinigung wird die Haut oberflächlich wund und ist
nicht mehr widerstandsfähig genug. Die Folge ist
ein Eindringen der Bakterien unter die Hautober-
fläche. Hier aktivieren manche Bakterien erst so
richtig ihre »biochemischen Scheren«: Das sind Enzyme, mit denen sie sich unter der Haut weiterverbreiten können. Das Immunsystem versucht sie zu
stoppen. Aber das reicht manchmal nicht aus: Die
Polizei des Blutes strömt zwar in Massen herbei,
die Abwehrzellen verwandeln sich aber zusammen
mit Geweberesten, Blutserum und den Bakterien
nur in eine gelbe Masse (Eiter), die der Entzündung
nicht mehr Herr wird – ein Abszess ist entstanden.

Therapie

Die Therapie besteht immer in einer Entlastung
des Körpers von diesem Eiter – der Abszess wird
chirurgisch eröffnet, gespült und muss von innen
her zuwachsen. Ist die Abszess-Höhle zu groß, besteht die Gefahr, dass die Haut oben zuheilt, während unter der Haut noch Bakterien in der ehemaligen Abszesshöhle überlebt haben. Dies kann zu

einem erneuten Abszess führen. In so einem Fall wird eine Lasche oder Ähnliches in die alte Abszesshöhle eingelegt, sodass Wundsekret weiter ablaufen kann.

Durch die Gabe eines Antibiotikums kann ein Abszess in der Regel nicht geheilt werden, da es sich um einen lokalen, abgekapselten Prozess handelt und Antbiotika im Eiter nicht wirken.

Kleine Hautblutungen

Die in diesem Kapitel dargestellten Erkrankungen haben unterschiedliche Ursachen, zeigen aber alle ein gemeinsames Bild an der Haut: meist kleine, stecknadelkopfgroße rotblaue Flecken. Sie heißen Petechien oder petechiale Blutungen.

Die Entstehung dieser kleinen Einblutungen kann durch pötzlich zu starken Druck in den Blutgefäßen hervorgerufen werden, durch eine Entzündung kleiner Blutgefäße (Schoenlein-Henoch, s. u.) oder durch einem Mangel an Blutplättchen. Blutplättchen (Thrombozyten) haben die Funktion, Blutgefäße von innen bei kleinen Verletzungen abzudichten. Ein Mangel an Blutplättchen wiederum kann durch einen erhöhten Verbrauch (z. B. einer ITP, s. u.) oder auch durch eine verminderte Produktion (z. B. bei einer Leukämie, s. u.) verursacht werden.

Petechien durch Pressen

In Kapitel »Keuchhusten« ist ein Kind mit harmlosen Petechien (Seite 383) dargestellt: Wenn ein Kind wiederholt sehr kräftig hustet, können durch den großen Druck in den Blutgefäßen an der Haut im Gesicht und im Halsbereich solche Petechien entstehen. Dasselbe tritt auch bei wiederholtem Erbrechen auf (Magen-Darm-Grippe, Bulimie) oder bei den Presswehen im Rahmen einer Geburt. Dann sind die Petechien harmlos und ver-

schwinden von allein wieder. Solche kleinen blau-roten Flecken dürfen also im Gesicht und Halsbereich auftreten, allerdings nie am Bauch oder an den Beinen. Dann sollten Sie noch am selben Tag Ihren Kinder- und Jugendarzt zur Blutentnahme aufsuchen.

Schoenlein-Henoch

Ein Kind hatte einen harmlosen Infekt oder Durchfall und erholt sich davon wieder gut. Nach ein paar Tagen bemerken die Eltern rotblaue Flecken (Petechien) an den Beinen, vielleicht auch am Gesäß (anderer Begriff: Pupura). Die Flecken können sehr klein sein (s. Abb.) oder münzgroß. Es handelt sich um eine Entzündung kleiner Blutgefäße. Diese Entzündung macht die Gefäße leicht durchlässig, sodass rote Blutkörperchen in die Haut einbluten können. Schmerzen haben die Kinder nicht.

Jedes Organ kann sich entzünden, ebenso auch kleine Blutgefäße. Eine Entzündung von kleinen Gefäßen nennt man eine »Vaskulitis«. Durch eine Kreuzreaktion des eigenen Immunsystems mit den Zellen der Blutgefäße wird im Rahmen einer sonst harmlosen viralen Infektionskrankheit ein Autoimmunprozess angeschoben, also eine Reaktion der Blutpolizei des Kindes gegen seine eigenen Körperzellen.

Der Kinder- und Jugendarzt wird sofort eine Blutuntersuchung veranlassen, um die Anzahl der Blutplättchen zu bestimmen. Im Gegensatz zu anderen Erkrankungen, die mit Petechien einhergehen, liegt der Thrombozytenwert bei Schoenlein-Henoch im Normalbereich. Die Diagnose wird somit nach dem typischen Hauterscheinungsbild bei normaler Plättchenzahl gestellt.

Die genannte autoimmune Entzündung kann zusätzlich auch an den Gelenken, in der Darmschleimhaut, in den Hoden und der Niere ablaufen. Der kleine Patient könnte dann über Bauch- und

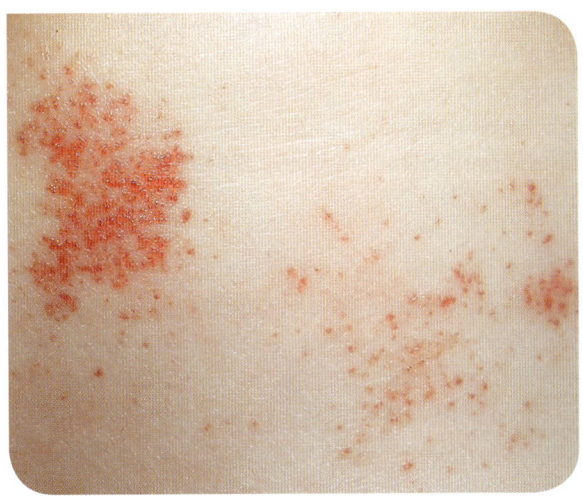

⬥ Petechien in Nahaufnahme

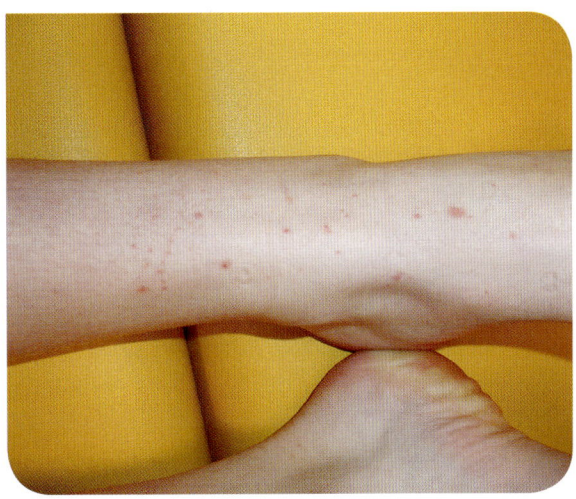

⬥ Petechien bei der Schoenlein-Henoch-Erkrankung (gering ausgeprägt)

ggf. Gelenkschmerzen und blutigen oder schwarzen Stuhl klagen oder geschwollene Hoden zeigen. Eine Beteiligung der Nieren ist gefürchtet und wird durch Ausscheidung von Eiweiß und roten Blutkörperchen im Urin festgestellt. Beschwerden äußert ein Kind mit Nierenbeteiligung allerdings nicht. Auch nach der Gesundung soll daher der Urin (und der Blutdruck) eines Kindes mit Schoenlein-Henoch regelmäßig 6 Monate lang nachuntersucht werden.

Handelt es sich lediglich um die Purpura, also die Hautbefunde, wird außer Bettruhe keine spezifische Therapie für das Kind eingeleitet werden müssen. Sind andere Organsysteme betroffen, muss in einer Kinderklinik das Ausmaß der Krankheit festgestellt werden und in geeigneter Weise die fehlgeleitete Reaktion des Immunsystems gebremst werden. Sorgen machen Kinder, deren Nieren durch die Entzündung erkranken: Der Verlauf ist häufig langwierig.

Immun-thrombozytopenische Purpura (ITP)

Bei einer Immun-thrombozytopenische Purpura treten – ähnlich wie beim Schoenlein-Henoch –

im Anschluss an einen harmlosen Infekt, von dem sich das Kind gut erholt hat, plötzlich kleine, blaurote Fleckchen an den Beinen auf. Aus den Anmerkungen im Kapitel über Leukämie (s. u.) ist verständlich, dass der Kinder- und Jugendarzt bei solchen Flecken auch an eine Leukämie denken muss. Durch eine Blutuntersuchung wird er noch am selben Tag klären können, ob es sich um einen Mangel an Blutplättchen handelt. Wenn zu wenig Blutplättchen in der Blutbahn vorhanden sind (Thrombozytopenie), kann es daran liegen, dass im Knochenmark zu wenige davon hergestellt werden (z. B. im Rahmen einer Leukämie) oder dass zu viele verbraucht werden. Letzteres geschieht bei einer ITP (einer immun-thrombozytopenischen Purpura): Durch eine Kreuzreaktion des Immunsystems zwischen den Viren und den Blutplättchen sind die Blutplättchen mit Antikörpern »beklebt«. Die Milz fischt wie mit Angeln die im Blut vorbei schwimmenden Blutplättchen an diesen Antikörpern in großer Menge heraus – ein Mechanismus wie bei einer Infektion, wobei dann aber nicht Blutplättchen, sondern Krankheitserreger an diesen Antikörpern kleben.

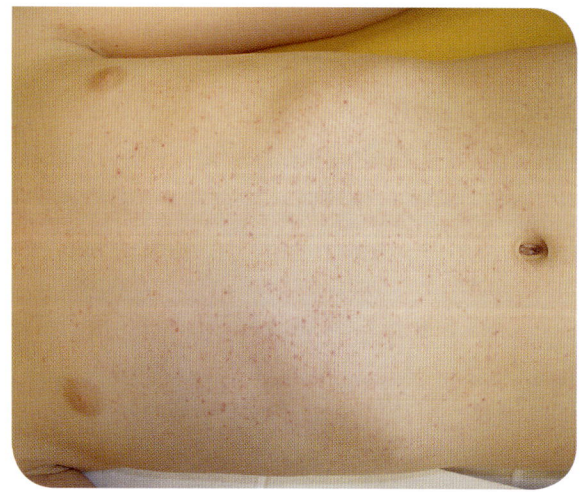

⏶ Petechien am Bauch bei Leukämie

Im Krankenhaus erhält ein Kind mit einer ITP eine Infusion mit sehr vielen menschlichen Antikörpern. Die »Angeln der Milz« sind dadurch so »besetzt«, dass sie keine Gelegenheit mehr haben, weitere Blutplättchen aus dem Blut »zu angeln«. Dadurch steigt die Menge der Blutplättchen schnell wieder an.

Wenn trotz der Blutentnahme die Frage unklar bleibt, ob ein erhöhter Verbrauch oder ein Produktions-Stopp vorliegt, muss ggf. eine Knochenmarkpunktion durchgeführt werden.

Eine ausgeprägte Thrombozytopenie führt nicht nur zu einer Blutung in die Haut, sondern bedeutet ein Blutungsrisiko für das erkrankte Kind insgesamt, besonders im Gehirn. Die Behandlung erfolgt daher in einer Klinik, das Kind sollte sich nicht körperlich anstrengen.

Leukämie

Die Beschwerden eines Kindes mit einer Leukämie, dem »weißen Blutkrebs«, sind sehr unspezifisch. Eine Familie kam mit ihrer 7-jährige Tochter in meine Praxis und erzählte, dass das Mädchen seit Kurzem ständig jammere, schlapp und müde sei, Gelenkschmerzen und seit 5 Tagen »diesen Ausschlag« auf dem Bauch habe. Beim genauen Betrachten fällt auf, dass »dieser Ausschlag« nicht rot ist, sondern eher blaurot (vgl. Petechien in Nahaufnahme, Seite 429).

Das Mädchen zeigte im Blut typische Veränderungen, die auf eine Leukämie schließen ließen. Die führende Veränderung im Blut ist in der Regel eine erhebliche Vermehrung der weißen Blutkörperchen (Leukozyten). Lässt man im Labor das Blutentnahme-Röhrchen stehen, setzen sich die Blutzellen nach unten ab, sodass sich über der Schicht aus roten Blutkörperchen eine deutlich sichtbare weiße Schicht abzeichnet (»weißes Blut« = Leukämie). Daneben führt die Ausbreitung des Blutkrebses im Knochenmark zu einer Verminderung der Blutplättchen und der roten Blutkörperchen. Die Verminderung der Blutplättchen führt zu der gezeigten Haut-Blutung, die Verminderung der roten Blutkörperchen verursacht Müdigkeit.

Kann durch regelmäßige Blutentnahmen eine Leukämie früh-erkannt werden?
Zuerst ist festzuhalten, dass eine Leukämie sehr selten ist: etwa 500–600 Kinder erkranken pro Jahr in Deutschland. Beim Blutkrebs entwickelt sich irgendwann aus einem normalen weißen Blutkörperchen ein ungebremstes Wachstum: Diese Zelle vermehrt sich unaufhörlich in rasantem Tempo. Ein Blutbild am 23.6. kann noch unauffällig sein, am 14.7. dagegen bereits typisch leukämisch verändert sein. Durch diese rasante Zellvermehrung kann das Gewicht der Leukämiezellen insgesamt bei Diagnosestellung bereits 1–2 kg betragen. Ein Blutbild »einfach mal so« durchführen zu lassen, macht also wenig Sinn.

Ihre wichtigste Aufgabe ist: Beobachten Sie Ihr Kind. Wenn Ihnen auffällt, dass es anhaltend müde, lustlos oder antriebsgeschwächt ist, es ständig etwas erhöhte Temperatur oder einen »komischen«

Ausschlag aufweist, sollten Sie Ihren Kinder- und Jugendarzt aufsuchen – und selbst dann handelt es sich zum Glück in den allermeisten Fällen nicht um Leukämie, sondern hat eine harmlosere Ursache.

Die Therapie der Leukämie ist langwierig, aber sehr erfolgreich. Die Kinder- und Jugendärzte in Deutschland, Österreich und der Schweiz haben sehr früh begonnen, sich intensiv in der Therapie der Leukämien untereinander abzustimmen. So konnten – trotz der geringen Zahl erkrankter Kinder – sehr effektive und nebenwirkungsarme Therapiestrategien entwickelt werden. Dabei wird die Therapie auf das spezifische Risiko des erkrankten Kind abgestimmt (Leukämietyp, Genetik, Befall des Zentralnervensystems).

Nägel

Abends beim Abendessen fällt Ihnen auf, dass Ihr Kind richtige »Trauerränder« unter den Fingernägeln hat – kein Wunder, es hat draußen so schön gespielt. Aber hatten Sie die Nägel nicht gerade erst geschnitten?

Fingernägel wachsen etwa 0,1 mm pro Tag. In 1½ Wochen ist das ein ganzer Millimeter. Bei kleinen Fingern fällt das natürlich mehr auf als bei den großen von uns Erwachsenen.

Veränderungen an den Nägeln
Wenn Sie sich die Nägel Ihres Lieblings genauer anschauen, z.B. beim Nägelschneiden, werden Sie vielleicht kleine Veränderungen entdecken:
- Weiße Flecken auf den Nägeln haben keinen Krankheitswert (Leukonychie). Sie stammen von Veränderungen des Nagelmaterials (Matrix) oder der Vermehrung abnormer Hornzellen in der Nagelplatte.
- Querrillen in den Nägeln (Rainures) haben ebenfalls keinen Krankheitswert. Sie zeigen aber an,

Nägel schneiden – aber richtig

Runden Sie die Nägel an den Fingern Ihres Kindes ab. So verhindern Sie, dass Ihr Liebling mit den Fingernägeln an Stoffen hängen bleibt. An den Zehen dagegen schneiden Sie die Nägel gerade ab. Lassen Sie die Fußnägel etwas länger, so können sie nicht einwachsen, was sehr schmerzhaft sein kann.

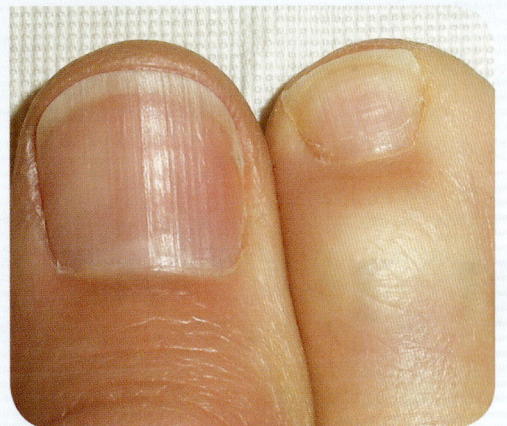

⬆ So schneiden Sie die Nägel richtig: links Finger, rechts Zeh.

dass Ihr Kind vor einiger Zeit krank gewesen ist oder schlecht gegessen hat.
- Längsrillen kommen bei Kindern nicht vor, sie stellen nämlich Alterserscheinungen dar.
- Werden die Nägel an den Enden spröde und fiedern auf, liegt das meist an einem zu häufigen Kontakt mit Waschmitteln oder Seifen. Sehr selten werden solche Nagelveränderungen vererbt oder durch Eisen- oder Vitaminmangel oder eine Schilddrüsenerkrankung verursacht.

Nagelbettentzündung
Eine Nagelbettentzündung (Panaritium) ist eine Entzündung am Finger- oder Fußnagel, die zu einer schmerzhaften Rötung und Schwellung führt. Liegt

die Entzündung in dem Gewebe, das den Nagel umgibt, wird sie auch »Nagelumlauf« (Paronychie) genannt. Wenn die Entzündung weiter fortschreitet, wird Eiter sichtbar und der kleine Patient kann sogar Fieber und Schüttelfrost bekommen.

Die Nagelbettentzündung kann zwei unterschiedliche Ursachen haben:
1. Der Nagel ist zu weit ins Nagelbett eingewachsen und löst durch den Druck eine ständige Entzündungsreaktion aus (Unguis incarnatus); dies geschieht auch – veranlagungsbedingt – schon bei Säuglingen.
2. Eine andere Ursache stellt das Nägelkauen oder Hautknabbern da.

Wenn das Nagelbett entzündet ist, wird Ihr Kinder- und Jugendarzt eine Ruhigstellung mit einem antibakteriellen Verband durchführen. Dies kann bis zur Heilung manchmal 10–14 Tage dauern.

Tritt eine Eiterung des Nagelwalls auf (Panaritium), muss der Arzt den Eiterherd eröffnen und den Eiter abfließen lassen. Anschließend erfolgen ebenfalls eine Ruhigstellung und eine äußerliche antibakterielle Therapie.

❧ Eiterherd am Nagelwall

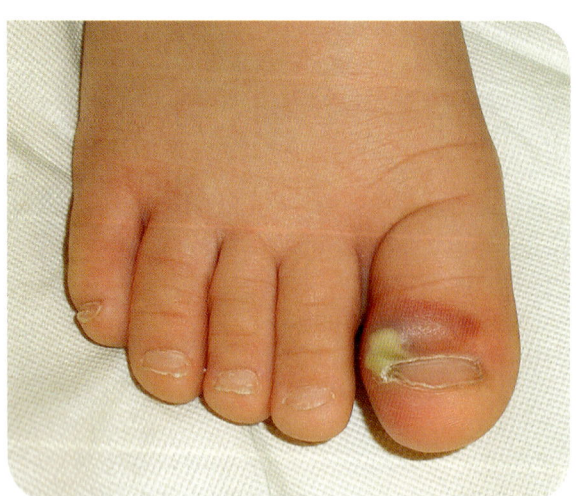

Eine Nagelbettentzündung am Zeh wird ebenfalls 10–14 Tage mit einer antibakteriellen Salbe behandelt. Vor dem Schlafengehen sollten Sie den Fuß Ihres Kindes einige Minuten in einer warmen Salzlösung (1 TL Salz auf 1 l Wasser) baden und dann die antibakterielle Salbe auftragen.

Bei größeren Kindern kann bei Nichterfolg oder einem Wiederauftreten eine Spangenbehandlung versucht werden: Mithilfe eines kleinen Drahts wird der Nagel beim weiteren Wachstum aus dem Nagelbett herausgeführt. In Deutschland darf der Kinder- und Jugendarzt zzt. die Spange zulasten der Kasse verordnen, die Behandlung durch die Fußpflege (Podologin) tragen die Eltern selbst.

Führt auch diese Behandlung nicht zum Ziel, wird der Kinder- und Jugendarzt mit einem Chirurgen überlegen, ob das Kind von einer Verkleinerung des Nagels mit Einkürzung der Wachstumszone profitieren kann (Emmert-Plastik, Nagelkeilexzision). Dies ist ein ambulanter Eingriff in lokaler Betäubung.

Nägelkauen und Daumenlutschen

Nägelkauen ist unschön, aber zeitweise vollkommen normal. Eine Verletzung am Nagelbett (s.o.) tritt dabei aber extrem selten auf. Bei zu intensivem Daumenlutschen kommt es dagegen immer wieder zu ekzemartig veränderter Haut (s. Abb.) oder regelrechten Geschwüren am Daumen. Haben Sie Geduld – normalerweise verliert sich die Angewohnheit von selbst wieder.

Dennoch kann es Gründe geben, Ihrem Kind diese Angewohnheiten abzutrainieren:
• wenn sich Ihr Kind wiederholt an den Fingern verletzt oder sich wiederholt Entzündungen entwickeln,
• wenn das Nägelkauen im Zusammenhang mit einer wiederholten Aussaat von Streuwarzen im Gesichtsbereich zu sehen ist,

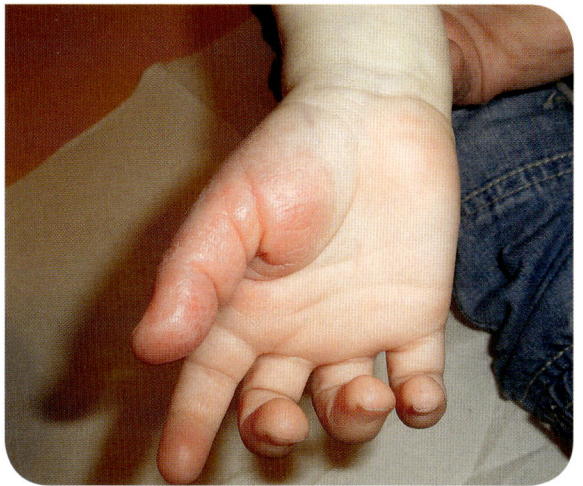

⬦ Ekzemartig veränderte Haut nach intensivem Daumenlutschen

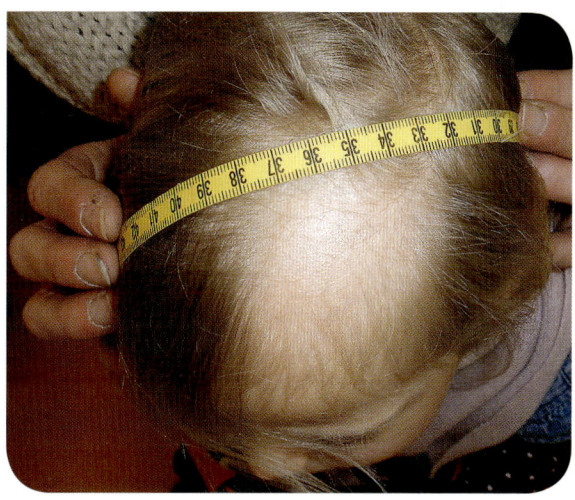

⬦ Haarausfall

- wenn Ihr Kind an wiederkehrenden Infektionen der oberen Luftwege leidet, die im Zusammenhang mit ständigem Nesteln mit ungewaschenen Fingern am Mund zu stehen scheinen.

In solchen Fällen können Sie Folgendes probieren:
- Ziehen Sie Ihrem Kind die Schlafanzugärmel bis über die Hand. Ist Ihr Kind schon etwas größer, können Sie ihm Fäustlinge anziehen und diese mit einem breiten Band am Handgelenk befestigen (Vorsicht: Schnürverletzungen).
- In der Apotheke sind Bitterstoffe zum Aufpinseln auf die Nägel erhältlich, die zu einer großen Unlust am Daumenlutschen oder Nägelkauen führen sollen.
- Oder Sie versuchen, ein »Ersatzspiel« einzuführen: Sie können Ihrem Kind z. B. ein Gummiband am Handgelenk befestigen oder/und im Wechsel immer zwei Fingernägel mit braunem Pflaster (Leukoplast: klebt stark und schmeckt nicht) abkleben.

Zum Thema Nagelpilz (Onychomykose, Seite 417) lesen Sie bitte im Kapitel »Hautpilze« weiter.

Haare

Jeder Mensch hat ungefähr 100 000 Haare auf dem Kopf, die etwa 0,3 mm am Tag wachsen. Babys zeigen bei der Geburt noch häufig für kurze Zeit die Haare, die sie während der Schwangerschaft zusammen mit der Käseschmiere zum Schutz der Haut gebildet haben (Lanugo- Behaarung). Die sich anschließend bildenden ersten dünnen Haare verlieren die Babys ebenfalls bald und damit leider auch ihre süßen Löckchen. Bei Erwachsenen hängt das Wachstum der Haare sehr vom Geschlecht und Alter ab.

Viele Babys haben eine kahle Stelle am Hinterkopf, auf der sie in den ersten Wochen liegen. Diese Stelle zeigt später ein normales Haarwachstum. Wenn an anderen Stellen Haare fehlen und dieses Areal wie eine helle, gelblich-rosafarbene Narbenplatte inmitten von normal behaarter Haut erscheint, liegt dagegen meist eine anlagebedingte Störung der Hautentwicklung vor: Die Haut ist tatsächlich frei von Haarwurzeln, hier werden niemals Haare wachsen (Haaranlagestörung, Aplasia cutis congenita, Seite 97).

So kleben Sie ein Fingerpflaster

Kennen Sie das auch? Sie kleben ein Pflaster um die Fingerkuppe und es hält einfach nicht. Dabei ist es ganz einfach – wenn Sie den Trick kennen. Dieses Fingerpflaster eignet sich gut, wenn sich Eiter gebildet hat, aber auch wenn sich Ihr kleiner Schatz geschnitten oder anders am Finger verletzt hat. (Die Zahlen im Bild bedeuten die Breite in cm.)

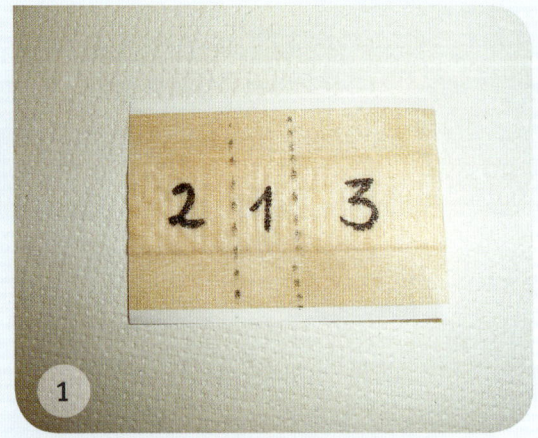

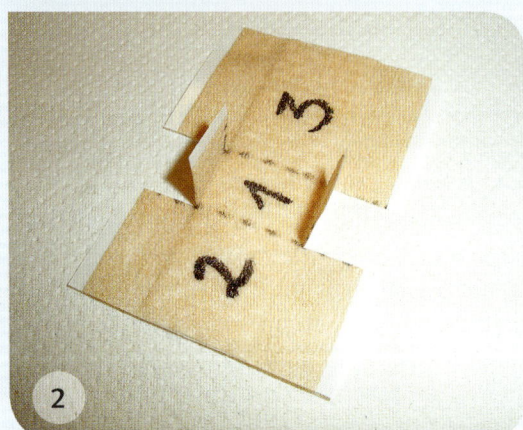

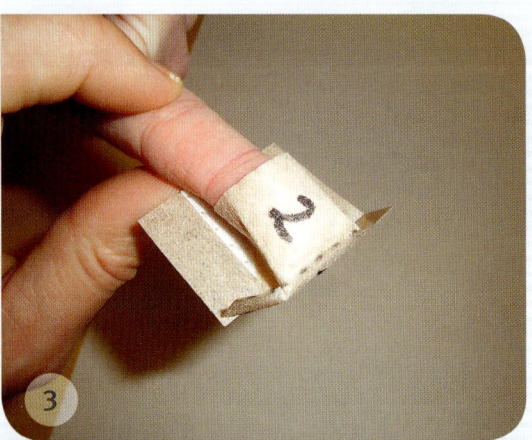

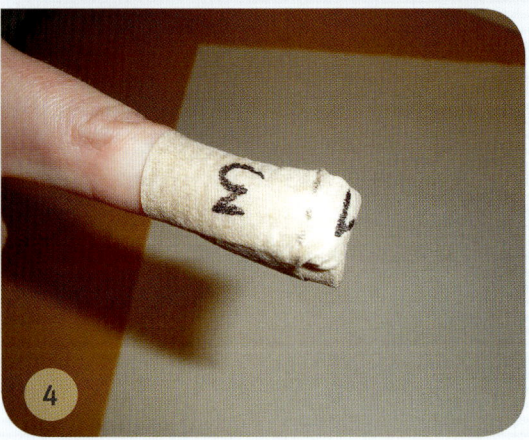

❶ Schneiden Sie ein normales Pflaster (4 cm breit) auf 6 cm ab.
❷ Schneiden Sie das Pflaster in der Hälfte von beiden Seiten bis zum Pflastervlies ein und 2 cm vor dem Ende erneut.

❸ Kleben Sie das 2-cm-Flügelchen als erstes auf die Fingerbeere, anschließend die 1-cm-Flügelchen um die Fingerkuppe herum.
❹ Zum Schluss kleben Sie die großen Flügel um die Fingerspitze.

Haare gehören zum sogenannten Mausergewebe: Etwa alle 6–8 Jahre wird ein Haar durch ein neues ersetzt. Da die Wachstumsphasen der Haare nicht synchron verlaufen, bleiben dennoch immer genug Haare auf dem Kopf. Normalerweise verliert ein Mensch etwa 100 Haare pro Tag, dies ist unabhängig von der Jahreszeit und damit anders als bei Tieren.

Haarausfall

Bemerken Sie bei Ihrem Kind, dass richtige Büschel von Haaren in der Bürste hängen, liegt dagegen ein Haarausfall vor. Dieser kann nach Operationen oder schweren Erkrankungen auftreten, bei Schilddrüsenstörungen (und anderen Hormonumstellungen) sowie bei Eisenmangel, Stress und selten bei Mangel an Kalzium, Selen oder Zink. Wenn Sie ein solches büschelweises Ausfallen von Kopfhaaren bei Ihrem Kind bemerken, sollten Sie einen Termin bei Ihrem Kinder- und Jugendarzt ausmachen.

Ein kreisrunder Haarausfall ist meist eine harmlose vorübergehende Erscheinung bei Kindern. In der Regel wächst die Stelle wieder komplett zu, nur sehr selten schreitet der Haarausfall weiter fort. Bei fehlendem Größenzuwachs der kahlen Stellen dürfen Sie ruhig 10–12 Monate (!) warten, da sich dann die kahle Stelle wieder mit neuen Haaren geschlossen hat.

Trichotillomanie – eine seltene Form des Haarverlustes

Selten kommt es vor, dass sich Kinder bedingt durch eine Behinderung oder eine seelische Belastungssituation selbst die Haare ausreißen. Da dies meist an einer Stelle einseitig am Kopf geschieht, kann es zu Beginn wie ein Haarausfall erscheinen. Mit der Zeit bekommen die Eltern aber meist mit, dass sich das Kind die Haare selbst herauszieht. Die zugrunde liegende Belastungssituation ist meist ein vom Kind erlebter Liebesentzug, den die Eltern gar nicht als solchen erkennen und willentlich verursacht haben, z. B. ein Krankenhausaufenthalt der Mutter für mehrere Wochen, zeitlich starkes Engagement beider Eltern für den Bau des Eigenheims oder die Gründung einer eigenen Firma. Wenn Ihr Kinder- und Jugendarzt eine Trichotillomanie vermutet, wird er Sie darauf ansprechen und Hilfestellungen anbieten.

Wenn Sie der Haarausfall verunsichert, das haarlose Areal immer größer wird (bitte ein Foto mit Lineal machen) oder die kahle Stelle eine entzündete Haut aufweist (Pilzbefall!), sollten Sie mit Ihrem Kind zu einem Hautarzt gehen.

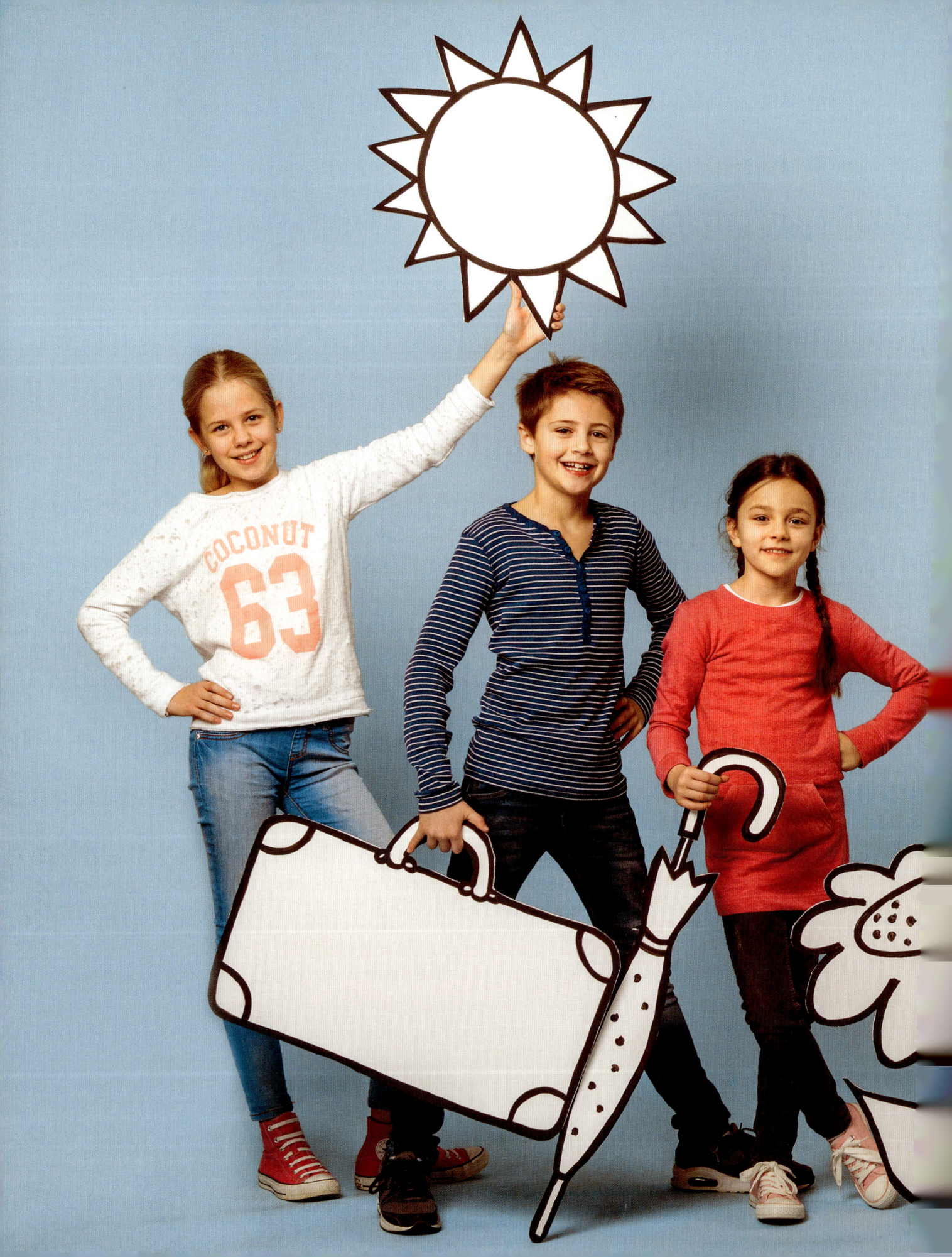

Unterwegs, aktiv und auf Reisen

Immer unterwegs, ständig auf Tour – das gilt nicht nur für die meisten Erwachsenen, sondern auch für viele Kinder. Kinder lieben es, sich zu bewegen. Leider kommt es dabei auch immer mal wieder zu Unfällen.

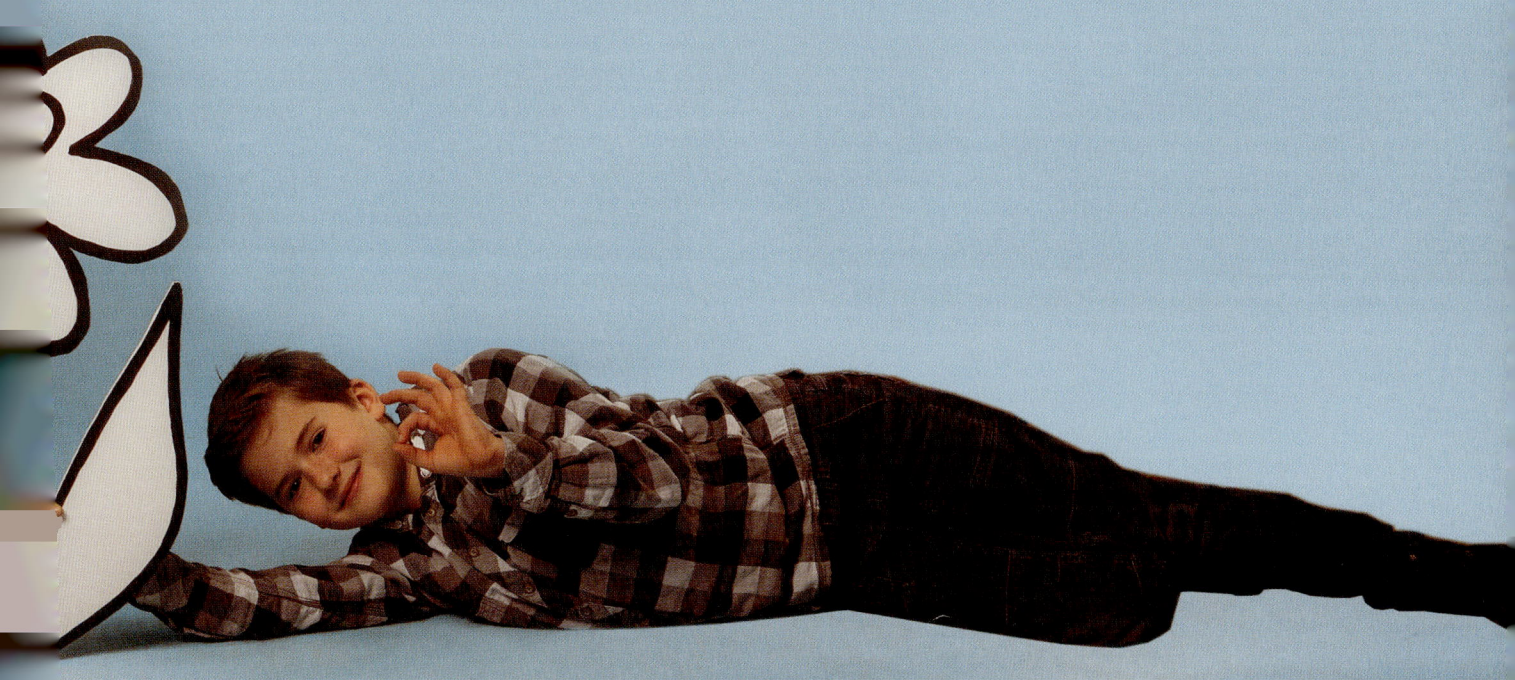

Unterwegs und draußen

Ob mit dem Auto oder mit dem Fahrrad – der richtige Kindersitz sollte nicht fehlen. Bei Radtouren schützen Sie das Köpfchen am besten mit einem gut sitzenden Helm. Und wenn die Sonne dabei lacht, bitte unbedingt an das Eincremen denken.

Was soll dieses Kapitel denn in einem Buch zur Kindergesundheit? Ganz einfach, wenn wir aktiv, mobil und ständig unterwegs sind und dabei die Gesundheit unserer Kinder nicht aufs Spiel setzen wollen, sollten wir ein paar elementare Dinge beachten. Richtig angeschnallte Kinder haben ein deutlich verringertes Verletzungsrisiko bei Verkehrsunfällen. Alle Eltern sollten daher wissen, wann es Zeit ist, auf größere Kindersitzmodelle umzusteigen.

Kindersitze für das Auto

Schon bei geringen Geschwindigkeiten kann ein Zusammenstoß Ihres Autos mit einem anderen Fahrzeug oder einem festen Gegenstand, z. B. eine Mauer oder ein Pfosten, schlimme Auswirkungen haben. Stellen Sie sich vor, Sie haben einen Unfall mit nur 30 km/h und sind nicht angeschnallt: Ihre Knie rammen sich ins Armaturenbrett, Ihre Brust schlägt auf das Lenkrad und Ihr Kopf knallt gegen die Scheibe. Ein derartiger Unfall entspricht einem Sturz aus 4 m Höhe – und wer springt schon freiwillig ungesichert so tief runter?

Für Ihr Kind kann ein Aufprall bei 30 km/h sogar tödlich sein. Setzen Sie Ihr Kind deshalb immer in einen für sein Gewicht geeigneten Kindersitz und schnallen Sie es an – auch wenn Sie nur kurz um die Ecke fahren.

Wie finde ich den richtigen Kindersitz?

Kindersitze sind »Massenrückhaltesysteme«, sollen also je nach Gewicht des Kindes die »Negativ-Beschleunigung«, also die Bremskraft, so abfedern, dass Ihr Kind nicht verletzt werden kann. Alle Kindersitze müssen das Prüfsiegel der Europanorm ECE-R 44/04 tragen. Auch gebrauchte Sitze müssen deshalb diese ECE-R 44/04- Norm (oder die ECE-R 44/03) erfüllen.

Das wachsende Wissen im Bereich der Unfallforschung führte 2013 zu einer neuen EU-Sicherheitsverordnung (i-Size) für Kindersitze in Autos, die zusätzlichen Schutz für den Kopf-Nacken-Bereich bieten. Da Kinder wachsen und schwerer werden, müssen Sie den Kindersitz immer wieder dem Gewicht und der wachsenden Größe Ihres Kindes anpassen. Die verfügbaren Sitze tragen diesem in

Kindersitze nach ECE 44, orientiert am Gewicht eines Kinder

Normgruppe	Körpergewicht	Alter
Gruppe 0	3–10 kg	ca. 0–9 Monate
Gruppe I	9–18 kg	ca. 8 Monate–4 Jahre
Gruppe II	15–25 kg	3½–7 Jahre
Gruppe III	22–36 kg	6–12 Jahre

mitwachsende Kindersitze nach ECE 44, orientiert am Gewicht eines Kindes

Normgruppe	Körpergewicht	Alter	Größe
Gruppe 0+	3–13 kg	0–15 Monate	‹ 90 cm
Gruppe 0+ / I	3–18 kg	0–4 Jahre	‹ 100 cm
Gruppe I / II	9–25 kg	1–7 Jahre	72–125 cm
Gruppe I / II / III	9–36 kg	1–12 Jahre	72–150 cm
Gruppe II / III	15–36 kg	3½–12 Jahre	95–150 cm

i-Size-Norm-Kindersitze, orientiert an Gewicht und Größe (bislang nur eine Gruppe)

Normgruppe	Körpergewicht	Alter	Größe
i-Size	‹ 23 kg	0–4 Jahre	40–105 cm

sehr unterschiedlichem Rahmen Rechnung, was Sie an der Einteilung nach Gruppen oder Klassen (vgl. Tabellen oben) sehen können.

Vor dem Kauf eines Kindersitzes notieren Sie bitte
- Gewicht und Größe Ihres Kindes,
- ggf. die Anzahl der Kindersitze, die auf der Rückbank (Breite in cm) nebeneinanderpassen sollen,
- die Art der autobedingten Befestigungsmöglichkeit (Dreipunktgurt, Beckengurt, Isofix).

Beim Kauf achten Sie bitte
- auf eine einfache Verstellmöglichkeit der Gurtweite, da die Kinder im Winter dicke Sachen tragen, bei langen Fahrten aber auch ohne Jacke im Auto sitzen,

- darauf, dass der Hinterkopf Ihres Kindes nicht über die Schale hinausragt,
- auf eine sichere Befestigungsmöglichkeit,
- auf eine angenehme Möglichkeit, Ihr Kind hineinzusetzen,
- darauf, dass ein gebrauchter Kindersitz die entsprechende Norm (ECE-R 44/04) erfüllt, keine offensichtlichen Risse oder Beschädigungen aufweist noch keinen Unfall hatte.

Bei der täglichen Benutzung beachten Sie bitte:
- Die Babyschale (unter 15 Monaten) wird gegen die Fahrtrichtung im PKW befestigt. So ist die Halswirbelsäule der kleinsten Mitfahrer besser geschützt. Ob auf dem Beifahrersitz oder hinten spielt für die Sicherheit keine Rolle, solange

Sie bei vorn befestigter Schale den Airbag ausgeschaltet haben. Achten Sie auf eine einlegbare Verkleinerung für das Köpfchen, da Ihr sehr kleiner Säugling noch keine ausreichende Kopfkontrolle besitzt.

- Bei Sitzerhöhungen benutzen Sie bitte immer die Rückenlehne mit der Kopfstütze.
- Stellen Sie die Gurte so ein, dass sie niemals über den Hals, sondern über die Schulter spannen.
- Bis 150 cm Körpergröße gehört ein Kind auf einen Kindersitz, unabhängig von seinem Gewicht.
- Nach einem Unfall muss ein beschädigter Sitz ausgetauscht werden. Ein nicht beschädigter Kindersitz sollte trotzdem einem Gutachter vorgelegt werden.

Inzwischen wurde aufgrund veröffentlichter Tests auch mehr Wert auf Schadstofffreiheit der Materialien und besseren Seitenaufprallschutz geachtet. Letzterer macht allerdings die Sitze so breit, dass nur noch maximal 2 Kindersitze auf eine Kleinwagenrückbank passen. Bitte probieren Sie deshalb die Sitze in Ihrem Auto aus, bevor Sie sich zum Kauf entschließen. Aktuelle Testberichte über Kindersitze finden Sie z. B. bei Verbraucherzentralen im Internet, beim ADAC oder bei der Stiftung Warentest.

Kindersitze für das Fahrrad

Fahrradsitze für Kinder können vorn am Lenker oder hinten montiert werden. Fahrradsitze für vorne haben einige Nachteile:
- Sie sind nur bis 15 kg zugelassen.
- Durch die fehlende oder niedrige Kopfstütze ist bei einem Unfall oder beim Einschlafen der Kopf weniger gut geschützt.
- Der Frontsitz eignet sich nicht gut für längere Fahrten.

Der Kindersitz über dem Gepäckträger hingegen birgt evtl. eine Quetschgefahr in den Federn des Sattels, z. B. für neugierige Fingerchen. Bei dieser Gegenüberstellung wundert es nicht, dass die meisten Kindersitze für hinten gekauft werden.

Nehme Sie Ihr Rad zur »Anprobe« mit und checken Sie die Befestigungsmöglichkeiten vor dem Kauf. Lassen Sie sich die Montage ganz genau zeigen und achten Sie darauf, dass sich die Gurte leicht verstellen lassen, denn genau wie beim Autositz auch müssen Sie bei dickerer oder dünnerer Kleidung die Gurtweite schnell ändern können.

Solange Ihr Kind auf dem Rad sitzt, müssen Sie das Fahrrad festhalten, auch wenn es über einen besonderen Ständer verfügt. Wenn Ihr Kind sich nämlich heftig bewegt, ist das Fahrrad sonst ganz schnell umgefallen.

Auf einem Kindersitz sitzt Ihr Kind sicher und ist – zusätzlich mit Helm versehen – selbst bei einem

❤ Kinder-Fahrradsitz

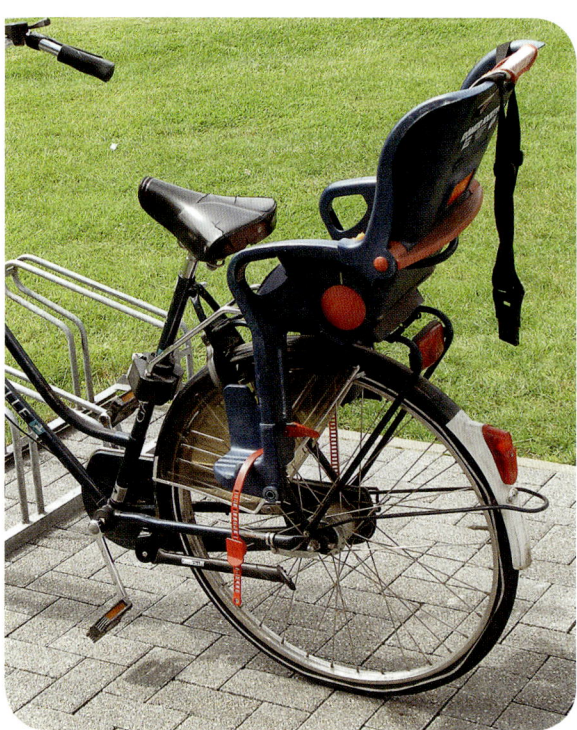

Sturz recht gut geschützt. Später, wenn die Kinder größer werden, nehmen sie manchmal einen Freund auf dem Gepäckträger mit. Dabei kann es im Sommer beim barfüßigen Mitfahrer zu sehr unangenehmen Verletzungen der Hacke kommen: einer sogenannte Radspeichenverletzung (s. Abb.).

Die Hacke wird dabei wie durch eine Raspel bis auf den Knochen verletzt, sodass sich der Heilungsverlauf über Wochen erstreckt. Seien Sie als Eltern Vorbild und nehmen Sie nie ein Kind auf dem Gepäckträger Ihres Fahrrades mit!

Kinderhelme für das Fahrrad

Ohne Fahrradhelm geht es nicht für Kinder, egal ob auf dem eigenen Rad oder als Mitfahrer auf dem Rad der Eltern. Vielleicht setzen sich wie beim Skifahren die Helme auch bald für Erwachsene durch: Man muss an einem Unfall nicht selbst schuld sein, um verletzt zu werden. Ein Helm schützt in jedem Fall. Gehen Sie deshalb mit gutem Beispiel voran und tragen auch Sie beim Radfahren einen Helm.

Radhelme für Kinder sollen
- bei einem Sturz den Stoß dämpfen,
- sich nicht abstreifen lassen (Rückhaltesystem),
- ein Insektenschutzgitter am Lüftungseintritt vorn haben,

- gut passen und nicht auf Zuwachs gekauft werden (es gibt 3 Größen),
- einen Drehknopf zum Anpassen des Innenrings an den Kopfumfang haben,
- die europäische Sicherheitsnorm erfüllen (CE bzw EN 1078, für Kleinkinderhelme liegt bislang die Norm EN 1080 nur im Entwurf vor),
- nach einem Sturz ausgetauscht werden. Selbstverständlich können Sie auch ein Gutachten einholen. Dieses kostet aber Geld, für das Sie fast einen neuen Helm kaufen können.
- Nicht zuletzt sollte der Helm cool aussehen, damit Ihr Kind seinen Helm gern trägt.

Fahrradanhänger und Transporträder

Besser als ein Fahrrad-Kindersitz sind Anhänger, denn die Kinder sitzen komfortabler, sind vor Sonne, Wind und Regen geschützt und wie in einem Kokon bei Unfällen vor Verletzungen gefeit. Allerdings sind die Anhänger teurer und benötigen Platz zum Abstellen.

In liegender Position können Sie Ihr Baby ab dem vollendeten 3. Lebensmonat im Fahrradanhänger mitnehmen. Ab diesem Zeitpunkt ist bei den

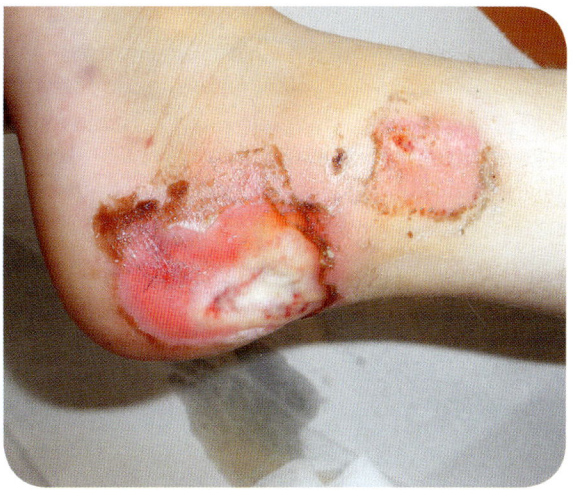

❯ typische Verletzung an den Radspeichen

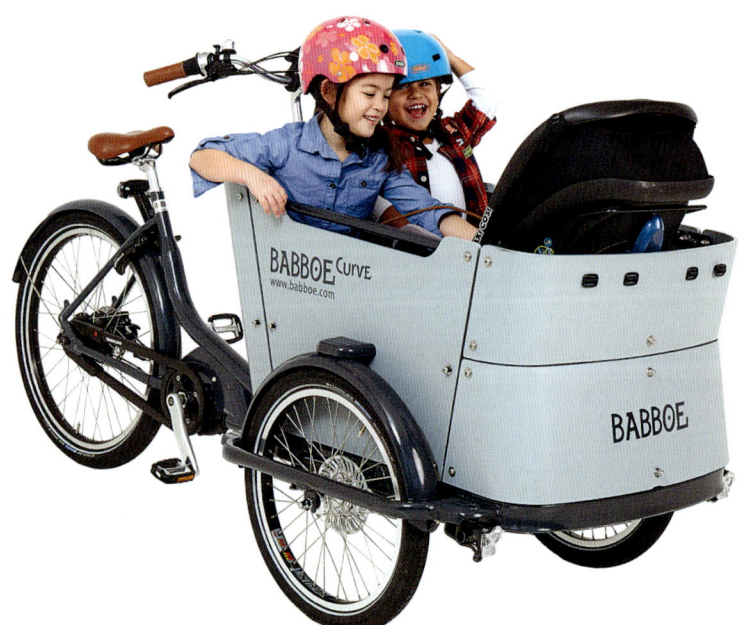

◂ Fiets mit drei Rädern und Ladefläche vorn (mit freundlicher Genehmigung der Fa. Babboe)

regelmäßigen Vitamin-K-Gaben (zur U1, U2 und U3, Seite 15) mit einer ausreichenden Wirkung auf die Blutgerinnungsfähigkeit eines Säuglings zu rechnen – falls es doch mal einen Unfall gibt, was sich natürlich niemand wünscht.

Zum Kauf des Anhängers nehmen Sie am besten Ihr Fahrrad mit, denn die Kupplungen der Anhänger passen nicht unbedingt an jedes Fahrrad. Aktuelle Testberichte geben Auskunft darüber, ob der teuerste Anhänger wirklich auch der beste ist.

Achten Sie beim Kauf von einem Anhänger auf
- eine stabile Hardcover-Bodenwanne,
- ein stabiles Gurtsystem mit guten Verschlüssen,
- Rückstrahler am Rahmen,
- eine praktische und stabile Befestigungsmöglichkeit am Elternrad.

Sie können Ihr Kind auch in einer »Transportwanne« eines Spezialfahrrads transportieren. Besonders in den Niederlanden sehen Sie im Stadtbild viele Varianten.

Sonnenschutz

Vielleicht kennen Sie das: endlich ist es Frühling und Ihr kleiner Liebling darf in T-Shirt und kurzer Hose nach draußen. Vergnügt spielt er in der Sonne im Sandkasten und spritzt mit Wasser aus der Gießkanne durch die Gegend, dass es eine wahre Freude ist. Als Sie Ihrem Kind abends den Schlafanzug anziehen, schwindet die Freude: Seine Haut ist an den Armen und im Nacken leicht gerötet und ganz warm – es hat einen Sonnenbrand bekommen. Dabei war Ihr kleiner Sonnenschein doch gar nicht so viel in der Sonne und Sie haben die Strahlung auch eher noch als schwach eingestuft.

Der Schutz der Kinder vor den schädlichen Strahlen der Sonne ist uns Kinder- und Jugendärzten ein wichtiges Anliegen. Dabei geht es nicht allein um die Verhinderung eines Sonnenbrandes, sondern auch um den Schutz vor Hautkrebs. Jeder Sonnenbrand, den man als Kind oder als Erwachsener hatte, erhöht das Risiko, später einmal an Hautkrebs zu erkranken. Dabei ist der Schutz vor der Sonnenstrahlung heutzutage wirklich nicht mehr schwer.

Die UV-Strahlen der Sonne haben aber auch eine sehr wichtig Funktion: Unser Körper bildet mit ihrer Hilfe das aktive Vitamin D. Ohne ausreichendes Sonnenlicht liegt das Vitamin D lediglich als »Provitamin« vor, das keine Wirkung hat. Wie viel Sonnenlicht für die Bildung von Vitamin D effektiv notwendig ist, darüber streiten die Gelehrten. Ein guter Merkspruch sagt: 3-mal pro Woche sollten Kinder mit kurzer Hose und T-Shirt für etwa 20 Minuten in die Sonne. Das ist etwa so viel Zeit, dass es gerade eben noch nicht zu einer leichten Sonnenröte auf der Haut führen kann – so im Frühjahr, Sommer und Herbst. Wenn die Haut mit Stoff oder Sonnenmilch bedeckt wird, reduziert sich diese Vitamin-D-bildende Wirkung erheblich.

Beide Aspekte scheinen sich also zu widersprechen: Einerseits soll die Sonneneinstrahlung wegen des Schutzes vor Hautkrebs reduziert werden, andererseits wird sie zur Unterstützung der Vitamin-D-Bildung benötigt.

In diesem Kapitel soll es jedoch um den Schutz vor der schädlichen Wirkung der Sonne gehen, zum Thema Vitamin D lesen Sie bitte im Kapitel über die Ernährung (Seite 150) weiter.

Die Sonne sendet nicht nur Licht zur Erde (von Dunkelrot der Wellenlänge 750 nm bis zu Violett von etwa 400 nm), sondern auch Strahlen, die noch viel »violetter« sind als violett, eben die »ultravioletten« oder UV-Strahlen (Wellenlänge noch kürzer als 400 nm, damit noch energiereicher und für unsere Augen unsichtbar). Die UV-Strahlung wird nach ihrer Wirkung auf die Haut des Menschen in drei Bereiche geteilt (s. Tabelle). Daraus ergibt sich, dass wir unsere Kinder und uns selbst vor allem vor UV-B Strahlen schützen müssen.

Wie schütze ich mein Kind vor zu viel Sonne?

Die Sonne zu meiden ist besonders für Kinder oft schwer, denn schließlich möchten sie auf dem Spielplatz spielen, der vielleicht nicht von Schatten spendenden Bäumen umgeben ist, oder im Pool

Hauttypen und Sonnenbrandgefahr

Die Haut des Menschen stellt schützendes Pigment her, wenn UV-Strahlen auf sie einwirken. Allerdings unterscheiden sich die Menschen erheblich darin, wie viel Pigment sie bilden können. Dies entscheidet auch über die Dauer des Eigenschutzes ohne Sonnenmilch. Folgende Einteilung wird dazu vorgenommen (die Typen 5 und 6 kommen in Europa nicht vor):

- Hauttyp 1 – nach 10 Minuten Sonne bereits Rötung (Erythem), sog. keltischer Typ (rothaarig)
- Hauttyp 2 – nach 20 Minuten Sonne Rötung, skandinavischer Typ (blond)
- Hauttyp 3 – nach 30 Minuten Sonne Rötung, süddeutsch (bräunlich)
- Hauttyp 4 – nach 50 Minuten Sonne Rötung, mediterran (dunkelbraun)

baden, der nun mal leider meist in der Sonne liegt. Kleidung hilft auf alle Fälle – aber wenn es heiß ist, möchte Ihr Kind vermutlich keine langärmligen Shirts tragen. Dann müssen Sie auf Sonnencremes zurückgreifen, die es in riesiger Auswahl in den Läden gibt.

Kleidung und Mützen

Ein ganz normales T-Shirt schützt die Schultern Ihres Kindes vor der sengenden Sonne, ebenso die Brust und den Rücken. Eine Kappe, am besten mit Schirm sowie Ohren- und Nackenschutz, schützt zusätzlich den Kopf. Die Schutzwirkung hängt dabei sehr von der Materialdichte und der Farbe ab. Das erwähnte normale weiße Bauchwoll-T-Shirt wird nur etwa 40 % der UV-Strahlung filtern.

Manche Textilien sind dagegen vom Hersteller mit einem »Lichtschutzfaktor« gekennzeichnet, z. B.

Sportlerbekleidung, Mützen oder auch Sonnenschirm-Bezüge. Menschen mit einer Typ-I-Haut sollten für ein geplantes langes Sonnenbad (z.B. eine lange Radtour) solche Textilien mit UV-Schutz nutzen. Hat Ihr Kind einen anderen Hauttyp oder wird es nur für kürzere Zeit in der Sonne bleiben, kommen Sie zu Beginn eines Sommerbadeurlaubs sicherlich auch mit einem normalen T-Shirt und Sonnenmilch gut aus.

Möhren? Vitamine? Kalzium?

Für empfindliche Erwachsene werden Nahrungsergänzungsmittel angeboten, die ein Art »Rostschutzmittel« für die Haut sind, also einen Oxidationsschutz innerhalb der Haut darstellen. Diese verhindern keinen Sonnenbrand, sondern sollen Menschen mit der Neigung zur Sonnenallergie (polymorphe Lichtdermatose) helfen. Dazu zählt β-Karotin, eine Vorstufe des Vitamin A. Wie lange vor Beginn des Sommerurlaubs mit der Einnahme begonnen werden sollte, ist nicht eindeutig geklärt: Es sind aber sicherlich mehrere Wochen.

Ferner werden empfohlen: Kalzium, die Vitamine A oder E, der Pflanzenstoff Glycerylrutin und Omega-3-Fettsäuren, z.B. in Fischöl. Für alle genannten Produkte gilt, dass es keine ausreichenden Hinweise auf deren Wirksamkeit gibt.

Klassische Sonnenmilch (chemisch)

Klassische Sonnenmilch enthält eine ganze Reihe chemischer Substanzen, die das UV-Licht filtern

(UV-A und UV-B) und die Energie in Wärme umwandeln.

Auf der Sonnenmilchflasche finden Sie einen Hinweis auf den Lichtschutzfaktor: Die Beleuchtung der Haut mit UV-Strahlen führt irgendwann zu einer leichten Rötung oder einem »Erythem«, beim Papa vielleicht nach 20 Minuten, bei der hellhäutigen Tochter evtl. schon nach 15 Minuten. Die Haut der Tochter schützt sich selbst also für etwa 15 Minuten vor einem beginnenden Sonnenbrand (minimale Erythem-Dosis = »MED«: 15 Minuten). Wenn

Wirkung der UV-Strahlen auf die menschliche Haut

UV-Strahlung	Wellenlänge	Wirkung der Strahlen
UV-A	400–320 nm	dringen als einzige UV-Strahlen auch durch Fensterglas, sind aber wesentlich schwächer als UV-B
UV-B	320–280 nm	verursachen Sonnenbrand, sind aber auch nützlich für die Vitamin-D-Bildung in der Haut und regen zusammen mit UV-A-Strahlen die Pigmentbildung an
UV-C	weniger als 280 nm	werden größtenteils in der Atmosphäre (Ozon-Schicht) zurückgehalten, könnten sonst sehr empfindlichen Sonnenbrand verursachen

Sie eine Sonnenmilch mit dem Lichtschutzfaktor 10 benutzt, wird der Eigenschutz mit dem Faktor 10 multipliziert, reicht also nun bei der Tochter für 150 Minuten. Der Papa ist mit der gleichen Sonnenmilch für 200 Minuten geschützt.

Der Box »Hauttypen und Sonnenbrandgefahr« (Seite 443) können Sie die entsprechende minimale Erythem-Dosis entnehmen, die zu Ihren Familienmitgliedern passt, und berechnen, wie lang der Sonnenschutz eines bestimmten Lichtschutzfaktors in etwa reicht.

Welche Sonnenmilch sollten wir kaufen?

Sollten wir solche mit hohem LSF (30 oder 50), sehr hohem LSF (50+) oder nur mit mittlerem LSF (15–25) wählen?

Der notwendige Lichtschutzfaktor (LSF) hängt sehr von der Sonneneinstrahlung ab, der Ihr Kind ausgesetzt sein wird: Schnee reflektiert die Sonnenstrahlung zu 80 %, daher sollten Sie zum Skifahren einen hohen LSF von 30–50 wählen. Strahlend weißer Sand reflektiert die Sonnenstrahlen zu 25 %. Streustrahlung durch den Aufenthalt am Wasser oder durch dünne Wolken, die eine UV-Einstrahlung nicht verhindern, kann die UV-Strahlung verstärken, weshalb ich hier zu einem LSF 30 oder mehr rate. Ferner ist der Hauttyp (Seite 443) Ihres Kindes zu berücksichtigen: Je kleiner die Zahl des Hauttyps, umso stärker sollte der LSF sein. Natürlich ist auch die Dauer des Sonnenbades wichtig: Wer nachmittags für 2 Stunden ins Freibad geht, kommt sicherlich mit einem mittleren Lichtschutzfaktor (15–25) aus.

Die Sonnenmilch sollte 30 Minuten vor dem Sonnenbad aufgetragen werden: am besten also noch daheim vor der Fahrt zum Schwimmbad. Auch wenn Sie den LSF und den Hauttyps Ihres Kindes korrekt berechnen, wird es die errechnete Zeit nie erreichen. Denn durch Baden und Abtrocknen lässt der Schutz der Creme nach. Cremen Sie deshalb unbedingt nach.

Ferner finden Sie auf der Packung einen Hinweis auf die Wasserfestigkeit des Produkts: Eine Sonnenmilch wird dann als wasserfest bezeichnet, wenn nach dem Baden der Sonnenschutzfaktor immer noch die Hälfte des Sonnenschutzes vor dem Wasserkontakt besitzt. Cremen Sie deshalb Ihre Kinder bitte nach dem Baden auch dann erneut ein, wenn Sie eine wasserfeste Sonnencreme verwenden.

Physikalische Cremes (Sunblocker)

Statt Sonnenmilch können Sie auch solche Cremes benutzen, die kleine »Spiegel« als Wirkstoffe enthalten und das Sonnenlicht noch vor dem Eintritt in die Haut reflektieren. Diese »Spiegelchen« sind mikroskopisch kleine »Metallplättchen« aus Zink oder Titan (reine Mikropigmente). Diese verhin-

Ein paar Infos zum Schutz vor den schädlichen UV-Strahlen

Wussten Sie,

- dass die kaffeebraune Schönheit von heute die verdorrte Pflaume von morgen ist?
- dass Kinder und Jugendliche unter 18 Jahren Zutrittsverbot für Solarien haben (in Deutschland seit 2009)?
- dass Bräunungscreme keinen UV-Schutz bietet?
- dass UV-Schutz die wichtigste Maßnahme zur Verhinderung des Hautkrebses darstellt?
- dass Säuglinge niemals in die pralle Sonne gehören?
- dass rothaarige, sommersprossige und hellhäutige Menschen besonders gefährdet sind, da sie kaum das schützende Melanin bilden können?

dern physikalisch das Durchtreten der UV-B-Strahlen in die Haut. Diese Cremes sind insbesondere für Kinder gut geeignet, da die in normaler Sonnenmilch enthaltenen chemischen Filter (s. o.) die zarte Haut irritieren können.

Viele dieser physikalischen Cremes mit hohem Lichtschutzfaktor ziehen nicht so gut in die Haut ein, dadurch bleibt die eingecremte Haut hell. Der Vorteil: Diese Cremes irritieren die Haut nicht, weil sie nicht eindringen, und Sie sehen gut, wo Sie noch nicht eingecremt haben. Der Nachteil: Nach Wasserkontakt müssen Sie unbedingt nachcremen.

Um die manchmal als störend empfundene weiße Haut nach dem Eincremen zu vermeiden, werden die Sunblocker mit sehr kleinen Zink- und Titanelementen versehen, die dann Nanopartikel heißen. Diese streuen das Licht feiner und wirken dann nicht so weiß.

Manche dieser physikalischen Cremes können austrocknend wirken. Probieren Sie die Creme vor

Achtung, Hitzeschlag!

Treten bei Ihrem Kind neben dem Sonnenbrand Symptome wie Kopfschmerzen oder Fieber hinzu, könnte es sich um einen Hitzschlag (Sonnenstich) handeln. Legen Sie Ihr Kind ins Bett, beobachten Sie es, bieten Sie ihm viel Flüssigkeit an und geben Sie ihm ggf. auch ein Schmerzmittel. Falls sich Ihr Kind erbricht, die angebotene Flüssigkeit nicht bei sich behalten kann, die Haut sich trotz der Hitze trocken anfühlt oder Ihr Kind einen leeren Blick zeigt und nicht orientiert auf Ihre Ansprache reagiert, sollte es besser in einer Kinderklinik überwacht werden. Es besteht die Gefahr eines Blutdruckabfalls.

dem Urlaub einmal aus, falls Ihr Kind trockene Haut oder ein Ekzem hat.

Photoallergische Reaktionen (Sonnenallergie)

Manche Kinder erleiden eine unangenehme Hautreaktion, wenn plötzlich der Himmel aufreißt und sie sich starker Sonneneinstrahlung aussetzen. Die Reaktion tritt meist am Ohr oder im Gesicht auf. Dabei zeigt die Haut kleine Bläschen auf den Ohren oder umschriebene Rötungen, Bläschen und sogar Krusten unter den Augen (Jochbein). Es handelt sich selbstverständlich nicht um eine »Allergie«, sondern um eine Reaktion der Haut (Dermatitis) auf die UV-B-Strahlen, die sehr vielgestaltig (polymorph) aussehen kann: wie kleine Bläschen, trocken oder leicht feucht, wie kleine Pusteln oder rötliche Schwellung der ganzen Haut. Der übliche medizinische Name ist daher »polymorphe Lichtreaktion« (s. Abb.).

Die Behandlung ist ähnlich der des Sonnenbrandes (s. u.). Viel wichtiger ist aber, diese Hautreaktion bereits im Vorfeld zu verhindern. Langsame Steigerung der Stunden in der Sonne ist bei Kindern schwierig, daher bedecken Sie die Haut Ihres Lieblings zu Beginn der Sonneneinstrahlung, also im Frühjahr bzw. am Anfang des Urlaubs, am besten mit Kleidung und Schirmmütze (s. o.). Reiben Sie ihn außerdem mit physikalischer Sonnenmilch ein. Nach ein paar Tagen hat sich die Haut an die UVB-Strahlen gewöhnt und Sie können auf normale Sonnenmilch umstellen.

Bestimmte Medikamente, aber auch Pflanzensäfte und andere Stoffe können die Haut gegenüber UV-Strahlen besonders empfindlich machen. Vielleicht kennen Sie von Ihrem Arzt etwas Ähnliches: Wenn er Ihnen ein bestimmtes Antibiotikum verschreibt (Doxycyclin), ermahnt er Sie, nicht in die pralle Sonne zu gehen, denn Ihre Haut könnte durch das Zusammenwirken von Antibiotikum

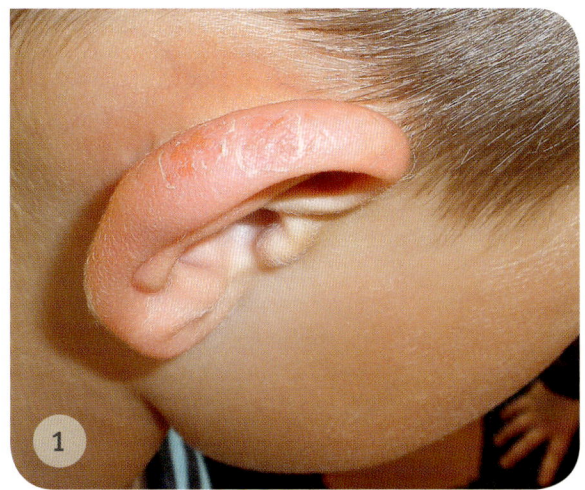

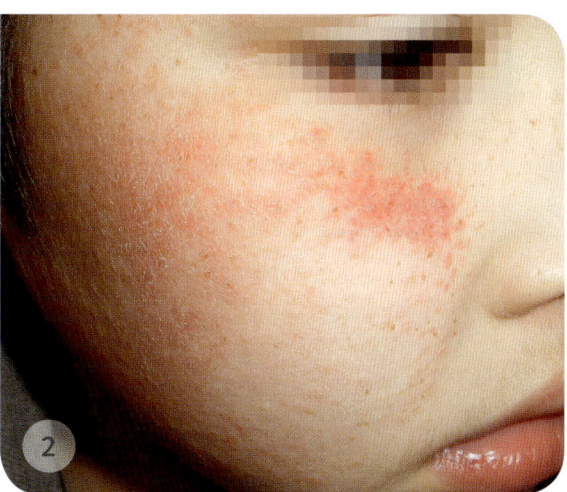

❶ Sonnenallergie: Bläschen an der Ohrmuschel
❷ Sonnenallergie im Gesicht
❸ Riesenbärenklau oder Herkules-Staude

und UV-Strahlen eine starke Entzündungsreaktion zeigen.

Ein pflanzlicher Photosensitizer, mit dem Kinder in Berührung kommen können, ist der Saft des Riesenbärenklaus (Herkules-Staude, s. Abb.). Wenn Kinder sich beispielsweise eine Flöte aus den innen hohlen Sprossen schnitzen, können sie sehr empfindliche Hautschäden entwickeln, zeitlich unmittelbar nach dem Kontakt. Wenn Sie eine solche Herkules-Staude sehen, sollten Sie sich an das örtliche Umweltamt mit der Bitte um Beseitigung wenden.

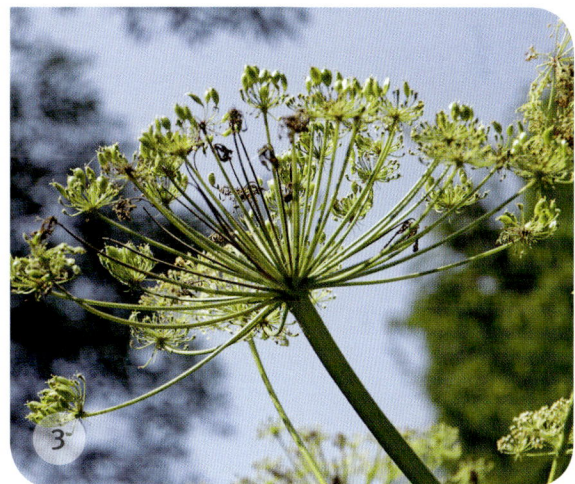

Sonnenbrand

Trotz aller Vorsichtsmaßnahmen passiert es leider doch manchmal: Ihr Kind bekommt einen Sonnenbrand. Bei einem Sonnenbrand zeigt die Haut das typische Erythem (wegdrückbare Rötung) bis hin zu feinen Blasen.

So helfen Sie Ihrem Kind: Kühlen Sie die Haut Ihres Kindes, dies hilft am schnellsten. Dazu haben Sie mehrere Möglichkeiten:

- kalte Umschläge mit feuchten Tüchern (mit Wasser aus dem Wasserhahn),
- Quarkumschläge. Tragen Sie dafür den Quark dick auf ein Trockentuch auf und legen Sie dieses auf die gerötete Stelle. Erneuern Sie den Umschlag nach 20–30 Minuten, wenn die Kühlwirkung nachlässt.

- Lotionen, z. B. mit Aloe vera, tun gut, müssen aber mit der Hand aufgetragen werden, was bei mäßigem Sonnenbrand noch auszuhalten ist.
- Geben Sie Ihrem Kind zu trinken, vor allem wenn es friert und sehr müde ist.

Wenn sich Ihr Kind wegen seines starken Sonnenbrands kaum setzen oder legen kann oder Sie schon kleine Blasen wie bei einer Verbrennung sehen, suchen Sie bitte Ihren Kinder- und Jugendarzt auf. Er wird ggf. juckreizstillende Tropfen oder eine Kortison-Creme empfehlen.

Sehen Sie nach einem warmen Tag keine flächige Rötung, sondern eher kleine tastbare Pickelchen vor allem am Nacken Ihres Kindes, könnte es sich um sogenannte Hitzepickelchen handeln. Lesen Sie dazu bitte im Kapitel »Hitzepickel« (Seite 422) weiter.

Bewegung und Sport

Regelmäßige Bewegung ist wichtig für die gesunde Entwicklung unserer Kinder. Nur so lernen sie ihren Körper gut kennen und sicher beherrschen. Eine gute Möglichkeit dazu ist auch Sport, denn Bewegung mit anderen macht noch mehr Spaß.

Kinder bewegen sich von Natur aus gern. Erinnern Sie sich, als Ihr kleiner Schatz noch ganz allein in seinem Bettchen lag und schon heftig mit den Beinchen gestrampelt hat? Und später ist er wie der Blitz durch die Wohnung gekrabbelt, hat sich an Schränken und Stühlen hochgezogen und war dabei kaum zu stoppen. Die Welt stand ihm offen, als er endlich laufen konnte. Manches Mal sind Sie hinter ihm hergesaust, weil er die Gefahr noch nicht einschätzen konnte. Und auch jetzt noch ist sein Bewegungsdrang ungebremst. Er klettert auf Bäume, schaukelt hoch in die Luft und braust mit seinem Fahrrad die Straße hoch und runter. Und manchmal schließen Sie dann vor Schreck die Augen und hoffen, dass er nicht stürzt. In solchen Moment wünschen Sie sich vielleicht, dass Ihr Kind nicht ganz so aktiv wäre.

Aber Bewegung ist lebenswichtig für Ihr Kind. Dabei lernt es seinen Körper kennen und beherrschen. Es entwickelt einen guten Gleichgewichtssinn und eine gesunde Körperhaltung. Und es lernt, was es sich zutrauen kann und was dann doch (noch) zu viel ist. Natürlich geht das nicht ohne kleinere oder größere Blessuren. Aber die ge-

hören zum Leben dazu. Also: Bremsen Sie Ihr Kind nicht in seinem Bewegungsdrang, sondern geben Sie ihm ausreichend Möglichkeiten, seine körperlichen Fähigkeiten auszutesten.

Ist Ihr Kind gesund, brauchen Sie es nicht weiter in seiner (Bewegungs-)Entwicklung zu fördern. Es wird von ganz allein das ausprobieren, was gerade »dran« ist. Ein chinesisches Sprichwort sagt: »Gras wächst nicht schneller, wenn man daran zieht.« Dagegen können Sie seine Entwicklung stark behindern. Sitzt Ihr Kind z. B. stundenlang vor dem Fernseher oder Computer und bewegt es sich wenig, wird es später schlechter zu körperlicher Sicherheit finden, z. B. bei komplexen Bewegungsabläufen, seinem Gleichgewichtsempfinden oder seiner Geschicklichkeit.

Legen Sie deshalb kurze Entfernungen – soweit möglich – zu Fuß zurück, z. B. zum Einkaufen, zur Bank oder zum Sport. Auch der Weg zur KiTa oder Schule muss nicht mit dem Auto bewältigt werden. Gehen Sie mit Ihrem Kind so oft wie möglich raus, z. B. auf den Spielplatz oder in den Wald, lassen Sie es rennen, toben, balancieren, klettern oder was ihm sonst einfällt. So lernt es seinen Körper gut beherrschen und entwickelt ein gutes Gleichgewicht.

Sport macht Spaß

Sport ist eine gute Möglichkeit, sich regelmäßig zu bewegen, besonders wenn Sie nicht so viel Zeit haben, mit Ihrem Kind draußen unterwegs zu sein. Außerdem macht Bewegung gemeinsam mit anderen Kindern nochmal so viel Spaß. Ganz nebenbei lernt Ihr Kind dabei auch noch, Rücksicht auf andere zu nehmen und mit Niederlagen umzugehen – die im Leben leider nicht ausbleiben.

Helfen Sie Ihrem Kind herauszufinden, welche Sportart ihm gefällt. In den Sportvereinen besteht oft die Möglichkeit, an Schnupperstunden teilzunehmen, ohne gleich irgendwelche Verpflichtungen einzugehen. Vielleicht kickt Ihr Kind nicht so gern, findet dafür aber Gefallen an Leichtathletik oder an Handball. Mädchen haben oft Freude am Turnen oder Tanzen. Informieren Sie sich über die Angebote, die Ihr örtlicher Sportverein für Kinder macht.

Wie groß ist Ihre Freude, wenn Ihr kleiner Racker endlich »seine« Sportart gefunden hat und damit auch die Gruppe, der er sich zugehörig fühlen darf. Oft kommt er dann verschwitzt und ausgepowert nach Hause und erzählt begeistert von seinen Erlebnissen.

Leider bleiben beim Sport Beschwerden und Verletzungen nicht aus. Manche Sportarten zeigen ganz typische Beschwerden, von denen die häufigsten im Folgenden kurz besprochen werden sollen.

Muskelkater

Wir alle kennen Muskelkater, z.B. vom ausgiebigen Wandern oder intensiven Sporttreiben (Fuß-

ball, Tennis usw.). Die Muskeln schmerzen dabei meist nicht gleich nach der Belastung, sondern erst am Folgetag. Die Ursache sind Mini-Verletzungen in den Muskelfasern, deren Heilung zu Schmerzen führt. Dies ist bei der Muskulatur von Kindern nicht anders.

Die Ursache des Muskelkaters muss nicht unbedingt im Sport liegen: Immer wieder klagen Kinder auch nach einer Episode mit heftigem Husten über Bauchschmerzen, die in der Untersuchung unmittelbar den beiden geraden Bauchmuskeln (»Sixpack«) zuzuordnen sind. Manche größere Kinder starten mit »Sit-ups« – natürlich ohne Anleitung und viel zu intensiv – und klagen anschließend über »Unterbauchschmerzen«, die in der Untersuchung wiederum meist den unteren Anteilen der beiden geraden Bauchmuskeln zuzuordnen sind.

So helfen Sie Ihrem Kind:
- Ihr Kind braucht nicht mit dem Sport zu pausieren, aber die Intensität sollte deutlich heruntergesetzt werden.
- Wärme-Anwendung in jeder Form tut Ihrem Kind gut, z.B. warmes Bad, Wärmekissen.

Sehnenschmerzen

Die Sehnen, die die Kraft vom Muskel auf den Knochen übertragen, sind mit dem Knochen verwachsen. Die Verankerung ist flächig aufgefiedert. Stellen Sie sich vor, der Papa hätte den Kindern eine Hängematte im Zimmer installiert: Zwei dicke Haken hat er dafür rechts und links im Mauerwerk verdübelt. Natürlich liegen die Kinder nicht einfach ruhig in der Matte und schauen ihre Bücher an, sondern schaukeln und zerren und reißen, bis sich der Dübel langsam, aber stetig etwas in der Wand lockert. So ähnlich können Sie sich auch das Bewegungssystem eines sportlichen Kind vorstellen, dass bei neuen Übungen bestimmte Sehnenansatzpunkte überstrapaziert. Dieses Zerren und Dehnen an den Ansatzpunkten der Sehnen im Knochen führt zu einer nicht-bakteriellen Entzündungsreaktion und bereitet Schmerzen. Typische Beispiele sind:

Hacken- oder Fersenschmerzen

Durch ungewohnten und wiederkehrenden Zug der Wadenmuskulatur an der Hacke entsteht ein Schmerz, der nicht an der Lauffläche, sondern oberhalb davon an der Ferse lokalisiert ist. Bei der Untersuchung zeigen die Kinder dort auch einen Druckschmerz. Diese Stelle entspricht dem Ansatzpunkt der Achilles-Sehne. Bei allen Laufsportarten können diese Schmerzen auftreten. Bestimmte Kinder sind aber offensichtlich empfänglicher, z.B. nach längerer Sportpause oder zu engagiertem Training.

Adduktoren-Schmerz

Die Muskeln im mittleren Bereich der Oberschenkel haben die Aufgabe, das abgespreizte Bein wieder zur Mitte heranzuziehen (adduzieren). Werden diese Muskeln überstrapaziert, bereitet meist die Ansatzstelle im Schritt Schmerzen. Diesen Muskel benötigen die Fußballer beim Schießen (ein Rechtsfuß wird daher immer rechts im Schritt Schmerzen haben) und die Reiter beidseits.

Meist treten diese Schmerzen zu Beginn eines bislang ungewohnten Bewegungsablaufs auf. Bleiben die Beschwerden allerdings längere Zeit bestehen, sollte dieser Muskel-Sehnen-Apparat durch »Stretching« regelmäßig gedehnt werden. Der Kinder- und Jugendarzt empfiehlt dazu entsprechende Übungen.

»Kicker-Krätze«

Zu jeder Sportart gehört selbstverständlich auch das passende Outfit: Bei den Fußballern sind dies neben den Schuhen v.a. die Schienbeinschoner. Die sitzen direkt auf der Haut auf, darübergezogen werden die Stutzen. Durch das luftundurchlässige Material der Schoner und die Schweißbildung da-

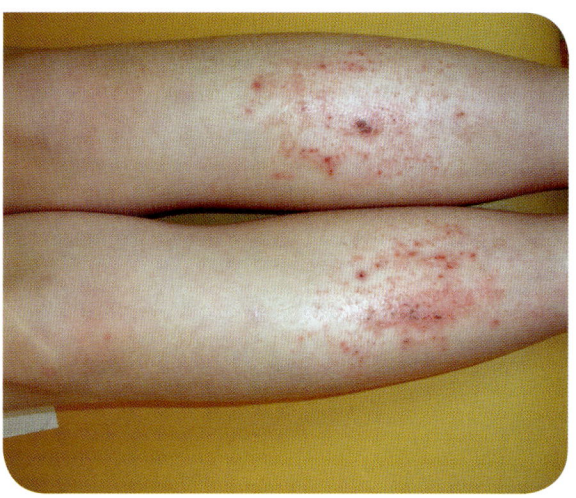

⬙ »Kicker-Krätze«: ekzemartige Reaktion durch Schienenbeinschoner

runter beklagen viele Fußballer eine Ekzem-artige Veränderung der Haut am Schienbein: Die Haut wird rissig, ist gerötet, schuppt sich und nässt. Der klinische Befund ist wie bei einem Ekzem. Die sinnvollste Therapie ist eine Sportpause bzw. Schonerpause: Aber dies käme natürlich einer Bestrafung der kleinen Kicker gleich.

Der Kinder- und Jugendarzt wird nach seiner Untersuchung, wenn eine Sportpause nicht möglich oder nicht erwünscht ist, in der Regel um eine Lokaltherapie mit einem Kortison nicht herumkommen. Dazu wird er je nach Hauttyp eine Pflegelotion oder -creme empfehlen.

Nützlich ist auf jeden Fall, die Schoner nicht direkt auf der nackten Haut zu tragen, sondern einen Stülper oder Socken darunterzuziehen.

Bänderdehnung

Das obere Sprunggelenk ermöglicht es uns, den Fuß sehr weit zu beugen und zu strecken. Das untere Sprunggelenk gewährt eine geringe Beweglichkeit nach rechts und links (nur deshalb können wir parallel eine Böschung entlanggehen). Diese seitliche Bewegungsmöglichkeit wird durch das sogenannte Außen- bzw. Innenband begrenzt. In Wirklichkeit ist es aber nicht nur ein Band, sondern es sind mehrere Bänder, die das Sprunggelenk stabilisieren. Beim sogenannten »Umknicken«, das meist nach innen passiert, werden die Außenbänder sehr stark überdehnt. Diese Überdehnung führt zu einem heftigen Schmerz und meist innerhalb weniger Minuten zu einer ausgeprägten Schwellung, die die Schmerzen noch verstärkt.

Neben einer Bänderdehnung (Distorsion) könnte auch ein Riss (Ruptur) der Bänder/Gelenkkapsel oder ein Knochenbruch vorliegen. Stellen Sie Ihr Kind daher zeitnah einem Arzt zur Untersuchung vor: Er wird – neben dem Ausschluss weiterer Verletzungen – auf einen Bluterguss achten (häufig bei einer Ruptur). Außerdem wird er versuchen, den Fuß wie eine Schublade nach vorn zu ziehen, was gegen eine reine Verstauchung und für einen Bänderriss spricht. Gegebenenfalls muss ein Röntgenbild zur Beurteilung der Knochen angefertigt werden. Daher sollten Sie zu einem Arzt gehen, der Ihr Kind zeitnah röntgen kann, z. B. Chirurgen, Orthopäden oder Krankenhausambulanzen.

Abgerutschter Hüftkopf

Ihr Kind ist mit dem Fahrrad gestürzt und will mit dem einen Fuß nicht mehr auftreten. Es humpelt nach Hause und jammert, weil es Schmerzen hat. Sie legen Ihren Wildfang erstmal auf das Sofa und er darf sich ausruhen. Wenn Ihr Kind nach einer Weile wieder läuft, ist alles in Ordnung. Wenn nicht, kann eine Prellung (Seite 468), ein Knochenbruch (Seite 467) oder ein abgerutschter Hüftkopf vorliegen, den sich Ihr Kinder- und Jugendarzt anschauen sollte.

Gerade nach einer körperlichen Belastung vermeiden viele Kinder das Auftreten, z. B. nach einem Sturz beim Trampolinspringen oder wenn sie beim

Tipp für Trainer

Bei den unfallträchtigen Sportarten wie Tennis, Volleyball oder Handball haben die Trainer meist einen Thermobehälter mit Eis dabei: Liegt offensichtlich eine Bänderdehnung vor, sollten Sie mit einem ins Eiswasser eingetauchten elastischen Wickel das Sprunggelenk verbinden und mit einem Schwamm alle 5 Minuten das Eiswasser darauf nachtropfen. So lindern Sie Schmerzen und beugen einer starken Gewebeschwellung vor.

Fußballspielen umgeknickt sind. Wenn Ihr Kind nach einer kurzen Zeit wieder läuft, können Sie zunächst abwarten. Verweigert es schmerzbedingt jedoch die Belastung eines Beines, ist besonders bei sehr kräftig gebauten Kindern Folgendes zu bedenken: Im Alter kurz vor der Pubertät bis zu ihrem Ende kann der Hüftkopf bei einem Sportunfall vom Oberschenkel »abrutschen«. Dies stellt einen orthopädischen Notfall dar und sollte bald operativ versorgt werden. Die orthopädische Bezeichnung dafür ist die »akute Hüftkopflösung« (akute Epiphysiolysis capitis femoris, ECF).

Häufiger kann sich diese Lösung oder das »Abrutschen« des Hüftkopfes auch langsam entwickeln. Das Hinken beginnt dann schleichend und Ihr Kind kann sich nicht an einen Sturz oder eine Verletzung erinnern. Mit der Zeit läuft es immer schlechter. Leider passiert es häufiger, dass die Kinder die Schmerzen als uncharakteristische Schmerzen im Knie, am Oberschenkel oder in der Leiste angeben, was zunächst einmal von der eigentlichen Ursache wegführt. Daher sollte die Untersuchung der Hüfte auch bei anderen Beschwerden der unteren Extremitäten nicht vergessen werden.

Die Diagnose ist dann zunächst schwieriger zu stellen. Da Ihr Kind aber mit der Zeit immer schlechter läuft, wird der Arztbesuch unumgänglich. Auch in diesem Fall (langsame Hüftkopflösung) wird Ihr Kinder- und Jugendarzt eine sofortige Diagnostik per Röntgenbild veranlassen oder Ihr Kind direkt in eine Kinderorthopädie einweisen.

Zum Thema Gehirnerschütterung (Commotio, Schädelhirntrauma) lesen Sie bitte im Kapitel »Gehirnerschütterung« (Seite 462) nach.

Sportmedizinische Untersuchung

Einige Sportvereine wünschen vor einem Wettkampf oder vor der regelmäßigen Teilnahme am Training ein jährliches sportmedizinisches Attest über die Tauglichkeit des Kindes. Im Leistungssport ist dies üblich, im Amateursport beim Schwimmen, Tauchen und Fechten.

Hintergrund sind die zwar seltenen, aber möglichen Herzkrankheiten bei jugendlichen Sportlern, z.B. Herzmuskelverdickung (Hypertrophe obstruktive Kardiomyopathie – HOCM), Herzmuskel-Trauma (Commoto cordis), angeborene Veränderungen an den Herzkranzarterien (Koronar-Anomalien), Herzmuskelentzündung (Myocarditis) und Herzrhythmusstörungen.

Viele dieser Krankheiten treten familiär auf. Sind in einer Familie bereits bei einem oder mehreren Mitglieder früh (d.h. vor dem 50. Lebensjahr) Krankheiten dieser Art bekannt geworden, sollte bei jungen Sportlern gezielt danach gesucht werden. Darüber hinaus wird empfohlen, vor regelmäßigem Training ein EKG zu schreiben und es alle 2 Jahre zu wiederholen. In Italien wurde dies mit gutem Erfolg etabliert, dort sind aber bestimmte Herzkrankheiten auch deutlich häufiger als in Deutschland.

Daneben wird der Kinder- und Jugendarzt das Wachstum, Skelettauffälligkeiten, Blutdruck, Seh- und Hörfähigkeit kontrollieren sowie eine orientierende neurologische Untersuchung durchführen. Diese soll eine Störung der Koordination und des Gleichgewichts ausschließen.

Mit Kindern auf Reisen

Draußen regnet es. Mama und Papa sitzen auf dem Sofa und überlegen, wie und wann sie dem trüben Wetter entfliehen könnten. Natürlich dürfen die Kinder auch mit. Die Wahl des Reiseziels ist allerdings gar nicht so einfach.

Grundsätzlich ist Reisen mit Kindern kein Problem, wenn Sie die Reise sorgfältig planen und auch auf die Bedürfnisse Ihrer Kinder Rücksicht nehmen. Eine Bildungsreise mit vielen Besichtigungen ist sicher nicht das Richtige für eine Familie mit kleinen Kindern, größeren macht das aber vielleicht Spaß. Für eine Familie ist der Urlaub auf dem Bauernhof ein Traum, einer anderen gefällt es am Meer besser. Auch die Wahl des Transportmittels ist wichtig: Wollen Sie mit dem Auto fahren, lieber den Zug nehmen oder vielleicht doch fliegen? Bevorzugen Sie ein Hotel mit »all inclusive« oder ist Ihnen eine Ferienwohnung lieber? Viele Anbieter von Unterkünften haben sich auf Familien mit Kindern spezialisiert und es gibt sogar Reiseunternehmen, die Familien-Rundreisen in fernen Ländern anbieten. Sie sehen: Sie haben viele Möglichkeiten, Ihre Reiselust zu stillen.

Die Reiseapotheke

Bei wunderschönem Wetter sitzen Sie am Strand, Ihr Kind spielt friedlich im flachen Wasser. Plötzlich kommt es weinend angelaufen und hat rote Quaddeln am Arm: »Mama, da waren so komische glibberige Puddings im Wasser, die sind an mich drangekommen und jetzt tut es ganz doll weh!« Blöd, dass Sie Ihren Liebling nicht vor den Quallen gewarnt haben. Aber gut, wenn Sie die richtige Salbe dabei haben, und schon bald spielt Ihr Kind wieder fröhlich im Sand und ist das nächste Mal bestimmt vorsichtiger.

Besprechen Sie am besten vor dem Urlaub mit Ihrem Kinder- und Jugendarzt die Ausstattung Ihrer Reiseapotheke. Denn auch im Urlaub kann sich Ihr Kind verletzen oder an kleinen Unpässlichkeiten leiden, z. B. eine Magenverstimmung durch ungewohntes Essen oder zu kalte Getränke. Da ist es in einigen Ländern besser, man hat die eigenen, bekannten Medikamente dabei, statt sich vor Ort mit unbekannten Mitteln ausstatten zu müssen.

Bei Reisen in manche Länder sind Reiseimpfungen sinnvoll oder sogar vorgeschrieben. Informieren Sie sich rechtzeitig darüber und lassen Sie sich ausführlich beraten. Ist Ihr Kind richtig krank, zögern Sie nicht, auch im Urlaub einen Kinder- und Jugendarzt aufzusuchen.

Schließen Sie ggf. eine Auslandskrankenversicherung ab, die zu günstigen Konditionen über viele Anbieter erhältlich sind, z. B. private Krankenversicherungen, ADAC.

Ihre Reiseapotheke sollte Folgendes enthalten:

Medikamente:
- Mückencreme
- Jodsalbe
- Paracetamol-Zäpfchen (gewichtsbezogen)
- Nasentropfen (altersbezogen)
- Krupp-Zäpfchen (100 mg Cortison – verschreibungspflichtig)
- Mittel gegen Erbrechen (Antiemeticum) als Zäpfchen (max. 5 Stück, gewichtsbezogen)
- Mittel gegen Durchfall (Probiotikum oder/und Rehydratationslösung)
- ggf. Malariaprophylaxe

Materialien:
- Pinzette (gegen Zecken und Splitter)
- Pflaster
- 2-mal Verbandsmull
- Fieberthermometer
- Traubenzucker (bei Magen-Darm-Erkrankungen)
- ggf. Moskito-Netz
- Repellentien, z. B. Autan® gegen Mücken (und bedingt auch wirksam gegen Zecken)

Achten Sie außerdem immer auf ausreichenden Sonnenschutz am Wasser und setzen Sie Ihrem Kind ggf. eine Kopfbedeckung auf.

Dauermedikation

Wenn Ihr Kind chronisch krank ist und einer Dauermedikation bedarf, denken Sie bitte an ausreichend Medikamente für Ihre Urlaubsreise.

Die Nebenwirkungen von Herzmedikamenten können durch eine evtl. notwendige Malaria-Pro-

Reisehinweise des Auswärtigen Amts

Das Auswärtige Amt stellt aktualisierte Informationen und Merkblätter für Reisende in alle Länder der Erde zur Verfügung. Es lohnt sich, vor einer Reise da mal reinzuschauen (www.auswaertiges-amt.de). Dies ersetzt allerdings nicht die reisemedizinische Beratung durch Ihren Kinder- und Jugendarzt.

phylaxe verstärkt werden. Fragen Sie bitte dazu Ihren Kinder- und Jugendarzt.

Für die Mitnahme von Betäubungsmitteln (in Deutschland auf einem gelben Btm-Rezept verordnet) sollten Sie von Ihrem Kinder- und Jugendarzt eine Bescheinigung nach dem »Schengen-Abkommen« vorweisen können, falls am Zoll eine Kontrolle stattfindet. Dies betrifft im wesentlichen Kinder mit einer Stimulantientherapie (Ritalin, Medikinet usw.). Ihr Kinder- und Jugendarzt stellt Ihnen eine Bescheinigung über die Art des Medikaments, die Dosierung, die Dauer des Urlaubs und damit die notwendig mitzuführende Menge der Tabletten aus. Diese Bescheinigung muss anschließend immer vom Gesundheitsamt gegengezeichnet werden.

Reisekrankheiten

Voller Vorfreude sitzt die ganze Familie im Auto – endlich geht es los! Aber schon nach kurzer Zeit jammert Ihr kleiner Schatz: »Papa, mir ist sooo schlecht! Ich glaub, ich muss gleich spucken.« Zum Glück haben Sie eine Tüte dabei, die Sie gleich nach hinten reichen. Und dann bitten Sie Ihr Kind, nach vorne aus dem Auto zu schauen. Nach kurzer Zeit geht es ihm wieder besser und die Tüte kommt gar nicht zum Einsatz.

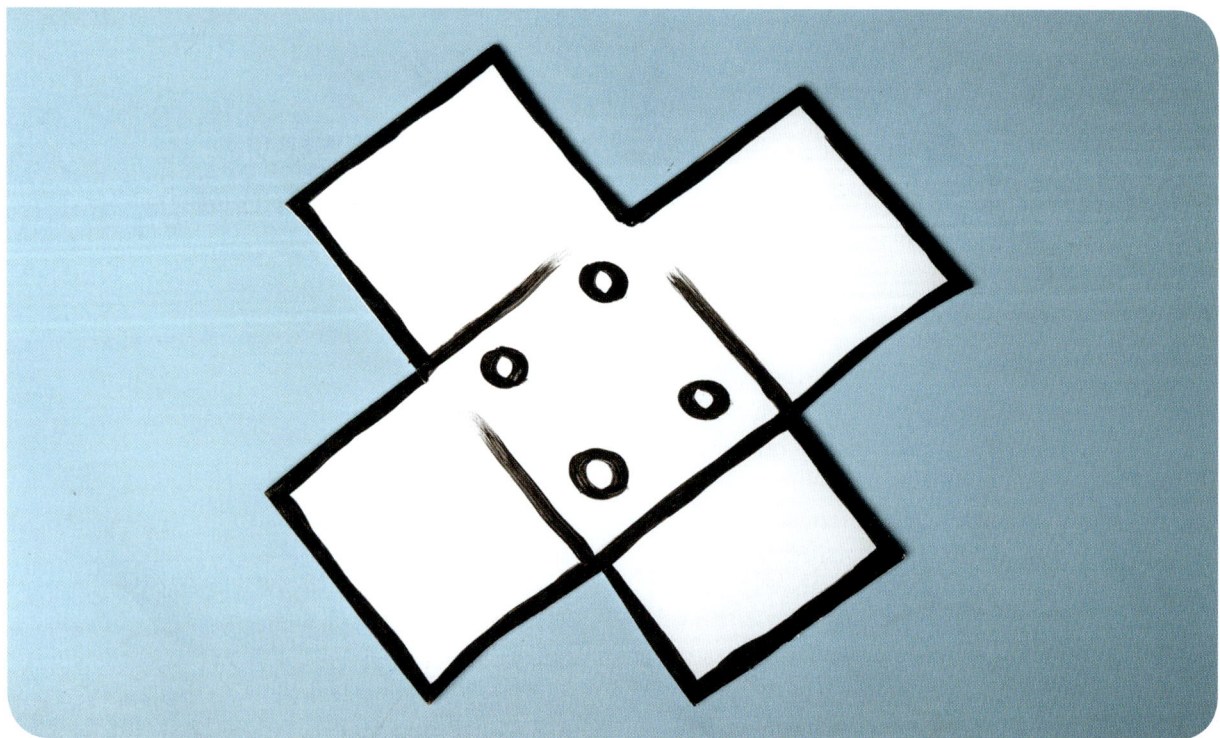

Reiseübelkeit

Ein häufiges Problem bei Kleinkindern ist die Reiseübelkeit. Besonders auf kurvenreichen Strecken im Auto, bei bewegtem Seegang auf dem Schiff oder bei Turbulenzen im Flugzeug reagieren Kinder mit Kopfschmerzen, Schwindel, Übelkeit und Erbrechen. Erwachsene können auch betroffen sein, aber deutlich seltener.

Kinder lieben das Karussell und fahren gerne Achterbahn. Warum wird ihnen dann auf Reisen schlecht? Auf dem Karussell sieht ein Kind, wohin es gedreht wird, und spürt die Bewegung – für das Gehirn passen beide Sinneseindrücke (Auge und Gleichgewicht) gut zusammen. Ganz anders kann dies bei Reisen sein, wenn das Kind beschleunigt oder gedreht wird, die Augen aber ein unverändertes Äußeres sehen: der Blick ist in die Passagierkabine des Flugzeugs gerichtet, auf das Handy oder in ein Buch auf dem Schoß im Auto oder in den unveränderten Speisesaal im Schiff. Das Auge liefert dem Gehirn andere Sinneseindrücke als sie das Gleichgewichtsorgan wahrnimmt. Der Konflikt so unterschiedlicher Wahrnehmungen im Gehirn löst die Reisekrankheit aus.

Was hilft gegen Reiseübelkeit?

Die wichtigsten Tipps zur Vermeidung der Reiseübelkeit lauten daher:
- rausschauen
- in Fahrtrichtung sitzen (Bus, Bahn, Auto)
- auf einem Schiff: auf Deck sein und den Horizont betrachten
- nicht lesen oder mit dem Handy spielen

Für Erwachsene gibt es eine Reihe von Medikamenten gegen die Reiseübelkeit. Bei Kindern wird derselbe Wirkstoff wie zur Behandlung von wiederholtem Erbrechen angewendet, etwa 30 Minuten vor der erwarteten Übelkeit. Ab 6 Jahre sind Kaugummis mit 20 mg Dimenhydrinat zugelassen (Superpep® Reise Kaugummi Dragees, max.

4 × tgl.). Ein verfügbarer Sirup (Vomex ®) wird nach Gewicht des Kindes dosiert, außerdem gibt es Zäpfchen (Vomex®, Vomacur® und mit dem Wirkstoff Diphenhydramin das Emesan®), was auf Reisen jedoch eher unpraktisch erscheint. Die Nebenwirkung »Müdigkeit« ist für Kinder mit starker Reiseübelkeit eher eine Wohltat.

Reisediarrhö (Durchfall)

Im Darm leben 100 Billionen bis 10 Billiarden (10^{14}–10^{16}) Bakterien – eine unvorstellbar große Zahl von Darmbewohnern. Sie gehören außerdem noch zu einer großen Zahl unterschiedlichster Typen. Je nachdem, was wir essen, können sich einige Bakterien besser vermehren, andere schlechter.

Wird die Nahrung komplett geändert, wie es z. B. bei einem Urlaub in anderen Ländern die Regel ist, kann sich das Wachstums-Optimum der Bakterien so verändern, dass kurzfristig Durchfall auftritt. »Montezumas Rache« wird ein solcher Reisedurchfall scherzhaft genannt. (Moctezuma II., Herrscher über die Azteken Ende des 15. Jh., fluchte auf die Spanier, da sie ihm so viele Krankheiten ins Land brachten.) Davon abzugrenzen sind Infektionen mit Durchfallerregern wie Cholera, Typhus und bestimmte Coli-Arten.

Während Sie gegen einen leichten Reisedurchfall (3–4-mal täglich) keine Maßnahmen ergreifen müssen, sollten Sie bei heftigem wässrigem Durchfall (mehr als 5–8-mal täglich) eine Therapie beginnen (s. Kapitel »Infektionen des Magen-Darm-Trakts«, Seite 249). Das Auftreten von Blut im Stuhl ist ein Alarmzeichen. Suchen Sie dann bitte einen Arzt auf.

Kann man einer Reisediarrhö vorbeugen?

Achten Sie besonders im Urlaub auf gute Hygiene. Bei Fernreisen gilt: »Cook it, peal it or leave it.« Genießen Sie also Speisen nur gut gekocht oder wäh-

len Sie solche, die man schälen kann. Ferner sollten Sie Trinkwasser aus Flaschen oder nur abgekocht genießen.

Impfungen gegen heftige, ansteckende und gefährlich verlaufende Magen-Darm-Infektionen, v. a. in den Tropen und bei schlechter Trinkwasserqualität, wird Ihnen Ihr Kinder- und Jugendarzt dann empfehlen, wenn Sie mit Ihrem Kind in die Tropen auf Abenteuer-Tour gehen, sicherlich nicht für einen Urlaub in Griechenland oder Spanien. Kinderärzte empfehlen nicht, ein Medikament zur Prophylaxe bereits daheim einzunehmen.

Nehmen Sie sich für Tropenreisen und bei Reisen mit kleinen (unter 2 Jahre) bzw. sehr schlank gebauten Kindern eine Elektrolyt-Mischung zur »Rehydratation« (Seite 252) mit. Dies ist bei vermehrtem Durchfall, hohen Außentemperaturen und eingeschränktem Trinken die beste Therapie.

Warnen möchte ich vor dem Einsatz von Loperamid (Erstanbieter: Imodium®), welches als Lösung auch für Kinder ab 2 Jahre erhältlich ist. Die Wirkung beruht auf einer Hemmung der Darmbewegung. Der Durchfall (und damit die Ursache des Durchfalls) kommt nicht mehr so oft »raus« aus dem Darm, bleibt dafür aber länger drin – es wird also länger dauern. Gerade Kleinkinder können schläfrig werden und am Darm einen richtigen Transportstopp erleiden (Ileus). In jedem Fall sollte die Gabe von Loperamid bei einem Kleinkind mit einem Kinderarzt besprochen werden. Eine Einsatzmöglichkeit wäre ein sehr häufiger Durchfall während Sie noch auf der Reise sind (Flug, Bahnfahrt) ohne ausreichende Wickelmöglichkeiten, bis das Hotel erreicht ist.

Hepatitis A

Hepatitis-A-Viren können durch Schmierinfektion, schlechtes Trinkwasser oder infizierte Lebensmittel (z. B. Muscheln) aufgenommen werden und verursachen eine Leberinfektion.

Die Infektion mit Hepatitis-A-Viren verläuft bei Kindern meist unbemerkt oder eher wie eine leichte Erkältung. Bei Jugendlichen und Erwachsenen folgt auf eine eher »grippige« Anfangsphase mit Fieber, Übelkeit, Erbrechen und Husten eine Gelbverfärbung der Haut (Ikterus), was mitunter nur am Augenweiß zu sehen ist. Gleichzeitig wird der Urin dunkel und der Stuhl hellt sich auf. Die Erkrankung kann durch eine Blutuntersuchung nachgewiesen werden.

Eine Ansteckung von Mensch zu Mensch ist im Zeitfenster von 1 Woche vor bis 1 Woche nach Beginn der Gelbsucht möglich.

Leider ist die Erkrankung nicht ursächlich zu behandeln. Wer also eine Hepatitis A hat, sollte sich schonen, Bettruhe einhalten und die Leber schonen (entsprechende Medikamente meiden, Erwachsene auch Alkohol). Ggf. sollten Sie eine Therapie gegen Bauchschmerzen oder Übelkeit mit Ihrem Arzt besprechen. Jeder 10. Erkrankte ist leider nicht nach 4 Wochen wieder gesund, sondern leidet über Monate an dieser Leberentzündung.

Der beste Schutz ist daher die Impfung vor einer Urlaubsreise in Gebiete mit schwieriger Trinkwasserversorgung (Afrika, Osteuropa, Türkei, Südamerika). Nach zwei Impfungen (mit 6 Monaten Abstand) liegt für mindestens 10 Jahre ein Schutz vor Hepatitis A vor.

Malaria

Malaria ist eine durch den Stich bestimmter Mücken übertragene Krankheit, die durch meist rhythmisches Fieber (z. B. alle 3 Tage) gekennzeichnet ist, dabei von einer Blutarmut begleitet wird und zu ernsten Komplikationen an Nieren, Hirn und anderen inneren Organen führt.

Ihr Kinder- und Jugendarzt berät Sie, ob und welche Malaria-Gefahr an Ihrem geplanten Urlaubgebiet besteht. Wenn es nicht unbedingt notwendig ist, sollten Sie mit Ihrem Säugling keine Urlaubsreise in ein Malaria-Gebiet planen.

Der wichtigste Malaria-Schutz besteht in der Vermeidung von Mückenstichen:
- Suchen Sie mit Ihrer Familie in der Dämmerung Moskito-sichere Räume auf.
- Bedecken Sie draußen Unterarme und Unterschenkel mit Kleidung. Es gibt auch gegen Moskitos imprägnierte Textilien.
- Nutzen Sie Moskito-Netze über dem Bett oder schlafen Sie in klimatisierten Räumen. Moskitos fliegen nicht ins Kühle, deshalb sind Sie dort relativ sicher vor Stichen.
- Tragen Sie außerdem Repellentien zur Mückenabwehr auf, z. B. Autan®, Nobite® Care Plus®, Parazeet®, Anti Brumm ®.

Malaria-Propylaxe
Je nach Gebiet kann es sein, dass Ihr Kinder- und Jugendarzt Ihnen eine »Prophylaxe« empfiehlt. Darunter wird ein Medikament verstanden, das bereits vor der Fahrt bis einige Zeit nach der Rückkehr eingenommen wird. Dies verhindert über 90 % von Malariainfektionen in entsprechenden Gebieten. Welches Präparat dazu eingenommen wird, hängt von der Region, der Jahreszeit und ggf. Vorerkrankungen des Kindes ab, da die Präparate nicht nebenwirkungsfrei sind. Zur Orientierung dienen die Veröffentlichungen der Deutschen Tropengesellschaft (http://dtg.org/).

Stand-by-Medikation
Möglicherweise empfiehlt Ihnen Ihr Kinder- und Jugendarzt auch eine »Stand-by«-Medikation. Dann wird er Ihnen ein Medikament verschreiben, das Sie schon in Deutschland kaufen und mitnehmen. Sollten Sie oder ein Familienmitglied an Malaria erkranken und nicht innerhalb von 24 Stunden eine Ambulanz oder ein Krankenhaus aufsuchen

können, können Sie mit dem Medikament eine Therapie gegen Malaria beginnen. Besser wäre es aber, wenn Sie vor Beginn der Therapie einen Arzt konsultieren könnten.

Quallen

Seeanemonen und Quallen können einem leider manchmal den Badespaß ziemlich verderben. Der Nesselfaden, der den sehr unangenehmen Juckreiz hervorruft, kann aber auch starke Schmerzen an der Berührungsstelle auslösen. Eigentlich dient dies dem Beutefang oder der Verteidigung des »Nesseltieres«. Wenn ein Kleinkind am Strand heftigst zu schreien beginnt und voll Panik das Wasser verlässt, liegt häufig ein solcher Nesselkontakt vor.

In europäischen Gewässern können Quallen sehr unangenehm sein, stellen aber in der Regel keine Gefahr für unsere Kinder dar. Hier hilft es meist, kaltes Wasser über die brennende Haut zu gießen, das Kind zu beruhigen und ggf. ein Antihistaminikum (Mückengel) zu geben: sei es als Gel auf die Haut oder als Sirup oder Tropfen.

In außereuropäischen Ländern ist dies nicht so einfach: Kühlen Sie die Haut Ihres Kindes mit dem Meerwasser und beruhigen Sie es. Bitte berühren Sie die Haut nicht mit Ihren Händen und trocknen Sie Ihr Kind nicht ab. Sie könnten dadurch weitere Nesselfäden aus abgerissenen Tentakeln freisetzen.

An australischen Küsten, wo vor den Quallen (jellyfish) mit Schildern gewarnt wird, stehen Essiglösungen bereit, mit denen die Haut eines Betroffenen abgespült werden soll. Reste der Tentakel werden erst, nachdem sie getrocknet sind, mit Handschuhen oder Hilfsmitteln (Pinzette, kleines Stöckchen) entfernt. Zur Nachbehandlung sollte eine Kortison-Creme benutzt werden.

Zika-Virus

Seit 2015 wurde eine Ausbreitung des Zika-Virus in vielen Staaten Süd- und Mittelamerikas beobachtet. Aber auch in Asien und Afrika wurden Fälle mit Zikaviren festgestellt.

Das Virus wird durch (Gelbfieber-)Mücken übertragen, nach einer Woche ähneln die Symptome höchstens denen einer Erkältung, die meisten Patienten spüren nichts. Eine besondere Gefährdung scheint es für ungeborene Babys zu geben, deren Mütter sich anstecken: Hier kam es nachweislich zu Fehlbildungen des Gehirns mit zu kleinen Köpfchen und zu einem Stopp des Wachstums bis hin zu Todesfällen.

Eine Infektion führt offensichtlich zu einer Immunität. Da es sich nicht um ein neues Virus handelt, könnte dies den Umstand erklären, dass in den bisherigen Verbreitungsgebieten Afrikas keine Schwangerschafts-Komplikationen aufgetreten sind.

Wie kann ich mich gegen Zika-Viren schützen?
- Haben Sie eine Reise während der Schwangerschaft in ein Zika-Gebiet geplant, sollte Sie diese – wenn möglich – verschieben.
- Lässt sich die Reise nicht verschieben, sollten Sie eine Schwangerschaft vermeiden und die üblichen Schutzmaßnahmen wie gegen Malaria ergreifen (Mücken abwehrende Hautpräparate, Mosquito-Netz, Meiden eines Außenaufenthalts in der Dämmerung, Schlafen in klimatisierten Räumen).
- Es gibt Hinweise für eine sexuelle Übertragbarkeit der Viren: Aus Zika-Gebieten zurückkehrende Männer sollten daher für 6 Monate ein Kondom benutzen.

Aufgrund der vielen neuen Informationen sollten Sie sich bei einer nicht verschiebbaren Reise in ein Zika-Gebiet unbedingt von einem Tropenmediziner beraten lassen.

Wird ein Kind vom Zika-Virus infiziert, verläuft die Infektion ohne Auffälligkeiten oder mit geringen Zeichen einer Erkältung. Daher müssen für Kinder keine besonderen Vorsichtsmaßnahmen ergriffen werden.

Flugreisen mit Kindern

Selbstverständlich dürfen Sie mit Kindern in jedem Alter auch per Flugzeug verreisen. Die Beachtung weniger Regeln führt zu einer ungestörten Reise. Kleiner Tipp für die Ankunft: Mietwagenfirmen lassen sich einen Kindersitz manchmal gut bezahlen. Daher kann es sinnvoll sein, den eigenen Kindersitz als zusätzliches Gepäckstück mitzunehmen. Informieren Sie sich am besten vor der Reise.

Sitzplatz buchen

Ist Ihr Kind nicht älter als 2 Jahre, braucht es keinen eigenen Sitzplatz und fliegt meist kostenlos mit. Es muss dann jedoch auf Ihrem Schoß sitzen und wird mit einem Schlaufengurt an Ihrem Gurt befestigt. Sie können aber auch einen eigenen kostenpflichtigen Sitzplatz buchen und Ihr Baby dort in Ihrer Autoschale sitzen lassen.

Auf Langstreckenflügen können Sie ein Kinderbettchen buchen, welches Sie so früh wie möglich bei der Fluggesellschaft anmelden sollten. Das Bett wird an einer Trennwand eingehängt und eignet sich für Kinder bis etwa 15 kg Körpergewicht, also bis etwa 2 Jahre.

Für größere Kinder müssen Sie immer einen eigenen kostenpflichtigen Sitzplatz buchen. Nehmen Sie dafür am besten die eigene Sitzerhöhung aus dem Auto mit oder polstern Sie Ihr Kind mit Kissen, damit es bequem und nicht zu tief sitzt und vielleicht auch schlafen kann.

Ihren Kinderwagen oder Buggy können Sie in der Regel bis zum Flieger benutzen. Dort geben Sie ihn bei den Flugbegleitern ab und bekommen ihn nach der Landung an der Flugzeugtür zurück.

Druckausgleich

Der Druck in der Kabine entspricht etwa dem Druck auf einem 2700 m hohen Berg. Die schnelle Druckänderung beim Starten und Landen führt zu einem komischen Gefühl im Ohr. Jeder Erwachsene schluckt unwillkürlich ein paar Mal und belüftet dadurch seine Mittelohren: Der Druck in den Mittelohren entspricht nun wieder dem Umgebungsdruck. Babys und Kleinkinder wissen aber nicht, dass sie schlucken sollen.

Wenn in einem Flugzeug kurz nach dem Start und oder beim Landeanflug kleine Kinder anfangen zu schreien, liegt dies meist an Ohrenschmerzen durch mangelnden Druckausgleich. Um Ihnen die Änderungen auf das Luftvolumen durch den Luftdruck vor Augen zu führen, habe ich zwei Bilder (Seite 461) der gleichen PE-Sprudelflasche aufgenommen. Ich habe sie auf ca. 2 880 m Höhe in den Stubaier Alpen ausgetrunken, da sieht sie ganz normal aus. Das zweite Bild zeigt die vom Luftdruck zerdrückte Flasche wieder im Münsterland (63 m).

So helfen Sie Ihrem Kind:

- Wenn Sie oder Ihr Partner für den Druckausgleich schlucken müssen, geben Sie Ihrem Baby oder Kleinkind etwas zu trinken. Deshalb ist es gut, wenn Sie ein Getränk griffbereit haben. Besonders geeignet für Babys ist Muttermilch. Sie ist immer griffbereit, lecker und optimal temperiert. Für Ihr größeres Kind können Sie ein Trinkpack (max. 100 ml Gebindegröße ist erlaubt) bereithalten.
- Bei größeren Kindern hilft auch ein Kaugummi oder ein Bonbon. Meist reichen diese Maßnahmen aus.

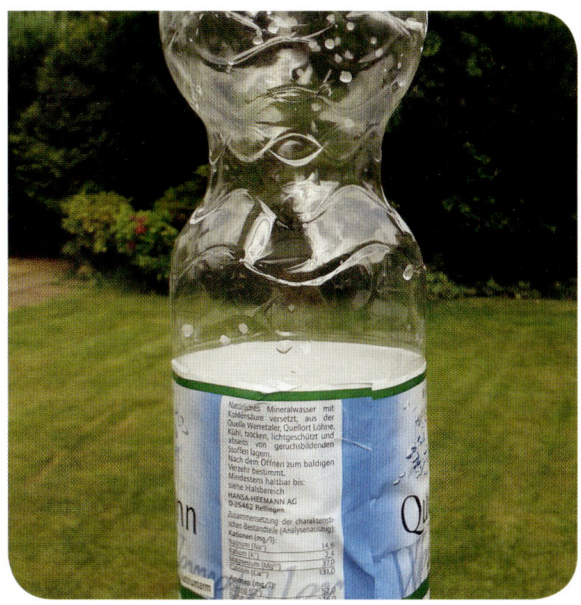

⌃ Der Luftdruck beeinflusst das Luftvolumen: eine leere Flasche.

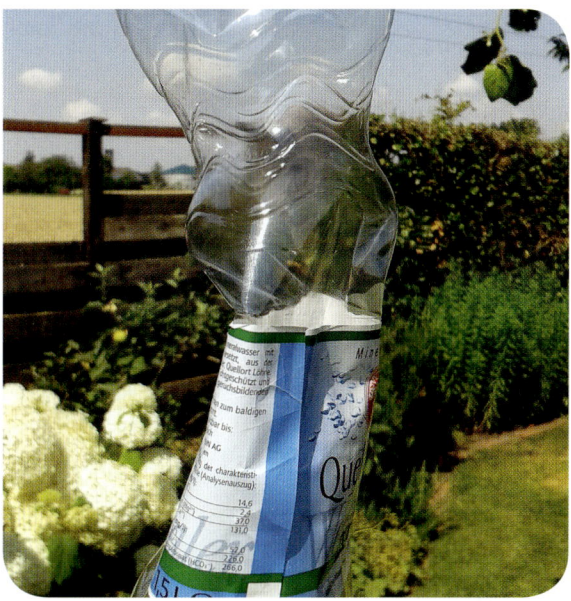

⌃ Und die gleiche leere Flasche, auf 2 880 m Höhe entleert und verschlossen, fotografiert auf 63 m Höhe.

- Wenn Ihr Baby oder Kleinkind schon bei der 1. Druckänderung unruhig wird und vielleicht sogar vor Schmerzen schreit, sollten Sie ihm vor der nächsten Druckänderung im Liegen Nasentropfen geben und warten, bis es geschluckt hat. Erst dann sind die Tropfen in den Rachen gelaufen. Mit Nasenspray funktioniert dies nicht (s.a. Kapitel »Paukenerguss«, Seite 217).

Also: Halten Sie am besten je nach Alter Ihres Kindes Nasentropfen, ein Getränk oder Kaugummis griffbereit.

Essen und Wickeln

Für Trinknahrung können Sie das Teewasser der Bordküche verwenden. Auch Aufwärmen von fertigen Flaschennahrungen und/oder Breinahrungen ist an Bord möglich. Die Lufthansa verfügt z. B. über eine Babynotbox, in der Gläschen und Windeln bereitgehalten werden. Auf vielen Flughäfen

darf Babynahrung im Handgepäck mit an Bord genommen werden.

Bei längeren Flügen gibt es häufig eine warme Mahlzeit für die Fluggäste. Einige Fluggesellschaften bieten spezielle Kinderessen an, die Sie aber vorab buchen müssen.

Wickeln können Sie Ihr Baby auf der Bord-Toilette. Dort ist es zwar sehr eng, aber es gibt einen extra Wickelplatz, den Sie herunterklappen können.

Kleidung

Im Flieger ist es relativ kalt. Nehmen Sie deshalb für Ihr Kind, aber auch für sich selbst eine Jacke oder einen Pulli im Handgepäck mit. Für längere Flüge ist lockere Kleidung bequemer als enge. Vielleicht möchten Sie Ihrem Kind auch die Schuhe ausziehen. Dann können Sie ihm Rutschsocken anziehen, damit es keine kalten Füße bekommt.

Unfälle – was ist zu tun?

Unfälle können jeden treffen – leider ganz plötzlich und ohne Vorwarnung. Deshalb ist es gut, wenn Sie wissen, wie Sie sich in der jeweiligen Situation am besten verhalten. Das Wichtigste ist immer: Bleiben Sie ruhig und besonnen.

Lesen Sie sich dieses Kapitel am besten in Ruhe durch – ohne konkrete Unfallsituation. Dann wissen Sie im Falle eines Falles, was zu tun ist. Rettungsorganisatonen bieten häufig Erste-Hilfe-Kurse speziell für junge Eltern an. Durch die Teilnahme reagieren Sie in Notsituationen vorbereitet und nicht hilflos.

Gehirnerschütterung

Jedes Kind stürzt und fällt, das ist ganz normal. Zum Glück passiert dabei meist nichts Schlimmes, da Kinder klein und leicht sind. Die physikalischen Kräfte sind also deutlich geringer als bei Erwachsenen und die Gewebestrukturen wie Knochen und Bänder sind noch sehr weich und dehnbar.

Die Begriffe Schädel-Hirn-Trauma (SHT), Commotio und Gehirnerschütterung meinen das Gleiche: Durch einen direkten Schlag auf den Kopf, das Gesicht oder in den Nacken oder durch Gewalteinwirkung auf den Körper, dessen Kraft sich bis zum Kopf fortsetzt, kommt es – anders als bei einer Schädelprellung – zu einer kurzen Störung des Ge-

hirns. Ursache kann ein Sturz auf den Boden, ein an den Kopf geprallter Ball (z. B. Fußball) oder ein Auffahrunfall mit starker Abbremsung durch den Sicherheitsgurt sein.

Wann sollten Sie Angst vor einer Gehirnerschütterung haben? Was sind die Unterschiede zwischen einer Schädelprellung (keine Verletzung am Gehirn, nur eine Beule am Kopf) und einem Schädel-Hirn-Trauma (SHT) mit möglicher Verletzung des Gehirns?

Nach einem Sturz bzw. Unfall müssen Sie als Eltern, Erzieher oder Lehrer entscheiden, ob Sie ein Kind selbst beobachten möchten, noch am selben Tag zu Ihrem Kinder- und Jugendarzt gehen oder sogar den Rettungsdienst rufen müssen. Im Folgenden führe ich die typischen Zeichen eines Schädel-Hirn-Traumas auf und erkläre, wie Sie diese Symptome werten können.

Warnzeichen

Folgende Punkte sollen Ihnen bei der Entscheidung helfen, ob Sie einen Arzt aufsuchen müssen.

Unfallhergang

Hat sich ein Unfall mit großer Schnelligkeit (z.B. aus dem Auto geschleudert) oder großer Höhe (z.B. Sturz aus dem 1. Stock) abgespielt, gehört das Kind zur Überwachung in eine Kinderklinik, selbst wenn es vollkommen unauffällig ist.

Erbrechen

Erbrechen kann verschiedene Gründe haben:
- Affekt: Viele Kinder zeigen im Rahmen des akuten Schrecks und der Schmerzreaktion ein so genanntes Affekt-Erbrechen, das nicht schlimm ist.
- Funktionsstörung des Gehirns: Die Nervenzellen arbeiten kurzzeitig nicht so wie sonst, vergleichbar einem eingeschlafenen Bein. Nach kurzer Zeit ist die Funktion aber wiederhergestellt. In den allermeisten Fällen (99%) ist dies nicht mit Veränderungen am Gehirn verbunden. Eine Funktionsstörung bildet sich von allein zurück und ist also in der Regel auch nicht schlimm.
- Verletzung des Gehirns: Hierbei kann es zu kleinsten Veränderungen am Hirngewebe kommen, zu kleinen Blutungen ins Gewebe oder sogar Massenblutungen. Hier entscheidet der Verlauf, die (wiederholte) Untersuchung durch den Arzt und ggf. die Bildgebung durch ein Computertomogramm, welche Maßnahmen ergriffen werden müssen.

Entscheidend ist also der Verlauf des Erbrechens: Erbricht das Kind häufiger als 3-mal oder beginnt das Erbrechen 6 Stunden nach dem Unfall erneut, sollte es in einer Kinderklinik beobachtet werden.

Kopfschmerzen

Jede Beule tut weh. Ist die Ursache für den Kopfschmerz aber eine Hirndrucksteigerung durch ein Ödem oder eine Blutung im Kopf, wird der Kopfschmerz über die Zeit zunehmen und weitere Symptome werden dazukommen, z.B. Schwindel, zunehmende Müdigkeit. Tritt dies bei Ihrem Kind auf, müssen Sie zum Arzt gehen – auch nachts. Kopfschmerzen allein bedeuten dagegen für Sie zunächst nur, Ihr Kind gut zu beobachten.

Wann ins Krankenhaus bei Gehirnerschütterung?

Eine Krankenhausbehandlung ist notwendig, wenn 6–7 Stunden nach einem Sturz
- erneutes Erbrechen oder Schwindel auftritt,
- das Bewusstsein erneut getrübt erscheint,
- ungleich große Pupillen zu beobachten sind,
- Schielen beim »Zur-Seite-Blicken« auftritt oder
- bei »komischem« Verhalten des Kindes.

Für die ersten 24 Stunden nach dem Sturz sollte das Kind unter Beobachtung eines Erwachsenen bleiben.

Bewusstlosigkeit

Wie beim Erbrechen im Affekt (s.o.) tritt bei Kindern häufig im Rahmen des Schmerzes nach einem Sturz ein Blutdruckabfall auf (kurzzeitiger Kreislaufkollaps): das Kind ist benommen oder kurzeitig »nicht da« und im Gesicht kreidebleich. Kommt es nach wenigen Sekunden wieder zu sich, klart dann stetig weiter auf und ist gut ansprechbar, dürfen Sie zunächst abwarten.

Treten Bewusstseinspausen aber nach 2 Stunden erneut auf, beobachten Sie eine Verlangsamung in den Reaktionen oder beim Sprechen, eine Störung der Konzentration, Verwirrungszustände oder eine Störung des Gedächtnisses, spricht dies gegen eine reine Schädelprellung. Dann sollten Sie Ihr Kind in eine Kinderklinik bringen.

Augen

Im Rahmen des Kreislaufkollapses (s.o.) kann es kurz zum Verdrehen der Augen kommen, auch »Sterne sehen« ist möglich. Sobald das Bewusstsein nach wenigen Sekunden wieder erreicht ist, sollte das Kind weder schielen noch ungleich große Pupillen haben.

Sonstiges

Selbstverständlich schauen Sie nach einem Unfall nach äußeren Verletzungen und Wunden, ob Ihr

Kind alle Extremitäten und den Kopf unauffällig bewegen kann und ob seine Sprache klar ist.

Auch die folgenden drei Beispiele können Ihnen bei Ihrer Entscheidung helfen, ob Sie mit Ihrem Kind anschließend einen Arzt aufsuchen müssen.

···

Lukas, 3 Jahre

Schaukeln ist toll!

>> *Lukas liebt Schaukeln und kann es auch gut. Auf dem Spielplatz schaukelt er ganz hoch, passt kurzzeitig nicht auf und fällt von der Schaukel. Dann liegt er apathisch auf dem Rasen, schreit nicht, wird kalkweiß und verdreht die Augen. Seine Mutter eilt herbei und spricht ihn an, aber er dreht nur einmal kurz den Kopf. Draufhin hebt sie beide Beine an. Nach etwa 2 Minuten öffnet Lukas wieder die Augen, die Farbe im Gesicht kommt langsam wieder, er antwortet schwach, dass ihm der Rücken weh tut. Dann erbricht er einmal. Nach weiteren 2 Minuten kann er – alleine – zur Bank am Rand des Spielplatzes gehen, wo es sich ausruhen darf. Die Mutter stellt keine äußeren Verletzungen fest. Er jammert, weil ihm der Rücken und der Kopf wehtun, weshalb beide den Spielplatz verlassen. Daheim schläft er erst einmal eine halbe Stunde und isst dann zu Mittag, allerdings nicht so viel wie sonst.*

Der Nachmittag verläuft ruhig, Lukas – sonst ein »Hansdampf« – spielt eher leise. Es treten bis zum Abend keine Auffälligkeiten auf. Einen Arztbesuch hält die Mutter daher nicht für notwendig. Am nächsten Tag ist Lukas wieder fit, als wäre nichts gewesen. Die Mutter hatte also das richtige Gespür. <<

Tim, 10 Jahre

Ball an den Kopf bekommen

>> *Die 5 Grundschulen vor Ort bestreiten mit ihren 4. Klassen ein Fußballturnier. Tim darf in seiner Schulmannschaft mitspielen. Bei einem Torschuss steht er im Weg und der Ball trifft ihn mit einem ordentlichen »Bums« am Kopf. Er fällt hin und bleibt auch zunächst liegen. Das Spiel wird unterbrochen, seine Sportlehrerin kommt zu ihm und findet einen leicht blassen, klar schauenden, aber etwas verlangsamten Tim vor, der sagt: »Mir tut der Kopf weh.« Sie nimmt ihn aus dem Spiel und beide gehen zum Spielfeldrand. Tim verfolgt das Spiel bis zur Halbzeit von der Ersatzbank aus. In der Pause nach 20 Minuten kommen die Eltern zu Tim und stellen fest, dass er ist immer noch sehr langsam spricht. Sie fragen ihn, wer das erste Tor geschossen hat – er weiß es nicht. Sie fragen ihn nach dem Namen der gegnerischen Schule – auch die weiß er nicht*

(Erinnerungslücke). Der Vater eines anderen Jungen ist Kinderarzt, stellt zwar keine weiteren Auffälligkeiten fest, bittet die Eltern aber aufgrund der Verlangsamung und der Erinnerungslücke, innerhalb der nächsten Stunde zu einer Kinderklinik zu fahren (Verdacht auf ein Schädel-Hirn-Trauma I°, s. Glasgow Coma Scale, Seite 466).

Aufgrund der weiterbestehenden Auffälligkeiten wird Tim stationär aufgenommen. Da keine zusätzlichen neurologischen Besonderheiten bestehen (z. B. eine Pupillendifferenz oder eine einseitig leichte Kraftminderung im Arm), wird auf ein Computertomogramm des Kopfes wegen der Strahlenbelastung zunächst verzichtet. Am nächsten Tag ist Tim gut drauf, hat sich mit den Zimmernachbarn bereits angefreundet, ist aber immer noch im Sprechen langsamer als sonst. Die Ärzte entlassen ihn nach 24-stündiger Beobachtung mit der Diagnose »SHT 1°« (s. u.) und empfehlen 2 Wochen Sportverbot.

Vier Wochen später untersucht ihn sein Kinder- und Jugendarzt erneut: Die Verlangsamung des Sprechens ist vorbei, Konzentrationsstörungen in Schule sind nicht aufgetreten und die neurologische Untersuchung ist unauffällig. ◖◗

Jana, 7 Monate
Immer wieder der Wickeltisch …

»» *Die Mutter steht mit Tränen in den Augen in meiner Praxis: »Ich habe nur kurz einen frischen Strampler geholt. Als ich mich wieder umgedreht habe, lag Jana schon schreiend auf dem Boden. So hat sie bisher nur bei den Impfungen geschrien.« Inzwischen ist Jana wieder fröhlich und strahlt mich an. Ich untersuche den Kopf auf Prellmarken (»Beulen«), eine Stufe im Schädelknochen, auf Veränderungen der Beweglichkeit von Augenäpfeln und Pupillen, und finde einen unbeeinträchtigten Säugling vor. Anschließend überprüfe ich die Schlüsselbeine, die spontane Bewegung der Arme und Beine, die Beweglichkeit des Kopfes und Schmerzen bei Berührung der Wirbelsäule.*

Da alles ohne auffälligen Befund ist, bitte ich die Mutter um eine genaue Beobachtung ihrer Tochter, auch in der folgenden Nacht. Sie soll bei ihr bleiben und sie alle 2–3 Stunden bewusst beurteilen: Lässt Jana sich wecken? Schielt sie? Wendet sie sich der Mutter zu? Müsste sie eine dieser Fragen mit nein beantworten, wäre eine unverzügliche Vorstellung in einer Kinderklinik notwendig. ◖◗

Erste Hilfe bei einer Gehirnerschütterung
Als Eltern, Betreuer, Erzieherinnen, Lehrer oder Trainer helfen Sie dem Kind am besten, indem Sie
- es in ein ruhige Umgebung bringen,
- den Kopf mit kalten Waschlappen kühlen,
- aufrecht sitzen lassen,
- bei ihm bleiben und darauf achten, dass es nicht ständig wieder einschläft und auf Ihre Fragen richtig antwortet.

Klagt das Kind über Schmerzen, ist die Gabe eines Schmerzmittels nach Rücksprache mit dem Kinder- und Jugendarzt erlaubt. Die Gabe von Medikamenten, die das Erbrechen unterdrücken sollen, ist jedoch verboten.

Für Trainer, Erzieher und Lehrer kann die folgende Taschenkarte eine gute griffbereite Hilfe für solche Unfälle sein: www.schuetzdeinenkopf.de

Einen Notarzt sollten Sie rufen, wenn das Kind
- länger als 5 Sekunden bewusstlos bleibt,
- eine offene Verletzung am Kopf aufweist,
- nicht zu trösten ist und nicht erreichbar zu sein scheint.

Beobachtung daheim

Hat Ihr Kinder- und Jugendarzt bei seiner Untersuchung keine Auffälligkeiten festgestellt, brauchen Sie Ihr Kind nicht in eine Kinderklinik zu bringen, sondern sollten es daheim über 24 Stunden beobachten:
- Lassen Sie Ihr Kind 24 Stunden lang nicht allein.
- Wecken Sie es auch nachts alle 2–3 Stunden und achten Sie darauf, dass es sich wecken lässt, dass es die Augen öffnet und sich Ihnen zuwendet.
- Ihr Kind sollte nicht erbrechen und keine zunehmende Übelkeit zeigen.
- Es sollte auch keine zunehmenden Kopfschmerzen haben.
- Kleinstkinder sollten keine zunehmenden Schreiattacken zeigen.
- Ihr Kind sollte keine Sehstörungen haben (Doppelbilder, Gesichtsfeld-Ausfälle).

Stellen Sie anhand der oben genannten Checkliste Auffälligkeiten fest, fahren Sie bitte umgehend in eine Kinderklinik.

Glasgow Coma Scale (GCS)

Im Rahmen der ärztlichen Beurteilung eines Kindes mit einem Schädel-Hirn-Trauma (SHT) wird – neben der körperlichen und neurologischen Untersuchung – eine Einteilung nach dem Schweregrad der Bewusstseinsstörung von den Ärzten vorgenommen. In der folgenden Tabelle wird für 3 Bereiche jeweils die bestmögliche Reaktion des Kindes mit Punkten beurteilt.

In dieser für Kleinkinder angepassten Skala können für die Beurteilung eines Kindes also 3–15 Punkte erreicht werden. Die Ärzte unterscheiden folgende Schweregrade eines Schädel-Hirn-Traumas (SHT):
SHT I° (leicht): 13–15 Punkte
SHT II° (mittel): 9–12 Punkte
SHT III° (schwer): < 9 Punkte
(s. a. Tabelle, Seite 467)

....

Fabian, 5 Jahre

Hat er ein Schädel-Hirn-Trauma?

>> *Der wilde Fabian ist aus der Nestschaukel gefallen, unglücklich mit dem Hinterkopf auf einen dort liegenden Eimer geknallt und war dann kurz weggetreten und blass. Nach etwa 5 Sekunden fängt er an zu schreien, hat die Augen zu und jammert, weil ihm der Kopf so weh tut und er sich erschrocken hat. Als seine Mutter ihn bittet, die Augen zu öffnen, öffnet er sie nur kurz. Sie nimmt Fabian zum Trösten auf den Arm und er klammert sich fest an ihren Hals.*
Die oben vorgestellten Glasgow Coma Scale soll helfen, den Umfang einer Bewusstseinsstörung einzuteilen. Im Fall von Fabian vergibt die Mutter nun folgende Punkte: bestes Augenöffnen: 3 Punkte, Sprache: redet nicht, lässt sich aber auf dem Arm trösten: 4 Punkte, Motorik: hält sich gut, 6 Punkte, kein Abzug. Insgesamt also 13 Punkte = Verdacht auf leichtes Schädel-Hirn-Trauma. ◀

....

Glasgow Coma Scale

Bereich	Reaktion	Punkte
Augenöffnen	spontan	4
	auf Ansprache	3
	auf Schmerzreiz	2
	kein Öffnen	1
beste sprachliche Äußerung	orientiert, reden, plappern	5
	schreien, zu trösten	4
	schreien, nicht zu trösten	3
	nur Laute, Stöhnen	2
	keine Antwort	1
Motorik	folgt Aufforderungen oder spontane Bewegungen	6
	gezielte Schmerzabwehr	5
	ungezielte Reaktion auf Schmerzreiz	4
	Beugung auf Schmerzreiz	3
	Streckungen der Arme/Beine auf Schmerzreiz	2
	keine	1

Bei der Beurteilung eines Kindes mit Bewusstseinsstörung wird von den 3 Bereichen »Augenöffnen«, »sprachliche Äußerung« und »Motorik« die jeweils beste Reaktion bewertet.

Knochenbruch

Alle Kinder stürzen hin und wieder beim Rennen, stolpern oder fallen von der Schaukel. Eltern und Betreuer müssen dann beurteilen, ob ein Knochen gebrochen sein könnte oder nicht. Allerdings können auch Überdehnungen und Risse am Kapsel-bandapparat ausgeprägte Schmerzen und Schwellungen verursachen.

An einen Knochenbruch sollten Sie denken, wenn Ihr Kind nach einem Sturz unmittelbar eintretende, starke Schmerzen hat – manchmal mit schmerzbedingter Kreislaufreaktion (still, kalk-weiß). Der Arm, die Hand oder das Bein sind kraftlos und werden deutlich weniger bewegt. Eine umschriebene Schwellung mit Druckempfindlichkeit kann, muss aber keine beweisende Beobachtung sein. In der »PECH-Formel« (s. u.) ist zusammengestellt, wie Sie sich bei Verdacht auf einen Bruch am besten verhalten sollten.

Grünholzfraktur

Kinderknochen besitzen eine Besonderheit: Sie sind noch sehr elastisch. Deshalb brechen sie nicht durch wie ein trockener Ast, sondern eher wie frisches grünes Holz. Dabei bleibt die »Rinde« wie ein stark-elastischer Gummistrumpf über dem Kochen erhalten, der Knochen wird darunter wie eine Knautschzone gestaucht. Dies wird »Grünholzfraktur« genannt und tut zunächst genauso weh wie ein richtiger Bruch. Durch die Knochenhaut verschieben sich die Bruchenden in der Regel aber nicht, was zu einem schnelleren Heilungsverlauf führt.

Offener Bruch

Treten durch eine Verletzung Knochenteile aus der Haut heraus oder haben Sie den Verdacht, dass in einer großen Wunde Knochenteile liegen könnten, sollten Sie einer Infektionsgefahr vorbeugen und

PECH-Formel – Sofortmaßnahmen bei einem nicht offenen Bruch

Vermuten Sie bei Ihrem Kind einen nicht offenen Bruch, gehen Sie folgendermaßen vor:

- **P**ause: Beenden Sie die Bewegung. Stellen Sie verletzte Gliedmaßen ruhig und achten Sie darauf, dass Ihr Kind sie nicht mehr belastet.
- **E**is: Kühlen Sie die betroffene Körperregion mit kalten Umschlägen, in ein Tuch eingeschlagene Eisbeutel oder einem Coolpack.
- **C**ompression: Das Anlegen eines Kompressionsverbandes über dem Coolpack dient der Schmerzverminderung.
- **H**ochlagerung: Da ein Knochenbruch eine unspezifische Entzündungsreaktion hervorruft,

wird es relativ schnell zur Vermehrung von Gewebewasser kommen (Schwellung/Ödem). Neben der Kompression sorgt die Hochlagerung für einen guten »Abfluss« des Gewebewassers.

Im Zweifelsfall wählen Sie den Notruf 112. Decken Sie Ihr Kind zu und beobachten Sie es bis zum Eintreffen des Rettungsdienstes. Bei gutem Allgemeinzustand und Transportfähigkeit (z. B. bei Verdacht auf einen Unterarmbruch) können Sie auch selbst zum Krankenhaus bzw. zu einem niedergelassenen Chirurgen fahren.

aufgrund der Schmerzen und des Blutverlusts mit einem Kreislaufkollaps rechnen.

Was macht der Arzt?

Der Arzt im Krankenhaus beurteilt in der Regel mit Hilfe eines Röntgenbildes die Art des Knochenbruches, ob eine Beteiligung der so genannten Wachstumsfuge vorliegt, ob die Bruchenden gegeneinander verschoben sind (disloziert) und ob eine Schädigung umgebender Strukturen, v. a. von Nerven und Blutgefäßen möglich ist.

Aus der Gesamtschau dieser Befunde wird er die Therapie festlegen. Ist eine Schiene oder ein Gips notwendig, muss ggf. vorher eine Reposition durchgeführt werden, also der Knochen wieder an die richtige Stelle gerückt werden, ggf. in Kurznarkose. Manchmal ist auch eine operative Reposition nötig, bei der mithilfe von Metallteilen der Knochen zusammengehalten wird.

So helfen Sie Ihrem Kind bei einem offenen Bruch:

- Decken Sie die Wunde mit sterilem Verbandzeug ab. Ist keines greifbar, ist z. B. gebügelte Bettwäsche besser als anderes Material.
- Rufen Sie den Notarzt.
- Decken Sie das Kind zu (Mantel, Decke, wenn vorhanden: Goldfolie), denn im Rahmen eines Schocks kühlen Kinder besonders schnell aus.
- Bleiben Sie bei dem Kind und sprechen mit ihm, trösten Sie es.

Da ohne diese Röntgen-Untersuchung noch nicht klar ist, ob ggf. eine Narkose durchgeführt werden muss, sollten Sie Ihrem Kind bis dahin nichts zu essen geben.

Prellungen

Bei einer Prellung oder Quetschung wird Gewebe zerstört. Bei einer Schnittverletzung passiert dies nur im schmalen Bereich des Schnitts, bei einer

Kühlen – aber richtig!

Wenn Sie länger Zeit eine Hautpartie Ihres Kindes kühlen, sollten Sie das Coolpack immer in einen Waschlappen oder in ein Handtuch einwickeln. Setzt man die Haut der Eiseskälte direkt aus, wird die Durchblutung so stark gestoppt, dass es zu Erfrierungen kommen kann. Der 12-jährige Junge auf der Abbildung hat sich nach einer Prellung beim Fußball selbst ein Coolpack aus dem Eisfach daheim genommen und es etwa 45 Minuten direkt auf die Haut gelegt. Zu sehen ist eine typische blaurote Verfärbung, die der Erfrierung entspricht. Durch behutsames Massieren wird die Hautdurchblutung wieder angeregt. Auf jeden Fall sollte in der Folgezeit eine Verletzung der Haut vermieden werden, da diese kaum heilen kann.

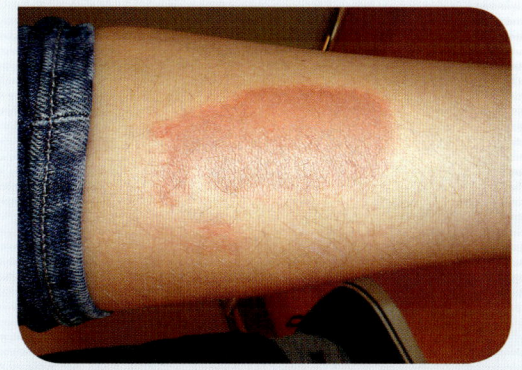

⌂ Erfrierung durch falsch angelegtes Coolpack

Prellung hingegen ist schnell ein Baby-Handteller-großes Areal betroffen. Bedingt durch die große Zahl an verletzten Körperzellen fällt die Reaktion des Körpers entsprechend heftig aus: Die einsetzende Entzündungskaskade führt zu Wassereinlagerung (Ödem) und die aus den Gefäßen austretenden Blutzellen zu einem Bluterguss (blaue Flecken oder Hämatom). Die dadurch entstehende Schwellung tut weh.

Das austretende Blut im Gewebe färbt die Haut rötlichblau. Nach kuzer Zeit beginnt der Körper, das alte Blut wegzuräumen, das überwiegend aus Hämoglobin besteht. Das Hämoglobin wird zu Bilirubin abgebaut, das (wie beim Neugeborenen) die Haut gelb macht. In einem Zwischenschritt zuvor entsteht ein Abbauprodukt, das braungrünlich erscheint.

Die wichtigste Maßnahme zur Verminderung der Entzündungskaskade ist die Kühlung der Haut. Zur Vermeidung von Unterkühlungen bzw. Erfrierungen sollten Sie das Eis nicht direkt auf die Haut aufbringen, sondern durch einen Stoff isolieren, z.B. indem Sie es in ein Geschirrtuch oder einen Waschlappen wickeln. Durch die Kühlung laufen alle Prozesse langsamer und weniger heftig ab, die Schwellung und damit die Schmerzstärke bleiben deutlich geringer.

Anschließend sollten Sie die betroffene Körperstelle – soweit möglich – hochlagern: Eine Zunahme der Wassereinlagerung und Schwellung nach dem Kühlen durch den sogenannten hydrostatischen Druck im Körper wird dadurch abgeschwächt.

So helfen Sie Ihrem Kind:
- Beruhigen Sie Ihr Kind.
- Lassen Sie es nicht frieren.
- Kühlen Sie die betreffende Stelle mit einem Coolpack (verpackt in einem Waschlappen) oder mit kalten Waschlappen (alle 3 Minuten erneuern).
- Lagern Sie die Körperstelle – wenn möglich – hoch.

Platzwunden

Platzwunden entstehen meist am Kopf. Durch die sehr gute Durchblutung führen auch kleine Platzwunden von nur 1 cm Länge zu erheblichen Blu-

Nicht haftende Wundauflagen

Seit Jahren gibt es sogenannte »nicht haftende Wundauflagen«, meines Erachtens die beste Erfindung in der Verbandstechnik in letzter Zeit. Allen Wunden gemeinsam ist die Absonderung von Wundsekret. Dieses Sekret wirkt durch den hohen Gehalt an speziellen Eiweißen wie Klebstoff: Wird eine nässende Schürfwunde oder eine frische offene Verbrennung mit einer normalen Gaze abgedeckt, führt ein Verbandswechsel zu einem erneuten Aufreißen der Wunde, zur Störung der Wundheilung und besonders überflüssig: zu Schmerzen und Angst beim Verbandswechsel. Die neuen, nicht haften Wundauflagen vermeiden dies zum größten Teil.
Obwohl diese neuen Wundauflagen recht teuer sind, wäre die Anschaffung wenigstens einer Auflage eine sinnvolle Investition in Ihre Hausapotheke (Seite 64).

---

tungen. Die Blutung reinigt die Wunde von innen; daher ist eine gewisse Blutung durchaus erwünscht, denn so werden Verschmutzungen aus der Wunde »herausgeblutet«.

Zum Stoppen der Blutung aus einer Platzwunde benötigen Sie meist nicht mehr als ein sauberes Taschentuch und einen Finger. Legen Sie das Tuch auf die Wunde und halten Sie es sofort mit dem Finger unter leichtem Druck fest.

Der häufigste Fehler bei kräftig blutenden Platzwunden besteht darin, aus Schreck vor der großen Blutmenge ein Handtuch oder Geschirrtuch zum Abdrücken zu benutzen. Das birgt 2 Probleme:
1. Sie sehen die Wunde nicht mehr und können in der Hektik die Wundstelle nicht mehr genau lokalisieren.
2. Ein großes Tuch hat eine entsprechende große Fläche, wodurch Sie nur einen geringeren Druck auf die Blutung ausüben können. Die Blutung kommt nicht zum Stillstand, und spätestens wenn das Handtuch mit Blut durchtränkt ist, macht sich Panik breit.

So helfen Sie Ihrem Kind:
- Beruhigen Sie Ihr Kind.
- Pressen Sie ein sauberes Taschentuch oder ein sehr kleines Tuch 5 Minuten mit einem Finger unter leichtem Druck auf die Platzwunde. Suchen Sie nach Stoppen der Blutung bald einen Arzt auf.

Die ärztliche Versorgung einer Platzwunde richtet sich nach deren Tiefe. Oberflächliche Wunden können vom Arzt mit einem Klebestreifen oder flüssigem Wundkleber allein verschlossen werden, tiefere Wunden müssen genäht werden.

Bedenken Sie, dass sich eine offene Wunde mit Bakterien besiedelt. Warten Sie daher nicht länger als 5–6 Stunden, bis Sie einen Arzt aufsuchen.

Schürfwunden

Alle Eltern kennen das: Ihr Kind lernt Roller-, Laufrad- oder Fahrradfahren und stürzt bei mäßigem Tempo auf die Knie oder die Ellenbogen und die Handinnenflächen. Die Wunden bluten nicht viel, sind aber durch Straßenstaub und Steinchen verdreckt. Eine richtige Säuberung der Wunde lassen die Kinder meist wegen der starken Schmerzen nicht zu.

Kühlen Sie daher die Wunden zunächst mit einem sauberen Waschlappen und kaltem Wasser. Erneuern Sie alle 3 Minuten die Kühlung. Meist können

So helfen Sie Ihrem Kind bei Schürfwunden:

- Beruhigen Sie Ihr Kind. Passiert der Sturz innerhalb einer Gruppe, nehmen Sie das Kind aus der Gruppe heraus und beschäftigen Sie sich nur mit ihm.
- Vermitteln Sie Sicherheit und Geborgenheit, indem Sie leise mit dem Kind sprechen, es auf den Arm nehmen und drücken.
- Kühlen Sie die Wunde mit einem sauberen Waschlappen und kaltem Wasser (alle 3 Minuten erneuern).
- Besprühen oder betupfen Sie oberflächliche Wunden mit einem antiseptischen Spray oder einer Lösung, z. B. Octenisept®.
- Decken Sie tiefe Wunden mit einer Kompresse ab und gehen Sie zum Arzt.
- Oft helfen auch Pusten, Streicheln, Eincremen, Massieren, ein Körnerkissen.
- Wenn Ihr Kind es möchte, lassen Sie es schnell weiterspielen.

Sie dann nach einer Viertelstunde die Wunde untersuchen. Wenn keine tiefere Verletzung sichtbar ist, sollten Sie mit einem antiseptischen Spray oder einer Lösung einer Infektion der Wunde vorbeugen (z. B. Octenisept®). Oberflächliche Schürfwunden trocknen an der Luft schnell und benötigen keine Abdeckung. Tiefere und nässende Wunden sollten Sie steril abdecken und verbinden. Gerade bei verdreckten Schürfwunden empfiehlt sich eine desinfizierende Abdeckung, z. B. mit einer jodhaltigen Wundsalbe.

Ein Pflaster soll die Wunde vor weiterer Verschmutzung und die Kleidung vor Blut schützen. Wählen Sie ein luftdurchlässiges Pflaster, damit die Haut atmen kann und nicht es zu einer typischen Quellung kommt (Waschfrauenhaut), die dann eine Eintrittspforte für Bakterien sein kann.

Gelegentlich wird ein Pflaster oder ein weißer Mullverband aus psychologischen Gründen angelegt: Manches Kind braucht dieses äußerlich sichtbare Zeichen für seine innere Beruhigung nach einer Verletzung, anderen dient es als Erinnerung, die verletzte Stelle tatsächlich mal ruhig oder hoch zu halten.

❱❱ Flachgriff bei Nasenbluten

Nasenbluten

Die Ursache des Nasenblutens ist meist ein leichter Stoß gegen die Nase bei einem Sturz oder eine erhöhte Verletzlichkeit bei einer Erkältung. Da sich aus der gut durchbluteten Nasenschleimhaut größere Mengen Blut ergießen können, kann Nasenbluten einen schon sehr erschrecken. Die Blutung stammt meist aus der Nasenscheidewand. Diese hat vorne, direkt am Eingang zur Nase, ein Areal, dass sehr schmerzempfindlich ist (vgl. Nasenring bei einem Bullen oder früher bei Tanzbären) und

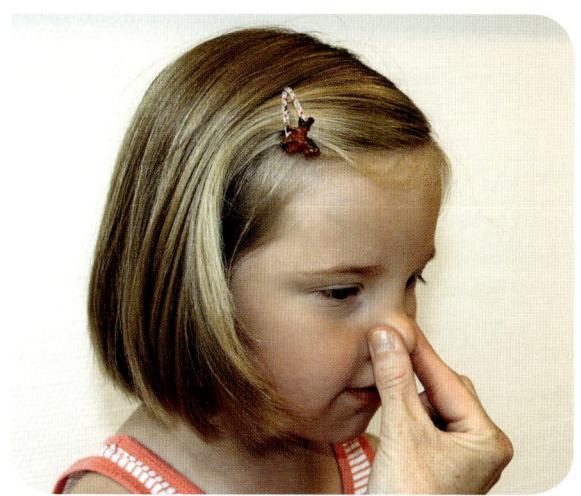

aus dem es sehr leicht bluten kann. Die genaue Bezeichnung für diese Stelle ist »Locus Kisselbachii«.

Der häufig gegebene Tipp, durch einen kalten Waschlappen in den Nacken das Nasenbluten zu behandeln, beruht darauf, dass der Blutfluss (zumindest über 2 der 4 Arterien zum Kopf) verlangsamt wird. Der Effekt ist also nur mäßig und dauert etwas.

Schneller gelingt es, die Blutung durch leichten Druck auf beide Nasenflügel zu stoppen. Wenn dies nicht klappt, können Sie aus einem Taschentuch einen »Nasentampon« rollen und in den vorderen Teil der Nase einführen. Gelingt es auch damit nicht, die Blut innerhalb von 10 Minuten zu stillen, sollten Sie Ihren Kinder- und Jugendarzt oder HNO-Arzt aufsuchen.

Nasenbluten ist normalerweise harmlos. Problematisch wird es dann, wenn es wiederholt ohne erkennbare Ursache auftritt. Dies könnte dann ein Hinweis für eine behandlungsbedürftige Krankheit sein: Bluthochdruck, Gerinnungsstörung oder eine Krampfader in der Nasenschleimhaut.

So helfen Sie Ihrem Kind bei Nasenbluten:

- Halten Sie mit Daumen und Zeigefinger die vorderen Nasenflügel vorsichtig 5 Minuten lang großflächig zusammen (also wie mit einer Kombizange, nicht wie mit einer Kneifzange).
- Ihr Kind sollte den Kopf gerade halten (nicht in den Nacken legen).
- Lassen Sie Ihr Kind im Mund befindliches Blut ausspucken, da verschlucktes Blut Übelkeit verursachen kann.
- Rollen Sie ggf. einen Nasentampon aus einem Taschentuch.

Bissverletzungen

Beim Spielen mit Hunden oder Katzen, aber auch im Streit mit Geschwistern können Biss-Verletzungen auftreten. Jede blutende Biss-Verletzung kann mit krankmachenden Keimen verunreinigt sein und sollte daher einem Arzt vorgestellt werden. In der Regel wird eine große oder evtl. tief reichende Biss-Verletzung in einer chirurgischen Klinik behandelt.

Große Schwierigkeiten kann es machen, die Tiefe der Wunde richtig einzuschätzen. Im Zweifelsfall muss der Chirurg die Bisswunde(n) unter Narkose freilegen und die Wundränder säubern.

Lassen Sie die tiefe Bissverletzung untersuchen

Jede tiefe oder nässende Bissverletzung – egal ob von Mensch oder Tier – bedarf einer chirurgischen Untersuchung.

⌄ Biss vom Bruder

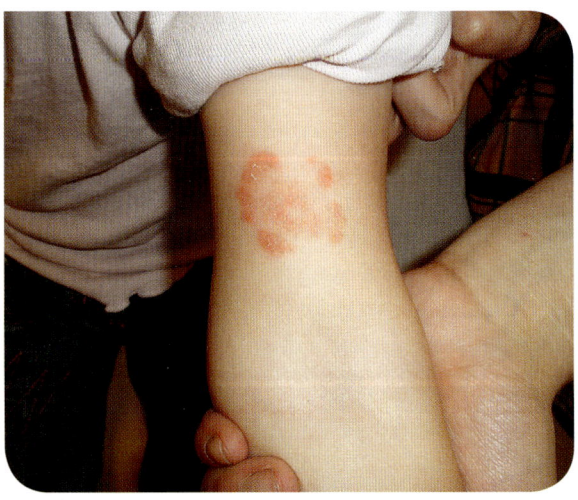

So helfen Sie Ihrem Kind nach einem Biss:

- Spülen Sie die Wunde ausgiebig mit normalem Leitungswasser.
- Untersuchen Sie die Wunde dabei nicht mit unsterilem Gerät: Dabei besteht die Gefahr einer Keimverschleppung in tiefere Abschnitte.
- Decken Sie die Wunde mit einer Kompresse und einem Mullverband (z. B. aus der Hausapotheke oder dem Autoverbandkasten) steril ab.
- Bringen Sie wegen der (allerdings sehr geringen) Gefahr einer Tollwut den Impfstatus des betreffenden Tieres (in der Regel wird es ein Hund sein) in Erfahrung.
- Bei kleinen Wunden: Suchen Sie mit Ihrem Kind einen niedergelassenen Chirurgen auf. Bei großen Wunden suchen Sie eine chirurgische Klinik auf. Denken Sie an den Impfausweis Ihres Kindes.

Die wichtigste Maßnahme bleibt die Vorsicht: Zeigen Sie Ihrem Kind den richtigen Umgang mit Tieren. Aggressive Spiele oder das Ärgern eines Tieres sind grundsätzlich tabu und Ihr Kind sollte sich nie einem Hund nähern, ohne den Besitzer zu fragen, ob das in Ordnung ist.

Stromschlag

Die meisten Familien mit kleinen Kindern sichern die Steckdosen in ihrer Wohnung mit Kindersicherungen. Aber trotzdem passiert es doch immer mal wieder, dass Kinder sich einen Stromschlag holen.

Benja, 1½ Jahre
Mamas Stricknadeln sind sehr spannend

>> *Kaum konnte Benja laufen, hatte sie auch schon ihren ersten Unfall: Mit einer Stricknadel ihrer Mutter pulte sie in der Steckdose. Es gab einen kleines Klackgeräusch in der Wohnung, das Licht und der CD-Player in Wohnzimmer gingen aus und Benja schrie auf. Schnell kam die Mutter angelaufen und entdeckte an Benjas Hand einen Fleck, der aussah wie eine alte oberflächliche Hautverletzung – eine so genannte Strommarke. Sofort fuhr sie mit ihrer Tochter zum Kinder- und Jugendarzt.* <<

So oder ähnlich berichten immer wieder Eltern von Stromunfällen daheim. Die Haushaltssteckdosen sind abgesichert, sodass bei einem Kurzschluss in aller Regel der Strom schnell automatisch abgeschaltet wird. Dennoch kann man an der Stromeintrittsstelle (z. B. dem Finger) eine »Strommarke« sehen, die wie eine kleine, alte oberflächliche Hautverletzung aussieht. Eine Stromaustrittsmarke an einem Fuß ist meist nicht zu sehen, evtl. aber an der anderen Hand.

Achtung, Stromschlag!

Klebt ein Kind am Stromleiter und kann sich nicht lösen: Fassen Sie das Kind nicht an! Versuchen Sie die Hand Ihres Kindes von der Stromquelle zu trennen, indem Sie Ihren Schuh oder ein isolierendes Handtuch, bei nicht isolierten Stromleitungen einen Holzstiel benutzen.

Stellen Sie Ihr Kind nach einem Stromunfall einem Kinder- und Jugendarzt vor. In aller Regel besteht keine Gefahr für Ihr Kind, wenn

- sein Kreislauf stabil ist,
- es nach dem Unfall nicht bewusstlos war,
- es keine Weichteilverletzungen oder Verbrennungen aufweist.

Der Kinder- und Jugendarzt wird ein EKG schreiben. Ist auch dieses ohne Auffälligkeiten, kann Ihr Kind direkt anschließend wieder mit Ihnen nach Hause gehen.

Vergiftungen

Das versehentliche Herunterschlucken von Medikamenten, Haushaltsmitteln und Pflanzenteilen kommt im Altern von ½–3½ Jahren häufig vor, verläuft in der Regel glimpflich und wird meistens übertherapiert. Um dennoch eine notwendige und gegebenenfalls lebensrettende Soforttherapie nicht zu verzögern, sollte innerhalb einer Viertelstunde entschieden werden, ob eine Giftentfernung erforderlich ist.

So helfen Sie Ihrem Kind: Das früher oft geübte Erbrechenlassen ist zugunsten der Kohlegabe immer mehr in den Hintergrund getreten.

- Rufen Sie zuerst die Vergiftungszentrale an und warten sie deren Angaben ab.
- Erbrechen lassen dürfen Sie nur ein Kind, das bei Bewusstsein ist und bei dem Sie sicher sind, das es keine
  1. ätzenden (z. B. Haushaltsreiniger),
  2. schäumenden (z. B. Spülmittel) oder
  3. flüchtigen (z. B. Benzin, Lampenöl) Substanzen verschluckt hat.
- Medizinische Kohle (1 g/kg Körpergewicht in etwas Wasser auflösen) bindet sehr gut Giftstoffe und wird bis 4 Stunden nach der Giftaufnahme noch empfohlen.

Vorgehen bei Verdacht auf Vergiftung

Hat Ihr Kind eine Bewusstseinstrübung? Dann bringen Sie es in die stabile Seitenlage (Seite 482) und rufen Sie den Notarzt (Tel. 112).
Sonst rufen Sie die Giftnotrufzentrale an (einheitliche Rufnummer in Deutschland):

Berlin:	030	19240
Bonn:	0228	19240
Freiburg:	0761	19240
Göttingen:	0551	19240
Homburg/Saar:	06841	19240
Mainz:	06131	19240
München:	089	19240
Österreich:	+43 1 406 43 43	
Schweiz:	145	

Halten Sie für das Telefonat folgende Daten bereit:

- Gewicht und Alter des Kindes
- Name des Giftes (Medikament, Chemikalie, Pflanzenbestandteil usw.)
- vermutete Menge
- ggf. Beipackzettel oder Aufdruck der Packung

Lassen Sie Ihr Kind dabei nicht aus den Augen.

Soll laut Giftnotrufzentrale die Giftentfernung mittels Kohle durchgeführt werden und haben Sie diese vorrätig, lösen Sie die Kohlekompretten in 100 ml Wasser auf. Geben Sie diese Flüssigkeit Ihrem Kind am besten mit geschlossenen Augen: Die Kohle schmeckt nach nichts, sieht aber scheußlich aus. Führen Sie dies am besten in der Badewanne durch: Möglichweise erbricht Ihr Kind die Kohle, was im Bad einfach zu reinigen ist. Anschließend fahren Sie zur nächsten Kinderklinik.

Bei Verschlucken unbedenkliche Mengen verschiedener Substanzen

Medikamente	sicherlich unbedenkliche Menge
Vitamin D, Zymafluor-D	50 Tabletten
Die »Pille«	30 Stück
ACC, Ambroxol, Mucosolvan	ungiftig
Haushaltsmittel	
Fingerfarben, Filzstifte, Buntstifte	ungiftig
Flüssigkeiten aus Leuchtstab, Beißring	ungiftig
Ostereierfarbe	ungiftig
Quecksilber aus einem Thermometer	ungiftig
Handspülmittel	ungiftig, schäumt aber!
Styropor-Kügelchen	ungiftig

Gefahr und Maßnahmen bei typischen Haushaltsmittelvergiftungen

Haushaltsmittel	Gefahr	Maßnahme
Klarspüler	Schaum einatmen	Entschäumer 5 ml (Sab simplex, Lefax, Espumisan), ggf. Arzt anrufen
Paracetamol, Ibuprofen	Erbrechen, Bewusstseinsstörung	Unbedingt Arzt anrufen!
Pilze	Typische Beschwerden nach Knollenblätterpilzvergiftung treten erst Stunden später auf! Starke Bauchschmerzen, Erbrechen und Durchfall.	Bei Verdacht unmittelbar in einem Krankenhaus vorstellig werden. Ggf. ist eine Pilzbestimmung durch einen Pilzberater erforderlich: Giftnotrufzentrale
Schlafmittel	Bewusstseinsstörung	Unbedingt Arzt anrufen!
Spülmittel, Shampoo, Schaumbad	Schaum einatmen	Entschäumer 5 ml (Sab simplex, Lefax, Espumisan), nach 5 Minuten einen Becher Leitungswasser geben. Arzt anrufen.
Spülmaschinen-Tabs, ätzende Haushaltsreiniger	Speiseröhrenverätzung mit späterem Dauerschaden	Niemals erbrechen lassen. Vorsichtig und langsam (damit sich das Kind nicht erbricht) etwas Wasser zum Verdünnen geben, Arzt anrufen.
Waschmittel	Übelkeit, Erbrechen, Durchfall, Schaumbildung	Entschäumer 5 ml (z. B. Sab simplex, Lefax, Espumisan). Arzt anrufen.
Ätherische Öle	Erbrechen, Durchfall, Müdigkeit, Kollaps, Krampfanfall	Meist keine Therapie nötig, da Mengen zu gering. Falls das Kind nach dem Öl »stinkt« (= große Menge), zunächst Kohle geben, dann in die Klinik fahren.

Einziges Verbot für Kohle: Vergiftung mit ätzenden Flüssigkeiten. Bei diesen nur vorsichtig Wasser zum Verdünnen geben.

Einige Medikamente und viele Haushaltsmittel sind unbedenklich, wenn Ihr Kind sie verschluckt, wie Sie aus der Tabelle erkennen können. Bewahren Sie auf alle Fälle Ruhe, denn nur so können Sie nüchtern abschätzen, welche Gefahr bestehen kann und was zu tun ist.

Viele Haushaltsmittel sind giftig, wenn Ihr Kind sie verschluckt. Aus der folgenden Tabelle gehen die Gefahren hervor und Sie erfahren, was zu tun ist. Entschäumer verhindern gerade bei Spül- und Waschmitteln die Entstehung von Schaum im Magen, der dann unweigerlich erbrochen wird und dabei in die Lunge gelangen kann. Dies führt zu einer Schädigung der Lunge und zu erheblichen Atemstörungen.

Taucht das Mittel, das Ihr Kind verschluckt hat, in keiner der Tabellen auf, rufen Sie die Giftnotrufzentrale oder Ihren Kinder- und Jugendarzt an.

Die folgende Tabelle zeigt Ihnen die giftigsten heimischen Pflanzen. Pflanzen haben Blätter, Fruchtstände und Samen, ggf. auch Härchen und Pflanzensäfte. Durch das Jahr verändern sich Pflanzen, insbesondere Beeren sind einem Reifungsprozess unterworfen und verändern sich in Form, Farbe und Größe. Daher sollten Sie bei einer möglichen Vergiftung immer die Giftnotrufzentrale informieren und, so gut es geht, versuchen, die Pflanze zu beschreiben.

Das Bundesinstitut für Risikobewertung (BfR) hat eine App herausgegeben, die sehr detaillierte Hinweise zur Vergiftung mit Chemikalien, Pflanzen, Pilzen und Medikamenten bietet. Die App ist verfügbar für Android und iOS.

http://www.bfr.bund.de/de/
apps_vergiftungsunfaelle.html

Sehr giftige Pflanzen und Pflanzenteile (in der Regel ist eine stationäre Therapie angezeigt!)

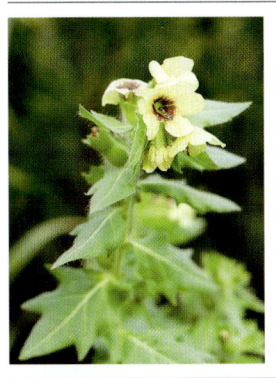

Bilsenkraut
- **Symptome:** Müdigkeit, sonst vgl. Tollkirsche
- **Therapie:** Erbrechen, Kohle und Abführen

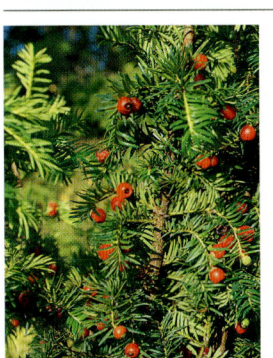

Eibe
- **Symptome:** weite Pupillen, trockener Mund, Übelkeit, Bauchweh, Kollaps, Krampfanfälle
- **Therapie:** bei mehr als 3 zerkauten Samen: Erbrechen, Kohle, Abführen

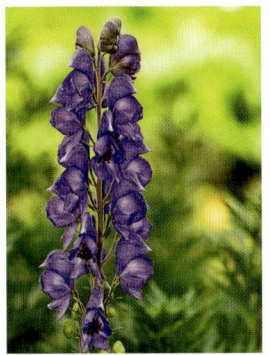

Blauer Eisenhut
- **Symptome:** Brennen im Mund, gefühllose Haut, Erbrechen, Bauchweh, Atemlähmung, Kollaps
- **Therapie:** bei Verdacht: sofort erbrechen lassen, sofort Kohle, sofort Notarzt

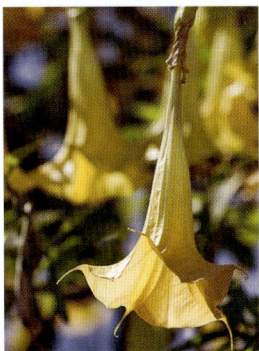

Engelstrompete
- **Symptome:** vgl. Tollkirsche
- **Therapie:** schnell erbrechen, Kohle und Abführen

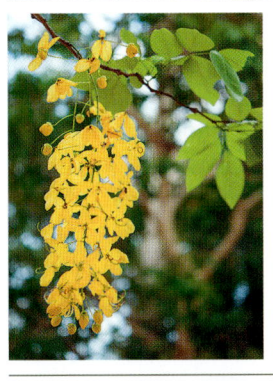

Goldregen
- **Symptome:** Erbrechen, weite Pupillen, Sehstörungen, Muskelschwäche, Krampfanfälle
- **Therapie:** bei mehr als 3 zerkauten Samen: Erbrechen, Kohle, Abführen

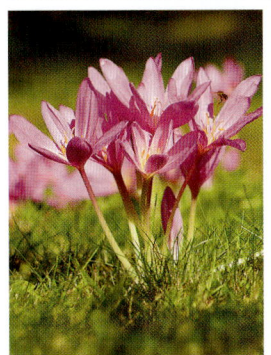

Herbstzeitlose
- **Symptome:** Erbrechen, Durchfälle, Brennen im Mund, Fieber
- **Therapie:** Erbrechen, Kohle

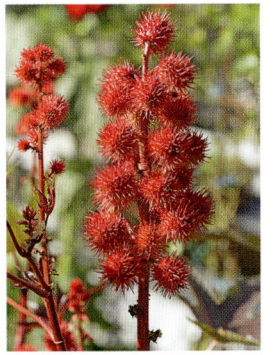

Christuspalme
- **Symptome:** Erbrechen, weite Pupillen, Zittern, Krampfanfälle,
- **Therapie:** Erbrechen, Magenspülung, Kohle

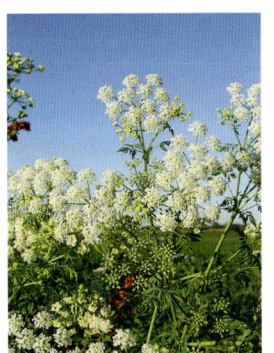

gefleckter Schierling
- **Symptome:** Brennen im Mund, Erbrechen, Bewusstseinstrübung, weite Pupillen, Speichelfluss, schneller Puls
- **Therapie:** Erbrechen, Magenspülung

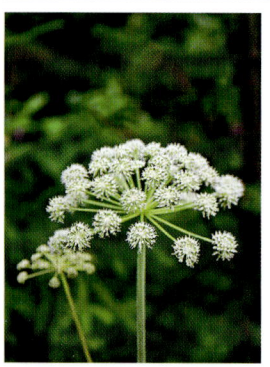

Wasserschierling

- **Symptome:** Brennen im Mund, Erbrechen, Krampfanfälle
- **Therapie:** Erbrechen, Magenspülung, Kohle, Abführen

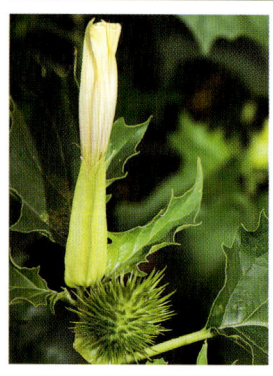

Stechapfel

- **Symptome:** vgl. Tollkirsche
- **Therapie:** Erbrechen, Kohle und Abführen

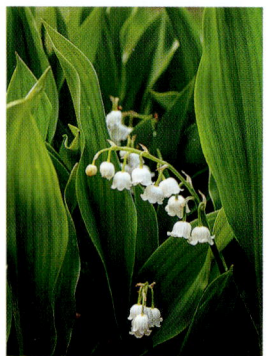

Maiglöckchen

- **Symptome:** Erbrechen, Durchfälle, Müdigkeit
- **Therapie:** bei mehr als 3 Beeren: Kohle
- bei mehr als 5 Beeren: Erbrechen, Magenspülung, Kohle

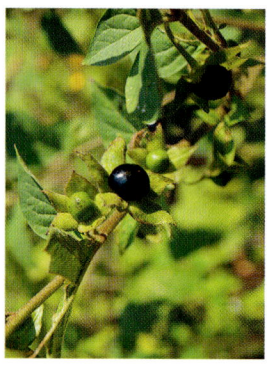

Schwarze Tollkirsche

- **Symptome:** trockener Mund, Fieber, gerötete Haut, weite Pupillen, Schluckstörung, schneller Puls, Tobsuchtanfälle, Krampfanfälle
- **Therapie:** Erbrechen, Magenspülung, Kohle, Abführen

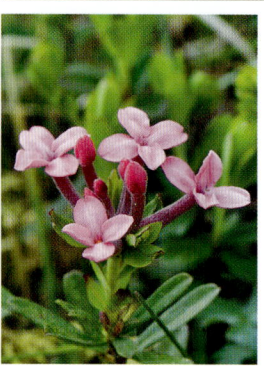

Seidelbast

- **Symptome:** Brennen im Mund, Speichelfluss, Erbrechen, Durchfälle, Krampfanfälle
- **Therapie:** Kohle, ab 2 zerkauten Samen: Magenspülung und Kohle

So helfen Sie Ihrem Kind bei Verbrennungen:

- Entfernen Sie heiße Kleidung, soweit sie nicht mit der Haut verklebt ist.
- Kühlen Sie die verbrannte Haut 15 Minuten mit Leitungswasser (kein Eis, nicht länger als 15 Minuten). Lassen Sie Ihr Kind dabei nicht frieren.
- Geben Sie ein Schmerzmittel.
- Ziehen Sie Ihr Kind an und lassen Sie es nicht frieren.
- Wenn die Brandblasen geschlossen und stabil sind (s. Abb.), belassen Sie sie. Sie sind der beste Schutz vor einer Infektion.

- Liegt eine offene oder nässende Wunde vor (s. Abb.), decken Sie diese für den Transport zum Arzt mit einer sauberen, am besten nicht klebenden Wundauflage ab, z. B. Lomatuell pro® (teuer, aber gut).
- Stellen Sie einen Säugling mit Brandverletzung auf jeden Fall einem Arzt vor.
- Augenverletzung sollten Sie immer einem Augenarzt zeigen.

Verbrennungen und Verbrühungen

Grillen macht auch Kindern sehr viel Spaß und sie können – je nach Alter – gut mithelfen. Schon relativ kleine Kinder wissen, dass es am Grill heiß ist. Eine nicht zu erkennende Gefahr geht allerdings von Erwachsenen aus, wenn diese Spiritus als »Grillanzünder« benutzen. Hierbei können sich erhebliche, auch für Erwachsene nicht einschätzbare Stichflammen entwickeln, die zu entstellenden Verbrennungen führen. Spiritus gehört nicht in den Grill!

Eine unterstützenswürdige Initiative ist »Paulinchen – Initiative für brandverletzte Kinder e.V.« (www.paulinchen.de), die für Sicherheit vor Verbrennung und Verbrühungen wirbt, aber auch für brandverletzte Opfer da ist.

⌄ Stabile Brandblase: bitte nicht öffnen!

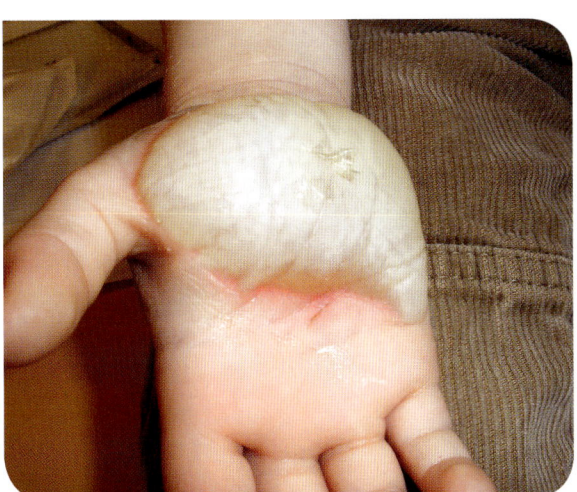

⌄ Nässende Verbrühungen: bitte immer abdecken.

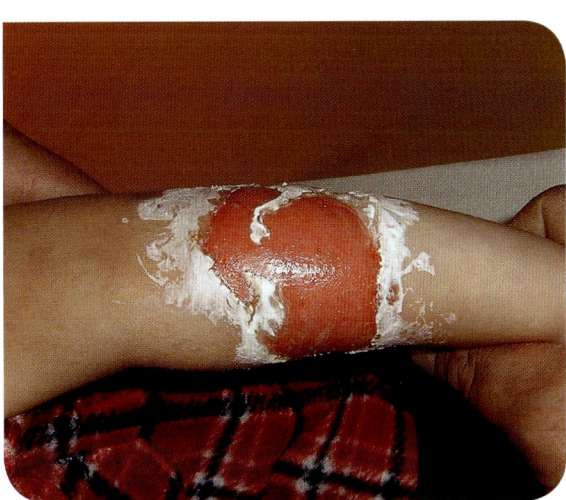

Zu Verbrühungen – also das Übergießen der Haut mit heißem Wasser – kommt es im Haushalt meist mit einem Wasserkocher oder mit heißen Flüssigkeiten aus frisch gefüllten Bechern, z.B. mit heißem Tee oder Kaffee. Das Kabel eines Wasserkochers oder Samowars sollte nie über die Arbeitsplatte hängen: Es lädt Ihr Kind wie ein Griff ein, daran zu ziehen.

Vorsicht ist die Mutter der Porzellankiste!

Die meisten Verbrennungen geschehen durch Flüssigbrennstoffe für den Grill. Verbrühungen erleiden Kinder meist, wenn sie heißen Kaffee oder gleich den ganze Wasserkocher vom Tisch ziehen. Deshalb sollten Sie sich an folgende Regeln halten:

- Schützen Sie Ihren Herd durch ein Gitter.
- Verwenden Sie niemals Flüssigbrennstoffe für den Grill.
- Lassen Sie das Kabel Ihres Wasserkochers nicht lose hängen.

- Benutzen Sie keine Tischdecken, wenn in Ihrem Haushalt Kleinkinder leben.
- Lassen Sie Ihr Kleinkind niemals allein in der Küche.

Kleine Brandblasen, die geschlossen bleiben, müssen nicht unbedingt einem Arzt vorgestellt werden, denn die beste sterile Wundauflage – die eigene Haut – ist ja noch darüber. Dies sind z.B. kleine Verletzungen durch das Anfassen eines heißen Gegenstands (Bügeleisen, Herdplatte, Wasserkocher). Verbinden Sie solche kleinen Brandblasen, damit die darüberliegende Haut nicht durch Scherkräfte aufreißt. Üblicherweise dauert es etwa 4–5 Tage, bis sich die erste zarte neue Haut unter der Brandblase bildet und dann – je nach Ausdehnung – noch einmal 3–4 Tage, bis der Arzt die Haut der Brandblase ohne Infektionsgefahr entfernen kann.

So helfen Sie Ihrem Kind bei Verätzungen:

Haben Sie den Verdacht, dass sich Ihr Kind mit einer Lauge oder Säure (s. Symbole auf der Packung, vgl. Abb.) verätzt hat, gehen Sie folgendermaßen vor:

- Entfernen Sie sofort die Kleidung und spülen Sie die Haut ausgiebig unter fließendem Wasser. (Achtung: Vermeiden Sie selbst den Kontakt mit der Lauge oder Säure, damit Sie sich nicht auch verletzen.) Wenn eine wunde Hautfläche entsteht, also eine rote oder sogar nässende oberflächliche Hautverletzung, gehen Sie anschließend bitte zum Arzt.
- Sind die Augen betroffen, legen Sie Ihr Kind in die Wanne oder Duschwanne und spülen Sie die Augen unter fließendem Wasser von der Nase nach außen, damit die Spülflüssigkeit nicht das andere Auge benetzt. Dies ist unangenehm, kann aber evtl. das Augenlicht erhalten. Je nach Intensität der Verätzung sollten Sie entweder der Notarzt rufen (Tel. 112) oder das Kind sofort einem Augenarzt vorstellen.
- Hat Ihr Kind eine ätzende Flüssigkeit getrunken, besteht erhebliche Gefahr für eine fortschreitende Verletzung der Speiseröhre. Bitte niemals Erbrechen auslösen: Dadurch würde die Speiseröhre ein zweites Mal verletzt werden! Geben Sie Ihrem Kind mit viel Ruhe schluckweise Wasser (Verdünnungseffekt) und rufen Sie – je nach vermuteter Menge – parallel dazu den Notarzt oder fahren Sie selbst mit dem Kind in eine Kinderklinik.

Verätzung

Verätzungen können durch Laugen oder Säuren erfolgen. Die Verletzung entsteht allerdings erst mit der Zeit. Akut ist oft nur eine Rötung zu sehen, vielleicht aber auch noch gar nichts. Dennoch besteht die Gefahr einer erheblichen sich später erst einstellenden Gewebezerstörung.

◄► So werden ätzende Chemikalien auf der Packung gekennzeichnet.

Kreislaufkollaps

Jeder Mensch kann, z. B. bedingt durch eine starke Erkältung, mal »etwas wackelig auf den Beinen« werden. Auch ohne Erkältung beobachten wir bei Kindern gegen Ende der Grundschulzeit und während der Pubertät – also wenn sich die Hormone melden – Schwindel und Kreislaufkollaps. Nur wenn sich dies bei Ihrem Kind häuft, stellen Sie es bitte Ihrem Kinder- und Jugendarzt vor.

Die Beschreibung, dass ein Kind einen kurzzeitigen »Aussetzer« hatte, ihm schwarz vor den Augen wurde, es vielleicht stürzte, ist medizinisch eine »Synkope«. Die Ursache ist meist ein Kreislaufkollaps, selten verbergen sich hinter einer Synkope – insbesondere wenn diese wiederholt auftritt – aber neurologische Krankheiten, z. B. kurzzeitige Bewusstseinspausen als Ausdruck einer Epilepsie (»Absencen«, Seite 283) oder auch Herzrhythmusstörungen.

Je nach Ergebnis des ärztlichen Gesprächs und der körperlichen Untersuchung wird Ihr Kinder- und Jugendarzt weitere Untersuchungen benötigen,

Ohnmacht – was tun?

Bei einer Ohnmacht (oder einem Kreislaufkollaps) verliert Ihr Kind kurzeitig das Bewusstsein und fällt hin. Der Muskeltonus ist so schlaff, dass Sie Ihr Kind kaum richtig tragen können, die Haut ist kalkweiß, eventuell verdreht es die Augen und ist nicht ansprechbar.
- Legen Sie Ihr Kind dann auf den Rücken.
- Heben Sie beide Beine hoch (senkrecht!).
- Tasten Sie den Puls: Der ist langsam und flach, aber tastbar.
- Warten Sie (ggf. mit einer Uhr) 20–30 Sekunden ab: dann klart Ihr Kind wieder auf und ist einigermaßen ansprechbar.
- Fühlen Sie keinen Puls und Ihr Kind atmet nach 30 Sekunden nicht spontan, liegt kein Kreislaufkollaps vor. Dann beginnen Sie mit der Wiederbelebung (Seite 485) und rufen Sie den Notarzt: Tel. 112.

z. B. ein EKG, das zum Ausschluss von Herz-Rhythmus-Störungen dient, eine Blutdruckmessung im Liegen und kurz nach dem Aufrichten, was eine Blutdruckregulationsstörung (»Orthostase«) aufdecken könnte, oder ein EEG, welches auffällige Hirnaktivitäten wie eine Absencen-Epilepsie o. Ä. zeigen könnte.

Sind allerdings die Befunde unauffällig, wird er die Diagnose »Kreislaufkollaps« stellen und folgende Verhaltensweisen empfehlen:

Trinken

Achten Sie auf ausreichendes Trinken. Nur ein gut gefülltes Blutgefäßsystem kann einen guten Blutdruck aufbauen, den das Gehirn zum Funktionieren benötigt. Morgens muss Ihr Kind etwas trinken. Eine Flasche Mineralwasser (0,3 l) für den Schultag ist wünschenswert.

Wie funktioniert die Muskelpumpe?

Das Herz pumpt das Blut mit Kraft in den Körper. Der Rückfluss zum Herzen wird im Wesentlichen durch die Muskelpumpe unterstützt. Da die zum Herzen zurückführenden Venen Klappen tragen, kann das Blut nur in eine Richtung fließen: nämlich zum Herzen. Wird eine Vene durch die um sie herum angeordneten Muskeln zusammengedrückt, kann das Blut also nur in Richtung Herz strömen. Jede Muskelarbeit führt so immer zur Unterstützung des Blutrückflusses zum Herzen.

Durch das Wachstum und die nahende Pubertät funktioniert bei manchen Kindern bzw. Jugendlichen die Regulation der Gefäßweite nicht so richtig. Diese ist wichtig für die Verteilung des Blutvolumens im Körper. Hat durch weitgestellte Blutgefäße das Blut die Tendenz, in den Beinen zu »versacken«, fehlt es im Gehirn und kann zu einer Synkope (s. o.) führen. Die Muskelpumpe arbeitet gegen dieses Versacken des Blutes in den Beinen.

Frühstücken

Das Frühstück darf süß sein, genauso wie der Nachtisch mittags. Die Energiereserven eines durchschnittlichen Erwachsenen bestehen aus etwa 500 g Zucker und etwa 10 kg Fett. Beim Schulweg zu Fuß oder per Rad wird ein Teil dieser Reserven verbraucht. Daher sollte Ihr Kind nach der langen Nacht ein Frühstück mit Kohlenhydraten, die langsam freigesetzt werden (z. B. Brot mit Wurst oder Käse, Müsli), zu sich nehmen. Das wirkt länger als eines mit schnell freigesetzten Kohlenhydraten (z. B. Brötchen mit Marmelade). Mittags sollte ein süßer Nachtisch (Joghurt, Pudding, Kompott) die Mittags-Senke (»postprandiales Tief«) ausgleichen.

Lageänderungen: langsam!

Beim Aufstehen aus dem Bett oder in der Schule vom Stuhl zur Pause kann der Kreislauf von Kindern in diesem Alter etwas Anlaufschwierigkeiten haben: Den Kindern wird schwindelig, evtl. auch kurz schwarz vor den Augen oder sie sehen Sterne. Um dies zu vermeiden, muss die »Muskelpumpe« aktiviert werden: 5 Minuten vor der nächsten Pause sollte Ihr Kind wechselseitig erst die rechte, dann die linke Hacke vom Boden heben (der Vor-

fuß bleibt dabei auf dem Boden). Dies macht es immer wieder abwechselnd 1 Minute lang. Beim Aufstehen sollte es kurz (etwa 20 Sekunden) am Platz stehenbleiben und darauf achten, ob Schwindel auftritt. Wenn ja, setzt es sich wieder hin und versucht das Aufstehen nach 1 Minute »Muskelpumpe« erneut.

Stabile Seitenlage

Müssen Sie nach einem Unfall ein verletztes, bewusstloses Kind lagern, um in der Zwischenzeit Hilfe rufen zu können, nutzen Sie dazu die »stabile Seitenlage«. Durch die stabile Seitenlage wird sichergestellt, dass die Atemwege frei bleiben und Erbrochenes, Blut usw. ablaufen können. Der Mund wird so nämlich zum tiefsten Punkt des Körpers und der kleine Patient wird ggf. vor dem Ersticken bewahrt. Genauso funktioniert es übrigens auch bei Erwachsenen.

Bleiben Sie bis zum Eintreffen des Rettungsdienstes bei dem Kind und versuchen Sie, es zu beruhigen und zu trösten, und beobachten Sie es. Überprüfen Sie auch immer wieder Bewusstsein und Atmung.

Üben Sie die »stabile Seitenlage« einmal »trocken«, damit es im Notfall klappt. Sofortmaßnahmen der Hilfe am Unfallort, wie die hier gezeigte stabile Seitenlage oder die im Folgenden dargestellten Maßnahmen der Wiederbelebung, können Sie sehr gut in Kursen erlernen, z. B. beim Deutschen Roten Kreuz.

Gerne kommen auch Rettungssanitäter, Anästhesisten oder andere Berufsgruppen in Firmen und Einrichtungen, um dies mit einem Team zu üben.

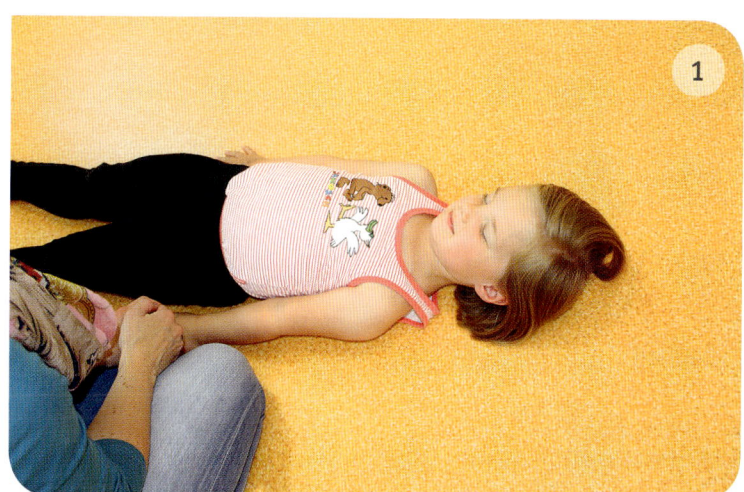

❶ Knien Sie sich seitlich neben den kleinen Patienten. Dann liegen ein Bein und ein Arm auf Ihrer Seite (nahes Bein) und das andere Bein auf der gegenüberliegenden Seite (fernes Bein).

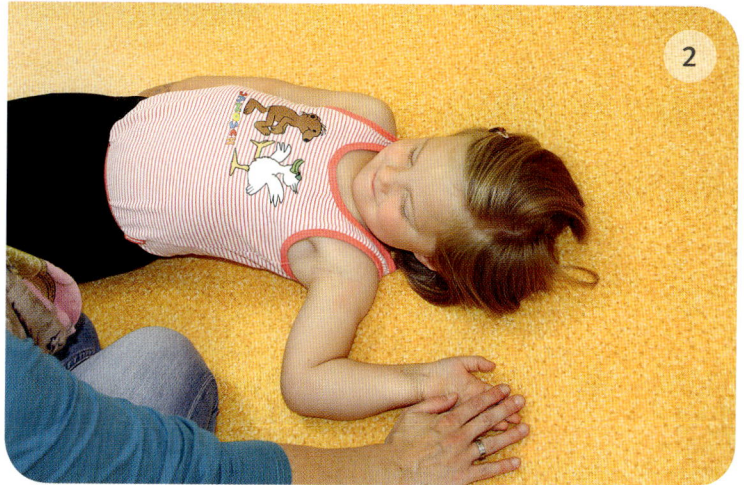

❷ Strecken Sie die Beine des Kindes. Legen Sie den »nahen Arm« angewinkelt nach oben, die Handinnenfläche zeigt dabei nach oben.

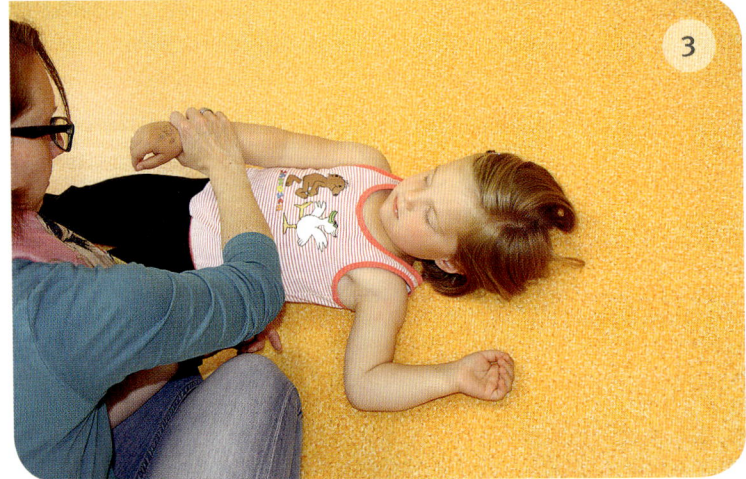

❸ Greifen Sie den »fernen Arm« am Handgelenk.

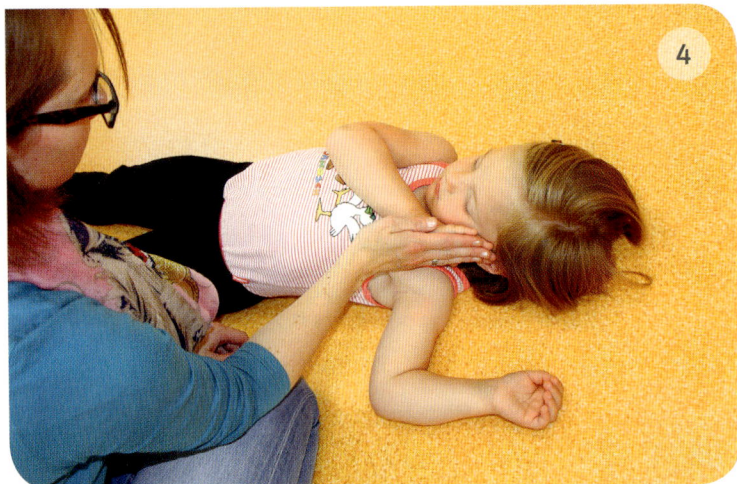

❹ Kreuzen Sie den Arm vor der Brust und legen Sie die Handoberfläche an die »nahe Wange«. Lassen Sie die Hand nicht los.

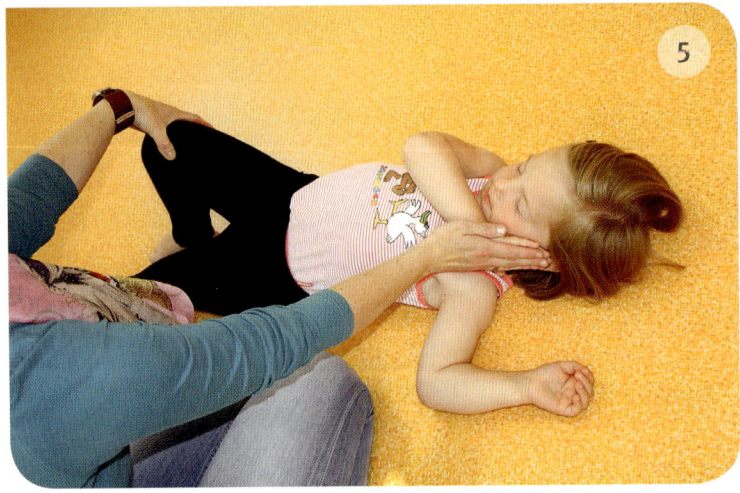

❺ Greifen Sie an den »fernen Oberschenkel« und beugen Sie das Bein.

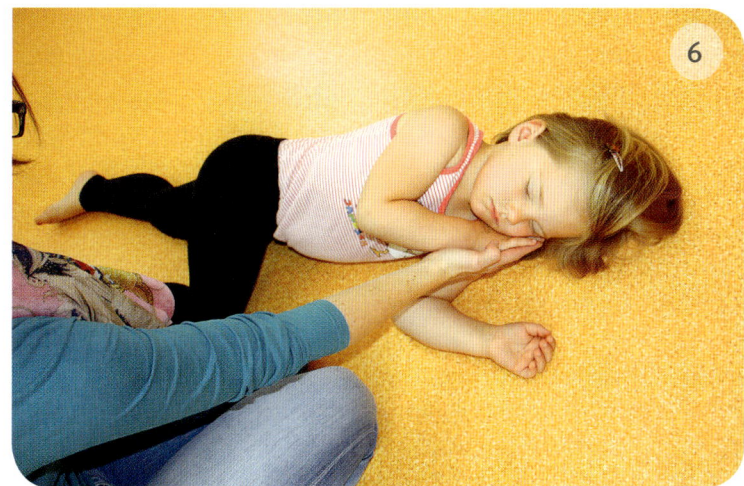

❻ Ziehen Sie das »ferne Bein« zu sich herüber. Richten Sie es so aus, dass der Oberschenkel im rechten Winkel zur Hüfte liegt.

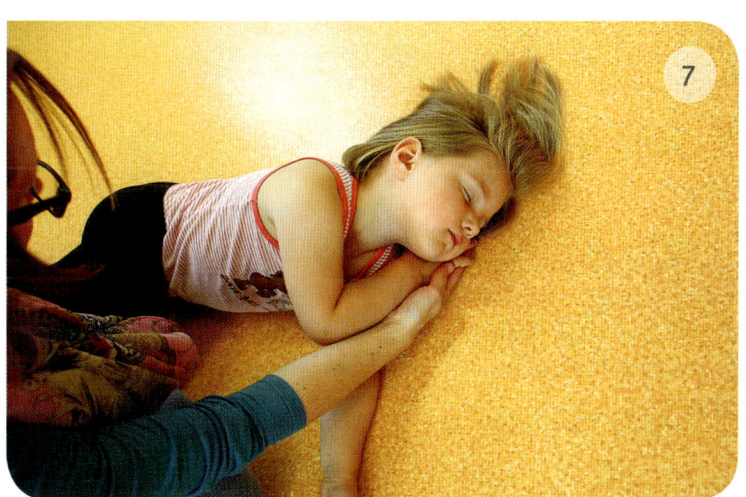

❼ Neigen Sie den Kopf nach hinten und richten Sie die an der Wange liegende Hand so aus, dass die Atemwege frei werden. Öffnen Sie den Mund leicht. Decken Sie das Kind zu.

Wiederbelebung

Ein lebloses Kind hat in der Regel ein Luftproblem, kein Kreislaufproblem wie ein Erwachsener. Bei Erwachsenen stehen Herzerkrankungen an erster Stelle der Ursache für Wiederbelebungen (Reanimation), z. B. Herzrhythmusstöruungen, Herzinfarkt. Kinder haben diese Probleme so gut wie nie. Stattdessen treten bei Kindern lebensgefährliche Situation in der Regel durch mangelnde Sauerstoffversorgung des Blutes auf (Ertrinken, Ersticken, Vergiftung). Daher unterscheiden sich die Maßnahmen bei Kindern und Erwachsenen. Nur extrem selten ist der Einsatz eine Defibrillators bei einem Kind notwendig.

Die wichtigste Maßnahme bei einem leblosen Kind ist die 5-malige Atemspende zu Beginn. Beim Säugling geschieht dies über Mund und Nase, beim Kind über den Mund, nachdem der Kopf leicht nach hinten gestreckt wurde. Der Brustkorb sollte sich dabei heben und senken.

Die Herzdruckmassage muss schnell und tief genug durchgeführt werden, d.h.: etwa 2-mal pro Sekunde drücken (entsprechend 100–120-mal/Minute). Die Drucktiefe beträgt etwa ein Drittel des Brustkorbdurchmessers.

Da Kinder meist ein Luftproblem haben, sollten sie häufiger beatmet werden als ein Erwachsener: nach 15-mal Drücken bereits 2 Atemspenden (15:2). Ein erwachsener Patient wird wegen seines meist fehlenden Blutdruckes 30-mal gedrückt, bevor er 2 Atemspenden bekommt (30:2). Entscheidend ist, dass die Herzdruckmassage nur sehr kurz für die Beatmung unterbrochen wird.

Sie haben als Helfer also die Aufgabe, den fehlenden Blutdruck des Kindes aufrechtzuhalten (Herzdruckmassage). Da aber das Blut irgendwann sauerstoffarm wird, sollten Sie von Zeit zu Zeit die Lungen des Kindes mit Ihrer Luft neu füllen (Beatmung). Der Wechsel dieser beiden Reanimationstätigkeiten ist beim Kind dann am besten, wenn Sie nach 15-mal Herzdruckmassage 2 Atemspenden geben. Und zwar so lange, bis das Kind sich wieder regt und selbst atmet oder der Notarzt eingetroffen ist.

NOTRUF für Notarzt: Tel. 112

Die fünf »W« beim Anruf beim Rettungsdienst:

- **W**ER ruft an?
- **W**AS ist passiert?
- **W**O ist es passiert?
- **W**IE viele sind betroffen?
- **W**ARTEN Sie auf Rückfragen!

Werden bereits etwa 1 Minute lang Reanimationsmaßnahmen ohne Erfolg durchgeführt, sollte ein Notruf abgesetzt werden (Tel. 112).

Wenn Sie als Ersthelfer in einer Notsituation stehen, sind Sie natürlich im Stress. Die Angst, etwas falsch zu machen, sollten Sie im Sinne des Verletzten aber hintanstellen: Auch wenn die Reanimations-Bemühungen nicht 100%ig sind, sind Erst-Maßnahmen grundsätzlich besser als gar keine!

REANIMATION BEIM KIND

ZEIT (sec)	AKTION	BEOBACHTEN
5 sec	Ansprechen! Berühren!	bewegt sich?
2 sec	Hilfe rufen!	
5 sec	Atemwege frei machen!	normale Atmung?
10 sec	5× beatmen!	bewegt sich? atmet wieder normal?
55 sec	15× Druck-massage! 2× beatmen! 5× wiederholen	100–120×/min schnell und tief

dann **112** wählen

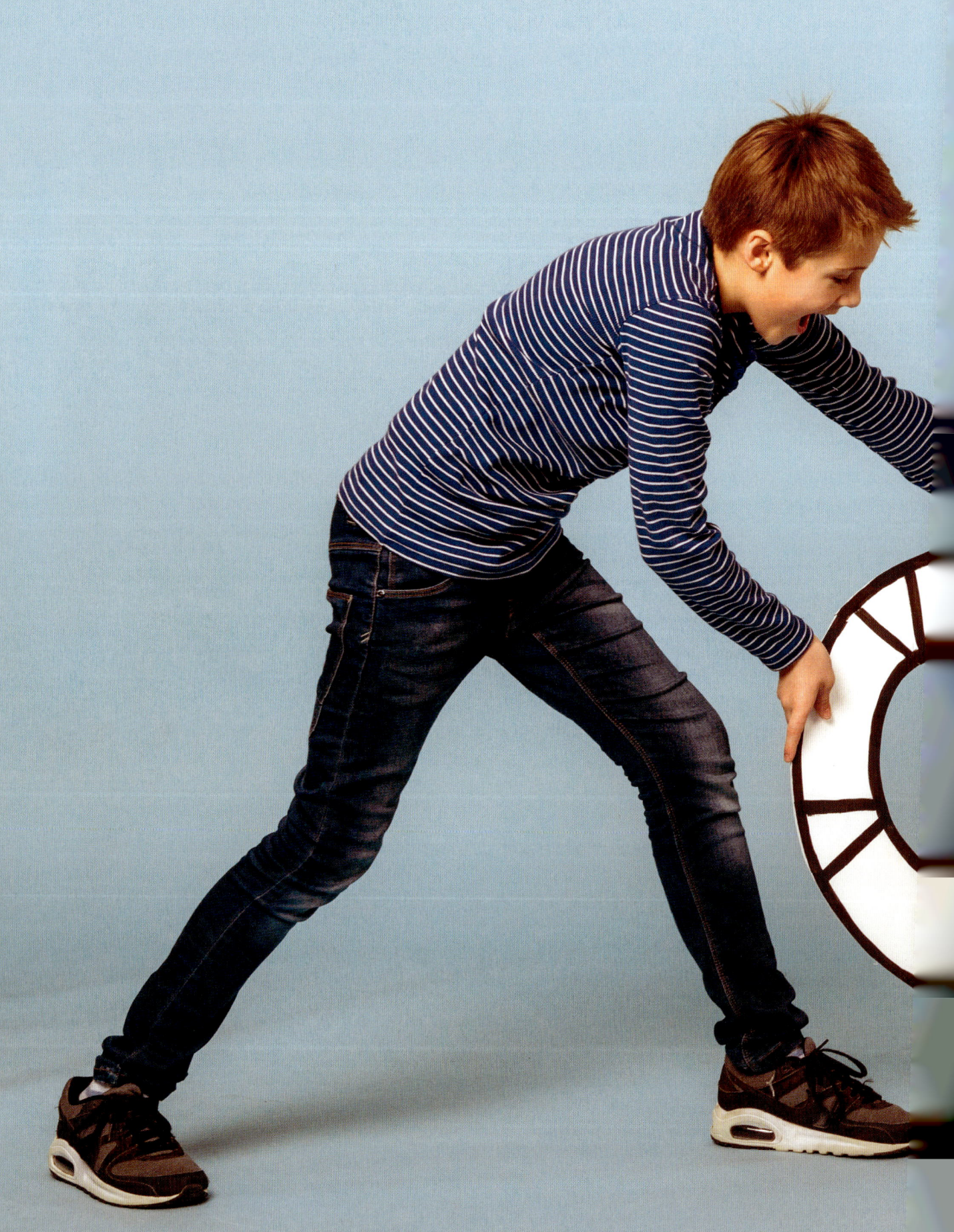

Hilfe in allen Lebenslagen

Fühlen Sie sich überfordert oder suchen Sie Rat? Braucht Ihr Kind besondere Unterstützung oder ist es behindert? Erfahren Sie hier, wer Ihnen zur Seite steht.

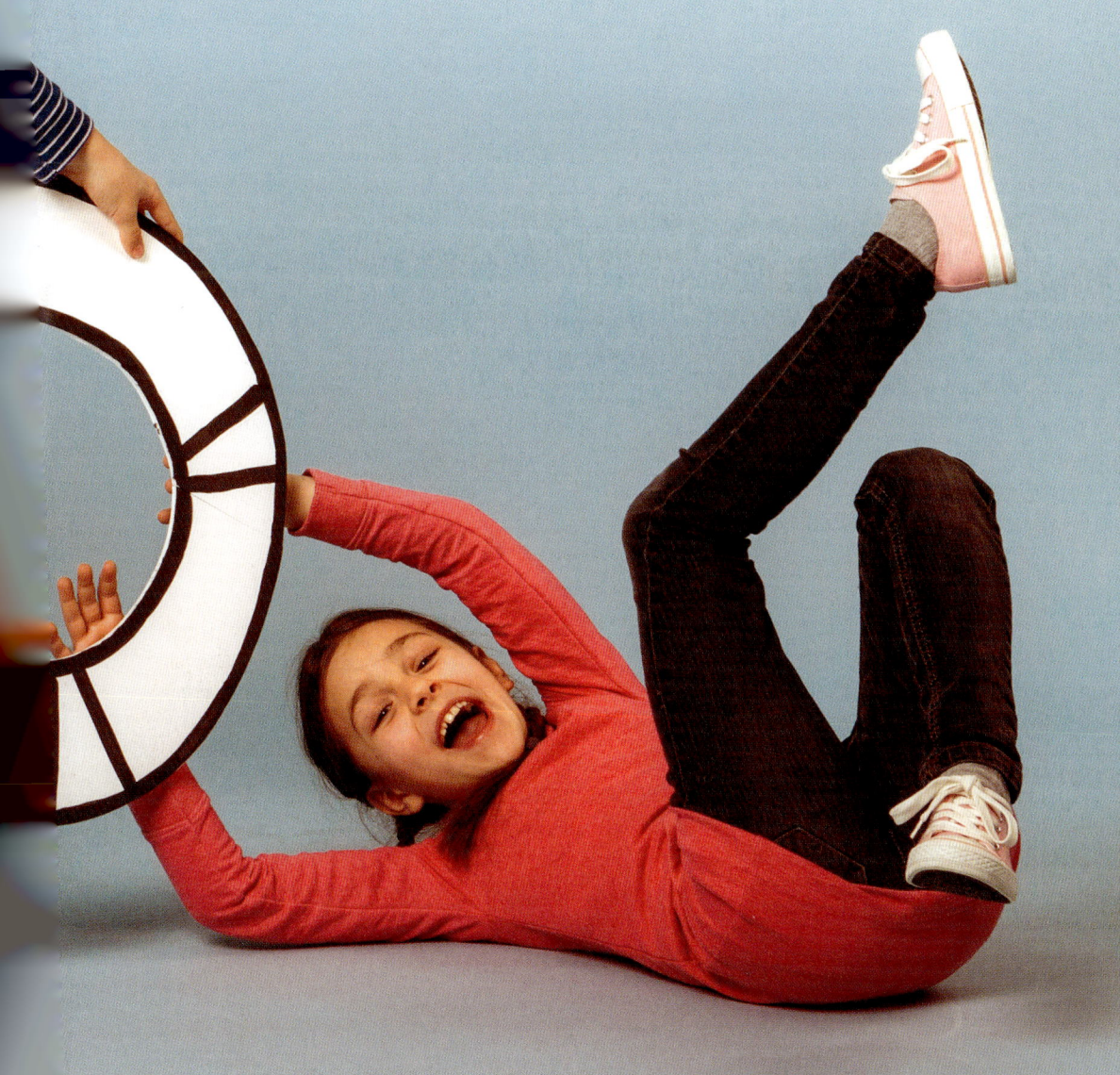

Wo bekomme ich Hilfe?

In Deutschland werden vielfältige Hilfen für Familien angeboten. Aber wer nicht um Hilfe bittet, wird keine erhalten. Wenn Sie Unterstützung benötigen, melden Sie sich bei Ihrem Kinderarzt oder direkt bei einer der genannten Hilfestellen.

Leider ist es manchmal sehr verwirrend und uneinheitlich, wer in Deutschland welche Hilfen anbietet und wer diese Hilfen bezahlt. Jede Stadt und jeder Kreis hat unterschiedliche Regelungen, Kostenübernahmen, Ansprechpartner. Zum Teil sind die Stellen, die Hilfe anbieten, nicht identisch mit denjenigen, die die Kosten übernehmen. Viele Projekte laufen in den verschiedenen Städten jeweils unter einem anderen Namen, sind aber von ihrem Angebot her ähnlich. Ihr Kinder- und Jugendarzt versteht sich als Lotse für alle Hilfen: Er kennt meist die entsprechenden Organisationen und Ansprechpartner mit Namen und kann Ihnen so gut weiterhelfen.

Für Leistungen der Krankenkassen müssen Sie Ihren Kinder- und Jugendarzt vorher aufsuchen, er wird nach seiner Untersuchung die Notwendigkeit einer Therapie oder einer weiteren Diagnostik bescheinigen und ein Rezept oder eine Verordnung ausstellen. Für Leistungen anderer Träger können Sie natürlich auch selbst die entsprechenden Stellen aufsuchen.

Trotz dieses guten Angebots sollten Sie die naheliegenden Hilfen nicht vergessen: Verwandte, Freunde und Nachbarn. Aber auch bei diesen müssen Sie sich melden und um Hilfe bitten.

Die folgende Übersicht stellt keine vollständige Auflistung der Hilfen dar. Manche Hilfsangebote sind ähnlich, heißen vor Ort aber anderes. Sprechen Sie Ihren Kinder- und Jugendarzt an, er wird Sie über die konkreten Hilfsangebote in Ihrem Kreis bzw. Ihrer Stadt informieren.

Wie merke ich, dass ich Hilfe brauche?

Seien Sie ehrlich zu sich selbst: Wenn Sie durch Schlafentzug, Wochenfluss, Geldsorgen, unerledigte Berge im Haushalt oder Spannungen in Ihrer Partnerschaft wütend werden, ist das eine normale Reaktion. Zerschmeißen Sie dann gerne Teller und knallen Sie Türen, legen Sie Ihr Baby aber vorher bitte sicher und vorsichtig zu Seite!

Wächst Ihnen alles über den Kopf? Haben Sie das Gefühl, einfach nicht mehr Sie selbst zu sein? Fühlen Sie sich allein und überlastet? Die folgenden Fragen sind wie ein Spiegel, in den Sie reinschauen dürfen. Manchmal sieht man dort einen oder eine, die man dort gar nicht sehen wollte.

- Macht es mir keine Freude, mit meinem Kind zusammen zu sein?
- Machen mir die gemeinsamen Mahlzeiten keine Freude?
- Habe ich in dem ganzen Stress des Alltags keine Zeit, Lust und Freude, mich meinem Kind zuzuwenden und ihm zuzuhören?
- Bin ich tagsüber nur noch müde und schlecht gelaunt?
- Habe ich – zu meinem Erschrecken – keinen Bock auf mein Kind?
- Bin ich aggressiv geworden, weil mir irgendwie alles über den Kopf wächst?
- Bin ich schon mal so weit gewesen, das Baby zu schütteln, weil ich so fertig war?

Wenn Sie eine oder mehrere dieser Fragen mit Ja beantworten würden, ziehen Sie ernsthaft in Erwägung, sich Hilfe zu suchen.

Erziehungs- und Familienprobleme

Die wenigsten Eltern haben Erziehen gelernt. Deshalb kommen viele Eltern öfter mal an ihre Grenzen – dies geht allen so und ist ganz normal. Die eigenen Kinder stellen einen Erwachsenen vor ganz andere Herausforderungen als fremde Kinder. Erschwerend kommt hinzu, dass Eltern keine objektive Distanz zu Ihrem eigenen Kind haben: Erzieherische Ziele vermischen sich mit liebevoller Zuwendung und Furcht vor Fehlern. Wenn Sie also – verständlicherweise – an Ihre erzieherischen Grenzen stoßen, sollten Sie keine Hemmungen haben, eine Erziehungsberatungsstelle aufzusuchen.

Erziehungsberatungsstellen

Erziehungsberatungsstellen finden Sie meist im karitativen Angebot der Kirchen unter dem Dach der Caritas oder der Diakonie (dort auch z. B. Beratung bei Eheproblemen, Gewalt in der Familie, Trennungskonflikten). Die Beratung ist meist kostenfrei und die Mitarbeiter sind zur Verschwiegenheit verpflichtet.

Offene Angebote

In vielen Gemeinden und Städten gibt es offene Angebote, die alle unterschiedliche Namen tragen: Café Kinderwagen, Familienzentrum usw. »Offen« heißt, Sie dürfen einfach so dahingehen, Anmeldungen sind nicht erforderlich, es wird weder Eintritt erhoben noch nach einem Ausweis gefragt. In diesen Zentren finden junge Familien andere Menschen, die in einer ähnlichen Lebenssituation stehen: die auch gerade ein Kind bekommen haben, vielleicht auch schon das zweite, die auch einen (preiswerten) Kinderwagen, gut erhaltene Kinderkleidung oder einen Kinder- und Jugendarzt suchen. Aber auch Themen wie die Wohnraumsituation, finanzielle Engpässe und Hilfen für daheim können offen angesprochen werden. Hier können Sie neue Netzwerke und auch Freundschaften knüpfen.

Schwangerschaftsberatung

Die klassischen Schwangerschaftsberatungsstellen sind bundesweit bis zum 3. Geburtstag eines Kindes für junge Mütter da – also nicht nur für die Dauer der Schwangerschaft, wie der Name andeutet. Die Hilfen der Schwangerschaftsberatung erstrecken sich dabei auf Konflikte in der Schwangerschaft selbst, Beratung zum Schwangerschaftsabbruch oder Erhalt der Schwangerschaft, Planung des Schulabschlusses für sehr junge Mütter und deren Übergang ins Berufsleben mit einem Baby. Aber auch finanzielle, partnerschaftliche oder rechtliche Probleme können diskret und bei Wunsch vollkommen anonym besprochen werden.

Hebammen

Hebammen begleiten die Schwangere vor und während der Geburt sowie die ersten Tage und Wochen nach der Geburt. Das Vertrauensverhältnis wird sich je nach Verlauf der Schwangerschaft und der Geburt, aber auch je nach Inanspruchnahme der jungen Mutter durch das Neugeborene sehr unterschiedlich entwickeln.

Ihr Kinder- und Jugendarzt kann per Verordnung die Betreuung durch die Hebamme deutlich erweitern. Gründe sind z.B. die aufsuchende Wochenbettbetreuung bei Gedeihproblemen, Beratung bei Stillschwierigkeiten, Beratung bei Ernährungsproblemen Ihres Kindes.

In manchen Gebieten Deutschlands wurde die »Familienhebamme« wieder eingeführt. Diese schöne Aufgabe geht deutlich über die normale Tätigkeit einer Hebamme hinaus und erfordert auch eine entsprechende Qualifizierung. So bietet die Familienhebamme Hilfen für die Bewältigung des Alltags, z.B. für Eltern mit eingeschränkten Fähigkeiten (Arztbesuche, Behördengänge, Kontaktbahnung zu Mutter-Kind-Gruppen vor Ort), Hilfe zur Selbsthilfe im Umgang mit dem Neugeborenen, zu dessen Pflege, zur altersentsprechenden Förderung und vielleicht auch im Handling eines besonders anstrengenden Neugeborenen. Auch eine chronische Krankheit der jungen Mutter, eine bestehende Suchtproblematik oder die Gefahr häuslicher Gewalt können Gründe sein, eine Familienhebamme um Hilfe zu bitten.

Fragen Sie Ihren Kinder- und Jugendarzt, wie die Inanspruchnahme einer Familienhebamme vor Ort geregelt ist (über die Krankenkasse, das Jugendamt, die Wohlfahrtsverbände, Erziehungsberatungsstellen usw.).

Allgemeiner Sozialdienst

Der allgemeine Sozialdienst (ASD) einer Stadt führt häufig Erstbesuche bei »frischgebackenen« Familien durch, überreicht nicht selten dabei ein Geschenk und eine Einladung zur Teilnahme an den vielfältigen Angeboten, die die Stadt für junge Familien anbietet.

Jugendamt

Das Jugendamt bietet in den Städten und Kreisen ebenfalls weitreichende Hilfen an: diese reichen von finanziellen Hilfen für junge Familien über Vermittlung von Erziehungsbeistand und sozialer Gruppenarbeit über Familien- bzw. sozialpädagogische Familienhilfen (SPFH) bis hin zu Maßnahmen der ambulanten bzw. stationären Jugendhilfe. Das Jugendamt versteht sich dabei als Partner der Familie, die in Not geraten ist. So kann das Jugendamt wie die Krankenkasse bei der Betreuung und Versorgung des Kindes in familiären Notsituationen (z.B. Ausfall eines Elternteils) angesprochen werden. Viele Eltern haben Berührungsangst vor dem Jugendamt. Bei echtem Hilfebedarf sollten Sie sich aber nicht scheuen, das Jugendamt in die Hilfeplanung einzubeziehen.

Familiäre Unterstützung

Wenn Sie das Gefühl haben unterzugehen, benötigen Sie meist nicht (nur) medizinische Hilfen, sondern Freunde oder jemanden, der sich um die Seele sorgt – oder der einfach mal hilft, den Wäscheberg mit abzuarbeiten.

Auch hier gilt: Wer Hilfe benötigt, sollte darum bitten. Der Kinder- und Jugendarzt übernimmt dabei eine Lotsenfunktion für die Familie, selbstverständlich können Sie sich aber auch selbst an folgende Institutionen in Ihrem Ort wenden:
• Kirchen/Notfallseelsorger
• Lebenshilfe e.V.

- Schwangerschaftsberatung (bis zum 3. Geburtstag Ihres Kindes)
- Familienhilfe
- Heilpädagogische Frühförderung

Hilfe für Ausländer

Für Familien mit Migrationshintergrund werden Hilfen zur Integration und Sprache angeboten. Meist werden diese Hilfen durch karitative Träger (Caritas, Diakonie) durchgeführt, finden sich organisatorisch aber meist unter dem Dach des Kreises oder der Stadt. Wenden Sie sich für diese Fragen an das Bürgermeisterbüro oder das Bürgerbüro.

Entwicklungsbesonderheiten

Manchmal bemerken Eltern, dass die Bewegungen ihres Kindes irgendwie tollpatschig sind, es sich eher ängstlich anderen Kindern gegenüber verhält, sich nicht so gut konzentrieren kann oder nicht so gut bei Gleichaltrigen Anschluss findet. Das ist alles vielleicht gar nicht schlimm, aber sorgenfrei sind Sie dennoch nicht. Viele Dinge können durch Üben erlernt werden: beim Kochen helfen, beim Basteln, beim Backen, in der Garage. Im Graubereich zwischen einer echten Entwicklungsverzögerung (s. u.) und einem einfach nur zu schüchternen Kind greifen Angebote des Kindergartens, der Kommunen, kirchlicher Fortbildungshäuser, des Sportbundes wie z. B. heilpädagogisches Reiten, psychomotorisches Turnen oder Motopädie. Ihr Kinder- und Jugendarzt wird nach der Untersuchung Ihres Kindes und dem Gespräch mit Ihnen die Möglichkeiten vor Ort aufzeigen und Ihnen konkrete Ansprechpartner empfehlen.

Entwicklungsverzögerung

Fördermaßnahmen für Kinder mit einer Verzögerung der Entwicklung werden vom Kinder- und Jugendarzt, meist nach einer vollständigen Untersuchung im Rahmen der Vorsorgeuntersuchung, veranlasst. Der Begriff der »Verzögerung« beinhaltet grundsätzlich die Einschätzung, dass ein Kind den Entwicklungsrückstand in absehbarer Zeit aufholen kann.

Logopädie

In der Sprachtherapie (Logopädie) können sehr unterschiedliche Formen einer Sprachenwicklungsverzögerung behandelt werden, zum Beispiel: Schwierigkeiten in der Aussprache, der Grammatik und des Satzbaus, des Redeflusses, der fehlenden Zuwendung zu bestimmten Gesprächspartnern (selektiver Mutismus), ein gestörtes Schluckmuster oder eine behandlungsbedürftige Mundmotorik.

Physiotherapie

Grobmotorische Entwicklungsrückstände werden durch Krankengymnastik (Physiotherapie) gefördert. Dazu zählen verspätet einsetzende Fähigkeiten der Haltung (Statomotorik) und der Fortbewegung (Lokomotion).

Einen besonderen Stellenwert in der Kinderheilkunde besitzen zwei Therapieformen: In der Vojta-Therapie werden angelegte und von Geburt an vorhandene Bewegungsabläufe »aktiviert«. Dies kann die weitere Entwicklung eines kranken Kindes günstig beeinflussen, da sich durch Reize in bestimmten Ausgangslagen des Kindes die Steuerungsfähigkeit des Gehirns beeinflussen lässt. Auch beim Bobath-Konzept ist das Ziel die Erlangung der Eigenaktivität des kleinen Patienten. Sie stellt eine lösungsorientierte, d. h. individuelle Herangehensweise für Menschen mit Behinderungen dar. Dies klingt wie graue Theorie: Wer als Eltern (oder Kinderarzt) aber mit Freude miterleben darf, welche Entwicklungssprünge Kinder mit einer Behinderung durch diese Behandlung erreichen, lernt sehr schnell die praktischen Vorzüge der beiden Therapieformen kennen – in der Hand von entsprechend ausgebildeten Physiotherapeutinnen.

Ergotherapie

Durch die Beschäftigungstherapie (Ergotherapie) werden eine Reihe sehr unterschiedlicher Störungsbilder behandelt, zum Beispiel: Koordinationsstörungen bei sonst neurologisch gesunden Kindern, Zurückbleiben in alltagspraktischen Tätigkeiten, Störungen höherer kognitiver Funktionen wie Konzentration, Handlungsplanung und Aufmerksamkeit, Störungen der Grob- und/oder Feinmotorik und der sensorischen Integration, d. h. eine gestörte Verbindung bzw. Verarbeitung von Wahrnehmungen der Körperhaltung und -bewegungen sowie der Sinne. Im Rahmen einer Gruppentherapie können auch Sozialverhaltensstörungen therapeutisch angegangen werden.

Entwicklungsstörungen und Behinderungen

Entwicklungsstörungen bedeuten ein in absehbarer Zeit (d. h. länger als 6 Monate) nicht aufzuholendes Entwicklungsdefizit.

Gesundheitsamt

Wenn Ihr Kind Entwicklungsstörungen zeigt oder behindert ist, sollten Sie neben dem Kinder- und Jugendarzt mit dem »Kinder- und Jugendamtsärztlichen Dienst« des örtlichen Gesundheitsamts Kontakt aufnehmen.

Die Beratung dort kann den Start mit der neuen Situation hilfreich begleiten. Die wichtigste Form der Förderung über das Gesundheitsamt ist die heil-

pädagogische Frühförderung (HPFF). Sie stellt ein ganzheitliches Förderkonzept für die Entwicklung Ihres Kindes dar. Die Eltern werden von Anfang an mit in die Therapie einbezogen, weshalb die Therapiestunden gerne daheim durchgeführt werden.

Auch weitere Hilfen können im Gesundheitsamt besprochen werden: ein Platz in einem heilpädagogischen Kindergarten, Durchführung von psychomotorischen Übungsbehandlungen, Hilfen zur Entlastung der Eltern, aber auch Kontakte zu Eltern-, Selbsthilfe- und Freizeitgruppen.

Sozialamt

Das Sozialamt steht Ihnen mit Beratung zu Seite, wenn es um Pflege oder Wohnberatung und weitere Eingliederungshilfen geht. Hier erhalten Sie auch Hilfe bei der Beantragung eines Behindertenausweises (Seite 495).

Sozialpädiatrisches Zentrum

Zur Entwicklungsdiagnostik schwer kranker Kinder verweist der Kinder- und Jugendarzt solche Kinder zusätzlich an ein sozialpädiatrisches Zentrum (SPZ), in dem verschiedene Berufsgruppen – meist an großen Kliniken – mit sehr unterschiedlicher Spezialisierungen zum Wohl eines Kindes gemeinsam an der Diagnostik und Therapiefestlegung beteiligt sind. Diese Zentren zeichnen sich durch eine enge Zusammenarbeit von spezialisierten Kinder- und Jugendärzten mit Kinderpsychologen, Entwicklungsdiagnostikern, Ergo- und Sprachtherapeuten und nicht zuletzt mit orthopädischen Schuhmachern und Hilfsmittelausstattern aus. Die Wartezeiten für einen solchen Termin sind zwar meist lang, durch die sehr differenzierte Untersuchung helfen aber die dort entwickelten Therapiepläne meist sehr gut.

Medizinische Unterstützung und Pflege

Eine konkrete medizinische Hilfe bzw. medizinische Pflege daheim wird durch den Kinder- und Jugendarzt verordnet und koordiniert. Die Kosten für alle Maßnahmen übernehmen die Krankenkassen. Der Kinder- und Jugendarzt arbeitet eng mit den unten genannten spezialisierten Kollegen zusammen. Zusätzlich wird er alles, was »vor Ort« an Betreuung machbar ist, für ein erkranktes Kind und seine Familie übernehmen. Dennoch können längere Fahrten zu spezialisierten Zentren nicht immer vermieden werden.

Dazu erfolgt die Zusammenarbeit mit anderen kinderärztlichen Kollegen. Diese können in eigenen Praxen oder an Krankenhäusern tätig sein und haben besondere Schwerpunkte wie Herz (Kinderkardiologe), Nerven (Neuropädiater), Chromosomenveränderungen (Humangenetiker, insbesondere zur Beratung bei weiterem Kinderwunsch), Nieren (Kindernephrologe), Lunge (pädiatrischer Pulmologe), Stoffwechsel, Blutkrankheiten (pädiatrischer Hämatologe und Onkologe), Kinderorthopädie, Hormone (pädiatrischer Endokrinologe), Augen, auf Kinder spezialisierter Hals-Nasen-Ohren-Ärzte (Pädaudiologen) und andere.

Ihr Kinder- und Jugendarzt koordiniert die spezialisierten Kollegen und informiert sie über bereits erhobene Befunde. In diesem Netzwerk sollen die Hilfen für eine Familie optimal auf deren Bedürfnisse zugeschnitten werden.

Weitere medizinische Unterstützung wird durch die »Sozialpädiatrische Zentren« (SPZ) angeboten (s.o.). Gerade bei sehr seltenen Erkrankungen (orphan diseases) erhält die Familie hier fachkundige Unterstützung.

Wie in der Erwachsenenmedizin auch kann die Familie durch eine häusliche Pflege unterstützt werden. Aufgrund der besonderen Anfordernisse für die pflegerische Betreuung von Babys und Kindern sind spezialisierte ambulante Kinderkrankenpflegedienste etabliert, z.B. der »Bunte Kreis« (www.bunterkreis.de). Meist werden der Kontakt und die notwendige Einweisung nach der Geburt noch in der Klinik durchgeführt. Für eine Mutter mit einem Neugeborenen kann der Kinderarzt unter Angabe der Diagnose eine zusätzliche Hebammenbetreuung, die ins Haus kommt, verordnen. Wird ein Kind im späteren Alter pflegebedürftig, kann der Kinder- und Jugendarzt – wie bei einem alten Menschen auch – eine häusliche Krankenpflege verschreiben.

Soziale Unterstützung

Zu Fragen der allgemeinen Sozialhilfe steht das Sozialamt für Sie bereit. Über das Sozialamt erhalten Familien Unterstützungen, die an einen Behindertenstatus gebunden sind. Voraussetzung dafür ist die Anerkennung einer Schwerbehinderung, für die Sie einen Antrag stellen müssen.

In Deutschland wird im Neunten Buch Sozialgesetzbuch (SGB IX) festgelegt, nach welchen Kriterien Menschen als »behindert« bezeichnet werden, nämlich »wenn ihre körperliche Funktion, geistige Fähigkeit oder seelische Gesundheit mit hoher Wahrscheinlichkeit länger als 6 Monate von dem für das Lebensalter typischen Zustand abweichen und daher ihre Teilhabe am Leben in der Gesellschaft beeinträchtigt ist. Sie sind von Behinderung bedroht, wenn die Beeinträchtigung zu erwarten ist.

In der Regel wird eine Familie von einer Klinik oder ihrem Kinder- und Jugendarzt auf einen Antrag zur Feststellung einer Behinderung hingewiesen. Dies hat ganz praktische Gründe, da in Deutschland einem Behinderten unter bestimmten Bedingungen ein Nachteils-Ausgleich gewährt wird. Dazu kann gehören:

- unentgeltliche Beförderung im öffentlichen Personennahverkehr
- unentgeltliche Beförderung einer Begleitperson im öffentlichen Personenverkehr
- Ermäßigung bei der Kfz-Steuer
- Parkerleichterung
- Rundfunk- und Fernsehgebührenbefreiung
- Ermäßigungen oder Erlass der Eintrittsgelder für kulturelle oder Freizeiteinrichtungen.

Den Antrag auf Feststellung des Grades der Behinderung (GdB) müssen Sie beim Kreis oder der kreisfreien Stadt stellen. Im Feststellungsbescheid werden dann der GdB und die einzelnen Funktionsbeeinträchtigungen angegeben, sofern der festgestellte GdB mindestens 20 beträgt.

Der GdB wird in 10er-Schritten vergeben, bedeutet aber keine prozentuale Behinderung (also GdB 70 sind nicht 70 % behindert; auch werden keine Behinderungen addiert). Ab einem GdB von 50 stellt die Behörde einen Ausweis über die Eigenschaft als Schwerbehinderte(r) und den GdB aus.

Liegen weitergehende erhebliche gesundheitliche Beeinträchtigungen vor, werden so genannte Merkzeichen in den Schwerbehindertenausweis aufgenommen:

- **G**: erheblich gehbehindert
- **aG**: außergewöhnlich gehbehindert
- **Gl**: gehörlos
- **H**: hilflos
- **Bl**: blind
- **RF**: Ermäßigung des Rundfunkbeitrages für taubblinde Menschen und Empfänger von Blindenhilfe nach § 72 SGB XII sowie § 27 d BVG
- **B**: Die Mitnahme einer Begleitperson ist möglich (aber nicht vorgeschrieben)
- **1. Kl.**: Die 1. Wagenklasse der Deutschen Bahn kann unter bestimmten Umständen mit einem Fahrausweis der 2. Klasse genutzt werden.

- **VB**: Versorgungsberechtigung nach dem Soldatenversorgungsgesetz, dem Opferentschädigungsgesetz oder einem anderen Nebengesetz zum BVG wegen eines Grades der Schädigungsfolgen (GdS) von wenigstens 50.
- **EB**: Minderung der Erwerbsfähigkeit (MdE) von wenigstens 50; der Inhaber erhält Entschädigung nach § 28 des Bundesentschädigungsgesetzes.

Der Grad der Behinderung kann im Ausweis auch nachträglich geändert werden. Dazu sind aber ein Antrag auf Neufeststellung sowie erneute medizinische Gutachten notwendig. Sie sollten berücksichtigen, dass der GdB auch herabgesetzt werden kann.

Weitere Informationen erhalten Sie beim:
Sozialverband VdK Deutschland e.V.
Linienstraße 131
10115 Berlin
www.vdk.de

Eltern-Kind-Kur

Mutter-Kind- und Vater-Kind-Kuren sind eine (Pflicht-)Leistung der gesetzlichen Krankenversicherung. Eltern, die wegen starker Beanspruchung durch Familiengründung, Erziehung, Doppelbelastung von Familie und Berufstätigkeit oder durch Erkrankung eine Unterstützung benötigen, können eine solche Kur beantragen (z. B. bei der Krankenkasse oder beim Müttergenesungswerk). Meist wird eine solche Kur für 3 Wochen bewilligt und kostet für eine vollstationäre Unterbringung 10 Euro/Tag Eigenbeitrag für jeden Erwachsenen. Die Kur dient als Unterstützung zur Bewältigung schwieriger Lebenssituationen und ggf. medizinischer Behandlungen. Ist das Kind selbst durch Krankheit betroffen, wird Ihr Kinder- und Jugendarzt entsprechende Anwendungen beantragen (vgl. aber auch Kinder-Reha, s. u.). Für die Wiederholung einer Kur ist mindestens ein Abstand von 4 Jahren

Reizklima – was bedeutet das?

Viele Eltern fragen mich vor Antritt einer Kur, ob der Aufenthalt wegen des Hinweises auf das dortige »Reizklima« für den Säugling oder ein Kind mit Asthma möglich ist.

Unter Reizklima versteht man an der See einen höheren Salzgehalt der Luft, der durch den Salzgehalt des Meeres bedingt ist. Die Nordsee hat einen Salzgehalt von etwa 30 g/l, unser Körper hat etwa 9 g/l, das Tote Meer etwa 300 g/l. Das Einatmen von salzhaltiger Luft führt zu einer vermehrten Bildung von Schleim auf den Schleimhäuten, z. B. in der Nase, der Luftröhre und den Bronchien. Dies hält so lange an, bis es zu einem neuen Fließgleichgewicht zwischen Salzaufnahme und Schleimproduktion gekommen ist: Nach 3 Tagen hat sich der Körper daran gewöhnt und die Schleimproduktion hat sich auf einem höheren Level eingependelt. Daher kann es in den ersten Tagen an der See zu leicht vermehrtem Husten kommen. Änderungen der Windgeschwindigkeit, der Sonneneinstrahlung und Re-

gen usw. haben Sie bei wechselndem Wetter daheim auch. Sie dürfen also mit Ihrem Säugling, auch Neugeborenem und (auch gerade) asthmatisch erkrankten Kindern gerne an die See fahren. Salzhaltiges Reizklima tut Menschen mit Atemwegsbeschwerden oder auch Hauterkrankungen wie Neurodermitis in der Regel sehr gut. Bei Kurhäusern im Gebirge kann es durch die dort trockenere Luft zu einem Austrocknen der Schleimhäute kommen. Dies ist derselbe Effekt wie im Winter daheim in geheizten Räumen. Das gezielte Atmen durch die Nase (statt durch den offenen Mund) verhindert sehr effektiv ein Austrocken der Schleimhäute.

Für Allergiker bieten sich zwei günstige Orte an: Hausstaubmilbenallergiker profitiert in großen Höhen von der dortigen Milbenfreiheit und Pollenallergiker erfreuen sich an der Küste der Pollenfreiheit, da der Wind meist von der Seeseite kommt.

einzuhalten, bei besonderer Belastung und auf Antrag kann die Kur auch nach 2 Jahren wiederholt werden. Das Ziel der Kur ist also das Wohl der Mutter bzw. des Vaters (Erholung und Entlastung).

Rehabilitation für Kinder

Jeder Erwachsene kennt eine »Reha« zumindest aus Erzählungen, wenn nach einer schweren Erkrankung die Leistungsfähigkeit gemindert ist, aber die Chance besteht, dass die Gesundheit des Patienten gebessert werden kann. Dies gilt auch für Kinder. Ziel der Kinder-Reha ist die Sicherung der späteren Lebensqualität und der Erwerbsfähigkeit bzw. nach ärztlichem Therapieplan den Gesundheitszustand des Kindes zu verbessern.

Um eine Kinder-Reha zu beantragen, benötigen Sie einen Antrag von der Deutschen Rentenversicherung (www.deutsche-rentenversicherung.de) und ein Attest von Ihrem Kinder- und Jugendarzt. Eine telefonische kostenlose Beratung erhalten Sie unter 0800 1000 4800. Eine Kinder-Reha wird meist für 4 Wochen bewilligt. Dafür müssen allerdings folgende Voraussetzungen erfüllt sein:

- Das Kind darf nicht selbst in der Rentenversicherung versichert sein (dürfte aber z. B. eine Waisenrente beziehen).
- Sie als Eltern haben in den letzten 2 Jahren mindestens 6 Monate in die Rentenversicherung eingezahlt.
- Eine allgemeine Wartezeit von 5 Jahren nach einer bereits stattgefundenen Reha wird eingehalten (dazu zählen auch Erziehungszeiten).

Mögliche zu fördernde Diagnosen sind: Asthma, chronische Bronchitis, starkes Übergewicht, psychischen Auffälligkeiten wie ADHS, schwere Schulprobleme u. a.

Bis zum 10. Geburtstag darf ein Kind begleitet werden: von Mama oder Papa, aber auch vom Opa oder anderen. Die Begleitperson ist zwar zu Schulungen eingeladen, erhält aber keine »Anwendungen«, wie es etwa bei begleitenden Kindern einer Mutter-Kind-Kur der Fall ist. Für besondere Fragestellungen rufen Sie einfach in der entsprechenden Rehaklinik an, z. B. wenn ein besonders ängstliches 13-jähriges Kind nicht ohne Mutter fahren kann.

Eine gute Übersicht der Reha-Einrichtungen für Kinder und Jugendliche finden Sie auf www.kinder-und-jugendreha-im-netz.de

Behandlung im Krankenhaus

Manche Krankheiten müssen in einer Kinderklinik behandelt werden. Ist genügend Zeit zur Vorbereitung, helfen Kinderbücher (z. B. aus der Stadt-

Das sollten Sie unbedingt einpacken

Damit die Tage nicht zu lang werden, denken Sie auch bei einer schnell gepackten Tasche an ein Buch für sich selbst und die wichtigsten drei Spielsachen Ihres Kindes: So darf der liebste Tröster nicht fehlen. Packen Sie auch ein Bild der Familie, der Geschwister oder des Haustieres ein. Wenn Sie einen leichten Schlaf haben, sollten Sie ggf. an einen Hörschutz denken: Besonders im Winter sind in einer Kinderklinik auch nachts Aufnahmen üblich und Sie sind vermutlich nicht alleine mit Ihrem Kind in einem Zimmer.

bücherei) zum Thema Krankenhaus sehr gut, Ihrem Kind die dort anzutreffende fremde Welt bekannt zu machen: Genau wie der eigene Doktor sind auch dort Kinderärzte, die Ihr Kind wieder gesund machen werden. Für die Familie bedeutet eine stationäre Behandlung besonders bei einer Notfall-Einweisung ein erhebliches Jonglieren mit Geschwistern, dem Arbeitgeber und Hilfen für daheim.

Für das Kind selbst ist eine Krankenhausbehandlung zunächst mit Angst besetzt und eine Ausnahmesituation. Die Sorge um das erkrankte Kind steht daher im Mittelpunkt, das noch weniger als ein gesundes Kind verstehen würde, wenn es von der Familie getrennt würde. Daher wird meist ein Elternteil als Begleitung mit aufgenommen. Der Arzt im Krankenhaus entscheidet über die medizinische Notwendigkeit der Mitaufnahme von Vater oder Mutter. Die Gesellschaft der Kinderkrankenhäuser und Kinderabteilungen in Deutschland e.V. (GKinD) empfiehlt die Mitaufnahme eines Elternteils (Rooming-in) für alle Kinder vor dem 9. Geburtstag. In aller Regel wird mit einem Attest des Krankenhausarztes einer Mitaufnahme bis zum 12. Geburtstag zugestimmt. Im Krankenhaus muss dafür natürlich auch ein Platz frei sein.

Der das Kind begleitende Elternteil erhält Kinderpflege-Krankengeld. Ist z. B. die Mama wegen der Blinddarm-Operation mit ihrem Kind im Krankenhaus, kann der Papa beim jüngeren Bruder daheim bleiben, wenn kein weiteres im Haushalt lebendes Familienmitglied den Haushalt weiterführen kann. Er beantragt dazu bei der Kasse eine Haushaltshilfe, übernimmt aber selbst diesen Job: Dafür nimmt der Vater unbezahlten Urlaub und erhält einen Teil des Verdienstausfalls von der Kasse zurück. Einen Rechtsanspruch auf bezahlte Freistellung von der Arbeit hat er allerdings nicht, da das Kind daheim ja gesund ist. Die Eltern dürfen sich bei der Begleitung ihres Kindes im Krankenhaus auch abwechseln.

Patientenberatung

Bei Fragen zur Krankheitsbewältigung, Patientenrechten (z.B. Einsichtnahme in Patientenakten), Behandlungsfehlern, Wartezeiten, Krankengeld, Zahngesundheit, psychischen Krankheiten und vieles mehr können Sie die Unabhängige Patientenberatung Deutschland (UPD, www.patientenberatung.de) anrufen. Sie wird finanziert von den gesetzlichen und privaten Kassen in Deutschland, hat 21 regionale Anlaufstellen und führt jährlich etwa 80 000 Beratungen durch. Geschäftszeiten sind zzt. montags bis freitags von 8.00 bis 22.00 Uhr und samstags von 8.00 bis 18.00 Uhr. Anfragen in türkischer und russischer Sprache können montags bis samstags von 8.00 bis 18.00 Uhr erfolgen, am Donnerstag auch bis 20 Uhr.

Telefon:
Deutsch sprechend 0800 01177 22
Türkisch sprechend 0800 01177 23
Russisch sprechend 0800 01177 24

Misshandlung und Missbrauch

Eine Kindsmisshandlung kann in vielerlei Hinsicht vorliegen. Zu erwähnen sind die zu geringe Zufuhr von Nahrung und Trinken, die Vernachlässigung durch fehlende Zuwendung der Eltern, das wiederholte Schlagen oder Schütteln (»battered child«), der Einsatz eines Kindes als billige Arbeitskraft, das Erzeugen von krankheitstypischen Symptomen durch die Eltern, welche die Ärzte zu weitreichenden Untersuchungen zwingen (»Münchhausen-by-proxy-Syndrom«) und schließlich der sexuelle Missbrauch, der viele Facetten aufweist.

Ich möchte hier nur auf den sexuellen Missbrauch von Kindern eingehen. Der Verdacht darauf ergibt sich meist langsam durch die Beobachtung von Verhaltensauffälligkeiten: So kann ein Kind eine nicht altersgemäße sexualisierte Sprache zeigen, es

spielt sexuelle Handlungen (z.B. mit Puppen) nach, es ist plötzlich ängstlich und in sich gekehrt oder es ist »komisch«, wenn es von bestimmten Besuchen zurückkommt. Alles dies ist jedoch nicht spezifisch.

Es können aber auch spezifische Auffälligkeiten beobachtet werden: Das Kind blutet aus dem Anus, weil es angeblich verstopft war (immer nach einem Besuch bei …) oder das Mädchen ist so unglücklich ausgerutscht, dass es einen kleinen Riss am Scheideneingang hat. Wenn Sie so etwas bei Ihrem Kind beobachten, kommen Sie bitte zeitnah zu Ihrem Kinder- und Jugendarzt.

Bei den meisten Formen des sexuellen Missbrauchs ist vom Kinderarzt leider kein auffälliger Befund zu erheben, der gerichtsmedizinisch zu verwerten wäre. Sie müssen in einer solch aufgewühlten Situation aber zunächst mit einem Arzt Ihres Vertrauens reden. Auch die geringe Chance, bei der Untersuchung doch Klarheit zu bekommen, sollten Sie nutzen. Wenn ein Missbrauch durch erzwungenen Geschlechtsverkehr möglich sein könnte, kann der Arzt nur innerhalb von 72 Stunden mögliche DNA-Spuren des Täters nachweisen. Ist ein Kind für diese Untersuchung noch zu stark seelisch verletzt und würde dadurch ein zweites Trauma erleiden, ist auch eine Narkoseuntersuchung möglich. Liegt das letzte Ereignis allerdings mehr als 72 Stunden zurück, muss eine solche kinderärztliche Untersuchung nicht unbedingt durchgeführt werden.

Da der Täter (seltener die Täterin) meist im Bekannten- oder Verwandtenkreis zu finden ist, bedeutet das Aussprechen des Verdachts eine Belastung der familiären oder innerörtlichen Beziehungen, die zu der kolossalen Verunsicherung, zu Abscheu, Wut und Sorge hinzukommt. Sie benötigen für eine solche Situation Hilfe von erfahrenen Profis. Im Falle des Verdachts auf einen sexuellen Missbrauch:

- setzen Sie sich bitte zeitnah mit Ihrem Kinder- und Jugendarzt in Verbindung,
- erstatten Sie Anzeige bei der Kriminalpolizei,
- suchen Sie – soweit verfügbar – lokal einen Kinder- und Jugendlichen Psychotherapeuten auf,
- setzen Sie sich mit der nächstgelegenen Stelle des Kinderschutzbundes in Verbindung.

Der Kinderschutzbund führt – auch anonym – eine Beratung, eine Rechtsberatung und eine Therapie des Kindes durch (Adresse bei der Kripo, dem Psychologen, Ihrem Kinder- und Jugendarzt oder im Netz unter www.dksb.de).

Krankheit und Tod in der Familie

Immer wieder werde ich gefragt, wie man sich seinem Kind gegenüber bei Verlust eines Familienmitglieds oder einer schweren Krankheit verhalten soll. Solche Ereignisse reißen auch einem gefestigten Erwachsenen den Boden unter den Füßen weg. Wir wünschen uns Sicherheit und Zuversicht. In der Konfrontation mit dem Tod oder einer schweren Erkrankung bleiben aber meist zunächst nur Hilflosigkeit und Verzweiflung. In dieser Lage können Eltern ihrem Kind auch keine Sicherheit mehr bieten.

Kinder haben besondere Antennen für die Stimmung der Eltern. Sie brauchen sich also nicht zu bemühen, etwas zu verheimlichen: Ihr Kind wird es doch merken. Wenn Sie aus verständlicher Sorge heraus Ihrem Kind etwas vorenthalten (Tod, Leid oder Krankheit), bemerkt Ihr Kind schnell, dass Sie nicht ganz ehrlich sind. Dadurch kann es das Vertrauen in Sie verlieren. Für Kinder ist es wichtig, auch bei einer schweren Erkrankungen eines Elternteils oder eines Geschwisterkindes die Wahrheit zu erfahren, weil sie die Anspannung spüren und selbst Angst entwickeln, mit der sie sonst alleine wären. Der wichtigste Tipp für Eltern in einer solchen Situation ist daher: Bleiben Sie authentisch. Gehen nicht in ein anders Zimmer, um zu weinen. Auch wenn Ihr Kind die Welt nicht mehr versteht, wenn Mama oder Papa weinen, so wird es aber mit Ihnen leiden (Sympathie) und mit Ihnen lernen, die Trauer und den Schmerz zu bewältigen.

Erklären Sie Ihrem Kind den Sachverhalt in kindgerechten Worten, aber unmissverständlich, und beschönigen Sie nichts. Fragen Sie Ihr Kind, ob es zu der Krankheit noch etwas wissen will, denn Kinder trauen sich nicht unbedingt zu fragen. Sie sollten aber auch akzeptieren, wenn Ihr Kind gar nichts wissen will. Die Umschreibung des Wortes »Tod« durch andere Begriffe, die das Wort »Tod« zu vermeiden suchen, ist schwierig und meines Erachtens auch nicht sinnvoll.

Wenn Sie mit Ihrem Kind ein Familienmitglied im Krankenhaus besuchen, muss der Papa, der Bruder, der Opa für Ihr Kind als solcher erkennbar sein, d. h., er sollte mit Ihrem Kind sprechen können. Ist dies (noch) nicht möglich, besprechen Sie mit den Ärzten im Krankenhaus, wann ein Zusammenkommen sinnvoll ist.

Genauso wie Erwachsene unter ihrer Last auch mal zusammen brechen können, kann auch für ein Kind eine Last zu schwer sein: Kinder zeigen dies mit körperlichen Beschwerden, deren Ursache dann aber nicht im angeblich erkrankten Organ zu finden ist. Sie somatisieren, d. h., sie »verkörperlichen« das Leid. Typische Symptome sind Bauchschmerzen, Einkoten bzw. Stuhlschmieren, Angstattacken mit Schlafstörungen, Haare ausreißen u. a.

Die Reaktion kann aber auch ganz anders ausfallen: Vielleicht geht Ihr Kind schnell zur »Tagesordnung« über und will weiterspielen. Trauer zuzulassen und trauern zu können ist ein Lernprozess. Kinder lernen an der Trauer der Eltern, aber erfassen nur das, wozu sie von ihrer Entwicklung her in der Lage sind. Haben Sie Verständnis für Ihr nicht trauerndes Kind, wenn es für Ihre Trauer kein Verständnis aufbringt. (So schnauzte z. B. ein kleiner Junge während eines emotional sehr aufgewühlten Gesprächs mit seiner Familie: »Jetzt is aber ganug gestoarben!«)

In vielen Städten gibt es mittlerweile Gruppenangebote für Kinder und Erwachsene zur Trauerbewältigung.

Telefonseelsorge

Einrichtungen der Telefonseelsorge gibt es an über 100 Standorten in Deutschland. Keiner muss am Telefon seinen Namen verraten. Ganz bewusst bieten die Telefonseelsorger den Anrufenden den Schutz der Anonymität an. Zusätzlich zum direkten Anruf können Sie aber auch Kontakt per E-Mail oder in einem Chatroom aufnehmen. Der Anrufer, also Sie, entscheiden ganz allein darüber, wie nah Sie den Kontakt gestalten möchten. Manchmal reicht es schon, wenn am anderen Ende der Leitung einer einfach zuhört.

Die folgenden Nummern können Sie erreichen:

Deutschland: www.telefonseelsorge.de, Tel. 0800/111 0 111 (kostenfrei)

Österreich: www.telefonseelsorge.at, Tel. 142 ist – ohne Vorwahl – im jeweiligen Bundesland gebührenfrei erreichbar

Schweiz: www.143.ch, Tel. 143. Kosten unabhängig von der Gesprächsdauer 20 Rappen (Festnetz) und 20–70 Rappen (Handy), bzw. 70 Rappen aus öffentlichen Telefonkabinen

Die Telefonseelsorge in Deutschland wird durch die evangelische und katholische Kirche getragen. Sie steht aber jedem Menschen unabhängig von seiner Glaubenszugehörigkeit offen.

Notfallseelsorge

Im Notfall erreichbare Seelsorger leisten einen unschätzbaren Dienst am Einzelnen, wenn ihm der Boden unter den Füßen wegbricht. Im Falle von Katastrophen oder Unfällen werden sie vom örtlichen Rettungsdienst, der Polizei oder den Hilfsorganisationen angefordert. Es handelt sich um qualifiziertes Personal, das für den Notfalleinsatz besonders ausgebildet ist und in der Regel anschließend nicht weiter in der Familie aktiv ist.

Auch die Kirchen betreuen Menschen und Familien in akuten Notfällen (z. B. plötzlicher Kindstod, Selbstmord in der Familie). Das Team besteht aus speziell geschulten Notfallseelsorgern und qualifizierten Laien. Sie kümmern sich um die Sorgen und Ängste der Kinder wie der Erwachsenen, wenn sie im freien Fall der Ereignisse haltlos wurden. Die Begleitung durch kirchliche Seelsorger muss nicht mit der Betreuung am Unfalltag enden.

Der Dienste der Notfallseelsorge sind kostenfrei.

Weitere Hilfen

Alle oben aufgeführten Hilfsangebote werden durch besonders geschulte Fachkräfte im direkten persönlichen Kontakt mit Ihnen geleistet. Darüber hinaus soll an dieser Stelle auf das große Angebot von Flyern, Broschüren und Internet-links hingewiesen werden. Die wichtigste Adresse ist die »Bundeszentrale für gesundheitliche Aufklärung« (www.bzga.de). Sie finden hier ein breites Angebot von sehr lesenswerten Infoschriften, die allesamt kostenlos bei der BzgA bestellt werden können. Dies kann insbesondere für KiTas und Schulen von Interesse sein, wenn es z. B. um Hygiene, Läuse oder gesundes Essen geht.

Außerdem möchte ich Ihnen die Seite der Kinder- und Jugendärzte in Deutschland empfehlen (www.kinderaerzte-im-netz.de). Hier finden Sie aktuelle Hinweise, werden aber auch bei Ihrer Suche nach Kinder- und Jugendärzten unterstützt.

Im Buch habe ich einige Elternselbsthilfegruppen erwähnt, die über die Jahre Bestand haben. Da gerade viele kleine Gruppen von den wenigen engagierten Eltern profitieren, die die Internetseite und das dortige Informationsangebot pflegen, erlischt nicht selten deren Angebot nach einigen Jahren, wenn kein Nachfolger gefunden wurde.

In meiner Praxis mache ich die schöne Erfahrung, wie hilfsbereit die Eltern untereinander sein können: Muss eine Familie z. B. wegen einer neu diagnostizierten Zöliakie die Küche und den Einkauf daheim komplett umkrempeln, hilft es schon sehr, mit einer anderen Familie zu sprechen, die dies vor einige Jahren bereits erfolgreich gemeistert hat. Für ein solches Gespräch werden beide Familien nach Ihrer Bereitschaft befragt, ggf. kann man sich auch anonym in der Praxis treffen.

Service

Notfallkarte

Kinder- und Jugendarzt: _____   _____
(Name)   (Tel.Nr.)

Kinderärztlicher Notdienst _____

Vergiftungszentralen

Berlin: 030 19240

Bonn: 0228 19240

Freiburg: 0761 19240

Göttingen: 0551 19240

Homburg/Saar: 06841 19240

Mainz: 06131 19240

München: 089 19240

Österreich: +43 1 406 43 43

Schweiz: 145

NOTRUF für Notarzt: Tel. 112

Die fünf »W« beim Anruf beim Rettungs-
dienst:
- **W**ER ruft an?
- **W**AS ist passiert?
- **W**O ist es passiert?
- **W**ie viele sind verletzt /betroffen?
- **W**arten Sie auf Rückfragen!

Bereitschaftsdienst der Kassenärzte: Tel. 116 117 (bundesweit)

Familientelefon _____
(z. B. CARITAS, Diakonie, Jugendamt)

Pollenkalender 2016

Freie Universität Berlin
Institut für Meteorologie

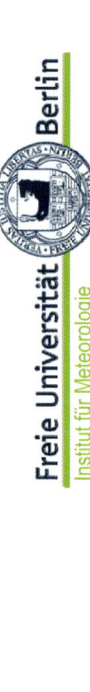

Januar

Körperliches Befinden: ☺ ☺ ☹ ☹

Hasel
Erle

Februar

Körperliches Befinden: ☺ ☺ ☹ ☹

Hasel
Erle

| | 1 Mo | 2 Di | 3 Mi | 4 Do | 5 Fr | 6 Sa | 7 So | 8 Mo | 9 Di | 10 Mi | 11 Do | 12 Fr | 13 Sa | 14 So | 15 Mo | 16 Di | 17 Mi | 18 Do | 19 Fr | 20 Sa | 21 So | 22 Mo | 23 Di | 24 Mi | 25 Do | 26 Fr | 27 Sa | 28 So | 29 Mo |

März

Körperliches Befinden: ☺ ☺ ☹ ☹

Hasel
Erle
Birke

| 1 Di | 2 Mi | 3 Do | 4 Fr | 5 Sa | 6 So | 7 Mo | 8 Di | 9 Mi | 10 Do | 11 Fr | 12 Sa | 13 So | 14 Mo | 15 Di | 16 Mi | 17 Do | 18 Fr | 19 Sa | 20 So | 21 Mo | 22 Di | 23 Mi | 24 Do | 25 Fr | 26 Sa | 27 So | 28 Mo | 29 Di | 30 Mi | 31 Do |

April

Körperliches Befinden: ☺ ☺ ☹ ☹

Hasel/Erle
Birke
Roggen
Gräser

| 1 Fr | 2 Sa | 3 So | 4 Mo | 5 Di | 6 Mi | 7 Do | 8 Fr | 9 Sa | 10 So | 11 Mo | 12 Di | 13 Mi | 14 Do | 15 Fr | 16 Sa | 17 So | 18 Mo | 19 Di | 20 Mi | 21 Do | 22 Fr | 23 Sa | 24 So | 25 Mo | 26 Di | 27 Mi | 28 Do | 29 Fr | 30 Sa |

Mai

Körperliches Befinden: ☺ ☺ ☹ ☹

Hasel/Erle
Birke
Roggen
Gräser

| 1 So | 2 Mo | 3 Di | 4 Mi | 5 Do | 6 Fr | 7 Sa | 8 So | 9 Mo | 10 Di | 11 Mi | 12 Do | 13 Fr | 14 Sa | 15 So | 16 Mo | 17 Di | 18 Mi | 19 Do | 20 Fr | 21 Sa | 22 So | 23 Mo | 24 Di | 25 Mi | 26 Do | 27 Fr | 28 Sa | 29 So | 30 Mo | 31 Di |

Juni

Körperliches Befinden: ☺ ☺ ☹ ☹

Birke
Roggen
Gräser
Beifuß

| 1 Mi | 2 Do | 3 Fr | 4 Sa | 5 So | 6 Mo | 7 Di | 8 Mi | 9 Do | 10 Fr | 11 Sa | 12 So | 13 Mo | 14 Di | 15 Mi | 16 Do | 17 Fr | 18 Sa | 19 So | 20 Mo | 21 Di | 22 Mi | 23 Do | 24 Fr | 25 Sa | 26 So | 27 Mo | 28 Di | 29 Mi | 30 Do |

Konzentration (Pollenanzahl pro m³ Luft):

- sehr starke Belastung > 50
- starke Belastung 21 - 50
- mäßige Belastung 4 - 20
- geringe Belastung < 4

Die durchschnittliche Pollenbelastung der relevanten Pollen für Deutschland wurde aus Literatur und veröffentlichten Kalendern erstellt.

© Freie Universität Berlin 2016

Pollenkalender 2016

Freie Universität Berlin
Institut für Meteorologie

Reagieren Sie allergisch auf Pollen?

Kreuzen Sie jeden Tag Ihr körperliches Befinden in eine der Beschwerdespalten an (☺☺☺☹). Die farbigen Spalten daneben stellen die durchschnittliche Pollenbelastung in Deutschland dar. Hier können Sie zusätzlich Tag für Tag den tatsächlichen Flug der verschiedenen Pollen eintragen (g = gering, m = mäßig, s = stark, e = extrem stark) und die Ergebnisse mit Ihrem Arzt besprechen. Der dargestellte Pollenflugkalender dient zur Orientierung. Schwankungen und zeitliche Verschiebungen sind möglich, ebenso wie regionale Unterschiede.

Juli
Körperliches Befinden — Roggen, Gräser, Beifuß, Ambrosia

August
Körperliches Befinden — Roggen, Gräser, Beifuß, Ambrosia

September
Körperliches Befinden — Gräser, Beifuß, Ambrosia

Oktober
Körperliches Befinden — Gräser, Ambrosia

November
Körperliches Befinden — Ambrosia

Dezember
Körperliches Befinden — Hasel

Konzentration (Pollenanzahl pro m³ Luft):

geringe Belastung < 4	mäßige Belastung 4 - 20	starke Belastung 21 - 50	sehr starke Belastung > 50

Die durchschnittliche Pollenbelastung der relevanten Pollen für Deutschland wurde aus Literatur und veröffentlichten Kalendern erstellt.

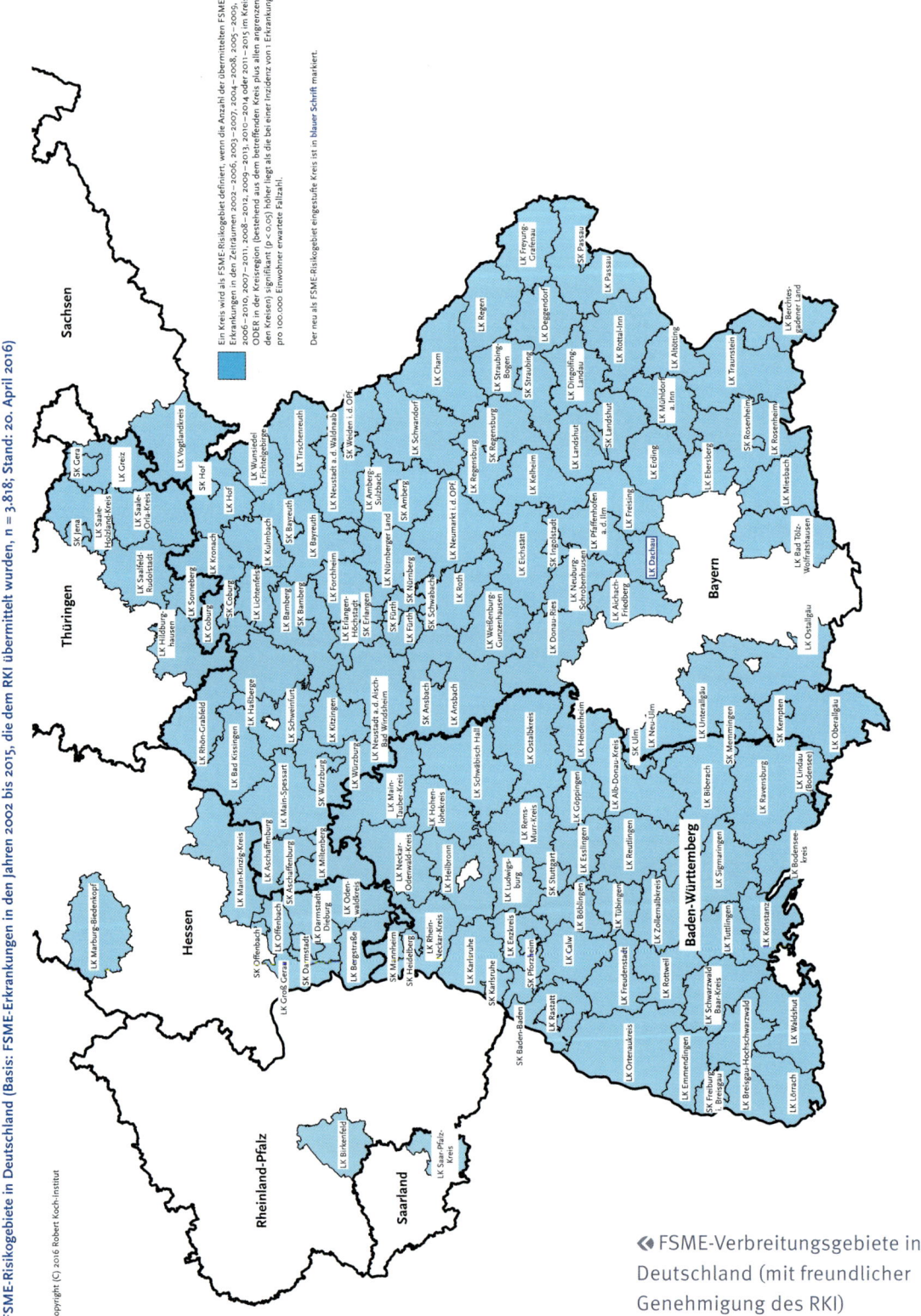

FSME-Risikogebiete in Deutschland (Basis: FSME-Erkrankungen in den Jahren 2002 bis 2015, die dem RKI übermittelt wurden, n = 3.818; Stand: 20. April 2016)

Copyright (C) 2016 Robert Koch-Institut

Ein Kreis wird als FSME-Risikogebiet definiert, wenn die Anzahl der übermittelten FSME-Erkrankungen in den Zeiträumen 2002–2006, 2003–2007, 2004–2008, 2005–2009, 2006–2010, 2007–2011, 2008–2012, 2009–2013, 2010–2014 oder 2011–2015 im Kreis ODER in der Kreisregion (bestehend aus dem betreffenden Kreis plus allen angrenzenden Kreisen) signifikant (p < 0,05) höher liegt als die bei einer Inzidenz von 1 Erkrankung pro 100.000 Einwohner erwartete Fallzahl.

Der neu als FSME-Risikogebiet eingestufte Kreis ist in blauer Schrift markiert.

Sachsen

Thüringen

Hessen

Rheinland-Pfalz

Saarland

Baden-Württemberg

Bayern

‹‹ FSME-Verbreitungsgebiete in
Deutschland (mit freundlicher
Genehmigung des RKI)

Kopfschmerzkalender

Kinder- u. Jugendarztpraxis Dr. Röhnelt – Warendorf

Name: _____

Vorname: _____

Bitte führen Sie diesen Kalender über 6–8 Wochen.

Schmerzstärke:
Bitte vergeben Sie Punkte für die Schmerzstärke. Nutzen Sie ggf. die rückseitig abgebildeten Gesichter, auf die Ihr Kind deutet, und lesen Sie dann die zugehörige Zahl ab.

Sehr wenig: 1
Mäßig: 5
Nicht auszuhalten: 10

Schmerzdauer:
Bitte geben Sie die Uhrzeiten an, z.B. 7:15 – 10:30

❮❮ Kopfschmerzkalender, modifiziert nach einer Vorlage der Deutschen Migräne- und Kopfschmerzgesellschaft (DMKG)

MONAT.................

Tag	Stärke	Dauer	Schmerzart und Ort				Begleitsymptome					Tag	Auslöser	Medikamente	Anzahl der			Hat Ihnen das Mittel geholfen		
			pulsierend/ pochend	dumpf/ drückend	Einseitig	Beidseitig	Erbrechen	Übelkeit	Lärmscheu	Lichtscheu	Sehstörungen				Tropfen	Tabletten	Zäpfchen	ja	nein	wenig
1												1								
2												2								
3												3								
4												4								
5												5								
6												6								
7												7								
8												8								
9												9								
10												10								
11												11								
12												12								
13												13								
14												14								
15												15								
16												16								
17												17								
18												18								
19												19								
20												20								
21												21								
22												22								
23												23								
24												24								
25												25								
26												26								
27												27								
28												28								
29												29								
30												30								
31												31								

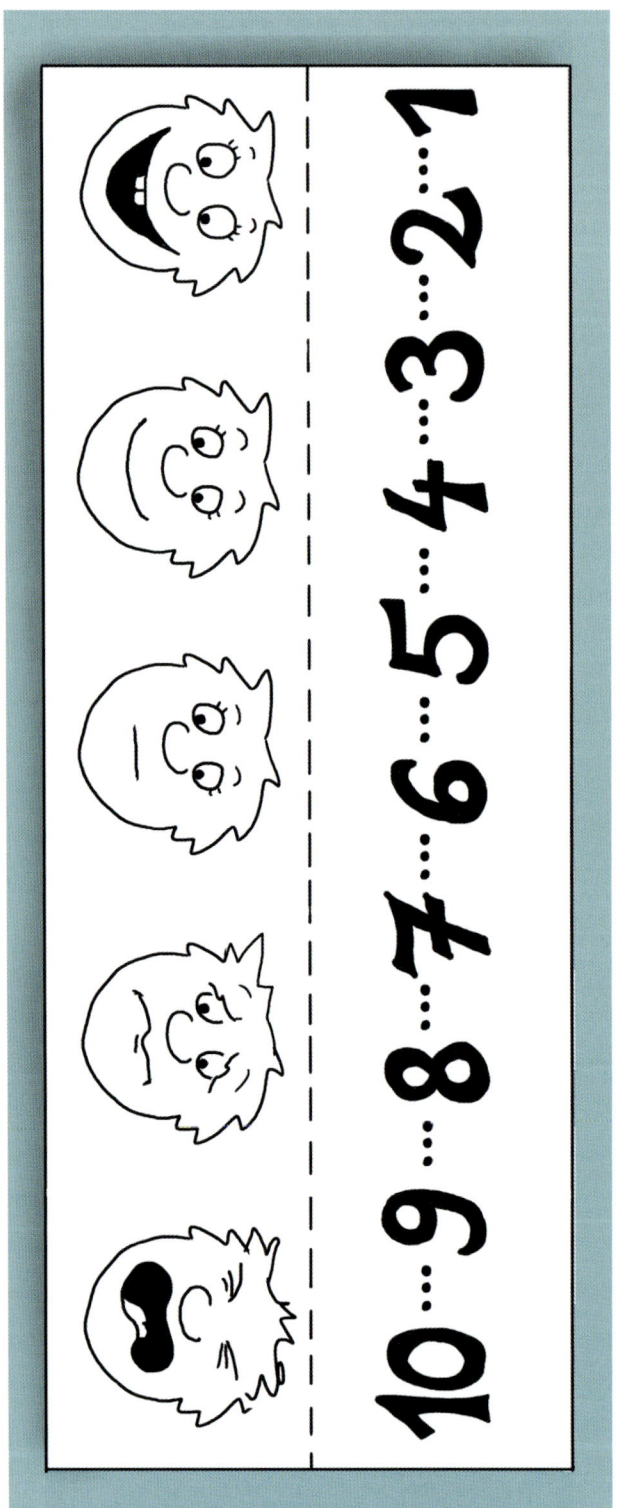

‹‹ Kopfschmerzskala (Hinweise auf Seite 282)

Danke

Für die kritische Durchsicht entsprechender Teile im Manuskript danke ich Herrn PD Dr. Otfried Debus, Frau Andrea Froböse, Frau Dr. Birgit Götze, Herrn Dr. Wolfram Hartmann, den »Hebammen vom Wilhelmsplatz«: Frau Karin Polandt, Frau Jutta Hesselmann-Voss, Frau Sarah Latzer und Frau Johanna Franke, Herrn Dr. Tobias Heinke, Frau Dr. Isabell Hörnig-Franz, Herrn Stefan Hüffer (Ergotherapiepraxis), Herrn Dr. Georg Hülskamp, Herrn Dr. Dr. H. Kelner, Frau Dr. Judith Kluck, Herrn Dr. Björn Padge, Herrn PD Dr. Florian Sachse, Herrn Prof. Dr. Horst Schroten, Herrn Dr. Johannes Semmelmann, Herrn Dr. Wolfgang Tebbe und Herrn Prof. Dr. Boris Zernikow.

Danken möchte ich meinen kleinen Patienten und deren Eltern, die mir die Erlaubnis zum Abdruck der Fotos gegeben haben, allen voran Alma und Ida.

Kim-Fiona, Liv-Sonja, Claudius und Matteo – Euch danke ich für die fröhliche »Beschilderung« dieses Ratgebers.

Mein besonderer Dank gilt Frau Simone Claß und Frau Anne Beck für die freundliche und gute Abstimmung mit dem TRIAS Verlag und Frau Ursula Brunn-Steiner, die mit ihren vielen Fragen erst half, eine verständliche Brücke vom Fachmann zu den Eltern zu bauen.

Stichwortverzeichnis

**Bibliografische Information
der Deutschen Nationalbibliothek**
Die Deutsche Nationalbibliothek verzeichnet diese Publikation in
der Deutschen Nationalbibliografie; detaillierte bibliografische
Daten sind im Internet über http://dnb.d-nb.de abrufbar.

Programmplanung: Simone Claß
Redaktion: Ursula Brunn-Steiner, Vaihingen/Enz
Bildredaktion: Christoph Frick, Nadja Giesbrecht

Umschlaggestaltung und Layout:
CYCLUS Visuelle Kommunikation, Stuttgart

Bildnachweis:
Umschlagfoto vorn: CYCLUS Visuelle Kommunikation, Stuttgart
Fotos im Innenteil: Fotolia: S. 129, 395 (unten), 257, 392, 477,
478, 481; Prof. Dr. Peter Höger, Hamburg: S. 363; Dr. Dr. Matthias
Kelker, Warendorf: S. 89; Dominik Ketz, Bad Neuenahr: S. 8,
10/11, 30, 61, 110, 136, 142/143, 153, 159, 171, 179, 196/197, 228,
246, 260, 274, 300/301, 313, 321, 328, 323/333, 356/357, 384,
388/389, 404/405, 436/437, 488/489; Dr. Romanus Röhnelt,
Warendorf: S. 14, 17, 18, 22, 23, 24, 25, 26, 27, 39, 42, 43, 44, 81,
84, 85, 86, 91 (unten), 94, 95, 96, 97, 98, 99, 100, 101, 104, 116,
117, 128, 130, 135, 138, 139, 140, 182, 194, 201, 202, 204, 205,
215, 220, 225, 234, 244, 259, 262, 263, 267, 269, 276, 277, 278,
287, 293, 337, 338, 343, 352, 354, 359, 362, 363, 365, 367, 368,
370, 372, 373, 376, 379, 381, 383, 385, 387, 391, 395 (oben), 396,
399, 400, 401, 402, 403, 408, 409, 414, 415, 416, 417, 418, 419,
420, 421, 422, 423, 424, 425, 427, 429, 430, 431, 432, 433, 434,
440, 441, 447 (oben), 451, 461, 469, 471, 472, 479, 483–485; Tina
Steinauer, Sternenberg/Zürich: S. 74
Zeichnungen: Karin Baum, Lemba/Zypern & Markus Voll, München: S. 91; Martin Hoffmann, Neu-Ulm: S. 275; Anja Jahn, Stuttgart: S. 21, 40, 69, 83, 123, 200, 226, 233, 253, 325, 335, 456,
487, 508; Daniela Sonntag, Stuttgart: S. 144; Stefanie Wawer,
Münster: S. 49, 75; Karl Wesker, Berlin: S. 218

Wichtiger Hinweis: Wie jede Wissenschaft ist die Medizin ständigen Entwicklungen unterworfen. Forschung und klinische Erfahrung erweitern unsere Erkenntnisse. Ganz besonders gilt das
für die Behandlung und die medikamentöse Therapie. Bei allen
in diesem Werk erwähnten Dosierungen oder Applikationen, bei
Rezepten und Übungsanleitungen, bei Empfehlungen und Tipps
dürfen Sie darauf vertrauen: Autoren, Herausgeber und Verlag
haben große Sorgfalt darauf verwandt, dass diese Angaben dem
Wissensstand bei Fertigstellung des Werkes entsprechen. Rezepte werden gekocht und ausprobiert. Übungen und Übungsrei-
hen haben sich in der Praxis erfolgreich bewährt.

Eine Garantie kann jedoch nicht übernommen werden. Eine Haf-
tung des Autors, des Verlags oder seiner Beauftragten für Perso-
nen-, Sach- oder Vermögensschäden ist ausgeschlossen.

Geschützte Warennamen (Warenzeichen®) werden nicht besonders kenntlich gemacht. Aus dem Fehlen eines solchen Hinweises kann also nicht geschlossen werden, dass es sich um einen
freien Warennamen handelt.

Das Werk, einschließlich aller seiner Teile, ist urheberrechtlich
geschützt. Jede Verwertung außerhalb der engen Grenzen des Ur-
heberrechtsgesetzes ist ohne Zustimmung des Verlags unzuläs-
sig und strafbar. Das gilt insbesondere für Vervielfältigungen,
Übersetzungen, Mikroverfilmungen und die Einspeicherung und
Verarbeitung in elektronischen Systemen.

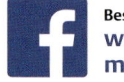

Besuchen Sie uns auf facebook!
**www.facebook.com/
mama.mag.trias**

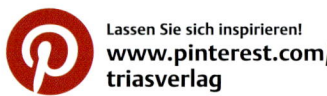

Lassen Sie sich inspirieren!
**www.pinterest.com/
triasverlag**

1. Auflage

© 2017 TRIAS Verlag in Georg Thieme Verlag KG,
Rüdigerstraße 14, 70469 Stuttgart

Printed in Germany

Satz und Repro: Fotosatz Buck, Kumhausen
Gesetzt in Adobe InDesign CS6
Druck: Westermann Druck Zwickau GmbH, Zwickau

Gedruckt auf chlorfrei gebleichtem Papier

ISBN 978-3-432-10141-5

Auch erhältlich als E-Book:
eISBN (ePub) 978-3-432-10110-1

1 2 3 4 5 6

Liebe Leserin, lieber Leser,

hat Ihnen dieses Buch weitergeholfen? Für Anregungen,
Kritik, aber auch für Lob sind wir offen. So können wir in
Zukunft noch besser auf Ihre Wünsche eingehen. Schrei-
ben Sie uns, denn Ihre Meinung zählt!

Ihr TRIAS Verlag

E-Mail-Leserservice
kundenservice@trias-verlag.de

Lektorat TRIAS Verlag
Postfach 30 05 04
70445 Stuttgart
Fax: 0711 89 31-748

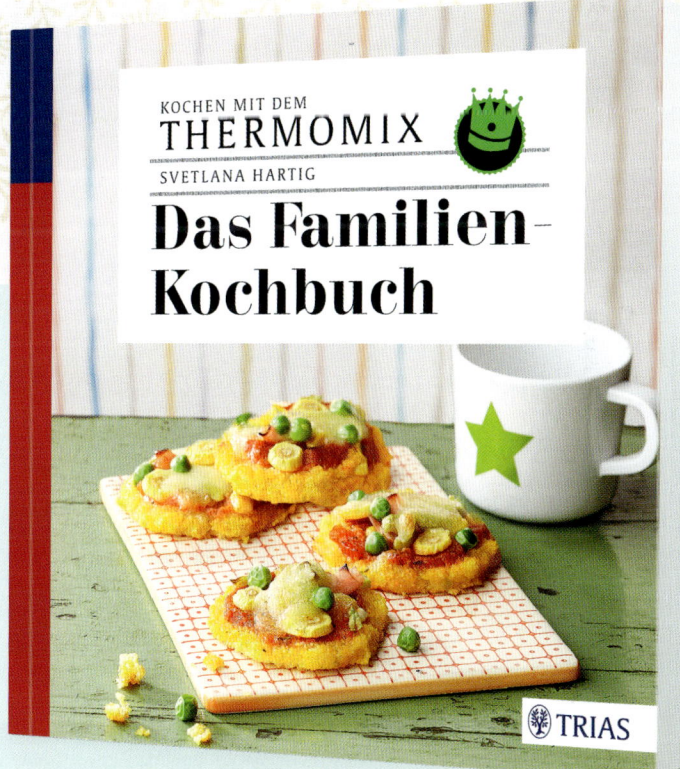
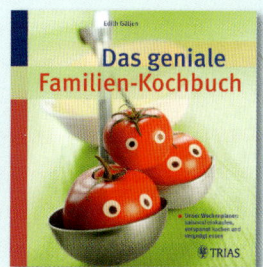
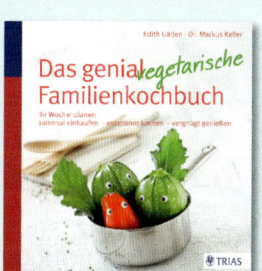

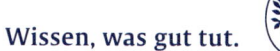
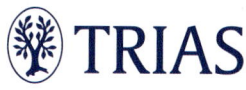

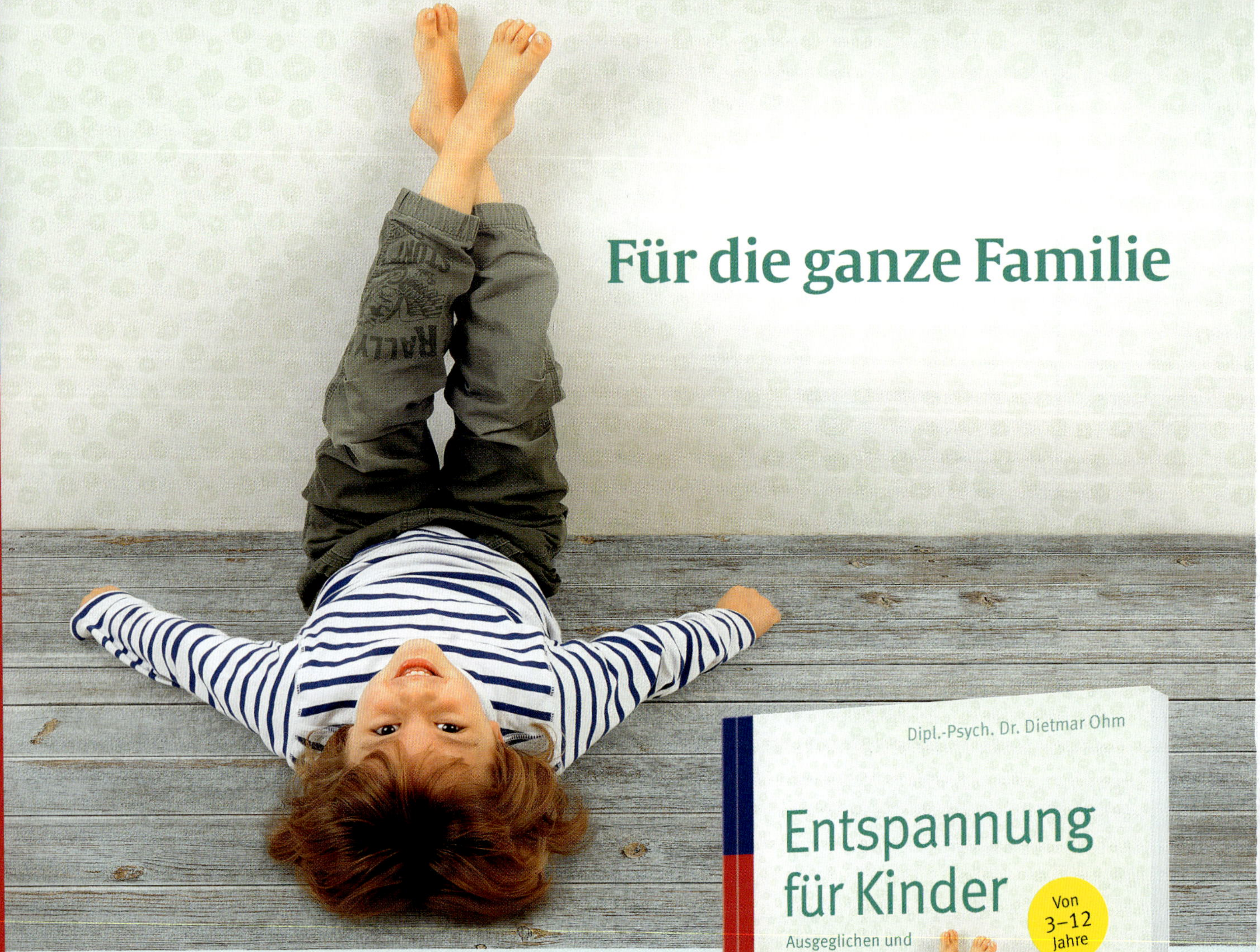

Für die ganze Familie

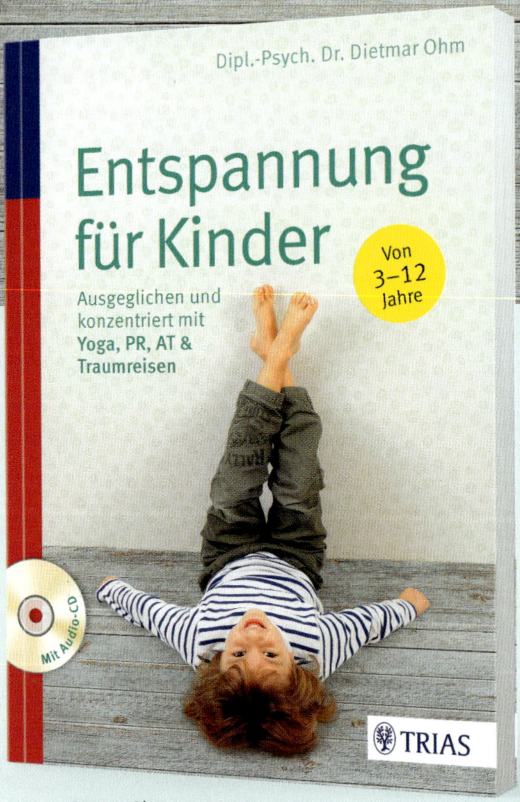

▸ KINDERLEICHT ZUR RUHE KOMMEN

Hohe Anforderungen in der Schule, Freizeit-Stress am Nachmittag und immer „on" am Smartphone. Unruhe, Konzentrationsschwierigkeiten oder Schlaf-störungen sind die Folge. Bewährte Verfahren wie Yoga, Progressive Relaxation, Autogenes Training und Entspannungsgeschichten helfen nachhaltig, ein Stress-Schutzschild aufzubauen.

Dipl.-Psych. Dr. Dietmar Ohm

Entspannung für Kinder

Ausgeglichen und konzentriert mit Yoga, PR, AT & Traumreisen

Von 3–12 Jahre

Mit Audio-CD

TRIAS

Dietmar Ohm
Entspannung für Kinder
€ 19,99 [D] / € 20,60 [A]
ISBN 978-3-432-10248-1

Auch als E-Book

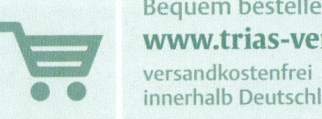

Bequem bestellen über
www.trias-verlag.de
versandkostenfrei
innerhalb Deutschlands

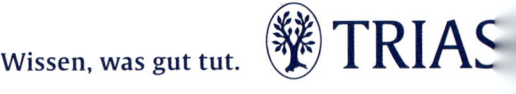

Wissen, was gut tut.   TRIAS